스트레스·건강·웰빙

21세기의 번영

STRESS, HEALTH, and WELL-BEING:
Thriving in the 21st Century

Rick Harrington 지음
손정락·최명심 옮김

CENGAGE Learning 박학사

Andover • Melbourne • Mexico City • Stamford, CT • Toronto • Hong Kong • New Delhi • Seoul • Singapore • Tokyo

CENGAGE
Learning

Stress, Health and Well-Being: Thriving in the 21st Century

1st Edition

Rick Harrington

Original edition © 2013 Wadsworth, a part of Cengage Learning.
Stress, Health and Well-Being: Thriving in the 21st Century 1st Edition
by Rick Harrington
ISBN: 9781111831837

This edition is translated by license from Wadsworth, a part of Cengage Learning, for sale in Korea only.

ISBN-13: 978-89-98521-27-1

Cengage Learning Korea Ltd.
14F YTN Newsquare
76 Sangamsan-ro Mapo-gu
Seoul 121-904 Korea
Tel: (82) 2 330 7000
Fax: (82) 2 330 7001

Cengage Learning is a leading provider of customized learning solutions with office locations around the globe, including Singapore, the United Kingdom, Australia, Mexico, Brazil, and Japan. Locate your local office at:
www.cengage.com/global

Cengage Learning products are represented in Canada by Nelson Education, Ltd.

For product information, visit **www.cengageasia.com**

Printed in Korea
1 2 3 4 19 18 17 16

역자 서문

인간의 고통스런 본질에 대해 생각하는 것은
삶의 불가피한 슬픔을 받아들이는 데 큰 도움이 되며
삶의 문제들을 올바른 시각으로 바라보게 해 주는 가치 있는 방법이다.
– 달라이 라마

제일 높은 산을 오르기 위해서는
제일 낮은 골짜기를 지나야 한다.
– 수전 게일

"건강"과 "웰빙"은 복잡한 세상을 살아가고 있는 현대인에게 최대의 관심 문제이며 화두라고 할 수 있겠습니다. 잠깐 동안 소원을 비는 경우에라도 모든 이들의 마음에 떠오르는 단어가 바로 이것입니다. 이와 함께 스트레스는 현대인이라면 반드시 이겨 내는 방법을 알아야 하는 것쯤이 된 지 오래이며, 매일 당면하는 일이기도 합니다. 어떻게 하면 스트레스를 잘 알고 이겨 내서 건강과 웰빙으로 연결되게 하여 21세기의 번영을 맞이할 수 있을까요? 이것이 이 책이 추구하는 목표라고 할 수 있습니다.

짤막한 이야기 하나를 인용해 보겠습니다:

"관상용 열대어를 잡아서 전 세계에 공급하는 한 회사가 수송 문제 때문에 골머리를 앓았습니다. 열대어 수송용 수조에 아무리 좋은 환경을 만들어도 수송 도중 절반이 넘게 죽어 버리고, 살아남은 열대어들도 대부분 생기를 잃었습니다. 심지어 바다의 파도와 같은 물흐름 효과, 자연스러운 모래와 암석을 흉내 내어도 결과는 마찬가지였습니다.

그 이야기를 들은 한 생태학자는 간단한 해결책을 주었습니다. '수조에 사나운

문어 한 마리를 넣어 두세요.'

그 결과, 놀라운 일이 벌어졌습니다. 장시간 수송 끝에 수조를 열어 보자, 사나운 문어는 대가리를 설레설레 흔들고 있었고, 대부분의 열대어가 살아서 쌩쌩하게 움직이고 있었던 것입니다.

생태학자의 대답은 간단했습니다. '너무 편하면 죽어요. 항상 긴장 속에 살아야 생명력을 간직할 수 있습니다.'"

이 이야기에 스트레스, 건강 그리고 웰빙에 관하여 시사하는 바가 있는 것 같습니다. 이 책에서도 스트레스의 부정적인 면을 다루면서 긍정적인 면에 관한 정보를 다루고 있습니 다. 더 많은 최신 정보를 이 책에서 살펴볼 수 있을 것입니다.

"건강은 단순히 병이 없는 상태가 아니라, 건강한 몸, 마음 그리고 영성의 건전한 상태"라고 합니다. 건강은 적극적인 노력으로 성취될 수 있습니다. 즉, "건강에 좋은 운동을 규칙적으로 하고, 충분한 영양분을 섭취하고, 하루에 8시간 이상 수면을 취하는 일 외에, '통제감'을 갖고 있고, 문제에 직면하면 약해지기보다는 '도전적인' 태도를 취하며, 자신의 삶에 '전념'하는 특징을 갖는 사람이 건강하였다."고 합니다. 이 책에서 더 많은 정보를 확인해 볼 수 있습니다.

웰빙에 관한 한 연구 결과에서는 다음과 같은 요소가 필요하다고 주장합니다. 즉, 삶에서 자기 자신을 이해하고 수용하기, 유능감을 가지기, 자신의 행동과 선택에 대하여 주체성과 책임감을 느끼기, 다른 사람들과 연계하기, 그리고 적절하게 자기 조절하기입니다. 여기에도 몸과 마음의 전략이 중요합니다. 몸과 마음은 둘이 아니고 하나입니다. 어원도 동일하다고 합니다. 즉, 사람은 몸과 마음이 합쳐져서 하나의 생명체로 존재하고 있으며, 그 표면에 몸을 두고, 그 이면에 마음을 담고 있는 것입니다. 그래서 하나입니다. 이 책에서 최신 연구 정보와 실천을 알아볼 것입니다.

이 책『스트레스, 건강 그리고 웰빙: 21세기의 번영』에서는 최신의 연구와 방법론 그리고 이를 실천하는 행복한 삶에 관한 많은 것을 얻을 수 있습니다. 책에 관한 자세한 안내는 저자 서문에서 꼭 확인해 보기를 바랍니다.

이 책은 스트레스 관련 과목이나 건강심리학 관련 과목의 강의에 아주 적합합니다. amazon.com에서 나온 독자 서평 몇 가지를 소개하겠습니다.

"나는 이 책이 스트레스 심리학 강의 과정에 필요해서 구입하였는데, 자료들이 읽고 완전히 이해하는 데 매우 쉽게 제시되어 있다는 것을 알게 되었다. 때로는 교과서가 도처에 있을 수 있지만, 이 교과서는 쉽게 읽을 수 있고, 아주 번거롭지 않게 정보를 충분히 이해하게 해 준다. 정말로 스트레스를 받지 않게 해 주는 책이

다!" (Andrea)

"『스트레스, 건강 그리고 웰빙: 21세기의 번영』을 읽고 나서 나는 내 스트레스를 다루고 나에게 스트레스를 준 사람들의 태도를 다루는 방법을 배우게 되었다. 이 책은 정보가 매우 풍부하며, 도움이 되는 책이다. 이 책을 읽고서 많은 지식을 얻게 되었으며, 나 스스로뿐만 아니라 내 아이들에게도 적용하게 되었다. 정말 모든 사람들에게 추천한다." (Badrie Chahine)

"이 책은 Dr. Harrington의 스트레스와 웰니스 강의를 수강하는 데 완벽하다. (확실히, 어쨌든 그는 저자다!) 매우 정보가 많고, 쉽게 읽히는 것이 대부분의 다른 교과서와 비교가 된다." (Kayce)

이 책을 함께 읽은 임상심리학 전공 박사과정의 김설환과 유은영, 원고 수정과 교정 작업에 적극적으로 참여한 석사과정의 김유리와 김지영, 그리고 대학원생들의 도움을 항상 고맙게 새깁니다. 이 책의 출간을 흔쾌히 결정한 박학사의 구본하 대표와 편집부 여러분께도 감사를 드립니다.

끝으로 이 책을 강의하는 선생님들과 학생들 그리고 독자들이 이 책에서 많은 것을 얻을 수 있기를 바라면서 또한 건강과 웰빙을 아울러 기원합니다.

2014년 8월

역자 대표 **손정락**

저자 서문

『**스트레스, 건강 그리고 웰빙: 21세기의 번영**』에 오신 것을 환영합니다. 필자의 소망은 이 책이 스트레스, 건강 및 웰빙의 상호연결 그리고 스트레스에 관해 채택된 전략들이 건강과 웰빙을 어떻게 최적화할 수 있는지에 대한 이해와 공감을 독자들에게 잘 제공하는 것입니다.

심박률 바이오피드백이 불안 경험에 미치는 효과에 관한 학위논문을 수행하던 대학원 시절 이후로, 필자는 마음-신체 연결에 관한 주제에 매료되었는데, 특히 그것이 스트레스 관리와 관계되었을 때 그랬습니다. 박사학위를 받고, 심리학 수련과 그 이후의 면허의 일부로서, 필자가 수행한 많은 스트레스 관리 집단의 참여를 통해서 이 정보를 다른 사람들에게 적용할 수 있게 되었습니다. 더 나중에, 심리학 교수로서 학생들과 이 주제에 대한 지식, 경험 및 열정을 공유할 수 있는 스트레스와 건강이라는 매혹적인 과목을 강의하는 멋진 행운도 갖게 되었습니다.

필자가 강의한 또 다른 매혹적인 과목인 행복심리학은 "좋은 삶"에 대한 강렬한 관심을 고무하는 강의입니다. 더 일반적인 관련 연구 분야인 긍정심리학이라는 급성장하고 있는 새로운 분야가 웰빙을 향상시키는 방법에 관해서는 할 이야기가 많습니다. 필자는, 다른 사람들도 그랬듯이, 긍정심리학은 스트레스 및 건강 분야와 자연스러운 파트너라는 것을 발견하였습니다. 긍정심리학은 개인이 디스트레스를 관리하는 것을 넘어서서 더 큰 웰빙감을 향해, 궁극적으로는 우리 모두 관계될 수 있는 복표인 융성과 번영의 목표를 향해 어떻게 갈 수 있는지에 대한 이해를 제공하기 위하여 간격을 메우기 시작하였습니다.

이 책은 통합적인 관점을 아울러 염두에 두고 설계되었습니다. 그래서 간격을 메우고 이해를 풍요롭게 하기 위하여 긍정심리학 이론과 연구를 추가하면서 스트레스와 건강 주제를 조사하였습니다. 이 책은 스트레스와 건강 또는 스트레스 관리 과목 학부 고학년 강의에 적당하고, 또한 모든 면에서 스트레스에 관한 특별한 강조를 하는 건강심리학 과정에 알맞습니다.

이 책은 스트레스의 부정적인 면을 전반적으로 다루면서, 또한 스트레스와 건강에 관련된 쟁점들의 긍정적인 면에 관한 더 많은 정보를 소개함으로써 균형을 더하고 있습니다. 이 책은 "스트레스의 적응적인 가치는 무엇인가?" "만약에 있다면, 외상성 사건으로부터 어떤 종류의 이득을 얻을 수 있는가?" "스트레스와 도전은 더 큰 웰빙으로 어떻게 이끌 수 있는가?" "어떻게 스트레스를 관리하는 것을 넘어서서 번영의 목표를 향해 갈 수 있는가?"와 같은 질문을 다루고 있습니다.

더 나아가, 이 책은 건강 위험과 취약성 요인뿐만 아니라 스트레스와 생활양식 맥락 내에서 건강 보호 요인에도 초점을 맞추고 있습니다. 건강한 생활양식으로 산다는 것은 논의된 모든 요인을 위한 근간이 되는 토대이며, 이 책은 이러한 목표를 성취하기 위한 많은 전략들을 펼치고 있는데, 여기에는 장수와 양질의 삶에 이익이 되도록 속임수를 쓰는 방법도 포함되어 있습니다.

이 책은 많은 응용적인 특징을 가지고 있는데, 그래서 스트레스 관리에 대한 포괄적인 범위를 제공하는 것에 더해서 웰빙을 향상시키는 방법에 관한 정보도 제공하고 있습니다. 그렇지만 이 책은 또한 스트레스와 신경계, 면역 체계의 생물학, 심리신경면역학, 스트레스가 건강 상태에 미치는 영향, 직업 스트레스, 그리고 전형적인 스트레스 관리 책들에서 발견되는 것을 넘어서서 그 깊이와 범위를 확장시키는 성격과 스트레스를 포함하고 있습니다.

이 책에서 다루고 있는 범위를 확장시키거나 간격을 메우는 다른 영역들은 다음과 같은 주제를 포함하고 있습니다. 즉, 스트레스에 대한 불안, 분노 및 우울 반응 그리고 이것들이 특정 임상 장애의 관련 증상과 어떻게 유사하거나 다른지; 건강 관련 쟁점에 따른 스트레스 경험에서 성별, 문화, 인종이나 민족 차이; 스트레스 관련 건강 상태를 다루는 예방 및 대처 전략; 기능성 식품, 항산화제, 건강 섭식 계획; 스트레스 대처와 긍정적인 성장에서 의미와 목적의 역할도 포함하고 있습니다. 좋은 스트레스 관리를 위한 토대로서 건강한 생활양식으로 사는 것의 중요성에 관한 강조와 일치하여, 이 책은 운동에 대해서도 영양에 대해서도 따로 독립 장을 할애하고 있습니다.

그 외에, 이 책은 경험적으로 기반을 두고 있습니다. 이 책에서는 실행 가능할 때는 다중 연구들에 대한 메타 분석 평론으로부터 나온 통합된 양적 정보를 제시하고 있습니다. 이 책은 주요한 연구들에 대한 고찰을 공평하게 다루는 한편, 각 영역의 가장 최근의 발견들을 훤히 알려는 노력을 또한 하고 있습니다. 적절할 때는, 방법론적인 고찰이 논의되었고, 학생들이 이 쟁점들과 또 다른 쟁점을 검토할 때는 자신들의 비판적인 생각을 동원하도록 격려받습니다.

이 책은 다음과 같은 주제 영역을 포함하는 7부로 구성되어 있습니다. (1) 스트레스, 건강 및 긍정심리학, (2) 스트레스와 질병의 생리학, (3) 스트레스, 성격 및 정서, (4) 대인관계 스트레스와 직무 스트레스, (5) 정서적 · 행동적 자기 조절, (6) 마음-신체 전략, (7) 스트레스 관리와 웰빙 향상을 위한 지침. 각 장은 다음과 같이 구성됨으로써 학습을 최대화하도록 설계되었습니다.

- **짤막한 글**: 각 장은 그 영역의 이론과 연구를 논의하기 전에 독자들을 관련 시나리오로 이끌기 위해 짤막한 글과 함께 시작하고 있습니다.
- **주요어와 개념 강조**: 주요어와 개념은 굵은 활자체로 되어 있어서 독자들은 그것의 중요성을 즉시 인식할 수 있습니다. 이것들은 각 장의 끝에도 목록으로 정리되어 있습니다.
- **난외 용어 해설**: 많은 주요어의 개념이 정의와 함께 본문 옆의 여백에 난외 용어 해설로 제공되었습니다.
- **용어 해설**: 주요어에 대한 용어 해설이 책 뒷부분에 수록되어 있습니다.
- **통찰 연습**: 많은 장들이 개인적 수준에서 독자의 개념 논의에 대한 자각을 높이기 위해 고안된 통찰 연습을 싣고 있습니다.
- **스트레스 관리 연습**: 많은 장들이 독자를 관여시키고, 경험적 학습과 개념 응용 논의를 촉진시키기 위해 스트레스 관리 연습을 포함하고 있습니다.
- **요약과 개념 정리**: 각 장을 결론내리는 것이 요약과 개념 정리인데, 중요한 정보에 대한 중요 항목을 포함하고 있습니다.
- **비평적 사고 질문**: 일련의 비평적 사고 질문이 각 장의 끝에 수록되어 있는데, 개념들에 대한 더 깊은 이해를 촉진시키고, 유용한 생활양식과 스트레스 관리 아이디어를 이행하는 방법에 관한 생각을 자극하기 위한 것입니다.

책 내의 특징 이외에, 이 책은 디지털 자료 역시 지원하고 있습니다. 교수를 위해서는 파워포인트 프리젠테이션과 Test Bank를 제공하고 있습니다. 학생들은 추가의 온라인 자료를 구매할 수도 있습니다. 즉, Psychology CourseMate입니다.

Engagement Tracker를 수반하고 있는 Psychology CourseMate는 강의에서 학생 관여를 탐지해 주는 종류의 첫 번째 도구이며, 다음과 같이 구성되어 있습니다.

- **상호작용 eBook**

- **강의 및 학습 상호작용 도구로 다음을 포함**
  - 퀴즈
  - 플래시카드
  - 비디오
  - 그외

파워포인트 프레젠테이션

바로 사용할 수 있는 Microsoft® PowerPoint® 슬라이드가 강의 선생님들이 이 과정을 위하여 맞춤 강의들을 모으고, 편집하고, 싣고, 보여 줍니다. 슬라이드는 강의실 프레젠테이션을 위한 강의 도우미로, 학생들을 위한 장 개관으로, 또는 강의실 배포를 위한 프린트될 참고 자료로도 이용될 수 있습니다. 슬라이드에는 선정된 그림뿐만 아니라 책의 주요 절의 자료를 다루는 강의 개요가 포함되어 있습니다. 강의 선생님들은 강의에 소개하고 싶은 부가적인 주제에 대한 자신의 슬라이드를 추가해도 괜찮을 것입니다.

테스트 뱅크

테스트 뱅크에는 각 장마다 50개의 질문이 있는데, 20개는 객관식 질문이고, 20개는 단답형 질문이고, 10개는 논술식 질문입니다. 각 장마다 20개의 객관식 질문으로 되어 있는 부가적인 테스트 뱅크 세트는 웹 퀴즈에 제공됩니다. 두 세트 모두 Microsoft Word®에서 이용 가능합니다. 질문들은 각 장의 학습 목표를 망라하고, 다양한 수준의 생각을 다루고, 질문 자료가 나온 장들의 초보 단계 주제에 대한 참고 자료를 포함하고 있습니다.

감사 말씀

어떤 책의 저자라도 저자가 마음속에 그리는 것이 실현이 되도록 저자의 비전을 믿어 주는 지지적인 사람들이 필요합니다. 필자는 그런 지지적인 사람들로부터 혜택을 누리는 행운을 얻게 되었습니다. 이 책이 나올 수 있도록 도와주신 한 사람 한 사람에게, 필자는 진심 어린 감사를 표하고 싶습니다.

필자의 마음으로부터의 감사는 편집자인 Jon-David Hague에게 드리는데, 그는 시작에서부터 이 책의 논조, 느낌 및 비전을 이해하고 인정해 주었으며, 그의 관대한 영성 및 지도의 손길은 필자의 기대를 넘어서서 생기를 불어 넣어 주었습니다. 또한 Ken King은, 그의 도움에 관해서는 어떻게 말로 표현할 수 없을 정도인데, 각 장에 대한 솔직하고 통찰력이 있는 그의 제언은 이루 헤아릴 수 없이 큰 도움이 되었습니다. 또한 Cengage 프로젝트 매니저인 Charlene Carpentier와 MPS 콘텐트 서비스 프로젝트 매니저인 Liah Rose의 제작 감독에 대하여 감사를 드리고 싶고, 예술 감독인 Vernon Boes에게는 예술 디자인에 대하여 감사를 드리고 싶으며, 어시스턴트 편집자인 Kelly Miller에게는 보충 자료를 개발해 준 것에 대하여 감사를 표합니다.

필자는 많은 도움이 되는 코멘트와 제언을 해 준 다음의 검토자들에게 고마움을 전합니다. Amy Bohmann, Texas A&M San Antonio; Kurt Organista, UC Berkeley; Todd Kashdan, George Mason University; Elvrid Lawrence, DePaul University School for New Learning; Kenneth Hart, University of Windsor; Todd Wilkinson, University of Wisconsin-River Falls; James Byron–Daniel, University of the West of England-Bristol; Jamie Dusold, Roosevelt University; William J. Papin, Western Carlina University; Mary Fox, University of Maryland, Baltimore County; Micah Sadigh, Cedar Crest College; Rachelle Duncan, Oklahoma State Uneversity-Institute of Technology; 그리고 Robin Powers, Gannon University.

또한 필자는 출판 직전의 시기에 원고를 검토해 준 다음의 강의 선생님들에게 감사를 드립니다. Karen Cardillo, Monroe Community College; Paul Gluch, California State University, Fullerton; Gretchen Reevy, CSU East Bay; Lisa Cheung, Open Polytechnic University, New Zealand; Kathy Pignatelli, Bergen Community College; Steve Hoover, Saint Cloud State University; Barry Zwibelman, University of Miami; Jon Peters, Indiana University, Bloomington; Ron Olson, Kingsborough Community College; Julie Gast, Utah State University; Barbara Konopka, Oakland Community College Auburn Hills; Loeen Irons, Baylor University; Shirley Wood, Centennial College, Toronto; Julie David, Normandale Community College; Russell Smiley, Normandale Community College; Marvin Schade, Western Carolina University; Linda Rankin, Idaho State University; Lesley Rennis, Borough of Manhattan Community College; Susan Hovey, College of Southern Nevada-Charleston; Greg Harris, Polk College, 그리고 Loren Toussaint, Luther College.

필자는 Houston-Victoria 대학교의 은덕을 입었는데, Houston-Victoria 대학교는 책 집필에 필요한 시간과 자료들을 제공해 주었을 뿐만 아니라, 이 프로젝트를 개념화하고 발전시킬 수 있도록 안식년 연구비도 주었습니다. 필자는 이 시도를 밀고나가는 데 지원과 격려를 해 준 Houston-Victoria 대학교 예술 및 과학대학 Jeffrey DiLeo 학장에게 감사를 드리며, Academic & Career Services의 Academic 센터장 Sandra Heinhold는 원고 초안을 읽고 그녀의 글쓰기 전문 의견으로 헌신해 준 것에 감사를 드리며, Interlibrary Loan Assistant인 Lou Ellen Callarman과 Shirley Parkan이 필자가 요청한 셀 수 없이 많은 도서관 간 대출 책과 저널들의 소재를 알아내어 필자에게 보내 주는 자상한 지원을 해 준 것에 대해 감사를 드립니다.

필자는 두 사람의 훌륭한 심리학자 Robert Gatchel과 Edward Charlesworth에게 감사의 말씀을 드립니다. 이 분들은 필자가 이 길을 가는 데 필요한 경험과 훈련을 초기 경력자 시기 동안 멘토링과 지도를 해 주었습니다. Robert Gatchel은 1980년대에 건강심리학 분야의 필자의 첫 번째 책의 공저자이며, Edward Charlesworth는 비슷한 시기에 시대를 뛰어넘는 놀라운 요소를 지닌 스트레스 관리에 관한 인기 있는 출판서의 공저자입니다.

끝으로, 필자는 아내 Cindy에게 깊은 감사를 표현하고 싶습니다. 아내는 남편이 이 책을 집필하면서 엄청난 시간 동안 컴퓨터 앞에 몰입 상태로 얼어붙은 듯이 앉아 있을 때 오랫동안 참으며 지지해 주었습니다. 이 책의 개발 공간을 애써 얻기 위하여 아내가 기울인 희생에 대하여 고맙게 여깁니다.

필자는 이 책 페이지를 넘기면서 읽어 나가는 독자들이 유익한 정보를 많이 얻으며 즐겁기를 희망합니다! 책을 끝맺으면서, 여러분의 어떤 논평과 의견도 환영합니다. 여러분의 피드백은 필자에게는 소중하며, 다음 판을 개정할 때 지침이 될 것입니다. 필자의 이메일 주소 harringtonr@uhv.edu로 가장 잘 연락이 될 수 있습니다.

— RICK HARRINGTON

저자 소개

Rick Harrington 박사(Ph.D.)는 1987년 이래 University of Houston, Victoria (UHV)의 교수로 재직하고 있다. 전공 분야는 건강심리학/행동의학 및 사회심리학이다. 그는 Texas 대학교(Arlington)에서 사회심리학 및 심리생리학 박사학위를 받았으며, Houston 대학교에서 행동의학/사회심리학 박사 후 펠로십을 이수하였다. Harrington 박사는 Houston Methodist Hospital Institute for Preventive Medicine에서 면허 지도감독을 받은 면허 Psychologist이다. 그는 Houston Methodist Hospital에서 개인개업 수련을 받았으며, Baylor 의과대학에서 Research Associate로 연구하였다. Harrington 박사는 25년간 대학에서 강의를 해 왔으며, UHV의 Teaching Excellence Award를 수상하기도 하였다. 그는 또한 "Who's Who America's Teachers"(1996, 2007)에 최고의 학생들에 의해 선정된 미 국 best teacher의 한 사람으로 등재되었다. Harrington 박사는 UHV Psi Chi에 가입하였고, Victoria 심리학회의 회장을 역임하였다. 그의 연구 관심 분야는 바이오피드백, 금연, 성격 및 삶의 만족 등이다.

차 례

PART 3 스트레스, 성격 및 정서

PART 6 **마음-신체 전략**

이 책의 **참고 문헌**은 지면상 싣지 못했습니다.
출판사 웹사이트(http://www.pakhaksa.co.kr)의 자료실에 가시면 내려 받을 수 있습니다.

제 1 장

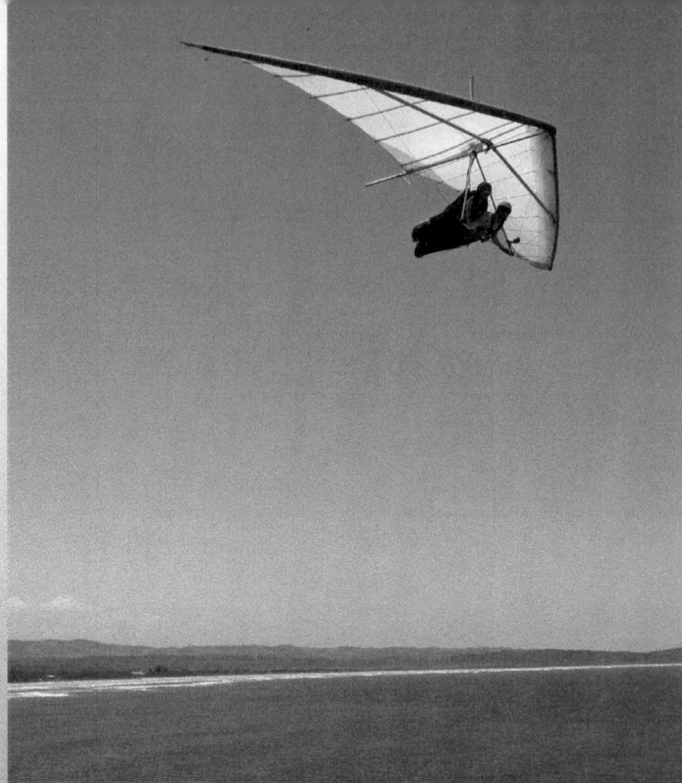

© Bamse008/Dreamstime.com

도전은 삶을 흥미롭게 만드는 것이다.
그것을 극복하는 것은 삶을 의미 있게 만드는 것이다.

~JOSHUA J. MARINE

스트레스와 건강

스트레스란 무엇인가

"John, 네가 발표할 차례야." 교수가 말하였다. 그 순간, John은 걱정 때문에 속이 울렁거리는 것을 느꼈다. John은 자리에서 일어나 강의실 앞에 있는 강단으로 갈 때, 다리가 불안하게 휘청거리는 것을 느끼고 놀라서 힘을 주었다. 머뭇거리며 강단으로 이동하여 덜덜 떨리는 손을 공책 위에 올려놓았다. 과 친구들의 얼굴을 둘러본 John은, 자신의 발표가 그들의 기준에 미치지 못한다면 그들이 속으로 얼마나 혹평을 할지 걱정스러웠다. 설상가상, 발표 중에 무심코 어리석거나 황망한 말을 한다면 어떻게 될까? 과 친구들과 교수 앞에서 깎인 체면을 어떻게 회복할 것인가? 그것보다도, 기말고사에서 A학점을 받으려면 발표를 잘해야 한다. 만약 발표를 잘하지 못한다면 학점이 어떻게 나올까? John은 터널 시야를 통해 공책에서 첫 번째 단어를 찾고 깊은 숨을 쉬다가, 갑작스럽게 목이 마르고 폐가 조여 오는 것을 느꼈다. 숨을 토해 내고 가까스로 말문을 열었는데, 마치 개구리가 목구멍에 있기라도 한 것처럼 갈라진 목소리가 나서 John은 좌절감을 느꼈다.

John에게 무엇이 잘못되었는가? 감기, 독감이나 다른 질병에 걸린 것인가? 사실, John에게 잘못된 것은 없다. 많은 사람들과 같이, John은 대중 연설에 대한 두려움을 가지고 있고, 스트레스라고 알려진 현상을 경험한 것일 뿐이다. 이러한 맥락에서 스트레스는 염려, 두려움, 불안과 같은 단어로 바뀔 수 있고, 다른 맥락에서는 초조함, 당황스러움, 비통과 같은 여러 가지 상이한 정서들 중 하나로 언급될 수 있는 총체적인 용어로 볼 수 있다. 그리고 스트레스는 정서 경험에만 국한되지 않고 생리적(예, 속이 울렁거림), 행동적(예, 강단까지 갈 때의 머뭇거리는 움직임), 인지적(예, 자신의 발표가 어떻게 평가될 것인가에 대한 걱정)인 것을 동반한다. 스트레스가 그렇게 일반적인 단어라면 그것이 진짜로 의미하는 것은 무엇인가?

오늘날 스트레스라는 말은 대부분의 사람들에게 직관적으로 이해되고 있지만, 일반적으로 스트레스라는 말을 정확하게 정의하기는 어렵다. 그렇다 하더라도, 스트레스를 건강과 안녕에 바람직하지 않고 해를 입히는 것으로 간주하는 것은 진부하다. 몇몇 저자들(Hinkle, 1973; Newton, 1995)은 스트레스라는 용어가 17세기에는 고난을 나타내는 개념으로 사용되었다는 것을 발견하였다. 다른 이들(예, Lazarus, 1993)은 같은 세기에 Robert Hooke가 사용한 단어를 스트레스 개념의 기원으로 언급하였다. Hooke는 기계적인 탄성을 설명하기 위해 오늘날 Hooke의 법칙으로 알려진 원리를 제안하고, 다리와 같은 구조물이 그것에 부담을 주는 스트레스가 있을 때 무거운 하중을 견딜 수 있게 하는 방법에 주목하였다. 후에 이 개념은 일상생활의 마모를 견뎌야만 하는 인간의 몸에 대한 모형으로 사용되었다.

물론 우리가 아는 바와 같이, 인간의 신체는 기계적인 구조물과 달리 환경의 요구에 적응하는 놀라운 능력을 가진 살아 있는 동적 유기체이다. John의 경험을 통해 관찰하였듯이, 스트레스와 적응의 개념은 일반적으로 스트레스 반응에 대한 생리적 구성 요소를 포함하는 생물학적 토대를 갖고 있다. 예를 들어, Walter Cannon(1932)이 사용한 용어인 **항상성**(homeostasis)은 생활의 요구에 적응하기 위해 유기체가 할 수 있는 생물학적 자기 조절 과정을 나타낸다. 정상적인 환경에서 건강한 사람이 스트레스원을 경험하면 기저선으로의 항상성적 복귀에 따라 생리적 활동이 증가한다. 물리적 위협과 같은 스트레스원에 대한 Cannon의 **투쟁 또는 도피**(fight-or-flight) 반응은 위협으로부터 투쟁하거나 달아나는 것을 통해 자신을 보호하기 위하여 사람의 몸이 어떻게 생리적으로 활성화되는지를 보여 주는 하나의 예이다. 일단 위협이 진정되면, 신체의 항상성 기제는 정상적인 위협 이전의 수준으로 생물학적 체계가 되돌아가도록 작용한다.

항상성: 생활의 요구에 적응하기 위해 유기체가 할 수 있는 생리적 자기 조절 과정

투쟁 또는 도피: 위협에 투쟁하거나 위협으로부터 도피하기 위해 준비하는 신체의 생물학적 행동 반응에 대한 Cannon의 용어

만약 투쟁 또는 도피 반응이 빈번하고 과다하며 항상성 기제가 만성적인 스트레스원에 노출됨으로써 무리가 간다면 어떻게 되는가? 이것이 건강 문제를 야기할 수 있을까? Hans Selye는 만성적 스트레스원이 건강에 해로울 수 있다는 생각을 공식화하였으며, **일반 적응 증후군**(General Adaptation Syndrome, GAS)이라고 알려진 만성적 스트레스에 대한 3단계 모형을 제안한 스트레스 연구의 선구자이다.

일반 적응 증후군: 만성적인 스트레스의 영향에 대한 Selye의 세 단계 모형

Selye에 따르면, 첫 번째 단계는 경고 단계이다. John은 발표할 때 경고 단계에 있었다. 이제 시간을 빨리 진행시켜 이후 수십 년 동안 John이 실직, 재정 문제, 이혼 소송과 같은 지속적으로 진행 중인 어려운 스트레스원을 경험한다고 가정해 보자. 최종적으로 GAS의 세 번째 단계로 간다면 John에게 무슨 일이 발생할 것인가? John은 경고 단계에 이어 2단계인 저항 단계로 들어가고, 그의 몸은 신체적 자원의 고갈을 경험할 때까지 스트레스원을 다루기 위해 자신이 가지고 있는 자원을 계속 가동시킬 것이다. 스트레스에 대한 John의 지속적인 투쟁은 결국 스트레스에 대한 저항이 감소되는 것을 경험하게 되고 신체 증상(예, 심계항진이나 흉통 현상)을 발생시킬 것이다. 마지막으로, 스트레스로부터 벗어나지 못하게 된다면, 시간이 지남에 따라 John은 생물학적 자원이 소진됨으로써 신체 체계가 쇠약해지는 소진 단계에 들어가게 될 것이다. 이 마지막 단계 동안 John은 결국 스트레스로 인한 질병을 얻게 될 것인데, 경우에 따라서는 조기 사망에 이를 수도 있

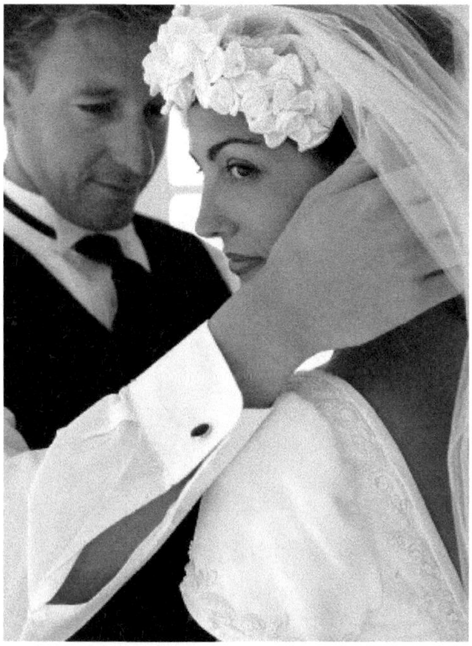

Holmes와 Rahe(1967)에 따르면, 결혼 같은 긍정적 사건이라도 스트레스로 간주된다.

다(예, 치명적인 심장 발작을 일으키는 심장 질환). 투쟁 또는 도피와 GAS 모형은 이 장의 후반부에 좀 더 자세하게 살펴볼 것이다. 스트레스를 개념화하는 다른 방법을 생각해 보자. 예를 들어, 스트레스가 긍정적인 경험이었던 때를 생각할 수 있는가?

스트레스 개념에 대한 첫인상과 대조적으로 Selye는 모든 스트레스가 부정적이라고 믿지 않았다. 사실, 그는 부정적인 스트레스를 **디스트레스**(distress)라고 언급하고, 긍정적인 스트레스를 나타내기 위해서는 **유스트레스**(eustress)라는 용어를 만들어 냈다. Selye는 유스트레스의 예로 결혼식에서 신부나 신랑이 되는 것, 성가대에서 노래하는 것, 아마추어 스포츠 경기에 참여하는 것 등을 포함시켰다. 보통 유스트레스는 동기를 유발하고, 만족스럽거나 즐거움을 줄 수 있는 방식으로 도전하는 스트레스의 유형을 의미한다.

유스트레스: 긍정적 스트레스를 일컫는 Selye의 용어

두 가지 유형의 스트레스를 고려하여, Selye는 신체가 요구하는 비특이적(nonspecific) 반응으로 스트레스를 정의하였다(Selye, 1956b). 스트레스에 대한 Selye의 관점에 기반을 두고 Holmes와 Rahe(1967) 또한 그들의 스트레스 모형에서 부정적 스트레스원과 긍정적 스트레스원 모두를 받아들이고, 스트레스원을 정상적인 삶의 방식에서 적응을 요구하는 어떤 중대한 생활 사건으로 정의하였다. 이러한 사건들에는 법적인 문제 같은 부정적인 것과, 결혼 같은 긍정적인 것들이

있을 수 있다.

Holmes와 Rahe(1967)는 생활 변화 사건들을 측정하기 위해서 **사회 재적응 평정 척도**(Social Readjustmemnt Rating Scale, SRRS)를 만들었다. SRRS에서, 생활 변화 사건들은 '사소한 법규 위반' 사건 같은 낮은 점수(10점)부터 '배우자의 사망' 같은 높은 점수(100점)까지의 범위를 갖는다. 그들의 스트레스 모형에서, 6개월에서 1년 이내에 높은 생활 변화 사건 점수를 갖게 되면 질병에 걸릴 가능성이 높다는 것을 지적한다(제4장 참조). 이러한 생각은 스트레스가 객관적 생활 사건들에 의해 결정되는지, 아니면 이 사건들에 대한 주관적 평가에 의해 결정되는지에 대한 논쟁을 불러일으켰다.

우리 시대에 가장 영향력 있는 스트레스 이론과 연구의 개척자들 중 한 사람인 Richard Lazarus는 주관적 평가 측면에 대해 언급하였다. Lazarus와 그의 동료들은 순수하게 객관적인 생활 사건보다는 오히려 지각된 일상생활의 어려움이나 일상의 사소한 골칫거리를 포착하기 위해 고안된 척도를 만들었다. **일상의 사소한 골칫거리**(hassles)는 우리가 일상생활에서 경험하는 자극과 압력이다. 그들은 사소한 골칫거리들과 균형을 맞추기 위해 긍정적인 만남과 경험인 일상의 **고양**(uplift)도 측정하기 원하였다.

일상의 사소한 골칫거리: 일상생활에서 경험하는 사소한 자극과 압력

고양: 긍정적인 만남이나 경험

Lazarus와 동료들은 일상의 사소한 골칫거리들과 또 다른 고양에 대한 척도를 만들었다(Kanner, Coyne, Schaefer, & Lazarus, 1981). 일상의 사소한 골칫거리 척도에서 골칫거리의 예로는 물건 분실, 소음, 각종 서류 작성, 너무 많은 방해, 기다리기 등이 있고, 고양 척도에서 고양의 예로는 취미 활동, 웃기, 즐거운 시간 보내기, 외식, 과제 완료 등이 포함된다. Lazarus와 동료들이 중년 성인들을 대상으로 한 조사 결과, 가장 빈번한 골칫거리 중 상위 세 가지는 몸무게에 관한 걱정, 가족의 건강, 공공요금의 인상이었다. 고양의 예 중 상위 세 가지는 배우자나 애인과 좋은 관계 맺기, 친구들과 좋은 관계 맺기, 과제 완료였다(Kanner et al., 1981). Kanner와 동료들(1981, p. 4)은 일상의 사소한 골칫거리에 대한 아이디어를 포착하기 위해 Charles Bukowski(1980)의「신발 끈(Shoelace)」에서 시적인 표현을 인용하였다.

한 사람을 미치게 하는 것은 큰 일이 아니야.
한 사람을 미치게 하는 것은 연이어 일어나는 작은 비극들이라네.
사랑의 종말이 아니라
오히려 시간은 없는데
걸리적거리는 신발 끈이라네.

통찰 연습 1.1

작년에 당신이 경험한 스트레스는 어느 정도인가? SRRS에 기반을 두고 대학생을 위해 고안되고 개정된 '대학생 생활 스트레스 항목표'(Renner & Mackin, 1998)를 살펴보자.

대학생 생활 스트레스 항목표

지시문: 작년에 당신에게 일어났던 생활 스트레스 사건을 마지막 칸에 쓰고 '스트레스 평정' 숫자를 기록하여 점수들을 합산하라.

사건	스트레스 평정	당신의 사건 점수
강간 당함	100	
당신이 HIV 양성임을 알게 됨	100	
강간으로 고소됨	98	
친한 친구의 죽음	97	
가까운 가족의 죽음	96	
성 매개 질환(AIDS 제외)에 걸림	94	
임신에 대한 걱정	91	
기말고사	90	
애인의 임신에 관한 걱정	90	
시험을 앞두고 너무 많이 잠	89	
수업 낙제	89	
남자 친구나 여자 친구가 바람을 피움	85	
안정적인 데이트 관계가 끝남	85	
친한 친구나 가족의 심각한 질병	85	
경제적 어려움	84	
중요한 학기말 보고서 작성하기	83	
시험에서 부정행위를 하다가 적발됨	83	
음주 운전	82	
학교나 직장에서 일이 너무 많음	82	
하루에 두 과목 시험	80	
남자 친구나 여자 친구에게 속음	77	
결혼	76	
음주나 약물 사용의 부정적인 결과	75	
가장 친한 친구의 우울이나 위기	73	
부모와의 어려움	73	
급우들 앞에서 말하기	72	

(계속)

사건	스트레스 평정	당신의 사건 점수
수면 부족	69	
주거 환경의 변화(소소한 문제, 이사)	69	
공개적 경쟁이나 수행	69	
몸싸움	66	
룸메이트와의 갈등	66	
직업 변화(지원하기, 새로운 직업, 사소한 골칫거리)	65	
미래 계획에 대한 중요한 관심사 결정	65	
싫어하는 수업 듣기	62	
음주나 약물 복용	61	
교수와의 대면	60	
새 학기 시작	58	
첫 이성교제	57	
등록	55	
안정된 이성교제 유지	55	
등교나 출근	54	
동료의 압력	53	
처음으로 집에서 독립	53	
병에 걸림	52	
외모에 관한 걱정	52	
전 과목 A학점 받기	51	
좋아하는 어려운 수업	48	
새로운 친구 사귀기, 친구들과 잘 지내기	47	
남학생 사교 클럽이나 여성 클럽 입회 권유하기	47	
수업 시간에 잠에 빠지기	40	
체육 행사에 참여하기(예, 축구 게임)	20	
당신의 총 점수		

출처: "A Life Stress Instrument for Classroom Use," by M. J. Renner and R. S. Mackin, 1998, *Teaching of Psychology*, 46-48.

검사를 실시해 보았는가? 항목표의 개발자들이 평균 19세의 247명의 표본을 대상으로 얻은 생활 사건 스트레스 점수의 평균 총 점수는 1247점이었다. 학생들의 점수는 182~2571점이었다. 당신이 높은 점수를 받았다면, 작년에 얼마나 많은 질병에 걸렸는가? 당신의 점수가 낮다면, 질병에 거의 걸리지 않았는가? 당신의 결과를 바탕으로, 스트레스와 질병에 대한 Holmes와 Rahe 모형에 대해 어떻게 생각하는가?

후에 Lazarus와 Folkman(1984)은 일반적인 지각에서부터 Arnold(1960)에 의해 주창된 인지적 중재 접근에서 사용한 **평가**(appraisal)라고 부르는 과정까지 그들의 관심을 한정시켰다. 평가는 단순히 상황을 지각하는 것 이상을 의미하는 것으로, 사건에 대한 상대적 중요성을 판단하는 것이다. 평가 과정 동안, 사건은 위협적이거나 도전적인 것으로 평가된다. 다시 말하면, 그것은 부정적(위협)인 것 또는 긍정적(도전)인 것으로 평가된다. 이 과정은 우리의 지각을 거친 인지적 평가를 통해 우리와 상황 간에 이루어지는 지속적인 교류(양방향 과정)이다.

자기 지각과 판단 역시 평가를 통해 위협이나 도전에 효과적으로 대처하거나 처리하는 능력을 가지고 있다. 평가 패턴은 특정한 정서적 반응과 관련되어 있는데, 각각의 평가 패턴이 그 자체의 **핵심 관련 의미**(core relational meaning)를 가지고 있기 때문이다(Lazarus, 2001). 즉, 우리는 자기 자신이 평가에 제공하는 의미에 따라서 상이한 정서적 반응을 하게 될 것이다. 예를 들어 나와 내 자신과 관련된 것에 대한 모욕적인 공격의 핵심 관련 주제는 분노 정서의 토대가 된다. 분명치 않은 실존적인 위협에 직면하는 것과 관련된 주제는 불안 정서와 연관되어 있다. 그리고 목표 달성을 향한 합리적 과정을 만드는 것과 관련된 주제는 행복감의 정서를 경험하도록 한다(Lazarus, 1993, 1998, p. 356).

일반적으로 우리가 스트레스라는 말을 사용할 때, 우리는 Selye가 말한 유스트레스가 아닌 디스트레스를 언급해 왔다. 스트레스라는 말은 혼란스러운 사건의 원인과 결과 모두를 나타내는 것으로 사용되어 왔다. 예를 들어, 어떤 사람이 "나는 최근에 직장에서 많은 스트레스를 받고 있다."라고 한다면, 이때 사용된 스트레스는 부정적인 생리적 · 심리적 반응을 야기하는 직장에서의 압력을 의미한다. 같은 사람이 "나는 요즘 많은 스트레스를 받았어."라고 한다면, 이때의 스트레스는 압력이나 긴장에 대한 그 사람의 반응을 의미한다. 이를 좀 더 명확하게 설명을 하자면, **스트레스원**은 원인을 나타내고 **스트레스**는 스트레스원의 결과를 나타낼 때 사용하는 것이 더 정확하다.

스트레스: 지각된 위협과 도전을 처리할 때 유기체가 경험하는 인지적 · 정서적 · 생리적 · 행동적 반응의 집합체

Lazarus에게 빌려온 스트레스에 대한 다양한 개념을 염두에 두고, 우리는 스트레스를 다음과 같이 정의할 수 있다. 즉, 스트레스는 지각된 위협과 도전을 처리할 때 유기체가 경험하는 인지적 · 정서적 · 생리적 · 행동적 반응의 집합체이다. 이 반응들은 유기체를 위한 적응적 중요성을 갖는다.

건강이란 무엇인가

생의학적 모형: 건강을 주로 생물학적 요인의 산물로 가정하는 건강에 대한 전통적 모형

생물심리사회 모형: 건강을 생물학적 · 심리적 · 사회적 영향의 산물로 간주하는 건강에 대한 새로운 모형

생의학적 모형과 같은 건강에 대한 전통적인 모형은 우선적으로 건강에 기여하는 생물학적 요인에 초점을 둔 반면, **생물심리사회 모형**(Engel, 1977, 1980) 같은 건강에 대한 새로운 모형들은 건강을 생물학적 · 심리적 · 사회적 영향의 산물로 보고 있다. 생의학적 모형은 건강과 질병을 이분법적 상태로 가정한다. 사람은 건강하거나 건강하지 않다. 이러한 가정은 건강을 매우 아픈 것에서 매우 건강한 것까지 연속선상에 놓인 상태로 간주하는 생물심리사회 조망과 대비된다(표 1.1). 모든 측면에서 건강하고 잘 훈련된 마라톤 선수는 아프지 않고 앉아서 일하는 흡연자와는 다른 건강 상태에 있다.

생의학적 모형은 또한 René Decartes의 심신이원론 철학에 따라 전체를 분리하여 마음과 몸을 나누는 반면, 생물심리사회 모형은 통합적인 전체로서 마음과 몸을 본다. 기억을 억압하고 정신 내적 갈등이 신체 증상으로 표출되어 전환 증상을 야기할 수 있다는 Sigmund Freud의 아이디어에 의해 확산된 **정신신체의학**은 인

표 1.1 건강에 대한 생의학적 모형과 생물심리사회 모형 간의 유사점과 차이점

쟁점	생의학적 모형	생물심리사회 모형
질병의 원인	신체적 선형 모형	신체적, 사회적, 심리적 통합 모형
질병의 책임	개인은 질병 병원균의 수동적 피해자이다.	행동과 생활양식이 일정한 역할을 할 수 있기 때문에, 개인은 반드시 수동적인 피해자가 아니다.
질병의 치료	신체 치료	신체적, 행동적, 심리적 치료
치료의 책임	의학 전문가	환자뿐만 아니라 학제 간 건강 관리 팀일 수 있음
건강과 질병 간의 관계	질적 모형 건강하거나 아프거나	양적 모형 건강과 질병 간의 연속체
마음과 몸의 관계	마음과 몸은 분리되어 있어서 질병의 치료는 몸에 초점을 둔다.	마음과 몸은 전인적 양식으로 서로 통합되고 상호작용하므로 모두에 치료 초점을 둔다.
건강과 질병에서 심리학의 역할	질병은 심리적 결과이지만 원인은 아니다.	심리적 요인들이 질병에 영향을 미치며, 질병의 결과이다.

습적인 의학적 사고를 깨뜨리고 생의학적 모형의 심신 이원론적 견해에 도전하는 최초의 의학 영역 중 하나가 되었다.

이전에 언급한 바와 같이 두 모형 간의 또 다른 차이는, 생의학적 모형은 종종 다른 요인들을 제외하고 질병을 신체적 병인(예, 박테리아, 바이러스)에 의해 야기된 것으로 본다는 것이다. 반면, 생물심리사회 모형은 질병을 전술한 신체적 병인뿐만 아니라 사회적 · 심리적 요인에 의해서 야기될 수도 있다고 보고 있다. 예를 들어, 임상적 우울은 면역계의 약화를 가져올 수 있고 결과적으로 질병에 대한 취약성을 증가시킬 수 있다. 전통적인 생의학적 모형에서는 아픈 사람을 여러 면에서 불행한 환경의 피해자로 본다. 생물심리사회 모형에서도 아픈 사람을 피해자로 볼 수는 있지만, 그의 건강하지 않은 행동이 질병의 원인이 되었다고 볼 수도 있다.

이러한 새로운 이해와 건강에 대한 개념은 건강심리학의 전문 영역인 행동의학 분야를 포함하여 여러 가지 새로운 시너지를 불러일으켰다. **행동의학**은 질병 예방과 치료에 대한 행동 과학의 요소들을 적용한 분야이다(Schwartz & Weiss, 1977). 실제적인 측면에서 그것은 질병 예방을 위한 행동적 접근을 통해서 최상의 건강을 얻고자 하는 사람들을 조력하기 위해서 의료분야의 전문가(예, 예방의학 전문가), 영양사, 운동생리학자, 심리학자, 건강 교육자 또는 다른 전문가를 포함한 학제 간 접근을 사용한다. 또한 해당되는 경우 독립 중재를 사용하는 행동 접근으로 현재의 질병이나 건강 이상의 치료에 집중하거나, 좀 더 일반적으로 전통적 의학 접근을 조력하기 위해 설계된 치료에 초점을 둔다.

건강심리학은 질병을 치료하는 것뿐만 아니라 건강을 향상시키고 유지하기 위해 심리학의 원리에 관한 과학적이고 전문적인 지식을 사용하는 심리학의 전문 영역이다(Matarazzo, 1980). **건강함**이란 건강에 대한 포괄적인 접근으로서 스트레스 관리와 정서적 자기 조절을 포함할 뿐만 아니라 운동과 적절한 영양 그리고 개인 성장을 촉진하는 활동을 포함해 건강하게 생활하는 것에 초점을 맞추고 있다(Edlin & Golanty, 1992). 이것들은 신체적 · 정신적 · 정서적 · 영적 안녕감의 향상을 포괄할 수도 있다. 조화로운 전체로서 함께 작동할 때, 이 네 가지 건강의 요소들이 가장 높은 수준의 삶의 만족을 가져올 수 있다고 믿는다.

건강심리학: 질병을 치료하는 것뿐만 아니라 건강을 향상시키고 유지하기 위해 심리학의 원리에 관한 과학적이고 전문적인 지식을 사용하는 심리학의 전문 영역

건강에 대한 적절한 정의는 무엇인가? 세계보건기구(WHO)는 건강을 정의하는 데 있어서 이전에 논의된 많은 요소들을 사용하여 "단순히 질병이 없는 상태가 아니라 신체적 · 정신적 · 사회적 측면에서 완전한 안녕을 보이는 상태"로 **건강**을 정의하였다(WHO, 2011).

건강: 안녕에 대한 긍정적인 신체적 · 정신적 · 사회적 상태

건강에 대한 좀 더 포괄적인 접근에 따른 목표는 건강의 연속선상에서 최적의 건강 수준에 이르는 행동과 실천을 하는 것이다. **스트레스 관리**의 목표는 건강 향상 전략을 사용하여 삶의 만족과 최적의 기능 수행 범위를 유지하도록 하는 것이다.

ANTONOVSKY의 건강 생성 모형

건강 생성 모형: 건강은 엔트로피의 끝에서 건강에 이득이 되는 끝까지 연속선상에 있는 것이라고 제안하는 건강에 대한 Antonovsky의 모형. 개인이 스트레스를 어떻게 관리하느냐에 따라 연속체의 양끝 중 어느 하나를 향해 이동할 수 있다.

의료 사회학자인 Aaron Antonovsky(1979, 1987)는 건강에 대한 생의학적 병원체 질병 모형의 대안 모형인 **건강 생성 모형**(salutogenic model)을 만들었다. 그의 건강 생성 모형은 생의학적 모형의 지지자들이 옹호하는 '병에 걸린-건강한'의 이분법적 모형보다는 오히려 생물심리사회 모형의 지지자들이 옹호하는 건강 연속선 접근을 사용한다.

건강 생성 모형은 위험 요인과 병원균 요인보다는 오히려 건강을 촉진하기 위해 무엇을 해야 하는가를 강조하고 있다. 즉, "질병의 원인이 무엇인가?"라는 질문보다는 "건강의 원인이 무엇인가?"라는 질문, 즉 건강 생성 이론(salutogenesis)에 관심을 쏟고 있는 것이다. 더욱이, 그의 모형의 기본 가정은 엔트로피의 법칙, 열역학 제2법칙에 따른다는 것이다. 즉, 삶의 형태를 포함한 모든 정돈된 체계는 결국 무질서해지고 혼란스러워진다(예, 얼음이 녹는 것, 유기체가 죽는 것, 목재가 부패하는 것).

그가 요구한 질문은 엔트로픽한 힘의 일정한 압력에서 어떻게 건강한 상태를 유지할 것인가 하는 것이다. 그는 건강하지 않은 끝을 향해 이동하는 위험 요인들과 병원균(그가 dis-ease라 부른)보다는 엔트로피로부터 벗어나 건강한 연속선상의 끝으로 향해 이동하는 요인들(그가 health-ease라 부른)에 초점을 맞춤으로써 이 질문에 답하였다. Antonovsky는 병원균 모형을 거부하기보다는 오히려 건강 생성 모형이 그것을 보완하는 것으로 보았다.

건강 생성 모형은 본질적으로 스트레스원을 병원균으로 보지 않고 오히려 긴장을 야기하는 요인으로 보았다. 그 긴장을 어떻게 관리하느냐에 따라, 결과는 연속선상의 엔트로피 끝을 향해 가거나, 효과가 없거나, 건강에 이득이 되는(salutary) 방향으로 이동할 것이다. Antonovsky는 스트레스원을 동시에 어디에나 존재하는 것으로 간주하였다. 따라서 그의 모형은 스트레스가 많은 환경에 대한 적응이 엔트로피에 저항하거나 또는 혼돈(즉, 부정적인 엔트로피 자원)의 질서를 만들 수 있는 자원의 투입을 찾는 것을 포함하다고 제안하였다. 그러한 자원은 개인적 조건(예, 낙관주의적 감각), 사회적 환경(예, 사회적 관계) 및 물리적 환경(예, 돈과 재산 같은 물리적 자원들)으로 분류될 수 있다. 그는 이러한 투입을 **일반화된 저항 자원**(Generalized Resistance Resources, GRRs)이라고 불렀는데, 그것은 스트레스원에 직면하였을 때, 엔트로픽 방향인 부정적 극단의 끝을 향해 가는 압력을 줄일 수 있도록 한다.

GRRs는 세계관 형성에 중요한 것으로, Antonovsky는 **응집감**(sence of coherence, SOC)이라 언급하였다. SOC는 초기 성인기 후반에 이르러 성격 구조의 비교적 안정된 구성 요소가 된다. 그것은 우리 삶의 경험에 영향을 주는 세 가지 통합 요인들로 구성되어 있는데, **포괄성**(comprehensibility), **처리 가능성**(manageability), **의미성**(meaningfulness)을 가리킨다.

응집감: 포괄성, 처리 가능성, 의미성의 세 가지 통합 요인으로 구성되어 있는, Antonovsky에 따른 개인의 세계관

포괄성은 지각하는 자극에 대한 인지적인 감각을 만들 수 있는 정도를 의미한다. 경험들이 더 일관적이고 예측 가능할수록, 향후 유사한 자극에 어떻게 적응해야 할지를 더 잘 이해하고 그것들에 대한 감각을 가질 수 있을 것이다. 우리는 정신적으로 혼돈으로부터의 질서를 만들 수 있다. 파괴적인 태풍 같은 외상을 경험한 후에, 우리는 경험에서 감각을 만들 수 있을까? 우리에게 무슨 일이 발생할 것인지 정신적으로 이해하고 무엇을 해야 되는지에 대한 감각을 가질 것인가, 아니면 혼란과 마비 상태로 있을 것인가? 만약 우리가 그 상황을 이해하고 무엇을 해야 하는지에 대한 감각을 갖고 있다면, 우리는 포괄성을 가지고 있는 것이다.

처리 가능성은 내적 및 외적 대처 자원에 접근할 수 있고 필요할 때 사용할 수 있는 능력을 말한다. 요구에 대처하는 경험에서 더 많이 성공할수록, 처리 가능성에 대한 감각은 더 강해진다. 태풍 직후에 어떻게 처리하고 대처할 것인가?(예, 청소, 재배치, 비탄과 상실에 대처하기) 이는 처리 가능성과 관련된 질문들이다.

마지막으로 **의미성**은 요구를 정서적으로 이해하는 능력이며, 이 요구들을 부담이라기보다는 도전으로 받아들여 에너지를 가치 있게 투자하는 것으로 지각하는 것을 의미한다. Antonovsky는 세 가지 구성 요소 중에서 의미성을 가장 중요한 것으로 보았고, 그다음 포괄성과 처리 가능성이 뒤를 잇고 있다. 의미성이 없다면 나머지 두 가지는 단기간의 이익을 가져올 뿐이다. 의미성은 혼돈감을 유익하게 만들고 대처 자원인 GRRs가 유익하게 바뀌도록 지속적으로 에너지를 투자하게 하는 연료와 동기를 제공한다. 우리가 황폐함과 절망을 느끼면서도 앞으로 나아갈 수 있도록 동기를 부여해 주는, 다시 말하면 태풍으로 인한 상실에서 더 큰 의미와 목적을 볼 수 있도록 해 주는 방법이 있는가? 불행에 직면했을 때 의미성은

통찰 연습 1.2

응집감(SOC)을 측정하는 Antonovsky(1987)의 단축형 삶의 방향성 질문지를 작성하여 보자.

단축형 삶의 방향성 질문지(Antonovsky, 1987): 응집감(SOC) 측정 질문지

여기 우리 삶의 다양한 측면과 관련된 일련의 질문들이 있다. 각 질문은 1에서 극단적인 응답 7까지, 7개의 가능한 답이 있다. 만약 1 아래에 있는 표현이 당신에게 맞는다면 1에 동그라미를 하시오. 만약 7 아래의 단어가 당신에게 맞는다면 7에 동그라미를 하시오. 만약 당신이 1이나 7과 다르게 느낀다면, 당신이 느끼는 것을 가장 잘 표현하는 숫자에 동그라미를 하시오. 각 질문에 하나의 대답만 하도록 하시오.

1. 당신은 당신 주변에서 일어나는 일에 정말로 신경 쓰지 않는다고 느끼는가?

1 2 3 4 5 6 7

매우 드물게 또는 전혀 — 매우 자주

2. 당신이 잘 알고 있다고 생각하는 사람들의 행동으로 인해 놀란 적이 있는가?

1 2 3 4 5 6 7

전혀 없었다 — 항상 일어난다

3. 당신이 믿고 있는 사람들이 당신을 실망시킨 적이 있는가?

1 2 3 4 5 6 7

전혀 없었다 — 항상 일어난다

4. 지금까지의 당신의 삶은 어떠한가?

1 2 3 4 5 6 7

분명한 목표나 목적이 전혀 없다 — 매우 분명한 목표와 목적이 있다

5. 당신은 당신이 부당하게 대우받고 있다고 느낀 적이 있는가?

1 2 3 4 5 6 7

항상 그렇다 — 매우 드물게 또는 전혀 없다

6. 당신이 낯선 상황에 있거나 무엇을 하는지 알지 못한다고 느낀 적이 있는가?

1 2 3 4 5 6 7

항상 그렇다 — 매우 드물게 또는 전혀 없다

7. 당신이 매일 수행하는 것은 어떠한가?

1 2 3 4 5 6 7

깊은 즐거움과 만족감의 원천이다 — 고통과 부담의 근원이다

8. 당신은 매우 뒤죽박죽인 느낌이나 생각을 가진 적이 있는가?

1 2 3 4 5 6 7

(계속)

항상 그렇다 매우 드물게 또는 전혀 없다

9. 당신의 내부에서 느끼는 것을 오히려 느끼지 못한 적이 있는가?

1	2	3	4	5	6	7
항상 그렇다						매우 드물게 또는 전혀 없다

10. 많은 사람들(강한 캐릭터를 가진 사람조차)은 때때로 어떤 특정 상황에서 요령이 없는 사람(실패자) 같다고 느낀다. 당신은 과거에 얼마나 자주 이렇게 느꼈는가?

1	2	3	4	5	6	7
전혀						매우 자주

11. 어떤 일이 발생하였을 때, 당신이 일반적으로 생각하는 것은?

1	2	3	4	5	6	7
그 중요성에 대해서 과소 평가하거나 과대 평가한다						그 어려움을 극복하지 못할 것이다.

12. 당신이 매일 하는 일이 거의 아무런 의미가 없다는 느낌을 얼마나 자주 갖고 있는가?

1	2	3	4	5	6	7
항상 자주						매우 드물거나 전혀

13. 당신은 통제를 유지할 수 있다는 확신이 없음을 얼마나 자주 느끼는가?

1	2	3	4	5	6	7
항상 자주						매우 드물거나 전혀

포괄성: 문항 2R, 6, 8, 9, 11
처리 가능성: 문항 3R, 5, 10R, 13
의미성: 문항 1R, 4, 7R, 12

뒤에 R이 표시되어 있는 문항은 역채점을 해야 한다. 즉, 1은 7점으로 채점하고, 2는 6점, 3은 5점, 4는 4점, 5는 3점, 6은 2점, 7은 1점으로 채점한다.

포괄성, 처리 가능성, 의미성의 수준을 확인하기 위해 문항을 적절하게 역채점한 후 SOC의 각 구성 요소에 대한 점수를 더하라. 그 총합이 당신의 응집감(SOC) 수준이다.

출처: "The Sense of Coherence Questionnaire," *Unraveling the Mystery of Health: How People Manage Stress and Stay Well*, by A. Antonovsky, 1987. San Francisco, CA: Jossey-Bass. Copyright © Jossey-Bass, Inc. Used by permission.

당신은 질문지를 완성하였는가? SOC(포괄성, 처리 가능성, 의미성)의 세 가지 요인들 중 당신이 가장 높은 점수를 얻은 요인은 무엇인가? 이러한 요인들 각각이 스트레스에 대처하는 당신의 능력에 영향을 미친다는 것에 대하여 어떻게 생각하는가? 그것들이 당신의 건강에 영향을 미친다는 것을 당신은 어떻게 알 수 있는가?

고양감을 줄 수 있는가? 만약 그렇다면, 우리는 SOC의 의미성을 적용할 수 있다. Antonovsky(1987)는 SOC를 이렇게 정의하였다. "SOC는 확신에 대한 역동적인 느낌을 통해서 폭넓고 영속적으로 표현되는 총체적인 방향성이다. (1) 인생행로에서 내적 · 외적 환경으로부터 파생된 자극들을 구조화되어 있고 예측 가능하고 설명 가능하다. (2) 그 자원은 이 자극들에 의해 제기되는 요구를 충족시키기 위해 이용할 수 있다. (3) 이 요구들은 투자하고 참여할 가치가 있는 도전이다."(p. 19)

강한 SOC는 건강에 어떤 방식으로 이득을 줄 것인가? Korotkov(1998)가 논의한 바와 같이, 강한 SOC는 생리적 체계, 건강 촉진 행동에 관여하는 동기, 평가와 대처 과정에 영향을 준다. 강한 SOC를 지닌 뇌는 요구에 직면하면 엔트로피적 힘에 저항하거나 스트레스가 있을 때 충분히 회복하기 위해 신경계, 내분비계와 면역계에 적절한 신호를 보낼 가능성이 더 높다. 이에 더해, 강한 SOC를 지닌 사람들은 신체적 운동처럼 건강을 촉진하는 행위에 관여하고 흡연처럼 건강 파괴적인 행위를 하지 않도록 더욱 동기화되어 있다.

건강을 향상시키는 행동은 의미가 있고, 그것들은 투자할 가치가 있는 것처럼 보인다. 평가와 대처 과정들은 약한 SOC를 가진 사람보다 강한 SOC를 가진 사람에게서 더욱 효과적이다. 스트레스적이라고 평가된 자극들은 강한 SOC를 가진 사람들에 의해 인지적 · 정서적으로 정의되고 이해될 수 있다. 그래서 그들은 효과적으로 적절한 대처 자원(GRRs)을 사용할 수 있다. 따라서 강한 SOC를 지닌 사람들은 그들의 SOC를 강하게 지속시켜 긴장 감소와 건강에 유익한 이득에 의해 강화되는 반면, 약한 SOC를 지닌 사람들은 지속적인 엔트로피적 힘에 좌우되어 희생될 가능성이 더 높다.

Eriksson과 Lindstorm(2005)은 1992~2003년에 발간된 458편의 건강 생성 모형에 관한 출판물과 13편의 박사 학위 논문을 재검토하여 SOC가 정신 건강을 포함하여 긍정적 건강과 탄력성을 촉진한다는 결론을 내렸다. 한 연구(Van der Hal-van Raalte, Van IJzendoorn, & Bakermans-Kranenburg, 2008)는 203명의 아동 홀로코스트(유대인 대학살) 생존자 집단에서 강한 SOC를 가진 생존자들이 약한 SOC를 지닌 생존자들에 비해 노년에 외상후 스트레스를 더 잘 극복한다는 것을 발견하였다. "강한 응집감을 지닌 생존자들은 자신들의 홀로코스트 경험에 대한 외상적 결과에 덜 사로잡힐 수 있다. 강한 응집감을 통해서, 그들은 홀로코스트에 대처하는 그들 자신의 적극적인 역할을 홀로코스트에서의 생존—회고적으로—으로 이해하고 있을 수 있다."(Van der Hal-van Raalte et al., 2008, p. 1363)

스트레스가 건강과 작업 수행에 미치는 영향

스트레스원은 신체와 심리적 건강 모두에 해로울 수 있는 인지적 · 정서적 · 생리적 · 행동적 변화들을 일으킨다. 해로운 인지적 변화의 예는 걱정, 집중력 상실, 기억 상실, 결정을 내리는 데 있어서 무능력 등과 같은 정신적 변화를 포함한다. 정서적 변화는 우려, 불안, 초조, 분노, 슬픔, 수치심, 죄책감과 우울을 포함할 수 있다.

스트레스원에 대한 생리적 반응은 전형적으로 중추신경계뿐만 아니라 면역계, 자율신경계와 내분비계가 관련되어 있다. 이러한 반응들에는 심박수(heart rate) 증가, 혈압 상승, 근육 긴장, 목과 입의 건조, 전율, 이갈이, 수족냉증, 두통, 힘없음, 피로와 잦은 질병이 포함될 수 있다. 스트레스원에 대한 변화들은 전형적으로 인간관계와 작업 수행에 부정적인 영향을 미친다. 빈번한 논쟁, 업무 부진, 과식이나 소식, 그 밖의 다른 행동적 변화는 보통 스트레스 반응을 증폭시키는 악순환을 겪는다.

스트레스원에 대해 생각할 때, 우리는 종종 이러한 바람직하지 않은 생리적 반응과 심리적 자극을 일으키는 너무 많은 불필요한 자극이 포함되어 있는 상황에 대해 생각한다. 우리는 너무 많은 불필요한 자극을 줄이거나 제거하는 것이 답이라고 생각할 것이다. 예를 들면, 시끄러운 대도시 환경에 사는 사람은 평화롭고 조용한 독립된 시골 통나무집으로 영원히 떠나고 싶어 할 것이다. 이러한 것은 짧은 기간에는 도움이 될지 모르지만, 기간이 길어지면 어떨까? 불행하게도 이것은 답이 될 수 없는데, 오랫동안 미미한 자극을 경험하는 사람들은 종종 지루함과 불행을 느끼게 되기 때문이다. 대부분은 바람직한 상태가 되기 위해 이러한 것을 고려하지 않는다. 그렇다면 답은 무엇일까? 답을 찾기 전에 우선 직장을 한 번 보자. 우리가 직장에서 업무를 가장 잘 수행하기 위한 바람직한 흥분 수준은 어느 정도일까? **Yerkes-Dodson 곡선**(Yerkes & Dodson, 1908)에 따르면, 최적의 과제 수행은 중간 수준의 흥분이나 확산된 생리적 각성이라 알려진 상태에서 발생한다. 생리적 각성이 낮은 수준에서, 예를 들어 지루할 때는 수행 수준도 낮아진다. 생리적 각성이 높은 수준에서, 예를 들어 극도의 스트레스를 경험할 때, 수행 수준은 저하된다. 그러므로 도전의식을 일으킬 만한 충분히 확산된 생리적 각성이 필요하지만 그렇다고 그것에 휩쓸릴 정도로 높아서는 안 된다.

스트레스 관리의 목표는 스트레스원이나 스트레스 반응들을 완전히 제거한다는 식의 비현실적인 목표를 세우는 것이 아니라 오히려 최적의 범위 내에서 스트

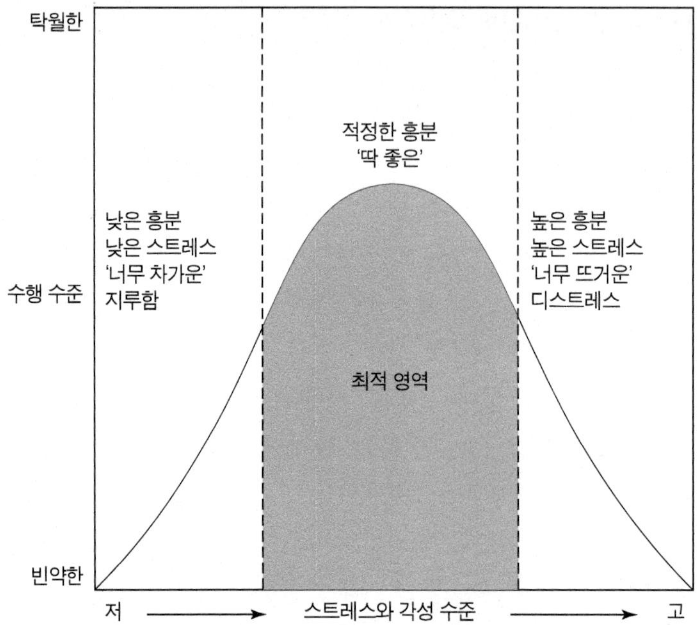

그림 1.1 Yerkes-Dodson 곡선에 따르면, 최적의 과제 수행은 중간 수준의 흥분과 확산된 생리적 각성 상태일 때 발생한다. 그것은 죽이 '너무 뜨겁지도' 않고 '너무 차갑지도' 않은 '딱 좋은' 상태일 때를 원하는 Goldilocks 이론과 같다.

레스 반응을 유지하는 것이다. 사람들은 광범위한 기간 동안 미미한 자극도 과도한 자극도 받지 않을 때 가장 만족스러워한다. 그것은 죽이 너무 뜨겁지도 않고 너무 차갑지도 않은 '딱 좋은' 상태일 때를 원하는 Goldilocks 이론과 같다. 우리는 자극과 확산된 생리적 반응이 '딱 좋은' 수준에 있을 때 가장 만족스러워한다(그림 1.1).

스트레스와 생활양식이 장수에 미치는 영향

궁극적으로 부정적 스트레스원은 기대 수명에 영향을 미칠 수 있다. 스트레스와 밀접하게 관련된 건강하지 않은 행동들과 생활양식들은 많은 조기 사망의 이유가 된다고 알려져 있다. 예를 들어, 미국에서 여성 폐암 사망 원인의 약 80%, 남성 폐암 사망 원인의 약 90%(National Cancer Institute, 2011)가 흡연이 다. 이것은 나쁜 소식이다. 그렇지만 좋은 소식은 전 세계의 많은 지역에서 건강한 생활양식으로 사는 사람들은 일반적으로 더 오래 사는 것을 기대할 수 있다는 것이다.

예를 들어, Yates, Djousse, Kurth, Buring과 Gaziano(2008, p. 284)는 평균 72세에 내과의 건강 연구에 참여한 2,357명의 남성을 대상으로 전향적 코호트 연구를 수행하였는데, 1981년에 시작해서 2006년까지 피험자에 대해 다양한 인구통계학적 특징, 건강 및 생활양식 변인들을 추적하였다. 그들은 41%의 남성이 90세 이상 살았다는 것을 발견하였다. 생활양식과 관련된 변인들은 장수에 상당한 영향을 주는 것으로 확인되었다. "흡연, 당뇨, 비만, 고혈압은 90세까지의 생존 가능성을 유의하게 줄이는 반면, 정기적인 활기찬 운동은 실질적으로 생존 가능성을 향상시킨다." 정기적인 운동은 단독으로 사망 위험의 감소를 설명하는 데 있어서 30%의 설명 변량을 가지고 있다. Yates와 동료들은 1주일에 2~4회 운동하는 70세 노인들이 정상적인 혈압과 체중을 유지하고 당뇨가 없으며, 54%는 90세까지 생존할 가능성이 있음을 발견하였다. 그들은 "따라서 우리의 결과는 사망과 신체 장애를 감소시키기 위해서는 건강한 생활양식과 위기관리가 노년기에도 지속되어야 한다는 것을 제안한다."(p. 284)고 결론 내렸다. 남성이 여성보다 더 짧은 평균 수명을 가지고 있기에, 이러한 결과는 여성에게 훨씬 고무적이다.

여성과 장수에 관련하여, van Dam, Li, Spiegelman, Franco와 Hu(2008)는 1980년부터 Brigham and Women 병원에서 간호 건강 연구에 참여한 77,782명을 상대로 대규모 코호트 연구를 실시하였는데, 우리가 알고 있는 바와 같이, 생활양식이 여성의 장수에 더욱 큰 역할을 한다는 것을 발견하였다. 이 조사자들은 흡연이 사망의 28%를 설명하고, 건강하지 않은 식사가 13%, 과체중이 14%, 늘 앉아 있는 생활양식이 17%를 설명한다는 것을 발견하였다. 그들은 건강한 식사, 적정 체중 유지(비만 예방), 절대 금연, 신체적으로 활동적인 생활양식 유지의 결합이 여성의 사망 위험을 55%까지 줄이고, 따라서 수명을 늘린다고 추정하였다.

스트레스를 관리하기 위해 건강한 생활양식으로 산다는 것은 무엇인가? 스트레스와 건강은 양방향 도로이다. 당신이 이후의 장에서 보겠지만, 스트레스를 받으면 우리는 흡연, 음주, 과식과 같은 건강에 저해되는 행동을 수행하는 경향이 있고, 역설적으로 건강한 식습관, 정기적인 신체 활동, 긴장 해소 같은 건강 보호 행동들을 시작하거나 유지하는 능력이 와해되는 것을 경험할 수 있다. 이 결과로 인해 건강과 안녕감이 줄어들고 이것은 결국 새로운 스트레스원을 만들 수 있다. 이것은 스트레스가 좋지 않은 건강의 원인이 되고, 좋지 않은 건강은 다시 스트레스의 원인이 되는 악순환을 만든다. 이 책의 초점은 생활양식에 두고 있다. 스트레스를 관리하는 가장 효과적인 방법은 생활양식을 관리하고 특정한 스트레스 파쇄 전략(stress-busting strategies)으로 그것을 보완하는 것이다. 또한 건강한 생활양식은 스트레스의 영향을 상쇄하는 동시에 건강과 장수를 촉진하는 이중의 이점을 제공한다. 예를 들어, 제11장에서 다루게 될 규칙적인 신체 운동은 생활양식을 통해 건강에 이로움을 줄 뿐만 아니라 스트레스의 영향을 감소시키는 강력한 전략이다.

스트레스의 생리학

이 장의 도입부에서 우리는 수업시간에 발표하는 것에 대한 John의 반응을 검토하였고, 그에게서 스트레스에 대한 몇 가지 명백한 생리적 반응이 나타나는 것을 보았다. 예를 들어, John은 다리가 후들거리고, 손이 떨리고, 목이 마르고, 폐가 조여 오는 것을 경험하였다. 이 장에서 앞서 논의하였던 이러한 반응은 무엇을 생각나게 하는가? 만약 당신이 Cannon의 투쟁 또는 도피 반응이라고 대답한다면, 맞다. John의 몸은 투쟁 또는 도피에서 도피를 택하여 거기서 도망치기 위한 행동을 준비하라고 그에게 말하고 있는 것이다. 다음 John의 딜레마는 그가 신체적 위협에 몸을 긴장시키고 현재 직면한 심리적 위협에 적절하지 않은 방식으로 생리적 행동을 활성화한다는 것이다. Cannon의 모형을 주의 깊게 살펴보고 현대의 삶에 어떻게 적용시킬지 보도록 하자.

Cannon의 투쟁 또는 도피 모형

일반적으로 Walter Cannon(1932)이 생리학적 용어로서 스트레스라는 단어를 처음 사용하였다고 알려져 있다. 우리가 알고 있는 것처럼, Cannon은 또한 항상성과 투쟁 또는 도피 반응의 개념을 소개하였다. 항상성은 균형 잡힌 상태를 유지하고자 하는 경향성이라는 것을 기억하자. 혈압이 오르는 것과 같은 스트레스 반응을 경험한 후, 혈압은 몸의 생리적 시스템 안에서 항상성 기제로 인해 정상으로 돌아갈 것이다.

스트레스 요인은 자율신경계를 포함한 여러 시스템에 영향을 미치는 투쟁 또는 도피 반응을 불러일으키는 경향이 있다. **자율신경계**는 몇 가지 중요한 예외가 있지만, 신체 기관 시스템을 약화시키는 원인이 되며, 일반적으로 **교감신경계**는 이 기관들을 각성시킨다. **에피네프린**(아드레날린으로도 알려져 있음)과 **노르에피네

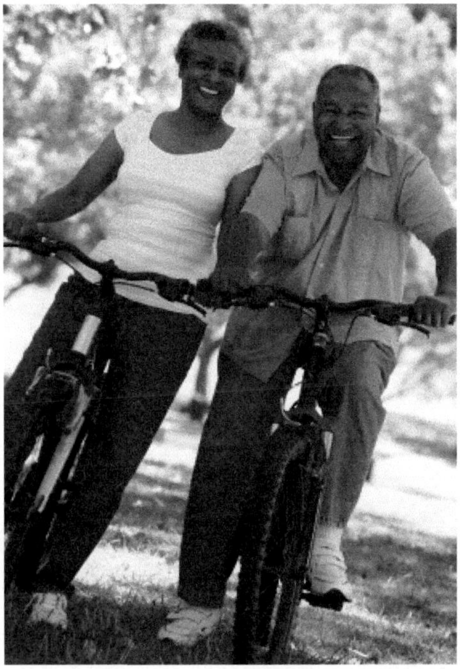

규칙적으로 운동하기를 포함하여 건강한 생활양식으로 사는 것은 남성과 여성의 수명 증진을 촉진한다.

프린(노르아드레날린으로도 알려져 있음) 같은 부신 카테콜아민과 협력하는 교감신경계 활성화는 심박출량과 혈압을 증가시키는 활동을 통해서 혈액이 가장 강력하게 요구되는 뇌와 대근육에 추가적으로 혈액을 수송하게하여 위협으로부터 안전하게 도피하거나 달아나도록 신체를 준비시킨다.

또한, 투쟁 또는 도피 반응 동안에 부신은 **코르티솔**과 같은 **글루코코르티코이드**를 방출한다. 코르티솔은 에너지를 준비하기 위해 몸에서 단백질, 지방 같은 음식물이 포도당으로 신속하게 변환되도록 돕는다. 자연 상태에서, 이것은 가장 필요로 할 때 필요로 하는 곳에서 준비되어 있고, 즉각적으로 이용할 수 있는 에너지원을 만듦으로써 위험으로부터 우리를 보호하는 적응적 가치를 가지고 있다. 우리는 제3장에서 투쟁 또는 도피의 생리적 토대에 대해 더 상세하게 알아볼 것이다.

Charlesworth와 Nathan(2004)이 보여 주었던 것처럼, **투쟁 또는 도피** 이야기는 종종 **동굴 거주자**와 동굴 거주자의 포식자(육식동물)로 묘사되는 선사시대 인간에서 시작된다. 약간의 수정을 가해서 이야기가 어떻게 전개되는지 알아보도록 하자. 날이 밝아 원시인은 동굴 밖으로 나오다가 덤불 속에 웅크리고 앉아 있는 큰 동물을 힐끗 보았다. 그 동물이 검치호(劍齒虎: 고양잇과의 화석 동물)라는 것을 알아차리고 선사시대 인간의 눈은 커지고 근육은 긴장된다. 순간적으로 투쟁 또는 도피 결정에서 원시인은 묵직한 돌멩이를 던지는 동시에 소름 끼칠 정도의 소리를 지름으로써 투쟁하는 쪽으로 정한다. 이러한 공격성의 표현으로 깜짝 놀란 검치호는 으르렁거리며 위협하지만 바로 뒤돌아 덤불 속으로 사라진다. 투쟁 또는 도피 반응은 검치호의 다음 먹잇감이 되는 것으로부터 이 원시인을 보호하였다.

다음에는 이 선사시대 인간을 구하고 우리와 같은 현대인을 돕는 투쟁 또는 도피 반응에 의해 활성화된 일차적인 생리적 시스템을 알아보자.

심혈관계 심장은 혈압과 수축률을 증가시켜서 행동을 준비하는 몸의 대근육과 뇌에 산소와 에너지를 운반하는 혈액 순환을 방해한다.

근육계 신체의 대근육들도 행동을 위한 준비를 할 때 긴장한다.

위장관계 소화 과정이 느려져서 위장관(胃腸管, gastrointestinal, GI)의 혈액은 뇌와 근육으로 빨리 이동할 수 있도록 에너지를 수집하였다. 사람이 먹으려고 할 때 음식을 소화시키는 것은 전혀 적응적이지 않다.

호흡기계 행동을 준비하도록 신체의 대근육에 산소를 공급하기 위해 호흡률은 증가한다.

피부 조직 행동하는 동안 과열되는 것을 막고 몸을 시원하게 하기 위해 피부는 땀을 흘린다.

호르몬계 행동을 하기 위한 에너지 방출을 자극하기 위해 에피네프린, 노르에피네프린, 코르티솔과 같은 호르몬이 분비된다.

감각계 눈은 커지고 청각은 더 예민하게 위협을 지각할 수 있도록 훨씬 민감해진다.

생리적 반응에 대한 이러한 양식이 우리의 원시 조상들에게 적용되었지만, 현대인은 검치호와는 다른 상이한 스트레스원과 직면하고 있다. 이러한 스트레스원은 종종 우리의 마음에 검치호와 같이 동일한 위협으로 나타나지만 파악하기 어렵고 복잡하다. 그것들은 우리 마음의 검치호이다.

중요한 업무의 마감 기한이 가까워질수록 심장박동이 빨라지고, 땀이 지나치게 많이 나고 속이 다소 메스꺼워지는 스트레스 반응을 야기할 수 있다. 이러한 증상들은 모두 투쟁 또는 도피와 관련되어 있지만, 이 맥락에서는 적응적 가치가 극히 적으며 심지어는 건강에 해롭기까지 하다. 만성적인 스트레스원은 투쟁 또는 도피 체계의 만성적 활성화를 야기할 수 있다. 신체의 항상성 기제는 취약한 체계에서 실패하기 시작할 수도 있다. 결과적으로 이것은 고혈압, 만성 두통, 성 기능 문

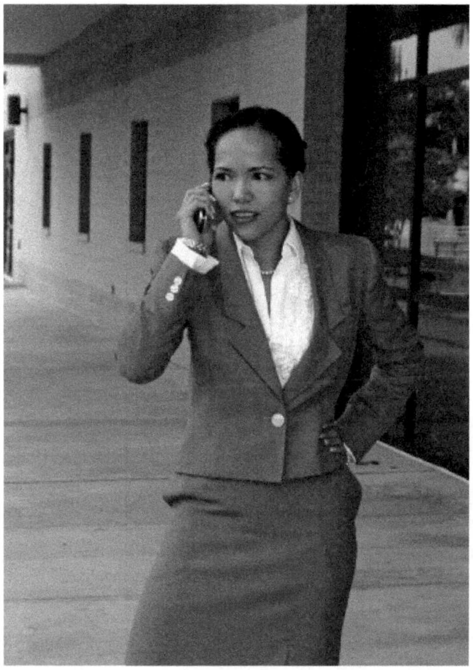

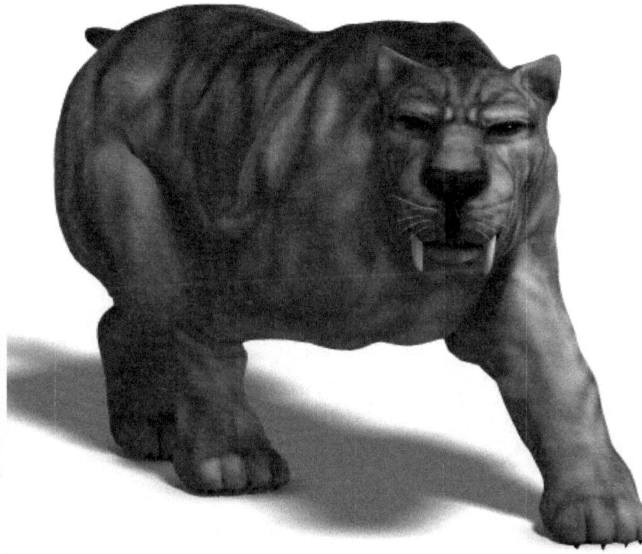

© Dana Bartekoske Heinemann/Dreamstime.com

© Ralf Juergen Kraft/Shutterstock.com

오늘날의 스트레스원은 주로 우리 마음의 검치호이다.

제 또는 여러 가지 다른 만성 스트레스와 관련된 문제를 야기할 수 있다. 만성 스트레스원과 우리 마음의 검치호가 어떻게 이러한 문제와 또 다른 문제들을 야기하는지 더욱 면밀하게 알아보기 위하여 Selye의 GAS 모형을 자세하게 살펴보도록 하자.

Selye의 일반 적응 증후군

앞서 논의한 바와 같이, Hans Selye(1956a)는 스트레스의 생리학에 대한 체계적인 이해를 위해 Cannon의 생각을 이용하였다. 쥐에게 추위, 더위, 독성 물질과 같은 다양한 신체적 스트레스를 경험하게 하고, 쥐들의 생리적 반응을 측정한 Selye의 연구를 보자. 항상성에 대한 이러한 도전에 근거하여, 그는 부검을 통해 동물들이 흉선과 임파선 크기의 감소(면역계에서 사용되는), 부신피질의 확장 및 위궤양과 같은 시간이 지나면서 변화되는 일반적인 생리적 양상을 경험하였다는 것을 발견하였다. 그는 이러한 생리적 변화를 스트레스 반응으로 기술했다. 많은 상이한 스트레스원에서 공통적인 패턴을 나타냈기 때문에 이를 **비특이성 반응**(nonspecific responses)으로 규정하였다.

Selye에 따르면, 유기체가 스트레스원으로부터 처음 위협을 당할 때, 유기체는 적응적인 투쟁 또는 도피 반응을 활성화함으로써 경고에 반응한다. 교감신경계의 활성화와 부신피질 호르몬의 분비로 인해 유기체가 **경고 단계**(alarm stage)로 알려진 첫 번째 단계에 들어가면, 정상적인 항상성의 한도 이상으로 신체의 생물학적 각성 체계가 항진된다. 적응적인 투쟁 또는 도피 반응에 따라 항상성 기제들은 신체를 정상적인 기준점으로 돌아가게 한다. 그렇지만 만약 유기체가 반복된 스트레스원을 받게 되면, 이 과정은 반복되어야만 한다.

알로스터 부하: 만성적 스트레스원에 노출될 때 유기체가 지불하는 비용

시간이 지나고 반복됨에 따라 유기체가 만성적인 스트레스원에 시달리게 되는 것과 같이, 작동 중인 체계들은 증가하는 비용을 지불하기 시작한다. 이 비용이 오늘날 **알로스터 부하**(allostatic load)로 알려져 있다(Sterling & Eyer, 1988). 계속적인 마모와 면역계를 포함한 신체의 다른 체계로부터 자원을 끌어내는 것은 유기체를 결국 Selye의 두 번째 단계인 **저항 단계**(resistance stage)로 나아가게 할 수 있다. 유기체가 반복된 스트레스원에 노출되어 이를 참고 견딜 수 있는 이상으로 시간이 길어지aus, 그 체계는 너무나 고갈되어 손상을 입을 것이다. 이렇게 해서 기관 시스템이 실패하고 죽음에 이를 수도 있는 **소진 단계**(exhaustion stage)라고 부르는 마지막 단계를 경험한다(그림 1.2).

체질-스트레스 모형: 개인의 가장 취약한 생물학적 체계에 부정적인 영향을 미치는 환경적 스트레스원으로부터 야기된 질병

또 다른 생물학적 모형인 **체질-스트레스 모형**(diathesis-stress model)은 많은 질병이 유전과 환경 상호작용의 결과일 수 있다고 제안한다. 고혈압의 유전적 소인을 가진 사람이 충분한 만성 스트레스원에 접한다면, 본태성 고혈압으로 발전할 수 있다. 그렇지만, 동일한 사람이 전 생애를 통해서 스트레스원에 거의 접하지

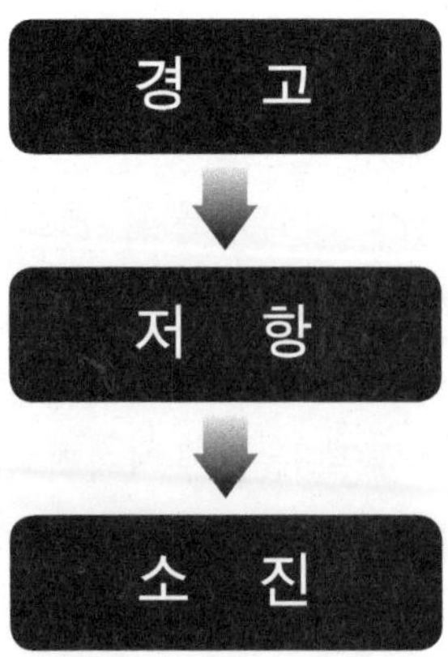

그림 1.2 **Selye의 일반 적응 증후군의 단계**
Selye의 일반 적응 증후군(GAS)에 따르면, 만성 스트레스는 시간이 지남에 따라 GAS의 세 단계 모두를 통과하도록 해서 알로스터 부하 증가를 야기한다.

않는다면 고혈압은 절대로 발생하지 않을 것이다. 이것은 때로 **약한 기관 모형**(weak organ model)이라고 언급된다(Wiener, 1977). 가장 취약한 기관 또는 기관 체계가 만성 스트레스하에서 붕괴될 것이다. 여러 가지 점에서 이 모형은 Selye의 GAS 모형과 유사하지만, 각 사람이 만성 스트레스로 붕괴되는 특정한 유전적 소인이 있는 기관 체계를 지니고 있을 것이라고 가정한다는 점에서 다르다. Sarah를 살펴보면서 Selye의 모형과 체질-스트레스 모형을 설명하여 보자. Sarah의 부모님은 모두 고혈압 약을 복용하고 있으며, 어머니는 과민성 대장 증후군(IBS) 진단도 받았다.

Sarah는 필요한 지지를 제공하지 않고 점점 더 많은 것을 요구하는 직장에서 일하고 있는 여성으로서 감당해야 할 일들과 돌봐야 할 가족이 있다. 상사는 매일 Sarah에게 새로운 작업 분량을 주고 있는데, 상사의 가중되는 요구에 압박감과 긴장감을 느낌에 따라 혈압은 상승하고 복부의 불편감이 발생하였다. Sarah는 한편으로는 상사에게 대들기를 원하고(투쟁 반응) 다른 한편으로는 현 직장을 그만 두고 새로운 직업을 찾기 원하였다(도피 반응). Sarah는 경고 단계에 있다. 그렇지만 가족 부양의 의무와 새롭고 더 나은 직업을 찾는 것에 대한 불확실성은 Sarah가 스트레스원을 참고 견디는 쪽으로 결정하게 하였다. 시간이 지남에 따라, 반복된 투쟁 또는 도피 반응으로 인한 혈압의 증가와 빈번한 복부의 불편감은 대가를 지불하기 시작하였다. Sarah의 알로스터 부하는 저항 단계로 들어갈 만큼 높아졌다.

시간이 경과됨에 따라 Sarah는 결국 본태성 고혈압이라는 진단을 받았다. 또한 Sarah에게는 한 번씩 복부 통증과 설사 등의 병치레를 하는 위장 문제가 발생하였다. 이 마지막 단계인 소진 단계는 일부 항상성 조절 장치의 붕괴와 일시적인 건강 상실을 가져왔다. 체질-스트레스 모형에 따르면, Sarah의 특정 취약성은 심혈관계와 위장관계에 있다. 그러므로 Sarah의 체계가 만성 스트레스로 인해 무너지기 시작하였을 때, 취약한 부분인 심혈관계와 위장관계에서 가장 먼저 문제가 진행되었다.

비록 Selye의 모형이 직관적인 호소력을 가지고 있을지라도, 몇 가지 제한점이 있다. 첫째, 이는 생물학적 모형으로 스트레스원에 대한 인지적 평가와 같은 심리학적인 과정과 개인의 지각과 대처 기술이 어떻게 특정한 영향을 미칠 수 있는지에 대해서는 다루지 않았다. 둘째, Selye는 스트레스원과 그 효과에는 보편성이 있었다고 주장하였다. 다시 말해서, 모든 스트레스원은 유사한 효과를 가지고 있을 수 있다. 하지만 정확하지 않다.

이제 우리는 상이한 스트레스원이 여러 가지 다른 유형의 효과를 야기할 수 있다는 것을 알고 있다. 예를 들어, Mason(1971, 1975a, 1975b)은 단식이나 운동과 같은 신체적 스트레스원은 GAS에 의해 예측되는 것과 같은 부정적인 효과보다는 긍정적인 효과를 가지고 있다는 결론을 내렸다. 더 나아가서, Mason은 다른 유형의 스트레스원과 연합된 특정 신경내분비계의 패턴이 있다는 것을 발견하였다. 마찬가지로, Ax(1953)는 공포와 분노에서 서로 다른 신경내분비계 패턴을 발견하였는데, 공포는 아드레날린(에피네프린)과 관련되어 있는 반면, 분노는 다른 호르몬인 노르아드레날린(노르에피네프린)과 관련되어 있다. 그러므로 Selye의 비특이성 가설은 모든 스트레스원에 대한 실제적인 매일의 반응을 설명하는 데 있어서 과도하게 일반적인 것일 수 있다.

정신내분비학: 심리학적 과정과 내분비 기능 간의 관계에 대한 연구

Cannon과 Selye는 심리학적 과정과 내분비 기능 간의 관계를 조사하는 연구 영역인, **정신내분비학**(psychoendocrinology)과 같은 분야의 연구를 가능하게 하였다. 그렇지만 그들의 모형은 스트레스에 대한 포괄적인 심리학적 모형을 제공하지는 못하였다. 스트레스에 대한 대부분의 현대 생리학적 모형은 카테콜아민(예, 에피네프린과 노르에피네프린)과 코르티솔 배출을 통한 스트레스 반응에 대한 측정에 초점을 맞춤으로써 Cannon과 Selye의 연구에 기반을 두고 있다. 예를 들어, Marianne Frankenhaeuser와 동료들은 불확실성이나 예측 같은 심리학적 스트레스원(Frankenhaeuser & Rissler, 1970)이 더 많은 자극이나 더 적은 자극을 경험하게 될 때 카테콜아민 수준을 증가시킬 수 있음을 보여 주었다(Frankenhaeuser, Nordheden, Myrsten, & Post, 1971). 또한 Frankenhaeuser 연구팀은 고통은 뇌하수체 부신 활성화에 대한 내분비 패턴과 더욱 밀접하게 관련되어 있는 반면, 각성과 행동을 위해 준비하는 것은 교감계 부신 활성화에 대한 내분비 패턴과 더욱 밀접하게 관련되어 있다는 것을 발견하였다(Lundberg & Frankenhaeuser, 1980). 이러한 발견들은 얼마나 다양한 심리적 스트레스원이 특정 호르몬 패턴과 관련되어 있는지를 보여 줌으로써 심리학적 변인들을 포함한 생리학적 모형의 범위를 확장하게 하였다.

스트레스의 심리학

스트레스에 대한 생물학적 모형의 제한점으로 인해, Arnold Lazarus와 다른 연구자들은 생물학과 함께 스트레스의 심리학을 포함하는 포괄적인 스트레스 모형을

개발하고자 하였다. 이러한 스트레스에 대한 포괄적인 견해는 인간이 스트레스원을 투입하면 예측 가능한 생물학적 결과를 산출하는 단순한 자극-반응 생물학적 유기체라는 관점을 거부하였다. 대신, 그들은 서로 다른 개인들이 자극에 대한 그들의 정신적 해석에 근거하여 동일한 자극에 대해 얼마나 상이한 반응을 보이는지를 설명하고자 인지심리학 분야에서 발견한 이론과 연구들을 사용하였다.

어떤 사람들은 스트레스를 받는다고 하는 것을 다른 사람들은 흥분되었다고 하고, 또 다른 사람은 아무런 영향을 받지 않을 수도 있다. 예를 들어, 높은 다리 위에서 운전하는 것이 어떤 사람에게는 스트레스이지만, 다른 사람에게는 높은 경관이 주는 감동으로 흥분되는 일이기도 하고, 또 어떤 사람들에게는 아무런 영향도 주지 못하는 일이다. 세 집단 간의 차이점은 무엇인가? 인지 이론가들은 사건에 대한 그들의 해석이라고 말할 것이다. 무의식적인 수준에서라도 스트레스를 받는 사람은 그들이 운전하고 있는 다리 위의 높이가 위험하고, 추락으로 인해 다치거나 심지어는 죽음에 이를 수도 있다고 생각하고 있다. 흥분되는 이들은 아마도 새의 관점에서 경치를 볼 수 있다는 것에 대해 짜릿한 감동을 느낀다고 생각한다. 무관심한 집단은 어떠한가? 그들은 운전하며 다리를 건너는 것이 특별할 게 없다고 생각하고 심지어는 집에 도착해서 고양이에게 먹이를 줄 생각을 하고 있을 수 있다. 따라서 각 집단은 자극에 대해 상이한 유형의 인지적 여과 장치를 적용하고, 결과적으로 그 자극들을 다르게 해석한다. 이러한 차이는 동일한 사건에 대한 스트레스 반응이 사람에 따라 어떻게 각기 다른지를 설명하는 데 도움이 된다. Lazarus의 평가와 대처 모형은 이를 우리에게 더욱 상세하게 보여 준다.

Lazarus의 평가와 대처 모형

Lazarus와 Folkman(1984)은 그들이 1차 평가(primary appraisal), 2차 평가(secondary appraisal), 재평가(reappraisal)로 명명한 스트레스와 대처에 대한 세 가지 과정의 **인지적 모형**을 제안하였다. **1차 평가** 동안, 개인은 자극 사건으로 인한 현재 일어난 것과 잠정적인 피해 또는 손실을 평가한다. 검치호의 예를 기억하는가? 원시인은 호랑이를 보고 즉시 잠정적으로 피해를 입을 수 있는 상황으로 평가한다. **2차 평가** 동안, 원시인은 대처 자원을 평가한다. 호랑이에게 돌을 던질 수 있는지를 지켜보고 상황을 평가한 후, 이 전략을 사용한다. 만약 그 상황이 그가 이용할 수 있는 것보다 더 나은 대처 자원을 요구한다면, 스트레스 반응으로 이끄

1차 평가: 잠재적 혜택 또는 피해-손실에 대한 사건의 상대적 중요성에 대한 Lazarus 모형에서의 판단

2차 평가: 개인이 주어진 스트레스 상황을 얼마나 잘 다루거나 대처할 수 있는지에 대한 Lazarus 모형에서의 판단

는 **위협감**을 경험하게 될 것이다. **재평가**는 그가 스트레스 반응을 감소시키기 위해 그 사건의 의미를 변화시킬 수 있을 때 일어난다. 예를 들어, 원시인은 호랑이와 함께 있는 상황에서 그가 돌을 던져 호랑이가 달아나는 것을 본 후에는 그 상황을 이전에 생각하였던 것보다 덜 위험한 것으로 평가할 것이다. 재평가 과정은 원시인이 스트레스 반응을 관리하고 항상성을 유지하도록 돕는다.

평가 과정을 기술하기 위해 **1차**, **2차**라는 단어를 사용한 Lazarus는 후에 이 용어가 항상 순차적인 과정을 표현하거나 하나(1차)가 다른 것(2차)에 비해 더욱 중요하다는 것을 암시하고 있기 때문에, 이러한 용어를 사용한 것에 대해 후회하였다. 그는 이러한 의미들이 의도되지 않았고 평가 과정은 복잡하고 연속적이며 사건과 함께 **교류적**(양방향적 과정)이라고 언급하였다. 1차 평가에서 개인은 "지금 또는 미래에, 나는 곤란에 처해 있는가, 아니면 이로운 것인가, 그리고 어떤 식으로?"라고 질문한다. 2차 평가에서는 "아무것도 할 수 없으면 어떻게 될까?"라고 질문한다(Lazarus & Folkman, 1984, p. 31).

1차 평가 Lazarus에 따르면, 1차 평가 동안에 사건은 세 가지 가능한 방법으로 평가될 수 있다. 그들은 관련성이 없거나, 온화하고 긍정적이거나, 아니면 스트레스가 있는 것으로 보일 수 있다. 만약 그 사건이 개인의 전반적인 건강과 안녕에 관련이 없기 때문에 **무관한** 것으로 보인다면, 아무런 반응도 필요하지 않다. 예를 들어, 심야 TV 드라마에서 서로 큰소리로 논쟁하는 두 사람을 보는 것은 우리의 삶에 아무런 관련이 없기 때문에 그것은 우리 대부분에게 경고가 아니다. 그렇지만, 만약 그들이 우리 거실에서 직접 큰소리로 논쟁하고 있다면, 관련성을 가지게 될 것이다. 유사하게, 밖에서 좋은 날씨에 대해 친구에게 이야기하는 것은 **온화하고 긍정적**일 수 있고 위협 반응을 취할 가치가 없다. 전체적인 감정은 중립적이거나 긍정적일 것이다. 스트레스적 반응은 그 상황이 잠재적으로 피해-손실, 위협 그리고/또는 도전을 포함한다고 평가될 때 일어난다. **피해-손실 평가**는 과거나 현재 지향적이며, 이미 일어났거나 진행되고 있는 손상이나 손실의 평가로 인해 발생한다. 손실은 사랑했던 사람이나 직업의 상실과 같이 실체가 분명한 것이거나 자존감의 상실 같은 심리적인 것일 수 있다.

위협 평가는 미래 지향적이다. 미래에 피해와 손실의 가능성이 예측될 때, 사람은 위협을 경험할 것이다. 이러한 평가로, 개인은 미래 대처 욕구를 예상할 수 있고 위협을 준비할 수 있다. 미래를 예측하는 데 있어서, 대처 능력이 상황의 요구를 충족하는 것으로 평가될 때, 잠정적인 피해-손실 평가는 위협이라기보다는 도

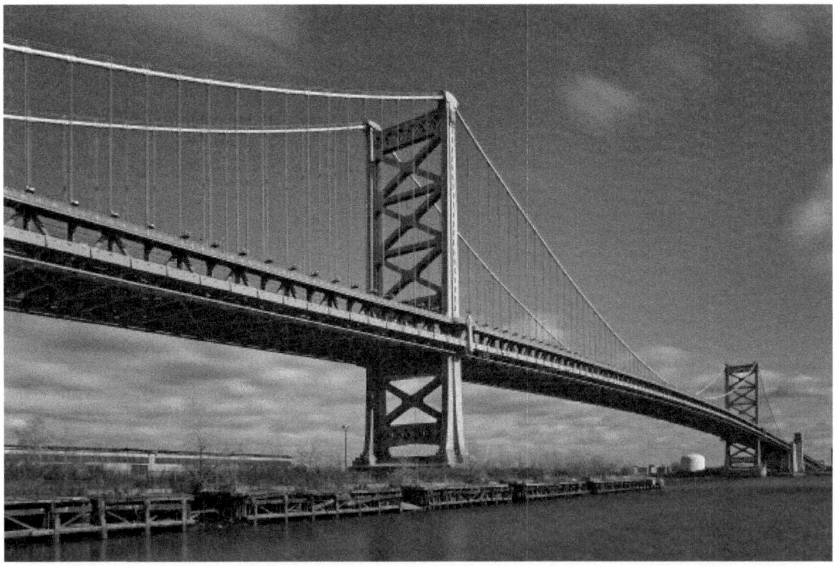

만약 당신이 높은 다리 위를 운전하고 있다면 기분이 어떨지 상상해 보라. 스트레스를 느끼는가? 만약 그렇다면, 이로운 스트레스인가, 아니면 고통인가? 어떤 생각이 당신이 그렇게 상상하도록 하는가? 이러한 생각들은 높은 다리에서 운전을 하는 것에 대한 당신의 느낌과 어떻게 관련되는가?

전으로 보일 것이다. **도전 평가**는 이득이나 성장을 위한 잠재성을 본다. 위협 평가는 불안과 공포, 분노와 같은 부정적 정서를 불러일으키는 경향이 있는 반면, 도전 평가는 흥분과 열의, 쾌감을 불러일으키는 경향이 있다. 위협과 도전 평가는 개인적인 특징에 따라 달라질 수 있다. 예를 들어, 낮은 자존감을 가진 사람은 승진을 위협으로 보는 반면, 동일한 능력을 가진 자존감이 높은 사람은 같은 승진을 도전으로 볼 수 있다. 어떤 사람은 승진을 위협과 도전 양쪽 모두로 생각할 수도 있는데, 이러한 두 가지 유형의 평가는 상호 배타적인 것이 아니기 때문이다. 이러한 평가는 가변적이고 복잡한 것인데, 한순간에 도전으로 평가될 수 있는 사건이 다른 순간에는 위협적인 것으로 평가될 수도 있다. 예를 들어, 연설하는 사람이 "모든 것이 잘 될 거야. 매우 잘하고 있어."라고 생각할 수도 있고(도전 평가) 다음 순간 청중의 반응이 같았는데도 자신이 잘하였다는 것에 의심을 품기 시작하면서, "정말 무슨 짓을 한 거지?"라고 생각한다(위협 평가).

2차 평가 2차 평가 과정은 주어진 상황을 얼마나 잘 다루고 대처하는지를 평가하는 것이다. **대처**는 내적 또는 외적인 요구를 다루기 위해 효과적으로 자원과 전략을 사용하는 것을 말한다(Coyne & Holroyd, 1982). 대처 평가 과정의 일부는 스트레스원을 **통제**하는 정도를 추정하는 것이다. 가정한 바와 같이, 스트레스원

대처: 잠정적으로 해롭거나 스트레스적인 내적 또는 외적 요구를 처리하는 데 있어서 효과적으로 자원과 전략을 사용하는 것

을 통제할 수 없다고 지각할수록 그 사건은 더욱 스트레스를 주는 것으로 지각된다. 이러한 과정은 다음 실험을 통해서 입증되었다.

Corah와 Boffa(1970)는 참가자들을 시끄러운 소음에 노출시켰다. 한 조건에서는 참가자들이 원하기만 한다면 언제라도 시끄러운 소음을 멈출 수 있지만, 가능하면 소음을 멈추지 않기를 권고하였다. 참가자 중의 어느 누구도 소음을 멈추려고 하지 않았다. 소음을 멈추게 하지는 않았을지라도 언제라도 소음을 멈추게 할 수 있다고 믿었기 때문에, 이 집단은 "나는 소음을 통제할 수 있어." 조건이 되었다. 다른 조건에서 참가자들은 그들이 소음을 멈출 수 있다는 말을 듣지 못하고 다른 집단과 동일한 정도의 소음 자극을 듣게 되었다. 참가자들이 소음을 멈출 수 있다는 것을 생각하지 않았기 때문에 이 집단은 "나는 소음을 통제할 수 없어." 조건이 되었다. 결과는 어떻게 되었을까? 기대하는 바와 같이, 두 집단에서 소음 노출의 정도가 같을지라도, **통제할 수 없는** 소음 조건에 있는 참가자들이 통제할 수 있는 소음 조건에 있는 참가자들보다 더 많은 스트레스 반응을 경험하였다. 따라서 통제에 대한 지각은 사건에 대한 우리의 지각에 영향을 주고 얼마나 많은 스트레스를 경험할 것인지를 결정하는 핵심 요인이다.

자기 효능감: 주어진 상황에서 성공적인 결과를 가져오는 개인의 능력과 기술에 대한 믿음

Bandura(1977, 1989)는 지각된 통제와 관련된 **자기 효능감**(self-efficacy)이라는 새로운 용어를 주어진 상황에서 성공적인 결과를 가져오는 개인의 능력과 기술에 대한 믿음이라고 언급하였다(예, 그것을 통제하기 위한). 우리는 자기 효능감을 **자기 확신**과 같은 것으로 생각할 수 있지만, 자기 확신과 달리 자기 효능감은 구체적인 특정 목표를 가지고 있으며 특정 영역의 능력에 적용된다. 예를 들어, **학문적 자기 효능감**은 학업적인 성공을 이루기 위한 능력에 대해 얼마나 확신을 가지고 있는지를 말한다. 이 사례에서의 목표는 학문적인 것이다.

자기 효능감은 결과 기대와 효능감 기대의 두 부분으로 나뉠 수 있다. **결과 기대**(outcome expectation)는 특정한 행동이 특정한 결과를 가져올 것이라는 우리의 신념이다. 예를 들어, 체중 감량을 원하고 높은 결과 기대를 가지고 있는 과체중인 사람은 섭취하는 음식의 양을 줄이는 것(예, 고칼로리 섭취를 줄이는 것)이 체중을 감량하게 할 것이라고 믿을 것이다. **효능감 기대**(efficacy expectation)는 원하는 결과(음식 섭취량을 줄일 수 있다는 것)를 가져오는 행동을 성공적으로 수행할 수 있다는 믿음이다. 높은 결과 기대와 높은 효능감 기대를 가진 과체중인 사람은 섭취하는 음식의 양을 성공적으로 줄일 수 있고, 이것이 성공적으로 체중을 감량하게 할 것이라고 믿는다. 이러한 사람은 낮은 자기 효능감을 가진 과체중인 사람에 비해 체중 감량 프로그램에서 더 높은 성공 가능성을 가지고 있다. 높은

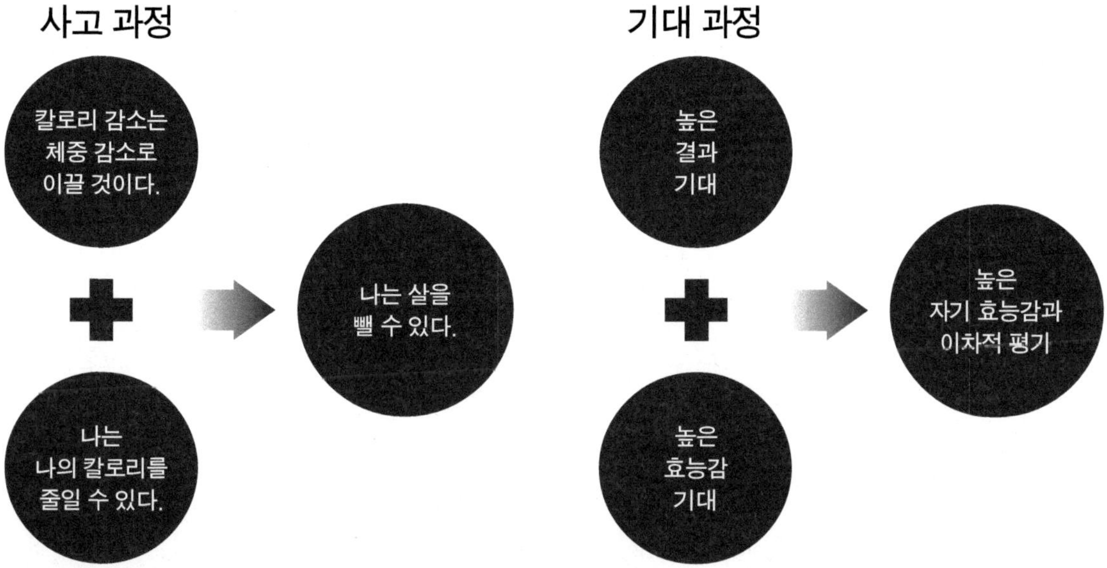

그림 1.3 **체중 감량, 2차 평가와 자기 효능감**
높은 자기 효능감은 높은 2차 평가와 관련되어 있다. 높은 자기 효능감은 높은 결과 기대와 높은 효능감 기대의 결과이다. 자기 효능감이 높은 사람들은 체중 감량과 같은 도전을 처리할 수 있는 대처 자원을 가지고 있다고 믿는다.

자기 효능감은 또한 스스로가 도전을 다루기 위한 대처 자원을 가지고 있다고 믿고 그로 인해 스트레스를 덜 받게 될 것이라는 점에서 2차 평가와 관련되어 있다 (그림 1.3).

스트레스 재평가 Lazarus의 교류 모형 중 스트레스 재평가 단계 동안, 스트레스 상황은 그 상황을 얼마나 잘 다루는지에 대한 그 사람의 자기 평가와 함께 그 상황으로부터 받는 지속적인 피드백에 근거하여 재평가된다. Lazarus와 Folkman (1984)에 따르면, "위협은 부당한 것으로 재평가될 수 있고 또는 반대로 양호한 평가가 정서와 평가에 대한 일련의 변화를 야기하여 위협의 하나로 바뀔 수도 있다. 재평가는 동일한 상황과 변화에서 이전의 평가를 따르는 단순한 평가이다. 본질적으로 평가와 재평가는 다른 것이 아니다"(p. 38). 그러므로 스트레스 재평가는 단지 특정 자극 사건에 대한 일련의 지속적인 교류적 평가 패턴의 일부이다.

긍정심리학의 전망

스트레스 연구는 어떻게 인간 문제와 고통을 예방하고 경감시킬 것인지에 초점을 맞춘 심리학 분야의 일반적인 취지에 맞추어 진행되어 왔다. 따라서 스트레스는 주로 어떻게 문제를 발생시키는지 그리고 그 문제를 어떻게 예방하고 관리할 것인지를 결정하기 위한 목적으로 연구되어 왔다. 그러나 앞서 논의했던 바와 같이, 스트레스는 다른 방법으로 그것이 어떻게 이익이 되는지에 초점을 맞추어서 긍정적 시각(예, 유스트레스)으로 볼 수도 있다. 예를 들면, 스트레스원은 심리적으로 성장하거나 최상의 수행을 할 수 있도록 자극하는 도전으로 지각될 수도 있다.

긍정심리학: 안녕감과 최적의 인간 기능을 촉진하고 평가하는 데 초점을 맞춘 심리학 연구의 분야

이러한 방침에 따라 최근까지 다소 활동이 중단되었던 깊은 역사적 전통을 가진 심리학 영역(예, 인본주의 심리학)에서 급성장하는 분야가 있다. 이것은 **긍정심리학**(positive psychology)이라고 불리는 것으로, 잘못되어 가는 것이 무엇인지보다는 오히려 바람직하게 되어가는 것이 무엇인지를 연구하는 분야이다. Martin E. P. Seligman은 미국심리학회 회장으로서 1998년에 심리학자는 심리학적 문제보다는 오히려 심리학적 강점에 집중하는 그들의 뿌리를 찾아가야 한다고 강력하게 권고하였다. 그는 이러한 관점을 **긍정심리학**이라고 불렀다. 여러 가지 면에서 Seligman의 외침은 건강에 대한 Antonovsky의 말을 반영하고 있다. 스트레스의 긍정적인 측면을 연구함으로써, 스트레스가 가진 긍정적인 면을 배울 수 있고 건강과 안녕을 위해 스트레스를 이용할 수도 있다. 긍정심리학은 긍정적인 특질 특성(예, 덕성, 강점, 재능, 가치), 긍정적인 주관적 경험(예, 충만, 행복, 희열, 만족감) 그리고 긍정적인 기관(예, 가족, 공동체, 학교, 조직)을 포함하는 세 가지 관련된 연구 영역을 가진 분야로 이해될 수 있다(Peterson, 2006). 그것은 **좋은 삶**(good life)에 대한 연구에 주로 초점을 맞추지만 넓은 범위의 주제를 망라하고 있다. 이런 초점은 풍요로운 삶, 잘 사는 삶을 구성하는 요소들을 조사한다.

좋은 삶을 살고 있는 사람은 종종 긍정적인 특질 특성, 긍정적인 사회적 관계와 긍정적인 생활 조절 능력을 지니고 있는 것처럼 보인다(Compton, 2005). 긍정적 특질 특성은 예를 들어 성실성, 동정심, 용기를 포함할 수 있다. 긍정적인 사회적 관계는 종종 사랑, 이타주의, 용서와 영성을 통해 양성되는 것으로 보인다. 긍정적 생활 조절은 개인이 긍정적인 방식으로 향상시키는 동안에 그들의 목표에 보다 더 근접하는 방식으로 자기 주도(self-direct)적이 될 수 있음을 의미한다. 이러한 요소들이 더 높은 수준의 만족감과 안녕감에 기여한다고 믿어진다. 그렇지만 Peterson이 기록한 것처럼(2006, p. 7) 긍정심리학은 단지 '행복학'의 연구가 아니다.

행복감과 안녕에 대한 연구 외에, 긍정심리학은 사람들 사이의 긍정 정서(예, 즐거움과 기쁨), 낙관성, 몰입과 목표 추구(흔히 '영역 내에서' 존재하는 것으로 언급됨), 마음챙김(현재 순간 비판단적 알아차림의 유형), 사랑과 관계, 의미(예, 탄력성과 번영), 목적 있는 삶(종교와 영성을 포함)과 같은 주제에 초점을 맞춘다.

그러면 스트레스, 건강, 웰빙을 이해하기 위한 긍정심리학의 전망은 무엇인가? 대부분의 사람들에게 자신들의 스트레스를 잘 관리할 수 있도록 하는 것만으로는 충분하지 않다. 다음 장에서 보게 되겠지만, 긍정 정서를 경험하지 않고 부정 정서를 관리하는 것만으로는 기껏해야 중립적인 상태를 유지할 뿐이다. 만약 좋은 삶을 살기 원한다면, 좋은 느낌과 안녕감도 수립하기를 원한다. 긍정심리학 분야는 그 방법을 알려 준다. 그러므로 가능한 경우 우리는 스트레스에 대한 부정적인 효과뿐만 아니라 긍정적인 효과도 볼 수 있어야 하고 좋은 삶을 추구하는 데 있어서 "도전을 성과로 만들 수 있는" 방법도 보게 될 것이다. 덧붙여서, 안녕과 긍정심리학의 다른 영역을 살펴보고 실행 가능한 경우 스트레스와 건강에 대한 논의에 그것들을 통합시킬 것이다. 제2장에서는 이러한 주제들을 펼쳐서 더욱 충분히 논의한다.

요약과 개념 정리

- 시간이 지남에 따라 스트레스 모형은 기계적 모형, 생물학적 모형에서 오늘날 더욱 복잡한 인지적 모형으로 진화하였다.
- Walter Cannon은 항상성과 투쟁 또는 도피 반응 같은 스트레스와 관련된 중요한 생물학적 개념들을 소개하였다.
- Hans Selye는 Cannon의 개념을 토대로 만성적 스트레스가 유기체에게 어떻게 불리하게 작용할 수 있는지를 설명하는 일반 적응 증후군이라 불리는 세 단계 모형을 개발하였다.
- Selye는 긍정적 스트레스에 대한 생각도 소개하였는데, 후에 Holmes와 Rahe는 이 개념을 확장하여 객관적인 생활 사건으로 정의된 스트레스에 대한 자신들의 모형을 개발하였다.
- Richard Lazarus는 개별 의미 상황을 제외하고 단지 더 큰 생활 사건을 조사하는 것보다는 매일의 수준에서 스트레스원에 대한 주관적 지각에 관심을 가지는 것이 더 중요하다고 강조하였다.
- Lazarus는 특정 스트레스원이 특정 개인에게 미치는 영향에 대한 우리의 이해에 매우 중요할 수 있는 개인의 평가 패턴을 고려하고 1차 평가, 2차 평가, 재평가의 개념을 포함시켰다.

- 생의학적 모형 같은 건강에 대한 전통적인 이분법적 모형들은 신체 상태에 대한 심리적 스트레스와 같은 심리적 변인들의 효과를 포함시킬 가능성이 낮다.
- 생물심리사회 모형은 건강상태를 연속선상에서 보고 전통적 의학 변인들과 함께 행동적・심리적 변인을 원인으로 포함시킨다.
- 행동의학, 건강심리학, 건강의 개념 그리고 Antonovsky의 건강 생성 모형은 건강을 이해하고 촉진하는 데 있어서 생물심리사회적 접근을 지지한다.
- Antonovsky는 스트레스원을 언제 어디에나 존재하는 것으로 보았으며, 아마도 건강을 촉진하는 것은 우리가 어떻게 그것에 적응하는지 그리고 일반화된 저항 자원(GRRs)이라 부른 내적 및 외적 자원을 어떻게 사용하는지에 달려 있다고 보았다.
- GRRs는 우리의 세계관 형성에 중요하고, 응집감(SOC)이라고 언급한 것이다.
- 건강과 건강함(wellness)은 인지적・정서적・생리적・행동적 변화를 포함하는 스트레스 반응에 의해 영향을 받는다.
- 스트레스 반응들이 우리의 먼 조상들에게는 적응적이었을지라도, 현대인들에게는 비적응적일 수 있다.
- 스트레스에 대한 반응을 관리하고 전반적으로 건강한 생활양식을 갖는 것은 장수와 건강한 삶을 살아갈 가능성을 증가시킬 수 있다.
- 긍정심리학은 스트레스, 건강과 웰빙에 대한 우리의 이해에 밝은 전망을 제공한다.
- 행복함과 안녕감에 대한 연구 외에, 긍정심리학은 긍정적 정서들, 낙관주의, 몰입과 목표 추구, 마음챙김, 사랑과 관계, 의미 그리고 목적 있는 삶 같은 주제들에 초점을 둔다.
- 이 책에서 우리는 어떻게 좋은 삶을 살 것인지 보고, 가능한 경우 스트레스와 건강에 대한 논의에 긍정심리학의 다른 요인들을 통합할 것이다.

비평적 사고 질문

1. 유스트레스(eustress)를 경험했을 때와 고양되었을 때를 생각하자. 그것들이 어떻게 서로 유사하고 상이한가? 당신은 어떤 유형의 경험을 선호하는가? 왜 그러한가?
2. 행동의학과 건강심리학은 어떤 면에서 다른가? 건강함과 관련된 개념은 건강에 대한 생물심리사회 모형에 어떻게 적합한가?
3. 당신이 엔트로피에 저항하는 것을 돕는다고 생각하는 몇몇 일반화된 저항 자원(GRRs)은 무엇인가? 어떻게

Antonovsky의 연속선상에서 유리한 끝으로 이동할 수 있다고 생각하는가? 그것들은 무엇이고, 어떻게 그것들이 건강에 좋은 효과를 가져올 수 있다고 생각하는가?

4. 어떻게 도전 평가는 더 많은 유스트레스 경험을 하게 하는 반면 위협 평가는 더 많은 고통 경험을 하게 하는가? 유스트레스 또는 고통 경험의 과정에서 2차 평가는 어떠한 역할을 하고 있는가?

5. 자기 효능감은 Lazarus의 평가와 대처 모형과 어떻게 관련되는가? 통제의 지각은 어떤 역할을 하는가?

주요 용어와 개념

1차 평가
2차 평가
Yerkes-Dodson 곡선
감각계
건강
건강 생성 모형
건강심리학
건강함
결과 기대
경고 단계
고양
고통
교감신경계
근육계
글루코코르티코이드
긍정심리학

노르에피네프린
대처
도전 평가
비특이성 반응
사회 재적응 평정 척도 (SRRS)
생물심리사회 모형
생의학적 모형
소진 단계
스트레스
스트레스 관리
스트레스원
심혈관계
알로스터 부하
에피네프린
위장관계

위협 평가
유스트레스(Eustress)
응집감(SOC)
의미성
인지적 모형
일반 적응 증후군(GAS)
일반화된 저항 자원 (GRRs)
일상의 사소한 골칫거리
자기 효능감
자율신경계
재평가
저항 단계
정신내분비학
정신신체의학
좋은 삶

체질-스트레스 모형
카테콜아민
코르티솔
통제
통제 가능성
투쟁 또는 도피
평가
포괄성
피부 조직
피해-손실 평가
항상성
핵심 관련 의미
행동의학
호르몬계
호흡계
효능감 기대

제 2 장

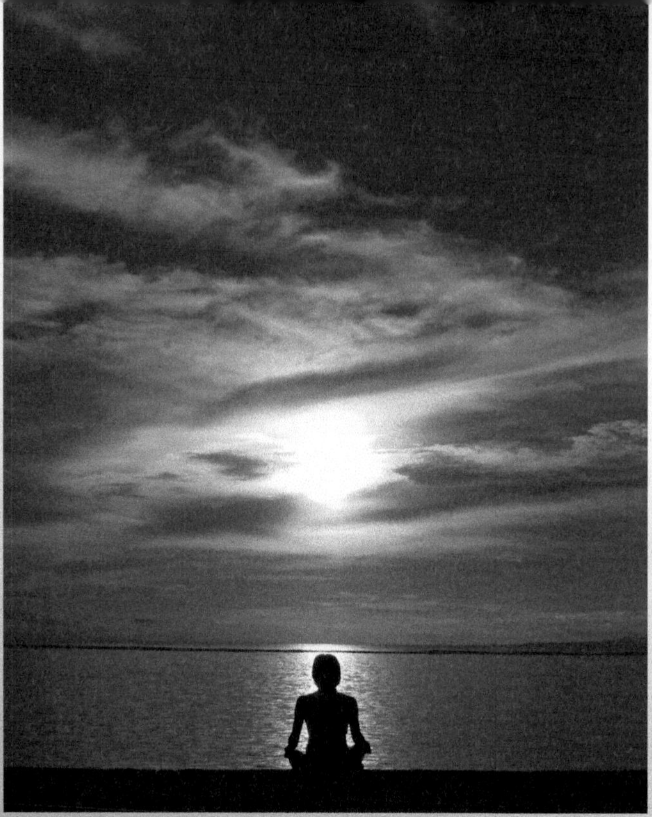

ⓒ Connors Bros./Shutterstock.com

인생의 목적은 목적 있는 삶을 사는 것이다.

~ROBERT BYRNE

긍정심리학

행복 분야의 선구적인 연구자 중 한 사람인 Sonja Lyubomirsky(2007)는 Angela라는 여성과의 면담 경험을 다음과 같이 상세하게 진술하였다.

"Angela(34세)는 내가 이제까지 면담했던 가장 행복한 사람 중 한 명이다. 그렇지만 당신은 Angela가 견뎌야만 하였던 것들을 상상할 수도 없을 것이다. Angela가 캘리포니아 주 남부에서 자랄 때, 어머니는 Angela를 정서적·신체적으로 학대했고, 아버지는 전혀 개입하지 않았다. 가정에서 견디어 내야 했던 것에 더해, 10대인 Angela는 비만이었고 학교에서 낙인이 찍혀 있었다. Angela가 11학년 때, 어머니가 유방암 진단을 받고서야 신체적 학대는 끝이 났다. 그러나 정서적 학대는 Angela가 더 이상 견딜 수 없어서 사귄 지 3개월밖에 안 된 남자와 결혼해 떠날 때까지 더 심해질 뿐이었다. Angela와 남편은 북쪽으로 이사해서 4년 동안 살았다. 그들은 딸 Ella가 출생한 후 바로 이혼했고, Angela는 지금까지 살고 있는 캘리포니아 주로 돌아갔다."(p. 28)

Angela가 참아 왔던 모든 것을 보면, 왜 Angela가 Sonja Lyubomirsky가 면담하였던 가장 행복한 사람들 중 한 명인가 싶다. Angela는 가장 불행하였던 사람 중 한 명, 즉 아마 Sonja Lyubomirsky가 면담하였던 가장 비관적이고 우울한 사람들 중 한 명이 아닐까?

"하지만 자신에게 일어난 모든 일과 지나가는 모든 기회에도 불구하고, Angela는 자신이 매우 행복한 사람이 될 거라고 여겼다. 매우 살가운 딸 Ella는 Angela에게 무한한 기쁨을 가져다주었다. (……) Angela는 많은 친구들을 만들었고, 정말로 같은 마음을 가진 완전한 공동체를 형성했다. 그들은 Angela에게 기쁨과 지지를 주었다. '혼자서 자신의 그림자를 직면하는 것은 사실상 불가능하다.'라고 생각하는 것처럼, Angela는 그들 자신의 상처와 심리적 외상으로부터 타인을 치유하도록 돕는 것에서 깊은 만족감을 발견했다."(p. 29)

급성장하는 긍정심리학 분야에서 연구자들에게 강한 호기심을 불러일으키는 것은 다행스럽게도 관습적인 논리를 극복하는 Angela 같은 사람일 것이다. 연구자들은 특히 커다란 역경을 극복하고 좋은 삶을 성공적으로 살아가는 사람들에게 끌렸다. 제1장에서 논의한 바와 같이, **긍정심리학**은 무엇이 잘못되어 가는지에 대해 연구하기보다는 오히려 무엇이 사람들을 좋은 방향으로 가게 하는지를 연구하는 분야이다. Angela는 역경에도 불구하고 행복할 뿐만 아니라, 행복에 대한 선구적인 연구자 중 한 명이 면담하였던 가장 행복한 사람 중 한 명이 될 수 있도록 무언가를 하고 있는 것이 틀림없다. Angela와 같은 사람들에 대한 연구를 통하여, 우리는 더욱 충만한 인생을 살기 위해 올바르게 할 수 있는 것이 무엇인지에 대해 많은 것을 배운다. 이 장에서는 이러한 발견들에 대한 몇 가지 중요한 개념과 결과를 알아볼 것이다. 이러한 많은 개념들은 스트레스와 건강에 직접적으로 또는 간접적으로 관련되어 있다. 또 다른 것들은 안녕감 주제와 주로 관련되어 있다. 동시에 이 책은 스트레스, 건강, 웰빙으로 구성되어 있다.

앞에서 논의한 것처럼, 긍정심리학은 행복에 대한 연구를 넘어서 긍정적 특질 특성과 주관적 경험에 대한 연구뿐만 아니라 지지의 역할과 같이 효과적인 삶을 사는 것과 관련된 분야들에 대한 연구를 포괄하고 있다. 이러한 영역들을 더 깊이 탐구하기에 앞서 긍정심리학의 역사를 간단하게 살펴보도록 하자.

긍정심리학의 간략한 역사

오늘날의 긍정심리학과 관련된 서구의 아이디어는 깊은 뿌리를 가지고 있다. 이러한 생각들의 많은 철학적 기반은 약 2500년 전 고대 히브리와 그리스로 거슬러 올라갈 수 있다. 히브리인들과 그 후 많은 기독교인들은 행복이란 최상의 존재의 명령에 따르는 것이라는, 현재 우리가 행복에 대한 **신명론**(divine command theory)이라고 부르는 것을 따랐다. 만약 어떤 사람이 신(하느님)의 법과 도덕에 일치하여 산다면, 그는 좋은 삶(good life)을 살고 있는 것이다. 오늘날 이러한 영향은 종교성, 의미성, 영성의 조사를 통해 그리고 이러한 요인들이 안녕감에 어떠한 영향을 미치는지에 대한 조사를 통해 연구된다.

황금기 동안(Golden Age) 고대 그리스인들은 좋은 삶에 대한 공식이 논리(logic)와 이성(reason)으로 결정될 수 있다고 믿었다. Socrates(기원전 469~기원전 339)는 이러한 접근에 내해 가장 잘 알려진 스승이었다. 그는 델포이 신전에 새겨진 "너 자신을 알라"라는 가르침을 신뢰하였다. 자기 자각(self-knowledge)은 좋은 것을 이해하기 위한 핵심이며 이는 도덕적인 행동을 동기화한다. 이러한 지식은 정서, 감각 경험 또는 지각이라기보다는 영원한 진리로부터 발견해야 한다고 그는 믿었다. Socrates의 제자인 Plato(기원전 427~기원전 347) 또한 진리를 드러내는 데 있어서 감각 경험을 믿지 말고 그것을 찾기 위해 내적으로 더 깊이 고찰해야 한다고 믿었다. 그는 객관적으로 행복을 "좋고 아름다운 것들"에 대한 사랑으로 정의하였다(Plato, 1999, p. 38). Plato의 제자, Aristotle(기원전 384~기원전 322)은 스승의 생각을 계속 이어 나가면서 좋은 삶은 삶의 극단들 사이에서의 균형점인 **중용**을 따름으로써 성취될 수 있다고 믿었다. 그는 **eudaimonia**(에우다이모니아: 진정한 안녕감을 지니는 것에서 오는 행복)는 추구하고자 하는 목표가 아니라 도덕적인 삶을 사는 것에 따라오는 부산물이라고 믿었다. 사실, 그는 이러한 결과로 이끌 수 있는 기본 덕목(예, 용기, 온화한 성품, 명예, 등)에 대한 윤곽을 만들었다. 이를테면, Aristotle의 접근은 행복의 **덕목 이론**(virtue theory)으로 간주된다. 안녕감에 대한 Aristotle의 이론은 오늘날 **주관적 안녕감**(subjective well-being)이 삶의 만족과 긍정적인 느낌에 대한 그 사람의 평가에 의해서 결정된다는 행복에 대한 대중적인 견해와는 대조된다. 행복으로 이끄는 긍정적 느낌, 좋은 기분, 즐거운 경험은 **행복에 대한 쾌락적 정의**(hedonic definition of happiness)를 구현한다.

eudaimonia: 도덕적인 삶의 부산물인 진정한 안녕감을 소유한 행복에 대한 Aristotle의 개념

주관적 안녕감: 행복은 삶의 만족과 긍정적 느낌에 대한 개인의 평가에 의해 결정된다는 개념

연구 분야로서 긍정심리학이 공식화된 것은 상당히 최근의 일이지만, 행동과학자들은 적어도 100년 동안 긍정적인 주제들을 연구해 왔다. 긍정심리학의 또 다른 선구자인 Ed Diener(2009) 같은 학자는 비교적 최근에 등장한 긍정심리학 이전에, 사회심리학자들은 이타주의, 사회학자들은 행복, 그리고 상담가들은 성격 강점에 대해 연구해 온 것을 주목하였다. 또한 Diener(2009, p. 7)는 수십 년 동안 그 분야에서 연구하고 있는 "Don Clifton(인간 강점 연구), George Vailant(효과적인 대처 연구), Shelly Taylor(건강 연구), Jane Piliavin(도움과 봉사 연구), Mihalyi Csikszentmihalyi(몰입과 창조성 연구)"를 그 분야에서의 개별적인 선구자들로 믿고 있다.

그렇지만 긍정심리학이 통합된 연구 영역으로 등장한 것은 아주 최근의 일이다. 미국심리학회의 전 회장인 Martin E. P. Seligman(Seligman & Csikszentmihalyi, 2000)은 자신이 **긍정심리학**으로 기틀을 잡은 영역 안으로 1990년대 후반에 학자들이 함께 모여 조직된 것으로 보고 있다. 행동과학자 외에, 긍정심리학이 확실한 연구 영역으로 형식을 갖추기 전에 중요한 기여를 한 다른 이들은 Carl Rogers와 Abraham Maslow(예, 자기 개념화)를 포함한 인본주의 심리학자들과 Viktor Frankle과 Irwin Yalom(예, 삶의 의미를 위한 탐색)을 포함한 실존주의자들이다. 오늘날 긍정심리학은 Martin Seligman과 그 토양을 경작하고 비옥하게 한 다른 이들 덕분에 번성하고 있는데, 기록된 역사만큼 오래된 많은 씨앗이 급성장하고 있는 이 새로운 분야에서 연구하는 사람들에 의해 재배되고 육성되고 수확될 수 있게 되었다.

긍정 정서

긍정심리학 영역에서 긍정 정서에 대한 연구가 연구자들의 관심을 불러일으켰다는 것은 놀라운 일이 아니다. 그러나 놀라운 것은 이러한 정서들이 연구자들에게 완전히 무시되어 왔다는 것인데, 1980년대까지 연구자들의 초점은 거의 독점적으로 부정 정서에 맞추어져 왔다. 왜 부정 정서를 선호하고 긍정 정서를 제외하였을까? 거기에는 몇 가지 이유가 있다. 첫째, 우리는 부정 정서를 문제와 연결하고 있으며, 심리학은 역사적으로 어떻게 고통을 경감시키고 문제가 있는 사람을 도울 것인지에 관심을 가져왔다. 둘째, 부정 정서보다 긍정 정서가 더 적다. 예를 들면, "서너 개의 부정 정서에 단 하나의 긍정 정서"가 있는 것 같다(Fredrickson, 1998, p. 301). 셋째, 긍정 정서들은 서로를 구별하기가 어렵고 조작적 정의를 내리기가 더 어려운 것 같다. 예를 들면, 어떻게 당신은 기쁨과 희열을 예민하게 정의하고 서로 잘 구별할 수 있는가? 긍정 정서를 구별하는 것에 비해 **분노**와 **불안**을 정의하고 그 둘을 쉽게 구별하는 것이 얼마나 더 쉬운지를 비교해 보라. 넷째, 최근 몇 년 동안, 어떻게 효과적인 삶을 살 것인지에 대한 관심이 증가하면서, 긍정 정서의 연구에도 더 큰 관심을 가지게 되었다. 그리고 마지막으로, 이제는 긍정 정서를 지지하고 유지하게 하는 전략이 스트레스나 다른 어려움에 대처하는 것과 같은 문제를 경험하는 사람을 도울 수 있다는 것을 알고 있다.

정서의 범위를 조사할 때, 우리는 정서를 부정의 끝에 있는 매우 불쾌함에서부터 긍정의 끝에 있는 매우 즐거움까지의 연속선상에 속하는 것으로 볼 수 있다. 이전에 많은 전문가들은 부정 정서를 제거하는 것이 자동적으로 긍정 정서를 가져오는 것이라고 가정하였지만, 이제는 그러한 일이 자주 일어나지 않는다는 것을 알고 있다. 부정 정서와 긍정 정서는 서로 독립적이며, 단지 약하게 역으로 관련되어 있을 뿐이다. 예를 들면, Watson과 Naragon(2009)은 긍정 기분 척도 점수가 부정 정서 측정치와 단지 작은 부적 상관을 보인다는 것을 보고하였다(r = −.14에서 −.21까지의 범위). Watson과 Naragon(2009, pp. 207-208)은 "지난 몇 년 동안 연구자들은 두 가지 큰 독립적인 요인(긍정적 감정과 부정적 감정)이 정서 경험의 기본 차원을 포괄하고 있다고 가정하여 왔다."고 진술하였다.

긍정적 감정: 기쁨, 사랑 및 즐거움과 같은 유쾌한 정서

부정적 감정: 슬픔, 분노, 두려움 및 불안과 같은 불쾌한 정서

긍정적 감정은 **긍정 정서** 경험과 관련되고, **부정적 감정**은 **부정 정서** 경험과 관련되어 있다. 각각은 다른 진화론적이고 적응적 가치를 지니고 있는 것 같다. 긍정적 감정은 그 사람이 즐거움과 보상을 야기할 수 있는 상황이나 타인을 향해 움직이도록 접근 지향적인 반면, 부정적 감정은 위협, 상해, 통증으로부터 사람을 보

호하도록 설계된 철수 지향적인 체계의 일부이다(예, 투쟁 또는 도피).

Fredrickson의 확장 및 축적 모형

Barbara Fredrickson(1998)은 긍정 정서의 적응적이고 진화론적 가치를 설명하기 위해 **확장 및 축적 모형**(Broaden-and-Build Model)을 제안하였다. 부정 정서는 우리의 선택을 좁히는 경향이 있는 반면, 긍정 정서는 확장하는 경향이 있다. 이러한 부정 정서의 **특정 행동 경향성**(예, 투쟁 또는 도피)은 긍정적 영향의 **비특정 행동 경향성**과 대조된다. 예를 들면, 원시 사회에서 호랑이의 점심 먹잇감이 되기를 원하지 않는 한, 접근하는 검치호를 다루는 데 있어서 한 무리의 선택들을 숙고하고 고려하는 것은 매우 적응적이지 않다. 대신, 부정 정서는 호랑이에게 투쟁할지 또는 도망갈지를 생각하지 않고 재빨리 행동하도록 돕는다.

확장 및 축적 모형: 긍정 정서에 대한 적응적이고 진화론적인 가치를 설명하는 Fredrickson의 모형

그렇지만 긍정 정서는 '확장하기'와 '축적하기'를 통해 선택의 범위를 넓힐 수 있다. Fredrickson이 **사고-행동 목록**(thought-action repertoires)이라고 부른 '확장하기'에 의해, 우리는 개인적 자원을 형성할 수 있다. 따라서 긍정 정서는 결과적으로 자원을 구축하여 우리가 취할 수 있는 행동에 대한 좀 더 융통성 있는 사고를 불러일으킨다(그림 2.1). 즉, 우리에게 즐거움을 주는 많은 활동들을 생각하고, 잠재적 자원 축적 행동이 무엇을 취할 것인지를 결정하기 전에 그것들에 대해 숙고할 수 있다(예, 친구에게 전화하기, 쇼핑하기, 저녁식사를 위해 외출하기, 산책하기 등). 이러한 관점에서 부정 정서는 특정하게 제한된 선택을 사용하도록 촉진함으로써 단기 생존 이득을 가져오고, 긍정 정서는 포괄적인 범위의 선택을 사용하기 위한 단계 설정을 통해 장기적인 생존을 가져온다. 또한, 위협이 사라질 때 부정 정서를 지속적으로 느끼는 것은 매우 적응적이지 않다. 그래서 Fredrickson은 긍정 정서가 부정 정서의 해로운 효과로부터 더욱 빠르게 회복하도록 돕는다는 **원상 복구 가설**(undoing hypothesis)을 제안하였다. 왜 우리는 간혹 깜짝 놀라고서 바로 쓸데없이 웃을까? 무서운 장면을 보는 동안 어두운 극장에서 누군가가 갑자기 예기치 않게 뒤에서 어깨를 톡톡 두드린다고 생각하여 보라. 깜짝 놀라고 그다음 웃을 수 있을까? 그렇다면, 이는 긍정 정서가 긴장을 완화시키고 평정을 되찾도록 돕기 때문이다. 호랑이가 떠났을 때 평정을 되찾고, 사회적 지지와 자원 공유를 얻기 위해 다른 사람과 자원에 주의를 확장시키는 것은 인간에게 적응적이다. 우리 인간이 사회적 존재임을 감안할 때, 육식동물, 기아 그리고 질병에 홀로 대항해야 했다면 동굴이나 사바나에서 이렇게 오래 생존하지는 못했을 것이다.

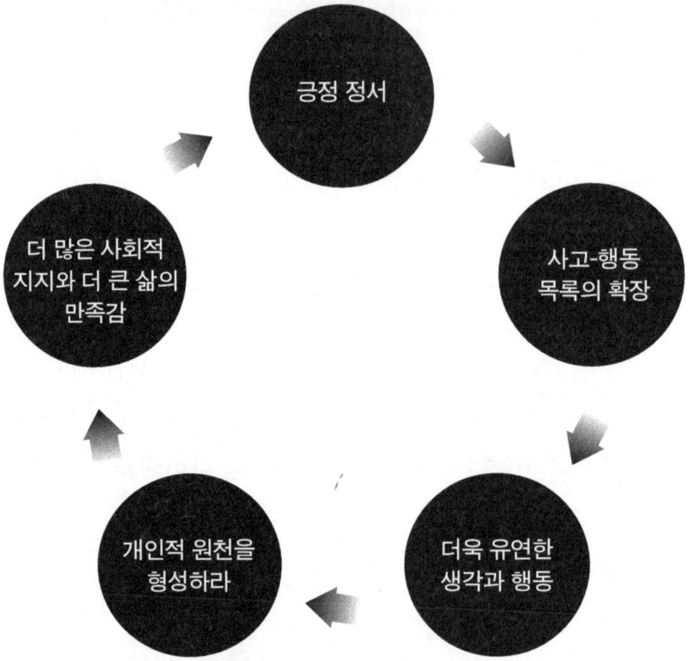

그림 2.1 **Fredrickson의 긍정 정서의 확장 및 축적 이론**

확장 가설을 지지하여, Cohn과 Fredrickson(2009)은 부정 정서가 세부사항에 대한 주의(더 협소한 초점)와 일반적으로 관련된 반면, 긍정 정서는 더 전체적인 형태(더 넓은 초점)를 볼 수 있도록 한다는 것을 보여 주는 시각적 주의 연구에 주목하였다.

Fredrickson과 Branigan(2005)은 실험 참가자들에게 긍정 정서, 부정 정서, 무정서를 유도하고 그들에게 바로 **지금** 무엇을 하고 싶다고 느꼈는지를 물었다. 이때, 긍정 정서 참가자들은 중립 집단보다 그들이 하고 싶다고 느끼는 것들을 더 많이 기록하였고(예, 잠재적 행동들), 긍정 정서 집단 참가자들이 하고 싶다고 느끼는 목록은 더욱 다양(더욱 확장된 초점)하였음을 발견하였다. 예측한 바와 같이, 부정 정서 집단 참가자는 중립 집단보다 흥미를 가지고 있는 것에 대해서 잠재적 행동들을 더 적게 기록하였다.

축적 가설을 검증하는 데 있어서, Fredrickson, Cohn, Coffey, Pek과 Finkel(2008)은 참가자들을 실험 집단이나 대기 목록 통제 집단(예, 대기 목록에 놓여 실험 처치를 나중에 받는 참가자 집단)에 무선 할당하였다. 실험 집단 참가자들은 자애 명상(loving-kindness mediation)에 참여함으로써 매일 긍정 정서를 경험하도록 훈련되었다(제14장 참조). 그 결과, 매일의 긍정 정서 경험이 참가자들의 자원(예, 더 많은 사회적 지지, 삶의 목적 증가)을 향상시키고 더 큰 삶의 만족감을 가지게 하였다는 것을 보여 주었다.

마지막으로, **원상 복구** 가설에 대한 실험에서, Fredrickson, Mancuso, Branigan과 Tugade(2000)는 실험 참가자들에게 불안을 유발한 후, 영화를 보여 주었다. 긍정 정서(재미와 만족)를 끌어내도록 설계된 조건에서는 중립 영화 조건보다 불안으로부터 심혈관 반응들이 더 빨리 회복되었으며, 따라서 긍정 정서가 부정 정서에 대한 생리적 효과의 원상 복구를 촉진하게 한다고 제안하였다. 즉, Fredrickson(1998)의 확장 및 축적 모형과 원상 복구 가설에 대해 적어도 몇 가지의 경험적 지지가 있음을 보여 준다.

안녕감

앞서 논의한 바와 같이, 초기 사상가들과 철학자들은 좋은 삶을 개념화하고 그것이 무엇을 수반하는지에 대한 상이한 방법론들을 가지고 있었다. 오늘날 심리학자들과 다른 행동과학자들이 행복, 안녕감과 같은 개념들을 연구한 것처럼, 그들은 이러한 관점을 가지고 과학적 조사로 처리할 수 있는 방법으로 그것들을 정의하려고 시도하였다. 때로 경쟁적이지만, 안녕감과 행복감은 긍정심리학 문헌에서 중복되는 관점으로 등장한다. 하나는 주관적 관점이고 다른 것은 좀 더 규범적인 관점이다(논의를 위해 Kesebir & Diener, 2008 참조).

심리학자들 간에 최초이자 유력한 주관적 관점인 행복은 주관적인 안녕감으로 정의된다(Diener, 1984). 예를 들면, Sonja Lyubomirsky(2007, p. 32)는 **행복**을 "삶이 좋고 의미 있고 가치 있다는 느낌과 결합된 즐거움, 만족 또는 긍정적 안녕감의 경험"이라고 정의하고 안녕감과 바꾸어 쓸 수 있다고 진술하였다. 이 주관적 관점은 사람이 각자 자신의 가장 좋은 행복 수준을 알고 있다고 제안한다. 한 사람의 행복 수준을 정확히 결정하기 위하여 사용할 수 있는 행복의 객관적 측정을 위한 도구가 없기 때문에, 개인의 주관적 평가에 의존해야만 한다. 이러한 평가는 자기보고 검사를 통해 측정될 수 있다. 사람들은 무엇에 근거하여 주관적 행복을 평가하는가? 그것은 여러 가지 요인들에 의존하는 것 같다. Kesibir와 Diener(2008, p. 118)는 주관적 안녕감에 대하여 다음과 같이 기술하고 있다. "이 구성 요소에는 삶의 만족감(삶의 전반적 판단), 중요한 생활 영역에서의 만족감(직장, 건강, 결혼 등에 대한 만족감), 긍정적 감정(긍정 정서와 기분의 확산), 낮은 수준의 부정적 감정(불쾌 정서와 기분의 확산) 등이 포함된다."

삶의 만족감: 어떤 것이 좋은 삶인지에 대한 전반적인 판단

과거에 있었던 많은 역경에도 불구하고 행복하다고 보고하였던 Angela를 기억하는가? 그녀가 행복하다는 것을 어떻게 아는지 물어볼 수 있다. 주관적 안녕감 관점에 따르면, Angela는 적어도 세 가지의 정보원을 사용하였다. 하나는 삶에 대한 전체적인 판단으로, **삶의 만족감**에 대한 평가이다. Angela는 삶이 좋은지 스스로에게 묻는다. Angela의 사례에서, 대답은 '그렇다'이다. 둘째, Angela는 딸 Ella와 친구들을 포함한 대인관계 등 그녀의 삶에서 중요한 영역을 확인하고, 그것들이 잘 되고 있는지를 주관적으로 평가한다. Angela의 대답은 긍정적이었다. 그리고 마지막으로, Angela는 일반적으로 기분이 좋은지를 물었고, 그녀는 부정적 감정을 덜 경험하고 보다 더 자주 긍정적 감정을 경험하였다. 모든 것을 고려할 때, Angela의 현저하게 지배적인 감정은 긍정적이다. 그러므로 Angela는 대체로 행복하다고 보고하고 있으며, 따라서 우리는 그녀가 높은 수준의 주관적 안녕감을 지니고 있다고 말할 수 있다.

거의 틀림없이 마찬가지로 중요하지만, 심리학 영역에서 덜 알려진 좋은 삶에 대한 두 번째 관점은, 특정 요인이 행복감과 안녕감을 느끼기 위해 사람들에게 존재해야 한다고 지정하는(즉, 규정하는) 규범적인 것이다. 이 관점은 덜 주관적이고 Aristotle의 *eudaimonia* 개념과 유사하다. 좋은 삶을 살아가기 위해서 사람이 특정 덕목을 보유해야만 한다고 진술한 Aristotle의 이론을 기억하여 보자. 그러한 이유로, 이러한 덕목들은 행복을 경험하기 위해서 가져야만 하는 요인들이다.

심리적 안녕감: 안녕감은 자기 수용, 타인과의 긍정적 관계, 자율성, 환경적 통제, 삶의 목적의식, 개인적 성장의 여섯 가지 차원으로 산출될 수 있다는 Ryff의 모형

오늘날, **심리적 안녕감**에 대한 Carol Ryff의 모형(Ryff, 1989, 1995; Ryff & Singer, 1996)은 긍정적 정신 건강의 차원들을 대체하는 덕목 대신에, *eudaimonia*의 개념을 구체화하고 있다. 그녀의 견해에 따르면, 가장 높은 수준의 안녕감을 경험하기 위해서는 긍정적 정신 건강의 여섯 가지 차원에서 높은 수준을 지녀야만 한다. Ryff는 성격, 발달 및 임상심리학에서의 연구 발견과 함께 무엇이 좋은 정신 건강을 결정하는지에 대한 전통적인 이론을 실명하기 위해 이 여섯 가지 차원들을 확인하였다. Ryff는 이러한 차원들을 자기 수용, 타인과의 긍정적 관계, 자율성, 환경적 통제, 삶의 목적의식, 개인적 성장으로 명명하였다. Ryff의 심리적 안녕감 모형 외에, Ryan과 Deci(2000)의 자기 결정 이론(제9장 참조), Seligman(2002)의 대표강점 이론(제15장 참조) 등이 *eudaimonia*의 특색을 가지고 있다.

주관적 안녕감의 측정

대부분의 행복감과 주관적 안녕감 측정도구들은 매우 간단하고, 행복과 같은 주관적 현상들은 참가자들에게 단순한 지필검사로 자신의 주관적인 평가를 보고하도록 질문함으로써 가장 잘 측정될 수 있다는 생각을 가지고 있다. Fordyce 정서 질문지는 11점 척도로 자신의 행복감을 평정하도록 하는 간단한 측정도구이다(Fordyce, 1988). 이 척도는 정서적 안녕감으로 행복을 측정하고 있으며, 매일의 감정과 삶의 만족감 사이에는 강한 상관관계가 있음을 보여 준다(Diener, 1994).

행복에 대한 또 나른 매우 단순한 측정도구는 주관적 행복감 척도이다(Lyubomirsky & Lepper, 1999). 이 척도는 4개의 항목을 가지고 있고, 행복을 측정하기 위해 주관적 접근을 사용한다. 저자들은 척도를 타당화하기 위하여 총 2,732명의 참가자들을 대상으로 14가지의 연구를 수행하였다.

주관적 안녕감의 차원들 중 하나를 측정하기 위해 사용되어 온 또 다른 척도는 5개의 문항으로 구성된 삶의 만족도 척도(Satisfaction with Life Scale, SWL)이다(Diener, Emmons, Larsen, & Griffin, 1985). 척도의 명칭이 암시하는 바와 같이, 이 척도는 삶의 만족도를 측정한다. 대중적인 SWL은 상당한 신뢰도와 좋은 구성 타당도를 지니고 있다(Pavot & Diener, 1993). 전체적으로 충분한 신뢰도와 타당도를 지니고 있는 행복감, 주관적 안녕감과 또 다른 형태의 안녕감(예, 심리적 안녕감)을 측정하기 위한 많은 자기 보고형 측정도구가 있다.

Compton(2005)이 설명한 바와 같이, 행복에 대한 모든 자기 보고형 측정도구들은 두 가지 가정에 근거하고 있다. 첫째, 사람이 경험하는 행복감의 정도는 척도를 통해 수량화될 수 있다. 둘째, 동일한 척도에 동일한 숫자를 기입한 사람들은 거의 동일한 수준의 행복감을 지니고 있다. 따라서 주관적 만족감 척도에서 5점을 얻은 네브래스카 주에 사는 목수는 동일한 5점을 얻은 뉴저지 주에 사는 변호사와 동일한 수준의 행복감을 지니고 있을 것이다. 행복의 개념은 너무 주관적이기 때문에, 행동 과학자들이 처음 이 개념을 연구하기 시작하였을 때는 이러한 가정들이 충족될 것인지에 대하여 의문을 가졌다. 그러나 이제 이러한 질문들을 다룰 수 있는 훌륭한 연구 결과들이 있으며, 이러한 가정들이 마치 일반적으로 타당한 것처럼 보이지만 실제로는 그렇지 않다. 타당성은 행복에 대한 자기 보고와 행복의 주관적 수준에 대한 친구와 가족으로부터의 평가 같은 서로 다른 유형의 평가 사이에서 일반적인 일치를 발견함으로써 결정될 수 있다(Diener, 1994; Sandvik, Diener, & Seidlitz, 1993).

통찰 연습 2.1

Fordyce 정서 질문지에 답변함으로써 당신의 행복 수준이 어떠한지에 대한 궁금증을 해결할 수 있을 것이다. 그러면 당신은 더 이상 궁금해하지 않아도 될 것이다. 질문지에 답변할 준비가 되었을 때 실시하고 이 척도에서 당신의 행복 수준을 확인하시오.

Fordyce 정서 질문지

제1지시: 다음 제시되는 질문에 아래의 목록을 사용하여 답변하라. 전반적으로, 당신은 자주 얼마나 행복한가, 아니면 불행한가? 당신의 평균 행복감을 가장 잘 묘사한 한 가지 진술에 표시하시오.

	10	극도로 행복하다(황홀한 기분, 아주 기쁘고 환상적인 기분)
	9	매우 행복하다(정말 좋은 기분, 의기양양한 기분)
	8	꽤 행복하다(신나고 좋은 기분)
	7	약간 행복하다(꽤 좋고 다소 신나는 기분)
	6	조금 행복하다(그저 중립 이상인 기분)
	5	보통이다(특별히 행복하지도 불행하지 않은 기분)
	4	조금 불행하다(그저 약간 보통 이하인 기분)
	3	약간 불행하다(약간 저조한 기분)
	2	꽤 불행하다(다소 '우울하다', 기운이 없다)
	1	매우 불행하다(우울하다, 매우 기운이 없다)
	0	극도로 불행하다(완전히 우울하다, 전적으로 침울하다)

제2지시: 잠시 더 당신의 정서를 생각하시오. 대체로 행복한 기분을 느끼는 비율은 얼마나 되는가? 불행한 기분을 느끼는 비율은 얼마나 되는가? 행복하지도, 불행하지도 않은 보통의 기분을 느끼는 비율은 얼마나 되는가? 당신이 할 수 있는 만큼 아래 빈칸에 자신의 최고 추정치를 적어 보시오. 세 점수가 결국 100%가 되는지 확인하시오.

평균:
내가 행복하다고 느끼는 비율 ____%
내가 불행하다고 느끼는 비율 ____%
내가 보통이라고 느끼는 비율 ____%
전체 100%

출처: A Review of Happiness Measures: A Sixty Second Index of Happiness and Mental Health, by M. W. Fordyce, 1988, *Social Indicators Research*, *20*, 255-281. Copyright © M. W. Fordyce. Used by permission.

당신은 행복 척도를 완성하였는가? 당신은 이것에 대하여 무엇을 생각하였는가? 당신의 점수는 기대하였던 것과 일치하는가? Seligman(2002)에 따르면, Fordyce 정서 질문지에서 성인 미국인의 평균 점수는 6.92로, 54.13%가 행복한 기분, 20.44%가 불행한 기분, 25.43%가 보통의 기분을 느끼고 있는 것으로 조사되었다.

통찰 연습 2.2

당신은 SWL에 대해 궁금할 것이다. 원한다면, SWL도 사용할 수 있다. 점수와 해석 안내는 척도와 함께 제공된다. 이 척도를 실시하고서, Fordyce 정서 질문지에 의해 측정된 행복감의 개념과 삶의 만족도 척도에 의해 측정된 삶의 만족도의 개념 간의 미묘한 차이를 확인하시오.

삶의 만족도 척도

아래에는 당신이 동의하거나 동의하지 않을 수 있는 다섯 가지 진술문들이 있다. 1점에서 7점까지의 점수를 각 항목의 앞에 있는 칸에 기록함으로써 각 항목에 대한 당신의 동의 수준을 표시한다. 개방적이고 솔직하게 응답하시오.

7: 전적으로 동의한다.
6: 동의한다.
5: 약간 동의한다.
4: 동의하지도 반대하지도 않는다.
3: 약간 반대한다.
2: 반대한다.
1: 전적으로 반대한다.

	내 삶은 대부분 이상적인 쪽에 근접해 있다.
	내 삶의 조건은 뛰어나다.
	나는 내 삶에 만족한다.
	이제까지 나는 내가 삶에서 원하는 중요한 것들을 얻었다.
	만일 내가 삶을 다시 살 수 있다면, 나는 거의 아무것도 바꾸지 않을 것이다.

척도의 점수와 해석

다섯 가지 항목에 대한 점수를 합산한 후, '해석'을 돕기 위해 다음에 제시된 정보를 사용하시오.

5~9	당신의 삶에 극도로 불만스러워한다.
10~14	당신의 삶에 매우 불만스러워한다.
15~19	당신의 삶에 약간 불만스러워한다.
20	보통이다.
21~25	당신의 삶에 다소 만족한다.
26~30	당신의 삶에 매우 만족한다.
31~35	당신의 삶에 극도로 만족한다.

출처: Scale adapted from "The Satisfaction with Life Scale," by E. Diener, R. A. Emmons, R. J. Larsen, and S. Griffin, 1985, *Journal of Personality Assessment*, *49*, 71-75. Used with permission. Scoring guide adapted from "Subjective Well-Being: The Science of Happiness and Life Satisfaction," by E. Deiner, S. Oishi, and R. E. Lucas, 2009, in S. J. Lopez and C. R. Snyder (Eds.). *Oxford Handbook of Positive Psychology* (2nd ed., pp. 187-194). New York, NY: Oxford University Press. Used with permission.

자기 보고 측정도구들을 통해 확인할 수 있는 것은 무엇인가? 그것은 다수의 사람들이 행복하다는 것이다(Myers, 2000; Myers & Diener, 1995). 자기 보고형 측정도구들의 사용이 행복감과 안녕감 연구에 대한 발전적 진행에서 중요한 첫 번째 단계이기는 하지만, Ryff와 동료들(2006)은 행복감 연구 결과에서의 신뢰도를 높이기 위하여 생물학적인 측정도구들을 포함하는 자기 보고형이 아닌 타당한 측정도구를 개발하도록 연구자들을 촉구하여 왔다.

행복 설정점과 쾌감 적응

행복 설정점: 행복 수준이 고정되어 있고 시간에 걸쳐 안정적이며 다소 통제가 통하지 않는다는 생각

행복 연구자들은 일반적으로 우리 각자가 **행복 설정점**(happiness set point)을 가지고 있다는 대중적인 가정을 공유하고 있다. 행복 설정점 개념은 잘 알려진 **체중 설정점**에 기반을 두고 있는데, 이는 체중 감소와 관련한 문헌(Stallone & Stunkard, 1991)에서 논의되었다(제12장 참조). 자동 온도 조절장치가 에어컨과 난방기에서 어떠한 일을 하는지를 생각해 보자. 자동 온도 조절장치는 주위의 온도가 너무 뜨거워질 때, **설정점**으로 온도가 내려가도록 에어컨이 바람을 일으키는 기준을 정한다. 너무 추워지면, 난방기가 바람을 일으켜 **설정점**으로 온도를 올리도록 한다. 마찬가지로, 체중이 너무 많이 감소할 때, **체중 설정점** 모형은 체내 생물학적 조절장치가 유전적으로 결정된 체중 설정점으로 체중을 올리려고 노력하고, 중대한 생활방식의 변화들을 개시하거나 유지하지 않고도 체중을 유지하도록 전력을 다한다고 제안한다. 유사하게, 우리가 너무 기쁘거나 기쁘지 않을 때, 체내 생물학적 조절장치는 우리의 행복감 수준이 결국은 유전적으로 결정된 **행복 설정점**으로 돌아가도록 한다. 설정점은 그 위치에 고정되어 있는 자동 온도 조절장치와 마찬가지로 고정되어 있고, 시간에 걸쳐서 안정적이고, 통제에 그다지 영향을 받지 않을 것이라고 생각된다.

행복 연구자들은 어떻게 우리 각자가 행복 설정점을 지니고 있다는 가설에 도달하였을까? 그들은 행복에서 유전의 영향력이 상당히 크다는 것을 보여 주는 연구들, 행복에서 성격 요인들이 환경보다 더 나은 예측 변인이라는 것을 보여 주는 연구들, 그리고 환경이 변화할 때조차 시간에 걸친 주관적 안녕감의 안정성을 입증하는 연구들을 포함한 여러 방향의 연구들을 조사하였다.

행복에서 유전의 영향력이 상당히 크다는 것을 지지하는 첫 번째 방향은 20세 때 일란성 쌍생아를 조사하고 다시 30세 때에 조사하여 얻은 그들의 안녕감 점수가 서로 일치하고 시간에 걸쳐서 매우 안정적이었다는 것을 발견한 Lykken과

Tellegen(1996)에 의해 입증되었다. 이러한 조사자들은 유전적 변량이 안녕감 변량의 44~52%를 설명한다고 추정하였다. 이러한 결과들과 또 다른 발견에 기초하여 Lyubomirsky, Sheldon와 Schkade(2005)는 행복 설정점이 장기간의 안정적인 행복 수준의 대략 50%를 결정한다고 생각하였다.

행복 설정점 가정을 지지하는 두 번째 방향은 안녕감 수준이 일생 전반에 걸쳐 매우 안정적이고, 몇 가지 성격 요인들이 이러한 안정성에 기여하고 있는 것 같다는 것을 보여 주는 결과들에서 유래한다. 예를 들면, 주관적 안녕감의 자기 보고에서 유사한 수준의 안정성은 10년에 걸쳐서 사람들이 지신들의 수입이 증가하였는지, 감소하였는지, 그대로인지 상관하지 않는다는 것을 발견하였다(Diener, Sandvik, Seidlitz, & Diener, 1993). 더욱이, 많은 중요한 삶의 변화를 겪었을지라도 거의 삶의 변화를 겪지 않은 사람들처럼 삶의 만족감에서 동일한 수준의 안정성을 보고하였다(Costa, McCrae, & Zonderman, 1987). 이러한 발견들은 생활 환경과 관계없이 일정한 수준의 안녕감을 경험하는 경향이 있음을 제안한다.

이 요인이 성격 요인에 기인하는 큰 부분일 수도 있다. 연구자들은 주로 행복감과 안녕감 간의 일관된 예측 요인으로서 두 가지 성격 요인에 초점을 맞추어 왔다. 그것은 외향성(예, 따뜻한 성격, 사교적인 성격)과 신경증적 성향(예, 불안한 성격, 우울한 성격)이다. 평균적으로 외향적인 사람들은 내향적인 사람들보다 행복감과 안녕감에 대한 자기 보고 척도에서 더 높은 점수를 보고하는 경향이 있는 반면, 신경증적인 사람들은 신경증적이지 않은 사람들에 비해 점수가 더 낮은 경향이 있다(Costa & McCrae, 1980; Harrington & Loffredo, 2001; Hayes & Joseph, 2003; Costa & McCrae, 1991)(제6장 참조). 요약하면, 성격은 장기간의 행복 수준을 결정하는 데 있어서 환경을 능가한다.

행복 설정점 개념을 지지하는 정보의 세 번째 요인은 행복에서 환경에 기인하는 변화는 우리가 일반적으로 새로운 환경에 아주 빨리 적응하기 때문에 일시적인 경향이 있다는 것과 관련된다. **쾌감 적응**(hedonic adaptation)으로 알려진 이 생각은 우리가 **쾌감 트레드밀** 위를 걷고 있다는 생각을 기반으로 하고 있다(Brickman & Campbell, 1971). 발이 움직이고 있을지라도, 우리의 행복감 수준은 그렇지 않다. 당신이 새 차를 구입하였을 때를 떠올려 보자. 그때 얼마 동안 행복하였는가? 얼마나 긴 시간 동안 그 행복감이 지속되었는가? 만약 아니라면, 왜 아닐까? 이 개념에 따르면, 새 차를 소유하는 것은 처음에는 신나고 새롭지만, 새 차를 운전하는 당신의 삶은 결국 당신이 경험한 쾌감 적응으로 인해 새로운 일상이 된다. 이 현상은 새로운 자극의 신기함이 결국 반복된 노출 후에 없어지는

쾌감 적응: 환경에 기인한 행복은 일시적인 경향이 있기 때문에 우리가 일반적으로 새로운 환경에 비교적 빨리 적응할 수 있다는 개념

(그 자극은 당신에게 서서히 점점 영향을 덜 주게 된다) 학습 이론에서의 **습관화**(habituation) 개념과 관련되어 있다.

만약 로또에 당첨되고 문제들이 거의 없어지게 된다면, 남은 인생 동안 행복할 수 있을 것인가에 대하여 생각한 적이 있는가? Brickman, Coates와 Janoff-Bulman(1978)이 수행한 고전적인 연구는 이 질문에 대한 답을 제시하고 있다. 그들은 긍정적이거나 부정적인 극심한 변화에 따른 효과를 조사하기 위해 로또 당첨자들과 사고로 마비된 피해자들을 찾아서 이러한 변화들이 행복감에 장기적인 변화를 가져왔는지를 살펴보았다. 연구자들은 로또에서 당첨된 후에 로또 당첨자들에게서 쾌감 적응을 입증하였다.(어느 참가자는 연구 수행 1개월 이전에 로또에 당첨되었다. 그러나 나머지 참가자들은 연구 수행 1~18개월 이전에 당첨되었다.) 그들이 얻은 행운에도 불구하고, 매우 놀랍게도, 후에 그들은 이 연구의 비당첨자 통제 집단들과 거의 유사한 수준의 행복감을 가지고 있었다. 더욱이 척추 부상으로 마비되었기(연구 수행 1~12개월 이전) 때문에 연구에 선택된 사람들은 중간 수준(중립 영역) 이상의 행복감을 보고하였다. 이 연구가 쾌감 적응에 대한 증거로 자주 인용되지만, 쾌감 적응 효과는 로또 당첨자들에게 가장 확실하고, 사고 피해자들에게 더 적어졌다는 점에 주목하였다. 사실, 시간은 적응하는 동안 지나가지만, 마비된 참가자들은 여전히 "그들 스스로를 일반적으로 통제 집단보다 유의하게 덜 행복하다고 평가하였다"(Brickman et al., 1978, p. 924).

최근에 Lucas(2007a, 2007b)는 쾌감 적응에 대한 질문을 조사하기 위해 광범위한 대표 패널 연구의 전향적 연구 설계(예, 시간에 걸쳐서 진행되는 코호트 연구)에서 기록 자료를 조사하였다. 독일에 사는 40,000명을 대상으로 한 연구와 영국에 사는 27,000명을 대상으로 시도된 두 가지 패널 연구는 14~21년 동안 해마다 평가되었다. 그는 사람이 결혼, 사별, 이혼, 실업, 장애, 심각한 장애 등 삶에서 일어나는 사건들에 적응한다는 것을 조사하였다(그림 2.2). 그림 2.2에서 볼 수 있는 바와 같이, 쾌감 적응의 수준은 생활 사건의 본질에 달려 있다. 결혼하고, 사별을 경험하고, 또는 이혼한 대부분의 사람들은 결국 주관적 안녕감의 기저선 수준으로 돌아오는 반면, 동일한 쾌감 적응 효과가 실업이나 장애를 경험한 사람들에게는 발견되지 않았다. 쾌감 적응의 결핍은 심각한 장애를 가진 사람들에게 가장 명백하게 나타난다. 사실, 삶을 바꾼 사건에 뒤따르는 낮은 수준의 주관적 안녕감은 적어도 7년 안에는 되돌아오지 않았다.

Lucas는 이러한 발견들이 행복에 대한 설정점 개념을 반박한다고 믿지 않았지만, 설정점과 적응에 관한 일반적인 이야기에 반하는 특정 종류의 극적인 인생 사

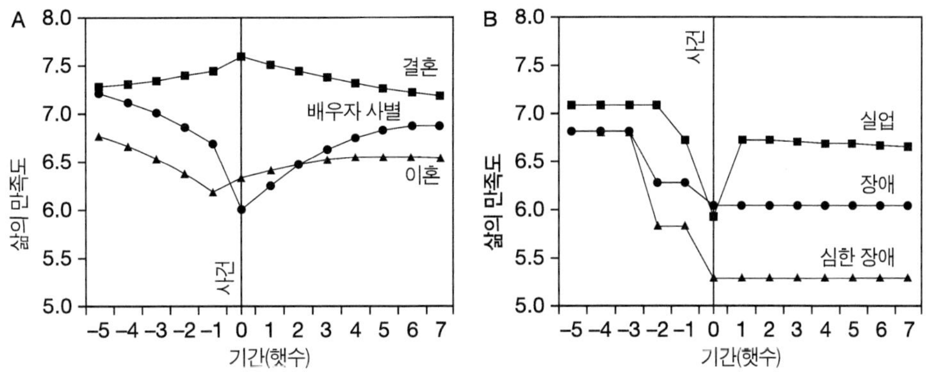

그림 2.2 Lucas(2007b)의 연구 결과는 쾌감 적응이 결혼, 배우자 사별, 이혼에서 일어날 가능성이 더 많고, 장애와 심한 장애를 가지고 있는 사람에게 일어날 가능성은 더 적다고 제안하고 있다.

출처: Long-Term Disability Is Associated with Lasting Changes in Subjective Well-Being: Evidence from Two Nationally Representative Longitudinal Studies, by R. E. Lucas, 2007b, *Journal of Personality and Social Psychology*, *92*, 717-730. Copyright Association for Psychological Science. Used with permission.

건은 행복에서 지속적인 변화를 야기할 수 있다고 믿었다. 그가 진술한 바와 같이, "그 결과는 행복감 수준이 시간에 걸쳐 상당히 안정적일지라도, 이 안정성이 광범위하고 지속적인 변화를 배제하지 않는다는 것이 확실하다. 행복감 수준은 변화하고, 적응은 피할 수 없으며, 삶의 사건은 문제를 만든다"(Lucas, 2007a, p. 78).

그렇지만 심각한 장애와 같은 극적으로 부정적인 사건들에 반응하는 방법에는 개인적 차이가 있다. 사실, 많은 사람들이 "사건에 대처할 뿐만 아니라, 그들이 종종 사건을 통해 배우고 경험에 의해 완전히 바뀌는 것"을 **탄력성**(resilient)이라고 부른다(Dunn, Uswatte, & Elliot, 2009, p. 656). 예를 들면, Quale과 Schanke(2010)는 심각한 신체적 부상에 대한 재활 장면에서 적응의 가장 일반적인 궤도가 탄력성 궤도임을 발견하였는데, 이는 입원과 퇴원 모두에서 높은 수준의 긍정 감정과 함께 낮은 수준의 고통을 나타낸, 그들이 연구하였던 환자의 54%(평균 91일간 입원)에서 입증되었다. 이러한 결과는 삶의 위협적인 사건이나 손실에 직면한 대부분의 사람들이 건강 기능과 회복력을 보여 준다는 것과 관련된 문헌에 대한 자신의 논평을 기반으로 한 Bonanno(2004)의 주장을 지지한다. 이것은 그들이 어떤 고통이나 슬픔을 경험하지 않는다는 것이 아니라 오히려 사건을 경험한 다음에 유연한 적응을 위한 건강하고 시기적절한 궤도를 가지고 있음을 보여 준다.

탄력성: 부정적 사건에 대해 긍정적으로 반응하거나 회복하는 능력

탄력성을 보여 주는, 장애를 가진 이들은 또한 불안과 우울의 경감, 안녕감의

향상 및 일상적인 삶의 만족감 증가로 나타나는 **긍정적 성장**(positive growth)을 경험한다(Dunn et al., 2009)(외상후 성장에 대한 논의를 위해서는 제3장 참조). 위험에 처한 탄력적인 아동들은 "상당한 역경과 위험 동안이나 그 후에 긍정적 적응 패턴"을 보여 준다(Masten, Cutuli, Herber & Reed, 2009, p. 118). 역경과 심지어는 **풍요로움**(thrive)(즉, 활발한 성장을 보여 주기 위한, 또는 풍요를 위한)에서조차 회복력은 효과적인 문제 해결을 가능하게 하는 스트레스에 대한 좋은 적응력, 좋은 자기 조절 능력 및 성격을 지니고 있는 아동들의 결과일 가능성이 있다(Masten et al., 2009).

풍요로움: 풍요와 활발한 성장을 보임

요약하면, 대부분의 사람들은 비교적 빨리 대부분의 사건에 대한 쾌감 적응을 보여 줄지라도, 몇몇의 극단적인 부정적 사건들은 동일한 기간 동안 상승 쾌감 적응이 뒤따르지 않을 수도 있다. 그렇지만 많은 청년들과 어른들이 상당한 역경에 직면하여 탄력성, 긍정적 성장 및 풍요로 특징지어지는 정반대 패턴을 보이는 점에서는 개인차가 있다. 사실, Lucas(2007a, 2007b)의 몇 가지 연구 결과와 반대되는 이 탄력성 궤도는 역경에 반응하는 가장 일반적인 방법으로 보인다.

행복한 사람들의 특성

앞서 논의한 바와 같이, 외향성은 행복한 사람과 관련되어 있는 일관된 특성이다. 만약 당신이 내향적이라면, 걱정이 되는가? 그것은 당신의 행복 설정점이 자신을 불행으로 몰고 간다는 것을 의미하는가? 설문 조사들은 지속적으로 다수의 사람들이 행복하다는 것을 보여 주는데(Myers, 2000; Myers & Diener, 1995), 거기에는 내향적인 사람이 포함되어 있다. 예를 들면, Larsen과 Kasimatis(1990)는 내향적인 학생들과 외향적인 학생들이 1주일 동안 자신들의 일일 기분 상태를 보고하였을 때, 외향적인 사람이 약간 더 높은 수준으로 보고하기는 했지만, 그들은 모두 스스로를 행복감(즐거운 기분으로 정의한)에서 보통의 수준 이상이라고 평가하였음을 발견하였다. 따라서 많은 행복한 내향적인 사람들이 있을지라도, 외향성은 행복을 느끼는 데 있어서 약간의 유익을 준다. 왜일까? 많은 가능성들이 있지만, 이 분야의 연구자들 사이에 존재하는 한 가지 공통된 신념은 아마도 신경구조에 영향을 미치는 어떤 것이 외향적인 사람으로 하여금 긍정적인 감정을 경험하도록 만드는 경향이 있다는 것이다(제6장 참조).

외향적인 사람이 내향적인 사람들보다 혼자 있거나 타인과 함께 있을 때 더 행복할지라도(Pavot, Diener, & Fujita, 1990), 긍정적 감정은 질적인 관계를 형성하고 유지하는 데 이로움을 가지고 있고, 이것은 결국 그들이 더욱 긍정적인 감정을 경험하도록 할 수 있다(Fredrickson의 1998; 앞에서 논의한 확장 및 축적 이론 참조). 또 다른 특성인 친화성은 관계를 더욱 조화롭게 만들고 높은 수준의 행복감을 가지게 한다(Malouff, Thorsteinsson, Schutte, Bhullar, & Rooke, 2010; Steel, Schmidt, & Schultz, 2008). 최근 대규모 메타 분석 논평(메타 분석 논평은 여러 연구에서의 결과들을 결합하고 통계적으로 평균을 낸다. Steel et al., 2008)은 신경증 성향, 외향성, 경험에 대한 개방성, 성실성 및 동조성의 Big 5 성격 특성들 중 동조성이 외향성 다음으로, 행복감에서 두 번째 순위를 차지한다는 것을 발견하였다(Costa & McCrae, 1985, 1992)(제6장 참조). 따라서 외향성과 친화성은 사회적 연결에서 긍정적인 영향력을 가지고 행복감을 증진시킬 수 있는 특성인 것처럼 보인다(논평에 대해서는 DeNeve & Cooper, 1998 참조).

또한 흥미롭게도, 메타 분석 논평은 Big 5 특성 중 성실성이 (자기 수양적이고 능률적인) 삶의 만족감과 가장 강력하게 정적 관계를 가지고 있으며(DeNeve & Cooper, 1998) 외향성이 두 번째라고 보고하였다(Steel et al., 2008). 성실한 사람들은 왜 그들의 삶에 더 만족하고 있는가? 아마도 충동적이거나 목표가 없는 사람(반대 특성의 특징을 가진 사람들)보다 자신들의 목표를 성취할 가능성이 더 크기 때문일 것이다. 더욱이, 도전 목표를 설정하는 과정과 그것들을 향해 끊임없이 나아가는 것은 나중에 살펴보게 될 안녕감을 느끼도록 하는 **몰입**(flow) 경험을 만들어 낼 수 있다(Csikszentmihalyi, 1990).

또한 앞에서 논의한 것처럼 신경증적 성향은 행복감과 안녕감에서 일관된 부

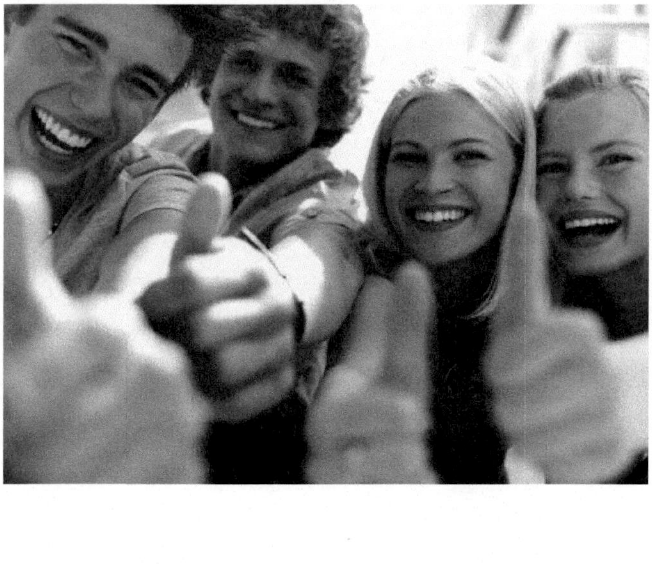

연구는 지속적으로 외향성이 긍정 정서와 행복감과 가장 밀접하게 연관된 성격 특성임을 보여 준다.

정적 예측 요인이다. Lahey(2009, p. 241)는 이 특성을 다음과 같이 정의한다. "신경증 성향의 성격 특성은 위협, 좌절 또는 상실에 대해 부정적 정서를 가지고 반응하는 비교적 안정적인 경향성으로 언급된다." 정의한 바와 같이, 신경증 성향의 점수가 높은 사람들은 부정적 감정(예, 불안, 우울, 분노 등)을 더 많이 경험하고, 더 많은 불행과 연결되어 있다. 신경증 성향은 많은 신체적 · 정신적 장애뿐만 아니라 더 빈약한 삶의 질과 아마도 더 짧은 수명과도 연관되어 있다(Lahey, 2009). 흔히 신경증 성향에서 점수가 높은 사람들은 반추 같은 비효과적인 문제 해결 전략을 사용한다. 반추는 그들 자신에게 주의의 초점을 맞추고 부정적인 자기 평가를 하는 동안 과거 문제와 부적합한 부분에 매달리게 한다(Lyubomirsky, Tucker, Caldwell, & Berg, 1999; Nolen-Hoeksema, 1991). 이것은 더 낮은 수준의 주관적 안녕감을 유지하고 부정적 기분을 지속하도록 한다.

경험에 대한 개방성(모험심, 호기심)이라는 Big 5 특성은 때로 주관적 안녕감과 정적 상관이 있지만, 이것의 효과는 흔히 극히 작고 유의하지 않다. 연구자들이 주관적 안녕감에 대한 성격의 효과 크기를 측정할 때, 그것들은 크게 겹친다. 예를 들면, 최근의 메타 연구(Steel et al., 2008)는 성격이 주관적 안녕감 변량 중 39%까지 설명한다는 것을 발견하였다.

행복한 사람들에게 있어서 **최고의 행복**을 정의하는 특성은 무엇인가? Diener와 Seligman(2002, p. 81)은 222명의 학부생 표본에서 상위 10%의 점수를 얻은 이들을 살펴보았는데, 그들이 '높은 사회성', 다시 말하면 강한 사회적 관계와 낭만적인 관계를 가지고 있으며, "더 외향적이고, 더 동조적이며, 덜 신경증적"이었다는 것을 발견하였다. 더욱이 그들은 "가장 행복한 집단의 구성원들은 대부분의 시간에서 황홀한 것이 아니라 긍정적인 기분을 경험하고, 가끔 부정적 기분을 보고하였다."고 기술하였다. Diener와 Seligman(2002)의 발견은 행복과 연합된 성격과 특질 특성에 대한 일반적 조사 관찰을 강화하였으며, 가장 행복한 사람들조차도 때때로 나쁜 기분을 가지고 있다는 것을 보여 주었다.

마지막으로, 행복한 사람들은 스스로 행복하다는 것에 주목해야만 한다. 그들은 긍정적인 자신감을 가지는 경향이 있다(Campbell, 1981). Myers와 Diener가 주목한 바와 같이(1995, p. 14), 그들은 "나는 같이 있으면 많이 즐거운 사람이다." 또는 "나는 좋은 생각들을 가지고 있다."와 같은 진술을 지지할 가능성이 높다. 따라서 자기 수용과 높은 긍정적 자존감을 가지는 것은 안녕감과 연합된 중요한 속성인 것 같다.

생활환경

앞서 언급한 바와 같이, 행복 설정점은 장기간 안정된 행복감의 약 50%를 설명하고, 생활환경은 최소한의 역할을 하는 것 같다. 예를 들면, Lyubomirsky, Sheldon과 Schkade(2005)는 생활환경이 장기간 행복감의 약 10%만을 설명한다고 추정하였다(그림 2.3). 그들은 약간의 환경 변인들이 일시적으로 행복감을 끌어올릴 수는 있지만, 그것은 쾌감 적응에 의한 것이고, 이러한 상승은 시간이 지남에 따라 서서히 사라질 것이라고 제안하였다. Lyubomirsky(2007)는 또한 행복감 수준의 40%가 의도적인 활동에 의해 결정된다고 믿었다. 이에 대해서는 제15장에서 논의될 것이다.

주관적 안녕감에 미치는 영향에 대한 서로 다른 유형의 평론에서, Diener(1984)는 **행복의 상향식 이론**(bottom-up theories of happiness) 대 **행복의 하향식 이론**(top-down theories of happiness) 개념을 소개하였다. 상향식 개념은 생활환경들이 행복(즉, 긍정적 경험의 합계)에 영향을 준다고 단언하고 있다. 우리 주변의 모든 것들이 행복 수준에 영향을 주기 위해 부글부글 끓고 있다는 것이다. 그렇지만 하향식 개념은 행복 수준은 우리 자신에게서 시작되고, 우리가 환경을 볼 때, 장밋빛 안경이나 잿빛 안경을 통해 그것들을 본다고 설명한다. 당신이 현재 행복에

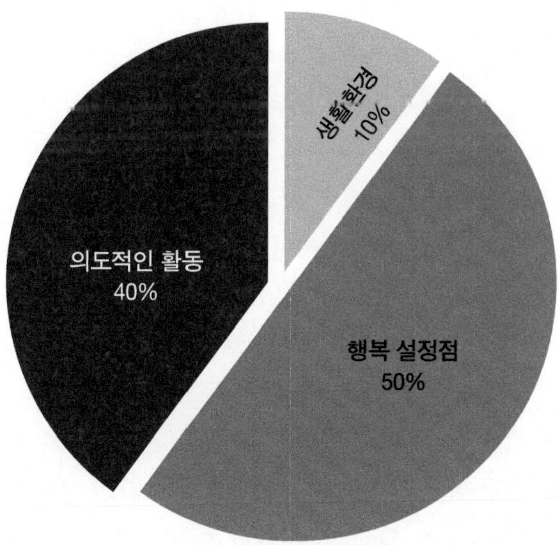

그림 2.3 생활환경은 행복을 결정하는 데 있어서 오직 10%만을 설명한다고 Sonja Lyubomirsky는 추정한다.

출처: *The How of Happiness: A New Approach to Getting the Life You Want*, p. 20, by S. Lyubomirsky, 2007. New York, NY: Penguin Group. Copyright Sonja Lyubomirsky. Used with permission.

관해 알고 있는 것에 비추어 볼 때, 행복의 상향식 이론과 하향식 이론 중 어떤 것이 더욱 타당한 것 같은가?

비록 하향식 이론이 행복 수준의 대부분을 설명한다고 하지만(Diener, Suh, Lucas, & Smith, 1999; Lyubomirsky, 2001), 생활환경이 다양한 방식으로 하향식 영향과 상호작용할 수도 있다는 것을 염두에 둘 필요가 있다(Headey, Veenhoven, & Wearning, 1991; Leonardi, Spazzafumo, Marcellini, & Gagliardi, 1999). 예를 들면, 성취(하향식)를 가치 있게 여기는 사람은 앞서는 것에 신경 쓰지 않는 사람보다 진급(상향식)할 때 더 행복할 것이다. 그것은 환경에 추동된 더 높은 수준의 주관적 안녕감을 가지고 우리의 동기와 같은 선상에 있는 목표를 향해 움직일 때만(동기와 같은 선상에 있지 않은 목표를 향해 나아가는 것과는 반대로) 나타난다(Brunstein, Schultheiss, & Grassman, 1998).

다음으로 행복감 수준에 미치는 상대적 영향을 보기 위해, 건강, 소득, 결혼, 연령, 성별, 지능, 교육에 대하여 Diener 등(1999)이 검토한 몇몇 상이한 환경(그것들 중 몇 가지는 우리의 통제 밖에 있다)을 살펴보자. 건강은 행복에 영향을 미치는가? 앞서 언급한 것처럼(Lucas 2007a, 2007b), 만성적인 심각한 장애를 지니고 있는 것은 장기간의 행복감 수준에 부정적인 영향을 미칠 수 있다. 쾌감 적응은 적은 것 같다. 그렇지만 덜 심각한 건강 문제들은 성공적인 적응을 더 잘 받아들이고 있다. 따라서 Antonovsky의 연속선상(제1장 참조)에서 질병에 걸리기 쉬운 쪽 극단에 있을 때는 행복감 수준이 더 낮을 가능성이 있지만, 연속선상의 매우 건강한 쪽이 있을 때는 추가된 행복감을 경험할 가능성이 없을 것이다. 다른 말로 하면, 대단히 건강한 사람이 단순히 건강한 사람보다 반드시 더 행복하지는 않다. 그렇지만 매우 건강하지 못한 사람은 일반적으로 다소 건강하지 못한 사람보다 덜 행복하다. 좋은 건강은 정상적인 것으로 간주되기 때문에, 비록 많은 다른 이득이 있더라도, 좋은 건강으로부터 행복을 추가적인 보너스로 얻는 것은 아닌 것 같다. 불행하게도, 우리는 나쁜 건강으로 행복세를 내는 것 같다.

행복에 미치는 돈의 영향은 어떤가? 돈으로 행복을 살 수 있는가? 어떻게 생각하는가? 이 질문에 답하기 위해 많은 연구 전략들이 수행되어 왔다. 이 전략들은 다음과 같은 돈의 측정 방법을 사용한다. 몇 가지 예를 들면, 다른 나라들의 국내총생산(GDP)(Diener, Diener, & Diener, 1995), 소득 수준(Diener et al., 1995; Myers, 2000), 봉급 인상(Diener et al., 1993), 로또 당첨(Brickman et al., 1978) 등이다. 상당히 흥미로운 연구 중 한 가지는 1957~2002년에 미국 물가 조정 수입이 지속적으로 증가하였는데도, 행복 수준은 그대로였다는 사실이다(그림 2.4). 연

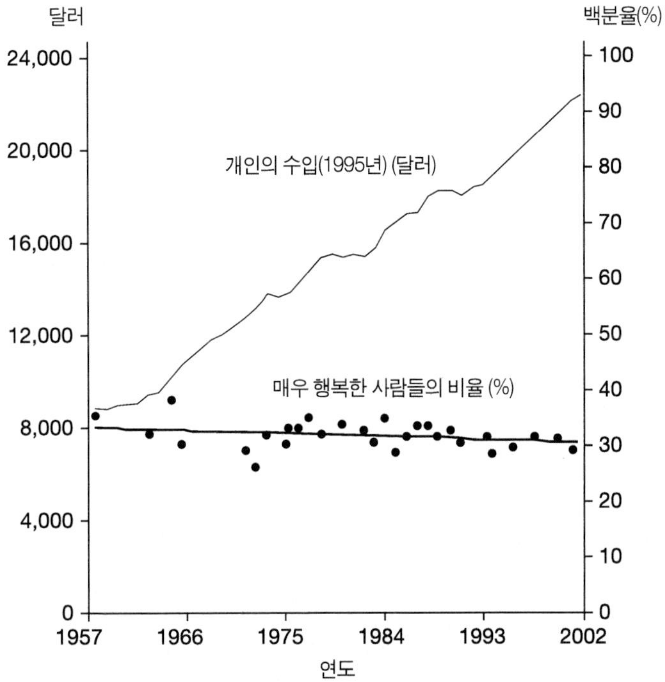

그림 2.4 **미국에서 수입이 많은 사람들과 매우 행복한 사람들의 백분율**
해가 갈수록 수입이 증가하였는데도 매우 행복하다고 보고한 사람들의 백분율은 동일하였다.

출처: Income data from U. S. Commerce Department, Bureau of Census(1975) and Economic Indicators; happiness data from General Social Surveys, National Opinion Research Center, University of Chicago; data compiled by David G. Myers. From David Myers, Funds, Friends and Faith of Happy People, *American Psychologist*, *55* (1), Figure 5, p. 61. Copyright 2000 by the American Psychological Association. Reprinted with permission.

구의 저자는 "우리는 2배로 풍요롭지만 더 행복하지는 않다."라고 역설적으로 보고하였다(Myers, 2000, p. 61).

돈과 행복에 대한 상당수의 연구 결과를 평가해 볼 때, 취할 수 있는 메시지는 무엇인가? 그 메시지는 간단하지만 조건적이다. 그 결과들은 만약 어떤 사람이 가난하게 살고 있고, 음식과 주거지와 안전을 위한 기본적 욕구가 충족되지 않았다면, 이러한 기본적 욕구를 제공하기 위해 더 많은 돈을 받는 것은 행복 수준에서 증가하는 쪽으로 차이를 만들 수 있다(Diener et al., 1999). 그렇지만 쾌감 트레드밀은 소득이 기본적인 수준 이상으로 상승되었을 때 작용하기 시작한다.

부유한 국가에 사는 사람들 또한 차이를 보이는 것 같다. Diener 등(1999, p. 288)은 "부유한 국가에서 부유한 사람들은 가난한 사람들보다 **단지 약간** 더 행복한 반면, 부유한 국가들은 가난한 국가들보다 **훨씬** 더 행복한 것으로 보인다."고 언급하였다. 종합해 보면, 국가의 부는 거주자의 개인적 부가 행복에 얼마나 큰 영향을 미치는지를 결정하는 조건을 설정하는 것 같다. Seligman(2002, p. 53) 또한 이러한 점을 말하였다. "가난이 삶 자체를 위협하는 매우 가난한 나라에서 부유한 것은 안녕감을 더 크게 예측한다. 그렇지만 대부분의 모든 사람들이 기본적인 안전망을 갖춘 부유한 나라에서 부의 증가는 개인의 행복에 대수롭지 않은 효과를 갖는다. 미국에서, 매우 가난한 사람은 행복감이 더 낮지만, 일단 그 사람이 간신히 편안해지면, 추가된 돈은 행복에 그다지 영향을 주지 않는 것 같다."

결혼이 전반적인 행복에서 차이를 가져오는가? 두 가지 대립되는 정보원을 살펴보자. 첫 번째, Myers(2000)는 1976~1996년에 거의 2배의 기혼 성인(40%)이 미혼 성인(24%)보다 자신이 매우 행복한 상태라고 보고한 35,024명의 미국인들을 대상으로 수집한 전국여론조사센터 종합사회조사의 분석들을 보고하였다(그림 2.5). 이것은 결혼이 행복으로 이어진다고 제안하는 것 같다. 당신은 동의하는가?

그렇지만 당신이 이러한 결론에 도달하기 전에 이 연구가 결혼이 시간의 흐름에 따라 커플에게 어떻게 영향을 미치는지에 대해서는 보여 주지 않는다는 점을 염두에 두길 바란다. Lucas, Clark, Georgellis와 Diener(2003)는 15년 넘게 독일에서 거주한 24,749명으로부터 수집된 자료를 처리하였다. 이 집단에서 1,761명은

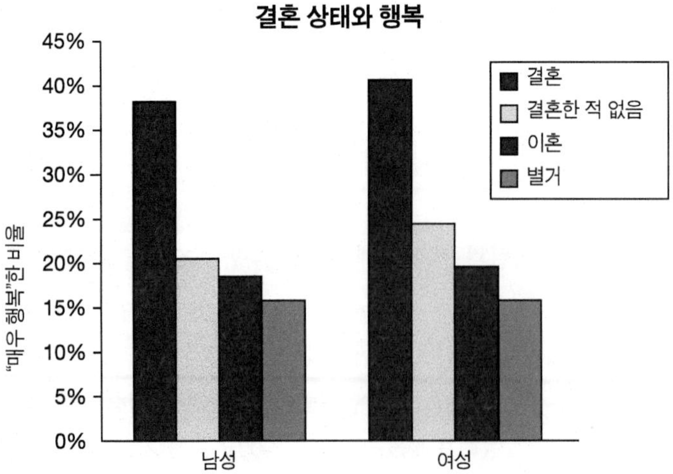

그림 2.5 결혼이 행복을 이끈다고 제안하는 35,024명의 미국인들을 대상으로 1976~1996년에 수집된 전국여론조사센터 종합사회조사 자료. 이것은 정확한 가정인가?

출처: The Funds, Friends, and Faith of Happy People, by David Myers, 2000, *American Psychologist*, *55* (1), Figure 6, p. 63. Copyright 2000 by the American Psychological Association. Reprinted with permission.

독신이었고 연구가 진행되는 동안 결혼하였다. 그래서 조사자들은 이들에 대해 결혼 전부터 결혼식과 그 후 시간의 흐름에 따른 추적을 할 수 있었다.

연구는 대부분의 사람들이 평균적으로 결혼 후 행복 수준에서 매우 작은 상승을 가진 후, 약 2년 넘는 기간 동안 이어지다가 결혼 전 기저선으로 돌아간다는 것을 밝혀냈다(그림 2.2 참조). 더욱이 이 연구는 "행복한 사람들은 결혼하고 결혼 상태를 유지할 가능성이 더 높다"는 생각에 대한 증거를 발견하였다. 이러한 발견은 아마도 Myers(2000)에 의해 보고된 기혼자와 미혼자 간의 전반적인 행복 수준에서 약간의 차이가 있는 것을 설명할 것이다. 즉, 행복한 사람들은 불행한 사람들보다 자기 선택 과정으로 결혼할 가능성이 더 높다. 결혼한 불행한 사람들은 다시 자기 선택 과정으로 이혼할 가능성이 더 높다. 그래서 결혼 집단에서 떨어져 나간 불행한 이혼자들은 결혼한 집단에 더 행복한 사람들을 남겨 두게 될 것이다. 결혼한 많은 행복한 사람과 결혼을 유지하지 못한 불행한 사람의 합은 미혼자들에 비해 결혼한 사람들의 전반적인 행복 수준이 높은 것에 기여하고 있다. 이것은 바꾸어 말하면 결혼이 전반적으로 행복을 가져온다는 거짓된 전체적인 인상을 만들 수 있다.

Lucas 등(2003)은 어떤 사람들은 행복감 수준이 증가하고 몇몇은 감소하고 그리고 일부는 변화를 보이지 않는 등, 결혼에서 상이한 궤도가 있음을 발견하였다. 결혼에 대해 긍정적이거나 부정적인 반응이 강하면 강할수록 향후 결혼 전 기저선 수준으로 내려갈 가능성이 더 적기 때문에 결혼한 배우자의 적응 수준은 결혼에 대한 그나 그녀의 초기 반응에 달려 있는 것 같다. 그래서 만약 어떤 사람이 결혼 후 행복감이 크게 향상되었다면, 결혼은 그 향상을 지속할 수 있는 좋은 기회가 된다. 그렇지만 일반적인 규준은 결혼으로 매우 작은 상승을 보인 다음에 점차적으로 기저선으로 돌아가는 것이다.

다음으로 연령과 성별이 행복에 미치는 효과를 살펴보자. 두 가지의 효과는 대수롭지 않은 것처럼 보인다. 비록 나이가 들어감으로 인해 나타나는 건강에서의 일반적인 감소는 행복의 감소를 초래하지만, 젊은 사람들보다 많은 인생 목표(예, 아이 양육, 직업 목표 달성하기 등)를 달성하기 위해 더 많은 시간을 가져왔기 때문에 노인의 증가된 삶의 만족에 의해 상쇄될 것이다. 성별은 행복에서 1% 미만의 차이를 설명한다(Fujita, Diener, & Sandvik, 1991). 여성은 남성보다 모든 정서를 강렬하게 느끼고, 긍정적 정서와 부정적 정서 모두에서 더욱 격렬한 경험을 하기 때문에 남성과 거의 동등하게 전반적인 행복 수준에서 균형을 유지하는 것으로 보고되고 있다(Fujita et al., 1991).

지능과 교육은 어떠한가? 확실히 그것들은 차이를 만드는가? 사실상 연구들은 지능이 안녕감과 인지할 수 있을 만큼 관련되지 않았고(예, Watten, Syversen, & Myhrer, 1995), 교육은 적어도 미국에서는 안녕감과 정적으로 관련되어 있을지라도 극히 작다(Witter, Okun, Stock, & Haring, 1984)는 것을 발견하였다. 더 많은 교육을 받을수록 더 행복하다는 것이 발견될 경우, 그것은 교육을 덜 받은 노동자가 가난하게 산다는 사실과 같은 간접적인 요인들과 더 관련되는 것 같다. 당신은 "소득이 행복과 관련이 없다고 생각하는가?"라고 질문할지 모른다. 비록 전반적인 소득과 행복 간의 상관이 더 높은 소득 수준에서는 약해지거나 유의하지 않을지라도 가난하게 사는 것은 적은 행복과 관련되어 있다는 것을 회상하여 보라. 일단 소득 효과가 통계적으로 제거되면, 행복에서 더 많은 교육을 받은 사람과 교육을 많이 받지 않은 사람 간에 유의한 차이는 없다(Diener et al., 1993). 당신은 Lyubmirsky 등(2005)이 왜 삶의 환경들은 안정된 장기간 행복 수준의 효과에서 10%만을 설명한다고 추정하였는지를 알 수 있을 것이다.

낙관성

당신은 전에 비관론자의 신념, 즉 "나는 나쁜 일이 발생하였을 때 실망하지 않고 좋은 일이 발생하였을 때 유쾌하게 놀랄 것이기 때문에 낙관론자보다는 차라리 비관론자가 될 것이다."라는 말을 들어 보았을 것이다. 당신이 비관론자에게 들어 보았을 또 다른 정당화는 "나는 현실주의자이고 내 머리를 구름 위에 두고 살지 않기 때문에 낙관론자보다는 비관론자가 될 것이다."라는 것이다. 낙관론자가 장밋빛 안경을 통해 삶을 보는 것이라면, 비현실적으로 최상을 기대하는 것인가? 이러한 사람들은 순진하거나 부인하고 있는 것인가? 불가피한 좌절과 실망과 실패에 대처할 때 낙관성이나 비관성 중 어떤 것을 채택하는 것이 더 나은가? 증거를 살펴보기 전에, 낙관성의 유형을 먼저 알아보자.

Carver, Scheier, Miller와 Fulford 등, 이 분야를 선도한 전문가들이 정의하였듯이, "낙관론자들은 좋은 일들이 일어날 것이라고 기대하는 사람들이고, 비관론자들은 나쁜 일들이 일어날 것이라고 기대하는 사람들이다"(2009, p. 303). **기질적 낙관성**(dispositional optimism)은 긍정적인 성과에 대한 포괄적 기대를 가지는 지속적인 경향성이다(Scheier & Carver, 1985, 1992). 낙관성은 대안적으로 **설명 양식**(explanatory style)의 유형 또는 사람들이 자신들에게 어떤 일이 일어난 이

기질적 낙관성: 긍정적인 성과에 대한 포괄적 기대를 가지는 지속적인 경향성

유를 추론하는 방식으로 볼 수 있다(Peterson & Seligman, 1984). 낙관론자들은 안 좋은 사건들을 상황의 특수한 외적 요인들에 의해 일시적으로 야기된 것으로 보려는 경향이 있는 반면(예, "이 상황에서는 운이 없었지만, 대체로 잘 될 거야."), **비관론자**들은 더 지속적(예, "이 문제는 결코 사라지지 않을 거야.")이고 포괄적(예, "이런 일은 항상 나에게 발생하는 것 같다.")이고 내적 요인에 의해 야기되는(예, "만약 내가 좀 더 똑똑하였다면 이런 일은 나에게 일어나지 않았을 거야.") 것으로 보려는 경향을 지니고 있는데, 이처럼 좋지 않은 사건을 정반대의 패턴으로 보고 있다(Buchanan & Seligman, 1995).

Seligman은 스트레스원을 마주한 어떤 사람들은 무기력감을 학습[**학습된 무기력**(learned helplessness: 우울한 상태와 유사한 수동적인 상태)]할 수 있고(Peterson, Maier, & Seligman, 1993), 그와 반대로 **학습된 낙관성**(learned optimism)을 개발할 수도 있다(Seligman, 1990)(제10장 참조)고 제안하였다. 학습된 무기력 상태에 있는 사람들은 자신의 노력이 성과에 영향을 주지 않는다고 믿는다. 그들은 패배를 예상한다. 왜냐하면 자신의 노력과 결과 사이의 관계를 보지 않기 때문이다. 그렇지만 학습된 낙관성을 지닌 사람들은 노력과 성과들 사이의 연결성을 보기 시작하는데, 그것은 다음에 희망을 가지게 한다.

학습된 무기력: 자신의 노력이 결과에 영향을 미치지 않는 것으로 지각하는, 우울한 상태와 유사한 수동적 상태

학습된 낙관성: 일반적으로 긍정적인 성과를 기대하는 것에 대한 획득된 능력

몇몇을 제외하고, 연구 결과는 기질적 낙관론자들이 스트레스에 대처하고 주관적·육체적 안녕감을 촉진하는 데 있어서 비관론자들보다 이점이 있음을 강하게 시사한다(평론을 위해서는 Carver et al., 2009 참조). 예를 들어, 수술 전 낙관성은 관상동맥 우회 수술 8개월 후에 더 높은 수준의 삶의 질과 삶의 만족을 예측한다(Fitzgerald, Tennen, Affleck, & Pransky, 1993). 최근의 메타 분석(Solberg Nes & Segerstorm, 2006, p. 235)은 낙관성이 더 많은 접근 대처("스트레스원이나 정서들을 제거하고 줄이고 관리하는 데 목표를 둔 전략들")와 더 적은 회피 대처("스트레스원이나 정서들을 무시하고 회피하고 철회하는 것을 추구하는 전략들")를 사용하도록 하며, 이것은 낙관론자들이 스트레스원에 대해서 더 나은 적응을 하도록 한다는 것을 발견하였다. 더 나아가, 기질적 낙관론자는 스트레스에 대해 더 적은 부정적 기분과 "낙관성이 스트레스에 대해 염증을 일으키는 효과를 방지한다고 제안하는" 생물학적 염증 반응을 보였다(Brydon, Walker, Wawrzyniak, Chart, & Steptone, 2009, p. 810)(생물학적 염증에 대한 자세한 논의를 위해서는 제4장 참조).

Sarah Schneider(2001, p. 250)는 **현실적 낙관성**(realistic optimism)을 언급하였는데, 이는 "적절하게 현실적으로 점검하지 않고는 원했던 신념들에 대해 스스로

가 확신하거나 자기기만" 하지 않는 낙관성의 한 형태이다. 현실적 낙관성은 다음과 같은 특성들을 갖고 있다. (1) 자신과 다른 사람들에게 의심의 혜택을 제공한다. (2) 그 순간을 인식한다. (3) 절호의 기회를 찾는다. (4) 현실 점검을 한다. 제6장에서 좀 더 자세하게 낙관성의 이점을 논의할 것이다.

몰입과 목표 추구

긍정심리학의 또 다른 중요한 영역은 몰입과 목표 추구에 관한 것이다. 당신은 "흠뻑 빠진", 즉 활동에 너무 몰두해서 주변에서 일어나는 모든 것들에 대한 자각을 상실한 경험을 한 적이 있는가? 아마도 스포츠 경기, 댄스, 암벽 등반을 하는 때일 것이다. 그러한 활동을 하는 동안에는 시간이 날아가는 것 같은가? "흠뻑 빠진" 것 자체가 보상인 것으로 느끼는가? 당신이 그 활동에 전적으로 통합되고, 그것과 하나 되는 것같이 느꼈는가? 또 다른 맑은 물에 들어가는 개울물처럼, 자신이 통합되고 활동의 흐름에 몰입되는 것을 느꼈는가? 만약 그렇다면, 당신은 Mihaly Csikszentmihaly(1990)가 **몰입**(flow)이라고 부르는 것을 경험한 것이다.

우리는 스포츠 활동과 "흠뻑 빠지는 것"이라는 문구를 연관시키는 경향이 있지만, **몰입**이라는 단어는 현상학적 성질을 지닌 모든 유형의 활동에 확장된다. Ciskszentmihalyi(1975)는 댄서, 체스 선수, 암벽 등반가 및 다른 사람처럼 자신의 활동에 전적으로 종사하는 경험을 한 많은 사람들과 면담하고, 그들의 공통된 경험에 대한 분석에 근거하여, 처음에는 자기 목적적 경험(autotelic experiences)이라 불렀으나, 후에는 간단하게 몰입이라고 언급한 모형을 개발하였다. **몰입**은 "현재 순간에 완전히 흡수되는 경험"을 나타낸다(Nakamura & Csikszentmihalyi, 2009, p. 195).

몰입: 현재 순간에 일어나는 사건들과 자신의 의식이 융합되는 경험

몰입의 기회를 증가시키기 위해서는 다음과 같은 분명한 조건들이 존재해야만 한다.

- "행동을 위한 기회나 지각된 도전, 현재의 기술이 남보다 뛰어나지는 않지만 시도하기
- 진행되는 일에 대해 즉각적으로 피드백을 하고 목표를 분명히 하기"(Nakamura & Csikszentmihalyi, 2009, p. 195)

몰입의 주관적 상태는 다음과 같은 요소들을 포함한다.

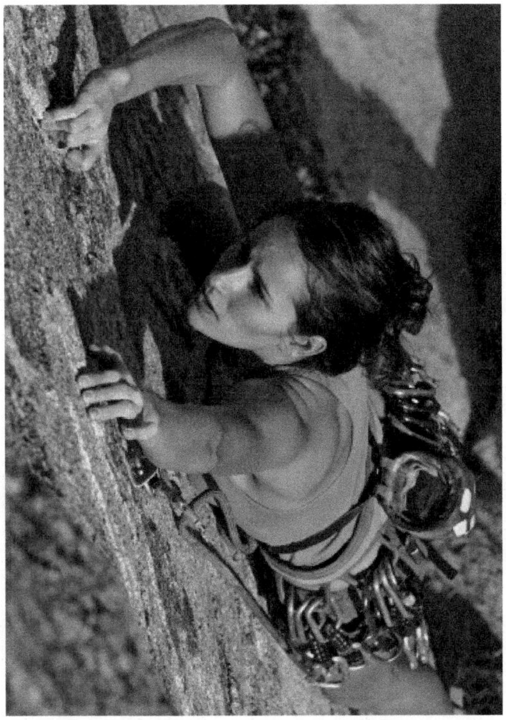

ⓒ Istockphoto/Greg Epperson

몰입 중인 암벽 등반가

- "현재의 순간에 대한 강력한 집중
- 행동과 자각의 통합
- 반영적 자의식의 상실(즉, 사회적 행동자로서 자기 자신에 대한 자각의 상실)
- 자신의 행동을 통제할 수 있다는 감각, 즉 무엇이 일어나든지 다음 상황에 어떻게 반응할지를 알기 때문에 상황을 원칙적으로 다룰 수 있다는 감각
- 시간 경험의 왜곡(전형적으로 시간이 평소보다 빠르게 지나가는 감각)
- 최종 목표는 종종 단지 과정을 위한 하나의 구실이며, 본질적으로 보상으로서의 활동 경험"(Nakamura & Csikszentmihalyi, 2009, pp. 195-196)

몰입은 우리 능력의 가장 높은 수준에 도달하도록 밀어붙이는 행동을 할 때 발생할 가능성이 가장 높다. 우리는 이러한 도전이 있어야만 하고 그것들에 숙달감을 느껴야 한다. 그러나 만약 수행하는 그 행위가 충분히 도전적이지 않다면, 지루함을 경험하는 경향이 있다. 다른 한편으로, 도전에 의해 압도된다고 느낀다면 몰입 대신 불안을 경험할 가능성이 있다.

몰입에 대한 연구가 왜 중요한가? 몰입은 어떻게 효과적인 삶을 살 것인가에 대한 또 다른 전망을 제공한다. 일부의 경우, 도전할 목표를 설정하고 그것을 향해 나아가는 과정이 좋은 삶의 전부이다. 78명의 성인 노동자에 대한 무작위로 표집된 자기 보고(경험 표집 방법으로 알려진) 연구에서, Csikszentmihaly와 LeFevre(1989)는 사람들이 언제 몰입 경험을 하는지 확인할 수 있었다. 그들은 상당수의 몰입 경험이 여가 활동보다는 오히려 일을 할 때 보고된다는 것을 발견하였다. 이것은 몰입이 긍정적 느낌과 연관되고 비몰입은 부정적 느낌과 연관되기 때문에 명백한 역설이지만, 많은 사람들은 직장에 있을 때 여가 활동과는 다른 무언가를 할 것이라고 말하였다. 저자들은 직장에서의 일이 재미있을 것이라고 가정할 수 없다는 문화적 지각이 직무와 관련된 긍정적 경험들을 보다 완전하게 인식할 수 있는 능력을 손상시킬 수 있다고 제안하였다. 더욱이, 낮은 강도의 여가 활동 시간이 몰입과 관련이 없을지라도, 높은 강도의 일로부터 회복하기 위해서는 우리가 기대하고 있는 이완 시간이 필요할 것이다. 따라서 몰입 경험을 야기하는 활동을 하는 것은 효과적인 삶을 살아가는 데 일부가 되지만, 행복과 몰입이 항상 함께하지는 않는다.

몰입에 대한 30년 이상의 연구를 통해, 우리는 이제 문화와 성별과 연령에 걸친 몰입의 보편성과; 학교, 직장 및 여가 활동 동안; 그리고 그것이 어떻게 **최적 경험**, 즉 온전하게 순간의 삶을 살아가는 것을 이끌 수 있는지에 대한 더 많은 이해를 갖게 되었다(몰입 연구에 대한 최근 평론을 위해서는 Nakamura & Csikszentmihalyi, 2009 참조). 직무 스트레스(제9장 참조)와 신체 운동(제11장 참조)을 다루는 후반부의 장들에서 몰입에 관하여 간단히 논의할 것이다.

희망 이론

희망 이론은 사람들이 어떻게 자신의 목표에 더욱 가까워지는지를 이해하기 위한 방법으로 C. R. Snyder(1989)에 의해 소개되었다. 그의 공식에서, **희망**은 인지적 경로와 주체의 결합으로 보인다. **경로**(pathway)는 바라는 목표에 도달하기 위한 하나 이상의 노선을 마음에 그려 볼 수 있는 능력을 나타낸다. 그리고 **주체**(agency)는 광범위한 목표들을 추구할 것이라는 동기적 특성 같은 지각을 나타낸다. 따라서 "희망적인 사고는 어떤 목표에 대한 노선을 생성하기 위한 지각된 능력과 그러한 노선을 사용하는 지각된 능력/결정력 모두를 요구한다"(Rand & Cheavens, 2009).

정서는 사고의 노력이나 자신의 목표를 향해 나아가는 과정에서 생기는 부산물이고, 그것들은 목표 추구에 대한 지각된 성공이나 실패에 관한 피드백으로 제공된다. 따라서 목표를 실행하는 데 있어서 향상된 진전을 이루었다고 지각한 사람들은 긍정적 정서를 가지게 되겠지만, 목표가 가로막혔거나 빈약한 진전을 보였다고 지각한 사람들은 부정적 감정을 느낄 것이다.

희망을 더 많이 경험하고자 하는 사람들은 특성 희망 척도(Snyder et al., 1991)에서 높은 점수를 받을 수 있지만, 희망은 상태 희망 척도(Snyder, 1996)를 이용하여 일시적 상태로 측정될 수도 있다. 희망 이론에 관한 연구 문헌을 평론하였을 때, Rand와 Cheavens(2009, p. 323)는 "더 높은 희망은 우수한 학업과 운동 수행, 더 큰 신체적 · 심리적 안녕감 및 향상된 대인관계와 관계가 있다."고 결론지었다.

희망은 낙관성과 매우 유사한 것처럼 보이는데, 왜냐하면 이 둘은 모두 긍정적 성과에 대한 예측을 포함하기 때문이다. 그렇다면 어떤 차이가 있는가? Bruininks와 Malle(2005)는 **희망**, **낙관성**, **필요**, **갈망**, **소원**, **기쁨** 같은 단어를 정의하기 위해 대학생 연구 참가자에게 질문을 통하여 두 개념을 더욱 분명하게 구분하도록 하였다. 구성 개념에 대한 Snyder의 정의와는 대조적으로, 그들이 발견한 것은 희망에 대한 일반 사람들의 개념적 정의는 **정서**인 반면, 낙관성은 분명히 **인지**로 본다는 것이다.

더욱이, 참가자 정의에 대한 그들의 코딩에 기초해서, 두 개념들은 **주관적 가능성**과 **지각된 통제**의 두 가지 차원에서 더욱 큰 차이를 보였다. 이 두 가지 차원에 따라 낙관성은 희망과 비교하여, 긍정적 성과에 대한 높은 주관적 가능성과 더욱 높은 지각된 통제와 연관된다. 예를 들어, 학생들은 열심히 공부한 후 시험을 잘 볼 것이라고 낙관적일 수 있고(높은 주관적 가능성과 높은 지각된 통제) 또한 로또에 당첨되기를 희망한다(낮은 주관적 가능성과 낮은 지각된 통제). 희망은 낮은 확률에 마주하였을 때조차 동기화된 정서를 느끼게 하거나 우리의 통제 내에 있지 않은 사건들을 예상할 때 영감을 일으키는 가치를 갖는다. 역으로, 그것은 비현실적인 목표를 추구하도록 동기화할 수도 있고 헛된 노력을 위해 시간, 돈, 열정 같은 가치 있는 자원들을 불필요하게 소비하게 할 수도 있다. 이러한 방식에서, 정확하게 같지 않지만, 희망은 **소망**(wishing)과 유사하다.

마음챙김과 향유하기

의식적 자각과 주의를 능동적으로 연마하려는 아이디어는 불교 전통에 근간을 두며 마음챙김 실천의 일부분이다. **마음챙김**(mindfulness)은 "현재 일어나고 있는 것에 대해 주의를 기울이고 자각하는 상태"라고 정의된다(Brown & Ryan, 2003,

p. 822). 유사하지만 미세하게 차이가 있는 마음챙김의 정의는 "수용을 통한 현재의 자각"이다(Siegel, 2010, p. 27).

장시간의 자동차 운전 후 목적지에 도달했을 때 몽롱한 상태로부터 자신이 무엇을 하고 있는지를 자각하게 되는 것을 경험해 본 적이 있는가? 목적지에 도달하였을 때 갑자기 분명해지고 집중력을 가지고 트랜스 상태로부터 깨어났지만 자동차가 움직이고 있는 동안 당신은 트랜스 상태에 있었다고 생각할 수 있다. 운전하는 동안 당신이 경험하였던 트랜스 상태는 **마음챙김 없음**(mindlessness)이고—당신은 자동 조정 장치 상태에 있었다—운전의 마지막에 날카롭게 초점된 상태는 **마음챙김**이다.

마음챙김(Langer, 1989)은 기본적으로 의식적 자각의 한 유형이다. 어떤 사람들은 다른 사람들보다 더 자주 마음챙김 상태로 향하는 경향이 있지만(마음챙김 특성) 우리 중 대부분은 마음챙김에 기반한 명상에 관한 실습을 통해 마음챙김의 자발적인 통제를 배울 수 있다(제14장 참조). 마음챙김 특성에서 높은 점수를 얻은 사람들은 Brown과 Ryan(2003)이 수행한 일련의 연구(상관, 실험 및 유사 실험)에서 전반적으로 더 높은 수준의 심리적 안녕감을 가지고 있는 것으로 보였다. 높은 마음챙김 참가자들은 낮은 마음챙김 참가자들보다 더 적은 우울, 더 적은 불안, 더 적은 부정적 감정, 더 많은 긍정적 감정을 표현할 뿐만 아니라 더 높은 수준

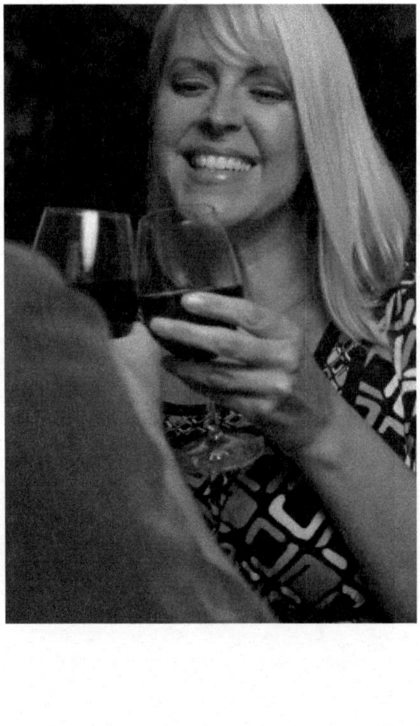

© Feverpitched/Dreamstime.com

당신이 향유하였던 시간을 생각해 보라. 당신이 당신의 긍정적 경험에 대한 마음챙김 자각을 가져오기 위해 사용한 전략은 무엇인가? 즐거움을 연장하기 위해 어떻게 당신의 향유 경험을 잡을 수 있었는가?

의 자존감을 갖는 경향이 있다. 또한 Brown과 Ryan(2003)은 마음챙김에 기반한 임상 중재의 결과를 언급하였는데, 그 결과는 암 환자들의 증가된 마음챙김은 더 적은 기분 장애 및 스트레스와 연관되어 있다는 것이다. 마음챙김, 마음챙김 명상, 마음챙김 중재에 대한 자세한 논의는 제14장을 보라.

마음챙김과 관련된 개념은 향유하기이다. **향유하기**(savoring)는 즐거운 경험에 대해 마음챙김 자각을 적용하는 과정, 즉 "유쾌한 경험에 대한 의도적인 의식적 주의"를 적용하는 것(Bryant, 2003, p. 195)에 관한 것이다. 비록 향유하기에 대한 개념은 몇 세기 전부터 존재하였지만, 사회과학적 관점에서 향유하기의 긍정적 이득을 조사한 것은 Fred Bryant와 Joseph Veroff(2006)가 처음이다(Bryant, 1989 참조). 대처하기는 부정적 정서(예, 투쟁 또는 도피)에 대한 지각된 통제를 나타내는 반면, 향유하기는 긍정적 정서에 대한 지각된 통제를 나타낸다. 향유할 수 있는 높은 능력을 가진 사람들은 긍정적 경험을 예상하고, 그것들이 발생하였을 때 이 경험들의 긍정적 순간을 인식하며, 마무리되었을 때는 그것들에 관한 추억에 잠기는 것을 통해 유쾌함을 이끌어 낼 수 있다(Bryant, 2003). 이러한 사람들은 일반적으로 낮은 향유하기 능력을 지닌 사람들보다 더 큰 행복감(강도와 빈도 모두)과 삶의 만족감, 더 높은 자존감, 더 높은 수준의 낙관성과 외향성, 더 낮은 수준의 신경증, 우울 및 죄책감을 갖는다(Bryant, 2003).

향유하기: 즐거운 경험에 대한 의식적 자각 적용하기

사랑과 대인관계

좋은 삶을 살아가기 위한 꿈, 희망 및 염원에 대해 생각할 때, 우리는 자신에 대해서뿐만 아니라 다른 사람, 그리고 우리가 살아가면서 가지게 되는 의미 있는 역할에 관해서도 생각한다. 이 장의 서두에서 Sonja Lyubomirsky가 면담하고 그녀가 알고 있는 가장 행복한 사람들 중 한 명으로 간주되는 Angela의 이야기를 회상해 보자. Angela는 그녀의 삶에 대해서 어떤 말을 하는가? 그녀는 딸 Ella가 "자신에게 끊임없는 기쁨을 가져다준다."고 말하고 있다. 또한 Angela는 "많은 친구 사귀기"가 자신에게 "즐거움과 지지를 주고" 자신은 "스스로의 상처와 외상으로부터 치유하고자 하는 타인들을 돕는 데서 깊은 만족감을 발견한다."고 말하였다. Angela의 이야기에서 우리는 사랑, 동정심, 공감, 이타심, 용서, 감사 같은 긍정심리학의 많은 추가적인 주제들을 발견할 수 있다. 이 주제들의 공통점은 무엇인가? 그것들은 모두 사회적 유대를 구축하고 강하게 하며 다른 사람에 대한 친밀감

을 증가시킨다. 좋은 삶에 대한 연구와 마찬가지로, 이것들은 대부분 최근 사회과학자들에 의해 연구된 문화, 문학, 시, 예술, 음악, 종교와 철학에 깊은 뿌리를 가지고 있는 보편적인 주제이다.

필요에 따라 이 장에서는 이러한 주제에 대해 간략하게 논의하였지만, 많은 주제들이 앞으로의 논의 속에서 다시 나오게 될 것이다. 당신이 상상한 바와 같이, 사랑에는 많은 이론들이 있는데, 몇 가지 예를 들면, 사랑의 이요인 이론(Berscheid & Walster, 1978; Hatfield, 1988), 사랑 양식(Hendrick & Hendrick, 1986), Sternberg의 사랑의 삼각형(Sternberg, 1986) 등이 있다. 이러한 각각의 것들이 공통적으로 갖고 있는 것은 그들이 사랑에 대한 여러 가지 차원이나 유형을 탐색하였다는 것이다.

예를 들면, 사랑의 이요인(two-factor) 이론은 낭만적 사랑의 주요한 요소들이 열정적 사랑과 동반자적 사랑이라고 기술하였다. 열정적 사랑은 사랑의 초기 단계에 지배적인 경향이 있고 "사랑에 빠지는" 구성 요소를 갖는다. 너무 많은 양의 알코올에 의해 비틀거리고 "취한" 사람같이, 열정적 사랑 또한 불안정한 성질(그 사람은 사랑에 "취하게 된")을 갖는다. 동반자적 사랑은 성숙한 관계가 지배적이다. 그것의 특징은 더 안정적이고 지속적인 우정의 성질을 가지고 있다는 것이다.

물론, 낭만적 사랑 이외에 많은 다양한 사랑의 유형들이 있다. 예를 들어 딸 Ella에 대한 Angela의 사랑처럼 부모가 아이에게 갖는 사랑이 있다. 다양한 사랑의 유형은 안녕감과 행복에 포함되는 것 같다. 예를 들어, Hendrick과 Hendrick(2002)은 열정적 사랑, 친구 같은 사랑 및 대인관계 만족 모두가 행복과 정적으로 상관되어 있고, 사랑하고 있는 사람들은 그렇지 않은 사람들보다 더 행복하다고 보고한다는 것을 발견하였다.

동정심(compassion)은 우리가 고통을 목격하였을 때 갖게 되는 느낌이다. Cassell(2009, p. 393)에 따르면, 핵심은 동정심이 "타인과 동일시함으로써 연결되는 과정"이라는 것이다. 그는 동정심을 느끼기 위해서는 일반적으로 필요한 다음 세 가지 조건들이 필요하다고 기술하였다. 즉, 다른 사람이 경험하는 어려움은 첫째, 심각하고, 둘째, 스스로가 야기한 것이 아니며, 셋째, 우리가 고통에 대해 동일시할 수 있어야만 한다는 것이다. 마지막 조건은 고통에 대한 **공감**(empathy)과 관련된다. 공감은 동일시와 이해 모두를 포함하고 비이기적으로 돕는 행위인 **이타심**(altruism)의 원동력이 될 것으로 여겨진다. 이타적인 사람들은 자신들이 돕는 사람들의 고통이 경감되기를 원한다. 어떤 이들은 모든 행동들이 자기 이익에 의해 동기화된다고 믿지만, Daniel Bastson은 이기적으로 (자기 이익에) 동기화되어 돕는 것에 반대하여 감정 이입과 이타심에 의한 행동으로 돕는 것에 초점을 맞춘 30개 이상의 실험을 통해서 감정 이입에 의해 동기화된 이타심이 실제로 존재하는 현상임을 증명하였다(Batson, Ahmad, & Lishner, 2009).

용서와 감사에 대한 연구는 지난 10년간 빠르게 확대되어 왔다. 두 가지 개념 모두 긍정적 안녕감과 관련되어 있다. **용서**(forgiveness)는 우리나 다른 사람에게 해를 입힌 사람들을 향한 원한을 잊고 그들을 용서하고 보복이나 손해배상을 요구하려는 것을 내려놓는 행위이다. McCullough, Lindsey, Tabak와 van Oyen Witvliet(2009)는 용서가 과거 공격성이나 갈등에 의해 손상된 관계를 회복하는 데 도움이 된다고 지적하였다. 잘못에 대한 보복과 역보복의 끝없는 순환에 사로잡히는 것보다, 용서는 관계 회복을 위한 친사회적 도구에 해당한다.

한 연구(Bono, McCullough, & Root, 2008)는 사람들이 용서 수준에서 정상적인 변화를 경험할 때, 고양된 용서가 더 큰 긍정적 정서와 삶의 만족 그리고 더 적은 부정적 정서와 신체적 건강 증상들의 형태로 더 높은 수준의 심리적 안녕감을 가져온다는 것을 발견하였다. 이러한 발견은 고양된 용서가 안녕감을 증가시킬 것이라고 제안한다. 그들은 또한 양방향적 관계에 대한 증거를 발견하고, 높은 안녕감은 더 많은 용서를 가져올 것이라고 제안하였다.

용서에 큰 경향성을 지닌 사람들은 일반적으로 더 동조적이고, 더 종교적이며, 덜 신경질적이고, 덜 자기애적(권리를 부여받는 것의 감각과 연관된 특성)이며, 사회적 지지로부터 이익을 더 많이 이끌어 낼 수 있다(McCullough et al., 2009). 더 잘 용서하는 성격은 적개심, 분노, 우울, 불안을 보일 가능성이 더 적다(Brown, 2003; Thompson et al., 2005).

감사(gratitude)는 다른 사람이 책임을 지고 있는 어떤 좋은 것에 대해 고마워하는 느낌이다. 용서하는 경향이 있는 사람들처럼, 감사를 느끼는 경향이 있는 사람들은 일반적으로 더 동조적이고, 더 종교적이며, 덜 신경질적이고, 덜 자기애적이다(Watkins, Van Gelder, & Frias, 2009). 감사 특성은 Big 5 성격 특성의 어떤 것보다도 삶에 대한 만족감과 안녕감의 강력한 예측 요인이다(McCullough, Emmons, & Tsang, 2002; Wood, Joseph, & Malthy, 2008).

감사를 증가시키기 위한 중재로는 축복받은 것들을 세어보기(Emmons & McCullough, 2003; Froh, Sefick, & Emmons, 2008; Lyubomirsky, Sheldon, & Schakade, 2005)와 고마운 사람에게 대해 감사 편지 쓰기(Seligman, Steen, Park, & Peterson, 2005)가 있다. 이러한 중재 활동에 참여한 사람들은 삶의 만족, 안녕감이나 행복에서 증가를 보였고, 편지 쓰기는 또한 적어도 한 달 동안 지속된 행복의 증가와 함께 우울의 감소를 가져왔다.

Watkins 등(2009)은 감사가 여러 가지 상이한 과정들을 통해서 우리에게 이득이 될 수 있다고 제안하였다. 예를 들면, (1) 선물로 지각될 때 그 혜택이 더욱 특별하게 보이기 때문에 혜택에 대한 즐거움을 향상시키는 것, (2) 부족한 것에 초점을 두는 것은 질투와 다른 부정적 정서를 초래하기 때문에 부족하다는 것보다는 삶에서 좋은 것에 주의를 기울이도록 돕는 것, (3) 사람들이 고마워하는 사람들을 좋아하고 더 많은 사회적 보상을 그들에게 주기 때문에 사회적 관계를 향상시키는 것, (4) 어려움을 경험하고 있을지라도 스트레스 경험으로 인한 이익에 좀 더 초점을 맞출 수 있기 때문에 어려운 환경에 더 잘 대처하도록 돕는 것, (5) 고마운 기억을 부호화하는 것은 과거에 대해 더 유쾌한 생각을 가져다주기 때문에 긍정적인 기억들에 접근할 수 있도록 하는 것 등이다.

의미와 목적 있는 삶

우리는 왜 존재하는가? 삶의 목적은 무엇인가? 이러한 아주 오래된 질문들은 삶의 의미를 위한 탐색과 관련된다. 당신이 제1장에서 기억할 수 있듯이, Antonovsky(1979, 1987)의 건강 생성 모형은 **응집감**(SOC) 개념을 포함하고, **의미성**은 SOC의 세 가지 구성 요소(즉, 이해 가능성, 처리 가능성, 의미성) 중 가장 중요하다. 의미라는 단어에 대한 많은 상이한 정의가 있는데, Steger(2009, p. 682)는 **삶의 의미**(meaning in life)를 "삶에서 목적, 사명 또는 대단히 중요한 목표를 가지고 있다고 인식하는 정도에 따라 사람들을 이해하고 삶에서 중요한 감각이나 의미를 추구하는 정도"라고 정의하였다. 이러한 정의로부터 삶의 의미는 인지적 구성 요소(이해)와 동기적 구성 요소(목적) 모두를 반영한다는 것을 알 수 있다. 그리고 Antonovsky의 SOC 모형 또한 **이해 가능성**이라고 부르는 유사한 인지적 구성 요소를 포함하고 있다는 것은 우연이 아니다. 동기적 구성 요소인 목적은 가치와 함께 조화를 이루어 목표를 추구하는 것과 관련된다. 그래서 목적 있는 삶은 자신의 가치와 일치하는 삶을 사는 것이다.

삶의 의미: 자신의 삶에서 더 큰 이해, 유의미성 및 목적을 보는 것

Angela는 목적을 가지고 의미 있는 삶을 창조하였기 때문에 고통스럽고 실망스러운 과거에도 불구하고 행복을 발견하였다. 삶에서 Angela의 개인적 의미와 목적은 딸 Ella와 친구들과의 관계에 기반하고 있다. Steger(2009, p. 683)는 이것이 공통된 주제라고 결론지었다. 그는 "많은 연구에서, 대부분의 사람들은 타인과의

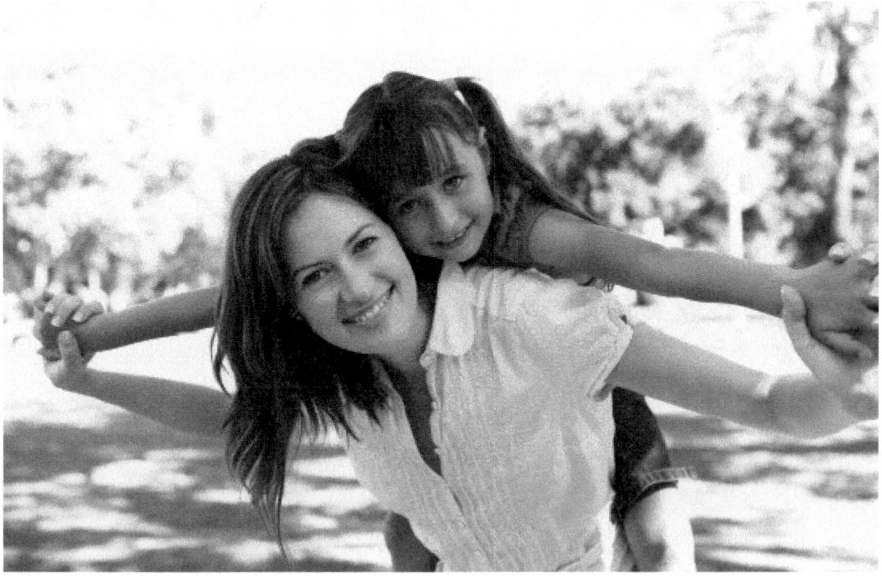

관계는 인간의 삶에 의미를 주는 중요한 원천이다.

관계가 자신들의 삶에서 가장 중요한 의미의 원천임을 지적한다."고 기술하였다.

우리가 볼 수 있는 바와 같이, 이해, 목적, 의미, 응집력이라는 주제는 우리의 세계관에 대한 복잡한 형태와 구조를 형성하기 위해 섞여서 짜여 있는 것 같은데, 이는 우리 자신뿐만 아니라 우리의 삶에 존재하는 다른 사람 그리고 대인관계에까지도 적용할 수 있다. 이러한 세계관을 기반으로 우리는 무엇이 우리의 삶을 위한 것인지 알 수 있고, 세계 속에서 우리의 위치에 대한 더 나은 이해를 촉진하는 전체적인 관점을 얻을 수 있다. 수많은 연구들은 삶에서 의미나 목적을 갖고 있다고 보고한 사람들이 더 행복하고, 삶에서 더 큰 통제감을 가지고 있으며, 우울과 불안을 포함한 부정적 정서가 더 적고, 일중독을 경험하지 않고 직업에 종사하는 것에 대해 더 큰 의미를 가지고 있으며, 물질 남용을 경험하지 않고, 전체적으로 더 높은 수준의 삶의 만족과 안녕감을 보고하는 등의 긍정적 이득을 발견한다고 기록하였다(Steger, 2009).

의미와 목적에 대한 논의는 영성과 종교에 대한 논의 없이는 완결될 수 없다. **영성**(spirituality)은 '신성한 것 찾기'(Pargament, 1999, p.12), 그리고 **종교**(religion)는 공식적인 기관의 맥락 내에서 영성에 대한 의식을 나타낸다. 신성한 것을 찾는 사람은 자기 초월성(즉, 보통의 자기를 넘어서는 것)이나 더 높은 힘, 신성한 존재나 궁극적인 실재와의 연결을 형성하려는 바람을 가지고 있다. 비록 그 상관이 크지 않은 경향이 있지만, 종교적 · 영성적 노력에 종사하는 것이 더 높은 수

영성: 더 큰 힘, 신적 존재나 궁극적인 실재와의 연결을 형성하기 위한 탐색, 또는 자기 초월에 대한 탐색

준의 건강 및 안녕감과 연관되어 있다는 것을 증명한 연구들이 있다.

안녕감 연구의 평론에서, Diener 등(1999)은 주관적 안녕감이 얼마나 분명한 종교적 신념을 가지고 있는지, 기도나 다른 종교 의식에 얼마나 열성적으로 참여하는지와 정적으로 연관되어 있다고 결론을 내렸다. 그들은 다른 것들 중에서 종교적 참여가 의미와 사회적 지지를 제공하는 것과 같은 심리적 이득을 가져다준다고 언급하였다.

George, Larson, Koenig와 McCullough(2000)는 건강과 종교성에 대한 연구 평론을 통해, 종교적 실행(예, 예배 참석)이 질병이나 수술의 회복 속도에 영향을 미치는 가장 강력한 예측 요인이며, 더 큰 종교성을 보고한 사람들은 질병률이 더 낮고 심장발작과 암으로 인한 사망 확률이 더 적은데, 이는 전반적으로 수명을 연장시키는 것으로 해석할 수 있다고 결론을 내렸다. 이에 더하여, 그들은 특정한 종교 집단의 신도들의 경우에 그들의 종교가 더 건강한 생활양식을 촉진하고 건강을 위험에 빠뜨릴 수 있는 행동들을 막음으로써 더 건강한 경향이 있다는 것을 발견하였다(예, 모르몬 교도와 제7일 안식일 예수 재림교).

69건의 전향적 관찰 코호트 연구를 조사한 최근의 메타 분석 평론(Chida, Steptoe, & Powell, 2009)은 종교성/영성이 처음부터 건강하였던 사람들의 더 긴 수명과는 연관되지만, 연구에 포함되었을 때 이미 심각한 질병에 걸린 사람들은 그렇지 않다는 것을 발견하였다. 건강한 사람들에 대한 이득 효과는 특히 심혈관계 질환으로 인한 조기 사망을 예방하는 데 유리하다. George 등(2000)의 결론을 보강하여, 생존 이득은 교회 참석 같은 기관 활동에 참여하는 것과 가장 강하게 연결되는 것으로 나타났다. 그렇지만 일부 이전 가설과 대비되게, 이 연구자들은 종교성/영성으로부터 얻는 이득은 "행동 요인들(흡연, 음주, 운동 및 사회경제적 상태), 부정적 정서 및 사회적 지지"에 의해 설명되지 않는다는 것을 발견하였다(Chida et al., 2009, p. 81). 저자들은 종교성/영성이 아마도 스트레스에 대한 교감신경계 반응을 줄임으로써 질병 저항성을 증가시킬 수 있겠지만, 일단 질병에 걸리면 더 이상 조기 사망을 예방하는 긍정적 효과를 갖지 못한다고 제안하였다.

종합적으로 보건대, 종교적 · 영성적 조직 활동에 참여하는 것이 건강과 안녕감 모두에 긍정적 효과를 주고 있다는 증거가 점점 더 많아지고 있다. 건강 이득에 대한 정확한 기제는 아직 확인되지 않았지만, 안녕감이 상승하는 것은 사회적 지지, 의미 및 종교 지향적 대처와 운동을 포함한 다수의 요인들 덕분일 것이다(제10장 참조).

요약과 개념 정리

- 긍정심리학은 무엇이 잘못되었는지에 대한 연구가 아니라 사람을 좋은 방향으로 가게 하기 위해서 무엇을 해야 하는지에 대한 연구이다.
- 신명론, eudaimonia, 주관적 안녕감과 같은 긍정심리학과 관련된 서양의 개념은 깊은 뿌리를 가지고 있으며, 고대의 히브리와 그리스로 거슬러 올라갈 수 있다.
- Fredrickson의 확장 및 축적 모형과 원상 복구 가설은 긍정 정서가 우리의 선택을 확장하고 개인적 자원을 형성하도록 돕는 것과 함께 부정 정서의 해로운 효과를 더욱 빠르게 극복하도록 도움으로써 적응적이고 진화적인 가치를 가지고 있다고 설명한다.
- 주관적 안녕감이 개인의 지각과 정서에 의해 결정되는 데 비해서, eudaimonia의 안녕감은 특정 욕구와 만나거나 특정 수행을 기반으로 한다.
- 몇몇 연구자들은 장기간의 안정적인 행복 수준을 결정하는 데는 행복 설정점이 아마도 약 50%를 결정하고 생활환경은 단지 10%를 결정한다고 생각한다.
- 행복 설정점에 대한 증거는 주로 세 가지 태도에서 나왔다. 즉, 행복감에 유전적 영향이 크다는 것을 보여 주는 쌍생아 연구, 일생 전반에 걸친 안녕감 수준의 놀라운 안정성, 쾌감 적응의 영향이다.
- 행복한 사람들은 더욱 외향적이고 동조적이고 양심적이고 사회적인 경향이 있다. 그들은 덜 행복한 사람들보다 덜 신경증적이고 더 높은 자존감을 지니는 경향이 있다.
- 연구 결과들은 기질적 낙관성, 특히 현실적 낙관성이 주관적·신체적 안녕감을 증가시키고 스트레스에 대처하는 데 있어서 비관주의를 능가하는 이점을 가지고 있다고 강력하게 제안한다.
- 행복감의 영향력은 하향 이론(즉, 상황과 같은 요인에 의해 결정된다)보다는 오히려 상향 이론(즉, 성격과 같은 요인에 의해 결정된다)이 더 큰 것 같다.
- 돈은 단지 가난한 나라에서 살거나 빈곤 속에서 살고 있을 때 행복에 유의한 영향을 지닌 것으로 보인다.
- 목표를 추구할 때, 몰입 경험은 우리가 가지고 있는 능력의 더 높은 범위를 향해서 우리를 밀어붙이는 행동에 참여할 때 가장 큰 것 같다.
- 희망 이론은 더 나은 학구적이고 운동적 행위, 더 나은 대인관계 및 긍정적 건강 및 안녕감과 연합된 더 높은 희망 수준을 가진 목표 추구와 관련된다.
- 높은 수준의 마음챙김은 다수의 긍정적 건강과 안녕감 이득과 연합되어 있다. 향유하기 또한 마음챙김 집중을 포함한다.
- 사랑, 열정, 공감, 이타주의는 긍정적 관계를 발전시키고 유지하는 데 모두 중요하다.

- 용서와 감사는 더 높은 수준의 모두 긍정 정서, 삶의 만족감, 안녕감, 건강과 관련되어 있다.
- 삶의 의미와 목적은 행복감과 안녕감에서 중요한 구성 요소이다.
- 종교성/영성은 긍정적 안녕감 및 장수와 관련되어 있다.

비평적 사고 질문

1. 스트레스에 대처하는 방법에 대해서 Fredrickson의 확장 및 축적 모형과 원상 복구 가설에서 무엇을 배울 수 있는가? 그들은 대처 과정에서 긍정적 정서의 이득에 대해 무엇을 말하는가?
2. 안녕감 문제는 스트레스 및 건강과 어떻게 관련되어 있는가? 만약 우리가 최상의 생활방식을 만들고 세 가지 안녕감 실행만을 고를 수 있다면, 어떤 것을 선택하겠는가? 그 이유는 무엇인가?
3. 당신은 몰입을 경험해 본 적이 있는가? 만약 그렇다면, 어떻게 알았는가? 그것이 긍정적 경험이었는가? 몰입이 유스트레스의 예인가, 아니면 완전하게 다른 어떤 것인가? 설명해 보라.
4. 당신은 행복 설정점을 바꾸는 것이 가능하다고 믿는가? 만약 그렇지 않다면, 왜 그렇지 않은가? 당신의 이유를 제시해 보라. 만약 그렇다면, 어떤 전략을 사용하겠는가?
5. 삶의 의미와 목적은 스트레스 및 건강과 어떻게 관련이 있는가? 그들은 낙관성과 통제 지각에 대한 당신의 감각에 어떻게 영향을 미치는가? 열정, 용서, 감사에 대한 경험이 어떤 영향을 주는가?

주요 용어와 개념

eudaimonia
감사
경로
공감
긍정심리학
긍정적 성장
긍정 정서
기질적 낙관성
덕목 이론
마음챙김
몰입
부정 정서

비관주의
비특정 행동 경향성
사고-행동 목록
삶의 만족감
삶의 의미
설명 양식
습관화
신명론
심리적 안녕감
열정
영성
용서

원상 복구 가설
이타주의
종교
주관적 안녕감
주체
쾌감 적응
쾌감 트레드밀
탄력성
특정 행동 경향성
풍요로움
학습된 낙관성
학습된 무기력

행복감
행복 설정점
행복에 대한 쾌락적 정의
행복의 상향식 이론
행복의 하향식 이론
향유하기
현실적 낙관성
확장 및 축적 모형
희망

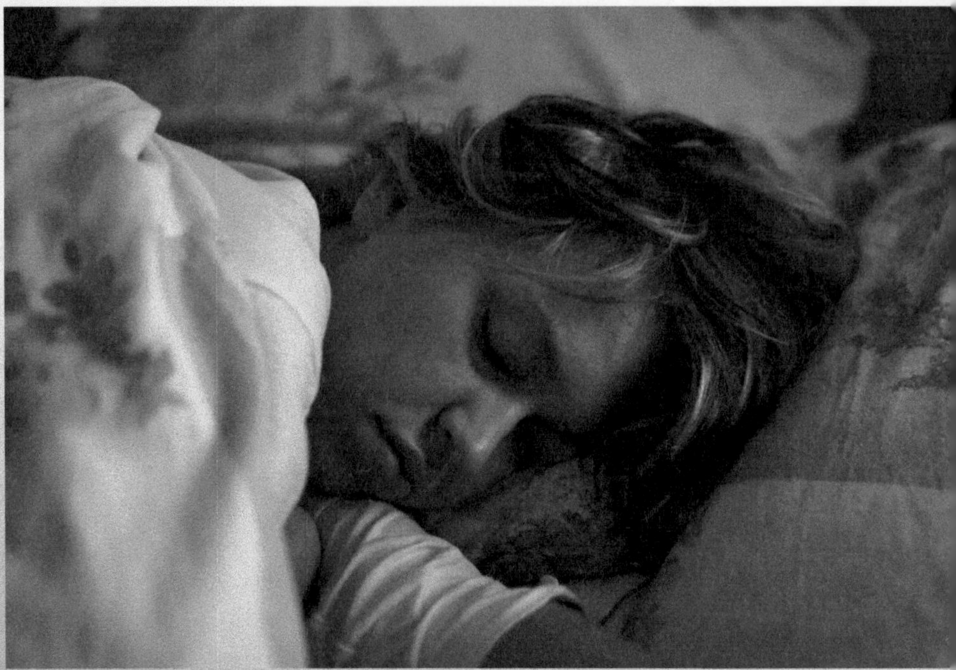

제 3 장

스트레스는 당신이 비명을 지르며 깨어나
아직 깊은 잠에 빠지지 않았음을 알아차리는 것이다.

~UNKNOWN

스트레스와 신경계

신경계

스트레스와 내분비계

외상적 스트레스와 뇌

외상후 성장

어둡고 냉랭한 늦은 밤, 따뜻한 양털 담요 속에서 뒤척일 때 침실 창에서 울리는 '쾅' 하는 소리가 당신을 깨운다. 당신의 뇌는 이 소리에 어떻게 반응할 것인가? 우선은 선잠에서 깨어 일어날 만큼 충분히 중요한 자극인가를 인지해야만 한다. 이 과정은 수면 중일지라도, 의미 있는 자극에만 당신의 뇌가 선택적으로 관여한다는 것을 뜻한다.

이러한 주의 과정과 그것이 무엇을 뜻하는지 살펴보자. 매일 우리는 끊임없이 시각(시야), 청각(소리), 후각(냄새) 및 촉각(만짐) 자극으로부터 융단폭격을 받는다. 만약 우리가 선택적 주의 스크린을 사용하지 않는다면, 기능할 수 없는 처리 자극으로 지나치게 과부하될 것이다. 그러므로 우리의 뇌는 의미 있는 자극만을 허용하고 나머지는 차단하는 관문 처리를 통해 주의를 할당한다. 그래서 예를 들면, 읽는 것에 초점을 맞추고 외부에서 오는 시각과 청각 자극을 막을 수 있다.

곧 논의하겠지만, 뇌의 시상은 감각 정보를 추가적으로 처리하기 위해 신피질에 있는 상위의 뇌 센터로 보낼 것인지를 선택한다. 당신이 들은 쾅 소리의 파동은 청력에 대한 감각 기관에 의해 변환(즉, 소리 에너지는 다른 형태의 에너지로 전환된다)되고, 변환된 자극은 시상으로 보내진다. 쾅 소리가 흔치 않고 잠재적으로 위협적인 것으로 간주된다면, 그 신호는 선잠에 빠져 있을지라도 청력에 대한 감각 투사 체계를 통해 시상의 청각핵으로부터 청각의 신피질 영역으로 보내질 정도로 충분히 중요하다. 의식과 관련된 신피질은, 시상하부와 망상체 영역들과 협력하여 선잠에서 깨어나도록 각성시킨다.

뇌는 그것을 이해하기 위해 반드시 자극 정보를 해석하고 조직해야만 한다. 이것이 지각 과정의 한 부분이다. 뇌는 이전에 늦은 밤 외부 창턱 위로 뛰어올라 창에서 큰 소리를 냈던 이웃의 수컷 샴 고양이에 대한 기억과 같은 유사한 사건에 대한 기억에 접근해서 탐색한다.

기억은 비디오테이프 되감기식이 아니라 그림과 같은 방식으로 재구성된다. 이것이 기억들이 최면이나 암시적인 질문에 의해 바뀔 수 있는 이유이다. 우리의 기억들은 기분 상태, 신념, 지식과 기대에 의해 형성된다. 그러므로 같은 사건을 겪은 사람들이 때로는 상이한 기억들과 사건의 추억들을 공유한다. 예를 들어, 우울한 사람들은 흔히 좋지 않았던 시간을 회상하는 반면, 행복한 사람들은 대체로 좋은 시간을 회상한다. 당신은 형, 언니 또는 사랑하는 누군가와 앉아서 생일, 결혼 또는 다른 사건을 회상하며 과거에 일어났던 특정 사건과 연관해서 서로가 완전히 다른 추억들을 나눈 적이 있는가? 이러한 차이는 드문 일이 아니며 기억을 처리하고 재구조화하는 상이한 방식이 있다면 예상 가능한 일이다. 분명하게, 어떤 이들은 그 사건과 연관된 동일한 스트레스원에 마주하였을지라도, 그 사건을 다른 사람보다 더 스트레스적인 것으로 기억하고 있다. 그렇게 되면 이러한 기억들은 그 기억들이 어떻게 부호화되고 추억되었는지에 따라 현재 경험에 각각 다르게 영향을 미친다.

그 밤에 쾅 소리를 들었을 때, 상위 피질 영역들은 늦은 저녁 도둑이 당신의 이웃을 기웃거렸다는 기억을 촉발하는 것과 관련된 기억들에 접근하고 통합하기 위해 빠르게 작동한다. 이것은 심각하다. 아마도 그것은 고양이가 아니라 훔칠 기회를 노리는 도둑일 것이다.

상이한 뇌 영역, 이 장 후반부에 더 자세하게 논의되는 신경계와 내분비계(즉, 호르몬)는 당신의 반응과 관련되어 있다. 갑작스럽게 당신의 신피질은 경보를 알리기 위해 시상하부와 변연계에 신호를 보낸다. 투쟁 또는 도피 반응을 할 시간이다.

시상하부는 뇌간에 있는 망상체를 통해 경고 신호를 아래로 보내고, 그 다음 자율신경계의 교감신경을 따라 신체 기관이 행동을 하도록 준비하게 한다. 그것은 또한 내분비선이 카테콜아민, 에피네프린, 노르에피네프린 같은 투쟁 또는 도피 호르몬을 방출하도록 자극하기 위해 내분비계로 신호를 보냄으로써 신체를 활성화한다.

몇 초 내에 심박수, 심박출량, 혈압이 증가한다. 혈액은 피부와 위장관계(GI)로부터 빠져나와 뇌와 근육을 향해 이동한다. 손바닥에서 땀이 나기 시작하고 마음은 뇌로 새로운 혈액이 유입되는 만큼 빨라진다. 그 즉시 당신은 아늑한 침대에서 벌떡 일어났으나 창문에서 고양이가 으르렁거리는 소리만을 들었다. 좋아, 도둑이 아니다, 돌아가서 잘 시간이다.

어떤 사람들은 지각적 편파를 가지고 자동적으로 나쁘게 생각하는 경향이 있다. 이러한 사람들은 자극 사건을 잠재적으로 위협적인 것으로 지각할 때 파국화할 가능성이 있다. 따라서 이러한 상황에서, 파국화는 도둑이 소음을 유발하였다고 결론짓고 강한 스트레스 반응을 나타낼 것이다. 반면 다른 사람들은 소음에 대한 위협을 최소화하고 그것은 고양이일 것이라고 자동적으로 가정하는 방향으로 편향되게 반응한다. 이러한 사람들은 덜 즉각적인 스트레스를 경험할 수 있지만, 도둑과 같은 실제 위협이 존재할 때는 그것을 탐지하는 것이 느릴 수 있다. 후에 만약 집에 도둑이 들었다면 최소화하는 경향으로 야기된 결과에 의해 스트레스를 경험할 것이다. 그러므로 비록 자극 사건이 파국화와 최소화 모두에서 동일할지라도, 그들의 인지는 상위 뇌 센터에서 일어나고 궁극적으로 스트레스 반응을 결정한다.

자, 이제 돌아가서 잠을 청할 시간이다. 신체의 신경계와 호르몬 체계는 활성화되었고 이제 항상성으로 돌아가기 위한 부적 피드백 경로를 사용해야 한다. 뇌가 투쟁 또는 도피 반응을 종료하고 각성을 약하게 하기 시작함에 따라, 자율신경계의 교감 활성화에서 부교감 활성화로 변화된다. 마침내 신체 체계는 정상적인 설정점과 수면 전으로 되돌아간다.

당신은 사랑스럽게 보이는 수컷 샴 고양이의 송곳니만이 보이는 창밖을 들여다보고 있는 당신을 발견하고 선잠에서 급속 안구 운동(REM) 수면 상태에 빠져들 것이다.

다음날 아침 알람시계는 울릴 것이다. 깨어나서 아늑한 침대에서 비틀거리며 기어나와 추운 밤과 10만 년 전에는 지난 밤 창문에 있던 실제 고양이보다 훨씬 더 크고 훨씬 더 무서웠을 고양이에 대한 기억으로 하루를 시작한다. 다음으로 신경계와 우리의 먼 조상들을 멸종의 위기에서 구한 투쟁 또는 도피 반응에 대하여 자세히 살펴보자.

신경계

인간의 신경계는 복잡하고 수많은 구조와 체계를 포함하고 있다. 생물학에 정통한 사람이라면 종종 흥미롭고 자극적인 신경계에 대한 논의에 흥미를 느끼겠지만, 생물학에 별로 관심이 없는 사람이라면 정반대의 반응을 보일 것이다. 해부학과 생리학 이야기가 나올라치면 눈이 감기기 시작하는 사람이 당신 혼자만인 것은 아니다. 그렇지만 스트레스를 공부할 때, 기본적인 생물학에 대해서 배우는 데에는 타당한 이유가 있다. 당신이 아는 바와 같이, 스트레스 반응과 정서 반응은 생리학적 과정과 밀접하게 연결되어 있다. 스트레스를 충분히 이해하기 위해서는 스트레스와 연계되어 있는 생리학적 구조들과 체계들에 대한 약간의 기본적인 이해를 가지고 있어야만 한다. 다음에 이어지는 내용은 신경계의 해부학에 대한 포괄적인 조사가 아니라, 스트레스와 관련된 신경계의 아주 중대한 측면에 대한 소개이다. 이러한 생리학적 구조들과 체계들에 대해 더 나은 이해를 가지게 된다면, 이 책을 통하여 스트레스에 대한 학습 역량을 향상시키는 데 도움이 될 것이다. 이것을 마음에 새기고, 이제 신경계를 자세히 살펴보도록 하자.

인간의 신경계(그림 3.1)는 두 가지 주요한 계통으로 나뉘어 있다. 즉, 중추신경계(Central Nervous System, CNS)와 말초신경계(Peripheral Nervous System, PNS)이다. CNS는 뇌와 척수로 구성되어 있다. 모든 다른 신경 경로들을 포함하는 PNS는 체성신경계와 자율신경계라는 두 가지 주요한 신경계로 나뉜다. 체성신경계는 신체의 수의근(즉, 이두근, 사두근 등과 같은 횡문근)을 자극한다(즉, 신경을 연결시킨다).

자율신경계는 내장 기관에 신경을 분포시키며, 교감신경과 부교감신경으로 이

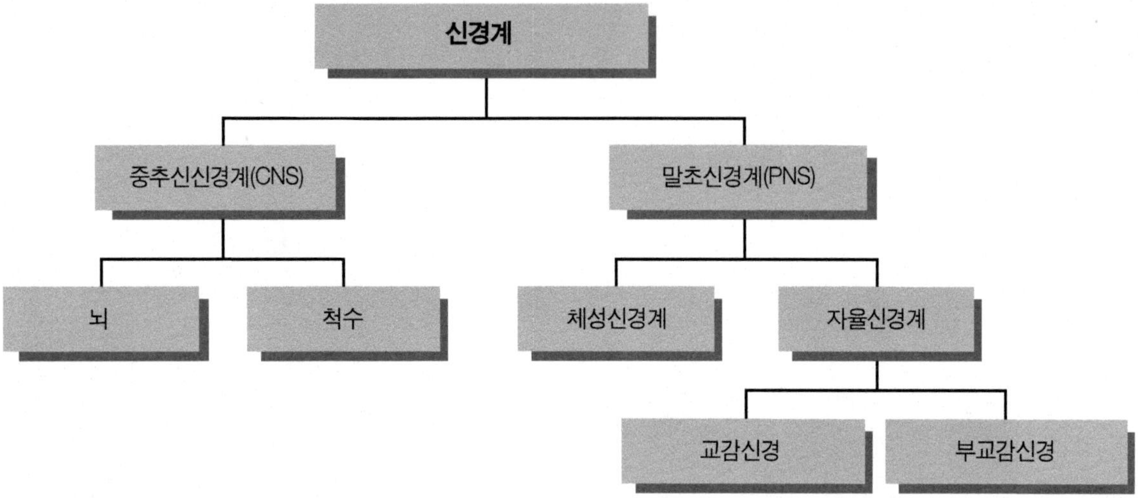

그림 3.1 **인간의 신경계**
중추신경계는 뇌와 척수로 이루어져 있고, 말초신경계는 몸의 나머지를 책임지는 신경들(즉, 말초)로 이루어져 있다. 말초신경계는 체성신경계와 자율신경계로 나뉜다. 자율신경계는 교감신경과 부교감신경으로 이루어져 있다.

출처: Garrett, *Brain and Behavior*, 2003, p. 76 (Wadsworth/Thompson Learning).

루어져 있다. 자율신경계의 교감신경은, 예를 들어 밤에 쾅 하는 소리를 들었을 때 당신이 이전에 경험하였을 "투쟁 또는 도피" 반응과 매우 밀접하게 연관되어 있다. 교감신경의 척수신경은 척추의 흉부 영역과 요부 영역(중간 영역들)을 포함한다. 부교감신경은 이완 및 복구 반응과 관련되어 있고, 투쟁 또는 도피 반응을 종료하기 위해 활성화된다. 일단 창문에서 나는 쾅 하는 소리가 밤도둑이 아닌 고양이에 의해 야기되었다는 것을 안다면 각성은 약화된다. 부교감신경의 척수신경은 뇌신경 영역과 척추의 천부 영역(위쪽 영역과 아래쪽 영역)을 포함한다(그림 3.2).

자율신경계의 교감신경과 부교감신경은 서로 반대작용을 한다. 하나가 활성화되면 다른 하나는 상호적 방식에 따라서 억제된다.

두 가지 주요한 신경계 이외에 자율신경계의 좀 더 작은 세 번째 분절이 있는데, 이것은 다른 두 개의 분절로부터 메시지를 받지만 어느정도 독자적으로 기능할 수 있다. 장신경계로 불리는 이 분절은 소화기관에 분포되어 있다. 이 장에서는 두 가지 주요한 분절인 교감신경과 부교감신경에 대하여 논의의 초점을 맞출 것이다. 자율신경계와 그것의 교감신경과 부교감신경을 설명하기 전에, 우선 CNS를 자세히 살펴보자.

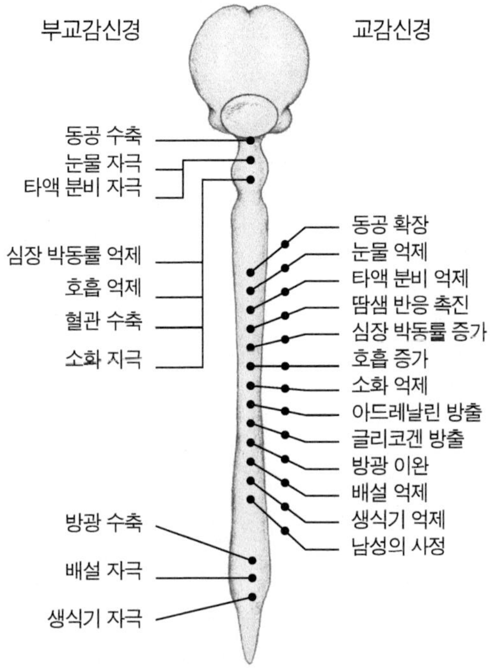

그림 3.2 **인간 자율신경계의 교감신경과 부교감신경**
뇌간은 연수, 뇌교, 중뇌로 이루어져 있다. 소뇌는 별개의 영역이다. 간뇌는 시상과 시상하부로 이루어져 있다. 대뇌반구는 신피질(대뇌피질)과 그 밑에 있는 백질과 더 깊은 구조(여기에 보이지 않는 편도체와 해마를 포함)로 이루어져 있다.

출처: Garrett, *Brain and Behavior*, 2003, p. 78 (Wadsworth/Thompson Learning).

중추신경계

중추신경계(CNS)는 척수와 네 개의 주요 뇌 영역으로 나뉘어 있다(그림 3.3). 즉 뇌간, 소뇌, 간뇌("즉, 사이에 있는 뇌"), 대뇌반구이다. 이러한 신경 기층(neurosubstrate) 영역 중에서, 뇌간은 연수, 뇌교 및 중뇌(즉, mesencephalon)로 이루어져 있다. 간뇌는 시상과 시상하부로 세분화된다. 그리고 뇌의 가장 큰 영역인 대뇌반구는 신피질(또 하나의 이름은 대뇌피질, 뇌의 외부를 둘러싸고 있는 구불구불한 회색)과 그 밑에 있는 백질과 더 깊은 구조의 기저핵, 편도체 및 해마로 구분된다.

이러한 영역들 또는 뇌의 부분들은 특정 체계들과 뇌 속에서 네트워크를 형성한다. 이들 중 두 가지, 즉 망상체(reticular formation, RF)와 변연계는 투쟁 또는 도피 반응과 밀접하게 관계되어 있다. 핵들(뉴런의 군집)로 구성된 RF는 섬유의

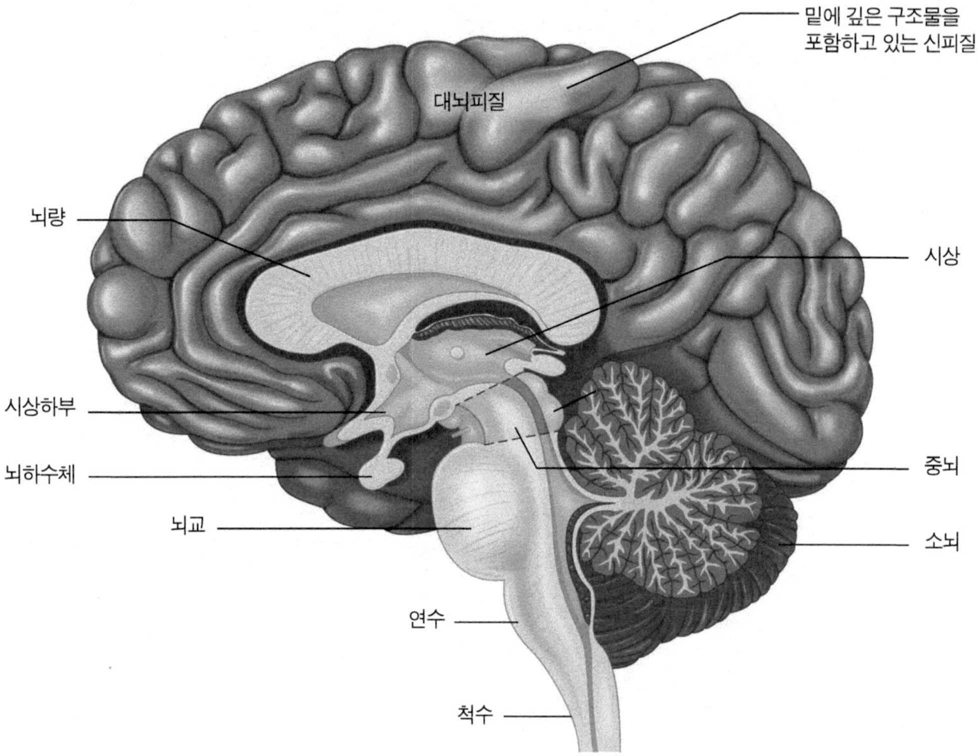

그림 3.3

인간 뇌의 단면

중추신경계는 뇌와 척수로 이루어져 있고, 말초신경계는 몸의 나머지를 책임지는 신경들(즉, 말초)로 이루어져 있다. 말초신경계는 체성신경계와 자율신경계로 나뉜다. 자율신경계는 교감신경과 부교감신경으로 이루어져 있다.

출처: Garrett, *Brain and Behavior*, 2003, p. 69 (Wadsworth/Thompson Learning).

케이블처럼 뇌간의 중심으로부터 시상과 시상하부 위쪽으로 뻗어 있다. 변연계는 뇌의 정중선 깊은 곳에 위치한 구조로, 시상하부와 대뇌반구의 부분들을 포함한다.

다음으로 뇌의 이러한 각 영역들과 체계들을 좀 더 자세히 살펴보자. 먼저, 뇌는 목표에 도달하기 위하여 하나 이상의 기능 영역이나 경로를 가지고 있음을 기억하는 것이 중요하다. 이러한 능력은 **병렬 분산 처리**(parallel distributed procession)로 이루어지고, 그것은 때때로 뇌의 영역들과 체계의 역할과 기능에 대한 이해를 복잡하게 하지만, 생존에는 적응적이다. 다음에 이어지는 것은 생리학적 스트레스 반응의 이해와 관련된 복잡한 신경학적 구조들과 체계들에 대한 단축된 개관이다. 이에 대한 좀 더 상세한 정보를 위해서는 Kandel, Schwartz와

Jessell(2000), Guyton과 Hall(2006)을 참조하라.

뇌간 신체의 수많은 생장 기능(예, 심박, 호흡 등)을 책임지는 **뇌간**(brain stem, 그림 3.4)은 척수 바로 위에 놓여 있는 연수, 연수 위에 놓인 뇌교, 뇌교에서 문측(머리 끝을 향해)에 놓인 중뇌로 이루어져 있다.

뇌간의 **연수**(medulla)는 심박률, 혈압, 호흡 및 소화 같은 자동적 처리를 통제하는 생명 유지에 필요한 지지 센터를 말한다. 이것은 창문에서 나는 큰 소리를 듣고 그것을 잠재적인 위협으로 지각한 후에 증가하는 심장 박동률, 박출량 및 혈압을 책임지는 뇌의 영역이다. **뇌교**(pons, 라틴어로 다리를 뜻함)는 대뇌반구로부터 진동 움직임을 미세조정하고 협응하는 뇌의 영역인 소뇌까지 신체의 움직임에 관한 정보를 전달한다(그림 3.3). 수면과 호흡에도 관련되어 있는 구조물은 뇌교에서 발견되었다. 마지막으로, 뇌간의 **중뇌**(midbrain)는 청각과 시각뿐만 아니라 수의적 운동 같은 많은 감각과 운동 활동을 제어하고 협응한다.

뇌간의 중뇌에서 **흑질**(substantia nigra)은 기저핵에 중요한 정보를 전달하며,

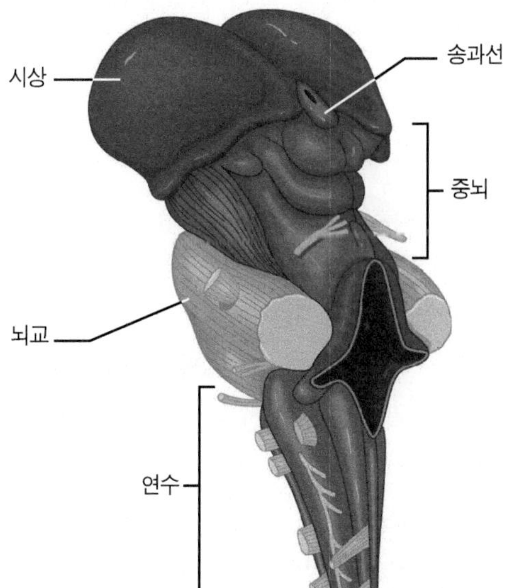

그림 3.4 **간뇌의 시상과 연결된 뇌간**
연수의 아랫부분에서 시작해 척수로 확장되어 뇌교, 중뇌까지 이르는, 뇌간의 주요 부분에 주목하라. 거기에서부터 그것은 시상과 연결된다. 중뇌는 수의적인 운동을 조절하는 중요한 영역인 흑질을 포함한다. 이 중뇌 영역은 뇌의 네 가지 주요 도파민 작용로 중 세 개를 포함할 정도로 독특하다.

출처: Garrett, *Brain and Behavior*, 2003, p. 71 (Wadsworth/Thompson Learning).

수의적인 운동 움직임을 조절하는 데 필수적이다. 중뇌 영역은 네 개의 주요 도파민 작용로 중 세 개를 포함한다는 점에서 독특하다. 그것이 신경 전달 물질로 **도파민**을 사용하는 것은 CNS에서 일반적으로 노르에피네프린을 신경 전달 물질로 사용하는 것과는 대조적이다. 뇌에서 도파민은 운동 신경의 활동을 조절하는 데 중요하다. 또한 도파민은 기분을 고양시키고 스트레스에 맞서 싸울 수 있는 뇌의 "기분 좋은" 신경 전달 물질 중 하나이기 때문에 주목할 만하다(제6장, 제7장, 제11장 참조).

간뇌 뇌의 **간뇌**(diencephalon) 영역은 중뇌 위(문측으로)에 놓여 있고 시상과 시상하부라 부르는 뇌 구조들을 포함한다(그림 3.3). 간뇌의 **시상**은 뇌의 중심 영역에 있고 간뇌의 시상하부는 시상 아래(복측으로)에 놓여 있다.

시상은 감각 기관(후각 제외)에서 의식과 연관된 뇌의 상위 피질 영역인 신피질까지 정보를 통제하는 중요한 감각 중계국이다. 시상이 **신호 대 잡음의 비**를 증가시킴으로써, 다른 말로 하면 배경 소음과 비교하여 신호를 두드러지게 하기 위해 증폭함으로써 관문을 열었을 때, 신호 감각 정보는 신피질이라고 하는 상위의 뇌 센터에서 의식적으로 자각된다. 예를 들어, 쌀쌀한 늦은 밤 창문에서 쾅 하는 소리를 들었을 때, 시상은 이 소리가 잠재적 위협을 나타낼 수 있기 때문에 신피질로 이 소리 신호를 보내기 위해 관문을 연다. 그와 동시에 시상의 관문은 위협적이지 않은 소리로 인해 잠에서 깨는 것은 적응적이지 않기 때문에 난방로 팬 소리와 같은 관련되지 않은 소리를 차단한다. 만약 시상이 관문을 열지 않는다면, 쾅 소리에 대한 의식적 자각을 할 수 없을 것이고, 그렇다면 깨지 않을 것이다. 그것은 쾅 소리와 같이 의미 있는 자극에는 머무르게 하고, 중요치 않거나 무의미한 자극은 의식적 자각으로부터 거르거나 막는 관문 처리를 통해 이루어진다.

감각 투사 체계: 감각 기관에서부터 시상을 지나 감각 경험에 책임이 있는 신피질의 특정 영역으로 이동하는 회로

각각의 감각 체계는 신피질에서 특정한 종점을 갖는다. 감각 기관에서부터 시상을 지나 그것의 특정한 신피질 영역으로 이동하는 회로를 그 감각에 대한 **감각 투사 체계**라 부른다. 예를 들어, 귀에서부터 시상의 청각 핵을 통해 신피질의 청각 투사 영역까지는 듣기에 대한 감각 투사 체계의 통로이다. 시상은 각각 신피질에 있는 감각 투사 표적에 각자의 감각 정보를 중계하는 듣기, 보기, 맛, 근육 감각 및 피부 감각을 위한 별개의 핵을 지니고 있다. 또한 우리가 통증 감각을 경험하는 것은 시상과 신피질에 있는 그것에 대한 통증 투사 체계를 통해서이다.

시상하부: 투쟁 또는 도피 행동, 두려움과 분노 상태 및 많은 다른 기능을 통제하는 간뇌의 영역

간뇌의 **시상하부**(hypothalamus)는 투쟁 또는 도피 반응 동안 신체의 중추신경계와 자율신경계 활동의 대부분을 관장하고 있으며, 조절하고 통제하는 강력한

핵들로 구성되어 있다. 투쟁 또는 도피 반응을 위한 이 센터는 일단 쾅 소리의 잠재적 위협을 의식적으로 자각하게 되면 활성화된다.

시상하부는 뇌간이 내장의 교감 반응을 활성화하도록 영향을 줌으로써 스트레스 동안 투쟁 또는 도피 활동을 직접적으로 통제하려 한다. 그것은 다양한 종류의 투쟁 또는 도피 반응을 용이하게 하기 위해 내분비계를 자극하도록 주 분비선인 뇌하수체와의 연결을 통해서 간접적으로 통제력을 발휘한다. 시상하부는 인지 및 정서 상태와 관련된 전두엽 피질(이마 뒤쪽 뇌의 외부를 덮고 있는)과 같은 신피질 명령 센터에 반응한다. 도피와 관련된 두려움 그리고 투쟁과 관련된 분노의 일차적인 정서적 각성 상태는 시상하부와 강하게 연관된다. 시상하부 후측(뒤) 영역의 전기적 자극은 쾅 소리를 들은 후에 잠에서 깼을 때와 같은 각성을 산출하는 반면, 전측(앞) 영역과 근접한 기저 전뇌 영역의 자극은 잠에 빠지게 한다(Roth & Roehrs, 2000).

투쟁 또는 도피 반응 외에 시상하부는 다수의 다른 기능과 관련되어 있다. 예를 들면, 뇌간에 영향을 줌으로써 자율신경계의 정상적인 항상성 조절에 관여한다. 그리고 뇌하수체 후엽과의 신경 연결을 통해서 그리고 뇌하수체 전엽을 자극하기 위한 방출 요인이라 불리는 생화학적 펩타이드 메신저의 사용을 통해서 호르몬 체계에 영향을 미친다. 풍부한 혈액의 제공으로, 시상하부는 혈액 영양 수준과 체액량를 탐지할 수 있다. 이러한 방식으로 배고픔이나 갈증 감각에 영향을 주어 먹거나 마시도록 동기화할 수 있다. 일반적인 수준에서 그것은 보상을 찾는 주요한 동기적 체계와 관련되어 있는 것 같다. 시상하부는 또한 신체의 대사율에 영향을 주어 신체 심부체온의 항상성 조절에 관여하고 있다. 더욱이 그것은 우리가 경험하는 신체의 하루 주기(circadian) 리듬, 정상적인 24시간 호르몬과 전반적인 생물학적 순환을 조절한다(Amaral, 2000). 마지막으로 항상적 및 동기적 역할에 더해서, 시상하부는 몇몇 골격 운동 기능(예, 자세와 이동 운동)에 영향을 준다.

대뇌반구 뇌량(즉, 두 개의 반구를 연결하고 그것들이 서로 상호작용할 수 있도록 허용하는 중심 영역에서의 백질)(그림 3.3 참조)에 의해 연결된 두 개의 **대뇌반구**(cerebral hemispheres)는 대뇌피질이라고 알려진 신피질과 그 밑의 백질뿐만 아니라 기저핵, 편도체, 해마로 구성되어 있다.

여섯 층의 **신피질**(neocortex)은 뇌의 가장 높은 곳에 있는 센터이다. 피질(cortex)이란 단어는 문자 그대로 '껍질'을 의미하고 해부학적 구조의 바깥 부분을 둘러싸고 있는 것을 나타낸다. 이러한 신피질의 외부를 둘러싸고 있는 회백질은 회선으로 알려진 주름으로 특징지어진다. 그 회선은 뇌가 다른 경우라면 물리적으로 가능한 것보다 더 큰 피질의 표면 영역을 수용하도록 할 수 있다. 사실, 피질의 대략 2/3는 회선의 접힌 부분에서 발견된다(Shepherd, 1979). 회선으로 인해, 전체 피질 영역은 약 6.25제곱피트(5,800제곱센티미터)일 정도로 굉장히 크고(Mountcastle, 1979), 그것을 둘러싸고 있는 뇌질(brain matter)의 표면 영역은 상대적으로 작다. 이것은 신피질이 수많은 뉴런들을 저장할 수 있음을 의미한다. 이러한 뉴런들로 무엇을 하는가? 상징과 추상 개념의 사용 같은, 인간에게 존재하는 상위의 기능들을 포함한 감각, 지각, 정서, 동작, 인지, 기억, 조직, 계획, 언어 및 다른 과정들이 그것들을 사용한다. 이러한 뇌의 명령 센터는 의식적 자각과 우리가 전형적으로 **마음**(mind)으로 생각하는 것과 연관되어 있다. 그것은 쾅 소리를 의식적으로 알아차리고 그 소리에 의해 형성된 잠재적 위협의 경향성에 주의를 돌리도록 지시하는 뇌의 영역이다.

대뇌반구의 기저핵(basal ganglia)은 움직임을 제어하는 전두피질의 운동 영역에 의해 1차적으로 매개되는 네 개의 핵들로 구성되어 있다(DeLong, 2000). 중요한 영역이지만, 스트레스에 대한 반응의 이해에는 중요하지 않다.

편도체: 특히 두려움과 불안 같은 정서 반응을 중재하는 변연계의 일부이자 대뇌반구의 영역

그러나 대뇌반구의 **편도체**(amygdala)는 스트레스에 대한 생리학적 반응과 정서적 반응을 이해하는 데 중요하다(그림 3.5). 편도체는 후반부에 논의되는 변연계의 부분이고, 특별히 두려움과 불안 같은 정서 반응의 매개에 관여하는 약 10개의 핵들로 이루어져 있다(Iverson, Kupfermann, & Kandell, 2000). 이것을 어떻게 아는가? 우리는 편도체를 전기적으로 자극받아 온 사람들이 이러한 정서 상태를 보고하였기 때문에 알 수 있다. 그것은 또한 다른 사람들의 얼굴에서 나타나는 두려운 상태에 대한 사회적 인지를 포함하고 있다. 장애로 인한 이 영역의 병변은 이러한 정서적 인지 능력을 손상시킨다. 또한 편도체는 어떠한 자극에 접근해야 되고 어떠한 자극을 회피해야 하는지에 관한 기억들을 저장하는 과정에 관여하는 것 같다. 그것은 위협 자극을 평가하는 것과 정서적 기억 형성을 포함하는 것 같다. 더욱이, 편도체는 두려움이나 불안을 특정 자극과 연관시키도록 학습하는 고전적으로 조건 형성된 두려운 반응들의 과정에 관여하고 있다(위 발견에 대한 상세한 논의를 위해서는 Iverson et al., 2000 참조).

해마: 서술 기억의 부호화와 관련된 대뇌반구 영역

길게 휜 모양 구조 때문에 그리스어로 '바다의 말'이라고 명명된 **해마**(hippocampus)(그림 3.5 참조)는 기억 과정에서 더 직접적인 역할을 하고 **서술 기억**이라 부르는 의식적으로 논의될 수 있는 사건에 대한 장기 기억을 부호화하는 데 관여하고 있다. 그것은 감각과 정서 경험에는 간접적인 역할만 하는 것 같다. 해마

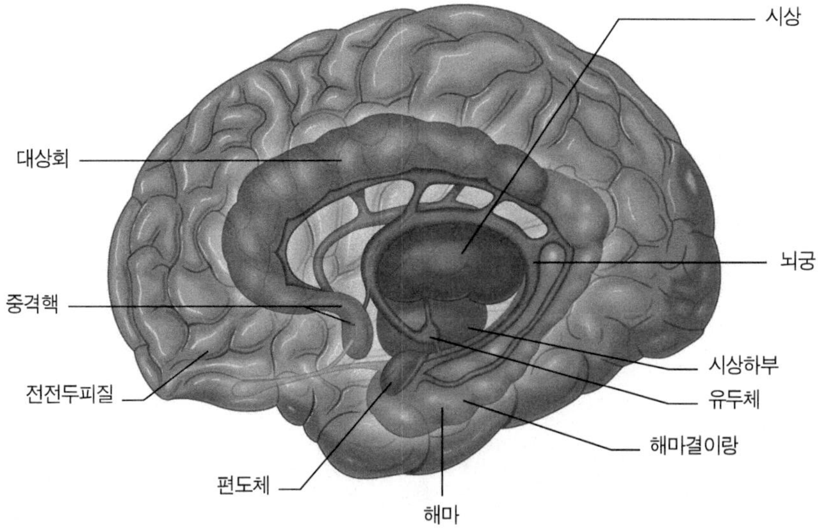

그림 3.5 **뇌의 내부 핵심 주위로 원을 형성하는 구조들로 이루어진 변연계**
이 체계는 정서에 관한 뇌의 신경 회로로 간주된다. 변연계에는 편도체, 해마, 시상, 전전두 피질, 시상하부의 부분들, 대상회 등이 포함된다.

출처: Garrett, *Brain and Behavior*, 2003, p. 197 (Wadsworth/Thompson Learning).

는 편도체가 정서를 추가하는 동안 상황 맥락을 부호화함으로써 두려움 조건 형성 과정에서 편도체와 함께 작동하는 것으로 보인다. 따라서 동물원에서 유리창 너머의 독사를 보는 것은 하이킹을 하다가 몇 걸음 앞에서 뱀을 발견하는 것만큼 소스라치게 놀랄 정도는 아닌 상황인 것이다. 편도체가 적절한 상황적 맥락 내에서 뱀에 대한 위협의 중요성을 평가하도록 도와주는 것이 해마이기 때문에, 편도체는 하이킹 도중에 뱀과 마주친 것에 대해서는 두려움을 느꼈지만, 동물원에서 뱀을 보는 것에서는 그렇지 않다. 이와 유사하게, 편도체가 두려움 정서를 활성화할 정도로 충분히 위험한 신호인지를 결정하도록 돕는 것이 해마이다. 이웃의 수컷 샴 고양이가 이전에 외부 창턱 위로 뛰어올라 늦은 밤 창문에서 쾅 소리를 냈던 것으로 해마에 의해 부호화된 기억들은 쾅 소리를 결국 비위협적인 맥락에 넣어 선잠을 지속하게 한다.

망상체 간뇌 위쪽으로 뇌간의 중간을 통해 코드처럼 된 **망상체**(reticular formation, RF)는 약 90개의 분리된 핵들의 묶음으로 구성되어 있다. 이 신경망은 뇌와 신체 사이의 중요한 감각과 운동 정보를 중계하는 상향 경로와 하향 경로 모두로 형성되어 있다. 말초에서 오는 감각 정보는 감각 투사 체계의 일환으로 신피

망상체: 시상하부가 투쟁 또는 도피 반응을 활성화하기 위해 뇌간과 내장으로 하향 신호를 보내는 신경망. 또한 말초에서 시상까지 이르는 감각 정보의 상향 경로

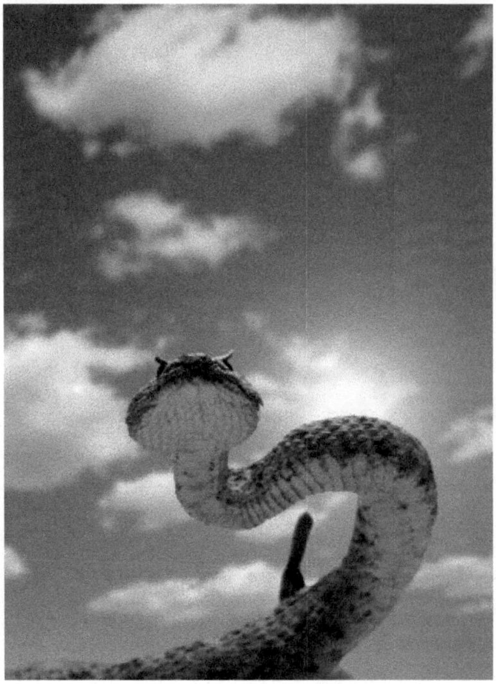

© Azpworldwide/Dreamstime.com

해마는 당신이 하이킹 도중에 뱀과 마주쳤을 때, 보다 적절한 상황적 맥락 내에서 뱀에 대한 위협의 중요성을 평가하도록 편도체를 도와준다. 그 결과, 편도체는 경험에 두려움을 추가하여, 투쟁 또는 도피 반응을 야기한다. 만약 이와 동일한 뱀을 동물원 유리 뒤편에서 봤다면, 해마는 위협이 없다고 편도체에 신호를 보내, 투쟁 또는 도피 반응이 필요하지 않을 것이다.

질로 전달할 것인지의 여부를 결정하기 위한 관문인 시상 속 RF를 통해 뇌의 상향 경로로 중계된다. 시상하부는 RF를 통해 자발적으로 매개되는 투쟁 또는 도피 반응을 활성화하기 위해 뇌간과 내장으로 하향 신호를 보낸다. 또한 RF는 창문에서 큰 소음을 들었을 때 선잠으로부터 눈을 뜨게 하는 것과 연관되어 있다.

RF의 배측 뇌간 영역에 속하는 **청반**(locus ceruleus, LC)이라 불리는 노르에피네프린 합성 세포체의 작은 군집은 경계와 각성에서 중요한 역할을 하고 감각 정보의 수신과 송신에 시상과 피질 활성화를 유지하는 상향 **각성 경로 체계**의 일부이다. 이 활성 능력은 투쟁 또는 도피 반응을 촉진하는 데 특히 중요하다. 시상과 시상하부에서 분절하여 뇌간으로부터 확장된 각성 경로 체계의 다른 영역이나 LC의 손상은 의식 상실을 야기할 수 있다. RF는 쾅 소리에 반응하였던 것과 같은 투쟁 또는 도피 반응을 활성화하기 위해 간뇌와 상위의 피질 영역 위쪽으로 스트레스적인 자극에 대한 각성 신호를 전달하는 것뿐만 아니라 뇌간, 내장 및 골격근 체계 아래쪽으로 신호를 전달하는 데 중요한 역할을 한다.

변연계: 해마, 시상, 시사하부의 일부, 편도체, 전전두피질 및 대상회와 같은 다른 구조들을 포함하는 정서에 관한 뇌의 신경 회로

변연계 정서에 관한 뇌의 신경 회로인 **변연계**(limbic system)는 1937년에 James Papez에 의해 처음으로 제안되었고, 그 후 Paul MacLean(1949)에 의해 확장되었다. 이 체계는 뇌의 내부 핵심 주변으로 원(경계나 가장자리)을 형성하는 신피질

의 일부이며, 계통발생학적으로 상호 연결된 원시적인 핵들을 포함하고 있다. 변연계는 해마, 시상, 시상하부의 일부, 편도체, 전전두 피질 및 대상회 같은 다른 구조들을 포함한다(그림 3.5 참조).

변연계의 **전측 대상회**(anterior cingulate)는 시상과의 광범위한 연결과 편도체와 시상하부를 포함한 변연계의 다른 부분들과의 연결로 인하여 감정 조절 체계에서 중요한 역할을 하는 것으로 보인다. 그것은 "감정 조절 체계의 신경학적 허브"로 언급되어 왔다(Thompson & Thompson, 2007, p. 254). 그렇지만 현재 연구는 해마가 감정 상태에서 하는 역할은 매우 작고, 편도체가 감정의 생리학적 표현과 관여하는 뇌 영역과 감정의 의식적 느낌을 매개하는 중요한 역할을 한다고 제안하고 있다(Kandel et al., 2000).

Lovallo(2005, p. 91)는 변연계의 적응적인 역할 중 하나를 일상생활에서 잠재적인 위험에 대해 평가하고 반응하는 것으로 요약하였다. "변연계와 피질의 연결은 위험한 것을 회피하도록 동기화하고, 생존에 필요한 것에 접근하고 그것들을 얻게 하며 나중에 참조할 수 있도록 동기적으로 관련된 경험들을 기억하도록 돕는다. 실제적이거나 지각된 위험인 경우에, 변연계는 특히 편도체로부터 출력되는 투쟁 또는 도피 상태를 통합하는 책임이 있다."

따라서 변연계는 이웃의 수컷 샴 고양이가 큰 소리를 만들어 냈다고 결정하기 전, 즉 그 소리가 위협적인 것처럼 보일 때 경험한 두려움 반응에서 중요한 역할을 한다.

말초신경계

말초신경계는 체성신경계와 자율신경계로 구성되어 있다. **체성신경계**는 **골격근**(횡문근), 피부 및 감각 기관으로 신경을 분포한다. 양방향의 신경망은 뇌에서 주변부(바깥 부분)로 그리고 역으로 정보를 전송한다. 뇌에서 말초로 신호를 보내는 신경 경로는 **원심성**이라고 부르며, 말초에서 뇌로 신호를 보내는 신경 경로는 **구심성**이라고 부른다.

체성신경계 원심성 경로는 수의적 운동이 가능하도록 신피질의 운동 부위에서 **횡문근**(빨간색으로 된)으로 메시지를 전달한다. 구심성 경로는 감각 투사 체계를 통해서 감각 수용기에서 신피질의 감각 부위로 감각을 전달한다. 투쟁 또는 도피 반응 동안에 뇌는 원심성 뉴런을 통해 신체적 행동을 준비하도록 긴장시키기 위해 횡문근으로 메시지를 보낸다. 이것이 편안한 침대에서 누워 있다가도 쿵쾅거리는 소리에 반응하여 뛰어나오도록 뇌가 근육에게 지시하였을 때 일어나는 것이다. 이것은 장기간이 아니라 비교적 단기간에 적응적인 것으로, 만성적 스트레스와 관련된 많은 다른 조건들에서처럼 이 기제는 건강 문제를 야기할 수 있다. 예를 들어, 만성적으로 스트레스를 받는 몇몇 사람들은 근육 긴장성 두통, 목과 등의 통증, 이갈이(잘 때 이를 가는 증상), 또는 체성신경계의 만성 자극과 관련된 다른 불편하거나 고통스런 횡문근 상태를 경험한다(제5장 참조).

자율신경계는 일반적으로 (척수로 나가는) **신경절전 신경세포**와 (신경절전 신경세포에 의해 자극받는) **신경절후 신경세포**를 모두 사용하여, 이들을 통하여 신체의 장기로 신경을 분포하고 있다. 모든 신경절전 신경세포는 부교감신경의 **신경절후 신경세포**의 활동으로 **신경 전달 물질**로서 **아세틸콜린**을 사용한다. 대다수 교감신경의 신경절후 신경세포들은 신경 전달 물질로서 **노르에피네프린**을 사용한다.

노르에피네프린: 노르아드레날린으로도 알려져 있으며, 투쟁 또는 도피 반응을 도출하는 카테콜아민 호르몬과 신경 전달 물질.

내장은 기관(organs), 관(ducts)과 선(glands), **평활근**(기관의 평활근과 혈관), 혈관들로 구성되어 있다. 내장의 신경 분포는 감각과 운동 경로 모두를 가지고 있다. 내장의 감각 체계는 신피질이 아닌 주로 뇌간과 시상하부에서 척수신경과 미주신경을 통해 정보를 전송한다. 그러므로 이 체계를 통해 전송되는 내부 기관의 진행 중인 상태에 대한 정보는 일반적으로 의식에 도달하지 않는다. 마찬가지로, 자율신경계에 있는 운동 신경은 뇌간에서 시작되고, 우리의 자각과 자발적인 입력 없이 항상성 있게 조절된다.

앞서 논의된 바와 같이, 자율신경계의 교감신경은 투쟁 또는 도피 반응의 활성화를 책임지고, 이 체계의 신경절후 신경세포는 신경효과기 교차로(예, 신경이 기관과 만나는 지점)에서 신경 전달 물질 노르에피네프린의 사용을 통해 일반적으로 그들의 내장 표적에 효과를 미치게 된다. 자율신경계의 운동 신경 표적은 평활근 세포뿐만 아니라 **심근**(심장 근육)과 심박 조정 세포(심장의 리듬을 만들고 수축 속도를 조절하는 전문화된 심장 세포)를 포함하고 있다.

부교감신경: 투쟁 또는 도피 반응을 사라지게 하고, 신체의 기초 에너지 절감 및 복원 상태를 관장하는 자율신경계의 분절

자율신경계의 **부교감신경**은 일반적으로 이완 상태와 관련이 있고, 스트레스적인 접촉 후 부교감신경의 활성화는 투쟁 또는 도피 반응을 가라앉히는 데 기여한다. 앞에서 언급한 바와 같이, 이러한 체계의 신경들은 신경 전달 물질 아세틸콜린의 사용을 통해서 그들의 내장 표적에 영향을 미치고 있다. 대부분의 내장 조직은 그 체계의 모든 분절에 의해 자극된다. 몇 가지 예외들이 있다. 예를 들면, 혈관과 부신수질은 오직 교감신경만을 받는다.

교감신경만이 기관을 흥분시킨다(예, 심박수 증가)고 생각하는 것이 일반적인 상식이지만, 그것은 오해다. 예를 들어, 이것은 교감신경이 아니라 위장관계를 자

극하는 부교감신경이다. 내장의 몇몇 구성 요소들이 교감신경과 다른 부교감신경들에 의해 자극되는 이유는 신체 체계가 생존에 대한 위협을 어떻게 다루는지와 관련되어 있다. 정상적으로 스트레스가 없는 휴식 기간 동안, 필요할 때 음식을 섭취하고 소화시키고 에너지를 저장하는 것이 신체를 위해 더욱 적응적이다. 이렇게 하지 않는다면, 신체는 생존하지 못할 것이다. 그렇지만 생존에 임박한 위협이 있는 급성 스트레스 동안에는, 음식 섭취를 피하고, 이전에 섭취하였던 음식을 소화시키는 것을 멈추고, 에너지를 동원하고 확장하기 시작하는 것이 더욱 적응적이다. 이것이 투쟁 또는 도피 반응을 활성화하는 것이다. 부교감신경은 **기초 에너지 절감 및 복원 상태**를 지원하고, 교감신경은 **에너지 동원 및 소비 상태**를 지원한다.

부교감신경이 더 많은 침을 만드는 침샘, 위액 분비의 양을 바꾸는 소화관, 위 효소의 분비를 증가시키는 췌장, 연동운동(움직임)을 증가시키는 창자, 수축할 수 있는 방광을 자극하는 이유는 고체의 음식과 액체로부터 에너지를 섭취하고 추출하기 위해 반드시 필요하다. 투쟁 또는 도피 반응 동안, 교감신경은 이러한 위장관 체계의 반응을 약하게 한다. 이것이 예를 들어 우리가 연설을 하기 전에 입이 마르고 속이 메스꺼운 이유이다(제1장에서 발표 준비를 할 때면 복부 경련과 목에 가래가 끓는 것을 발견한 John을 기억하라).

또한, 적응적 관점에서 부교감신경은 인간의 생식과 번식에 이르는 길처럼 보인다. 예를 들어, 음경의 발기는 부교감신경의 활성화를 요구한다. 주로 교감신경의 활성화와 관련된 불안은 발기에 이르고 유지하는 데 억제 효과를 가지고 있다. 비록 발기가 아닌 사정은 주로 교감신경의 중재를 받지만, 성교와 임신이 일어날 가능성은 적다. 그러므로 인간의 신체는 스트레스가 없는 기간, 풍요로운 기간 및 생존에 대한 위협이 더 낮은 기간에 더욱 번식하도록 프로그램화되어 있는 것처럼 보인다. 이것은 우리 먼 조상의 원시 환경에 적합한 것으로, 이러한 풍요로운 기간(예, 낮은 스트레스 기간)에 오늘날 우리의 삶을 가능하게 만든 후손의 생존 가능성을 더 크게 하였기 때문이다. 다음에는 교감신경과 투쟁 또는 도피 반응에 초점을 맞추어 보자.

투쟁 또는 도피 반응 동안 **교감신경** 활성화는 위협하는 자극에 대한 최대한의 시각적 접근을 위해 동공의 확장을 야기한다. 흥미롭게도, 비록 완전히 다른 이유에서이기는 하지만, 우리의 눈은 최대한의 시각적 접근을 위해서, 배우자감과 같은 즐거운 자극을 볼 때도 확장된다. 허파는 혈류에 산소 입력을 극대화하기 위해 기관지 확장을 경험한다. 심박률과 **박출량**(심장 수축 동안 배출되는 혈액의 양)은

교감신경: 투쟁 또는 도피 반응과 에너지 동원 및 소비 상태를 관장하는 자율신경계의 분절

혈관이 수축하는 동안 증가하는데, 이것은 더 빠르게 뇌와 신체의 대근육에 산소와 연료를 공급할 수 있도록 더욱 빠르게 혈액을 운반하기 위해 혈압을 올리는 효과를 가지고 있다. 예를 들어, 쾅 하는 소리는 심박률, 박출량과 혈압을 끌어올리는 효과를 가지고 있다.

피부 속 혈관의 수축은 창백하게 하는 효과를 가지고 있어서 피부가 더 밝아지거나 창백해 보일 수 있다. 이에 더해서, 땀샘은 몸을 차가워지게 하고 활동하는 동안 과열되는 것으로부터 차가움을 유지하기 위해 더욱 활성화된다. 이것이 스트레스 상황에 있는 사람이 땀을 흘린 다음 손과 발이 차가워지는 이유이다. 부신수질 또한 투쟁 또는 도피 반응 동안 자극을 받는데, 이는 혈류로 에피네프린을 방출하도록 하고, 이에 더해 경보 반응을 자극하고 유지하도록 촉발한다. 수많은 내분비 반응들은 우리가 다음에 검토할 에피네프린 방출과 함께 일어난다.

스트레스와 내분비계

혈류에 **호르몬**을 분비하는 기관과 선(샘)으로 이루어진 **내분비계**는 각각의 표적 세포와 기관에 생화학적 전달자로 활동한다. 이 표적들에 도달하자마자, 호르몬 전달자들은 그들이 영향을 미치는 세포의 활동을 조절한다. 이 과정은 표적 세포로 신호를 전달하기 위해 순환계를 필요로 하기 때문에, 표적 기관에 순식간에 직접적으로 신경 전달하는 것보다 훨씬 더 느리다. 그렇지만 일단 호르몬이 표적에 도달하면, 그것의 전반적인 효과는 이러한 분자들이 몸에서 신진대사가 일어날 때까지 지속된다. 직접적인 신경 자극은 단거리 주자의 속도와 더 짧은 시간(기간)에 비유할 수 있는 반면, 호르몬의 활동은 장거리 달리기 선수의 더 느리지만 더 긴 기간의 지구력에 비유할 수 있다. 각각은 이점과 단점을 가지고 있다. 투쟁 또는 도피 반응 동안 내분비계와 교감신경계는 공동 작용으로 통상적인 결과에 달성하는 다소 중복되는 체계처럼 활동한다.

교감-부신-수질 축

내분비의 스트레스 반응에 대한 주요 명령 센터는 시상하부에 있고, 주요 표적 기관들 중 하나는 부신이다. 뇌간핵의 유일한 통로를 통해서 부신수질로 직접 들어오는 교감신경계의 신경절전 섬유를 통한 전달 신호에 의해서, 시상하부의 실방

핵(paraventricular nucleus)은 부신의 영역 전반에 걸쳐서 강력한 영향을 미친다. **교감-부신-수질**(sympathetic-adrenal-medulla, SAM) **축**은 투쟁 또는 도피 반응의 주요 체계 중 하나를 형성하고 있다.

부신은 신장 맨 위에 있는 원뿔 모양의 선들이다. 각각은 표면을 덮는 막인 **부신피질**로 되어 있고, 내부 핵을 부신수질이라고 부른다. 중성 자극을 받으면 **부신수질**은 카테콜아민, 에피네프린, 노르에피네프린을 분비한다. 부신수질은 신경절전 섬유로 자극되기 때문에, 이 체계에서는 전형적으로 신경절후 섬유에 의해 분비되는 노르에피네프린보다 신경 전달 물질 아세틸콜린을 받는다.

에피네프린은 심혈관계에 뚜렷한 영향을 미치는데, 이는 몇몇의 혈관 수축(피부와 복부 내장의 세동맥)과 다른 것(골격근의 세동맥)들의 팽창뿐만 아니라 심박률과 박출량 증가의 원인이 된다. 순 효과(net effect)는 외부 주변부와 소화기계로부터 뇌와 대 골격근으로 혈액을 돌리는 것이다. 혈류로의 산소 공급을 증가시키기 위해 허파의 기관지 또한 팽창한다. 에피네프린은 골격근이 사용할 수 있는 포도당으로 비탄수화물 에너지 저장고를 전환하는 **글루코네오제네시스**(gluconegenesis: 포도당이 해당계의 역경로에 의해 형성되는 과정, 역주)라고 부르는 과정을 통해서 간과 근육에 있는 **글리코겐**(포도당의 긴 사슬) 저장고로부터 혈류에 **포도당**(예, 설탕)을 방출하도록 돕는다. 순 효과는 신체의 **대사율**(신체가 소비하는 에너지의 양)의 증가이다. 일반적으로, 에피네프린 호르몬은 표적 기관에서 교감신경계와 동일한 효과를 가지고 있다. 예를 들어, 심각한 알레르기 반응을 치료하기 위한 에피네프린 주입은 심장 세동, 메스꺼움, 발한, 떨림, 두통 및 불안한 기분과 같은 교감계 패턴 부작용을 야기할 수 있다.

노르에피네프린은 신체 체계에서 에피네프린과 동일한 효과를 지니고 있다. 그렇지만 노르에피네프린은 에피네프린보다 더 적은 양으로 부신수질로부터 방출된다. 방출의 비율은 상이한 조건에서 달라질 수 있지만, 노르에피네프린 대 에피네프린의 비율은 1대 5이다(Guyton & Hall, 2006). 순환하는 호르몬 노르에피네프린의 효과는 교감 신경절후 섬유에 의한 표적 세포에서 신경 전달 물질 노르에피네프린의 방출보다 10배까지 지속된다(Guyton & Hall, 2006). 에피네프린은 암산과 같은 정신적 스트레스에서 더욱 큰 역할을 하고, 노르에피네프린은 신체 운동과 같은 신체적 스트레스에서 더욱 큰 역할을 한다는 것을 지적한 연구들이 있다(Ward et al., 1983). 또한 노르에피네프린은 분노, 에피네프린은 공포의 정서적 상태와 가장 밀접하게 연합되는 것 같다(Ax, 1953). 에피네프린과 노르에피네프린이 심장에 유사한 효과를 보이기는 하지만, 그 효과는 에피네프린이 더 크다.

교감-부신-수질(SAM) 축: 카테콜아민, 에피네프린과 노르에피네프린을 분비하는 부신수질을 자극하도록 교감신경계를 지휘하는 시상하부를 포함한 투쟁 또는 도피 반응의 주요 체계

부신피질: 신피질 호르몬을 분비하는 부신선을 싸고 있는 외부 층

부신수질: 카테콜아민, 에피네프린과 노르에피네프린을 분비하는 부신선의 내부 핵

에피네프린: 아드레날린으로도 알려져 있으며, 부신수질에서 분비되는 카테콜아민 호르몬으로 심혈관계에 영향을 미치고, 혈류에 포도당을 방출하도록 자극하고, 신체의 대사율을 증가시킨다.

또한 에피네프린은 노르에피네프린보다 신진대사율을 5~10배 더 빨리 가속시키고, 정상 신진대사율을 2배 이상으로 높일 수 있다(Guyton & Hall, 2006).

시상하부-뇌하수체-부신 축

시상하부-뇌하수체-부신(HPA) 축: 시상하부가 뇌하수체를 자극하여 ACTH를 분비하도록 하고 이는 차례로 부신피질을 자극하여 글루코코르티코이드를 방출하도록 하는 투쟁 또는 도피 반응의 주요 체계

투쟁 또는 도피 반응 동안, 부신피질은 **시상하부-뇌하수체-부신**(hypothalamic-pituitary-adrenal, HPA) **축**(그림 3.6)이라고 부르는 체계에 포함되어 있다. 이 체계에서 시상하부는 뇌의 기저부에 있는 완두콩 크기의 주 분비선인 **뇌하수체**의 경로에 의해 부신피질에 영향을 미친다. 부신과 같이 뇌하수체는 별개의 기능을 가진 두 개의 선 영역으로 이루어진 구조이다. 그렇지만 안쪽과 주변부로 분리된 부신과 달리, 뇌하수체는 앞쪽과 뒤쪽 영역으로 분리되어 있다. 시상하부의 실방핵은 **앞쪽 뇌하수체**의 **뇌하수체 문맥계**로 방출되는 방출 요인이라 부르는 펩타이

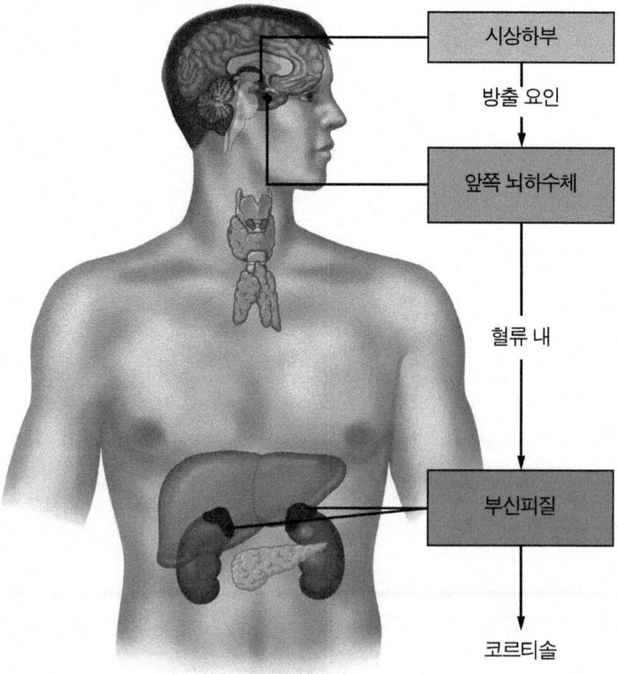

그림 3.6 **시상하부-뇌하수체-부신(HPA) 축 네트워크**
앞쪽 뇌하수체의 뇌하수체 문맥계를 통하여 시상하부는 코르티솔을 방출하도록 부신피질을 자극하고, 글루코네오제네시스 과정을 통해서 혈류에서 전체적인 포도당 농도를 증가시키고 신진대사를 촉진하는 ACTH의 방출을 야기한다.

출처: Garrett, *Brain and Behavior*, 2003, p. 201 (Wadsworth/Thompson Learning).

드 전달자를 합성하고 분비함으로써 부분적으로 스트레스 요인에 반응한다. 이 전달자는 혈류에서 **베타 엔도르핀**과 부신피질 자극 호르몬(ACTH)을 분비하도록 앞쪽 뇌하수체를 자극한다. 베타 엔도르핀은 강한 진통제(통증 완화) 성질을 지닌 천연 아편제이다. 포식자와 경쟁자가 싸우는 임박한 생명의 위협에서, 급성 부상에 의한 통증은 사람을 약하게 만들고 위협을 피하지 못하게 한다. 그러므로 그 사람이 임박한 위협으로부터 안전할 때까지 일시적으로 통증을 억제하는 체계를 지니기 때문에 사람의 생존에 더욱 적응적이다. 베타 엔도르핀은 이러한 목적을 가지고 있다.

ACTH는 투쟁 또는 도피 반응에서 중요한 역할을 수행하는 글루코코르티코이드를 분비하도록 부신피질을 자극한다. **글루코코르티코이드**는 혈류에서 포도당 수준을 상승시키는 효과로 유명한 스테로이드 화합물 군이다. 부신피질에 의해 분비된 주요 글루코코르티코이드는 **코르티솔**(하이드로코르티손으로도 알려짐)로, 이러한 종류의 스테로이드는 신체에 미치는 영향의 95% 이상을 차지한다(Guyton & Hall, 2006). 코르티솔은 정상적인 세포 기능을 위해 세포들에게 필요하다. 코르티솔은 에피네프린처럼 글루코네오제네시스 과정을 통해 신진대사에 영향을 미친다. 또한 코르티솔은 세포 수준에서 포도당 사용을 다소 감소시킨다. 글루코네오제네시스와 세포의 포도당 사용 감소의 결합 효과는 혈류에서 전반적인 포도당 농도를 증가시킨다.

ACTH: 글루코코르티코이드를 방출하기 위해 부신수질을 자극하며 뇌하수체 전엽에 의해 방출되는 부신피질 자극 호르몬

코르티솔: 카테콜아민 시냅스를 증가시키고, 면역력을 감소시키며, 혈류 내 포도당 농도를 상승시키는 투쟁 또는 도피 반응 동안 부신수질에 의해 분비되는 신체의 주요 글루코코르티코이드

코르티솔은 또한 연료로 사용하기 위해 **지방 분해**(lipolysis)라고 알려진 과정에서 지방 저장소로부터 지방산의 유리를 촉진하고 혈류에 혈액 **아미노산**(단백질 형성 덩어리)의 농도를 증가시켜서, 근육 에너지를 위해 간에 의해 포도당으로 전환될 수 있다. 이 중요한 스테로이드는 뉴런 수준에서 부신수질에 의해 카테콜아민 합성을 증가시켜서 스트레스 반응을 준비시킨다. 이것은 해마의 기억 기능을 더 분명히 할 수 있고, 감각 입력을 위한 시상의 민감성을 증가시킬 수 있다.

이에 더해, 코르티솔은 염증을 감소시키고, CNS 과잉을 조절하는 **부적 피드백 경로**를 통해 역할을 수행한다. 그렇지만 이러한 제동 하강(damping down) 작용은 만성 스트레스의 조건하에서 면역 체계의 코르티솔 중재 억제의 원치 않는 효과를 가져올 수도 있다.(이에 대해서는 제4장에서 더 자세히 논의될 것이다.) 심리적 스트레스 요인과 마찬가지로, 극심한 더위와 추위, 외과적 수술 및 질병 상태의 경험과 같은 신체적 스트레스 요인은 모두 코르티솔 수준을 증가시킨다.

티록신 축

스트레스는 체계 내 세포들의 요구를 충족시키기 위해 생리적 체계의 요구를 생성하기 때문에, 세포들의 연료 연소 수용력 또는 대사율을 증진시켜야 한다. 신체 내 대부분의 세포들은 대사율을 조절하기 위해 티록신, 갑상선 호르몬에 의존한다. **티록신**(thyroxin)은 시간과 충분한 수준의 농도를 가지고서 기초 대사율을 두 배로 할 수 있는 강력한 호르몬이다. 이러한 대사율의 증가는 급성 위협보다는 생존을 위한 오랜 기간의 위협을 다루는 데 있어서 더 적응적이다. 왜냐하면 티록신이 세포 신진대사에 그 효과를 발휘하기 전에, 2~3일의 잠복기가 있기 때문이다. 그렇지만 이러한 변화가 일어나기 시작하면, 비율이 최고조에 도달하고 10~12일 후 안정되기 시작할 때까지 신진대사는 점진적으로 증가된다(Guyton & Hall, 2006).

SAM 축과 HPA 축과 같이, 티록신 축의 활동은 시상하부로 시작한다. 시상하부의 실방핵은 앞쪽 뇌하수체의 문맥계 내로 폴리펩타이드 전달자 방출 요인을 방출함으로써 신진대사를 증가시키기 위한 체계의 요구에 반응한다. 생화학적 전달자는 **갑상선 자극 호르몬**(thyroid-stimulating hormone, TSH)이라고 부르는 화합물을 방출하도록 앞쪽 뇌하수체를 촉발한다. 그 다음에 TSH는 후두 바로 아래 있는 나비 모양의 선(아담의 사과는 후두의 좋은 외부 기준이다)인 티록신의 방출을 유도하는 **갑상선**으로 혈류를 통해 이동한다.

높은 수준의 티록신은 호흡 곤란, 과도한 발한, (증가된 위액 분비와 위 운동으로 인한) 설사 및 피로감으로 이어지는 신경과민이나 불안감, 불면증, 심장박동의 증가, 호흡 증가를 야기할 수 있다. 이 호르몬은 급성 스트레스에 대해서 더욱 극심한 스트레스 반응을 경험하도록 에피네프린의 효과를 증폭시킬 수도 있다. 장수와 끈기가 다수의 스트레스와 관련된 호르몬과 관련되어 있다고 보면, 티록신의 효과는 만성 스트레스 상태의 사람들이 일단 스트레스적인 환경을 벗어났을 지라도 기저 수준으로 돌아오는 데 어려움을 갖는 이유를 설명할 수 있을 것이다. 예를 들어 어떤 사람들은 1~2주의 휴가 기간에서조차도 이완하는 데 어려움을 가지고 있다.

외상적 스트레스와 뇌

때때로 스트레스원은 밤중에 쾅 하고 큰 소리가 나는 것보다 더욱 심각하다. 다음

부분에서는 뇌에 영향을 미치는 극심한 스트레스원을 검토할 것이다. 외상적 스트레스의 효과를 조사하는 것은 극심한 스트레스에 뇌가 어떻게 반응하는지를 설명하고, 심한 역경을 겪은 후에 어떻게 기능하는지를 더 잘 이해하도록 도와줄 수 있다.

외상적 스트레스원은 무엇인가? **외상적 스트레스원**은 전투, 자연재해 또는 인재, 난폭한 폭행, 성폭행, 납치, 고문, 심각한 또는 생명을 위협하는 사건들, 생명이 위험하다는 진단, 가까운 친구나 친척의 갑작스럽고 예기치 않은 사망, 아마도 전쟁 포로(POW)로 잡히거나 또는 포로수용소에 갇히는 것, 공포심과 극심한 두려움과 무력함을 야기할 수 있는 매우 고통스러운 경험 같은 사건이다.

모든 스트레스원이 그렇듯이, 심한 스트레스원에 대한 사람들의 반응은 개인적이고 주관적인데, 부분적으로 사람들이 자신의 신념이나 세계관을 통해 스트레스원을 평가하기 때문이다. 외상적 스트레스원과의 만남은 종종 세계관에 대한 심각한 도전을 초래한다. 개인의 **세계관**은 자신, 타인, 세계에 대한 신념과 가정의 총체이다. Tedeschi와 Calhoun(2004)은 "심리학적으로 지진은 이해, 의사 결정 그리고 의미성에 이르게 하는 도식화된 체계들을 붕괴하기 위해 심하게 흔들고, 위협하고 약화시킬 수 있다."(p. 5)라는 점에서 외상적 스트레스원과 마주치는 것을 지진을 경험하는 것에 비유하였다. 안전과 보안에 관한 가정은 심각하게 교란되거나 손상될 가능성이 있으며, 생존자의 외상 전 세계관을 파괴하거나 격동시킬 수도 있다. 이 도전들에 어떻게 적응할 것인지는 외상 반응과 증상이 얼마나 일시적인지 또는 만성적일지에 의해 결정된다.

외상후 스트레스 장애: 외상적 사건의 지속적 재경험, 외상적 사건과 관련된 자극 회피, 전반적인 반응 마비 경험 및 지속적으로 증가된 각성 등이 특징인, 외상적 스트레스원에 대한 반응으로 발생하는 심리적 장애

다소 유감스럽게도, 외상적 스트레스원에 대한 반응은 **외상후 스트레스 장애**(post-traumatic stress disorder, PTSD)를 유발할 수 있다. PTSD의 특징은 외상적

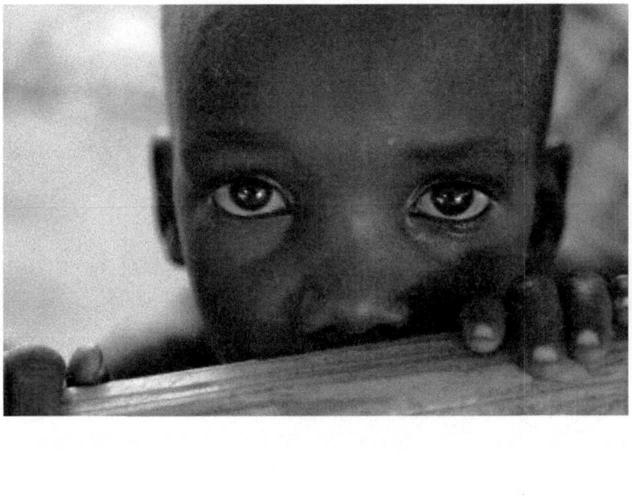

이 아동의 경우처럼 2010년에 아이티에서 일어난 7.0 규모의 지진에서 생존하는 것은 외상후 스트레스 장애(PTSD)를 발생시킬 수 있는 외상적 스트레스원의 유형이다. 외상적 스트레스들은 우리의 세계관을 흔들 수 있는 엄청난 사건과 유사하다.

사건의 지속적인 재경험, 외상적 사건과 관련된 자극 회피, 전반적인 반응 마비 경험, 그리고 지속적으로 증가된 각성을 포함하는 많은 증상들이다. 전반적 증상 패턴의 기간은 적어도 한 달은 지속되고, 그들은 한 가지 이상의 주요 기능 영역에서 고통 또는 손상을 받는다(American Psychiatric Association, 2000).

뇌의 어떤 영역이 PTSD에 가장 영향을 받는 것으로 나타날까? 그것은 뇌 영상 연구를 포함하여 상당한 증거가 있는데, 변연계가 가장 많은 영향을 받는 영역이다. 이 부분이 PTSD를 가진 많은 사람들에게서 비정상적으로 작용하기 때문이다(Handwerger & Shin, 2008). 특히, PTSD를 가진 사람의 변연계 편도체가 지나치게 활성화(예, 과잉 반응)되어 있는 것처럼 보지만, 전측 대상회 피질(anterior cingulated cortex, ACC: 대뇌피질의 일부)과 해마는 특정 자극에 대해 과소 반응(예, 저자극성 반응)을 보이는 것 같다.

편도체에 관한 연구 결과들은, PTSD를 지닌 사람들의 경우에 같은 자극에 대해서 편도체 반응성이 높을수록 증상의 심각도가 더 높다는 것을 보여 준다. 더욱이 ACC와 해마 모두 크기가 줄어든 것으로 보인다(Karl et al., 2006). 변연계 구조와 기능의 이상은 기억, 공포, 분노, 신경과민과 같은 PTSD와 관련된 몇 가지 증상을 설명하는 데 도움이 된다. 그러나 이 단계에서 비록 더 작은 해마 용량이 PTSD에 존재하는 위험 요인일 수 있다고 제안하는 쌍생아 연구가 있지만, 발견된 몇 가지 구조적 이상이 외상적 스트레스원에 노출될 때 PTSD에 취약한 사람들에게 이미 존재하는지 또는 이러한 이상이 PTSD로 인해 생겨난 것인지의 여부를 결정하는 것은 어렵다(변연계 이상과 PTSD에 대한 더 많은 논의를 위해서는 Handwerger & Shin, 2008 참조).

앞에서 이미 논의한 바와 같이, 편도체는 정서적 기억 정보와 조건화된 공포 반응에서 위협 자극을 평가하는 것과 관련되어 있다. 기억하라, 편도체는 하이킹 도중에 뱀과 마주칠 때 공포를 느끼게 한다. 편도체가 PTSD를 가진 사람들을 더 과민하게 할 가능성이 있기 때문에, 그들의 지속되는 증가된 각성 패턴을 설명할 수 있을 것이다. PTSD와 관련 있는 각성 증상의 예로는 불면증, 빈약한 집중력, 과잉 경계(예, 위협이나 위험에 대한 끊임없는 경계 태세), 분노 폭발과 과민성 그리고 과장된 놀람 반응(예, 갑자기 놀랐을 때 겁을 먹거나 조마조마함)등이 있다.

ACC와 주변의 대뇌피질은 정서적 정보를 처리하고, 조건화된 공포를 제거하며, 정서적 반응을 조절하는 기능을 한다. 그러므로 이러한 반응이 정상적으로 사라지거나 제거되는 시기 이후에 외상과 관련된 자극에 대해서 과도한 공포 반응을 유지하는 것은 ACC의 과소 민감성(반응성)의 기능일 수 있다.

마지막으로, 이 장에서 이미 언급한 바와 같이, 해마는 서술 기억을 부호화할 뿐만 아니라 위협적인 자극을 대뇌피질에 부호화함으로써 공포 조건화된 과정에서 편도체와 함께 작용한다. 과소 반응된 해마는 외상의 고통스러운 기억이 재발하는 경험 또는 플래시백(예, 외상이 재발하는 느낌), 외상적 스트레스원과 유사한 특성을 가지고 있거나 상징적인 자극에 대한 과장된 심리적 · 생리적 반응 및 외상적 사건의 중요한 측면을 회상하는 데 있어서의 어려움과 같은 PTSD와 연합된 몇 가지 기억 문제들을 설명할 수 있다. 다시 말해서, 기억의 돌연한 고장과 외상적 사건(예, 차의 내연기관이 역화(逆火)하는 소리는 총을 발사하는 소리와 동일한 공포로 경험될 수 있음)과 관련되어 있는 양성 자극을 맥락화하는 능력의 감소는 해마가 적절하게 기능하지 못한 결과일 수 있다.

치료에 따른 증상의 개선은 정서적 정보 처리와 반응 조절과 관련된 영역인 ACC의 무릎(굽어지는) 부근에서의 더 큰 활성화와 편도체의 활성화 감소와 관련된 것처럼 보인다(Felmingham et al., 2007). 이런 결과는 비정상적인 변연계 활동과 PTSD 간의 인과 경로에 대해 더 많은 증거를 제공한다. 그 과정의 역방향, 즉 PTSD 감소가 비정상적인 변연계 활동을 감소시키는 결과를 가져오기 때문이다. 따라서 그 증거들은 PTSD를 초래하는 외상적 스트레스원에 대한 노출이 반대로 변연계에 영향을 미친다는 것을 강력하게 시사한다.

외상후 성장

외상적 스트레스원을 만남으로 얻을 수 있는 긍정적인 결과는 무엇인가? 지금까지 본 바와 같이, PTSD를 발생시키는 것과 같은 불행한 결과들은 외상적 스트레스원을 만나는 것으로부터 생겨날 수 있다. 어느 누구도 대지진을 환영하지 않지만, 일어난다면 그것에서 어떤 좋은 것을 얻을 수 있을까? 우리의 직관과는 정반대로, 연구들은 외상적 스트레스원인 지진은 그 잔해를 제거한 후에 궁극적으로는 튼튼한 기초와 구조를 가진 후속 건물을 짓게 하는 결과를 가져올 수 있다는 것을 밝히고 있다.

실존적 정신 치료의 한 형태인 의미 치료의 창시자이자 제2차 세계대전의 강제 수용소에서 살아남은 생존자인 Victor Frankl(1992, p. 116)은 자신의 고통과 비극에 대해 그리고 강제 수용소에서 경험한 외상에서 의미를 찾는 것에 대해 논의하였다. “우리는 변화될 수 없는 운명과 마주하였을 때, 희망이 없는 상황에 직면하였을 때조차도 삶에서 의미를 찾을 수 있다는 것을 절대 잊어서는 안 된다. 그리고 중요한 일은 최고로 독특한 인간 잠재성에 대한 증인이 되는 것으로, 개인적 비극을 승리로 바꾸는, 즉 한 사람의 곤경을 인간 성취로 바꾸는 것이다. 우리가 더 이상 상황을 변화시킬 수 없을 때(수술이 불가능한 암처럼 치유할 수 없는 질병을 떠올려 보라) 우리는 자신을 변화하기 위한 도전을 하게 된다."

Frankl은 다른 수용소에서 생사 여부도 알지 못하고 사형당하였을 부인에 대해 생각하였을 때 강제 수용소에서 일하면서 개인적 의미를 경험하였다.

> 그날도 우리는 참호 속에서 일하고 있었다. 잿빛 새벽이 우리를 둘러싸고 있었다. 우리 위에 있는 하늘도 잿빛이었고, 창백한 새벽빛에 반사되는 눈도 잿빛이었다. 동료가 걸치고 있는 넝마 같은 옷도 잿빛이었고, 얼굴도 잿빛이었다. 나는 또다시 아내와 침묵의 대화를 나누고 있었다. 아니 어쩌면 당시 나는 내 고통에 대한, 그리고 내가 서서히 죽어가야 하는 상황에 대한 정당한 이유를 찾으려고 애쓰고 있었는지도 모른다. 곧 닥쳐올 절망적인 죽음에 대해 마지막으로 격렬하게 항의하고 있는 동안, 나는 내 영혼이 사방을 뒤덮고 있는 음울한 빛을 뚫고 나오는 것을 느꼈다. 나는 그것이 절망적이고 의미 없는 세계를 뛰어넘는 것을 느꼈으며, 삶에 궁극적인 목적이 있는가 하는 나의 질문에 어디선가 "그렇다"라고 하는 활기찬 대답 소리를 들었다. 바로 그 순간 수평선 저 멀리에 그림처럼 서 있던 농가에 불이 들어왔다. 바바리아의 동트는 새벽의 초라한 잿빛을 뚫고 불이 켜진 것이다. "어둠 속에서도 빛은 있나니," 빛은 어둠 속에서 빛났다. 나는 몇 시간 동안 얼어붙은 땅을 파면서 서 있었다. 감시병이 지나가면서 욕을 했고, 나는 또다시 사랑하는 사람과 대화를 나누었다. 그러자 점점 더 그녀가 곁에 있는 것같이 느껴졌으며, 그녀는 정말로 내 곁에 있었다. 그녀를 만질 수 있을 것 같았고, 손을 뻗으면 그녀의 손을 잡을 수 있을 것 같은 느낌이 들었다. 그 느낌이 너무나 생생했다. 그녀가 정말로 거기에 있었던 것이다. 바로 그 순간 새 한 마리가 날아와 내가 파놓은 흙더미 위에 앉았다. 그러고는 천천히 나를 바라보았다.(pp. 51-52)

Victor Frankl이 보여 준 바와 같이, 모든 사람이 외상 후에 기능을 수행하는 능력이 손상되거나 PTSD로 고통을 받는 것은 아니다. 사실, 소수만이 PTSD로 발전한다(Charney, 2004). Frankl과 같이 어떤 이들은 초월적인 경험을 하거나 고통에서 의미를 찾는다. 심리적 외상이 이어지는 동안에는 기능적 손상의 결과가 지속되지 않을지라도, 최소한의 잠재적 임상 증상이나 간단한 반응적 증상(PTSD와 관련된 사소하거나 일시적인 증상)을 가지고 있을 수 있다. 때가 되면, 외상적 사건에 노출된 일정 비율의 사람들은 궁극적으로 긍정적 변화를 경험한다(Ford,

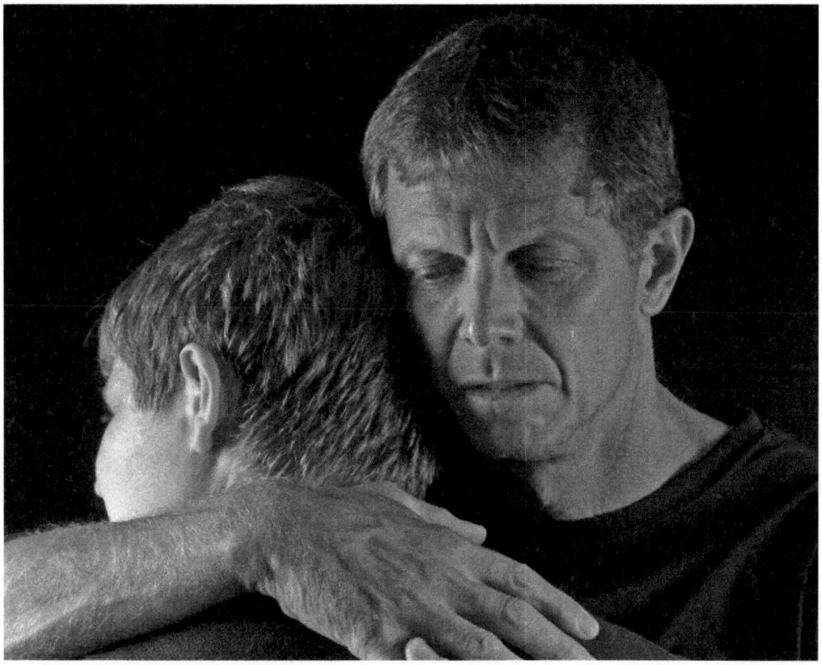

외상의 생존자들은 친구와 가족들에게 더 많은 연민, 이타주의, 감사를 느낄 것이다.

2008). 이들은 **외상후 성장**을 경험했다고 말한다.

외상후 성장: 더 긍정적인 자기와 세계관을 발전시키고 대인관계를 강화시키는 것으로 일반적으로 특징지어지는 외상에 대한 긍정적 반응

외상후 성장은 흔히 그것을 경험한 외상 생존자들에 의해서 보고되었는데, 세 가지 서로 관련된 주제들을 가지고 있다. (1) 관계가 강화되거나 향상되었다. (2) 더욱 긍정적인 가치관을 가지게 되었다. (3) 세계관 또는 인생철학이 긍정적인 방향으로 변화되었다(Lineley & Joseph, 2004, 2008). 예를 들어 생존자들은 친구와 가족들에게 더욱 많은 연민과 이타주의, 감사를 느낄 것이다. 그들은 개인적 한계에 대해 더 큰 수용과 함께 더 큰 탄력감과 개인적 강점을 지닐 것이다. 더욱이 그들은 더 큰 감사를 느끼며 인생과 세상을 보게 될 것이다. 대개 외상후 성장은 높은 수준의 위협 또는 손상을 경험하고 외상적 사건이나 결과에 어떠한 통제를 발휘할 수 있었는지에 대한 지각과 연합되는 것처럼 보인다.

외상후 성장이 단순히 PTSD의 정반대의 현상이라기보다는 오히려 스트레스 반응 연속선상의 어떤 지점으로부터 독립적으로 생겨날 수 있는 외상에 대한 성공적인 적응의 산물이라고 볼 수 있다. 일부는 두 번째 기회가 주어진 것처럼 그 경험을 기술한다. 그것은 이전에 당연시했던 매일의 경험에 대한 더 큰 마음챙김일 수 있다. 관계와 기회는 더 가치 있는 것 같다. 사람들은 삶에서 목적, 의미 또는 방향에 대한 더 큰 명료성을 보고할 수 있다.

외상후 성장에 대한 연구가 외상적 사건을 경험한 사람들에게 몇몇 긍정적 결과가 있음을 강조할지라도, 많은 외상후 성장 연구의 타당성에 관해 제기되는 다수의 방법론적 쟁점들이 존재한다. 예를 들어, Ford(2008)는 외상후 성장을 측정하는 데 사용되는 도구들은 회상적 기억(회상적 기억은 본질적으로 신뢰할 수 없는 것이다)에 대한 자기 보고를 포함하고 있으며 이러한 지필검사 중 일부는 긍정적인 결과만을 기록할 수 있게 했다는 점을 지적하고 있다. 따라서 참가자들이 부정적 변화에 대해 질문을 받지 않았기 때문에 긍정적 변화를 과잉 보고하도록 만드는 편파적인 기억일 수 있다.

Ford는 더 나아가서 외상에 의한 성장보다는 오히려 변화에 대한 대안적인 설명이 더욱 정확하게 친구와 가족에게 더 가까운 느낌으로 보고된 경험을 설명할 수 있다는 우려를 표명하였다. 예를 들어, 외상적 사건이 외상으로 고통받는 사람들을 더 큰 친밀감을 유도하는 방식으로 성장하게 했다기보다는 오히려 그 사건이 의미 있는 타인으로 하여금 더 많은 사회적 지지를 제공하여 더 큰 친밀감을 가지도록 하였다는 것이다.

마지막으로 Ford는, 소망적 사고, 긍정적 재평가 또는 긍정적 착각은 변화와 성장이 그들이 의도하지 않았을 때 일어났다고 생각함으로써 대처를 도울 수 있다고 언급하고 있다. 비현실적인 긍정적 신념을 나타내기 위해 Taylor와 Brown(1988)이 만들어 낸 용어인 **긍정적 착각**은 외상의 부정적 영향에 대처하도록 더 큰 통제감을 가질 수 있게 하고, 실제 성장이 일어나지는 않지만 단기간 적응적일 수는 있다.

이러한 잠재적 제한점에도 불구하고, 이 분야의 연구가 비교적 새롭고 외상적 성장에 관한 구성 타당도와 방법론적 쟁점들이 여전히 정리될 필요가 있다는 사실을 유념해야만 한다. 그렇다 하더라도 연구 결과들은 이전에 이해되었던 외상적 스트레스원의 효과를 이해하기 위한 새로운 방향을 약속하는 것 같다. PTSD 연구를 위해 사용되어 왔던 뇌 영상 연구와 더불어 좋은 기준점을 가진 종단 연구는 사람이 외상에서 단지 생존하는 것만이 아니라 궁극적으로는 그러한 경험으로부터 어떻게 성장하고 이득을 얻는지에 대한 우리의 이해에 새로운 확신을 줄 것이다. 이것은 우리가 Friedrich Nietzsche가 거론한 "우리를 죽이지 않는 것은 우리를 더욱 강하게 만든다."라는 말을 더 잘 이해할 수 있게 해 준다.

요약과 개념 정리

- 신경계에는 두 가지 주요 신경계인 중추신경계(CNS)와 말초신경계(PNS)가 있다.
- 중추신경계는 뇌와 척수를 포함하고, 말초신경계는 체성신경계와 자율신경계로 구분되는 다른 모든 신경 경로를 포함한다.
- 체성신경계는 골격근, 피부 및 감각 기관에 신경을 분포시키고, 자율신경계는 내장에 신경을 분포시킨다.
- 자율신경계는 서로 반대되는 교감신경과 부교감신경으로 이루어져 있다.
- 중추신경계는 척수와 뇌간, 연수, 간뇌, 대뇌반구를 포함하는 네 가지 주요 뇌 영역으로 나뉠 수 있다.
- 투쟁 또는 도피 반응과 밀접하게 묶인 뇌의 두 가지 주요 신경망은 망상체(RF)와 변연계이다.
- 망상체는 투쟁 또는 도피 반응을 활성화하기 위해 내장과 골격근 체계까지 뇌간에서 아래쪽으로 신호를 전달할 뿐만 아니라 대뇌반구의 상위 피질 영역과 간뇌까지 위쪽으로 스트레스 자극에 관한 각성 신호들을 전달하는 데 중요한 역할을 한다.
- 본래부터 감정에 대한 뇌신경 회로로 제시된 변연계는 투쟁 또는 도피 경험을 통합하는 데 도움을 준다.
- 내분비계는 혈류 속에 호르몬을 분비하는 기관과 선(샘)들의 체계로, 각자의 표적 세포와 기관들에 생화학적 전달자로서 활동한다.
- 내분비 스트레스 반응의 1차 명령 센터는 간뇌의 시상하부이고, 그것의 1차 표적 기관 중 하나는 부신이다.
- 시상하부가 영향을 미치는 한 축은 교감-부신-수질(SAM) 축으로, 시상하부가 부신수질로부터 카테콜아민, 에피네프린, 노르에피네프린의 분비를 조절한다.
- 시상하부가 영향을 미치는 또 다른 축은 시상하부-뇌하수체-부신(HPA) 축으로, 글루코코르티코이드를 분비하기 위해 뇌하수체의 경로를 통해 부신피질에 영향을 미치는 시상하부를 포함한다.
- 세 번째 주축인 티록신 축 또한 갑상선으로부터 티록신 호르몬의 방출에 영향을 미치는 것으로 시상하부로부터 시작한다.
- 일부 심한 스트레스원과의 직면은 외상후 스트레스 장애(PTSD)를 유발한다.
- PTSD는 외상 사건의 재경험, 사건과 연관된 자극 회피, 전반적인 반응 마비 경험 및 증가된 각성 같은 증상들로 특징지어진다.
- PTSD를 가진 많은 사람들에게서 변연계가 비정상적으로 기능한다는 상당한 증거가 있다.
- 외상 경험에 이어 어떤 사람들은 외상후 성장의 형태로 외상 사건에 의해 촉진되는 긍정적 변화를 보고할 수

있다.

- 외상후 성장은 외상을 경험한 후 더 강하거나 향상된 관계, 더 긍정적인 가치관 및 세계관에서의 긍정적 변화를 갖게 되었다고 자각하는 것으로 특징지어진다.

비평적 사고 질문

1. 뇌의 어떤 부분이 투쟁 또는 도피 반응에 가장 많이 관련되었는가? 투쟁 또는 도피 동안 망상체와 변연계가 하는 역할을 무엇인가?
2. 교감-부신-수질 축과 시상하부-뇌하수체-부신 축은 어떻게 유사한가? 그것들은 어떻게 다른가? 투쟁 또는 도피 반응 동안 그것들은 서로 어떻게 보완하는가?
3. 투쟁 또는 도피 반응 동안 어떤 호르몬이 관여하는가? 각각의 호르몬이 하는 역할은 무엇인가? 각각의 호르몬은 위협이 있을 때 사람이 생존하도록 어떻게 돕는가? 장기간 생존에 해로운 만성적인 스트레스 동안 이 호르몬들은 어떻게 방출되는가?
4. 어떤 뇌 영역이 외상후 스트레스 장애에 관련되어 있는가? 그것들은 장애의 증상들에 어떻게 작용할 수 있는가?
5. 어떤 개인들은 외상적 스트레스원에 대한 반응에서 외상후 성장을 경험하고 어떤 사람들은 그러지 못하는 이유가 무엇이라고 생각하는가? 외상후 스트레스 장애의 발생에 기여할 수 있는 요인들은 무엇인가? 이 요인들은 외상후 성장에 기여할 수 있는 요인들과 어떻게 유사하거나 상이한가?

주요 용어와 개념

각성 경로 체계
간뇌
감각 투사 체계
갑상선
갑상선 자극 호르몬(TSH)
골격근
교감-부신-수질 (SAM) 축
교감신경
구심성
글루코네오제네시스
글루코코르티코이드
글리코겐
긍정적 착각
기초 에너지 절감 및 복원 상태
내분비계
내장
노르에피네프린
뇌간
뇌교
뇌하수체
뇌하수체 문맥계
대뇌반구
대사율
도파민
마음
말초신경계
망상체(RF)
박출량
베타 엔도르핀
변연계
부교감신경
부신
부신수질
부신피질
부신피질 자극 호르몬 (ACTH)
부적 피드백 경로
서술 기억

세계관
시상
시상하부
시상하부-뇌하수체-부신 (HPA)축
신경 전달 물질
신경절전 신경세포
신경절후 신경세포
신피질
신호 대 잡음의 비
심근
아미노산
아세틸콜린
앞쪽 뇌하수체
에너지 동원 및 소비 상태
에피네프린
연수
외상적 스트레스원
외상후 성장
외상후 스트레스 장애 (PTSD)
원심성
자율신경계
전측 대상회
중뇌
중추신경계(CNS)
지방 분해
청반(LC)
체성신경계
코르티솔
티록신
편도체
평활근
포도당
해마
호르몬
횡문근
흑질

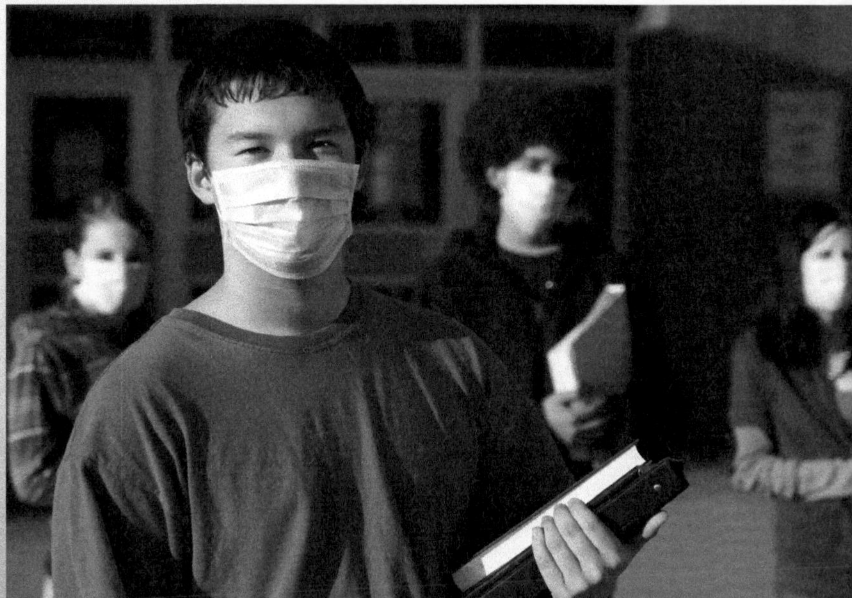

© Elvinstar/Dreamstime.com

압박감과 스트레스는 마음의 감기이다.
~ANDREW DENTON

제 4 장

스트레스, 질병 및 면역계

스트레스와 질병을 조사하기 위한 연구 전략

스트레스와 질병에 대한 생활 사건 모형

일상의 사소한 골칫거리 모형

스트레스, 질병 및 면역계의 관련성

예방과 면역계 강화하기

Nicole은 가을 학기 마지막 기간을 맞이하였다. 대학 기말시험 시기. 예정된 것처럼, 그녀는 두렵지만 친숙한 인후의 간질거림을 알아차렸다. "아, 안 돼. 난 이건 필요 없어. 지금은 아니야!" 그녀는 조용히 자신에게 말하였다. 그녀가 최선을 다하기를 원하였을 무렵. 그녀는 약간의 고통과 피곤함 그리고 머리가 멍해지는 것을 느끼기 시작하였다. 어쩌면 그녀는 정말 너무 열심히 공부하고 있었고 너무 많이 밤샘 공부를 하고 있었는지 모른다. "만약 그냥 일찍 자러 가서 밤에 잘 잔다면 내일 아침이면 모든 것이 잘 될 거야." 그녀는 소망하였다.

밤에 일찍 잠자리에 들었지만, 다음날 아침까지 Nicole은 아무리 해도 코 푸는 것을 멈출 수 없을 만큼 코와 인후에서 지속적으로 점액이 흘러내리는 것을 느끼기 시작하였다. 그녀는 수북하게 쌓인 다 쓴 휴지를 혐오스럽게 내려다보았다. "왜 나야? 나는 스트레스를 꽤 잘 다루고 있었어." 그녀는 생각하였다. 머지않아 그녀는 공부에 집중하기 어렵게 만드는 콧물, 기침, 재채기, 인후염 및 멍한 기분의 전형적인 증상을 보였다. 그녀는 그저 침대에 올라가서 기말시험을 잊어버리길 원하였다.

추수감사절 동안 Nicole은 부모님에게 작년과 재작년처럼 아프지 않길 바란다고 이야기하였다. 그러나 아니나 다를까 확실히 그녀는 아팠다. Nicole은 어떤 병에 걸렸는가? 당신은 그녀가 왜 해마다 이맘때 그 병에 걸렸다고 생각하는가?

만약 Nicole에게 묻는다면, 그녀는 다가오는 기말시험의 스트레스가 감기에 걸리게 한다고 확실히 이야기할 것이다.

많은 사람들이 Nicole처럼 스트레스와 질병이 관계가 있다고 믿는다. 해마다 가을 학기마다 Nicole을 포함하여 일정 수의 대학생들이 기말시험 주간 즈음에 감기에 걸린다. 물어보면, 많은 이들이 기말시험 보는 것에 대한 스트레스가 감기에 걸리게 한다고 말할 것이다. 물론 감기 바이러스와 같은 성가신 작은 바이러스의 문제가 있다. 그래서 더 정교한 가설로 Nicole은 교수들, 친구들 및 가족들에게 이러한 바이러스들이 추수감사절 같은 친교 모임이 많은 늦가을에 더 쉽게 퍼지고 유행한다는 문제를 제기할 수도 있다. Nicole은 기말시험이라는 스트레스원이 실제로 자신을 감염시키지 않는다는 것을 알고 있지만, 대신 시험이 감기 바이러스에 더욱 취약하게, 즉 저항력이 더 낮아지게 만들었다고 믿고 있다. 이러한 믿음은 사실인가?

이 관련성에 대한 증거를 살펴보기 전에, 질병이 무엇인지에 대해서 먼저 살펴보자. 감기의 경우, Nicole은 먼저 감기 바이러스에 감염되어야만 한다. 다른 바이

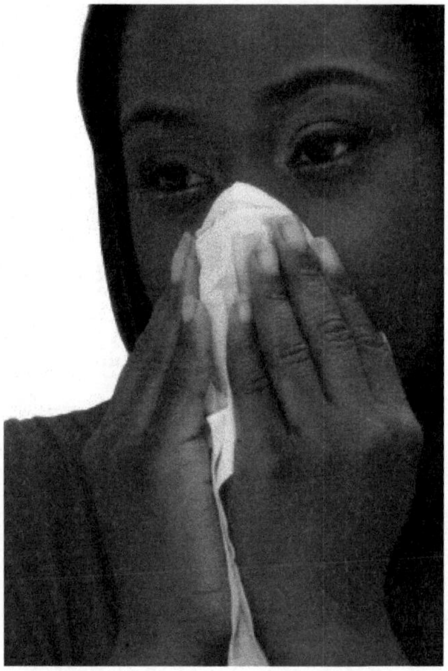

© Ken Schulze/Shutterstock.com

많은 대학생들은 시험 스트레스가 감기에 더 잘 걸리게 만든다고 믿는다. 당신은 어떻게 생각하는가?

러스도 감기의 원인이 될 수 있지만, 이 감기 바이러스의 대부분은 리노바이러스(rhino-viruses)로 언급되고 있다. 감기 바이러스는 200개 이상의 변종들이 있고, 그중 어떤 하나에 감염될 수 있다.

감염은 신체의 조직과 체계에 병리적 상태를 초래할 수 있는 유해한 미생물(Nicole의 경우 감기 바이러스)이 신체에 침입하는 것을 뜻한다. 이 병리적 상태는 흔히 알려진 징후와 증상을 지니고 있으며, **질환**(disease)이라고 부른다. 예를 들어, Nicole은 감기라고 부르는 질환을 가지고 있다. 질환은 또한 유전적 결함(예, 뒤센근이영양증)이나 환경적 조건(예, 흡연이 원인인 만성 폐쇄성 폐질환)과 같은 다른 요인들에 의해 야기될 수도 있다. **질병**(illness)은 질환의 원인인 건강하지 않은 상태에 주목하고, **병**(sickness)은 질병과 동의어이다. Nicole의 질병은 콧물, 재채기, 기침, 인후염 및 피로를 지닌 감기 질환의 증상을 가지고 있다. Nicole은 건강하지 않은 상태에 있다. 그녀는 아프다.

Nicole의 신체는 감염에 저항하는 방어 체계를 가지고 있다. Nicole의 기관, 조직과 세포의 신체 체계는 감염과 해로운 물질에 대항하여 자신을 보호하도록 설계되어 있는데, 이를 **면역계**라고 한다. 그러므로 감기의 경우, Nicole이 감기 바이러스에 감염되고 Nicole의 면역 체계 내에서 그 바이러스를 충분히 무력화할 수 없을 때 질병에 걸리고 병들게 된다.

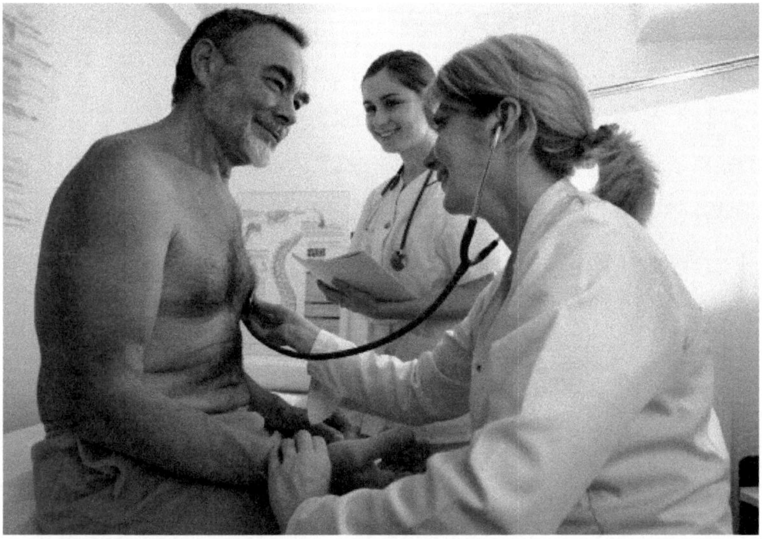

환자 역할은 한 사람이 증상을 평가하고 타인으로부터 의학적 관리와 지지를 구하는 질병 행동이다. 아픈 사람이 받는 추가적 관리, 관심 및 동정과 같은 이차적 이득이 보상이 될 수 있다.

그렇다면 우리는 다음과 같은 질문을 할 수 있다. 기말시험 스트레스가 정말로 감기 바이러스에 노출된 후 Nicole이 감기에 걸릴 정도로 그녀의 면역 체계를 약하게 만들 수 있는가? 스트레스와 질병에 대한 그녀의 가설은 정당한가? 당신은 어떻게 생각하는가?

Nicole의 가설에 대한 증거를 살펴보기 전에, 이 현상이 우리가 조사하는 증거에 대한 이해에 영향을 줄 수 있기 때문에, 질병 행동에 대해 살펴보자. Nicole이 감기 증상들을 가지고 보여 주었던 것처럼, 사람들이 질환에 걸리고 질병을 경험할 때 질환의 증상과 징후들을 나타낸다. 증상과 징후들은 고통 제거 행동을 하게 하거나 때로는 의학적 처치를 찾도록 한다. 휴지를 사용하는 것 외에, Nicole은 약국에 가서 감기 치료약을 살 계획이다. 이것들은 기침과 콧물 같은 몇 가지 증상들을 억제하도록 도울 수도 있다. 이에 더해서, 친구들과 가족들은 종종 동정과 다른 형태의 사회적 · 정서적 지지를 제공할 것이다. 그날 저녁 이후 Nicole은 부모님이 종종 공감, 친절한 조언 및 행복을 비는 마음을 표현해 주는 것을 알고서, 부모님께 전화를 걸어 자신의 아픔을 알릴 것이다.

아픈 사람들은 병가를 내거나 다른 방법들로 일상적인 의무들로부터 면제받을 수 있다. Nicole은 친구 그리고 아마도 교수에게서 약간의 동정을 받고 싶어 하는 것 같다. 그녀는 자신이 얼마나 나쁜 상태에 있는지를 안다면 교수가 그녀를 심하게 책망하지 않을 것이라고 생각한다. Nicole과 다른 사람들이 이러한 상황에서

취하는 특정한 역할을 **환자 역할**이라고 부른다.

Nicole처럼 환자 역할을 택한 사람들은 증상을 평가하고, 진료를 받고, 가까운 타인들에게 지지를 요청하는 **질병 행동**으로 언급된 행동 패턴을 보인다(Mechanic, 1966). 질병 행동은 사람들의 정상적인 직무 보상 요구들에서 추가적 관심, 돌봄 및 이완을 찾는 방식으로 강화된다. 이러한 보상은 **이차적 이득**으로 언급되어 왔다. Nicole이 학습해 온 것처럼, 이러한 이차적 이득은 질병에 수반되어 오는 약간의 밝은 희망이다.

스트레스와 질병의 관계를 연구하는 연구자들은 실제로는 가지고 있지 않은 질병을 보고함으로써 이차적 이득을 구하고자 하는 사람들이 만들어 낸 질병에 대한 보고 중에서 진짜 질병을 가려내는 것이 중요하다는 것을 알고 있다. 이러한 현상과 다른 측정과 보고 편향은 종종 가장 중요하고 효과적인 연구 전략을 만들고 스트레스와 질병 사이의 관계의 본질을 결정하고자 하는 노력을 난처하게 한다. 그렇다면 기말시험 스트레스가 감기에 걸리게 하였다는 Nicole의 가설에 대한 가장 좋은 답을 어떻게 결정할 수 있는가? 어떤 조사 전략들이 답변을 찾기 위해 필요한 방법을 줄 수 있을까? 우리가 이용할 수 있는 전략은 무엇인가?

스트레스와 질병을 조사하기 위한 연구 전략

이 연구를 위해 사용할 수 있는 가장 간단하고 비용이 적게 드는 방법들 중 하나는 과거의 스트레스원과 질병을 회상하도록 참가자에게 묻고 그 다음 정보를 기록하는 **회고적 연구 설계**이다. 만약 Nicole이 회고적 연구에 참여하였다면, 몇 년 동안 그녀가 감기에 걸릴 때마다 얼마나 많은 스트레스를 경험하였는지에 대해서 물어볼 수 있을 것이다. 그러면 스트레스원과 한바탕 앓은 감기에 대한 마음속의 기억을 검색하고 감기에 걸리는 높은 스트레스 기간인 매년 가을 기말시험 즈음에 대해 말할 것이다.

다음 과제는 Nicole의 보고가 정확한지를 결정하는 것이다. 그것을 어떻게 알 수 있을까? 몇 달 전에 있었던 사실을 지난해 가을 기말시험 기간에 감기에 걸렸다고 잘못 기억할 수 있지 않을까? 당신이 지금 직면한 문제는 그녀의 기억을 확인할 수 없다는 것이다. 기말시험 즈음 감기에 걸렸다고 믿는 그녀의 믿음이 기억을 왜곡할 수 있는가? 아마도 그녀의 기억이 그녀가 가지고 있는 믿음에 영향을 받아 왜곡되거나 편향될 수 있다는 결론을 내리고 이에 대해 의문을 가질 수도 있다. 회고적 방법으로는 사실을 확인할 방법이 없다.

Nicole이 아프다는 이야기를 하였을 때 이차적 이득을 즐겼다는 것도 기억하자. 아마도 그녀는 실제 아프지 않아도 동정심을 얻기 위해서 아프다고 말하도록 동기화된 것처럼 보인다. 그렇다면 당신의 결과는 당황스러운 것인가? 환자 역할과 연합된 Nicole의 이차적 이득은 그녀의 회상과 보고에 영향을 줄 수 있으며, 당신은 결정을 해야만 하기 때문에 스트레스와 질병 사이의 긍정적인 관계에 대한 그럴듯한(사실은 아닐지라도 겉으로 드러난) 모습을 지지한 것일 수 있다.

Nicole이 심리적 또는 신체적 건강에 대한 불평을 과장하는 경향이 있는 성격이라면 어떤가? 그것 또한 당신의 결과를 혼란스럽게 할 수 있는가? 사실, 당신이 알 수 있는 바와 같이, 신경증(제6장 참조)과 같은 어떤 성격 특징들은 연구 참가자들이 질병과 스트레스 사이에 거짓된 연합을 만들어서 질병 증상과 스트레스에 대한 과잉 보고된 자료들을 수집하도록 영향을 줄 수 있다.

Nicole이 스트레스 수준과 감기를 연관시켜서 보고하였다고 가정한다면, 그 관계의 방향을 어떻게 알 수 있을까? 다시 말하면, 스트레스가 감기의 원인인지 또는 감기가 스트레스의 원인인지를 어떻게 알 수 있을까? 아마도 서로가 각각 다른 것에 영향을 주는 양방향이거나, 아니면 Nicole의 감기가 그녀에게 스트레스를 주는 것일 뿐 그 반대는 아니다. 어떻게 확실하게 알 수 있는가?

이러한 질문들에 대답하기 위해서는 비용이 많이 들고 사용하기 어려운 전략이지만 더 강력한 방법을 사용할 수 있다. 스트레스와 질병 변인들에 관한 연구 프로젝트의 첫날부터 연구 참가자들을 평가하고 그 후 기준선으로부터 정해진 기간에 걸쳐 추적하는 종단적 설계로 알려진 **전향적 연구 설계**를 사용할 수 있다. Nicole이 이러한 유형의 연구에 참가한다면, 감기에 걸리기 전 그녀의 스트레스 수준이 기록된다. 그래서 감기에 걸릴 때, 스트레스와 감기에 대한 자료가 이미 실시간으로 기록되기 때문에 기억 혼동의 가능성은 줄어들 것이다. 당신은 감기가 스트레스에 선행한 것이 아니라 오히려 스트레스가 감기에 선행하였다는 것을 설정하는 시간을 확인할 수 있다. 즉, 그녀가 기준선에서 감기에 걸리지 않았고, 그 후 기말시험 즈음에 심한 스트레스를 받고 나서 곧바로 감기에 걸리는 것을 관찰하는 것으로 이 작업을 수행하는 것이다.

회고적 설계와 전향적 설계 모두, 스트레스와 질병 간의 관계를 기술하지만 전향적 연구만이 시간 요소를 평가할 수 있고 스트레스가 질병에 앞선다는 것을 확증할 수 있다. 자료의 전반적인 질은 전향적인 연구가 더 높은데, 이는 부분적으로 변인들에 대한 보고가 기억의 왜곡과 편향에 의해 영향을 받을 가능성이 더 적기 때문이다. 이러한 왜곡과 편향은 회고적 연구에서 심각한 문제이다. 왜냐하면 스트레스와 질병이 연관되어 있다고 단언하는 신념과 질병 인지를 가지고 있는 Nicole과 같은 대부분의 사람들이 자신들이 가지고 있는 신념에 따라 무심코 보고할 수 있기 때문이다.

회고적 접근 대 전향적 접근처럼, 연구 방법에서 또 다른 중요한 차이는 상관 대 실험 전략이다. **상관 연구**(관찰 연구라고도 불리는)는 스트레스와 질병 사이의 공변량 크기를 기술하지만, 원인을 결정하는 데 있어서 충분한 정보를 제공하지는 않는다. 다시 말하면, 상관은 관계의 본질과 강도에 대한 정보만을 제공해 줄 뿐 인과적 관계에 대해서는 말해 주지 않는다. 상관계수는 상관 연구에서 변인들 간의 관계를 요약하기 위해서 사용된다.

Pearson **적률 상관계수**는 가장 일반적으로 보고되는 상관으로 r로 표시된다. 그들은 부적 상관을 위해 −1부터 0 바로 아래까지 그리고 정적 상관을 위해 0 바로 위부터 +1까지의 범위를 가진다. $r=0$은 관계가 없음을 나타낸다. 상관계수의 절대 값은 관계의 강도를 가리키고, 부호는 관계의 본질을 나타낸다. **정적 상관**은 스트레스 수준이 높을수록 질병에 걸릴 가능성이 더 높다는 것이고, **부적 상관**은 스트레스 수준이 높을수록 질병에 걸릴 가능성이 더 적다는 것이다. Nicole의 스트레스와 질병의 관계는 어떤가? 그녀는 정적 또는 부적 상관 중 어떤 가설을 세우고 있는가? 만약 정적이라고 대답하였다면, 이 개념을 이해한 것이다.

나중에 보게 되겠지만, 스트레스와 질병의 관계는 자기 보고 연구에서 대략 $r=.30$으로 나타났다. 이는 큰 표집에서는 통계적으로 유의하지만 상대적으로 크지는 않은데, 왜냐하면 스트레스와 질병의 공변량에서 단지 9%(.30 squared×100)만을 차지하고 있기 때문이다(그림 4.1). 통계적으로는 유의하지만 적은 상관은 관계를 이해하기 위해서는 중요하다. 하지만 일상생활에 미치는 영향의 크기를 결정하는 더 큰 맥락에서는 의미가 없을 수 있다. 그래서 스트레스와 질병의 관계에서 진체 변량의 9%만이 스트레스에 의해 실명될 수 있다면, 스트레스가 아닌 다른 요인에 의해 설명될 수 있는 91%가 남게 된다. 이것은 질병 예방을 위한 전략을 결정하는 데 있어서 차이를 만들 수 있다.

스트레스와 건강 간의 관계가 변량의 9%를 설명하고 무엇이 나머지 91%를 설명하는지 정확하게 알지 못한다고 설정한 가설적 의도에 대해 이야기해 보자. 감기가 유행하는 시기에 감기를 예방하기 위하여 손을 자주 씻는 것과 더 나은 스트레스 관리에 참여하는 것 둘 중 하나의 전략을 선택해야만 한다면, 무엇을 선택하겠는가? 아마도 더 쉽게 할 수 있고 9%의 전략보다 더 큰 혜택을 볼 수 있기 때문

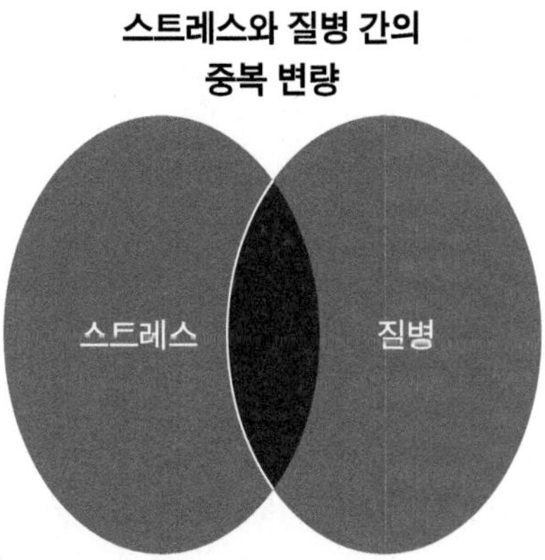

그림 4.1 **상관계수 해석하기**
스트레스와 질병에 관한 r=.30은 스트레스와 질병 간에 변량의 9%가 중복된다는 것을 의미한다. 다시 말하면, 질병에서 변량의 9%는 스트레스와 그 반대의 경우도 마찬가지로 설명될 수 있다.

에 손 씻기를 선택할 것이다. 물론 실험적 방법을 사용하여 스트레스가 감기 바이러스에 노출된 후 감기에 걸리는 원인이 되었다고 결정할 수 있다고 가정하면, 실생활에서는 양쪽 모두 할 수 있으므로 가장 좋은 접근은 스트레스를 관리하고 손을 자주 씻는 것일 수 있다.

실험 연구는 **독립 변인**이라고 부르는 다른 변인들을 조작하는 동안 가외 변인을 일정하게 유지한다. **종속 변인**으로 알려진 결과 변인들은 측정된다. 만약 질병에 미치는 스트레스의 효과를 측정하기 원한다면, 독립 변인은 무엇인가? 종속 변인이 될 수 있는 것은 무엇인가? 이 맥락에서 스트레스가 독립 변인이고 질병이 종속 변인이라고 결정하였다면, 변인들을 정확하게 찾아낸 것이다.

실험 집단만 조작을 받을 수 있다. **통제 집단**은 비교 집단으로 사용된다. 흔히 하나 이상의 실험 집단이 있고 때때로 하나 이상의 통제 집단이 있다. 스트레스가 질병에 기여한다는 것을 확정하려고 한다면, 당신의 전략에 따라 이것을 실험적으로 어떻게 수행할 수 있는가?

후에, 스트레스가 감기에 걸리게 하는지의 여부를 결정하기 위한 실험을 수행한 1990년대 초반 Sheldon Cohen과 동료들의 작업을 살펴볼 것이다. 그런 다음, 실험적 접근을 생각하였다면, 당신과 그의 접근 방법이 일치하는 정도를 점검하고 확인할 수 있다(힌트: 당신은 참가자들을 감염시켜야만 할 수도 있다).

좋은 실험 연구의 결과는 인과관계를 설명하도록 도울 수 있다. 예를 들어, 실험 연구는 인과관계의 방향과 강도에 대한 정보를 제공해 줄 수 있다. 스트레스와 질병의 관계에 대한 연구에서 명확하게, 실험 연구는 상관 연구가 할 수 없는 인과관계에 관한 정보를 줄 수 있다. 실험 연구는 다음과 같은 질문들을 다루기에 적합하다. 스트레스가 질병의 원인인가? 질병이 스트레스의 원인인가? 제3의 변인이 질병과 스트레스 모두의 원인인가? 예를 들어, 제1장에서 논의하였던 추위, 더위 및 독성 물질과 같은 여러 가지 신체적 스트레스 요인들을 쥐에게 노출한 Selye(1956a)의 실험 연구들은 이러한 스트레스원이 그 동물에게 심각한 스트레스와 관련된 병리를 발생시키는 원인이 되었다고 결정하였다. 물론, 이러한 유형의 중재가 사람에게 행해진다면 비윤리적인 것이기 때문에 연구자들은 인간 연구 참가자들을 존중하고 해를 주지 않는 방법으로 어떻게 스트레스와 질병의 관계를 연구할지 고려해야만 한다.

횡단적 설계: 동시에 한 지점에서 코호트를 관찰한 연구

종단적 설계: 시간에 걸쳐 코호트를 추적한 연구

다른 유형의 연구 설계를 살펴보고 각각이 어떻게 인과관계에 대한 이해를 도울 수 있는지 살펴보자. **횡단적 설계**라고 부르는 연구는 주어진 어떤 시점에서 그들의 단편을 취함으로써 여러 집단(유사하게 정의된 특징을 가진 집단)을 관찰하는 반면, **종단적 설계**는 다수의 단편을 취해서 시간의 흐름에 따라 집단을 추적한다. 예를 들어, 횡단 연구는 주로 앉아서 일하는 사람들이 그렇지 않은 사람들보다 심장 질환에 걸릴 가능성이 더 크다고 말할 수 있다. 그러나 주로 앉아서 일하는 사람들이 그러한 생활방식의 결과로 인해 심장 질환이 발생하였는지 또는 심장 질환에 대한 반응으로 인해 주로 앉아서 지내는 생활방식으로 발전하였는지 확신을 가지고 말할 수는 없다. 종단적 연구만이 누락된 시간 요소를 제공해 주어 주로 앉아서 지내는 행동이 먼저인지 심장 질환이 먼저인지에 대해 확신을 가지고 말할 수 있다. 그러므로 변인들이 가지는 영향의 방향을 결정하는 데 있어서 종단 연구가 횡단 연구보다 강력한 것으로 간주된다.

인과관계를 설정하기 위해서는 세 가지 조건들이 존재해야만 한다. 첫째, 만약 "A"가 다루는 문제의 원인이 되는 변인이라면, 원인 변인 "A"와 효과 변인 "B"는 상관관계가 있어야만 한다. 둘째, "A"는 시간적으로 "B"에 선행해야만 한다. 셋째, 다른 잠재적 원인이 되는 변인 "C"는 제외되어야만 한다. 횡단 연구들은 "A"와 "B"가 상관관계가 있다는 것을 설정하기에 적당하다. 예를 들어, 주로 앉아서 지내는 행동과 심장 질환은 관련되어 있다. "A"가 시간적으로 "B"에 선행된다는 설정을 하기 위해서는 종단 연구가 적당하다. 예를 들어, 연구의 참가자들은 심장 질환이 발생하기 **전**에 주로 앉아서 생활해 왔다. 훌륭한 종단적(전향적) 관찰 연구는 심지어 다른 잠재 변인 "C"를 통계적으로 제외할 수 있다.

그러나 "C"를 제외하기 위한 가장 좋은 방법은 실험 연구를 통해서 "C" 변인들

을 통제하는 것이다. 예를 들어, 주로 앉아서 일하는 건강한 사람들이 에어로빅 운동 프로그램을 시작하는 집단 또는 운동을 하지 않는 집단으로 무작위로 할당될 수 있다. 6개월 후 그리고 몇 년 후 추적 연구 결과에서, 심장 질환 수준을 측정할 수 있다. 만약 주로 앉아서 일하는 집단에서 운동에 참가하지 않은 집단이 에어로빅 운동 집단보다 심장 질환의 증거가 더 많다면, 주로 앉아서 지내는 행동과 심장 질환 간의 인과관계는 더욱 분명하게 설정된다. 의학에서 이러한 유형의 인과 관계를 결정하기 위한 최상의 실험 연구는 참가자들이 집단에 무선으로 할당되고 시험(예, 운동)되는 중재를 받는 집단이 통제 집단과 비교되기 때문에 **무선화된 통제**라고 부른다. 무선화된 통제는 높은 **내적 타당도**를 갖고 있는데, 인과관계를 판별하기에 좋기 때문이다.

무선화된 통제: 참가자가 무선으로 집단에 할당되고 시험 중인 중재를 받는 집단이 하나 이상의 통제 집단과 비교되는 의학의 최상의 실험 연구

내적 타당도는 그 연구가 인과관계를 얼마나 잘 수립하고 있는지를 나타내는 데 반해, **외적 타당도**는 결과의 일반화를 나타낸다. 높은 외적 타당도는 연구 결과가 표본과 유사한 특징을 갖는 전집에 얼마나 잘 일반화되는지를 의미한다. 대집단 인간 표본을 사용하는 조사 연구의 결과들은 소집단 인간 표본이나 동물 연구에서 나온 유사한 연구 결과보다 일반적으로 인간에 대해 더 많은 것들을 말해 준다. 이러한 이유로, 다른 모든 것들이 동등하다면, 대집단 인간 표본 연구는 인간 전집에 대해 더 높은 외적 타당도를 갖는다고 말해 왔다.

하나의 연구는 통계적으로 함께 평균되는 여러 연구들의 잠재적 일반화와 일치하지 않을 수 있다. 방법론적으로 질이 높은 유사한 단일 연구의 결과들을 평균할 때 내적 타당도와 외적 타당도는 모두 극대화될 수 있다. 만약 평균된 연구들의 방법론적 질이 빈약하다면 도움이 되지 않는다는 것을 주목하는 것이 중요하다. 여러 연구들이 결합되고 평균되어 하나의 연구로 보고될 때, 그 보고는 **메타 분석 연구**로 알려져 있다.

메타 분석 연구: 메타 분석 평론으로도 알려짐. 여러 연구의 평균 효과 크기를 결정하기 위해 통계적 절차를 사용한 연구

효과 크기: 종속 변인에 미치는 독립 변인의 관계에 대한 크기 지표

메타 분석 연구는 종속 변인에 영향을 미치는 독립 변인들 사이에서 관계의 강도 지표인, 평균 **효과 크기**를 밝히는 통계적 절차를 사용한다. 메타 분석 연구에서 효과 크기는 다른 통계를 대신 사용할 수 있지만 흔히는 상관계수로 보고된다. *r*의 경우, 작은 효과 크기는 .10 범위 안에 있고, 중간 효과 크기는 약 .30이고, 큰 효과 크기는 .50 이상이다(Cohen, 1992). 효과 크기는 또한 표준편차 단위로 보고될 수 있다. 보통 참고적으로, .5 표준편차는 보통의 효과 크기로 간주되고, 1 표준편차는 일반적으로 높은 중대형 효과 크기로 여겨진다.

비록 느슨한 포함 기준으로 인해 다소 빈약하고 형편없는 메타 분석 연구들이 있지만, 대개 메타 분석을 시행하는 연구자들은 종종 빈약한 방법론적 연구들을

표 4.1 여러 가지 다른 유형의 연구에 대한 방법론적 질

질적으로 낮은 연구	질적으로 높은 연구
회고적 연구 – 낮은 내적 타당도	전향적 연구 – 높은 내적 타당도
상관 연구 – 낮은 내적 타당도	실험 연구 – 높은 내적 타당도
단일 연구 – 낮은 외적 타당도	메타 분석 연구 – 높은 외적 타당도

배제하고 양질의 연구들만을 포함하기 위한 노력을 하고 있다. 따라서 특정한 인과 변인의 효과에 대해 상대적으로 안정된 지표들을 얻는다. 보통 스트레스와 건강에서뿐만 아니라 스트레스와 질병 간의 관계를 연구할 때, 메타 분석 전략은 우리의 이해를 발전시키는 데 큰 이점을 제공해 준다. 그러므로 이 책에서는 특별한 관심이 메타 분석 연구에 주어진다.

회고적 연구 대 전향적 연구, 상관 연구 대 실험 연구, 단일 연구 대 메타 분석 연구의 상대적 강점들에 대한 개요를 위해서는 표 4.1을 참조하라.

스트레스를 측정하는 방법도 중요한 쟁점이다. 스트레스를 측정한다고 주장하는 많은 도구들은 다음 부분에서 논의되는 사회 재적응 평가 척도(SRRS)와 같은 지필식 자기 보고형 도구이다. 또 다른 것들은 행동이나 사건에 대한 지필식 기록, 청각이나 시각적 기록 또는 혈액 분석을 위한 채혈과 같은 침습적 절차와 외부 전극과 생리도표로 심박률을 측정하는 것과 같은 비침습적 절차를 포함한 신체 기록과 같은 것을 통한 제3자에 의해 스트레스원이나 사건들을 기록하는 것이다.

모든 경우에서, 사용하는 도구들은 신뢰할 수 있어야만 한다. **신뢰도**는 일관성을 나타낸다. 만약 1분 내에 세 차례 체중계에 올라섰고, 당신은 아무런 변화가 없었다고 가정하고(옷을 벗지 않았고, 물을 마시지 않는 등), 체중계를 신뢰할 수 있으려면 꽤 일관된 체중 판독이 있어야 한다. 만약 체중계 위에 올라설 때마다 체중이 2~5킬로그램까지 크게 차이가 난다면, 체중계를 믿을 수 없다는 것을 알 수 있다. 신뢰성이 없다면, 일반적으로 정확성을 위한 기회도 없다. 따라서 신뢰도는 **타당도**를 위한 전제 조건이다(예, 정확도). 그것이 좋은 연구라고 한다면, 사용된 도구는 용인할 수 있는 신뢰도와 타당도를 가지고 있다. 만약 그렇지 않다면, 잴 때마다 차이가 많이 나는 체중계의 결과가 아무 소용 없듯이, 그 결과는 신뢰할 수 없고 아무 소용 없다.

모든 것을 종합해서, 기말시험 스트레스가 자신의 감기 발생을 조장하였다는 Nicole의 가설에 대한 타당성을 결정하기 위해서 어떤 전략들을 사용할 것인가?

스트레스와 질병에 대한 생활 사건 모형

이제 스트레스와 질병의 관계를 탐구하였던 초기 연구를 살펴보도록 하자. 스트레스 연구의 시작 단계에서 Hans Selye(1956)는 동물들을 사용해서 만성 스트레스원과 병리생리적 변화(예, 질환 또는 상해에 기저하는 생물학적 과정)들 간의 관계를 입증하였다. 더욱이 임상가들은 전통적으로 인간에게 만성 스트레스원과 질병 발생 간의 관계에 대한 단편적인 증거를 보고하였다. 그러므로 스트레스와 질병의 관계를 조사하는 다음 단계는 그 영역 내에서 공식적으로 인간을 대상으로 하는 연구를 실행하는 것이다.

제1장에서 회상한 바와 같이, 이것은 Holmes와 Rahe(1967)로 하여금 인간에게 있어서 스트레스와 질병 사이의 예측 관계가 있는지를 결정하기 위한 **사회 재적응 평정 척도**(Social Readjustment Rating Scale, SRRS)라고 부르는 도구를 만들게 하였다. SRRS는 스트레스원을 순응 또는 적응을 요구하는 긍정적이거나 부정적인 생활 사건으로 개념화하였다. 도구 개발에 있어서, 척도에서 각각의 생활 사건은 그 사건을 경험한 참가자 평정의 평균을 기반으로 **생활 변화 단위**(life change units, LCUs)에 번호를 할당하였다. 항목들의 순위를 정한 후, 가장 높은 순위의 항목인 배우자의 죽음에는 최고 점수인 100이 주어졌고 그 다음 강도의 하향 순서대로 항목들에 점수가 주어졌다. 척도 결과에서 대부분의 항목들은 낮은 것부터 중간 정도의 스트레스 강도를 가지고 있는데, 교회 활동의 변화, 식습관 변화와 개인적 습관의 수정 등이 포함되어 있다. 긍정적 스트레스나 부정적 스트레스에 대한 Selye의 개념과 마찬가지로 몇 가지 사건들은 긍정적이다. 일례로 결혼은 7번째 순위로 정해졌다.

독창적인 전향적 연구에서, Rahe(1968)는 해군 2,500명 중에서 항해 이전 6개월 동안 생활 변화 사건에서 가장 낮은 점수를 받은 이들에 비해 가장 높은 점수를 받은 이들의 90% 이상이 항해를 시작한 지 한 달 안에 질병이 발생하였다는 것을 발견하였다. 또 다른 고전적 연구에서 Holmes와 Masuda(1974)는 88명의 내과의 집단으로부터 수집된 자료를 검토하여, 그들의 점수가 300점 이상이었을 때 70% 이상이 이듬해에 질병을 보고하였지만, 점수가 150점 아래였을 때는 내과의 참가자 대다수가 이듬해 상대적으로 건강이 좋은 편이었다고 보고하였음을 발견하였다.

그 이후 몇 년 동안 계속되는 다수의 비판들은 수많은 관련된 사람과 상황 변인을 포함하지 않는 단순한 체크리스트라고 공공연하게 SRRS를 비난하였다(Dohrenwend, Knasnoff, Askenasy & Dohrenwend, 1982; Dohrenwend, Raphael, Schwartz, Stueve, & Skodol, 1993). 결과적으로, 그 이후 수십 년 동안 이러한 비판을 해결하기 위해 성인을 대상으로 하는 20가지 이상의 추가적인 스트레스 생활 사건(stressful life event, SLE) 체크리스트 척도가 개발되었다(Scully, Tosi, & Baning, 2000). SRRS를 사용한 30년 동안의 연구를 평가한 평론가들은, SRRS에 대한 수많은 비난에도 불구하고, "그것이 개발된 후 30년, SRRS는 연구자들이 가장 많이 선택하는 측정도구가 될 것으로 보인다"(Scully et al., 2000, p. 864)라는 점을 주목하고, SRRS(약간 개정한)는 여전히 스트레스와 관련된 증상을 예측하기 위한 실용적이고 강력한 도구라는 결론을 내렸다. 최근의 예를 보면, 연구자들(Kricker et al., 2009)은 암으로 진단받기 1년 전에 별거, 이혼 또는 친밀한 대인관계에서 중요한 긴장을 경험한 참가자들이 그들보다 낮은 대인관계 스트레스를 가진 상대자와 비교해서 종양의 크기가 오히려 더 작았다는 놀라운 사실을 밝히기 위해 유방암으로 진단받은 여성에 대한 회고적 연구에서 SRRS 유형의 체크리스트를 사용하였다. 그들은 이러한 뜻밖의 결과가 유방암 종양의 성장을 가속화하는 것과 관련된 호르몬인 에스트로겐을 억제하는 높은 대인관계 스트레스의 결과일 수 있다고 추측하였다.

SRRS와 개정된 도구들의 인기가 계속될지라도, Holmes와 Rahe(1967)가 제안하는 SLE 모형에는 그 결과를 난처하게 할 수 있는 여러 가지 문제들이 있다. 첫째, 모형을 지지하는 많은 SLE 연구가 회고적 자기 보고를 기반으로 하고 있다는 것이다. 앞서 논의한 바와 같이, 사람들은 흔히 사건을 정확하게 기억하는 데 어려움을 지니고 있으며 응답할 때 많은 왜곡과 편파가 있을 수 있다. 이것은 Holmes와 Rahe 체크리스트 원판에서 발견하였던 애매한 항목(예, 개인적 습관의 수정과 사회적 활동에서의 주요 변화와 같은 항목들)에서 특히 그렇다. 고통을 받고 있는 개인들이 질병의 가능한 원인을 회고적으로 탐색하고 모호한 반응이 자신의 질병 신념을 지지하는 것으로 해석할 때 반응 편파가 발생할 가능성이 크다.

둘째, SLE 체크리스트에 있는 몇 가지 항목들은 그 항목 자체가 비슷한 건강 관련 사건(예, 중요한 개인적 부상이나 질병, 입원과 같은 항목들)들을 나타내기 때문에 신체적 질병과 중복된다. 따라서 이러한 중복은 스트레스와 질병의 관계를 정확하게 측정하고자 노력할 필요가 있는 자기 보고형 도구 자체에 이미 스트레스와 질병에 대한 혼동이 내포되어 있다는 것이다.

마지막으로, NEO-PI(McCrae, 1982)(제6장 참조)와 같은 도구에서 신경증 점수가 높은 이들이 점수가 낮은 상대보다 건강에 대한 불평을 더 많이 보고하는 경향이 있기 때문에 응답자의 신경증적 수준 또는 부정적 정서의 효과는 그들의 반응에 영향을 줄 수 있다(Costa & McCrae, 1980; Tessler & Mechanic, 1978). 또한 이러한 사람들은 우울이나 불안(예, 식습관의 중요한 변화 또는 성적인 장애와 같은 항목들)을 포함하는 심리적 장애들과 중복되는 SLE에 더 많이 동의할 수 있다.

자기 보고된 SLE와 건강 측정치들에 대한 잠정적인 혼란 이슈에 대한 예시와 같이, Schroeder와 Costa(1984)는 386명의 피험자 표본에서 SLE와 자기 보고된 질병 간에 r=.32의 상관을 보고하였는데, 이는 다른 연구들과 보조를 맞추고 있다는 것을 주목하자. 그러나 동일한 연구자들이 애매한 항목들, 건강 관련 사건들 및 신경증적 성향에 기인한 효과를 제거하였을 때, 오염되지 않은 상관은 유의하지 않은 r=.10이었다.

이것은 SLE와 질병 간에 의미 있는 상관이 없다는 것을 의미하는가? Holmes와 Rahe 모형과 그들의 척도가 가지고 있는 방법론적 문제는 언제나 생활 변화 사건과 질병 간에 확실하고 일관된 의미 있는 관계를 수립하는 것을 어렵게 만들어 왔다는 것이다. 게다가 SLE 척도에 있는 긍정 생활 스트레스 사건 항목들이 결과에 유의하게 기여하지 못하였다는 약간의 증거가 있다(Bhagat, McQuid, Lindholm, & Segovis, 1985). 그러나 이후에 보게 되겠지만, 연구자들이 사랑하였던 사람의 상실과 어려운 측정도구의 사용(지필검사와 같은 편한 것과 반대로서)과 같은 입증된 스트레스원의 사용을 포함한 스트레스와 질병의 관계를 이해하기 위해 사용하는 여러 가지 다른 전략들이 있다.

예를 들면, 최근 연구(phillips et al., 2006)는 노인 공동체 표본에서 인플루엔자 백신에 대한 항체 반응과 생활 사건 조사 점수 간에 관계가 없다는 것을 발견하였다. 그렇지만 연구자들은 이 표본에서 사별과는 부적인 관계를 발견하였다. 사별한 참가자들은 그렇지 않은 사람들보다 덜 강력한 면역력을 나타내는 백신에 대한 더 낮은 수준의 항체 역가를 가지고 있었다. 그래서 비록 Holmes와 Rahe의 모형과 그들의 도구를 사용하는 것과 관련된 몇 가지 방법론적 쟁점들이 있지만, **부정적 생활 스트레스 사건**의 기본 개념은 그것이 질병에 관계된 것으로 타당성을 가지고 있는 것처럼 보인다.

생활사건 스트레스에 대해 접근하는 Holmes와 Rahe 체크리스트와 약간 다른 모형은 **Bedford 대학 생활 사건과 어려움 일정**(life events and difficulties schedule, LEDS)이다(Brown & Harris, 1978). LEDS는 그 적용을 훈련하고 채점하는 것이 요구되며, 임상적 우울증(Lenze, Cyanowski, Thompson, Anderson, & Frank, 2008), 양극성 장애(Johnson et al., 2008) 그리고 정신증의 형태들(Myin-Germeys,

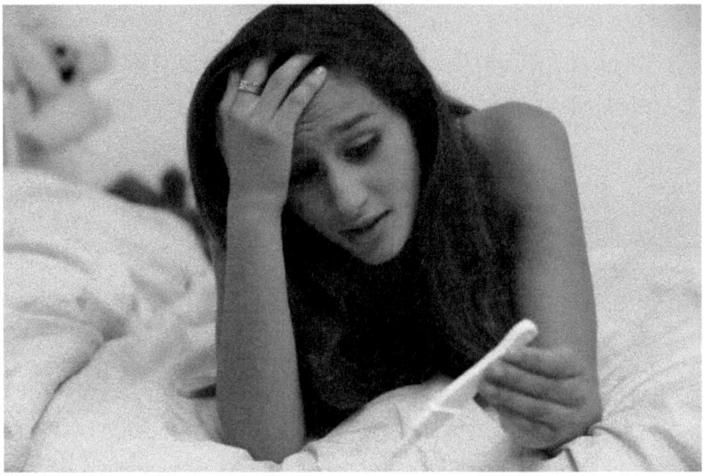

LEDS의 맥락은 생활 사건의 중요성을 결정하는 데 중요하다. 일반적으로 13세의 우발적인 임신은 일반적인 18세 미혼의 우발적인 임신과 다른 맥락이다.

Krabbendam, Delespaul, & van Os, 2003)을 지닌 사람들과 같은 임상적 전집이 주로 사용되었다.

자기 보고 체크리스트를 사용하는 대신, LEDS는 그것들이 발생하는 **맥락** 내에서 참가자들에 의해 언급된 생활 사건들의 잠재적인 장기적 위협의 정도를 다른 변인들 가운데에서 평가하기 위해서 훈련된 평가자 패널과 반구조화된 면담을 사용한다. 이것은 그 상황에서 전형적인 사람이 경험할 가능성이 있는 것에 근거한다. 예를 들면, 일반적으로 13세의 우발적인 임신은 18세 미혼의 우발적인 임신보다 더 높은 장기적 위협으로 지각될 것이다. 위협은 이것의 잠재적인 장기간의 부정적 영향에 의해 결정되지만, 그 사건의 잠재적인 장기간 긍정적인 측면 또한 평가될 수 있다.

LEDS는 덜 빈번하지만 건강심리학 적용에도 사용된다. 예를 들면, Ackerman 등(2002)은 LEDS가 생활 사건 스트레스에서 다발성 경화증 증상의 악화 예측을 결정하는 데 사용될 수 있음을 발견하였다. 또 다른 건강 심리학 적용에서, Phillips, Der와 Carroll(2008)은 스트레스가 **모든 원인의 사망률**(즉, 모든 원인에 의한 죽음)을 강력하게 예측한다는 것을 결정하기 위해 968명의 스코틀랜드 남성과 여성을 대상으로 전향적인 17년 종단 연구를 실시하고 LEDS로부터 건강 관련 생활 사건 영향 점수와 사건 수를 사용할 수 있었다.

LEDS의 한 가지 약점은 반구조화된 면담을 시행하는 것과 반응을 채점하는 것에 대한 훈련이 필요하다는 것이다. 덧붙여서, 이것은 반응을 평가하고 합의에 도달할 것을 요구한다. 그에 따라 단순한 지필 체크리스트 측정보다 더 많은 비용과 시간이 요구된다. 이것은 또한 SRRS와 마찬가지로, 회고를 기반으로 한 정보 수집과 관련된 몇 가지 문제를 가지고 있다. 그러나 LEDS는 전통적인 지필식 자기보고형 체크리스트에 대한 하나의 대안으로서 사용될 수 있는 생활 변화 사건을 측정하는 좋은 예이다.

일상의 사소한 골칫거리 모형

제1장에서 회상한 바와 같이, Lazarus와 그의 동료들(Kanner, Coyne, Schaefer, & Lazarus, 1981)은 Holmes와 Rahe가 지지한 생활 변화 사건의 대안으로서 **일상의 골칫거리**와 **고양**을 측정하기 위한 도구를 만들었다. 그들은 SLE 접근이 매일 만성적으로 지속되는 스트레스원을 측정하지 않았다는 것에 관심을 가지고, 사람들이 정기적으로 경험한 작은 스트레스원이나 일상의 **골칫거리**들이 SLE보다 질병이나 다른 건강 문제에 대한 더 나은 예측 요인이라고 주장하였다. 일상의 골칫거리 항목들은 SLE 항목보다 스트레스에 더 가까운 측정치로, 자신의 삶에 더 직접적으로 영향을 주며 그로 인한 신체적(즉, 육체적) 불평을 더 잘 반영하는 것 같다.

중다회귀분석(중다상관기법)에서 DeLongis, Coyne, Dakof, Folkman과 Lazarus (1982)는 일상의 골칫거리가 신체적 건강을 예측하고 건강에 있어서 SLE보다 그 관계가 더 강하다는 것을 발견하였다. 관계의 크기는 통계적으로 유의하지만 그다지 크지는 않았다. 그러나 건강에 어떠한 의미 있는 관계를 갖는 등의 고양에 대한 지지는 거의 없었다. Lazarus와 그의 공동 저자는 "우리의 연구는 생활 사건과 일상의 골칫거리에 대한 회귀에 근거한 비교에서, 일상의 골칫거리는 심리적 및 신체적 증상을 예측하는 데 있어서 생활 사건에 비해 월등히 낫다는 것을 보여준다."고 다소 과장된 견해를 밝히고 있다(Lazarus & Folkman, 1984, p. 311).

일상의 골칫거리를 측정하는 것은 SLE 측정과 동일하게 많은 방법론적 문제에 시달린다. 더욱이 일상의 골칫거리를 측정하는 항목 중 일부는 SLE 항목과 중복된다. 골칫거리 항목은 심리적 장애의 증상과도 유의하게 중복된다(Dohrenwend, Dohrenwend, Dodson, & Shrout, 1984). Hart(1999)는 성격 차원의 하나인 신경증(제6장 참조)이 심리적 장애와 관련되어 있으며, 일과 관련 없는 골칫거리 점수의 29~40%를 설명한다는 것을 발견하였는데, 이는 성격 요인들이 SLE 연구를 위해 사용하였던 것과 동일한 방법으로 골칫거리 연구의 결과를 혼동시킬 수 있음을 증명하는 것이다. 이러한 유형의 발견들은 Evans, Johnsson과

Rydstedt(1999)와 같은 몇몇 연구자들로 하여금 골칫거리에 대한 자기 보고 측정을 포기하고 대신에 골칫거리 사건을 결정하기 위하여 독립적인 행동 관찰을 사용하도록 하였다.

전반적으로, 일상의 골칫거리 측정이 SLE 측정을 통해 약간의 향상을 보였지만 그 향상은 미미하다. 오늘날, 연구자들은 천식(Kullowatz et al., 2008), 섬유근육통(Libby & Glenwick, 2010), 긴장성 두통(Cathcart & Pritchard, 2008)을 포함한 폭넓고 다양한 건강 상태에서 일상의 스트레스원에 대한 효과를 측정하기 위해 골칫거리 척도를 사용한다. 흔히 연구자들은 피험자들이 노출된 외적 스트레스의 정도를 결정하기 위하여 그들의 연구에서 일상의 골칫거리에 대한 측정과 SLE 측정 모두를 사용한다. 왜 그런가? 연구들은 두 가지 측정치들이 측정하는 것이 서로 중복되어 있다는 것을 지적하지만, 경로 분석과 구조방정식 모형과 같은 정교한 통계적 기법들로 척도들이 건강 결과에서 스트레스의 몇 가지 분리된 측면들 각각을 측정한다고 밝혀냈다(Aldwin, Levenson, Spiro, & Bosse, 1989; Zautra, Reich, & Guarnaccia, 1990).

스트레스, 질병 및 면역계의 관련성

신체적 불평과 질병에 대한 SLE와 골칫거리의 관련성을 연구하는 것은 스트레스와 질병에 대한 질문을 다루고자 하는 과정에서 첫 번째 단계이다. 그러나 이러한 연구들은 "어떻게" 또는 "왜"라는 질문에 충분한 통찰을 주지는 않는다. 다시 말하자면, 심리적 · 생리적 기제가 그 과정에서 어떤 역할을 하는가?

Solomon과 Moos(1964)는 심리학적 · 신경학적 · 면역학적 상호작용 사이의 관계에 대한 연구를 언급하기 위해 **정신신경면역학**(psychoneuro-immunology, PNI)이라는 용어를 처음으로 발표하였다. 이 용어는 스트레스 연구자인 Kenneth Pelletier의 1977년 책 『치유자로서의 마음, 살인자로서의 마음(*Mind as Healer, Mind as Slayer*)』에서 대중화되어 그 후 10년 동안 이어져 왔다. 그 후 Pelletier와 Herzing(1988, p. 29)은 "의식(정신), 뇌, 중추신경계(신경)의 복잡한 상호작용 그리고 외부의 감염과 내부의 비정상적 세포 분열(면역학)에 대한 신체적 방어에 대한 연구"로서 PNI의 학제적 영역이 생겨났다고 정의하였다.

Pelletier(1977)가 제안한 바와 같이, 스트레스는 모든 질병과 질환에서 50~80%의 역할을 한다. 이러한 추정의 크기를 고려하면, 스트레스와 건강의 면역학적 관련성을 더 깊이 탐구하는 것은 상대적으로 새로운 영역인 PNI의 책임이 되었다. 더욱 최근에, Segerstrom과 Miller(2004)는 많은 PNI 스트레스와 질병 연구들이 이루어져 왔음을 보고하였다. 그들의 발표가 있던 시기에 그들은 이러한 관련성을 조사한 300편 이상의 연구들이 있었다는 것에 주목하였다. Coe(2010, p. 182) 또한 의과 대학 학장이 그에게 "오, 너는 민간 의학분야의 일을 하고 있구나."라고 말하였던 1980년대 초반부터 PNI 영역이 얼마나 멀리 왔는지에 주목하였다. 오늘날, 30년의 연구는 입증된 업적을 가지고 확립된 분야로서의 PNI를 확실하게 지지해 주고 있다.

우리가 이 기록을 조사하기 전에, 먼저 인간 면역계의 기능과 구조를 더 자세히 살펴볼 필요가 있다. 제3장에서 신경계에 대해 논의한 것과 마찬가지로, 여기에서 포괄적 이해를 의도하지는 않는다. 대신 우리는 스트레스, 면역계와 건강 간의 관계를 더 잘 이해하기 위한 도구가 될 면역계의 요소에 초점을 맞춘다.

인간 면역계

인간 면역계는 우리의 신체적 안녕에 대한 위협을 제기하는 외인성(외부의) 및 내인성(내부의) 독소, 물질, 분자, 세포와 조직으로부터 우리를 보호하도록 설계되었다. 건강에 대한 이러한 위협들을 **항원**(antigens)이라고 부른다. 항원은 나쁜 평판을 가지고 있는데, 우리는 생물학적 체계를 유지하고자 하지만 항원은 파괴적이고 때로는 위험하기 때문이다. 외인성 항원은 박테리아, Nicole을 감염시킨 감기 바이러스와 같은 바이러스들, 균 그리고 잠재적으로 생명을 위협할 수 있는 것들이다. 외인성 항원에는 바이러스에 감염되거나 또는 종양이나 암세포로 변이된 우리 몸 자체의 세포들도 포함된다. 면역계는 외적인 위협에 대항하여 시민들과 정부를 보호하는 연방 법 집행 기관(예, 미국연방수사국인 FBI) 그리고 외부의 위협으로부터 시민들을 보호하는 국방부(예, 육군, 공군, 해군)와 같다. 군대의 여러 기관과 지부들이 각각 전문화된 역할을 수행하고 있으며 총괄적으로 생존을 위하여 위협으로부터 국가를 보호하는 임무를 수행하고 있다.

선천적 면역계와 적응적 면역계 방어의 여러 층들이 보호와 면역 체계를 구성하고 있다. 첫 번째 층은 피부와 점막으로 이루어져 있다. 우리가 접촉하는 대부분의 박테리아 또는 바이러스들은 침략을 개시할 때 피부에서 차단된다. 피부에 침투하는 것을 관리하는 이들은 침략에 대응하여 격렬하게 공격한다. 당신은 여드름이 이 과정들의 외부 발현 중 하나라는 것을 아는가? 피부에 침투하는 박테리아는 **백혈구**라고 알려진 하얀 혈액 세포에 의해 삼켜진다. 이러한 수비수 세포는 곧 죽고 여드름을 채우는 고름을 형성하도록 한다. 따라서 거울을 보고 여드름과 보기에 흉하고 건강에 해로운 고름을 볼지라도, 그것들은 면역계가 원치 않는 침공으로부터 우리를 보호하는 역할을 수행하고 있다는 것을 보여 주는 것이라는 긍정적인 시선으로 볼 수 있을 것이다.

선천적 면역계: 자연 면역계로도 알려짐. 염증 과정에 관여하는 식세포, 자연 살생 세포, 다양한 효소 및 혈청 단백질로 구성된 원시적이지만 빠른 체계

피부와 초기 수비수처럼 외부의 장벽으로 구성된 첫 번째 방어선은 **선천적 방어 체계**(innate protective system)의 층들이다. 선천적 방어 체계는 방어의 우산으로 임무를 수행한다. 이 구성원들은 위협에 대비하여 끊임없는 순찰을 하고 있다(그림 4.2). 자연 면역계(natural immune system)로도 알려진 이 **선천적 면역계**(innate immune system)의 물질들은 이전 침입자에 대한 기억이 없고 위협받을

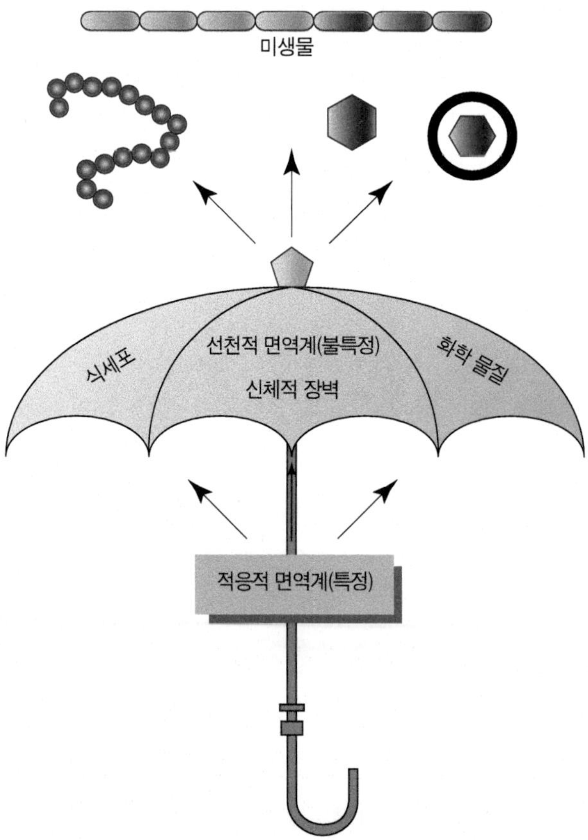

그림 4.2 선천적 면역계와 피부 같은 신체적 장벽은 일반적으로 미생물과 다른 병원균의 위협에 저항하여 우리를 보호한다. 적응적 면역계는 보다 특정적이고 표적화된 이차적 방어선을 구축한다.

출처: Batzing, *Microbiology*, 1/E. © 2002 Brooks/Cole, a part of Cengage Learning, Inc. Reproduced by permission. www.cengage.com/permissions.

때마다 동일한 강도의 반응을 준비한다. 선천적 면역계는 획득된 면역계 또는 특정 면역계라고도 알려진 **적응적 면역계**(adaptive immune system)와는 대조를 보이고 있다. 적응적 면역계는 과거 침입자와 다른 나쁜 특징(예, FBI가 내린 10명의 수배자 명단)들을 기억하고 특별히 기억하고 있는 침입자에 저항하여 격렬한 반응을 준비할 수 있다. 적응적 면역계는 새로운 침입자에 대항하여 활성화되는데 4~5일이 걸리기 때문에, 선천적 면역계는 몇 초 이내에 활성화되는 그들의 빠른 반응 능력을 사용하여 그동안 위협적인 항원에 대항하여 무차별적으로 방어해야만 한다. 선천적 면역계의 방어가 없다면, 우리는 전쟁에 참여하기 위하여 적응적 면역계가 활성화되기를 기다리는 동안 감염으로 인해 매우 쉽게 죽을 수 있다.

적응적 면역계: 획득된 면역계 또는 특정 면역계로 알려짐. 항원에 대한 방어의 느리지만 보다 향상된 라인으로 과거 침입자를 기억하고, 면역 글로불린뿐만 아니라 세포 독성 T세포, 지원 T세포 및 B 림프구로 구성되어 있다.

그러나 일단 참여하면 적응적 면역계는 매우 효과적으로 남아 있는 침입자들을 표적으로 삼고 무력화한다. 침입자들을 기억하기 때문에, 그들이 다음번에 그 체계를 침해한다면, 적응적 면역계 물질들은 침입자를 빠르게 무력화할 수 있다. 그 과정은 컴퓨터 바이러스와 싸우는 것과 유사하다. 새로운 바이러스가 웹에서 인지될 때, 좋은 컴퓨터 백신 프로그래머는 감염으로부터 컴퓨터를 예방하기 위해 스크립트를 작성할 수 있다. 그 후 가입자는 그 바이러스에 대한 지속적인 보호를 보장할 수 있는 업데이트를 통해 컴퓨터 백신 소프트웨어에 스크립트를 내려받는다. 예방주사는 유사한 방식으로 작동한다. 예를 들어, 독감 백신 안에 죽거나 약화된 인플루엔자 바이러스로부터 항원이 주입되고 접종 후 체내에 적응적 면역계가 활성화되어서 이후 살아 있는 인플루엔자 바이러스와 마주치게 될 때, 적응적 면역계 물질에 의해 그 살아 있는 바이러스는 빨리 인식되고 무력화된다. 왜냐하면 이러한 적응적 면역계 물질들이 이제 새로운 백신 스크립트를 따르기 때문이다.

과립구, 단핵구, 림프구 선천적 면역계는 염증 과정에 관여하는 혈청 단백질과 다양한 효소, 식세포(phagocytic cells), 자연 살생(natural killer, NK) 세포로 구성된다. **염증**(inflammation)은 부기, 통증, 발열 그리고/또는 발적을 특징으로 나타내는 손상된 조직이나 감염에 대한 신체의 면역 반응이다. 방어로서의 염증은 집에 들어온 침입자를 쫓아내기 위해서 화염방사기를 사용하는 것과 같다. 이것은 집이 불타지 않도록 조심할 수만 있다면 효과적이다. 만약 너무 많이 사용하거나 충분한 시간 이상으로 사용한다면(예, 만성 염증), 침입자보다도 집이 더 큰 손상을 입게 되는 원인이 될 수 있다. Nicole의 인후염은 감기 바이러스의 침입에 대한

염증: 부기, 통증, 발열 그리고/또는 발적을 특징으로 나타내는 손상된 조직이나 감염에 대한 신체의 면역 반응

염증 반응의 부산물이다.

손상된 세포와 백혈구는 그 지점에 더 많은 백혈구를 동원하여 활동하도록 화학 물질들을 방출한다. 첫 번째 전투 반응자(응답자)는 호중구(neutrophil)와 약간의 단핵구(monocyte)가 되는 경향이 있다. **호중구**는 전체의 50% 이상이 되는 것으로 보이는 가장 일반적인 하얀 혈액 세포(즉, 백혈구)이다. 그들은 말 그대로 공격하는 항원들을 먹는 과립구(granulocyte)라고 부르는 과립세포(즉, 소화 효소가 포함된 작은 알갱이가 있는 세포)이다. 공격하는 항원들을 먹는 호중구와 같은 세포들은 **식세포**(phagocyte: phago는 '먹다'라는 뜻의 그리스어이다)라고 부른다. 식세포는 그들이 만나는 어떤 항원들도 먹어치우는 오래된 비디오 게임인 팩맨과 같다. 그것들은 해면동물처럼 하등 유기체가 갖고 있는 것과 같은 원시 면역계의 일부이고 몇 분에서 몇 시간 내에 병원균에 대항하는 일반화된 반응을 제공한다. 또 다른 하얀 혈액 세포 과립구는 호산성 세포(eosinophil)와 호염기성 세포(basophil)를 포함한다. 그들은 적은 수로 존재하고 염증과 알레르기(allergies) 반응뿐만 아니라 다른 기능들과도 관련되어 있다. **단핵구**는 혈류를 떠나 신체 조직에 들어가 확대되어 **대식세포**(macrophage, 더 큰 팩맨)가 되는 단핵 식세포(팩맨)이다.

식세포: 그들을 공격하는 항원을 잡아먹는 면역계의 세포

대식세포: 혈류를 떠나 신체 조직에 들어가 확대되는 선천적 면역계의 단핵구

나쁜 특성에 대항하는 다른 매우 중요한 수비자는 종양 세포와 바이러스에 감염된 세포들과 같이 "자신이 아닌" 다른 세포를 인식하고 이러한 세포들을 용해하는(즉, 화학적으로 분해하고 파괴하는) 세포 독성(세포에 독성이 있는) 화학물질을 방출하도록 프로그램된 림프구 세포인 **자연 살생**(natural killer, NK) **세포**이다. 이러한 세포들은 종양과 암처럼 내생의 위협에 대항하는 중요한 첫 번째 수비수이다. 그들은 국내의 악당을 무력화하기 위해 특별하게 설계된 독화살 무기를 옮기도록 허가받은 제임스 본드 특별 수사관 같다. 반면 다른 임파구 세포인 NK 세포는 T세포와 B세포들을 포함한다. 따라서 T세포, B세포, NK 세포는 **림프구**(lymphocyte)에 속한다.

자연 살생 세포: 종양 세포와 바이러스에 감염된 세포처럼 자신이 아닌 다른 세포를 인식하기 위해, 그리고 이 세포들을 용해하는 세포 독성 화학물질을 방출하기 위해 프로그램된 선천적 면역계의 림프구 세포

림프구: 자연 살생 세포, T세포, B세포를 포괄하는 면역계 세포의 범주

심장 위에 위치한 기관인 흉선은 다른 미성숙한 골수 림프 줄기 세포에서 성숙한 **T세포**[흉선 세포(thymus cell)의 "T"]로 발달한다. T세포는 지원 T세포(T-helper cell)와 세포 독성 T세포(T-cytotoxic cell)를 포함한다. 다양한 지원 T세포 중 하나는 세포 매개 면역을 수행하는 백혈구를 이끄는 반면, 다른 유형의 지원 T세포는 체액성 면역을 생성하는 B세포와 협력한다. 각각의 지원 T세포를 포함하는 광범위한 면역 전략들의 두 가지 유형은 나중에 더 논의되겠지만, 우선 지원 T세포가 무엇인지에 대해 자세히 살펴보자.

T세포: 적응적 면역계의 일부로, 흉선에서 발달한 림프구 세포

지원 T세포는 화학적 전달자를 사용하여 면역 반응을 지시하고 증폭하도록 작용하는 면역 세포이다. 그들은 식세포나 세포 독성 작용을 할 수 있는 능력은 없지만 그러한 작용을 하도록 다른 세포들을 지시할 수는 있다. 지원 T세포는 실제로 공을 차고, 태클을 걸고, 방어나 패스를 하지는 않지만 경기를 지시하는 미식축구팀의 부코치와 유사하다. 그들은 공격과 수비 모두를 지시하고 조정한다. 그들 없이는 전략을 조정할 수 없고, 홈팀은 상대팀이 득점하는 것을 멈추게 하거나 점수를 덜 획득하게 할 가능성이 적다. 전투에서, 그들은 백병전에 실제로 참여하지 않지만 공격을 지시하는 육군 원수이다.

다른 유형의 T세포인 **세포 독성 T세포**는 "살인 면허"를 가진 NK 세포와 유사하기 때문에 싸움에 직접적으로 참여한다. 만약 NK 세포를 선천적 면역계의 007 림프구와 같은 것으로 생각한다면, 세포 독성 T세포를 적응적 면역계의 008 림프구로 생각할 수 있다. 세포 독성 T세포는 그들의 표면에 표적이 된 항원의 추적을 돕는 **CD8**로 알려진 수용기를 가지고 있다. 즉, 모든 008은 이 CD8 잠금 도구를 수송한다. 그들은 특히 바이러스에 감염되거나 종양이나 암세포가 될 위험이 있는 자신의 세포를 표적으로 하는, 스스로의 독화살 무기를 가지고 있는 원치 않는 세포를 용해하도록 전문화되어 있다(그림 4.3).

모든 T세포는 그들을 적응적 면역계의 일부로 만드는, 표적이 된 항원을 인식하는 수용기를 가지고 있다. 지원 T세포는 표적인 된 항원에 반응할 수 있도록 그들의 표면에 **CD4**로 알려진 분자를 지니고 있다. 정상적인 과정과 반대로 인간 면역결핍 바이러스(human immunodeficiency virus, HIV)는 CD4 세포를 공격하는데, 이는 기회 감염에 대한 면역계의 궁극적인 손상을 초래할 수 있다는 점을 주목할 필요가 있다. 기회 위협에 대한 반격을 지시하는 지원 T세포의 약화 및 감소와 더불어, HIV에 감염된 사람이 결국 후천성 면역결핍증(AIDS)으로 발전할 수 있다.

림프구의 세 번째 범주인 **B세포**[골수 세포(bone marrow cell)의 "B"]는 혈류에서 순환하는 수용성 단백질인 **면역 글로불린**(immunoglobulines, Igs)이라고 부르는 **항체**(antibodies)를 생성한다. 이러한 항체는 자신의 세포에 침입하지 못하도록 바이러스를 결박한다. 그들은 또한 표적이 된 박테리아 독소를 무력화할 수도 있다. IgA, IgE, IgM, IgG, IgD의 다섯 가지 항체들이 있다.

B세포: 항원을 생성하는 적응적 면역계의 림프구 세포(골수 세포의 'B')

면역 글로불린: 항체로도 알려짐. 혈류에서 순환하고 그들을 무력화하기 위해 다른 항원과 바이러스를 결박시키는 B세포에 의해 생성된 수용성 단백질

세포 중재 면역(Th1)과 체액성 면역(Th2) 전략 인체 면역계는 세포 면역과 체액성 면역의 원투 펀치라고 부를 수 있는 두 가지 중요한 전략을 이용한다. 첫 번째

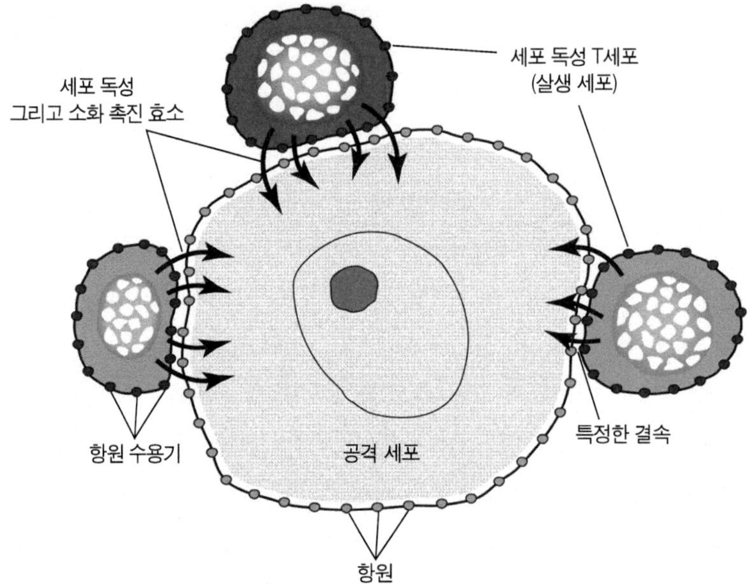

그림 4.3 **표적이 된 세포의 세포 독성 T세포의 활동**

선천적 면역계의 제임스 본드형 NK 세포처럼, 적응적 면역계 008은 '살인 면허'가 있다.

출처: Guyton & Hall (2006). *Medical Physiology*, 11th ed., p. 448, Figure 34.8, Philadelphia: Elsevier Saunders. Reprinted with permission from Elsevier.

세포 중재 면역: 자연 살생 세포, 과립구, 대식세포, T세포를 포함하며, 식세포 작용과 독소 물질을 방출하는 인간 면역계에 의해 사용된 방어 전략

펀치인 **세포 중재 면역**(cellular-mediated immunity)은 손상이나 감염 부위를 빠르게 국한시키는 T세포, NK 세포, 과립구(예, 호중구), 대식세포를 포함하며, 그들을 손상시키는 독성 물질(예, 독화살 전략)을 방출하거나 외인성 항원의 침입에 손상된 내생 세포를 빨아들이는(식세포 작용, 즉 팩맨 전략) 염증 과정이다. 이러한 유형의 면역은 지원 T1 세포(T-helper, Th1 세포)라고 알려진 특정 유형의 T세포에 의해 지배된다.

대식세포는 **사이토카인**(cytokines)이라고 부르는 통신 분자들의 방출과 지원 T세포의 생성을 자극함으로써 면역계 작동에서 중요한 역할을 한다. Th1 세포는 치사율을 최대화하기 위해 대식세포와 협력한다. Th1 세포는 또한 NK 세포와 세포 독성 T세포를 활성화하는 사이토카인을 생성한다.

사이토카인: 때로 면역 반응을 자극하는 면역계의 호르몬이라고 생각되는 화학적 전달 분자

세포 면역 **사이토카인**은 염증, 발열, 상처 치유뿐만 아니라 일반적인 면역 반응을 자극한다. 때때로 면역계의 호르몬으로 생각되는 이러한 화학적 전달 분자들은 염증 반응 중재에 관여하고 있다. 면역계의 항상성 균형의 일부는 친염증성(예, 인터류킨 6)이고 또 일부는 항염증적(예, 인터류킨 4)이기 때문에 사이토카인에 상당 부분 의존하고 있다. 사이토카인은 **인터류킨**(interleukin), **인터페**

론(interferon), **종양 괴사 인자**를 포함한다. Nicole이 경험한 대부분의 감기 증상들은 백혈구를 자극하는 사이토카인 수준의 증가 때문일 뿐만 아니라 콧물, 가래, 피로의 일반적 느낌들, 통증, 식욕 감퇴, 우울 및 불쾌감의 증가 때문이다. Coe(2010)가 언급한 바와 같이, 이것은 PNI의 혁신적인 연구로 사이토카인이 이러한 증상과 사회적 철회와 같은 질병 행동들을 유발하는 데 있어서 중요한 역할을 한다는 것을 입증하였다. 증거는 동물 연구뿐만 아니라 그들의 면역 반응을 강화하기 위한 치료로 인터류킨 2를 받은 후 불쾌감과 우울 증상을 경험하였던 암 환자들을 예로 들 수 있다(Capuron, Ravaud, Mille, & Danzer, 2004).

체액성 면역(체액은 인체의 비세포성 유동체를 가리킨다)으로 알려진 면역계의 원투 펀치 중 두 번째는 항체에 의해 중재되고 덜 빠르지만 더 큰 표적 정확도를 가지고 있다. 체액성 면역계를 최대 수준으로 만드는 데 며칠이 걸릴 수도 있다. 이 체계의 세포들은 항원의 분자 모양에 맞는 특정 수용체 사이트를 갖도록 맞추어져 있다. 그러므로 이들은 하나의 특정 유형의 침입자만을 공격할 수 있다. 이러한 유형의 면역은 B세포와 가장 밀접하게 관련되어 있다. 간단히 논의하였던 B세포, 항체 및 다른 유형의 지원 T세포는 적응적 면역계의 주요한 구성 요소를 형성한다.

체액성 면역: 항체 생성을 자극하기 위해 B세포와 협력하는 지원 T2 세포를 포함하는 세포 면역 후 인간 면역계에 의해 사용된 두 번째 전략

체액성 면역 전략을 활성화하는 것은 항체 생성을 자극하도록 B세포와 협력하는 지원 T2 세포(Th2 세포)와 관련되어 있다(그림 4.4). 앞서 논의한 바와 같이, 이것은 때로 완전한 항체 면역에 도달하는 데 7일 이상 걸리기 때문에 세포 중재 면역보다 훨씬 더 느린 과정이다(Lovallo, 2005). 평균적으로 감기가 Th2 체계가 최대의 강도에 도달하는 데 충분한 기간인, 약 7일 동안 지속된다는 것은 우연이 아니다. Th2 세포는 체액성 면역 반응을 가능하게 하도록 다른 세트의 사이토카인을 분비한다. 예를 들면, Th1 세포는 인터페론 γ, 인터류킨 2 및 종양 괴사 인자 β를 분비한다. Th2 세포는 인터류킨 4, 인터류킨 10, 인터류킨 13과 같은 사이토카인을 분비한다(Elenkov, Iezzoni, Daly, Harris, & Chrousos, 2005).

대개 사이토카인은 면역 세포 복제를 증가시키고, 항원을 공격하도록 면역 세포를 자극하고, 항체를 형성하도록 B세포를 촉진시키고, 그들이 이미 기억하고 있는 앞으로 마주치게 될 미래의 항원을 인지하도록 면역 세포를 돕는 것에 관여하고 있다. 또한 시상하부에 "수면, 활동의 감소 및 식욕과 성기능 상실을 포함하는 질병 관련된 행동들을 유발"하라는 신호를 보낼 수 있다(Lovallo, 2005, p.137).

Th1 세포와 Th2 세포는 서로의 활동을 억제해서 B세포가 완전하게 활동할 때까지 Th1 세포의 활성화를 약화시킬 수 있다(표 4.2). **결핍 제한**(dysregulated) 면

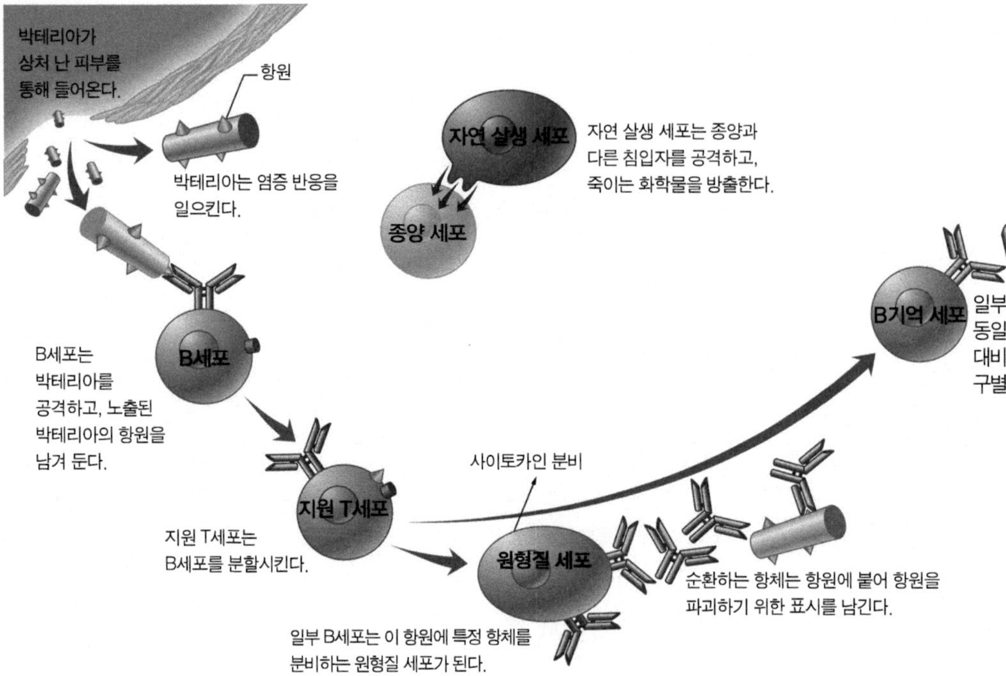

그림 4.4 항체는 박테리아와 같은 외인성 위협에 대한 반응으로 만들어진다. 또한 NK 세포는 종양과 같은 내인성 위협을 찾고 공격하는데 특히 능숙하다는 점을 주목하라.

출처: KALAT, *Biological Psychology*, 10/E. © 2009 Wadsworth, a part of Cengage Learning, Inc. Reproduced by permission. www.cengage.com/permissions.

역계는 Th1:Th2 비율이 만성적으로 불균형적이라면 만성적인 염증이나 자가 면역 활동을 포함할 수도 있다. 그러므로 좋은 건강을 위해서는 항상성 있게 균형을 이룬 Th1/Th2 체계가 요구된다.

면역계와 급성 스트레스원

먼 인간 조상들의 면역계는 신체적 부상을 가져올 수 있는 많은 급성 스트레스원에 대한 반응에 적응적 가치를 가지고 있었다. 예를 들어, 호랑이와 같은 포식동물을 보는 것은 동물에게 물리는 것을 예상해서 면역계를 활성화하는 급성 스트레스 반응을 유발할 가능성이 있다. 포식 동물에게 물리는 사건에서, 포식동물의 타액에서 옮긴 병원균과 싸우도록 그 자체를 동원하는 면역계의 능력은 매우 중요하다. 강한 면역 반응을 통해 감염을 예방하고 상처 치유를 가속화하는 것은 그 당시에도 그리고 지금도 여전히 적응적 가치를 지니고 있다.

표 4.2 면역계 요소, 구분, 기능

면역계의 요소	면역계의 구분	면역계의 기능
호중구	선천적 면역계	염증을 일으킴, 식세포 활동
호산구	선천적 면역계	염증을 일으킴
단핵구/대식세포	선천적 면역계	염증을 일으킴, 식세포 활동
자연 살생 세포	선천적 면역계	세포(Th1), 세포 독성 활동
세포 독성 T 림프구(CD8)	적응적 면역계	세포(Th1), 세포 독성 활동
지원 T1 림프구(CD4)	적응적 면역계	세포(Th1), 최고 사령관
지원 T2 림프구(CD4)	적응적 면역계	체액성(Th2), 최고 사령관
B 림프구	적응적 면역계	체액성(Th2), Igs 자극
면역 글로불린(Igs)	적응적 면역계	체액성(Th2), 항체 행동

제3장에서 회상할 수 있는 바와 같이, 투쟁 또는 도피 반응 동안 교감-부신-수질(SAM) 축과 시상하부-뇌하수체-부신(HPA) 축은 카테콜아민(catecholamines)과 글루코코르티코이드(glucocorticoids)의 방출 결과로 활성화된다. 카테콜아민, 특히 노르에피네프린은 일시적으로 면역학적 활동을 급증시킨다(Dhabhar, 2009; Madden & Livnat, 1991). Dhabhar(2009, p. 305)가 설명한 바와 같이, 급성 스트레스원을 경험한 몇 분 이내에 카테콜아민 호르몬은 그들의 막사를 떠나 혈류를 통해 이동하여 류코사이트(leukocyte)를 각성시킨다. "스트레스 반응이 계속될 때, HPA 축의 활성화는 스트레스원의 행동에 의해 부과될 수 있는 면역 도전을 위한 준비로 혈액으로 나가서 잠재적인 '전투 기지'(피부, 폐, 위장 및 비뇨기-생식기 기관, 점막 표면 및 림프절과 같은)에 자리하도록 류코사이트를 유발하는 글루코코티코이드 호르몬의 방출을 야기한다."

신체적 운동 동안, **엔도르핀**과 같은 **신경 펩타이드**(neuropeptides)는 면역 반응을 향상시킨다. 그러므로 급성의 일시적 스트레스 반응은 싸우거나 도망가는 것이 포함될 수 있으며 있을 수 있는 부상은 면역 반응을 동원하도록 한다. 급성 스트레스 반응에 이어서, 코르티솔은 항상성 체계의 일부로서 중추 신경계의 흥분을 가라앉히도록 부적 피드백 경로를 통해 역할을 하고 있다.

1960~2001년에 출판된 스트레스와 면역계에 대한 293편의 연구에 대한 효과 크기를 살펴본 메타 분석 평론에서, Segerstrom과 Miller(2004, p. 617)는 "스트레

스원이 급성이고 시간 제한적일 때, 즉 그들이 일반적으로 투쟁 또는 도피 스트레스에 대한 일시적 한계를 따를 때, 세포의 적응적 재분배와 있을 수 있는 감염, 상해 또는 둘 다를 위해 자연 면역계가 대비한다는 것에 대한 증거가 있다."라는 것을 발견하였다. 예를 들면, Coe(2010, p. 188)는 급성 스트레스 동안 NK 세포 수(자연적/선천적 면역계의 수)가 "말초혈에서 더욱 지속적인 하강을 보이기 전에, 30~60분 동안 극적으로 상승"하였다고 지적하였다.

급성 스트레스원은 전형적으로 몇 분에서 몇 시간까지 지속되며, 아만성(subchronic) 스트레스원은 보통 며칠에서 한 달 미만으로 지속되고 만성 스트레스는 몇 달에서 몇 년까지 지속되는 것으로 정의할 수 있다. 스트레스에 대한 면역계의 반응에서 시간의 역할에 대해 배운 것처럼, 우리는 면역계의 다른 체계들에서 상승이나 하강에 시간이 어떻게 관련되는지에 대해서 더욱 분명하게 알 수 있을 것이다. 일반적으로, 이것은 스트레스원이 만성적으로 될 때, 세포 중재 면역계에서 체액성 면역계로 전환하기 시작한다는 것을 보여 준다. 급성(몇 분 내로 정의된) 스트레스 동안, 세포 면역은 하향으로 조절된 특정 체액성 면역과 결합하여 상승으로 조절된다. 스트레스원에 대한 노출 시간을 확장하면, Th1(세포)에서 Th2(체액) 면역으로 사이토카인 균형이 이동한다. 스트레스원에 대한 노출이 충분한 시간 동안 주어진다면, 세포 면역과 체액성 면역이 모두 억제된다.

면역계와 만성 스트레스원

급성 스트레스와 다르게, 만성 스트레스원은 Hernert와 Cohen(1993)과 Zorilla 등(2001)이 각각 36편과 82편의 연구에 대한 그들의 메타 분석 평론에서 보여 준 바와 같이, 일반적으로 광범위한 면역 억제(immunosuppressive) 효과를 지니고 있다. 예를 들면, 급성 스트레스는 CD8 T세포(008s)에서의 증가를 가져오는 반면에 만성 스트레스에서는 그 수가 감소한다(Rabin, 1999). 그러므로 스트레스원은 그 강도와 지속 기간 등 스트레스원의 본질에 따라 면역계를 자극하거나 억제하도록 하는 촉매로서 작용하는 것 같다.

면역 조절 장애: 항원에 대해 과잉 반응하거나 과소 반응하는 손상된 면역계

앞에서 언급한 바와 같이, 면역계의 과잉 반응 또는 과소 반응을 **면역 조절 장애**(immune dysregulation)라고 한다. 면역계의 과소 반응은 암과 보통의 감기나 독감, 포진 발생과 같은 바이러스성 감염에서 역할을 할 수 있다. 면역계의 과잉 반응은 알레르기, 관절염, 낭창(제5장 참조)과 관련되어 있다. 알레르기의 경우에서 그 위협은 외인성이고(예, 꽃가루), 관절염과 낭창에 대한 위협은 내인성이다(예,

자신의 세포). 사람은 각각의 요소들이 다른 과정을 가지고 있기 때문에 동시에 과잉 반응과 과소 반응을 경험할 수 있다. 예를 들면, 감기 바이러스에 대한 억제된 면역계를 가지고 있으며 만성적으로 스트레스를 받아온 사람은 꽃가루에 건초열(hay fever) 과잉 반응을 경험하면서 일반 감기에 쓰러질 수도 있다.

면역 억제에서 가장 중요한 역할을 하는 것처럼 보이는 호르몬은 코르티코스테로이드(corticosteroids)이다. 예를 들면, 코르티코스테로이드 코르티코스테론(corticosterone)이 스트레스를 받는 실험실 동물에게 있어서 차단되었을 때, 그들의 면역계는 바이러스 감염에 매우 효과적으로 반응할 수 있다(Hermann, Beck, & Sheridan, 1995). 만성 스트레스 기간 동안, 코르티솔과 그것과 관련된 글루코코르티코이드(glucocorticoids)는 일반적으로 상승된다(Guyton & Hall, 2006).

스트레스와 면역 억제

스트레스와 건강의 관계를 더 잘 이해하기 위한 가장 좋은 방법 중 하나는 스트레스에 대한 면역 억제 효과를 보여 주는 연구를 실행하는 것인데, 왜냐하면 억제된 면역계는 감염, 질병 및 질환에 더욱 취약하기 때문이다. 인간에 대한 스트레스와 관련된 면역 억제 연구의 대부분은 다음 범주들 중 하나이다. 즉, 시험 스트레스원, 대규모 재난, 치매를 가진 사랑하는 사람의 장기 부양에 따른 만성 스트레스, 상실과 사별, 바이러스 문제 등이다. 비록 이러한 범주들이 중요하지만, 이것이 반드시 연구의 초점이 되는 것은 아니다. 왜냐하면 그들이 가장 주목할 만한 것으로 간주되지만, 오히려 이러한 스트레스원은 많은 다른 유형의 스트레스원에 비해 더 객관적으로 입증될 수 있기 때문이다.

시험 스트레스원 장기간의 스트레스는 아니지만, 시험 스트레스는 여러 날에 걸쳐 이어질 수 있다. Nicole이 경험한 바와 같이, 시험 실시까지의 예기 스트레스는 시험을 치르는 데 걸리는 시간 이상을 포함하고 있다. 그러므로 이 아만성의 스트레스원은 급성 스트레스원보다 오히려 만성 스트레스원과 유사한 패턴을 따르는 것처럼 보인다.

시험 스트레스가 면역 억제를 야기할 수 있는지에 대한 질문을 다루는 증거들을 살펴보자. 첫째, 우리는 시험을 치르는 것과 관련되어 있는 항진된 교감신경계 활동은 면역계를 억제하는 코르티솔 수준을 증가시킬 수 있음을 알고 있다(Cacioppo et al., 2002; Glaser, Kutz, MacCallum, & Malarkey, 1995). 또한 연구들은 학생들이 시험을 치르는 날에 높은 수준의 카테콜아민, 혈압, 코르티솔 수준 및 심리적 고통을 지니고 있음을 지적하고 있다(Herbert, Moore, de la Riva, & Watts, 1986; Sausen, Lovallo, Pincomb, & Wilson, 1992).

둘째, 심리학자 Janice Kiecolt-Glaser 그리고 내과 의사인 Ronald Glaser와 그의 동료들이 수행한 다수의 연구에서 시험 기간 동안 채혈된 의대생의 혈액 분석을 한 달 전 그들의 기저선에서의 혈액과 비교하였을 때 면역 억제의 증거가 나타난 것을 알고 있다(Glaser et al., 1987; Glaser, Kiecolt-Glaser, Speicher, & Holloday, 1985; Kiecolt-Glaser et al., 1984). 예를 들면, Kiecolt-Glaser 등(1984)은 참가자의 림프구 수를 비교하였을 때 기저선과 시험 후에 비해 시험 기간에 감소하였음을 발견하였다. 더욱 최근에 연구자들은 학업 시험 응시와 연합된 증가된 불안은 면역계 기능 억제와 관련되어 있으며, 이는 더 낮은 수준의 사이토카인 종양 괴사 인자 α에 의해 나타난다고 확증하였다(Chandrashekara et al., 2007).

시험 스트레스가 억제된 면역계와 결합하여 더 많은 질병을 야기하는가? 그렇다고 볼 수 있다. 예를 들어, 고전적 연구인 Glaser 등(1987)은 의대생 피험자들이 시험 기간 즈음에 더 많은 질병을 보고하였으며, 더 많은 수의 엡스타인-바(Epstein-Barr) 바이러스 항체와 더 낮은 수준의 사이토카인 분비 및 T세포 활성화를 보인다는 것을 발견하였다.

대규모 재난 대규모 재난은 만성적인 극심한 스트레스의 원인이 될 수 있다. 재난과 같은 것에서 어떠한 면역학적 효과를 기대할 수 있을까? 한 고전적인 연구에서, Andrew Baum과 그의 동료들(Baum, 1990; McKinn, Weisse, Reynolds, Bowles, & Baum, 1989)은 1979년 공장의 긴급 원자로 폐쇄에 따라 5킬로미터 이내에 있는 섬 주변 지역의 거주자들은 방사능 유출로 인해 통제 대상들보다 더 큰 심리적 고통을 경험하였다는 것을 발견하였다. 이 거주자들은 소변에서 더 높은 수준의 카테콜아민과 이완기 혈압을 보였다. 그러나 더 극적인 것은 면역계 억제의 증거로, 그들은 더 많은 수의 단순 포진 바이러스뿐만 아니라 더 낮은 수준의 T세포, B세포 및 NK 세포를 가지고 있었다는 것이다. Baum은 또한 피해를 입은 이웃에 살고 있었던 지역 사회 참여자들을 연구하기 위해 미국에서 파괴적인 허리케인 앤드루가 휩쓸고 지나간 후 동료들과 연구를 수행하였는데, 생존자가 더 많은 손실을 경험할수록 백혈구 수가 더 낮다는 것을 발견하였다(Ironson et al., 1997).

치매에 걸린 사랑하는 사람을 위한 장기 부양 치매에 걸린 사랑하는 사람을 장기간 돌보는 것은 스트레스가 된다. 치매에 걸린 사람을 돌보는 1,594명을 대상

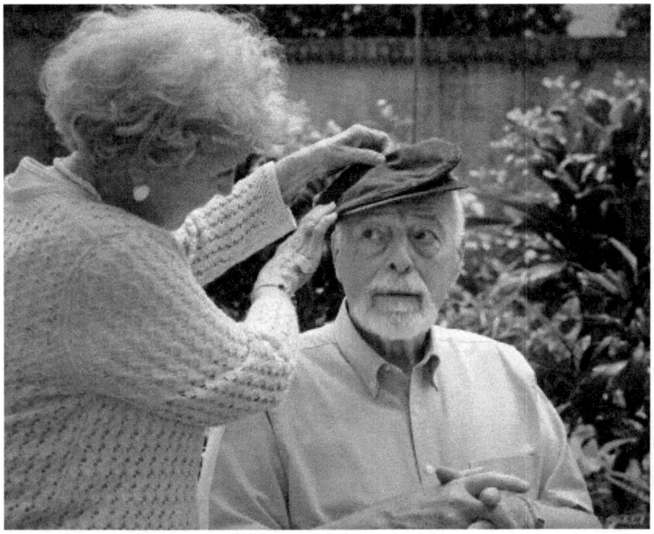

알츠하이머병에 걸린 사랑하는 사람을 장기간 부양하는 것은 부양자에게 스트레스가 될 수 있고 면역 억제를 야기한다.

으로 38년 이상 수행된 23개의 연구에 대한 메타 분석에서, Vitaliano, Zhang과 Scanlon(2003, p. 966)은 부양자들이 "부양자가 아닌 사람보다 스트레스 호르몬에서 23% 더 높은 수준과 항체 반응에서 15% 더 낮은 수준"으로 더 높은 만성적 스트레스를 가지고 있다고 보고하였다. 이것은 스트레스가 되는 경험일 뿐만 아니라 면역 억제를 야기하는 경험이다. 개별 연구들이 이러한 결과들을 보여 주고 있다.

예를 들어, Janice Kiecolt-Glaser, Malarkey, Cacioppo와 Glaser(1994)는 알츠하이머병(Alzheimer's disease)으로 고통받는 배우자의 부양자였던 참가자들을 조사한 결과, 사회적 지지가 낮고 높은 수준의 고통을 받은 부양자들이 호흡기 감염이 빈번하고 대체로 세포 면역 수준이 더 낮은 것을 발견하였다. 더욱이 그녀와 동료들(Kiecolt-Glaser, Marucha, Malarkey, Mercado, & Glaser, 1995)은 치매와 관련된 부양자들이 그들의 동년배 집단들에 비해 3~5밀리미터 천공 생체 조직검사(punch biopsy) 상처에서 더 느리게 치유되었음을 발견하였다. 또한, 그녀의 연구 집단(Kiecolt-Glaser, Dura, Speicher, Trask, & Glaser, 1991)은 이전 해에 사랑하는 사람을 보호시설에 둔 부양자들이 가장 부정적 면역 변화를 보인 사람이었다고 밝혔다.

더욱 최근에 Kiecolt-Glaser는 알츠하이머병 환자를 장기간 돌보는 만성적인 스트레스가 "과도한 종말절(telomere) 상실에 의해 제안된 것처럼, 변형된 T세포 기능과 가속화된 면역 세포 노화와 연합"되었다는 증거를 밝힌 프로젝트와 협력하였다(Damjanovic et al., 2007, p. 4249). 종말절은 얼마나 많은 세포 분열의 회전수가 세포에 남아 있는지를 나타낼 수 있는 세포의 염색체 덮개이다. 종말절이 짧을수록 남은 회전수가 적다는 것을 나타내며 노화된 세포라는 표시이다. 따라서 치매에 걸린 사랑하는 사람을 장기간 부양하는 것이 면역계의 억제를 야기할 수 있다는 증거에 대한 적지 않은 예들 중 하나는 종말절 상실이다.

상실과 사별 별거, 이혼, 사망으로 인한 배우자의 상실은 매우 스트레스가 큰 사건이다. Kiecolt-Glaser 등(1988)은 32명의 별거와 이혼한 남성 표본에서 이들이 그들과 짝을 이룬 결혼한 상대에 비해서 보다 최근에 질병이 있었을 뿐만 아니라 더 많은 고통과 외로움을 보고하였음을 발견하였다. 더욱이 이 연구 참가자들은 두 개의 포진 바이러스들에 대한 항체 역가에서 더 빈약한 값을 보였다. 파탄을 주도한 이들은 별거 후 첫해 동안 그렇지 않은 사람들보다 덜 고통스럽고 더 건강하다고 보고하였다. 또한, 그들은 그렇지 않은 사람보다 엡스타인-바 바이러스에 대해 더 낮은 항체 역가를 가지고 있었다. 이러한 결과는 파탄 과정에서 더 큰 통제력을 가지고 있었던 사람에 비해서 통제력을 발휘하지 못하고 별거와 이혼을 경험한 남성들에게 있어서 상실은 더 큰 부정적인 면역학적 영향력을 지니고 있음을 보여 준다.

Segerstrom과 Miller(2004)는 사별 연구에 대한 그들의 메타 분석에서 NK 세포 독성(NK cytotoxicity) 감소 형태로 면역 억제 증거를 보여 주었다. 피험자의 NK 세포 효과성 수준이 감소되었는데, 저자들은 사별로 인한 코르티솔 생성에서의 증가가 원인이 되었다고 믿었다. 더욱이 Phillips 등(2006)은 사별을 경험한 노인(지난해에 상실) 연구 참가자들이 사별을 경험하지 않은 노인에 비해 독감 백신 접종에서 덜 강력한 반응을 보였는데, 이는 사별을 경험한 표본 내에서 약간의 면역 손상이 있음을 암시하는 것이다.

바이러스 감염 많은 연구들이 바이러스 감염에서 만성 스트레스의 효과를 평가하였다. 비록 연구들이 바이러스 예방 접종에 대한 일반적인 감기 바이러스와 면역 반응을 검토해 왔지만, 가장 일반적인 감염은 단순 포진 바이러스(Herpes simplex virus, HSV)와 엡스타인-바 바이러스(EBV)를 포함하여 검토된다. 스트레스와 HIV도 연구되어 왔다.

만성적인 감염은 활성기에 이어 휴지 기간을 가지기 때문에(예, HSV와 EBV) 바이러스에 대한 혈액 항체 수준의 증가된 역가는 면역 반응 결핍을 암시한다. 이것은 직관에 어긋나는데, 우리는 항체 수준이 높은 것은 더 강력한 면역 반응과 같다고 생각하는 경향이 있기 때문이다. 그러나 이러한 바이러스의 경우, 항체 수준이 높은 것은 반응을 위해 더 많은 B림프구를 요구하기 때문에, 바이러스 활동을 억제하는 선천적 면역계의 실패를 나타낸다. 그러므로 더 높은 항체 수준은 약한 면역계를 의미한다. 그러나 바이러스 접종의 경우, 우리는 정반대의 결론을 내릴 수 있다. 즉, 항체 반응이 강력할수록 면역계는 더 강력해진다.

단순 포진 바이러스(HSV)를 가진 초기 활성 감염은 입 주위(구강 포진)나 생식기 주변(생식기 포진)에 발진을 일으킬 수 있는데, 이것은 전형적으로 활성 감염 상태에 의해 일단 재발한 후에는 휴지 상태를 가지게 되는 것과 같은 순환 방식을 따른다. 내생의 잠복중인 HSV에 의해 야기되는 이러한 재활성화는 임상 증상의 출현을 발생시킬 수도 있고 그렇지 않을 수도 있다. 스트레스와 HSV의 관계에 대한 연구를 수행하기 이전에, 단편적인 증거는 HSV를 가진 많은 사람들은 스트레스가 구강이나 생식기 HSV 감염 증상의 활성화를 촉발할 수 있다는 자신들의 경험에 의심을 품어 왔다고 제안하였다. 연구의 발견은 이제 이러한 믿음을 지지하고 있다(Bonneau, 1994).

예를 들어, 재발성 HSV를 가진 36명의 환자들에 대해 Kemeny, Cohen, Zegans와 Conant(1989)이 수행한 전향적 연구에서, 연구자들은 6개월 동안 매달 면역 반응을 조사하였다. 높은 수준의 스트레스를 보고한 환자들은 가장 낮은 비율의 CD4와 CD8 T세포를 가지고 있었다. 더 낮은 CD8 T세포의 수는 우울한 기분, 적대감 및 불안과도 관련되었다. 다음에 우울한 기분은 더 높은 보고된 비율의 HSV 감염 재발과 연합되었다. 다른 연구(Periera et al., 2003)는 생활 경험 조사(Life Experiences Survey, LES) 수정판에 의해 측정된 생활 스트레스가 특히 6개월 이내에, HIV를 가진 여성에서 생식기 포진 재발의 수를 긍정적으로 예측하였음을 확인하였다. 스트레스와 HSV의 관계에 대한 추가적 증거는 신체적으로 학대받거나 입양 전 기관에서 지낸 과거력이 있는 청소년의 타액에서 발견되었는데, 그들은 보통 조건보다 더 높은 HSV-특정 항체 농도를 보여 주었다(Shirtcliff, Coe, & Pollak, 2009).

엡스타인-바 바이러스(EBV)는 청소년과 초기 성인의 단핵증(mononucleosis)과 관련된 포진류의 바이러스이다. 이 바이러스는 40세의 거의 모든 성인에게 자각 증상 없이 존재한다. EBV 항체 역가 실험을 통해 연구자들은 EBV의 활성 수준의 증거를 발견할 수 있었다. 예를 들어, Cacioppo와 그의 동료들(2002)은 높은 스트레스 반응자들이었던 노인 여성들은 낮은 스트레스 반응자였던 이들에 비해 더 높은 EBV 항체 역가를 가지고 있음을 확인하였다. 그들은 Glaser 등(1995)이 했던 것처럼, 불행하게도 EBV는 감염된 세포들에서 EBV의 복제를 향상시키는 것처럼 보이는 코르티코스테로이드에 의해 재활성화될 수 있음을 발견하였다. 따라서 스트레스가 코르티솔 수준을 증가시키는 것처럼 보이는데, 그러면 동시에 바이러스에 대한 인체의 저항을 줄이면서 EBV가 활성화된다.

Nicole이 걸린 것 같은 일반적인 감기에 걸리는 데 스트레스가 기여하는지를 입증하기 위한 잠정적 실험 연구에 대해 회상해 보라. 한 가지를 떠올렸는가? 그렇다면 어떤 전략을 선택하였는가? 당신은 지금 이 질문에 대답하기 위해 실제로 실험적 접근을 사용한 집단에서 당신의 생각을 비교할 기회를 가지고 있다.

Sheldon Cohen, Tyrell과 Smith(1991, 1993)는 바이러스 침입과 스트레스가 연관된 날짜를 적는 강하게 통제된 전향적 실험 연구들 중의 하나를 수행하였다. 그들은 420명의 피험자들을 여섯 개의 집단으로 나누었는데, 한 집단은 식염수 점비액 통제 집단이고 나머지 다섯 실험 집단은 각 집단이 상이한 호흡/감기 바이러스를 가진 점비액 집단이었다. 피험자들은 바이러스 노출 전 2~7일 후까지 격리되었다.

이들의 기저선 기간 동안, 피험자들은 종합적인 의료적 검사를 시행하였으며 생활 사건 스트레스, 지각된 스트레스 및 부정적 정서의 정도를 측정하는 질문지를 완성하였다. 바이러스에 노출된 후, 피험자들은 7일 동안 관찰되었으며, 호흡기 감염과 임상적 감기의 비율이 기록되었다. 감염은 관찰 후에 바이러스를 분리하거나 바이러스-특정 항체 혈청을 평가하는 것 둘 중 하나에 의해 확인되었다. 임상적 감기는 임상적 증상이 존재하고 감염의 증거가 있었을 경우에만 내과의에 의해 진단되었다.

결과는 세 가지 질문지에서 종합 스트레스 지수 점수에 의해 드러난 스트레스 수준이 더 높을수록 실험 집단에서의 감염률과 임상적 감기의 발병률이 더 높다는 것을 보여 주고 있다. 다시 말하면, 스트레스의 양이 많을수록 질병의 가능성이 높다는 것을 제안하는 것으로, 감기 바이러스에 노출된 사람들은 스트레스 경험의 정도와 감염 및 질병 가능성 간에 용량 의존 관계가 있었다.

후에 Cohen과 동료들(2002)은 생활 스트레스와 상기도 질환 발병의 관계에서 코르티솔의 역할을 조사하였다. 이 전향적 연구에서 연구자들은 이전 12개월 동안 부정적 주요 인생 사건에 대한 자기 보고 자료와 기저선 기간 동안 급성 스트레스에 따른 코르티솔 수준의 측정을 포함한 생리학적 자료를 수집하였다. 그 후 피험자들을 12주에 걸쳐서 추적하였다. 추적 기간에 참가자들은 매주 10개 항목의 스트레스 척도를 완성하였다. 참가자들은 독감이나 감기에 걸렸는지를 보고하도록 요청받았고 간호사들은 보고된 질병들을 확인하도록 요청을 받았다.

결과는 매주 지각된 스트레스와 CD8 T세포 수, NK 세포 수, NK 세포 독성으로 확인된 면역 반응이 상기도 감염에 대한 자기 보고와 관련되어 있음을 보여 주었다. 처음에 낮은 면역 반응자들로 분류된 참가자들은 이후 높은 스트레스가 있었던 주 동안 감염을 보고할 가능성이 더 높았다. 또한, 예측한 바와 같이, 기저선에서 급성 스트레스로 인해 가장 높은 수준의 코르티솔 수준을 보인 참가자들과 가장 높은 수준의 중요한 부정적 생활 스트레스 사건을 가진 참가자들은 12주 동안 가장 높은 비율의 질병을 경험하였다.

이러한 결과는 부정적 생활 스트레스가 높은 수준의 코르티솔 수준을 가지고 스트레스에 반응하는 사람들에 있어서 면역 억제를 초래한다는 주장을 지지하고 있는데, 코르티솔이 면역계의 효과를 약화시키기 때문이다. 높은 코르티솔 반응을 보이지 않았던 사람들에게 부정적 생활 사건은 상기도 감염의 발병에 미약하거나 거의 관계가 없었다. 그러므로 예측한 바와 같이, 코르티솔은 스트레스와 질병의 인과관계에서 중요한 매개 변인들 중 하나인 것 같다.

이전에 논의한 바와 같이, **인간 면역결핍 바이러스**(HIV-1)는 CD4 지원 T림프구와 같은 세포들을 감염시킨다. 이러한 감염은 면역계가 정상적으로 저항하는 기회 감염의 증가를 발생할 수 있는 CD4 T세포 수를 감소시키는 결과를 가져온다. 궁극적으로, 이러한 과정은 결국 AIDS의 진단 조건을 초래할 수 있다(Kemeny, 1994).

HIV를 보유한 만성 스드레스는 더 높은 코르티솔 수준, 더 낮은 수준의 림프구 및 빠른 속도의 AIDS 발병을 이끌 수 있다(Evans et al., 1997; Kemeny et al., 1995). Leserman 등(1999)은 HIV에 감염되었지만 5.5년 이상 AIDS에 대한 자각 증상이 없었던 82명의 남성 동성애자들을 추적하여 누적된 생활 스트레스와 우울 증상이 더 많고 더 낮은 사회적 지지를 가진 이들이 더 빨리 AIDS로 진행되었다는 결론을 내렸다. 그의 연구 집단은 9년 동안 HIV에 감염된 96명의 남성 동성애자들에 대한 전향적 연구를 수행하여(Leserman et al., 2002), 더 낮은 사회적 지지, 우울 및 더 많은 생활 스트레스가 AIDS로 더 빨리 진행하도록 한다는 것을 재확인하였다. 더욱이 조사된 집단은 누적된 생활 스트레스에서 각 포인트 증가로 인해 AIDS 발병 위험이 14% 증가하였으며, 각각 중간 정도로 심각한 사건에 상응하여 (포인트 합계에서) 50% 증가하였다. AIDS 발병의 위험요인은 훨씬 극적인 것으로, 각각 중간 정도로 심각한 사건에 대해 2~5배 증가하였다. 이 연구와 비슷한 연구 결과들에 근거하여 Cohen, Janicki-Devert와 Miller(2007)는 명망 있는 미국의학협회지(*Journal of the American Medical Association*)에서 그 증거가 스트레스와 HIV/AIDS 간의 연합을 분명히 입증한다고 결론을 내렸다.

이 장을 시작하면서 우리는 기말 시험을 치르는 것에 대한 스트레스가 감기 바이러스에 대한 저항을 더 낮추고 더 쉽게 감기에 걸리게 만든다는 Nicole이 가지고 있는 믿음에 대하여 논의하였다. 당신이 지금 시험과 면역계 및 스트레스와 감기 바이러스에 대해 읽은 것을 감안할 때, Nicole의 믿음은 옳다고 볼 수 있는가?

예방과 면역계 강화하기

비록 메타 분석 연구들이 스트레스 관리가 면역계를 조절할 수 있다는 극히 작은 증거를 보여 주고 있지만(Miller & Cohen, 2001), Nicole이 옳았다고 추정하면, 스트레스를 더 잘 관리하는 것 이외에 감기 바이러스와 다른 전염원에 저항하기 위해 면역계를 더 강화하기 위해서 무엇을 할 수 있는가? 면역계를 강화하기 위한 몇 가지 행동 전략을 살펴보도록 하자.

1. 손씻기 이것은 면역계에 대해 생각할 때 이상한 권고처럼 보일 수도 있지만, 당신이 회상하듯이, 피부는 전염원에 대항하는 면역 방어의 일차 저지선으로 외부 보호막이다. 손씻기는 손으로부터 바이러스, 박테리아 또는 다른 유해한 병원균을 제거하도록 해서 코, 눈, 입 또는 얼굴의 다른 개방된 영역에의 접촉을 통한 자가 감염의 가능성을 줄이도록 한다(그림 4.5). 이 행동 전략은 외부 면역 보호로 사용되어서 병원균이 외부 방어를 돌파하지 못하도록 하여 내면의 방어 조치를 필요로 하지 않는다.

손씻기에 대한 이점을 설명하기 위해서, White, Kolble, Carlson과 Lipson(2005)은 학교 기숙사에 사는 대학생들이 손 위생 메시지 캠페인을 접한 후 손을 씻는 비율이 더 높아졌다고 보고하였으며, 통제 집단에 비해 감기와 독감에 더 적게 걸렸음을 발견하였다. 그들은 또한 수업이나 직장에 빠지는 횟수가 더 적었다. 따라서 한 가지 단순한 상식적인 접근은 Nicole이 더 자주 손을 씻는 것이다.

2. 면역력 갖기 미국질병관리및예방센터(United States Centers for Disease Control and Prevention)에 따르면(2010a), 성인 예방 접종은 다음과 같이 권고된다. 즉 10년마다 파상풍, 디프테리아 및 백일해(Td/Tdap), 19~26세에는 여성을 위한 인체 유두종 바이러스, 19세 이상은 수두(chickenpox), 60세 이상은 대상포

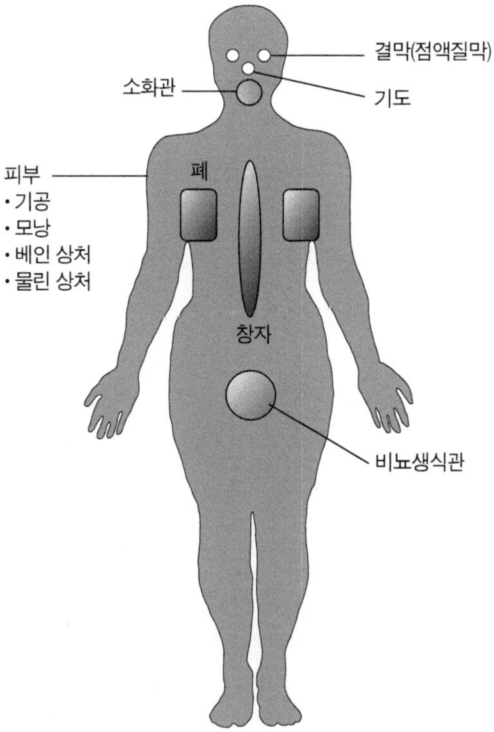

그림 4.5 **병원균 출입의 다섯 가지 주요 문맥(門脈)**

출처: Batzing, *Microbiology*, 1/E. © 2002 Brooks/Cole, a part of Cengage Learning, Inc. Reproduced by permmison. www.cengage.com/permissions.

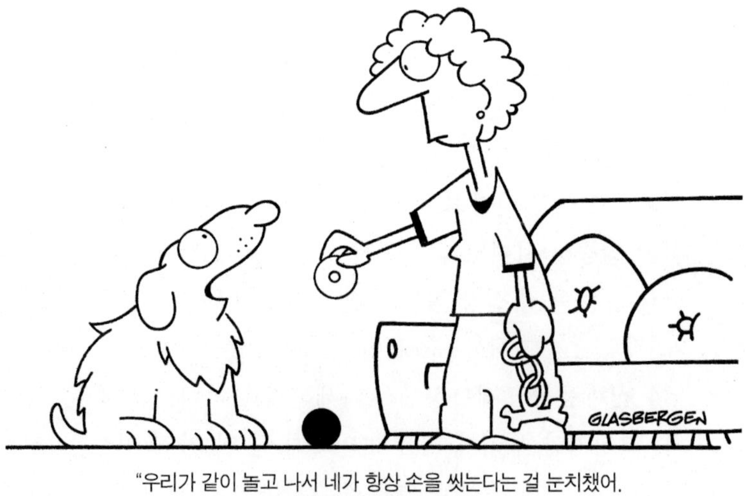

"우리가 같이 놀고 나서 네가 항상 손을 씻는다는 걸 눈치챘어.
솔직히 나는 기분 나빠."

진(shingles), 19~49세에는 홍역, 유행성 이하선염(볼거리), 풍진이다. 독감은 50세 이상에서 위험요인이며, 19~49세에서는 다른 위험요인들에 의해 문제가 된다면 위험요인이 된다. 65세 이상에서는 폐렴구균이 문제가 되는데, 19~49세에서는 다른 위험요인들에 의해 문제가 제기된다면 위험요인이다. A형 간염, B형 간염, 뇌척수막염균은 19세 이상에서 공통적으로 위험요인이 된다.

Nicole은 어떤가? 감기 바이러스에 대한 백신이 있는가? 200가지 이상의 감기 바이러스에 적용될 수 있는 것이 아직까지는 하나도 없다. 그러나 대부분의 예방 접종은 감기 바이러스보다 더 해로운 병원균에 저항하는 데 약간의 보호 기능을 제공하는 것으로 사용할 수 있다. 그래서 Nicole을 위한 좋은 일반적인 질병 예방 전략은 적절한 때에 예방 접종을 받는 것이다.

3. 충분한 수면 취하기 수면의 회복 기능 중 하나는 면역계를 조절하는 것이라는 증거가 있다. 인간 정신신경면역학에 관한 20여 년에 걸친 연구에 대한 논평에서, 이 영역의 선구적인 연구자들 중 하나인 Michael Irwin(2008)은 정상적 수면은 “NK 세포 활성의 증가와 Th1/Th2 사이토카인 생성으로의 전환”으로 구성되어 있다는 증거를 인용하였다(p. 134). 그러나 많은 스트레스 상태에 있는 사람들과 같이 심각한 수면 장애를 지닌 사람들에게서는 이러한 NK 세포 활성의 증가와 사이토카인 생성이 보이지 않는다. 따라서 좋은 질의 수면은 면역력을 유지하는 것과 관련되어 있다. 게다가 Irwin은 부분적인 수면 손실조차도 NK 세포의 활성을 감소시킨다는 것을 보여 주는 연구들에 주목하였다.

좋은 소식은 수면 부족을 곧 충분히 해결한다면 정상 면역 활동으로 되돌아올 수 있다는 것이다. 나쁜 소식은 만성적인 수면 문제와 수면 부족을 가지고 있는 사람은 질병의 위험이 증가하고 심지어는 심장 질환으로 인한 사망의 위험까지도 초래할 수 있는 면역계의 지속적인 불규칙을 경험할 가능성이 있다는 것이다.

Irwin은 만성적인 수면 손실이 또한 수면 장애가 있는 환자들에게 있어서 심장 질환으로 인한 사망의 증가를 설명할 수 있는 인터류킨 6(IL-6) 생성 및 표출과 연합된 염증성 사이토카인 유전자 반응을 초래한다고 제안하였다(관상성 심장 질환과 같은 특정 심장 혈관 질환이 심혈관계의 염증과 연합된다는 것을 주목하라. 제5장 참조). 그래서 Nicole이 감기로 아플 때 침대에 올라간 것은 잘한 일이었다.

4. 신체 운동 제11장에서 자세하게 논의되는 신체 운동에는 많은 이점들이 있다. 그렇지만 우리가 지금 논의하게 될 한 가지 이점은 명백하게 면역계를 강화한다는 것이다. 운동과 면역계에 관한 연구에 대해서 평론가들(Rogers, Colbert, Greiner, Perkins, & Hursting, 2008)은 일반적으로 운동이 염증을 경감시키고 대

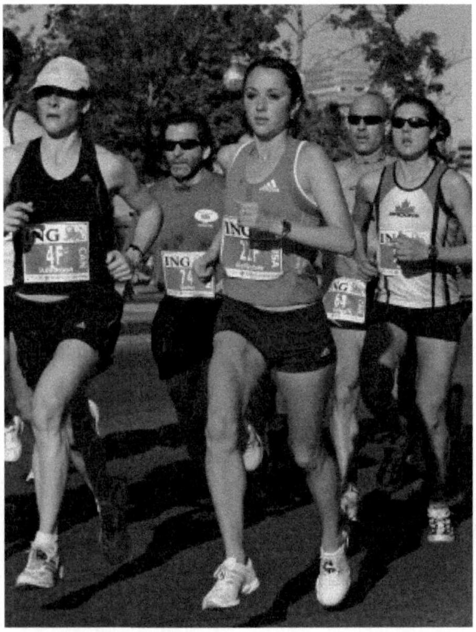

운동을 적당히 한다면 면역계를 증가시킬 수 있다. 하지만 역설적으로 마라톤에 참여하고 강하게 훈련받는 것과 같은 높은 수준의 운동은 면역계를 억제할 수 있다.

식세포와 NK 기능을 향상시키는 것 같다고 결론을 내리고 있다. 규칙적이고 적당한 운동(예, 30~45분간의 상쾌한 산책)은 면역계를 향상시키는 가장 효과적인 행동 전략인 것 같다. 그러나 너무 심한 운동은 일시적으로 면역 기능을 억제할 수 있다.

예를 들어, Nieman(1995)은 지구력 운동선수들이 마라톤 및 행사에 따라 최대 2주까지 강도 높은 훈련을 할 때 감기와 독감 같은 감염이 발생할 가능성이 증가한다는 역학적 자료를 보고하였다. 그러나 동일한 연구자와 그의 동료들은 통제된 연구에서 단순히 30분 동안 빠르게 러닝머신에서 걷는 것이 호중구와 NK 수에서 일시적으로 약간의 이로운 변화를 만들었다는 것을 발견하였다(Nieman, Henson, Austin, & Brown, 2005). 따라서 다시 건강해졌을 때, Nicole은 옷장에서 먼지를 뒤집어쓰고 있던 운동화를 신고 산책 하는 것이 바람직할 것이다.

5. 건강하게 먹기 건강하게 먹는 것은 제12장에서 더욱 깊이 있게 다룰 부분으로, 상식적으로 훌륭한 전략이다. 이것은 면역 세포를 유지하고 복구하는 데 필요한 영양소를 신체에 제공하는 것이다. 항산화 식품들은 신체의 면역계 세포와 다른 세포에 손상을 줄 수 있는 활성 산소를 중화하도록 돕는다. 예를 들어, 블루베리와 딸기 같은 색소가 풍부한 베리류 과일이 그러한 식품이다. 연어 같은 기름진 바다 생선, 호두 같은 특정 견과류, 땅위의 아마씨 같은 씨앗 등을 포함한 오메가 3 지방산이 높은 식품들은 항염증성 효능을 지니고 있는 것으로 보인다. 불행

하게도 단지 견과류와 씨앗에는 알파 리놀렌산(ahpha-linolenic acid, ALA)만 포함되어 있으며, 생선 기름에 포함된 오메가 3의 구성 요소인 에이코사펜타엔산(eicosapentaenoic acid, EPA)과 도코사헥사엔산(docosahexaenoic acid, DHA) 등은 포함되어 있지 않다.

아연이 풍부한 식품 또한 면역계에 도움이 된다. 아연이 면역 세포에 의해 세포 내 신호 분자로서 사용되기 때문에 아연을 보충해 주는 것은 노년기의 질병 가능성과 아동의 호흡기 감염을 감소시킨다(Prasad, 2009). 아연이 풍부한 식품으로는 완두콩, 시금치, 굴, 닭, 아스파라거스 등이 있다.

특정한 유형의 버섯은 경미한 항염증 효과를 가지고 있으며 면역 조정 효과에 도움이 되는 것으로 보인다(논평을 위해서는 Lull, Wichers, & Savelkoul, 2005 참조). 녹차도 항산화 특성을 가지고 있으며 면역계를 강화시킬 수 있다(논평을 위해서는 Butt & Sultan, 2009 참조).

Nicole을 위한 일반적인 최적의 전략은 건강한 면역계를 유지하는 데 필요한 미량 영양소를 섭취하는 것이다. Bhaskaram(2002)이 주목하듯이, "비타민 A, 베타카로틴, 엽산, 비타민 B_{12}, 비타민 C, 리보플라빈, 철분, 아연, 셀레늄 같은 여러 가지의 미량 영양소들은 면역 조절 기능을 가지고 있어서 많은 전염성 질환에 대한 민감도와 이러한 질환의 경과와 결과에 영향을 줄 수 있다"(p. S40).

6. 임상적 우울증 치료 받기 우울증은 제7장에서 더욱 자세하게 다루고 있다. 주요 우울 장애가 많은 면역학적 변화와 연관되어 있다는 것은 잘 알려져 있다(180가지 이상의 연구의 종합적인 메타 분석에 대한 Zorilla et al., 2001 참조). Irwin과 Miller(2007, p. 375)가 『우울 장애와 면역계: 진행과 발견의 20년』이라는 저작에서 논의한 바와 같이, 지난 10년 동안 뇌-면역의 상호작용 패턴의 일부로 우울증과 연관된 면역 변화의 증거들이 증가되어 왔다. 그들은 다음과 같은 방법으로 그 경과를 설명한다. "면역계에서 우울증의 경험은 나이, 성별, 사회경제적 지위, 생활 스트레스, 신체 활동 및 수면에 의해 조정된다. 결과적으로, 우울한 사람에게 있어서 부신피질 자극 호르몬(corticotrophin, ACTH)의 방출은 시상하부-뇌하수체-부신 축과 교감신경계를 활성화한다. 이러한 원심성 경로들로 인하여 면역계의 여러 측면은 면역 억제(예, 림프구 반응을 감소하는)뿐만 아니라 염증의 증거로 변경된다. 결국, 그런 면역 변화는 전염성 질환의 위험성과 염증성 장애의 발생을 암시한다." 즉, 면역 억제는 잠재적인 전염성 질환을 초래할 뿐만 아니라 면역계 염증은 잠재적인 자가 면역 질환, 심장 질환, 암 또는 심한 우울증을 초래한다.

Nicole이 임상적으로 우울하게 되는 것은 정신적·신체적 건강의 견지에서 치료를 받기 위한 그녀의 가장 큰 관심사가 될 것이다. 오늘날에는 약물학에 근거한 치료와 심리학적 치료를 포함하여 임상적 우울증을 위한 많은 효과적인 치료들이 있다(더 많은 정보를 위해서는 제7장 참조).

7. 알려진 면역계 억제 요인 피하기 건강한 면역계를 유지하기 위한 또 다른 효과적인 전략은 흡연과 과도한 음주 같은 이미 잘 알려진 면역계 억제 요인을 피하는 것이다. NK 세포 활동, 항체 반응 및 류코사이트의 기능적 수용력은 그들이 흔히 류코사이토시스를 갖는다는 사실에도 불구하고 흡연자에게서 모두 감소된다(이 경우, 혈액 류코사이트의 높은 수준은 흡연의 부작용이다)(Sopori, 2002). 니코틴은 담배 연기에 있는 주요 면역 억제 물질이고 T세포에 악영향을 준다고 알려져 있다. 심혈관 질환, 만성 폐색성 폐질환(COPD) 및 폐암의 증가에 더하여, 흡연자들은 비흡연자보다 상처(예, 수술)로부터 치유가 느리다. Nicole은 다행히도 비흡연자이다.

알코올(에탄올)이 면역 조절 효과를 지니고 있다는 강력한 증거가 있다. 적당한 알코올 섭취는 염증 반응을 약화시키는 반면, 과도한 사용은 증가시킨다. 매일 8잔 이상 마시는 사람으로 정의되는 알코올 중독자들은 높은 비율의 박테리아와 바이러스 감염으로 인해 면역계가 억제된 것으로 보인다(Goral, Karavitis, & Kovas, 2008). 높은 수준의 알코올은 NK 세포, T와 B 림프구 및 대식세포의 기능적 이상을 야기할 뿐만 아니라 사이토카인 생성을 변경하는 것처럼 보인다(Romeo et al., 2007). 더 나아가서, 알코올은 감염이나 손상 부위를 왕래하는 백혈구 세포의 능력을 방해하는 것처럼 보인다.

그렇지만 낮은 수준에서부터 적당한 수준까지의 알코올 소비는 건강에 유익한 효과를 가져올 수 있다. 낮은 수준에서부터 적당한 수준(하루에 1~3잔)으로 마시는 사람은 술을 전혀 마시지 않거나 심한 알코올 소비자들보다 사망률이 더 낮다(Goral et al., 2008). 이것은 아마도 부분적으로는 염증 반응을 경감시키는 약물을 적게 복용하기 때문이라고 결론을 내릴 수 있는데, 이렇게 함으로써 심장 질환의 위험성이 낮아지는 것이다(Romeo et al., 2007). 그러나 적당한 수준 이하의 알코올이라 할지라도 미미하지만 여성들에게는 유방암의 발병률을 증가시킨다는 증거들이 있다(Goral et al., 2008). 낮은 수준에서 적당한 수준의 음주에 대한 위험이 혼재되어 있을지라도, Nicole이 적어도 술을 얼마나 마실 것인지를 결정하는 데 있어서 상식과 경고를 적용하는 것이 최선이다. 그렇지만 매일 심하게 음주를 하거나 폭음하는 것은 면역 억제를 야기하기 때문에 피해야 한다.

요약과 개념 정리

- 질병을 야기할 수 있는 해로운 물질이나 감염에 저항하여 인체를 보호하도록 설계된 기관, 조직, 세포의 체계를 면역계라고 부른다.
- 정신신경면역학은 심리학 · 신경학 · 면역학적 상호작용의 관계에 대한 연구이다.
- 전향적 연구 설계는 스트레스가 질병에 선행해서 일어날 때 그것을 확인할 수 있는 것으로, 회고적 설계와 횡단적 설계보다 나은 이점을 가지고 있다.
- 실험 연구는 스트레스와 질병 간에 인과 관계를 결정할 수 있기 때문에 상관 연구보다 낫다.
- 메타 분석 연구는 많은 연구로부터 평균 효과 크기를 발견할 수 있어서 일반적인 발견들에 대한 외적 타당도를 증가시킨다.
- 측정의 신뢰도는 타당도를 위한 중요한 전제조건이다. 이는 타당도를 설정하기 위해 필요한 것이지 충분조건은 아니다.
- 스트레스와 건강 간의 관계를 연구한 초기 연구자들은 자기 보고된 스트레스 생활 사건과 일상의 사소한 골칫거리에 주로 초점을 맞추었고 이후에 자기 보고 측정과 관련된 문제들로 인해 스트레스원에 대하여 더 객관적으로 검증 가능한 측정을 포함하는 것으로 확대되었다.
- 인간 면역계는 선천적 면역계와 적응적 면역계로 구분할 수 있다.
- 선천적 면역계는 염증 과정에 관여하며, 식세포와 자연 살생 세포가 포함되어 있다.
- 적응적 면역계는 세포 독성 T세포와 B세포를 포함하는 체계로, 과거 침입자를 기억하여 특별하게 기억된 용의자에 저항하여 활발한 반응을 착수할 수 있다.
- 면역 세포가 서로 소통하기 위해 사용하는 방법들 중 하나는 사이토카인이라고 부르는 화학적 메신저를 통하는 것이다.
- 세포 중재 면역(Th1)은 상해 또는 감염의 부위를 빠르게 제한시키고, 항체에 의해 매개되는 체액성 면역(Th2)은 속도가 빠르지 않지만 더 큰 표적 정확도를 가지고 있다.
- 결핍 제한 면역계는 Th1:Th2 비율이 만성적으로 불균형을 이룬다면, 만성 염증 또는 자가 면역 활성화와 관련될 수 있다.
- 급성 단기 스트레스원은 면역 반응을 활성화시키는 원인이 된다. 그러나 만성 스트레스원은 일반적으로 폭넓은 면역 억제 효과를 초래한다.
- 만성 스트레스 동안 면역계의 활동 저하는 대체로 높은 수준의 코르티솔 순환에 의한 것이라고 믿어져 왔다.
- 연구의 유의한 부분은 시험 스트레스, 대규모의 재난, 배우자의 상실, 단순 포진, 엡스타인-바 바이러스 · HIV · 감기 바이러스를 비롯한 바이러스에 대한 반응, 치매를 가진 사랑하는 사람의 장기 부양 등으로 인한 면역계 억제를 지적하고 있다.
- 면역계 강화를 위한 권고에는 손씻기, 적당한 면역력 갖추기, 충분한 수면을 취하기, 적당히 운동하기, 건강하게 먹기, 임상적 우울증 치료하기, 너무 많은 알코올과 담배 같은 면역계 억제제로 알려진 것을 피하기 등이 포함된다.

비평적 사고 질문

1. 당신이 암 발병에 미치는 스트레스의 효과를 측정하는 연구를 수행한다면, 어떤 종류의 연구를 사용하겠는가? 그 방법의 이점과 단점은 무엇인가? 당신은 암의 정신신경면역학적 발생에서 스트레스가 역할을 한다는 것을 어떻게 확인할 수 있는가?
2. 행동, 정서, 사고와 같은 심리적 요인들이 면역계에 영향을 미치는 것처럼 보이는가? 어떻게 영향을 미치고 있는가? 당신은 반대의 과정, 즉 면역계가 우리의 행동, 사고, 정서에 영향을 미칠 수 있다고 믿는가? 만약 그렇다면, 어떻게 영향을 미치는가? 기제는 무엇인가?
3. 당신은 스트레스가 면역계 조절에 영향을 미칠 수 있다고 믿는가? 어떤 생리학적 기제가 포함되어 있는 것처럼 보이는가?
4. 염증은 감염과 싸우는 데 있어서 어떤 긍정적인 역할을 수행하는가? 스트레스는 염증 반응을 촉발하는데 어떻게 작용하는가? 만약 염증이 감염과 싸우는 데 이로운 기제라면 만성 염증은 왜 건강하지 못한 것으로 간주되는가?
5. 스트레스의 효과에 저항하여 면역계를 강화하는 데 사용할 수 있는 최선의 세 가지 전략은 무엇인가? 왜 이 세 가지를 선택하였는가? 어떻게 이러한 전략들이 최상의 도구일 수 있는가?

주요 용어와 개념

B세포
Bedford 대학 생활 사건과 어려움 일정(LEDS)
CD4
CD8
T세포
감염
내적 타당도
단순 포진 바이러스(HSV)
단핵구
대식세포
독립 변인
류코사이트
림프구
메타 분석 연구
면역계
면역 글로불린(Igs)
면역 조절 장애
모든 원인의 사망률
무선화된 통제
부적 상관
부정적 생활 스트레스 사건
사이토카인
사회 재적응 평정 척도(SRRS)
상관 연구
생활 변화 단위(LCUs)
선천적 면역계
선천적 방어 체계
세포 독성 T세포
세포 중재 면역
식세포
신경 펩타이드
신뢰도
실험 연구
실험 집단
엔도르핀
엡스타인-바 바이러스(EBV)
염증
외적 타당도
이차적 이득
인간 면역결핍 바이러스(HIV-1)
인터류킨
인터페론
자연 살생(NK) 세포
적응적 면역계
전향적 연구 설계
정신신경면역학(PNI)
정적 상관
종단적 설계
종속 변인
종양 괴사 인자
지원 T세포
질병
질병 행동
질환
체액성 면역
타당도
통제 집단
항원
항체
호중구
환자 역할
회고적 연구 설계
횡단적 설계
효과 크기

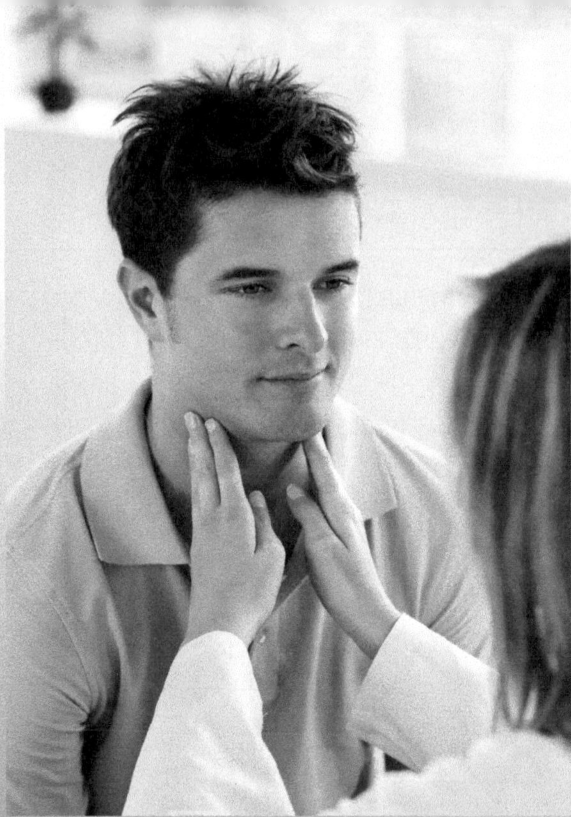

© Wavebreakmedia Ltd/Dreamstime.com

제 5 장

가장 큰 부는 건강이다.

~VIRGIL

스트레스가 건강 상태에 미치는 영향

강한 증거

혼합된 증거

약한 증거

Marty는 주기적으로 건강 문제를 보이고 있다. 그는 어렸을 때 극심한 두통을 경험한 적이 있다. 의사는 별 소득 없는 몇 가지 검사를 하고는 "그것은 스트레스가 원인일 수 있습니다."라고 말하였다. Marty는 몇몇 동료들과 뜻이 맞지 않는다는 것을 발견한 시기가 있었다. 그는 매일 일하러 가는 것이 무서웠다. 시계처럼, 매일 아침 일하러 가기 전에 그는 설사를 하였다. 다시 몇 가지 진단적 검사를 한 후, 의사는 "그것은 스트레스가 원인일 수 있습니다."라고 말하였다. 자, Marty는 방금 내과 의사로부터 그가 갑상선암 초기 단계라는 말을 들었다. Marty는 "스트레스로 암에 길릴 수 있는 걸까? 왜 나야? 왜 지금이지?"라며 당혹감을 감추지 못하였다.

Marty와 같은 많은 사람들이 하는 질문은 스트레스가 건강 상태와 질병을 야기하는 데 어떤 역할을 하는지에 관한 것이다. 대부분의 건강 상태와 질병들은 스트레스에 의해 부정적인 영향을 받는 것 같다. 스트레스가 이러한 상태의 원인이 될 수도 있고 그렇지 않을 수도 있지만, 많은 경우 스트레스가 그것들을 악화시킨다는 증거가 있다. 더욱이 이러한 상태와 관련된 증상의 악화는 종종 악순환의 고리로 연결되어 고통을 받는 사람에게 더 심한 고통을 야기한다. 더 나아가 스트레스와 손상은 부족한 수면으로 이어질 수 있으며, 신체 활동이 줄어들고, 자가 치료를 위해 알코올과 니코틴 같은 물질에 의존하게 만들 수도 있고, 빈약한 식습관 등과 같이 건강 행동에 해로운 변화들을 야기할 수도 있다. 돌연사 같은 몇몇의 경우에서 스트레스는 생명을 단축시킬 수도 있다.

이 장에서는 심리학자들의 주의를 끌고 있는 건강 상태에 영향을 미치는 스트레스의 부정적 효과에 대한 증거들을 탐색하였다. 이러한 상태들 중 일부는 탐지할 수 있는 기질적 원인이 없기 때문에 **기능성 증후군**(functional syndromes)으로 간주된다.

기능성이라는 단어는 왠지 그 증상들이 상상으로 마음속에 그려진 것이거나 실제가 아니라는 것을 암시하고 있기 때문에 종종 부당한 부정적인 의미를 전달하고 있다. 어떤 평가는 환자가 보고한 증상들 중 16%만을 1차 진료 내과 의사가 의학적으로 설명할 수 있다고 제안한다(Kroeuke & Mangelsdorff, 1989). 왜냐하면 기능적 건강 상태에 대한 기질적 원인으로 알려진 것이 없기 때문에, 스트레스가 흔히 병의 원인이거나 병에 어떠한 기여를 하는 것으로 의심받는다. 이 장에서 다루고 있는 기능성 상태의 보기는 과민성 대장 증후군(IBS)이다.

다른 상태들은 비록 기저하는 병리생리학적 기제가 질병이 전개되어 갈 때 중

상의 양상들을 설명할 수 있을지라도, 스트레스가 병의 발병이나 악화에 관련되어 있다는 의심을 오랫동안 가지고 있었다. 이러한 상태들로는 전신성 홍반성 난창, 류머티즘성 관절염 및 크론병(Crohn's disease) 등의 자가면역 질환과 천식, 알레르기성 비염, 아토피 피부염 등의 점막 염증 질환이 있다.

더욱이 잠정적으로 스트레스의 영향을 받는 두 가지 질병인 심혈관 질환과 암은 너무나 만연되어 있고 삶에 위협적이기 때문에 스트레스 연구자들에게 많은 관심을 받고 있다.

이 장의 절들은 우선 논의되는 병인론에 기여하는 요인으로서 스트레스에 대한 강한 증거를 지지하는 건강 상태, 다음으로는 그 증거가 혼합되어 있는 것, 마지막으로 그 증거가 약한 건강 상태 등, 증거의 강도에 따라 구성되어 있다.

강한 증거

심혈관 질환

56세의 아프리카계 미국인 부동산 매매 중개인, Rhonda는 고객에게 이층집을 구경시키는 중에 막연하게 무언가가 자신을 잡는 것 같아 이상하다고 느꼈다. Rhonda는 아마도 너무 많은 스트레스를 받았거나 충분한 수면을 취하지 않아 피로가 자신을 압도하는 것이 아닌가 하고 생각하였다. 고객에게 나머지 침실을 보여 주기 위해 위층으로 걸어갈 즈음에, Rhonda는 메스꺼움과 현기증을 동반한 턱의 계속적인 통증을 느끼게 되었다. 땀이 많이 나서 이마에서 땀방울이 떨어지기 시작하였다. Rhonda에게 무슨 일이 일어났는가?

Rhonda는 혼란스러웠고 평정을 되찾기 위해 맨바닥에 앉았다. 다행스럽게도 내과 의사인 고객이 Rhonda의 증상을 즉각적으로 인지하고서 911에 전화하고 응급처치를 시행하였다

Rhonda는 회복되었지만, 많은 여성들과 같이 심장발작의 징후를 알아차리지 못하였는데, 그 이유는 그것들이 때때로 우리가 일상적으로 듣는 남성들의 전형적인 심장발작 증상들과 다르기 때문이다. 후에 Rhonda는 암을 비롯한 다른 어떤 질병보다도 심장병으로 인해 많은 여성들이 사망하고 있으며, 남성의 질병으로 간주되는 심장병으로 인해 남성보다 여성들이 더 많이 사망한다는 통계 자료들을 확인하고는 깜짝 놀랐다. 또한 Rhonda는 아프리카계 미국인이 더 높은 비율의 고

혈압을 가지고 있기는 하지만, 백인 미국인보다 관상성 심장 질환으로 진단되는 비율은 약간 더 낮다는 것을 발견하였다. 그렇지만 아프리카계 미국인들이 백인 미국인보다 심장 질환으로 사망할 가능성이 더 높다는 통계 자료는 충격적이다 (American Heart Association, 2010).

Humberto의 이야기는 남성과 여성 모두에게 더 일반적이다(Rhonda와 같은 여성에게서 높은 비율로 발견된다는 것은 비전형적인 증상 패턴임에도 불구하고). 그는 친구들 및 가족과 함께 사우스텍사스 주에 있는 집의 뒤뜰에서 바비큐를 즐기고 있을 때 순간적으로 왼팔의 찌릿함을 느꼈다. 그는 피크닉 테이블에 접시를 내려놓았는데, 그 후 강한 증상이 흉골 아래에 있는 가슴에서 쥐어짜는 고통으로 그를 가격하였다. 나중에 그는 가슴에 코끼리가 앉아 있는 것과 같은 느낌이었다고 기술하였다. 가슴을 누르는 그러한 무거운 무게로 인하여 그는 숨쉬기가 어려웠다. 호흡은 부자연스러워졌고 피부는 잿빛이 되었다. 그의 왼팔은 마비되기 전 너무 아팠다. 그는 위의 통증을 느꼈다. 식은땀이 그의 몸을 덮었다.

쓰러지기 전, Humberto는 심장발작을 일으킬 것 같다고 손님들에게 말할 수 있었다. 그들은 재빨리 도움을 요청하였다. Humberto는 전형적인 심장발작의 징후를 보였기 때문에, 사람들은 그의 상태를 인식하고 즉각적인 도움을 요청하였고 그는 목숨을 건질 수 있었다.

Humberto는 자신의 경험과는 다르게 히스패닉계 미국인들은 비히스패닉계 백인 미국인보다 관상성 심장 질환을 덜 가지고 있으며, 그들이 자신처럼 심장 질환으로 사망할 가능성이 적다는 것을 나중에 알게 되었다(American Heart Association, 2010). Rhonda와 Humberto는 운이 좋은 사람들이다. 그들은 심장발작에서 생존하지 못한 사람들이 아니라 생존자에 속한다. 심혈관 질환은 Rhonda와 Humberto가 경험한 관상성 심장 질환, 뇌졸중, 고혈압뿐만 아니라 다른 심장과 혈관 건강 상태를 포함한다. 그것은 전 세계적으로 중요한 사망 원인이다.

미국심장협회(2010)에 따르면, 심혈관 질환 사망 중 51%는 관상성 심장 질환이고, 뇌졸중 17%, 심부전 7%, 고혈압 7%이며, 다른 원인들이 나머지를 차지한다 (그림 5.1). 분명히 심혈관과 관련된 사망 중에서 가장 큰 원인은 관상성 심장 질환이다.

관상성 심장 질환 **관상성 심장 질환**[coronary heart disease, CHD: 관상 동맥 질환 (coronary artery disease, CAD)]에 의해 주도되는 심혈관 질환은 미국 남성과 여

관상성 심장 질환(CHD): 관상성 동맥 질환으로도 알려짐. 심장 동맥의 죽상동맥경화증을 포함하는 점진적인 퇴행성 염증 질환

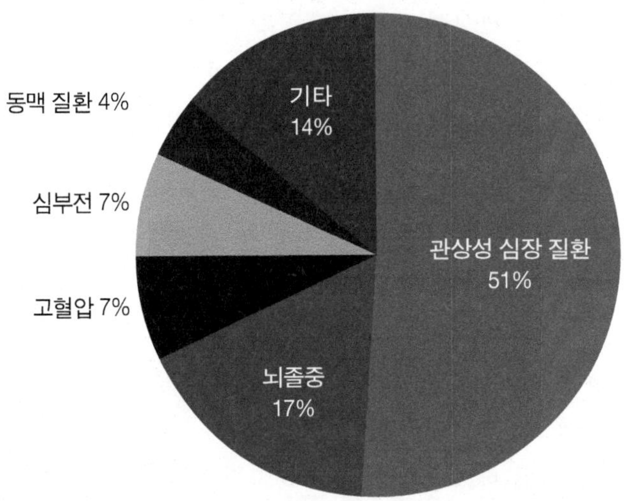

그림 5.1 **2006년 미국에서 심혈관 질환으로 사망한 상이한 유형들**
미국에서 심혈관 질환으로 인한 주요한 사망 원인은 관상성 심장 질환이다.

출처: American Heart Association (2010). *Heart disease and stroke statistics-2010 update*. Dallas, Texas: American Heart Association.

성 모두의 사망 원인 중 큰 비중을 차지하고 있으며, 1960년대 중반 이후 사망률이 지속적으로 감소하였지만(그림 5.3), 암을 압도하고 있다(그림 5.2)(American Heart Association, 2010).

죽상동맥경화증: 동맥 섬유 플라크 층의 형성에 의해 영향을 받는 동맥으로 인해 혈액의 흐름이 좁아지는 점진적인 퇴행성 동맥 질환

CHD는 관상성 **죽상동맥경화증**(atherosclerosis)을 포함하는 점진적인 퇴행성 염증 질환이다. 죽상동맥경화증의 경과는 병이 난 동맥 내부 벽의 손상에 대한 신체의 대응 방법인 것으로 여겨진다. 혈관 벽의 안쪽 내벽, 즉 내막은 내피세포로 구성되어 있다. 이 세포들은 그들에게 붙는 다른 세포들을 방어하는 "테플론 라이닝(Teflon lining)"을 형성한다(Granato, 2008). 그러나 심한 염증이나 손상으로 인해 이 내피세포들은 위태로운 상태에 놓이게 된다. 예를 들어, 담배를 피우는 것은 사포로 테플론 라이닝을 닦아 내는 것과 유사하기 때문에 혈류에서 순환 세포와 화합물들이 부착되어 혈관 벽을 뚫고 들어갈 수 있다. 손상의 다른 원인들은 스트레스 반응, 고혈압, 당뇨로 인한 만성적으로 높은 순환 혈당 수준, 만성적인 염증, 동맥에서의 만성적인 세균 감염 등이 될 수 있다. 치실을 사용해 치아를 관리하는 것은 다음의 두 가지 조건에 도움이 될 수 있는데, 그렇게 함으로써 심장 질환의 가능성을 감소시킨다. 즉 잇몸의 세균 감염을 줄이는 것은 일반적인 세균 감염의 감소와 혈관계의 염증 감소로 이어진다(Larkin, 2002).

염증이나 손상은 염증성 반응을 자극하고 백혈구를 활성화한다. 단핵세포라 불

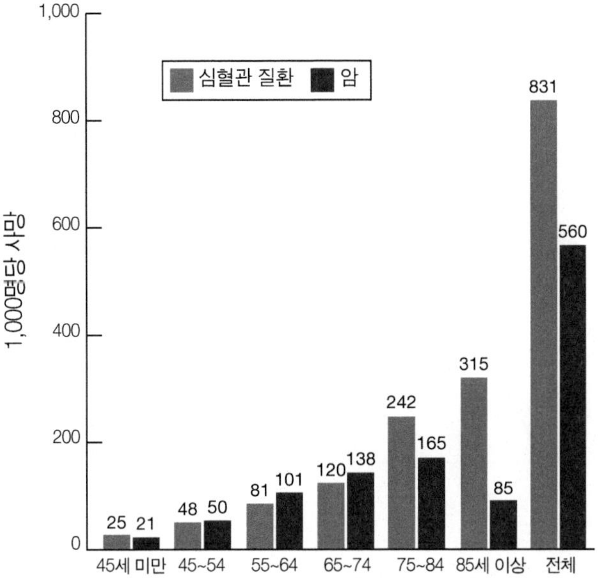

그림 5.2 **2006년 미국에서 연령에 따른 심혈관 질환 사망과 암 사망**
심혈관 질환의 사망률은 75세경부터 암의 사망률을 훨씬 능가하기 시작한다.
출처: American Heart Association (2010). *Heart disease and stroke statistics-2010 update*. Dallas, Texas: American Heart Association.

리는 백혈구는 내피세포에서 혈관 유착 분자에 끌려 혈관 벽을 통과한다. 안으로 들어가면, 대식세포로 변형된 이 단핵구들(제3장 참조)이 변경된 저밀도 지질 단백질(low-density lipoprotein, LDL), 달리 말하면 '나쁜 콜레스테롤'이라 알려진 것들을 먹어 버린다. 주목할 점은 혈류에서 순환하는 LDL 입자들이 많으면 많을수록 내피 내막을 통과할 가능성이 더 많아진다는 것이다. 그것이 정상 한계 내에서 LDL 수준을 유지해야 하는 중요한 이유이다. Granato(2008, p. 14)가 설명한 바와 같이, 이 입자들은 "샤워실 문에 맺힌 물방울같이" 내피에 모이는 경향이 있다.

콜레스테롤을 축적한 대식세포가 성장하면 그것들은 발포 세포(foam cell)가 된다. 매우 큰 지방산 발포 세포는 이곳으로 이동하거나 모이기 위해 동맥벽의 중간층으로부터 평활근 세포를 자극한다. 그 결과, 죽상동맥경화증 플라크(plaque)가 혈관 벽 내에 콜레스테롤이 축적된 발포 세포, 평활근 세포, 기타 파편으로 구성된 동맥 내 뾰루지의 형태를 형성한다(Granato, 2008). 관상동맥은 본질적으로 그것을 확대하고 약화시키는 원인인 플라크에 의해 재형성된다. 그 플라크는 이제 불안정하면 분출될 수 있는 섬유막을 가진, 천천히 성장하는 화산과 같다(그림 5.4).

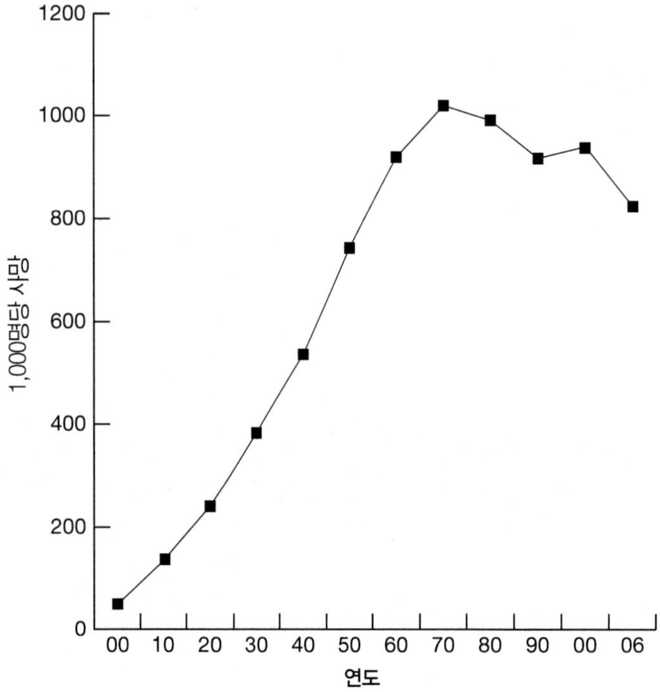

그림 5.3 **1960~2006년 미국에서 심혈관 질환으로 인한 사망 동향**
미국에서 심혈관 질환으로 인한 사망은 1900년부터 1960년 중반까지 지속적으로 증가하다가 이후부터 감소하기 시작하였다.

출처: American Heart Association (2010). *Heart disease and stroke statistics-2010 update*. Dallas, Texas: American Heart Association.

만성적인 염증성 면역 반응들은 플라크를 만들기 위해 손상된 부위로 혈소판(출혈 부위를 응고시키고 연결하기 위해 서로 엉겨 붙는 작은 디스크 모양의 세포들), 지질(지방), 백혈구를 끌어모은다. 플라크 층이 형성됨에 따라, 손상된 동맥은 점진적으로 협소해진다. 시간이 지나면서, 칼슘과 같은 기타 혈액 구성 요소들과의 혼합을 통해 섬유질 플라크가 단단해지고, 동맥벽은 유연성이 부족해진다. 단단해지고 부분적으로 막힌 동맥은 혈압이 증가할 때 심장 근육으로 충분한 혈액이 흐를 수 있도록 더 이상 확장할 수 없다. **동맥경화**(arteriosclerosis)란 이렇게 "단단해진" 동맥을 말한다. 죽상동맥경화증은 동맥경화의 한 유형이다.

질병의 진행 단계에서, 친염증성 사이토카인은 플라크 불안정을 촉진할 수 있다. 이 단계는 특히 위험한 시간으로 추정된다. 심장 이상은 불안정한 플라크가 파열(화산 분출)할 때와 출혈을 멎게 하기 위해 혈전(혈전증)이 형성될 때 발생할 수 있다. 혈전은 더 나아가 심장에 도달하는 산소를 공급하는 혈액을 제한하거나

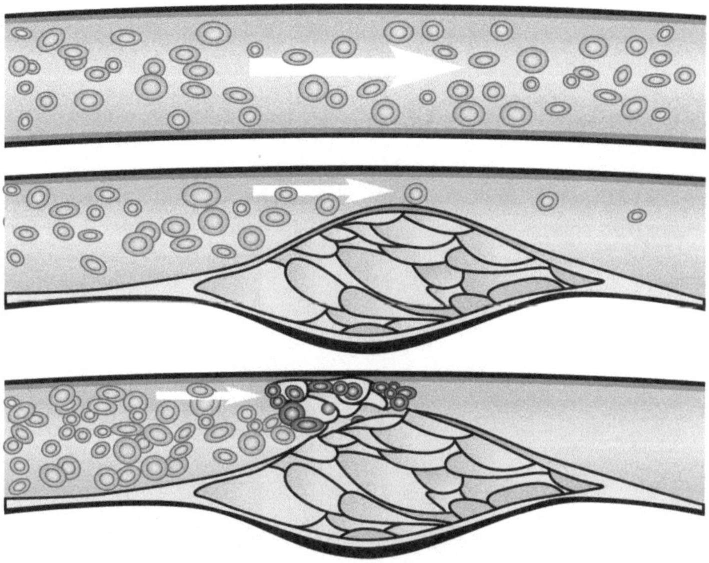

그림 5.4 **관상동맥의 혈관 내벽 안의 죽상동맥경화증 플라크, 콜레스테롤이 축적된 발포 세포, 평활근 세포, 기타 파편들로 이루어져 있는 동맥혈관 내 돌기의 유형**
관상동맥은 본질적으로 동맥 내벽에 있는 돌출부와 심장으로 흐르는 혈액의 폐색으로 만들어진 부분이 원인이 되는 플라크에 의해 다시 만들어진 것이다.

차단할 수 있다.

이 과정에서 사이토카인의 역할에 대한 증거는 친염증성 사이토카인 인터류킨 6과 종양 괴사 인자 α 수준의 상승이 급성 관상성 증후군을 가진 환자의 심장 이상 그리고 사망과 연관된다는 발견으로부터 나오게 되었다. 종양 괴사 인자 α 수준의 상승은 심근경색(myocardical infarction, MI)에서 3배의 재발 위험과 관련되어 있으며 관상성 사건에 의한 사망과 연관되어 있다(Biasucci et al., 1999; Ridker et al., 2000). 항염증성 사이토카인 대 친염증성 사이토카인의 비율이 특히 급성 MI를 예측하는 것으로 보인다(Biswas, Ghoshal, Mandal, & Mandal, 2010). 더욱이 이 심장 이상은 종종 전신 염증의 비특이적 지표인 더 높은 수준의 혈청 알부민과 C-반응성 단백질(C-recative protein, CRP)과 관련되어 있다(Benton et al., 2010; Danesh et al., 2004).

심장 건강을 위해 매일 아스피린을 복용하는 것을 권고하는 이유를 궁금해한 적이 있는가? 당신은 아마도 이미 그것을 알아챘을 것이다. 유아용 아스피린은 항염증 및 항응고제(그것은 혈소판이 모이는 것을 돕는 효소를 차단한다) 모두로

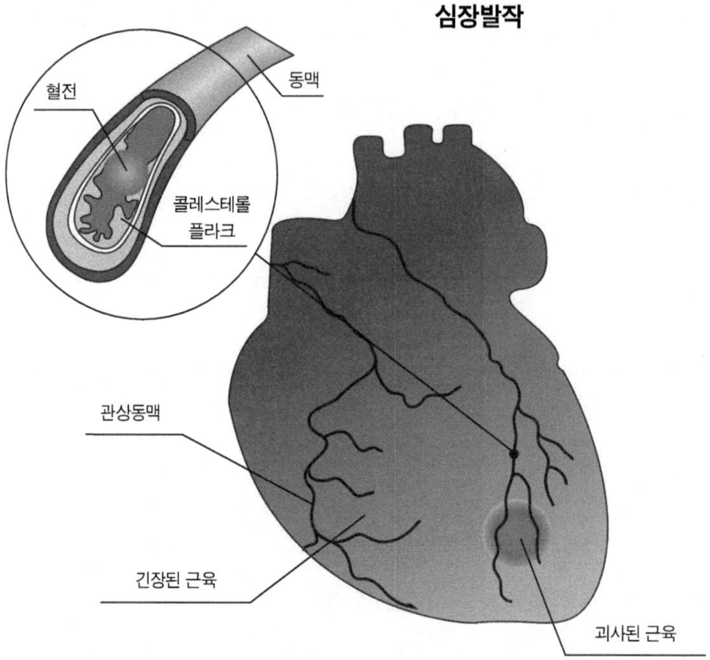

그림 5.5 **관상성 죽상동맥경화증 플라크의 파열, 혈전의 형성**
혈전(즉, 피떡)은 심장에 도달하는 혈액의 산소 공급을 막아, 제때에 치료받지 못한다면 심장발작과 심근 사망에 이르게 한다.

작용한다(Harvard Men's Health Watch, 2010). 매일 아스피린을 사용하는 것에 대한 단점은 그것이 위장관 출혈의 가능성을 증가시킬 수 있다는 것이다. 따라서 유아용 아스피린이 위험이 낮은 최소한의 효과적인 용량이다.

죽상동맥경화증의 진행 단계에서, 산소가 박탈된 심근은 **국소빈혈**(너무 적은 혈류)을 발생시켜 결과적으로 협심증이나 심근 조직 사망을 초래할 수 있다. 심장발작으로 알려진 **심근경색**(MI)은 최종 결과일 수 있다(그림 5.5). 전형적으로 세 가지 유형의 임상 증상이 있다. 그 증상에는 **협심증**(angina pectoris) 또는 가슴 통증, MI의 한 형태인 **급성 관상성 증후군**(acute coronary syndrome, ACS), 또는 증상 발병 후 매우 빠르게 일어나는 심정지로 죽음에 이르는 **심장돌연사**(sudden cardiac death, SCD)가 포함된다(CHD 질환 과정과 면역계의 역할에 대한 좀 더 자세한 논의를 위해서는 Kop & Cohen, 2007; Steptoe & Brydon, 2007 참조).

심근경색: 심장발작으로도 알려짐. 흔히 관상동맥의 폐색으로 인해 심장이 충분한 혈액을 공급받지 못할 때 심근 조직이 사망하는 결과를 초래함

협심증: 심장에 충분한 산소가 도달하지 못함으로써 일어나는 극심한 가슴 통증

심장돌연사(SCD): 증상 발병 후 매우 빠르게 일어나는 심정지로 죽음에 이르게 됨

스트레스가 혈압에 미치는 효과 급성 스트레스는 혈압을 급상승시킬 수 있고, 만성적인 스트레스는 상승된 혈압이 정상적인 항상적 수준으로 돌아가는 것을 방

해할 수 있다. 또한 만성적인 스트레스는 염증 반응을 야기한다(Chida & Hamer, 2008; Dimsdale, 2008). 더욱이 혈압의 급상승은 동맥벽 내부에 작은 얼룩을 발생시킬 수 있는데, 이는 콜레스테롤이 축적된 플라크가 달라붙어 있는 것이다. 스트레스와 혈압 사이의 연관성에 대한 예는 한 연구(Sausen, Lovallo, Pincomb, & Wilson, 1992)에서 증명되었다. 연구에서 시험 기간 이전과 시험 기간 동안에 학생들의 혈압이 더 높아지는 것이 발견되었는데, 이는 시험을 예상하는 스트레스와 시험을 치르는 스트레스가 혈압을 상승시킨다는 것을 시사한다. 유사하게, 미국의 히스패닉계 이주 농장 남성 노동자들이 지각된 차별로 인해 스트레스가 증가할 때 혈압이 더 높아진다는 것을 발견하였다.

가장 흔하게 고혈압으로 알려진 **본태성 고혈압**(essential hypertension, HTN)은 기질적 원인이 알려지지 않은 만성적 상태로, 혈압이 보고될 때 높은 수치인 수축기 혈압(systolic blood pressure, SBP)이 140mmHg 이상, 낮은 수치인 이완기 혈압(diastolic blood pressure, DBP)이 90mmHg 이상으로 특징지어진다. 이 상태는 혈관과 심장의 구조적 변화를 야기할 수 있기 때문에 MI, 울혈성 심부전증, 뇌졸중, 말초혈관 질환의 위험성 증가와 관련되어 있다.

본태성 고혈압(HTN): 고혈압으로도 알려짐. 수축기 혈압이 140mmHg 이상이거나 이완기 혈압이 90mmHg 이상으로 특징지어지는, 기질적 원인이 알려져 있지 않은 만성적인 상태

고혈압은 카테콜아민 순환 수준이 상승하는 것으로 기술되는데, 이는 스트레스에 대한 교감신경계의 반응이 전반적으로 높아지는 것을 암시한다(Goldstein, 1983). 행동적 스트레스와 고혈압에 대한 메타 분석 평론에서, Fredrikson과 Matthews(1990, p. 36)는 HTN을 가진 사람들은 심리적 요인과 관계없이 "모든 스트레스원에 대한 과장된 혈압 반응"을 보인다는 것을 확인하였다. 따라서 그것은 HTN을 가진 사람들이 스트레스에 대해 과장된 생리적 반응을 보이는 호르몬과 혈압의 변화를 드러내는 것으로 볼 수 있다. 더 나아가, 이 영역에서 관련된 연구들을 평론한 후에, Steptoe(2000, p. 274)는 다음과 같이 결론지었다. "고혈압의 심리사회적 측면에 대한 연구는 안정된 결론을 도출할 수 있는 단계에 도달하였다. 역학적 · 사실적 · 실험적 연구들에서 얻은 모든 증거는 심리학적 특징들과 환경에서의 만성적 스트레스원이 혈압을 상승시키고 고혈압 위험의 발생에 기여할 수 있음을 알려 주고 있다."

콜레스테롤과 스트레스 스트레스는 일반적으로 높은 수준의 콜레스테롤 순환과 관련되어 있다고 믿어져 왔다. 고전적 연구에서 Friedman, Rosenman과 Carroll(1958)은 세무사가 미국연방 소득세 마감 2주 전에 혈청 콜레스테롤 수준이 더 높아진다는 것을 발견하였다. 그렇지만 후속 결과들은 분명하지 않았다.

McCann 등(1999)은 173명의 세무사 연구에서 세금 마감 기간 동안 피험자들의 LDL, 고밀도 지질 단백질(high-density lipoprotein, HDL), 총 콜레스테롤 수준은 영향을 받지 않았지만, 플라스마 코르티솔(plasma cortisol), 트라이글리세라이드(triglyceride), 아포지질 단백질(apolipoprotein) B수준이 더 높았다는 것을 발견하였다. Schwartz, Schmitt, Ketterer와 Trask(1999)에 의한 또 다른 연구는 정서적 고통과 총 콜레스테롤 간의 부적 관계에 대한 이전 결과를 반복하였는데, 직관과는 다르게 높은 수준의 정서적 고통이 낮은 수준의 총 혈청 콜레스테롤과 연관되어 있었다. 최근의 조사자들은 1,137명의 건강한 참가자에 대한 22개월의 종단 연구에서 혈청 지질과 작업 스트레스 사이에서 예측되는 관계를 발견하는 데 실패하였다(Shirom, Melarned, Rogowski, Shapria, & Berliner, 2009).

그렇다면 그것은 스트레스 관리 전략들이 콜레스테롤 수준을 낮추는 데 비효과적이라는 것을 의미하는가? CHD를 가진 869명의 환자들에 대한 대규모 다중 현장 중재 연구(Daubenmier et al., 2007)는 조합된 다중 구성 요소 생활양식 중재 프로그램의 일부인 3개월 스트레스 관리 프로그램에 참가하는 것이 CHD를 가진 남성 참가자의 총 콜레스테롤/HDL을 감소시키고 CHD를 가진 남녀 참가자들에게서 트라이글리세라이드 수준을 경감시켰다는 것을 발견하였다. 그러므로 적어도 CHD를 가진 남성과 CHD를 가진 여성의 일부에서 스트레스를 관리하는 것은 그들의 지질 수준을 감소시킬 수 있는 것으로 보인다. 그러나 스트레스와 혈청 지질 수준 간의 복합적인 관계의 본질에 관해서는 결론을 내리지 못하고 있는 것으로 보인다.

심장돌연사 심장돌연사, 즉 SCD는 사건의 발병 직후에 갑작스런 의식 상실로 연결되는 심장 문제에 기인한다. SCD가 이전에는 CAD, 협심증, HTN 같은 관상 질환과 혈관 질환을 지닌 사람들에게 더 많이 발생하는 것 같았지만, 관상 질환의 증거가 없는 사람들에게서도 발생한다(Morse, Martin, & Moshonov, 1992). Engel(1971)은 돌연사로 사망한 사람들에 대한 신문 기사를 탐색한 최초의 과학적 조사자이다. 그는 스트레스 관련 SCD의 주요 원인이 "상해에 대한 개인적 위험이나 위협", "가까운 사람의 쓰러짐이나 죽음"과 "급성 비탄"이라는 것을 발견하였다. 위험이나 위협에 대한 예는 저널에서 보고된 다음과 같은 신문 기사에 예시되었다. "61세의 남성은 그에게 돌을 던지고 있는 소년에게 소리를 지른 다음 경찰에 전화를 걸기 위해 인근 가게로 들어갔을 때 쓰러졌다."(p. 776) Engel은 가까운 사람의 죽음에 대한 범주를 보여 주기 위해 다음의 예를 인용하였다. "71

세의 여성이 도착 당시 이미 사망한 61세의 여동생과 동행하여 구급차로 응급실에 도착하였다. 그 여성은 여동생의 사망 소식을 듣자마자 쓰러졌다. 심전도에서 역행성 전도를 지닌 AV 해리나 결절 리듬(nodal rhythm), 좌각 차단(left bundle block)과 심근 손상을 보였다. 그녀는 잠시 심실 세동(ventricular fibrillation)을 보이고 사망하였다."(p. 774)

급성 비탄은 Engel의 저널에 인용된 다음의 신문 기사에서 볼 수 있다. "52세의 남성은 부인이 폐암으로 임종을 앞두고 있는 동안 자신의 내과 의사와 자주 만났다. 그는 아내의 사망 6개월 전에 심전도를 포함한 검사에서 관상 질환의 증거가 없었다. 그는 아내의 장례식 다음날 심각한 심근경색으로 갑작스럽게 사망하였다."(p. 774)

Kamarck와 Jennings(1991)는 생활 스트레스와 SCD에 관한 5개의 이용 가능한 회고적 연구를 대상으로 한 그들의 평론에서 모든 연구의 정보 제공자들이 SCD 발병 전에 생활 스트레스가 증가하였음을 보고하였다고 기술하였다. SCD의 많은 사례들이 높은 수준의 스트레스나 격렬한 정서적 반응을 경험한 후에 이어졌다. 그 문헌에 대한 평론에서 Morse 등(1992)은 SCD 경향이 있는 사람들은 최근 커다란 상실을 경험하고, 지나치게 긴장하거나 적대적이며, 사회적으로 고립되어 있을 가능성이 있다고 결론지었다. "실제 사망에 대한 기제는 다양할 수 있지만, 가능성이 가장 높은 경로는 다음과 같다. (1) 심실 세동이나 관상동맥 경련을 일으킬 수 있는 과도한 에피네프린 방출. (2) 교감신경/부교감신경 과부하가 동서맥(洞徐脈)으로 이어져서 심장과 뇌에서의 불충분한 순환의 결과로 심실성 빈맥, 부정맥, 세동이나 저혈압 쇼크를 발생시킬 수 있다."(p. 40)

지진 같은 중요한 급성 스트레스원의 영향도 SCD를 촉발시킬 수 있다. 예를 들어 Leor, Poole과 Kloner(1996)는 Los Angeles County corner's office로부터 사망 기록 설명을 보고하였는데, 로스앤젤레스 지역의 노스리지(Nothridge) 지진과 관련된 정서적 스트레스가 SCD를 더 많이 유발하였을 수 있다고 하였다. 지진 전날 SCD의 평균 발생 건수는 4.6건이었지만 지진이 발생한 날에는 24건이었다. 그들은 24건의 SCD 중 16건은 초기 떨림 후 첫 시간 내에 가슴 통증을 보고하였다고 기술하였다. 사막의 폭풍 작전 동안 이라크 스커드 미사일의 표적이 된 이스라엘 도시들에서 심장발작 사망률은 2배로 늘어났다(Kark, Goldman, & Epstein, 1995). 이와 유사하게, 월드컵 축구가 진행되는 동안, 연구자들은 "심각한 스트레스를 주는 축구 경기를 보는 것은 급성 심혈관 사고의 위험을 2배 이상 높인다."고 밝히고 있다(Wibert-Lampen et al., 2008, p. 475).

정서의 역할 **분노**와 **적개심**은 급성 MI나 치명적인 부정맥에서 어떠한 역할을 수행하는 것 같다. Futterman(2002)의 설명에 따르면, 분노는 카테콜아민 수준, 혈압, 심장 박동률, 혈관 경련의 가능성뿐만 아니라 혈소판 응집을 증가시키며, MI나 SCD에 이어 폐색성 국소빈혈의 결과로 플라크에 취약한 영역의 붕괴 가능성을 높이는 것 같다. Futterman(2002, p. 275)은 또한 "정서적 또는 심리적 스트레스, 특히 분노나 적개심은 허혈성 심장 질환에서 유의하고 독립적인 위험 요인이며 급성 심근경색(MI)이나 치명적인 부정맥을 유발시킬 수 있다."고 지적하였다. 최근의 메타 분석 역시 "분노와 적개심은 건강한 사람과 CHD를 가진 사람 모두에서 CHD 결과와 연관된다."고 결론지었다(Chida & Steptoe, 2009, p. 936). 특성 분노는 남성에게서 HTN과 CHD 두 가지 모두의 위험을 증가시키지만(Player, King, Mainous, & Geesey, 2007) 여성에게서는 불안이 분노나 적개심보다 더 큰 CHD 예측 요인일 수 있다(Consedine, Magai, & Chin, 2004). 이 위험 요인들에 대한 상세한 논의를 위해서는 제6장을 보라.

28편의 연구들에 대한 최근의 메타 분석은 우울 또한 심혈관 질환에서 독립적인 위험 요인이라는 사실을 밝혀냈다(Van der Kooy et al., 2007). 관련 연구들에 대한 그들의 평론에 기초하여 Lett 등(2004)은 우울이 CAD로 진행될 위험을 1.5~2배 정도 증가시키고 CAD를 가진 사람들이 심장돌연사할 위험을 1.5~2.5배 정도 증가시킨다고 결론지었다. Robles, Glaser와 Kiecolt-Glaser(2005, p. 11)는 친염증성 사이토카인, 특히 인터류킨 6(IL-6)은 "만성 스트레스와 우울에 의해 직접

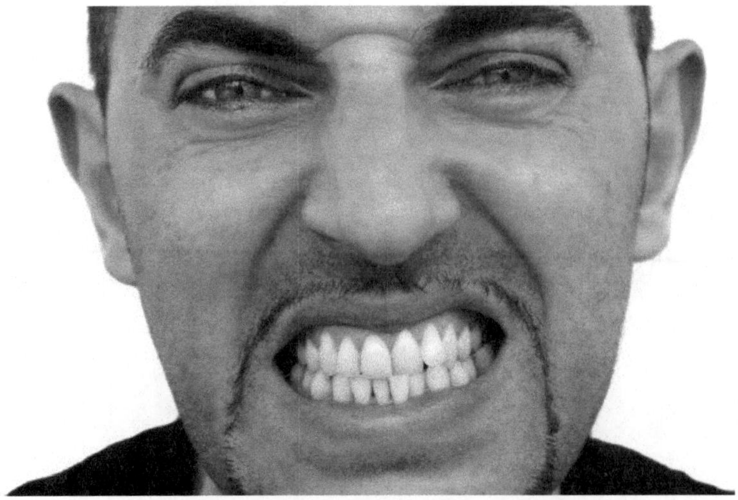

분노와 적개심은 관상성 심장 질환의 위험을 증가시킨다.

적으로 자극받고", "만성 스트레스와 우울이 친염증성 사이토카인을 포함하여 건강에 영향을 미치는 핵심 경로"라고 언급하였다.

자녀와의 사별을 경험한 부모에 대한 전향적인 연구에서, 부모가 경험할 수 있는 가장 슬프고 심각한 스트레스원 중의 하나인 자녀의 죽음은 장기적으로(6년 추적에서) 그들의 MI 위험을 증가시킨다는 것을 발견하였다(Li, Hansen, Mortensen, & Olsen, 2002).

일반적으로 분노, 적개심, 불안, 슬픔 같은 부정적 정서라 불리는 고통 정서는 CHD와 매우 밀접하게 연관되어 있는 것 같다.

스트레스와 심혈관 질환 Dong 등(2004)은 17,337명의 성인에 대한 전향적 코호트 연구를 수행하여 부정적인 아동기 경험(예, 가족 역기능, 방임, 학대)은 정도에 따라서 성인의 허혈성 심장 질환으로 발전할 위험을 1.5~1.7배 증가시킨다는 것을 발견하였다. 다른 말로 하면, 부정적인 아동기 경험이 심할수록, 허혈성 심장 질환의 위험이 더 크다. 그들은 또한 허혈성 심장 질환이 분노와 우울 감정의 증가 위험과 관련되어 있음을 발견하였다. 저자들은 "아동기 동안 학대, 방임 그리고 역기능적 가정에 노출되면서 시작된 일련의 사건들은 스트레스에 대한 생리적 반응의 장기적 효과의 결과로 유쾌하지 않은 정서적 상태, 우울, 분노/적개심으로 진행된다. 이러한 스트레스에 대처하려는 시도는 흡연, 과식, 신체 활동 같은 위험 행동을 채택하도록 한다."고 제시하였다(p. 1765).

병원 밖에서 일어나는 심장마비는 주중 다른 어느 날보다 월요일에 일반적으로 발생하는데, 이는 주말을 지낸 후 일하러 가야 한다는 스트레스가 한 가지 가능한 계기가 될 수 있다고 보았다(Gruska et al., 2005). 79,109명의 여성 간호사에 대한 대규모 연구에서 논증된 것처럼 장기간(6년 이상) 교대제 근무와 관련된 스트레스와 생체 리듬의 변화는 CHD의 위험을 증가시킬 수 있다(Kawachi et al., 1995).

일반적으로 노동자 중에서 직무 긴장, 낮은 작업 통제 및 낮은 사회적 지지의 결합은 **관상성 혈관 질환**(coronary vascular disease, CVD)과 관련되어 있다(Niaura & Goldstein, 1992). 직무 스트레스와 심혈관 질환에 대한 연구 평론에서, Landsbergis와 그의 동료들(2001)은 **낮은 의사 결정권**으로 알려진(제9장 참조), 낮은 수준의 통제력을 갖는다는 심리적 스트레스가 CVD에서 가장 일관된 예측 요인이라고 결론지었다. 그들의 결론을 지지하기 위하여 그들은 더 낮은 직급의 사무원들이 관리직 종사자(예, 매니저)에 비해 2배 정도 높은 심장 질환을 갖는다는 것을 발견한 Haynes와 Feinleib(1980)의 Framingham 심장 연구 같은 연구들을 인용하였다. 83,014명의 종업원들이 포함된 14개의 전향적 코호트 연구에 대한 최근의 메타 분석은 직무 스트레스가 전반적으로 50%까지 CHD 위험을 증가시킨다고 제안하였다(Kivimaki et al., 2006). 낮은 사회경제적 상태(socioeconomic status, SES)는 CHD 위험의 증가와 관련된 또 다른 스트레스 요인인데, 왜냐하면 낮은 SES를 갖는 사람들은 흡연, 더 많은 지방이 포함된 음식을 먹는 식습관, 운동을 자주 하지 않는 등의 부정적인 행동 양식을 가질 가능성이 더 높기 때문이다(Govil, Weidner, Merritt-Worden, & Ornish, 2009).

이전에 우리는 Engel이 보고한 돌연사에 대한 중요한 신문기사를 보았다. 그러나 논의를 완성하기 위해서는 신문 스크랩의 작은 범주 중 하나가 논의되어야 한다. 이것은 긍정적 성질의 흥분을 다루고 있다. 예를 들어, Engel은 그의 저널에 다음과 같은 기사를 수록하였다. "생애 최초의 홀인원을 기록한 56세의 남성이 축하를 받는 도중에 쓰러져 사망하였다."(p. 777)

그러므로 긍정적일지라도 극도의 즐거움은 SCD를 유발할 수 있다. 이것은 치명적인 결과를 야기하는 것이 **디스트레스**(distress)가 아니라 오히려 **유스트레스**(eustress)라는 하나의 예가 될 수 있을까? 1970년부터 2004년까지 SCD 유발 사건 문헌에 대한 평론에서, Strike와 Steptoe(2005)는 일차적인 행동적 및 정서적 유발 사건은 분노와 극도의 흥분을 포함하는 정서적 스트레스, 그리고 자신의 신체 상태와 맞지 않는 격렬한 신체적 활동이며, 많은 증상들은 촉발 사건 후 1~2시간 이내에 발생한다고 결론지었다.

예방 전략 그러나 그 소식들이 모두 나쁜 것만은 아니다. 유전이 역할을 하지만, 52개국의 15,152명의 급성 MI 사례와 14,820명의 통제 집단을 대상으로 한 Yusuf와 동료들(2004)의 INTERHEART 연구에 따르면, 심장발작의 위험 중 적어도 90%는 생활양식 변화를 통하여 수정될 수 있다. 이러한 발견은 그들의 연구에서 측정한 모든 인종의 사람들(유럽인, 중국인, 남아시아인, 아프리카 흑인, 아랍인, 라틴 아메리카인 등)에게 적용된다. INTERHEART 연구는 MI의 위험을 측정하기 위해 수집된 가장 포괄적인 연구이다. 연구의 결과에 근거하여 변경할 수 있는 9가지 위험 요인들을 따라서 위험을 줄이기 위한 권고사항을 살펴보도록 하자.

1. 금연 INTERHEART 연구는 흡연이 급성 MI 위험을 36% 증가시킨다는 것을 발견하였다. 아무리 적은 양의 흡연도 안전하지 않다. 미국심장협회(2010)는 흡연이 남성 흡연자의 생명을 13.2년 단축시키고 여성 흡연자의 생명을 14.5년을 단축시킨다고 추정하였다.

2. 과일과 채소 섭취 다양한 과일과 채소를 섭취하는 것은 CHD 위험을 30% 낮춘다(Yusuf et al., 2004). 과일과 채소에 함유된 피토케미컬(phytochemical: 식물 속에 함유된 화학 물질)은 신체 세포를 세척하고 손상을 중화한다. 이에 더해, 과일과 채소는 체중, 혈압, 콜레스테롤을 조절하는 데 도움이 된다. CHD를 예방하기 위한 최적의 식습관은 지방의 일차적인 원천으로 비수소화된 불포화 지방(제12장 참조), 통곡물, 많은 과일과 채소, 오메가 3 지방산이 많이 함유된 음식을 섭취하는 것이다(Hu & Willett, 2002).

3. 운동 신체 운동은 심장 근육을 강화하고, 혈압을 낮추고, 체중 관리를 돕고, 당뇨의 위험을 줄이고 근육량을 보존할 수 있다(제11장 참조). INTERHEART 연구는 깨끗한 공기를 호흡하는 행위(즉, 금연), 다양한 과일과 채소 섭취에 운동을 병행한다면 MI의 상대적 위험을 80%까지 낮출 수 있음을 발견하였다.

4. 콜레스테롤 조절 콜레스테롤 조절의 핵심은 LDL 수준은 낮추고 HDL('좋은 콜레스테롤') 수준은 높게 유지하는 것이다. HDL은 필요 이상으로 초과된 콜레스테롤을 재포장하고 간으로 수송해서 담즙으로 제거될 수 있다. 그것은 "독성 LDL에 대한 해독제"이다(Granato, 2008, p. 36). 포화 지방이 낮은 음식을 섭취하는 것은 LDL 수준을 낮추는 데 도움이 될 수 있다. 운동, 금연, 체중 조절, 적당량의 음주(하루에 1, 2잔)는 LDL 수준을 낮추고 HDL 수준을 올리는 데 도움이 된다. 오메가 3 지방산의 함량이 높은 음식을 섭취하는 것, 다양한 과일과 채소 섭취를 통해 수용성 섬유소를 증가시키는 것, 음식을 섭취할 때 단일 불포화 지방(예, 올리브유)을 증가시키는 것은 HDL 수준을 증가시킬 수 있다(식이지방과 콜레스테롤에 대한 심도 있는 논의를 위해서는 제12장 참조). 이러한 방법이 충분하지 않다면, 내과 의사는 LDL 수준을 줄여서 콜레스테롤을 낮추는 약물을 처방할지도 모른다.

5. 비만 조절 비만은 당뇨, HTN, 높은 콜레스테롤 위험을 증가시킨다. 복부(허리 주변 영역) 비만은 CHD에 특히 위험하다.

6. 당뇨 예방 음식의 소화가 일어난 뒤 혈류에서 높은 수준의 포도당 순환으로 야기되는 신진대사 장애인 당뇨병은 CHD 위험과 심도를 극적으로 증가시킬 수 있다. 높은 수준의 혈중 포도당은 시간이 지남에 따라 혈관 벽을 손상시킬 수 있고 죽상동맥경화증의 과정을 개시한다. 규칙적인 운동 프로그램을 유지하고 체중을 점검하는 것은 제2형 당뇨병을 예방하는 데 도움이 될 것이다. 대사성 증후군은 심장 질환과 제2형 당뇨병으로 진행될 위험을 증가시킨다. 국가 콜레스테롤 교육 프로그램(2002)은 대사성 증후군을 다음의 조건 중 적어도 3가지 이상을 포

표 5.1 **대사성 증후군과 연관된 조건들**

국가 콜레스테롤 교육 프로그램(2002)은 대사성 증후군을 다음에 따르는 조건 중 적어도 세 가지에 해당되는 것으로 정의하였다. 허리둘레의 증가, 고 트라이글리세라이드, 고혈압, 공복 시 고혈당, 낮은 수준의 HDL. 대사성 증후군은 심장 질환과 제2형 당뇨병 모두를 발전시킬 위험을 증가시킨다.

특성과 의학적 상태	정의
허리둘레의 증가	허리 둘레 • 남성의 40인치 이상 • 여성의 35인치 이상
트라이글리세라이드 수준의 상승	• 150mg/dL 또는 그 이상 또는 • 상승된 트라이글리세라이드 수준을 위해 약물 복용하기
낮은 수준의 HDL(좋은) 콜레스테롤	• 남성에서 40mg/dL 이하 • 여성에서 50mg/dL 이하 또는 • 낮은 HDL 콜레스테롤 수준을 위해 약물 복용하기
혈압 수준의 상승	• 수축기 혈압에서 130mmHg 또는 그 이상 또는 • 이완기 혈압에서 85mmHg 또는 그 이상 또는 • 상승된 혈압 수준으로 약물 복용하기
공복 시 혈중 포도당 수준의 상승	• 100mg/dL 또는 그 이상 또는 • 상승된 혈중 내 포도당 수준으로 약물 복용하기

출처: Grundy, S. M. et al. (2005). Diagnosis and Management of the Metabolic Syndrome: An American Heart Association/National Heart, Lung, and Blood Institute Scientific Statement. *Circulation*, 112: 2735-2752.

비고: Other definitions of similar conditions have been developed by the American Association of Clinical Endocrinologists, the International Diabetes Federation, and the World Health Organization.

함하는 것으로 정의하였다. 허리둘레의 증가, 고 트라이글리세라이드, 고혈압, 공복 시 고혈당, 낮은 수준의 HDL(표 5.1).

7. 스트레스 관리 당신이 이전에 읽은 것처럼, 스트레스를 관리하는 것이 CHD의 위험을 줄이는 중요한 전략임은 말할 필요가 없다. 심장발작의 재발을 예방하는 데 있어서 스트레스 관리가 가지고 있는 혜택에 대한 많은 논의를 위해서는 다음 단락에서 관상성 심장 질환 대처를 참조하라.

8. 고혈압 예방 이전에 언급된 바와 같이, 고혈압은 동맥벽의 내벽을 손상시키고, CHD 과정을 개시할 수 있다. 규칙적인 신체 운동을 하고, 최적의 체중을 유지하고 소금 섭취를 줄이는 것은 정상적인 혈압을 유지하는 데 도움을 줄 것이다. 만약 HTN이 발생하면, 너무 심한 손상이 일어나기 전에 치료되어야 한다. HTN에

대한 행동 치료가 경미한 결과를 보였지만(평론을 위해서는 Linden & Moseley, 2006 참조), 일반적으로 그것들은 약물학적 전략들처럼 강하지 않다(예, Perez, Linden, Perry, Puil, & Wright, 2009). 그리고 이 단계에서 효과성을 증명하기 위해 주장된 수많은 연구들의 빈약한 방법론적 질을 고려한다면 다소 회의적인 것으로 간주되고 있다(평론을 위해서는 Dickison et al., 2008 참조). HTN을 관리하기 위한 수많은 효과적인 혈압 약물 치료가 있다.

9. 알코올 조절 적당한 알코올(1~2잔) 섭취는 실제로 CHD의 위험을 감소시킨다. 이것은 염증을 줄이고 HDL 수준을 높이지만 LDL 수준을 낮추는 기능 때문일 수 있다. 알코올은 또한 혈액 응고 경향에 대항하는 능력을 갖고 있다. 그러나 CHD 예방 전략으로서 알코올 사용을 권고하는 것은 알코올 남용의 위험을 증가시킨다는 가능성에 대한 언급이 아니라 문화적 금지와 종교적 금지 때문에 논란이 많다. 그래서 예방 전략으로서 알코올 사용을 생각할 때 항상 적절하고 현명한 판단이 이루어져야 한다. 일반적으로, 미국심장협회(2011)는 음주에 대한 준비가 되지 않았다면, 시작하지 말아야 한다고 충고한다.

Yusuf 등(2004, p. 950)은 궁극적으로 INTERHEART 연구에 의해 확인된 CHD 발병 위험을 낮추기 위한 몇 가지 위험 요인들에 초점을 맞추어 다음과 같은 결론을 내렸다. “그러므로 금연, 과일과 채소 섭취 증가, 적당한 활동(지질을 낮추는 것과 마찬가지로)은 전 세계 모든 사람들에게 관상성 심장 질환 예방의 초석이 될 수 있다.”

관상성 심장 질환에 대처하기 대부분의 사람들은 자신에게 심장발작이 일어나지 않을 것이라고 가정하기 때문에, 실제로 심장발작이 일어났을 때, 충격을 받고 정신적인 외상을 경험할 수도 있다. 그 결과, 무능력이나 죽음에 이르게 될 수도 있는 재발에 대한 불안과 두려움의 문제를 갖기 시작한다. 규칙적인 심장 박동에 대한 자신감과 건강을 상실하는 것은 우울을 야기할 수도 있다. 불안과 우울은 심장 문제 경험에 따르는 일반적인 부산물이며, 상담은 그 질병과 그것의 심리적 결과에 대한 이해와 대처에 혜택을 줄 수 있다(Carney & Freedland, 2007).

이에 더해, 심장 재활 프로그램은 신체적·심리적으로 이득이 되는 결과를 야기할 수도 있다(Bellg, 2008; Harlapur, Abraham, & Shimbo, 2010). 이러한 프로그램들은 종종 다중 구성 요소들을 가진 폭넓은 행동의학 전략을 사용한다. 예를 들어, Daubenmier 등(2007)의 연구는 869명의 CHD를 가진 비흡연 환자 집단을 대상으로 운동, 저지방 섭취 및 스트레스 관리의 독립된 효과를 평가하기 위해 3

개월 이상 수행된 다중 영역 심장 생활양식 중재 프로그램을 논의하였다. 이 조사자들은 전반적으로 유의한 관상성 위험이 감소되었음을 발견하였다. 그들이 조사한 구성 요소들을 살펴보면, 운동이 총 콜레스테롤을 낮추고; 스트레스 관리가 체중 감소와 트라이글리세라이드 경감을 돕고 적개심을 낮추고;저지방 식이가 체중 감소와 총 콜레스테롤을 줄이고 HDL 수준을 낮추는 것과 관련되어 있다는 것을 알 수 있다. 이에 더해, 조사 집단은 이러한 각각의 전략들에 대해 독립적 · 상호작용적 · 부가적인 혜택을 발견하였다. 37개 연구에 대한 이전의 메타 분석은 CHD를 가진 환자를 위한 심리교육 프로그램이 34%의 심장 사망률 감소와 또 다른 MI 가능성을 29% 감소시킨다는 결과를 발견하였다(Dusseldorp, van Elderen, Mass, Meulman, & Kraaij, 1999).

Blumenthal 등(2005)은 무선화된 통제 연구에서 운동과 스트레스 관리가 허혈성 심장 질환이 있는 134명의 환자 집단을 대상으로 의학적인 처치만을 하는 것보다는 정서적 고통과 심혈관 위험 지표를 줄이는 것이 더 효과적이었음을 증명하였다. 그러나 총 12,841명의 환자를 대상으로 한 36번의 실행에 대한 한 평론(Rees, Bennett, West, Davey, & Ebrahim, 2004)은 스트레스 관리만 하는 것은 치명적이지 않은 MI 감소와는 연관되어 있지만 심장 사망률을 줄인다는 강한 증거는 없었다고 결론을 내렸다. 저자들은 또한 조사된 많은 연구들의 빈약한 질에 대해서도 언급하였다. 더 나아가, 그들은 호의적인 연구에 대한 출판 편파 경향성을 보았다. 그 결과, 그들은 스트레스 관리에 이로운 성과를 보인 몇몇 결과의 타당성에 회의를 드러냈다. CHD를 위한 운동 기반 재활 프로그램의 사용에 대한 증거는 더 지지적이다. 평균적으로 이러한 프로그램들은 CHD를 가진 사람들의 심장 관련 사망률에서 31% 감소되는 결과를 보였다(Joliffe et al., 2001).

Dean Ornish와 그의 동료들(1990)이 수행한 고전적인 연구는 생활양식 변화를 통하여 CHD를 돌이킬 수 없다는 통설을 뒤집는 데 도움을 주었고, 금연, 운동, 스트레스 관리와 결합된 저지방 채식 섭취와 관련된 식습관 수정 프로그램은 MI 재발의 위험을 줄일 뿐만 아니라 관상동맥 협착증(협소함)을 평균 직경 백분율로 측정함으로써 CHD 진행 경과를 실제로 뒤집을 수 있다는 것이 확인되었다. 이러한 발견들은 그의 집단(Ornish et al., 1998)에 의해 반복되었는데, 이전 연구에서 측정한 1년 간격(4.5% 상대적 향상)에서 발생한 것보다 5년 동안 생활양식 변화를 유지한 환자들(7.9% 상대적 향상)이 훨씬 더 많은 CHD의 향상을 보였다. 이것은 1년에 5.4% 상대적으로 악화되고 5년에 27.7% 상대적으로 악화되는 것을 보인 통제 집단과 비교된다. 더욱이 통제 집단은 생활양식 변화를 지속한 사람들보다

2배 많은 심장 이상(환자들이 평균적으로 경험한)을 경험하였다.

불행하게도 최근의 연구는 심장 동맥 협착의 역전을 반복하는 것에는 실패하였지만, Ornish 프로그램으로 심혈관 위험 요인을 줄이고 협심증의 비율을 낮추는 것과 같은 다른 이득을 발견하였다(Aldana et al., 2007).

골격근 상태

Robert는 1주일 내내 Heather와의 첫 데이트를 기대하고 있었다. Robert로서는 데이트를 하자고 요청하는 것은 많은 용기를 필요로 하였는데, 왜냐하면 Heather가 자신과는 격이 다르다고 생각하였기 때문이다. 그렇지만, 토요일 밤을 손꼽아 기다리던 중, 그는 몸에서 긴장이 커져 가는 것을 느낄 수 있었고, 목, 어깨 그리고 등 근육이 단단한 결절로 변해 가는 것을 느낄 수 있었다. 토요일 아침에, 뻣뻣한 목으로 일어나 멍한 느낌이 있었고, 머리와 눈 주위로 방사통을 느꼈다. 그는 아스피린 몇 알을 먹었지만, 상태는 나아지지 않았다. 사실, 두통은 더 심해졌다.

Robert는 Heather에게 좋은 인상을 주고 싶었지만, 이렇게 두통이 있을 때는 어쩔 도리가 없었다. 그는 그녀에게 빨리 전화해서 데이트를 취소하는 것에 대해서 사과하고, 침대에 누워 차가운 습포를 눈 위에 올려놓았다. 그는 "아, 그래, 할 수 없지, 다음 달에 다시 요청하자. 아니면 말고."라고 생각하였다.

Robert는 뇌종양인가? 아니다. 확진은 없지만, 내과 의사들은 기질적 원인의 가능성을 배제하는 데 항상 신중하다. 그러나 우리는 이러한 경우 Robert가 왜 그런지 알고 있다. 당신 생각은 어떤가? 그는 긴장성 두통이라고 하는 흔히 있는 두통을 가지고 있다.

인간의 몸은 세 가지 유형의 근육을 가지고 있다. 골격근, 심장근 또는 심근, 평활근이다. 뼈에 붙어 있는 신체 근육인 **골격근**(skeletal muscle)은 그 형태와 색 때문에 횡문근으로 알려져 있으며, 이완 행동을 하는 동안을 제외하고는 수축을 제어할 수 있기 때문에 수의근으로도 알려져 있다. 이러한 근육들은 심장의 수축을 책임지는 **심근**과 위 운동을 책임지는 위장관과 동맥벽에서 발견되는 **평활근**과는 대조된다. 골격근은 **근전도**(electromyograph, EMG)와 같은 심리생리적 연구에서 측정된다. 긴장성 두통(tension-type headaches, TTH), 이갈이 및 측두하악통증 기능이상 증후군(temporomandibular pain and dysfunction syndrome, TMPDS)은 모두 골격근의 긴장과 관련되어 있다.

긴장성 두통(TTH): 가장 일반적인 유형의 두통으로, 목, 등이나 다른 근육 영역에서 만성적으로 통증을 경험하는 두통이 특징

편두통: 근원이 신경 혈관에 있다고 믿어지는 두통으로, 전형적으로 머리의 한쪽 면에서 더 심하게 느껴지며, 비정상적인 빛이나 냄새와 같은 이상한 분위기와 오심을 동반할 수 있다.

근위 스트레스원: 보다 가까운 과거에 일어난 스트레스원

원위 스트레스원: 먼 과거에 일어난 스트레스원

긴장성 두통 가장 일반적인 유형의 두통이 **긴장성 두통**(TTH)이다. 전에는 단순히 긴장 두통이라 알려진 이러한 유형의 두통은 1988년 국제두통협회에 의해 TTH로 개명되었다. TTH는 대다수의 모든 두통을 말하는 것으로(Rasmussen, Jensen, Schroll, & Olesen, 1991), 흔히 목, 등 또는 다른 관련 근육 영역에서 추론되는 통증을 갖고 있는 두통으로 특징지어진다. 그것은 **편두통**과 다르다.

편두통은 그 근원이 신경 혈관에 있다고 믿어지며, 남성보다는 여성이 더 빈번하게 경험한다. 그것은 전형적으로 머리의 한쪽 면에서 더 심하게 느껴진다. 이러한 통증이 심한 두통(즉, 편두통)은 비정상적인 빛이나 냄새와 같은 이상한 분위기와 메스꺼움 등을 동반할 수 있다. 두통, 특히 TTH는 스트레스와 관련되어 있다는 것이 일반적인 견해이다. 그러나 연구는 이러한 견해를 지지하는가? 연구는 TTH가 **근위**(즉, 가까운 과거) **스트레스원**과 관련되어 있고, 편두통의 발생은 **원위**(즉, 먼 과거) **스트레스원**과 관련되어 있음을 제안하고 있다. 예를 들어, Benedittis와 Lorenzetti(1992)는 만성 두통을 가진 연구 참가자들이 통제 집단 참가자들보다 더 많은 수의 일상의 골칫거리(즉, 근위 스트레스의 지표)를 보고하였지만 더 중요한 생활 사건(즉, 원위 스트레스의 지표)에서는 그렇지 않음을 발견하였다. TTH 환자들은 편두통 환자들에 비해 일상의 골칫거리들이 더 많이 발생하였다고 보고하였다.

Ficek와 Wittrock(1995)도 TTH를 가진 연구 참가자들이 두통이 없는 사람들보다 더 많은 일상의 골칫거리 스트레스를 보고하였음을 발견하였다. 이와 유사하게, Venable, Carlson과 Wilson(2001)은 TTH를 가진 연구 참가자들이 통제 집단에 비해 심리적 고통의 수준이 크다고 보고하였음을 발견하였다. 이에 더해, Armstong, Wittrock과 Robinson(2006)은 TTH 환자들이 통제 집단에 비해 혐오자극을 주관적으로 대처하는 데 더욱 많은 어려움을 갖는 것 같다는 증거를 제시하였다.

Cathcart, Petkov, Winefield, Lushington과 Rolan(2010)이 실시한 최근 실험실 연구는 TTH 때문에 고통을 받은 내력이 있는 참가자들 중 91%가 1시간 동안의 스트레스 정신 작업에 노출된 후 두통을 경험한 반면, 건강한 통제 집단 중에서는 4%만이 두통을 경험하였음을 발견하였다. 통증 역치와 근육 유연성에 관한 다른 검사는 TTH의 취약성에 대한 가능한 기제를 제시하였는데, TTH를 가진 참가자들은 일반적으로 통제 집단에 비해 통증에 더 민감하다는 것이다.

장기간의 종단 코호트 연구에서, Waldie(2001)는 아동기 두통 양상을 검사한 후, 청소년기에 더 많은 스트레스를 경험하였다고 보고한 두통 환자들은 TTH 진

단이 아닌 편두통 진단을 받은 성인들과 그 양상이 같다고 보고하였다. 그녀는 이러한 발견이 편두통의 초기 발병이 원위 스트레스와 관련된다는 주장을 지지한다고 결론지었다. 최근의 평론가들도 "전에는 두통이 없었지만, 유전적 요인에 의해 임상적 편두통 발생의 소인을 가지고 있었던 환자에게는 스트레스가 있는 기간 동안에 편두통의 발병이 촉발될 수 있다는 증거가 있다."(Sauro & Becker, 2009, p. 1381)고 확언하였다.

이갈이와 측두하악통증 기능이상 증후군

Amanda는 많은 스트레스를 받고 있다. 결혼생활은 엉망이 되었고, 직장에서는 해야 할 일이 많고 사랑하는 세 어린 자녀들은 그녀가 말한 것처럼 "그녀를 미치게 한다." Amanda의 남편은 그들의 빈번한 언쟁 중에 그녀가 반복적으로 턱을 꽉 무는 것을 알아차렸다. 잠 못 드는 밤, 그녀는 아픈 턱과 민감한 치아로 인해 깨어 있었다.

치과 의사를 방문하였을 때, Amanda는 이갈이와 TMPDS의 가능성이 있다는 말을 들었다. "이갈이(bruxism)가 뭐죠?" 그녀는 낯선 이국적 이름의 장애를 듣고 움찔해서 의사에게 물었다. 치과 의사는 "이갈이는 치아를 가는 것입니다."라고 대답하였다. 만약 이러한 속도로 그녀가 이갈이를 지속한다면, 치아 에나멜이 벗겨져 넙(nub)을 씌워야 한다고 치과 의사는 경고하였다. 치과 의사는 더 이상 치아가 손상되지 않도록 수면 동안 치아를 보호해 주는 장치를 착용하라고 처방하는 한편 스트레스 관리도 처방하였다.

이갈이와 **측두하악통증 기능이상 증후군**(TMPDS)은 모두 건강관리 전문가 중 치과의사가 가장 많이 볼 것 같은 장애이다.

이갈이는 치아의 마모, 두통, TMPDS로 이어질 수 있는 과도한 치아 악물기, 이갈이의 불수의적 습관으로 정의된다. TMPDS와 이갈이 모두 스트레스와 관련이 있는 것 같다. TMPDS는 특히 측두하악(TM) 관절(턱을 열고 닫을 때 사용되는 관절)과 저작(즉, 씹기)에 포함된 근육에서 일어나는 근막통증으로 특징지어진다. TM 관절은 움직임 동안 찰칵 하는 소리와 펑 하는 소리를 낼 수 있으며 턱 움직임으로 이탈될 수도 있다. Ruth Moulton(1955)은 TM 관절 문제와 함께 이갈이 습관은 통증과 그 뒤 또다시 경련이 일어난 뒤 근육 경련의 악순환의 고리를 만드는 내적 긴장을 줄이기 위한 잘못된 시도일 수 있다고 처음으로 제안하였다.

측두하악통증 기능이상 증후군(TMPDS): 특히 측두하악 관절과 저작에 포함된 근육에서 일어나는 근막통증으로 특징지어지는 증후군

이갈이: 치아의 마모, 두통과 (또는) 측두하악통증 기능이상 증후군으로 이어질 수 있는 과도한 치아 악물기와 이갈이의 불수의적 습관

TMPDS와 이갈이에 관한 문헌 평론에서, Biondi와 Picardi(1993)는 스트레스와 이갈이가 관련되어 있다는 주장을 지지하는 증거가 있음을 보고하였다. 한 연구(Rugh & Solberg, 1975)를 포함한 지지적인 연구의 예들은 밤에 일어나는 이갈

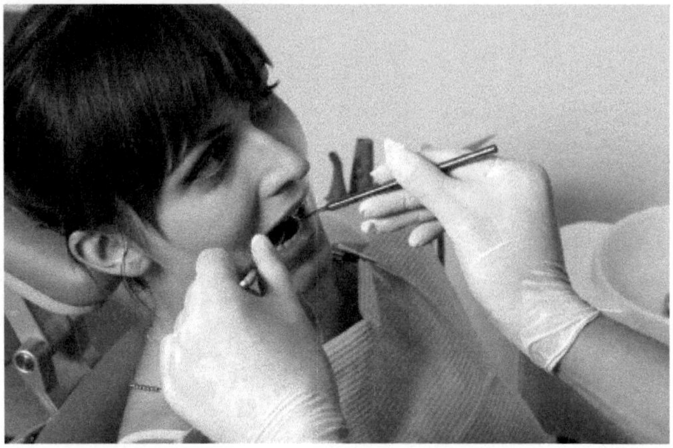

© Luckyraccoon/Dreamstime.com

이갈이와 측두하악통증 기능이상 증후군(TMPDS)은 치과 의사들이 가장 많이 진단하는 것 같다.

이는 스트레스가 많은 날에 더 일반적이라는 사실을 발견하였다. 이를 가는 행위는 선행된 스트레스에 대한 반응으로 보고된다(Funch & Gale, 1980). 최근 연구(Giraki et al., 2010)는 5일간 수면 동안 이갈이 탐지 장치를 착용한 참가자들의 마모 양상 검사를 통해 이갈이가 일상 스트레스와 직무 스트레스를 포함한 자기 보고된 스트레스와 관련되어 있음을 확인하였다.

이와 유사하게, TMPDS는 스트레스에 의해 매개되는 것으로 보이고 저작 근육의 과잉활동 및 경련과 관련되어 있다(Scott & Lundeen, 1980). Schumann, Zeinerdhk Nebrich(1988)는 가정한 바와 같이 TMPDS 환자들은 휴식 기저선과 스트레스가 있는 정신 활동 동안 근육 긴장(근전도 활동에 의해 측정된)이 더 높다는 것을 발견하였다. 그러한 결과들은 스트레스와 이갈이만큼 스트레스와 TMPDS도 강하게 연결되어 있음을 제안한다.

골격근 상태에 대한 예방과 행동 치료 전략 Fumal과 Schoenen(2008)은 TTH에 대한 연구를 평가한 후에 일반적으로 예방적인 치료가 효과적이지 않다고 결론지었다. 그러나 TTH의 특정 증상 완화를 위한 급성 행동 치료는 효과적일 수 있다. 사실, 이완과 결합된 EMG 바이오피드백의 효과성에 대한 좋은 경험적 증거가 있다(상세한 논의를 위해서는 제14장 참조). 서사들은 또한 인지-행동 스트레스 관리 접근(제10장 참조)이 효과적일 수 있지만, 그것들은 바이오피드백이나 이완과 결합되었을 때 가장 성공적임을 발견하였다. 그들은 TTH 치료를 위해 약물 치료(예, 이부프로펜이나 아스피린)와 비약물 접근(예, 스트레스 관리 이완이나 신체적 치료)의 결합을 권고한다.

Amanda의 사례와 같이, 구강 내 장치가 이갈이나 TMPDS를 위한 가장 자주 이용되는 치료일지라도 근골격 안면 통증의 치료 효과성에 대해서는 일부 논란이 있어 왔다(Marbach & Raphael, 1997). 만성 등 통증을 가진 57명의 환자와 TMPDS를 가진 21명에 대한 Flor와 Birbaumer(1993)의 연구는 EMG 바이오피드백이 만성적인 근골격 통증을 줄이는 데 치료 후 6개월과 24개월 추적검사까지 인지 행동 치료나 보존 의학 치료보다 더 효과적이었음을 발견하였다.

따라서 TMPDS를 위한 가장 효과적일 것 같은 행동 치료는 과도한 마모로부터 치아를 보호하기 위한 구강 치과 교합 장치와 관절 긴장 및 통증을 줄이기 위한 EMG 바이오피드백을 결합하여 사용하는 것이다.

아토피 장애: 천식, 알레르기성 비염, 아토피 피부염

Rodney는 다섯 살 무렵에 형과 밖에서 공을 던지고 달리며 놀다가 갑자기 기침과 천식음을 내고 헐떡거리게 되었다. 이전에 그런 적이 없었던 터라 Rodney는 매우 무서웠다. Rodney는 첫 번째 천식발작을 일으켰다. 진단을 받은 이후 Rodney는 천식 행동 계획에 따라 생활을 하였다. 성인이 되었을 때, 그는 이제 천식 일지를 가지고 있고, 호흡 측정기로 최대 호기량(peak expiratory flow, PEF)을 측정하였으며 경구용 약물과 폐 염증을 조절하기 위한 코르티코스테로이드 흡입기 형태의 또 다른 약물을 복용하였다. 그는 천식발작이 너무 심해지면 어떻게 해야 하는지에 대한 응급 계획도 가지고 있다.

Rodney의 천식 같은 **아토피 장애**는 생물학적 과민성과 염증으로 특징지어진다. 이러한 점막성 염증 장애들은 분명한 외인성 항원에 대해 과잉 반응을 보이는 면역계의 이상 조절로 인한 것이라고 판단된다. 아토피 장애에는 천식, 알레르기성 비염(즉, 고초열), 아토피 피부염(예, 어떤 습진의 형태) 및 결막염(예, 알레르기 형태의 유행성 결막염)이 포함된다. 주로 천식, 알레르기성 비염, 아토피 피부염에 초점을 맞추어 스트레스가 아토피 장애에 미치는 영향을 살펴보자.

아토피 장애: 천식, 알레르기성 비염, 아토피 피부염, 결막염과 같은 생물학적 과민성과 염증으로 특징지어지는 건강 장애

천식은 호흡계가 염증이나 기관지 기도 수축을 일으킬 수 있는 급성 양상을 갖고 있는 만성적 상태이다. 급성 양상들은 많은 알레르기 항원들 중 하나인 공기의 온도와 습도의 변화, 격렬한 운동 또는 다른 요인들에 의해 유발될 수 있다.

아토피 장애들(90% 이상이 천식의 아토피 질환을 갖는다)과 심리사회적 요인들 간의 관계를 설명하는 34편의 연구들을 대상으로 Chida, Hamer와 Steptoe(2008)가 최근 실시한 메타 분석에서, 조사자들은 초기 스트레스 노출, 심리적 고통, 낮은 사회적 지지에 대한 심리사회적 요인들이 향후 아토피 장애의 발병 및 임상적 경과와 의미 있게 관련되어 있음을 확인하였다. 어린 시절의 심리

사회적 요인들이 후에 아토피 장애들의 형성과 관련되어 있다는 결론은 매우 중요하고, 이러한 유형의 발견은 처음이다. 그들은 또한 아토피 장애가 있다는 것은 심리적 고통과 의미 있게 역으로 관련되는 양방향적 관계가 있다는 것에 대한 지지를 발견하였다.

Rona, Smeeton, Amigo와 Vargas(2007)는 고통이 천식발작에 대해 과잉 보고를 하도록 한다는 가능성을 배제하고 심리적 고통과 천식 증상들 간의 연관성을 확인하였다. 천식과 스트레스 간에 정적 피드백 고리가 있어 천식발작이 고통을 만들고, 결과적으로 더 심한 발작을 촉발하는 것 같다.

예방과 행동 치료 전략 세계알레르기기구와 세계보건기구에 의해 윤곽이 갖추어진 알레르기와 알레르기성 천식(천식의 일종)을 위한 수많은 예방 전략들이 있다(Asher et al., 2004). 특히 태내기와 유아기에 담배연기를 피하고 작업장에서 금연을 유지하는 것, 실내 공기 오염을 줄이는 것, 진드기나 바퀴벌레 및 털이 있는 동물 같은 흡입 알레르기에 어린아이들이 노출되는 위험을 최소화하는 것, 작업장에서 자극적이거나 민감한 병인에 노출되지 않도록 하거나 병인을 제거하는 것, 음습한 가정환경을 피하는 것, 생후 4~6개월까지 오직 모유를 수유하는 것(모유는 어떤 보호 성분들을 함유하고 있는 것 같다) 등이다.

천식이 진행될 때 이를 관리하는 한 가지 전략은 유발 요인을 피하는 것이다. 유발 요인은 각 사람마다 다르며, 차가운 공기, 운동, 담배 연기나 향수 같은 자극제, 아스피린 같은 특정 약물, 땅콩 같은 음식이나 아황산염 같은 음식 첨가물, 진드기나 곰팡이, 동물 털이나 꽃가루 같은 알레르기 항원이 포함될 수 있다.

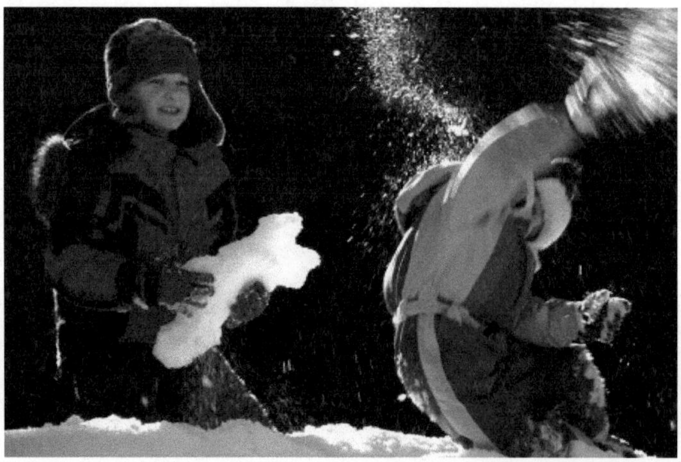

천식을 지닌 사람들은 운동이나 차가운 공기 때문에 발작이 일어날 수 있다.

몇 가지 연구 결과들은 스트레스가 있는 사건에 대해 기록하는 것이 천식을 지닌 사람을 포함한 만성 질환을 지닌 환자들에게 유익할 수 있음을 제시하고 있다. 예를 들어 Smyth, Stone, Hurewitz와 Kaell(1999)은 천식과 류머티즘성 관절염을 가진 환자에 대한 무선화된 통제 실험을 수행하였는데, 그들에게 스트레스가 있는 생활 경험이나 중성적인 주제에 관해 작성하도록 요구하였다. 스트레스에 대해 작성한 천식 환자들은 4개월 추적에서 폐 기능이 유의하게 향상된 반면, 중성적 주제에 관해 작성한 사람들은 향상을 보이지 않았다. 이와 유사하게, 류머티즘성 환자들에 대한 추적에서 스트레스 경험에 대해 작성한 사람들만이 전반적인 질병의 경과에서 개선을 보였으며, 중성적인 주제를 작성한 사람들은 개선을 보이지 않았다.

Hockemeyer와 Smyth(2002)도 짝지어진 위약 중재에 비교해서 매뉴얼에 기반을 둔 4주간의 자가 실시된 스트레스 관리 치료를 사용한 천식이 있는 젊은 성인들의 폐 기능이 향상되었음을 발견하였다. 그 워크북은 '스트레스 경험 작성하기', '인지 행동 작업하기' 그리고 '깊은 호흡 및 이완을 위해 카세트 오디오의 안내 따라 하기'가 포함되었다. 흥미롭게도, 워크북 집단에서 폐 기능은 향상되었지만, 연습의 결과로 인해 스트레스 수준이 개선되었다는 것을 자각하지는 못하였다. 저자들은 이완과 호흡 훈련이 천식이 있는 사람들에게 이득을 줄 수 있는 횡격막 호흡(깊은 호흡의 형태)을 하도록 촉진하였을 것으로 추측하였다. 더욱이, 스트레스 사건에 대해 작성하는 것은 그들의 어려움에 대해 더 나은 감각을 갖도록 사람들을 돕고, 결국 더 건강한 심리적 · 생리적 기능을 촉진할 수 있다.

> Shelly는 해마다 고초열 계절인 이 시기를 항상 두려워하였다. 특히 바람이 거세지고 나무와 풀이 꽃가루를 날릴 때 심해진다. 그녀가 조심한다 할지라도, 이런 것들은 재채기를 야기하고, 눈을 충혈시키고, 전체적으로 기분을 나쁘게 만드는 것 같다. Shelly는 고초열 또는 내과 의사가 알레르기성 비염으로 간주하는 증상을 갖고 있다.

알레르기성 비염(allergic rhinitis, AR)에 관한 저널 평론에서, Mosges와 Klimek(2007)은 AR이 어린이들에게서 가장 일반적이며 전 세계 인구의 20~30%가 이 병을 갖고 있다고 언급하였다. 그들은 또한 AR로 진단된 사람들 중 90% 이상이 중간 정도의 증상에서부터 심한 증상으로 고통을 받고 있다고 하였다.

알레르기성 비염(AR): 고초열로도 알려짐. 특정한 꽃가루, 먼지 입자나 공기 중에 떠 있는 화학물질에 대한 알레르기성 반응

AR로 인해 고통받는 사람들은 특정한 꽃가루, 먼지 입자, 공기 중에 떠 있는 화학물질에 대해 알레르기성 반응을 보인다. 가려움, 눈물, 비강 충혈, 부비 영역(코를 따라) 위쪽의 두통, 입천장의 가려움, 귀의 가려움, 마른기침, 인후염, 목 뒤쪽

의 배농 등의 증상이 나타난다. 또한 머리가 멍하고, 눈이 화끈거리고, 냄새를 맡지 못하거나 콧물이 흐르고, 귀가 가득 차 있거나 연결된 느낌이 들고, 맛을 잘 느끼지 못하는 증상도 보인다(Johnson, Harrington, & Perz, 2004).

이러한 알레르기성 상태를 만드는 데 스트레스가 어떤 작용을 할까? 핀란드에서 10,000명이 넘는 대학 신입생을 상대로 수행된 대규모 조사 연구는 알레르기성 비염이나 천식으로 진단받았던 피험자들이 아토피가 없는 피험자보다 삶의 어떤 지점에서 가족 구성원의 죽음이나 부모 또는 개인적 갈등과 같은 스트레스가 있는 생활 사건을 더 많이 경험하였던 것 같다고 보고하였다(Kilpelainen, Koskenvuo, Helenius, & Terho, 2002). 그 효과는 천식보다는 알레르기성 비염에서 더 강하였지만 아토피 피부염에 대해서는 발견되지 않았다. 이것이 회고적 연구이기 때문에 결과를 해석하는 데 주의를 기울여야 하지만, 이전에 논의한 Chida와 동료들(2008)의 메타 분석적 결론과 통합해 볼 때, 알레르기성 비염을 발생시키는 위험이 초기 스트레스 노출과 관련되어 있을 수 있다는 견해를 지지하는 것으로 볼 수 있다.

Jan Kiecolt-Glaser와 그녀의 동료들(2009)이 수행한 최근 실험은 계절성 알레르기를 가진 사람들이 높은 스트레스 상태에서(청중에게 5분간 비디오테이프로 녹화되는 연설을 하고 5분간의 암산을 수행한 직후에 그들의 녹화된 연설을 보면서 수학 문제를 푸는 것) 불안이 증폭되었고 알레르기 항원 단자 검사로부터 피부가 부풀어 오르는 결과를 가져왔다고 결론지었다. 스트레스가 있는 상황으로 인해 경험된 불안은 또한 증가된 인터류킨 6 생성, 친염증성 사이토카인과 연관된다. 따라서 급성 스트레스는 고초열 알레르기성 반응을 악화시키는 것으로 보인다.

Phillip의 피부 상태는 심각할 정도였다. 특히 증상이 얼굴 부위에 나타나면 직장에 가기가 곤란한데, 그는 쇼핑몰의 판매점에서 일하고 많은 사람을 만나 일을 처리해야 하기 때문에 더욱 당황스럽다. 팔이나 다리에 그러한 상태가 나타날 때는 숨기기가 좀 용이하다. 그것은 참을 수 없는 가려움으로 시작해서 염증, 버짐 및 건조한 상태가 되는 발진으로 진전된다. Phillip은 의사가 아토피 피부염으로 부르는 형태의 습진을 가지고 있다.

아토피 피부염은 특정 음식이나 환경적 알레르기 항원에 대한 염증, 가려움증, 아마도 버짐이나 벗겨지는 것과 같은 피부의 상태를 초래하는 피부의 과민성으로 특징지어진다.

아토피 피부염에서 스트레스는 어떤 역할을 하는가? 정상적인 면역계에서 Th1과 Th2 면역은 적절한 균형을 이루고 있다(제4장 참조). 그러나 습진에서는 Th2가 Th1에 비해 너무 많다. 알레르기 문헌에 대한 평론에서 Hashizume와 Takigawa(2006)는 만성적이고 반복적으로 아토피 피부염 환자의 불안 수준을 상승시키는 급성 스트레스원이 Th2 반응을 높여 면역계를 조절하지 못하게 함으로써 알레르기 증상의 악화를 초래할 수 있다고 결론지었다. Th2 면역을 위한 스트레스가 유도하는 조절 장애 모형은 모든 아토피 장애들에 적용될 수 있다. Marshall과 Agarwal(2000, p. 241)은 "만성 스트레스가 단지 면역계를 억제하는 것이 아니라 1형/2형 사이토카인 균형에서 우세한 2형 사이토카인 반응으로의 이동을 유도하였다. 그러한 변화는 천식과 알레르기성 질환에 대한 염증성 환경 특성에 유리할 것이다."라고 제시하였다.

대처 전략 현재, 고초열을 가진 사람에게 권고되는 대부분의 대처 전략들은 회피이다. 이것은 피부 알레르기를 가진 사람들에게도 적용된다. 일반적인 생각은 알레르기 항원을 피하거나 내부의 알레르기 항원 수를 최소화하는 것이다. 예를 들어, 야외 작업을 할 때, 고초열로 고통받는 사람은 증상이 가장 심해지는 계절과 시간 동안 마스크를 착용하고, 야외 작업이 끝난 후에는 알레르기 항원이 있을 수도 있는 옷들을 세탁하고, 잠들기 전에 머리를 감고, 창문을 닫은 채로 있을 것을 권고 받는다.

항히스타민제 같은 약물이 고초열이나 피부 알레르기를 가진 사람들의 알레르기 반응을 조절하기 위해 처방된다. 아토피 피부염은 습진을 위해 피부 보습 제공하기, 알레르기 항원과 자극에 대한 노출 제한하기 및 경구용 약이나 국부용 약(예, 코르티코스테로이드)을 통해 가려움과 염증 제어하기 등을 포함하여 피부 손질을 잘 하는 것을 통해 관리될 수 있다. 습진을 제어하기 위한 몇몇 전략들은 전체적인 면역계(Th1과 Th2 모두)를 억제하거나, 보다 정교하게 표적을 정해서 선택적으로 Th1을 높이고/혹은 Th2를 억제하는 방식이 포함된다(Nasir & Burgess, 2005).

혼합된 증거

암

지난해 40세가 된 Diana는 처음으로 X선 유방 촬영을 하였다.

일상적으로 유방 촬영을 마치고 나서도, 유방암에 대한 가족력이 없었던 터라 Diana

는 재촬영을 할 것이라고는 생각하지 않았다.

그러나 1주일 후 Diana는 내과 의사에게 전화를 걸어 "검사에서 이상이 발견되었다는 말이 무슨 뜻인가요?"라고 물었다. 의사는 암이거나 양성종양일지도 모르니 추가검사를 하라고 권고하였다.

그녀는 온라인 통계를 검색한 후, 유방 촬영이 종종 위양성, 즉 암이 아닌데 검사 결과가 때때로 암으로 잘못 나타나기도 한다는 것을 알았기에 걱정할 필요가 없다고 스스로에게 말하였다. 그녀는 걱정되는 부위의 조직검사에 동의하였고, 의심스러운 세포를 추출하기 위해 바늘이 삽입되었다.

결과가 나왔다. Diana는 악성종양이 발견되었다고 말하는 의사를 신뢰하지 않는 마음으로 바라보았다. 진단의 초기 충격에서 벗어난 후 치료를 받으러 갔을 때, Diana는 자신이 암이 국부적일 때 진단을 받은 행운아 중 한 명임을 깨달았다. 그녀는 초기 단계에서 검사를 통해 암을 발견하고 치료한 덕택에 5년 이상 생존 가능한 98% 중 한 명이 되는 좋은 기회를 가졌다(American Cancer Society, 2010).

암: 내인성 비정상 세포가 만들어지고, 세포 분열에 의해 증식되어 그 후 신체의 건강 조직들을 침범하는 200여 가지의 질환에 대한 통칭

암은 내인성 비정상 세포가 세포 분열에 의해 증식되어 건강한 신체 조직들을 침범하는 200여 가지 질환을 포괄적으로 일컫는 질병이다. 폐암은 남성과 여성 모두에게 암 사망의 주요 원인이며, 암 사망률은 유형에 따라 달라진다(그림 5.6과 5.7). 스트레스가 암에 대한 민감도를 초래할 수 있다는 생각은 널리 퍼져 있으나, 현재 그에 대한 증거는 혼재되어 있다.

지지적인 연구들은 Scherg와 Blohmke(1988)에 의해 수행된 연구가 포함되어 있다. 이 저자들은 제2차 세계대전 전에 태어나 암으로 진단된(40%가 유방암) 508명의 독일 여성에 대한 회고적 연구를 수행하였다. 통제 집단과의 비교에서, 그들은 여성이 가지고 있는 외상적 WW II 경험의 수와 암 발생 위험 간의 용량-반응 관계를 발견하였다. 즉, 외상 경험의 수가 많을수록 암 발생의 위험이 더 증가하였다. 더욱이 죽음으로 아동기에 어머니를 상실한 사람들과, 이혼이나 별거나 사망을 통해 배우자를 상실한 사람들이 암에 걸릴 가능성이 더 크다는 것을 발견하였다.

스트레스와 암의 관련성에 관한 문헌 평론에서, Levenson과 Bemis(1991)는 수많은 연구들이 자궁암, 췌장암, 위암, 폐암 및 유방암의 발생 전에 생활 사건 스트레스원의 수가 증가한 것으로 드러났다고 보고하였다. 그들은 특히 암 감시와 관련된 세포인 자연 살생(NK) 세포의 면역 억제로 인한 결과로써 이에 대한 가능한 기제를 논의하였다. 이러한 세포들은 유방암 조사 피험자뿐만 아니라 암이 아

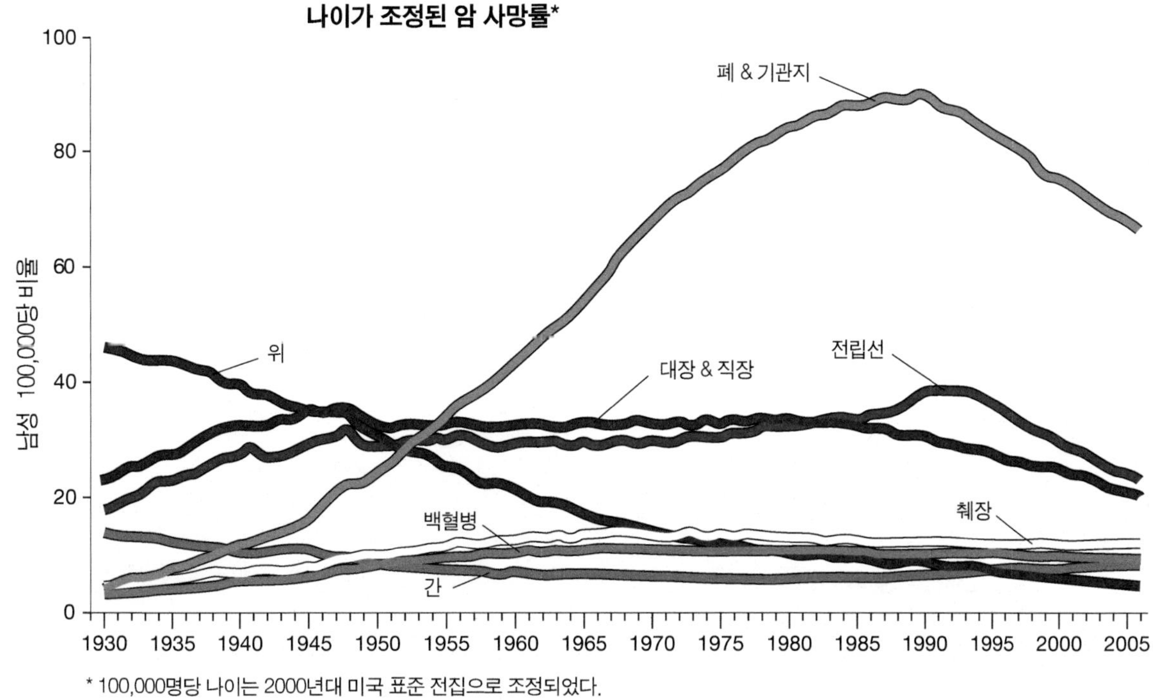

그림 5.6 감소하고 있기는 하지만, 폐암은 남성의 암 사망 원인에서 지속적으로 선두에 있으며, 전립선암과 대장암이 그 뒤를 따르고 있다.

출처: American Cancer Society (2010), *Cancer facts and figures 2010*. Atlanta, GA: American Cancer Society, p. 2. www.cancer.org/acs/groups/content/@nho/documents/document/acspc-024113.pdf.

넌 사람들에서도 스트레스에 대한 활동에서 서로 다르다는 것을 주목하였다. 그러나 방법적으로 더 엄격한 연구들이 수행되기 전까지는 심리사회적 요인들과 암 사이의 직접적인 인과적 관계에서 주의가 요구된다. Levenson과 Bemis는 스트레스와 암 발병보다는 스트레스와 암 진행 간의 연결에 대해 더 많은 증거가 있다고 결론지었다.

한 평론(McKenna, Zevon, Corn, & Rounds, 1999)은 심리사회적 요인들과 유방암의 경과를 조사하는 46개의 연구에 대한 메타 분석에서 스트레스와 유방암 진행 사이에 중간 정도의 연관성을 발견하였다. 스트레스가 있는 인생 경험의 내력, 상실과 사별의 경험, 부정이나 억압에 근거한 대처 전략 같은 요인들 모두 유방암 발병과 관련되었다.

그러나 29개의 연구에 대한 유사한 메타 분석에서, Petticrew, Fraser와 Regan(1999)은 대규모 연구 표본 분석에서 유방암 환자에 의해서 부정적 생활 사

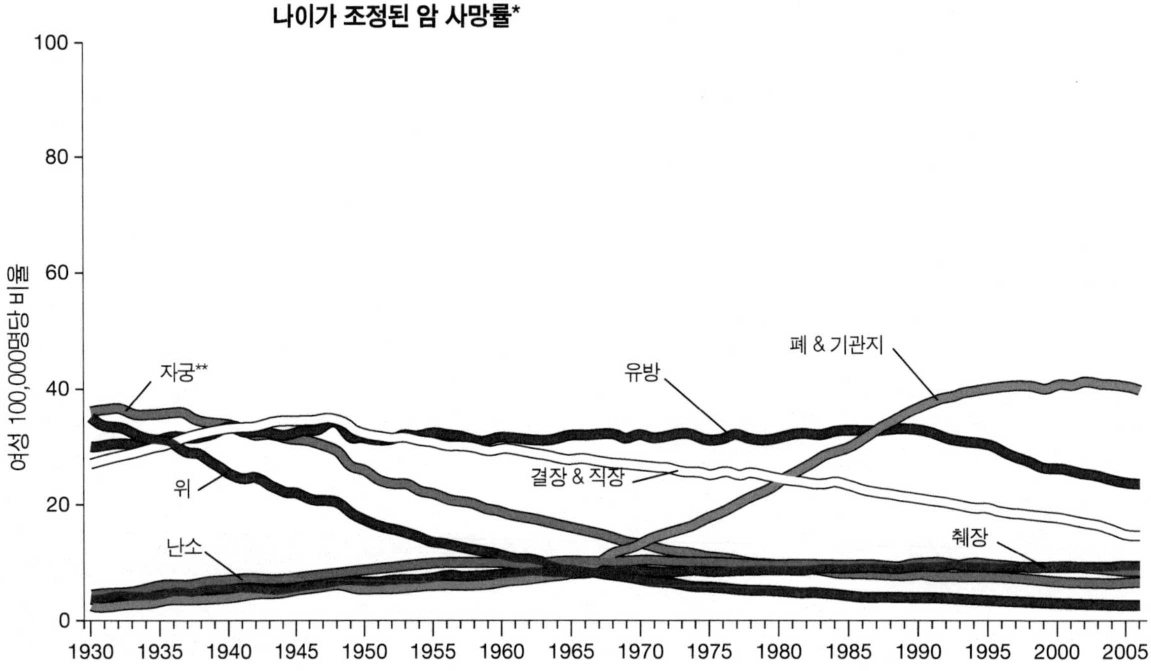

그림 5.7 폐암은 여성의 가장 큰 암 사망 원인이고, 유방암과 대장암이 그 뒤를 따르고 있다.

출처: American Cancer Society (2010), *Cancer facts and figures 2010*. Atlanta, GA: American Cancer Society, p. 3. www.cancer.org/acs/groups/content/@nho/documents/document/acspc-024113.pdf.

건이 보고될 가능성은 통제 집단의 2배였음을 발견하였다. 하지만 분석에서 빈약한 질을 가진 연구들을 제거하였을 때는 이러한 변인들 간의 인과적 관계가 나타나지 않았다고 결론 내렸다. 이와 유사하게, Butow 등(2000)은 심리사회적 요인들과 유방암 경과 간의 관계를 조사한 연구들을 평론하여 "심각하게 위협적인 사건과 유방암 간의 연관성을 보고하는 '생활 사건들과 어려움 일정'(Life Events and Difficulties Schedule, LEDS)을 사용한 두 개의 작은 연구들을 제외하면, 잘 설계된 연구들은 생활 사건과 유방암 사이에서 어떠한 연관성도 보고하지 않았다."(p. 169)라는 것을 발견하였다. 그들은 관계에 대한 전반적인 경험적 증거는 약하다고 결론 내렸다. 이와 유사하게 Duijts, Zeegers와 Borne(2003)은 1966년부터 2002년 사이에 수행된 유방암에 대한 최근의 메타 분석에서 그들의 발견들이 "스트레스가 있는 생활 사건과 유방암 위험 사이에 전반적인 연관성을 지지하지 않는다"(p. 1023)고 결론 내렸다. 계속되는 현재 연구 발견들은 단지 "아동기 상실과 생활 스트레스 그리고 유방암 위험 사이에 약한 연관성"만이 있다고 확인하

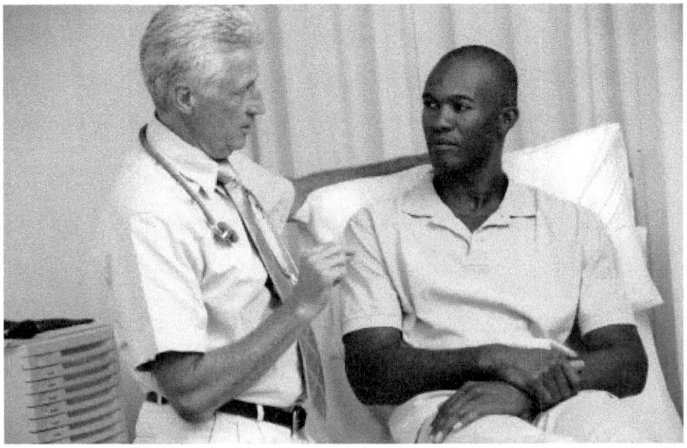

아프리카계 미국 남성은 전립선암 발병과 그로 인한 사망 위험이 다른 미국 남성보다 2배 정도 높아서 전립선암을 선별하는 것이 아프리카계 남성에게는 매우 중요하다.

였다(Eskelinen & Ollonen, 2010, p. 899).

연구자들은 또한 쥐와 같은 동물에서 발에 충격을 가하는 등의 스트레스와 차후의 종양 증가 사이에 정적 관계가 있음을 발견하였다(Sklar & Anisman, 1980). 그러나 Levenson과 Bemis(1991)가 논의한 바와 같이, 몇 가지 이유로 인해 이러한 쟁점을 쥐에서 인간으로 일반화하는 것은 어렵다. 이러한 설치류 균주는 그 과정이 사람들에게는 일반적이지 않은, 알려진 인간 암의 단지 2~3%에서 발생하는 바이러스로부터 암이 유발되도록 특별히 사육되었다. 더욱이, 이러한 동물들이 발암성 물질에 노출될 때, 그것은 암을 가진 사람들이 실제 생활환경에서 가지게 되는 만성적인 낮은 용량의 노출과는 맞지 않는 전형적으로 매우 높은 용량이다.

예방 전략 암 예방 전략들은 주로 암 검진, 자외선 차단, 건강한 음식 섭취, 체중 감량, 운동 및 흡연과 환경 발암 물질 피하기에 초점을 두고 있다(Paharia, 2008). 최근에 추가된 것은 자궁경부암 예방을 위해 11~18세 여성에게 인두유종바이러스(human papillomavirus, HPV) 백신을 사용하는 것이다. 암 검진은 성별, 연령과 위험군에 따라 유방암, 자궁경부암, 결장암과 직장암, 구강암, 피부암, 전립선암에 대하여 주기적으로 실시할 것이 권고된다. 성별, 연령과 같이, 인종 또한 암 위험에서 어떠한 역할을 할 수 있다. 예를 들어, 아프리카계 미국인 남성은 전립선암의 발생과 그로 인한 사망이 다른 미국 남성에 비해 2배의 위험을 지니고 있다(American Cancer Society [ACS], 2010).

햇빛 피하기는 적당한 가리개나 천, 자외선 차단제로 유해한 자외선을 차단하여 피부를 보호하는 것과 관련되어 있다. ACS(2010)에 따르면, 피부암은 어떠한 유형의 암보다 빈번하게 발생하고, 미국에서 진단된 암의 50%를 차지한다. 건강하게 먹고 건강한 체중을 유지하는 것은 암 위험을 줄인다. 과체중과 비만은 잠재적으로 암세포 성장을 조성할 수 있는 더 높은 수준의 에스트로겐과 인슐린 같은 호르몬을 갖게 하는 것 같다. ACS(2011a)는 충분한 양의 과일과 채소(하루에 적어도 5번)와 함께, 가공이 덜 된 붉은 고기와 통곡물을 섭취하는 식습관을 권장하며, 음주 제한(여성은 하루에 최대 1잔, 남성은 하루 2잔) 등을 권고한다. ACS는 또한 1주일에 최소 5일 동안 30~60분의 운동을 권고한다. 규칙적인 운동은 유방암 위험의 30% 정도와 결장암 위험의 40% 이상을 줄여 준다(Lee, 2003).

흡연은 암 위험, 특히 가장 위협적인 암 중의 하나인 폐암의 위험을 상당히 증가시킨다. 간접 흡연도 폐암의 위험을 증가시킨다. 가능한 한 회피해야 하는 환경 발암 물질로는 오염된 공기, 방사능, 일부 감염원(예, HPV), 벤젠, 비소, 포름알데히드, 납 그리고 다른 것에 포함된 석면 같은 특정 화학물질들이 있다. 연구 결과에 따르면 건강한 식습관과 금연이 현재 암 발병의 50% 이상을 예방할 것이라고 추정하고 있다(Bowen & Boehmer, 2010).

대처 전략 암 진단을 받으면 환자들은 종종 자연적으로 고통이나 괴로움을 느낀다. 상당한 고통은 외모 손상, 무능력 또는 죽음에 관한 걱정으로부터 야기된다. 고통의 강도와 빈도는 진단된 암 유형을 포함한 많은 요인들에 따라 다르다. 예를 들어, 많은 폐암 환자들이 유방암, 전립선암 또는 결장암처럼 좀 더 나은 예후를 보이는 암 환자들보다 더 높은 수준의 고통을 보고한다(Zabora, BrintzenhofeSzoc, Curbow, & Hooker, 2001).

암으로 진단된 사람들을 위한 심리적 중재는 보통 그들이 경험할 수 있는 불안과 우울을 감소시키는 데 초점을 둔다(Jacobson & Jim, 2008). 암이 우울과 연관되어 있다는 생각이 널리 퍼져 있기는 하지만, 일반 의학적 환자보다 암으로 진단된 환자에서 약간 더 많이 발병할 뿐이고, 우울과 강하게 연합된 CHD와는 다르게 우울이 암의 원인으로 드러나거나 암의 진행을 악화시키는 것은 아니다(Simon, Palmer, & Coyne, 2007).

암 생존자의 수명을 연장시키기 위해 심리적 중재(예, 심리 치료) 사용의 잠재적인 능력을 탐색한 수많은 문헌들이 있다. Spiegel과 그의 동료들은 이러한 가설을 공개적으로 지지하고 있다(Spiegel, 2002; Spiegel, Bloom, Kraemer, & Gottheil, 1989; Spiegel & Giese-Davis, 2003). 그러나 그들의 입장을 지지하는 중요한 연구들을 제거한다면, 암 환자가 경험한 이익들이 심리적 중재보다는 더 집

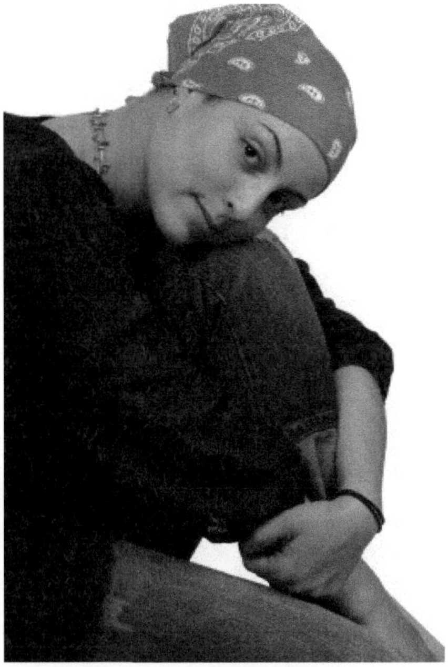

마음챙김에 기반한 스트레스 감소 접근에 근거한 치료법들은 유방암과 전립선암 외래 환자에게서 스트레스, 코르티솔 수준, 수축기 혈압, Th1 친염증성 사이토카인을 낮춘다.

중적인 의료적 처치와 더 나은 의학적 관리를 받았기 때문이라는 결론으로 이끌 수 있는 혼란이 있다(Coyne, Stefanek, & Palmer, 2007; Palmer & Coyne, 2004). 통계적 문제들 또한 일부 지지적인 연구에서 잘못된 결론을 도출할 수 있다(Simon et al., 2007).

최근의 희망적인 연구는 마음챙김 기반 스트레스 감소 접근에 근거한 심리적 중재들이 중재 즉시 그리고 추적 1년 후에 유방암과 전립선암 외래환자에서 스트레스, 코르티솔 수준, 수축기 혈압, Th1 친염증성 사이토카인 수준을 낮출 수 있음을 발견하였다(Carlson, Speca, Faris, & Patel, 2007). 같은 맥락으로, McGregor와 그녀의 동료들(2004)은 유방암 초기 단계의 여성 집단에서 인지 행동 스트레스 관리가 면역 기능(향상된 림프구 증식)을 증가시켰다는 것을 발견하였다. 그들은 3개월 추적 관찰에서 이러한 면역계 변화들이 유방암 경험으로부터 발생된 약간의 이득을 발견함으로써 긍정적 정서의 증가로 시작되었음을 주목하였다. 참가자들은 암 경험을 분명히 긍정적인 것으로 다시 구성하였고, 그것은 더 긍정적인 정서와 강화된 면역계로 이어질 수 있다(제3장의 외상후 성장을 회상하라).

CHD 영역에서 선구적인 생활양식 변화 연구를 수행한 Dean Ornish는 최근에 암 영역에서도 유사한 연구를 수행하였다. Ornish와 그의 동료들(2005)은 종양학자의 감독하에, 전통적인 치료를 하기보다는 오히려 자신들의 암 진행을 탐지하기로 결정한 초기 단계의 전립선암으로 진단된 두 남성 집단을 비교하였다. 무선 할당 절차를 사용하여, 49명의 환자들은 그들의 정상적인 생활양식을 지속하는 통제 집단에 할당되었고, 41명은 채식 위주의 저지방 식이, 영양 보조제 복용, 스트레스 관리, 지지 집단에 참여하기를 포함한 집중적인 생활양식 변화 프로그램에 참여하는 실험 집단에 할당되었다. 연구 동안 환자의 전립선 특이 항원(prostate-specific antigen, PSA) 수준이 잠정적인 암 활동과 종양 성장을 확인하기 위해 탐지되었다. PSA와 자기공명 영상검사 결과, 통제 집단에서 6명의 구성원은 결국 연구에서 중도 탈락하여 전통적인 치료(수술, 항암 화학 요법, 방사선 요법)를 받기로 하였다.

12개월에 걸친 연구의 결론에서, 통제 집단에 남아 있는 구성원들의 암은 PSA 수준을 비교하였을 때 평균 6% 나빠진 것으로 나타났다. 그러나 생활양식 변화 집단에서는 암에 걸린 종양들이 퇴화되었음을 시사하는 PSA 수준이 평균 4%로 감소되었기 때문에 41명의 환자 모두 전통적인 치료를 하지 않기로 결정하였다.

더욱이, 실험실 검사는 인상적인 발견을 보여 주었는데, 즉 생활양식 변화 집단의 혈액은 통제 집단의 혈액보다 실험실에서 배양된 전립선암 세포 성장 억제에서 거의 8배나 효과적이었다. 따라서 Ornish와 그의 동료들은 집중적인 생활양식 변화가 전립선암의 진행을 늦출 수 있을 것이라고 결론지었다.

요약하면, 심리적 중재들과 생활양식 변화가 암환자의 면역계와 건강 증진 향상으로 이어질 수 있음을 암시하는 연구 결과가 있다. 희망적이기는 하지만, 이 단계에서 우리는 이러한 변화들이 궁극적으로 암환자의 삶을 연장할 수 있을 것이라고 추측할 수 있을 뿐이다.

약한 증거

위장계 상태

Fred는 일상에서 한 잔의 커피를 마시거나 그가 좋아하는 음식, 스파게티와 고기 소스처럼 그 위에 토마토소스를 곁들인 음식을 먹는 것이 더욱더 힘들어지는 것을 알아차렸다. 먹을 때마다 위는 거의 항상 뒤집어진다. 사실, 그것은 배탈보다 더 좋지 않다. 그는 배꼽 위 내부에서 타는 듯한 감각을 느꼈고 우주 에일리언 아기 괴물이 그의 위에서 나오려고 꿈틀거리는 것 같다고 하소연하였다. 때때로 제산제를 복용하여 속이 편해지기는 하더라도 소화불량 같지는 않다고 Fred는 생각하고 있었다. 무슨 일인가? 이것은 정상적인 것이 아니다.

마침내 위장병 전문의에게 갔을 때, Fred는 위궤양 진단을 받았다.

"I-B가 무엇이죠?" Nadia는 물었다. "IBS예요. 사실, 당신은 교대형 IBS로 알려진 병을 앓고 있는데, 가장 일반적인 형태는 과민성 대장 증후군이고, 약 50%에서 발생합니다. 교대형 IBS는 변비와 설사를 번갈아 보이는 당신의 장 패턴입니다."라고 의사가 설명하였다. "원인이 뭐죠?" Nadia가 다시 물었다. "원인이 밝혀지지 않았지만 흔히 일어나는 기능성 장애입니다."라고 의사는 대답하였다. Nadia는 그러한 답변을 좋아하지는 않았지만, 적어도 자신의 상태에 대한 진단명을 알게 되어 약간의 위안을 느낄 수 있었다. Nadia는 왜 자신이 복부 경련을 겪어야 하고 장 운동 없이 며칠 동안 하루 종일 설사를 해야 하는지 궁금하였다. 때때로 Nadia는 얇은 리본 같은 변이나 스스로 "토끼 똥"이라고 부르는 변을 보기도 하였다. 이것은 너무 오랫동안 지속되어 왔으며 이제는 아마도 그녀가 생각하는 몇 가지 구제책을 가졌을 수도 있다.

인간의 위장(gastrointestinal, GI) 체계는 음식을 삼키고 소화시키기 위해 설계되어 있다. 그것은 상부 GI관, 하부 GI관, 부기관으로 구성된다. 상부 GI관은 입, 인두, 식도 그리고 위를 포함하고, 하부 GI관은 소장과 후반부에 결장을 포함하는 대장으로 구성되어 있다. 부기관들은 소화를 돕고 간, 담낭, 췌장을 포함하고 있다(그림 5.8).

스트레스와 가장 밀접하게 연관되어 있는 것으로 알려져 있는 GI체계 질병은 소화성 궤양과 IBS이다. 그렇지만 연구는 무엇을 보여 주는가? 스트레스가 궤양을 야기하는가? IBS는 어떠한가?

소화성 궤양 **소화성 궤양**은 식도, 위 또는 십이지장(상부 소장)의 내막에 상처가 생기고 헐어서 출혈하기 쉬운 상태를 말한다. 몇 년 동안 소화성 궤양은 대체로 스트레스, 식습관 또는 다른 생활양식 문제들에 의해 초래되는 것으로 믿어 왔다. 그렇지만, 지난 20년간 병원론(病因論)적 관심은 주로 **헬리코박터 파일로리**(*Helicobacter pylori, H. pylori*) **박테리아**의 감염에 주어져 왔다. 주로 양성인 이 박테리아는 때때로 위나 십이지장의 점막층을 악화시켜서 궤양으로 발전될 수 있다.

> **소화성 궤양**: 식도, 위, 십이지장 내벽의 짓무름

> **헬리코박터 파일로리 박테리아**: 주로 양성이지만, 때때로 위나 십이지장의 점막 층을 악화시켜서 궤양으로 발전될 수 있는 박테리아 미생물

스트레스와 소화성 궤양 간의 관계를 조사하는 연구들에 대한 평론에서, Jones(2006, p. 407)는 "현재 심리적 스트레스와 궤양 질환의 경과 사이에 인과관계를 제공하는 결정적인 연구는 없다."라고 결론을 내렸다. 그렇지만 그는 또한 소화성 궤양 환자 중 5~20%의 사람들은 *H. pylori*의 존재나 **비스테로이드 항염증**

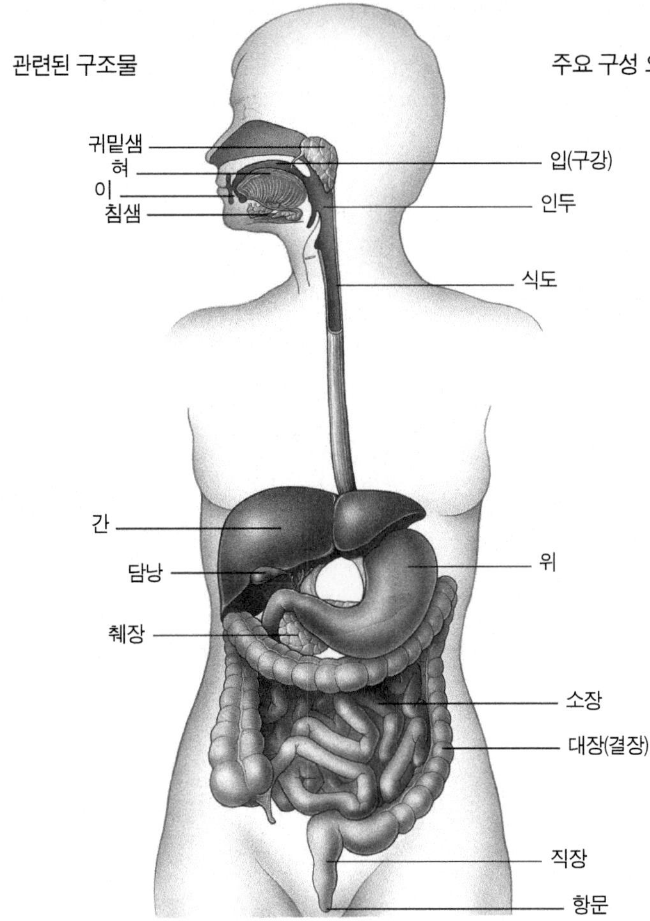

그림 5.8 **상부 GI관, 하부 GI관과 부기관**
상부 GI관은 입, 인두, 식도와 위를 포함하고, 하부 GI관은 결장을 포함하는 소장과 대장으로 이루어져 있다. 부기관들은 소화를 돕고 간, 담낭, 췌장을 포함하는 기관이다.

출처: BRANNON/FEIST, *Health Psychology*, 6/E. ©2007 Wadsworth, a part of Cengage Learning, Inc. Reproduced by permission. www.cengage.com/permissions.

약(nonseroidal anti-inflammatory drugs, NSAIDs, 예를 들어 아스피린)의 사용과 같은 어떠한 다른 인식된 기질적 병인의 증거가 없다는 것을 주시하였다. 그러므로 심리사회적 요인에 의해 야기된 소화성 궤양을 지닌 사람이 적어도 약간은 있을 것이라고 주장하였다. 그렇지만 더 명확한 결정을 내리기 위해서는 방법적으로 더 나은 통제된 연구를 수행할 필요가 있다.

과민성 대장 증후군(IBS): 설사와 변비의 형태로 나타나는 장의 요동과 함께 통증이나 압통으로 특징지어지는 기능성 장애

과민성 대장 증후군 **과민성 대장 증후군**(irritable bowel syndrome, IBS)은 기질

적 원인이 알려지지 않은 **기능성 장애**이다. IBS는 설사와 변비의 형태로 나타나는 장의 요동과 함께 복부의 통증이나 압통으로 특징지어진다. 때때로 더 심각한 염증성 장질환인 대장염과는 다른 "경련성 결장"으로 불린다. IBS는 여성에게서 더 일반적으로 나타나고 성인의 10% 정도에게 영향을 미치고 있다(Talley & Spiller, 2002).

기능성 장애: 기질적 장애가 알려지지 않은, 진단할 수 있는 양상을 가진 건강 상태

대부분의 IBS 환자들은 스트레스가 그 증상에 어떠한 역할을 하고 있지만, 인과 관계는 불분명하다고 여기고 있다(Blanchard et al., 2008). Tally와 Spiller(2002)는 IBS 증상의 발병과 지속에 미치는 스트레스 영향의 대부분은 급성보다는 만성적인 스트레스원이 차지하고 있다고 주장하였다.

그렇지만 IBS 환자 200명이 넘는 대규모 전향적 연구에서 Blanchard와 그의 동료들(2008, p. 127)은 IBS 환자가 아프지 않은 통제 집단보다 좀 더 빈번한 일상의 골칫거리를 보고하였다는 것을 알아냈을지라도, 스트레스에 대한 "인과 모형에 대해서는 약간의 지지"만을 발견하였다.

Hertig, Cain, Jarrett, Burr와 Heitkemper(2007)는 대략 한 달에 걸쳐 조사하였을 때 그들이 연구한 IBS를 가진 187명의 여성들이 통제 집단에 비해 더 빈번하고 높은 강도의 회고적 스트레스, 일상 스트레스와 더 심한 심리적 고통을 보고하였음을 발견하였다. 스트레스는 IBS 집단에서 복부 불편의 심도와 유의하게 정적인 상관을 보였지만, 집단 내에서 복부 불편감이 매일 변화된 것은 아니다. 불안과 우울을 통제하면 IBS를 지닌 참가자들에서 스트레스와 복부 불편의 심도 사이에 있는 대부분의 관계가 제거된다. IBS를 지닌 참가자들이 IBS가 없는 사람들보다 더 심한 고통을 받는 것은 분명하지만, 스트레스와 고통 및 증상들 간의 관계는 복잡한 것 같다. 저자들은 복잡성 중의 일부는 질병 행동이 어떠한 과정을 통해 장애의 영구화에 기여할 수도 있지만, IBS를 가진 사람들은 결과적으로 자신의 증상을 악화시키는 고통으로 GI 증상에 반응한다고 제안하고 있다.

Searle와 Bennett(2001)는 **염증성 장 질환**(inflammatory bowel disease, IBD)이라 불리는 좀 더 심각한 상태와 관련된 14편의 논문을 포함한 1990년대에서 2000년 사이의 문헌들을 평론하였다. IBS는 전통적 검사로 검출할 수 없는 기능성 질환인 반면, IBD는 항상 X선이나 대장 내시경을 통해 볼 수 있는 창자 내벽의 시각적 염증을 갖고 있다. IBD는 **크론병**(Crohn's disease, CD)과 **궤양성 대장염**(ulcerative colitis, UC) 모두를 통칭하는 광범위한 용어이다.

둘은 서로 다른 질환이지만, CD와 UC는 위 통증, 설사(종종 혈변), 체중 감소, 피로와 같은 공통의 증상을 갖는 심도가 다른 만성 질환이다. CD는 자가면역 질

환으로, 면역계가 GI 증상을 일으키는 GI 체계를 공격한다. 또한 관절의 부어오름, 피부 발진, 눈 염증이 있을 수도 있다. UC도 GI 증상들과 결장 궤양이 특징인 심각한 IBD이다. 평론가인 Searle와 Bennett(2001)은 "IBD의 병인과 경과에 대한 심리적 스트레스의 영향을 조사한 상당히 많은 연구 문헌이 있다."라고 언급하였다(p. 122). 평론의 결과는 중요한 생활 사건보다 IBD 증상들과 더 의미 있게 연결되어 있는 일상의 골칫거리에 초점을 두었다. 그들은 일상의 골칫거리 스트레스가 IBD 증상을 악화시켜서 결과적으로 심리적 고통을 야기한다고 제안하고 있다.

그러나 스트레스가 증상을 악화시키는 데 일정 정도 역할을 하고 있을지라도 Maunder와 Levenstein(2008)은 IBD에 대한 최근의 평론에서 "질환의 발병에 스트레스가 기여한다는 증거는 매우 미약하다."라고 결론을 내렸다(p. 247).

대처 전략 소화성 궤양은 비교적 단기간인 보통 2~4주에 치유가 가능하다. 치료법은 원인에 따라 다양하다. 헬리코박터 파일로리 박테리아에 의해 야기된 궤양은 보통 박테리아를 죽이는 항생제로 치료된다. 항생제는 흔히 치유를 돕기 위해 위산을 줄이는 약물과 함께 사용한다. 담배를 끊거나 또는 알코올이나 카페인 소비를 줄이거나 제거하는 것 등의 행동 변화가 치유 과정을 도울 수 있다. NSAIDs 사용으로 인해 발생한 궤양은 그것들의 사용을 중단함으로써 치료될 수 있다. 상태가 심각할 경우에는 수술이 필요하다.

IBS에 관한 치료는 복잡하고 일반적으로 증상을 관리하는 데 초점을 둔다. 한 가지 접근은 특정한 음식, 카페인, 스트레스 등의 특정 유발 인자를 확인하고, 그 다음 그것들을 피하거나 최소화한다. 만약 스트레스가 유발자라면, 스트레스 관리 프로그램에 참여하는 것이 도움이 될 수 있다. 건강을 향상시키기 위한 전체적인 생활양식 변화에는 규칙적인 운동과 금연 같은 권고 사항이 포함될 수도 있다. 필요에 따라 증상을 관리하는 약물이 처방되기도 한다. 불행하게도, IBS에 관한 치료를 수집하기 위해 수행된 대부분의 연구들은 방법론적으로 빈약한 상태이다. 그러나 여러 가지 상이한 중재의 임상적 효과성에 대해서는 몇 가지 흩어져 있는 증거들이 있다(Akehurst & Kaltenthaler, 2001).

IBD 치료는 개별적으로 맞추어져 있으며, 약물 복용, 금연, 식습관 변화, 상담 및 때때로 수술 등이 포함된다. 스트레스를 줄이기 위한 심리적 중재를 평가하는 연구들의 방법론적 문제와 명백하게 약하거나 부정적인 결과로 인해, 스트레스 관리 접근들은 스트레스에 취약한 것으로 알려진 IBD를 지닌 사람들에게만 사용된다(Maunder & Levenstein, 2008).

전신성 자가면역 장애

Maria는 잔디에 누워서 자신에게 몸을 기울이는 구급대원의 얼굴을 보고 있는 자신을 발견하였다. 그녀는 아침에 인근 공원을 걷다가 의식을 잃었고, 주변의 낯선 사람이 구조 요청을 하였다. Maria는 원인을 알 수 없는 근육과 관절 통증 증상, 심한 피로, 가슴의 두근거림, 입안 염증 및 오르내리는 발열 등을 가지고 있었다. 그녀는 몸이 그녀에게 소리 지르는 것을 알고 있었지만, 몸이 그녀에게 말하려고 하였던 것에 대해 관심을 기울이지 않았다. 결국, 그녀는 우울하고 긴장되었고, 운동을 한다면 정신을 고양시켜 진정될 것이라고 생각하였다. 그러나 깨어났을 때, 그녀는 혼란스러웠고 왜 자신이 그곳을 걷고 있었는지 분명하게 기억하지 못하였다.

Maria가 응급실에 들어갈 때쯤, 의사는 감출 수 없는 징후인 그녀의 뺨과 콧날을 덮고 있는 나비 모양의 발진을 발견하였다. 의사는 Maria에게 아마도 자가면역 질환인 낭창 같다고 설명하였다. 낭창은 남성과 백인에 비해 여성, 아프리카계 미국인, 라틴계, 미국계 인디언 및 아시아인들에게서 더 빈번하게 발생한다(Centers for Disease Control and Prevention, 2011b).

전신성 자가면역 장애의 경우, 신체의 면역계는 잘못 인식해서 자신의 세포와 조직을 공격한다. 면역계가 다른 사람과 자기를 구별하지 못한다는 점에서 '조절 장애'이다. 제4장에서 언급한 것처럼, 면역 조절 장애는 외인성 위협이나 내인성 위협에 대한 면역계의 과소 반응이거나 또는 과잉 반응이다. 자가면역 장애에서 면역 조절 장애는 잘못 인식된 내인성 위협에 대한 과잉 반응의 예이다. 면역계의 과잉 반응은 이식 조직 거부와 홍반성 낭창 및 류머티즘성 관절염 같은 잘 알려진 자가면역 질환에서 작용한다고 믿어진다. 수많은 연구들이 스트레스가 전신성 홍반성 난창과 류머티즘성 관절염에 미치는 효과를 조사하였다. 그들의 발견을 살펴보자.

전신성 자가면역 장애: 면역계가 광범위하게 자신의 세포나 조직을 공격하는 것으로 특징지어지는 장애

전신성 홍반성 낭창 **전신성 홍반성 낭창**(systemic lupus erythematosus, SLE)은 신체의 항체가 자신의 기관들과 조직들을 표적으로 삼는 비교적 드문 만성 다중 전신성 자가면역 질환이다. 증상들은 매우 다양하고 피로, 발열, 피부 발진, 체중 감소, 다양한 염증 반응과 감염에 대한 저항이 저하되는 것 등을 포함하고 있다. SLE가 있는 사람들은 인지적 결핍, 급성 혼란 상태 그리고 기분 장애와 같은 이차적인 심리적 문제를 경험할 수도 있다.

1950년대 중반에 Selwyn Brody는 42명의 낭창 환자를 연구한 후 "스트레스

는 질병의 촉진, 재발 및 악화에서 부분적인 역할을 수행한다."라고 결론 내렸다(Brody, 1956, p. 44). 그러나 최근에 1990년부터 2006년까지 수행된 SLE와 스트레스 연구들을 살펴본 후, Bricou 등(2006, p. 283)은 "스트레스가 인과 요인으로 입증되지는 않았지만, 질병 활동에서 악화 요인으로 작용하여 삶의 질에 영향을 줄 수 있다."라고 추정하였다.

수많은 연구들은 일상의 스트레스가 생활 사건 스트레스보다 SLE가 있는 사람들의 자기 보고된 증상의 악화에 더 큰 영향을 줄 것이라고 밝히고 있다. 예를 들어, 평균 1.6개월에 걸쳐 일상적 평가를 한 SLE 환자에 대한 전향적 연구에서, 연구자 집단은 중요한 생활 사건보다 일상적인 스트레스가 SLE 증상의 악화에 더 강하게 관련되어 있다는 것을 발견하였다(Adams, Dammers, Saia, Brantly, & Gaydos, 1994). 이와 유사하게, Peralta-Ramirez, Jimenez-Alonso, Godoy-Garcia와 Perez-Garcia(2004)는 SLE 환자 집단에서 6개월 동안 일상 스트레스를 조사하여 스트레스적인 생활 사건보다 오히려 일상 스트레스가 피험자들에 의해 지각된 증상의 심도를 가장 잘 예측한다는 것을 발견하였다.

Bricou 등(2006)은 몇몇 연구들에게 SLE 환자들이 스트레스에 대한 면역 반응에서 통제 집단과 다르게 보고하였음을 언급하였다. 이는 SLE 환자들이 스트레스에 대한 역기능적 면역계 반응을 지니고 있음을 제시한다. 그들은 또한 스트레스가 질병의 기원에 작용한다는 것을 연구하고자 시도한 회고적 연구들을 평론하여 그것들이 방법론적으로 정확하지 않음을 발견하였다. 그러므로 Bricou와 그의 동료들은 이 시점에서 스트레스원이 질병의 발생에 작용하는 역할에 대해서는 결론을 내릴 수 없다고 제안하였다. 저자들은 평론 연구들이 스트레스가 SLE 환자들의 삶의 질에 가장 큰 영향을 주고 있으며, 질병 활동의 경과에서는 더 적은 정도의 역할을 하는 것으로 제안하고 있다고 결론을 내렸다.

대처 전략 낭창 증상들을 조절하기 위해서는 종종 약물 치료가 사용된다. 통증과 염증을 줄이기 위한 NSAIDs 또는 염증을 줄이고 면역계 활동을 조절하기 위한 코르티코스테로이드 등이 있다. 공격적인 면역 억제 약물은 심각한 사례를 관리하기 위해 사용된다. 흥미롭게도 그 질병이 말라리아와 관련성이 없는데도 불구하고 항말라리아 약물이 효과적이다. 발진의 발생 가능성을 줄이기 위해서는 자외선 차단제의 사용이 권고된다. 생선 기름이 많고 포화 지방이 낮은 식단, 금연, 스트레스 회피와 같은 생활양식의 변화도 권고된다(Ioannou & Isenberg, 2002). 인지 행동 치료(제10장 참조)가 질병 활동을 줄이는 것 같지는 않지만(Navarrete-

Navarrete et al., 2010), 우울, 불안 및 신체 증상을 줄일 수는 있다. 임상적으로 제시되는 사례가 독특하지만 종종 성공적인 치료 계획을 공식화하고자 하는 내과 의사들의 도전이 있다. SLE 관리의 예후는 지난 수십 년 동안 상당히 향상되어 왔는데, 그 이유는 주로 이용 가능한 약물학적 물질들이 증가되었기 때문이다 (Ioannou & Isenberg, 2002).

류머티즘성 관절염

Mark는 그것을 신체 내에서 전쟁이 일어난 것으로 기술하였다. 그는 몇 년 동안 이러한 내적 전투의 피로로 인한 고통을 받아 왔다. 매일 아침 뻣뻣해진 그의 관절을 풀고 일하러 가기 위해서는 한 시간이나 그 이상이 걸린다. 그의 관절은 닿으면 따갑고 통증이 있고 부어 있다. 그것 외에도 그는 종종 피로, 허약함, 미열 그리고 독감으로 아픈 것 같은 느낌을 가지고 있다. 때때로 그는 팔꿈치에 있는 피부 아래에서 이상한 감각을 느꼈다.

비록 여성들이 남성보다 이러한 상태를 가지게 될 가능성이 더 있지만(Centers for Disease Control and Prevention, 2011a), 남성이라고 해서 Mark가 이 자가면역 질환에서 벗어난 것은 아니었다. Mark의 면역계는 자신의 몸 특히 관절에서 지속적인 전쟁을 치르고 있다. Mark는 류머티즘성 관절염을 앓고 있다.

류머티즘성 관절염(rheumatoid arthritis, RA)은 관절과 그 주변 조직의 염증과 손상을 특징으로 하는 만성적인 자가면역 장애이다. 이것은 또한 신체의 다른 조직을 포함할 수 있다. 염증은 관절 기능을 제한하고 통증을 초래할 수 있다. 비록 적절한 통제를 적용하였을 때 초기 연구들이 모순되는 결과를 발견하였지만 임상적 관찰들은 오랫동안 RA와 스트레스 간의 관계를 제안하였다.

Koehler(1985)의 평론은 스트레스와 RA의 인과관계에 대한 세 가지 가능한 병원성 모형을 탐색하도록 저자를 자극하였다. 첫 번째 모형은 스트레스가 심한 근육 긴장을 야기하고 결과적으로 관절에 영향을 미치는 것으로 가정하였다. Koehler는 이 모형에 관한 증거가 없음을 발견하였다. 두 번째 모형은 스트레스와 관련한 호르몬 변화가 관절의 염증을 야기한다는 것이다. 이 모형이 가능하지만, Koehler는 스트레스의 증가가 보통 염증을 증가시키기보다는 감소시킬 수 있는 코르티솔의 증가를 야기한다고 주장하였다. 세 번째 모형은 스트레스와 면역계 간의 직접적인 인과성을 제안하였다. 예를 들어, 비장과 흉선 같은 면역계 기관에 대한 직접적인 교감신경계 자극이 코르티솔 수준의 필수적인 상승 없이 염증에 영향을 줄 수 있음에 주목하였다.

Affleck, Tennen, Urrows와 Higgins(1994)는 스트레스와 RA 간의 관계를 설명하기 위해 75일이 넘는 기간 동안 전향적인 매일 설계를 사용하였다. 이 연구자들은 연구를 시작하기 전 6개월 동안 더 많은 수준의 부정적 삶의 변화를 보고한 RA 참가자들이 높은 수준의 원하지 않은 사건을 경험한 후 그들의 일기에 높은 수준의 고통을 보고하였다는 것을 발견하였다. 더 나아가, 가장 심한 염증 질환을 가진 RA 참가자들의 연구에서는 보고된 일상 스트레스원을 경험한 그날과 그 다음 날 통증과의 관계에서 분명한 정적인 관계를 보여 주었다. 마지막으로, 사회적 지지가 적다고 보고한 RA 피험자들도 일상의 스트레스원에 따라 그 다음날 더 심한 수준으로 기분의 혼란을 보고하였다. 이러한 결과는 높은 수준의 부정적 생활 변화 스트레스, 심한 염증 장애, 부족한 사회적 지지의 경험 등과 같은 일상의 스트레스원의 영향에 대한 취약성은 일상의 스트레스원이 RA로 고통받는 사람들이 경험하는 통증과 기분 상태에 미치는 영향을 악화시킨다고 제안하고 있다.

급성 스트레스와 염증 반응 간의 관계를 증명하는 직접적인 생물학적 표식이 있는가? 그렇다. Steptoe, Hamer와 Chida(2007)는 30개의 실험실 연구에 대한 메타 분석을 수행하여 높은 수준의 인터류킨 6(IL-6), 인터류킨 1β(IL-1β)에 관한 강력한 효과와 급성 스트레스에 따른 CRP에 관한 최소한의 효과를 발견하였다. 이들 각각은 친염증 반응에 대한 생물학적 표식으로 사용되었다. 사실상, 그들은 연구들이 향후 CHD와 사망을 예측하기 위해서 이들 염증 표식의 사용을 지지한다고 언급하였다. 따라서 Straub와 Kalden(2009, p. 114)은 "류머티즘성 관절염(RA) 같은 만성적인 염증 질환을 갖는 환자들의 스트레스가 친염증성 기제를 자극한다."라고 주장하였다.

15,357명의 성인 건강 유지 기구 구성원들에 대한 최근의 획기적인 연구(Dube et al., 2009)는 아동기 외상 스트레스의 회고적 자기 보고가 10년 후에 RA 같은 자가면역 질환의 진단으로 입원될 가능성과 정적으로 연관된다는 것을 발견한 첫 번째 연구이다. 아동기 외상이 20년 후에 성인에서 CRP 염증 표식과 연관된다는 것이 최근에 발견되었기 때문에(Danese, Pariante, Caspi, Taylor, & Poulton, 2007), 아동기 스트레스에 의해 유발된 친염증성 활동이 성인 RA 발병에 관한 기제를 부분적으로 설명할 수 있다는 것은 설득력이 있다. 비록 RA 진단과 입원은 객관적으로 확인되지만, 아동기 외상 스트레스는 연구의 회고적 성질로 인해 확인할 수 없다. 그러므로 모든 회고적 연구의 결과를 해석할 때는 주의가 요구된다.

그렇다 하더라도, 급성 스트레스가 종종 염증성 항원을 순환시키고 RA의 재발과 연관된다는 강력한 증거가 있다. 또한 그 연결을 지지하는 증거에 근거한 결론을 도출하기 전에 더 많은 연구들이 요구될지라도, 성인 RA에 아동기 스트레스를 연결하는 매우 제한된 새로운 증거들이 있다.

대처 전략 SLE의 관리와 마찬가지로, 약물학적 접근은 NSAIDs나 코르티코스테로이드의 사용이 포함될 수 있다. 또한 질병의 경로를 바꾸는 데 사용될 수 있는 질병 조절 항류머티즘성 약물(DMARDs)이 있다. 수술적 접근(예, 관절 수술)도 있다.

행동적 접근에는 스트레스 관리, 인지 행동 치료 및 자기 관리 방법 등이 있다. 예를 들어, Parker 등(1995)은 RA 환자들이 스트레스 관리 집단에서 "무기력, 자기 효능성, 대처, 통증 및 건강 상태에 관한 측정에서 향상"이 있었음을 발견하였다(p. 1807). 이러한 결과는 15개월 후의 추적 조사에서도 여전히 유지되었다. Evers, Kraaimaat, van Riel과 de Jong(2002)은 맞춤형 인지 행동 치료를 받은 비교적 초기의 RA 환자들이 치료 당시와 6개월 후 추적 조사에서 피로, 우울과 무력감 등이 경감되었음을 발견하였다. 이 환자들은 또한 스트레스를 다루기 위해서 치료 후에 실질적인 대처 전략을 더 많이 사용하였음을 보고하였다.

RA와 같은 만성적인 상태로부터 고통받는 사람들을 위한 자기 관리 교육 프로그램(의사나 간호사가 주도하는 것과 대조적으로)을 검토한 결과, 평론가들(Foster, Taylor, Eldridge, Ramsay, & Griffiths, 2007)은 이러한 프로그램들이 자가 평정된 건강, 자존감 및 에어로빅 운동의 빈도에서 단기간의 미미한 향상을 가져올 수 있다고 결론을 내렸다. 통증, 피로, 우울 및 무능력에서 어느 정도의 향상이 있었지만, 임상적으로 의미 있는 것으로 보이지는 않는다.

요약과 개념 정리

- 스트레스는 어떤 건강 상태의 발생에 원인으로 작용할 수 있고, 다른 상태에서는 증상의 악화에 기여하기는 하지만 원인으로 작용하지는 않는 것으로 보인다.
- 스트레스로 유발된 혈압의 급상승은 본태성 고혈압 발생 위험을 증가시키는 지속적으로 높은 혈압으로 인해 관상성 심장 질환(CHD)의 과정을 시작할 수 있다.
- 우울뿐만 아니라 만성적인 고통 정서는 CHD의 위험요인으로 확인되어 왔다.
- 심장돌연사는 외상적 스트레스원의 존재 후에 발생한다.
- CHD 예방은 금연, 과일과 채소 섭취, 운동, 콜레스테롤 낮추기, 비만 조절, 당뇨 예방, 스트레스 관리, 고혈압

예방, 적당한 음주 등과 같은 생활양식의 변화들을 포함하고 있다.

- 골격근 상태에서 기인하는 긴장성 두통(TTH)은 근위 스트레스원과 관련되어 있으며, 신경 혈관 상태에서 기인하는 편두통은 원위 스트레스원과 관련되어 있다.
- 적절한 약물 사용과 함께 근전도(EMG) 바이오피드백을 포함하는 스트레스 관리 전략들은 종종 TTH를 관리하는 데 효과적이다.
- 스트레스는 이갈이와 측두하악통증 기능이상 증후군(TMPDS) 모두와 강하게 연관되어 있다.
- 치과 교합 장치와 EMG 바이오피드백을 결합하여 사용하는 것은 이갈이와 TMPDS를 위한 가장 효과적인 행동 치료일 것 같다.
- 초기 스트레스 노출, 심리적 고통 및 낮은 사회적 지지가 이후 아토피 장애의 발병 및 증상 발현과 관련되어 있다는 연구 결과가 있다.
- 천식이 있는 사람들을 위한 효과적인 대처 전략들은 유발 요인 피하기, 스트레스가 있는 사건에 관해 쓰기 및 스트레스 관리하기 등이다.
- 고초열과 피부 알레르기를 다루는 전략들은 가능하다면 알레르기 항원이나 다른 유발 요인을 피하는 것이다.
- 스트레스와 암 발병보다 스트레스와 암 진행 간의 연결에 대해 더 많은 증거가 있다.
- 암 예방 전략들로는 암 검진, 자외선 차단, 건강한 음식 섭취, 운동, 금연, 환경 발암 물질의 회피 등이 있다.
- 소화성 궤양은 스트레스보다 박테리아 감염과 더 밀접하게 연결되어 있고 적절한 약물과 수술로 치료될 수 있다.
- 과민성 대장 증후군(IBS)와 염증성 장 증후군(IBD)은 아마도 스트레스로 인해 야기되지는 않지만 일상의 스트레스원에 의해 악화된다.
- IBS의 치료는 유발 요인 회피, 건강한 생활양식 변화 및 필요할 때 적절한 약물을 복용함으로써 증상을 관리하는 데 초점을 둔다.
- IBD의 치료는 환자의 상태에 따라 약물 복용, 금연, 식습관 변화, 상담, 때때로 수술을 포함할 수 있다.
- 스트레스가 전신성 홍반성 낭창(SLE)이나 류머티즘성 관절염(RA) 등 자가면역 질환의 원인으로 증명되지 않았다.
- 일상의 스트레스원은 SLE와 RA에 대한 증상을 악화시키고 삶의 질을 떨어뜨리는 역할을 하는 것 같다.
- 햇빛 차단, 식습관 변화, 금연, 스트레스 회피를 비롯한 생활양식 변화들이 SLE의 증상을 관리하기 위해 권고될 수 있다.
- 종종 효과적인 RA에 대한 행동 접근들은 스트레스 관리와 인지 행동 치료를 포함한다.

비평적 사고 질문

1. 어떠한 건강 상태가 염증 과정에 의해 부분적으로나마 유도되는 것 같은가? 스트레스 관련 염증은 각각에 대해 어떠한 역할을 하는가?

2. 급성 스트레스원은 어떻게 심장돌연사를 일으킬 수 있는가? 이 과정은 CHD와 연결된 만성 스트레스와 어떻게 유사하거나 상이한가? 가능한 기제에서 유사성과 차이점은 무엇인가?

3. 암과 스트레스의 관계에 대한 현재 연구 상태를 평가하라. 당신은 왜 대립되는 결과가 있다고 믿는가? 가장 강한 증거는 어디에 있는가? 가장 약한 것은 무엇인가?

4. 당신은 논의된 어떤 건강 상태에 대해서는 스트레스의 원인적 증거가 약하고 다른 상태에 대해서는 강하다고 생각하는가? 연구 설계가 어떤 조건에서는 스트레스와 질병 간의 관계가 밝혀지지 않았지만 미래에는 이루어질 것인가? 만약 아니라면, 왜 아니라고 생각하는가? 그렇다면, 연구자들이 숨겨진 관계를 가장 잘 확인하기 위해 사용할 수 있는 연구 전략은 무엇인가?

5. 언급된 상이한 건강 상태 중, 당신에게 어떤 것이 가장 취약하다고 생각하는가? 당신의 위험을 최소화할 수 있는 세 가지 예방 전략은 무엇인가? 만약 당신이 이미 이 건강 상태 중 하나를 경험하고 있다면, 당신이 가장 효과적으로 그 상태에 대처하는 데 사용할 수 있는 생활양식 전략과 행동 전략은 무엇인가?

주요 용어와 개념

골격근
과민성 대장 증후군(IBS)
관상성 심장 질환(CHD)
관상성 혈관 질환(CVD)
궤양성 대장염(UC)
근위 스트레스원
근전도(EMG)
급성 관상성 증후군 (ACS)
기능성 장애
기능성 증후군
긴장성 두통(TTH)
낮은 의사 결정권
동맥경화
류머티즘성 관절염(RA)
본태성 고혈압(HTN)
분노
비스테로이드 항염증약 (NSAIDs)
소화성 궤양
심근
심근경색(MI)
심장돌연사(SCD)
아토피 장애
아토피 피부염
알레르기성 비염(AR)
암
염증성 장 질환(IBD)
원위 스트레스원
이갈이
적개심
전신성 자가면역 장애
전신성 홍반성 낭창(SLE)
죽상동맥경화증
천식
측두하악통증 기능이상 증후군(TMPDS)
크론병(CD)
편두통
평활근
허혈성
헬리코박터 파일로리 (*Helicobacter pylori*) 박테리아
협심증

PART 3

스트레스, 성격 및 정서

제 6 장

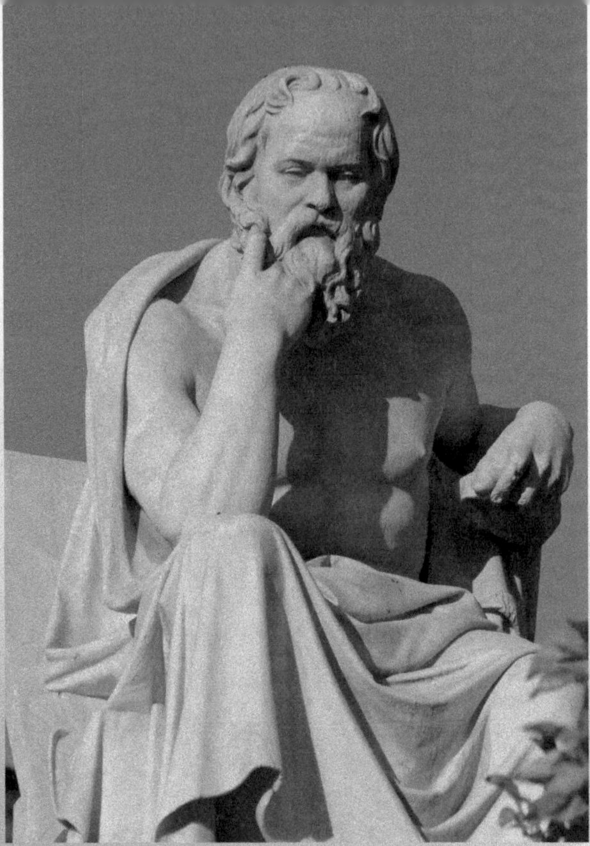

© Nmaverick/Dreamstime.com

너 자신을 알라.

□SOCRATES

성격과 스트레스

놀랍게도 Alicia와 Claudia는 친한 친구 사이였다. 왜 놀라운가? 때로 정반대의 사람에게 끌리는 경향이 있기는 하지만, 두 명의 가장 친한 친구가 이렇게 대조적인 성격을 가지고 있는 것은 여전히 놀라운 일이다. Alicia는 매우 외향적이고 그녀가 만나는 거의 모든 사람에게 매우 따뜻하고 친근하다. 반면에, Claudia는 사회적으로 위축되어 있고 냉담하고 내성적인 인상이다.

자신의 방식대로 일이 진행되어 가는지와 관계없이, Alicia는 항상 발랄한 성향을 지니고 있는 것처럼 보이고 미래에 대해서 낙관적이고 희망적이다. 그녀는 가장 스트레스적인 상황도 잘 다룰 수 있다고 자신을 믿고 있다. 반면에, Claudia는 걱정이 많고 일이 잘 되지 않을 때 심술이 나고 화가 나며 사소한 실패일지라도 절망감과 무력감을 느낀다.

Alicia는 매우 창의적이고 상상력이 풍부하고 삶의 다양한 것들을 즐기는 데 비해, Claudia는 예측 가능하고 반복적인 일상이 유지되는 것을 선호한다. 식당에서 음식을 주문할 때조차, Alicia는 새로운 음식을 먹어 보려고 시도하지만 Claudia는 항상 동일한 메뉴를 주문한다. 이에 더해서 Alicia는 직장과 일상의 삶에서 매우 성실하고 책임감 있는 사람인 데 비해, Claudia는 약간의 절차들을 무시하고 때때로 자신이 맡은 일을 미루는 경향이 있다.

한번은 Alicia와 Claudia가 함께 점심을 먹으러 나가기로 하였는데 Alicia가 약속을 잊었다. 이런 행동은 그녀답지 않았지만, Alicia는 일이 너무 바빠서 실수로 Claudia와의 점심 약속을 잊고 동료 Monica와 함께 점심을 먹으러 나갔다. "수완가"인 Alicia는 종종 협력자들과 점심을 함께하며 프로젝트에 대한 업무를 이어가곤 하였다. 운이 안 좋게도, Alicia가 Claudia와 식당에서 마주쳤을 때, Alicia는 어떤 일이 일어났는지를 갑자기 깨닫고 당황해서 Claudia에게 즉시 사과하였다. Claudia는 이해하지 못하고 발끈 성을 내며 떠났고, 이후 Alicia의 전화나 사과 문자를 거절하고 이메일에 답신조차 하지 않았다.

Alicia가 Claudia에게 여러 가지 일들로 인해 여러 번 사과하였지만, 이번에 Claudia는 Alicia의 사과를 받아들일 마음이 없었다. 대신, Claudia는 일어나서부터 하루 종일 그리고 침대에 누워 잠을 설쳐 가면서 Alicia에게 무시당한 것에 대해 반복적으로 생각하였다. Claudia는 상처받은 기분 때문에 화가 났고 우울했다. 그녀는 Alicia도 상처받기를 원하였다. Claudia는 줄곧 생각하였다. "내게는 항상 이러한 일들이 일어나.", "나는 꼭 뭔가에 짓눌린 것 같아.", "그녀가 나에게 어떻게 그럴 수 있지?", "Alicia에게 뭔가 보복을 좀 해야 해."

자신에 대한 홀대에 몇 시간 동안 발끈한 후 어느 날 저녁, Claudia는 한계점에 도달하였다. 그녀는 화가 나서 Alicia에게 이기적이고 둔감하며 부주의하다고 비난하는 내용의 이메일을 보냈다. Claudia는 이메일에 진정한 친구라면 친구를 그렇게 대접하지 않는다고 썼다. 이메일로 인해 기분이 나빴지만, Alicia는 Claudia에게 연민을 느끼고 질책만 받을 또 다른 사과의 이메일을 보냈다.

관계를 회복하려는 여러 번의 시도 후에, Alicia는 이제는 앞으로 나아가야 할 때라고 결심하였다. Alicia는 자신에게 그렇게 가슴 아픈 이메일을 보낸 Claudia를 마음으로 용서하고 그들이 나누었던 좋은 시간들에 감사하였다. Alicia는 Monica와 친해지기 시작하였고 가장 친한 친구가 되었다. 그들은 좋은 시간과 좋은 기분을 함께 나누었다. 반면에, Claudia는 그녀가 함께 일하였던 많은 사람들과 계속해서 갈등을 겪었으며 외로움과 고립감을 느꼈다. 그녀의 대부분의 날들은 여러 가지의 걱정, 슬픔 또는 초조함과 짜증으로 채워졌다.

우리가 보는 바와 같이, 스트레스에 취약한 Claudia의 성격 특성은 스트레스로부터 자신을 보호하는 Alicia의 성격 특성과 대조적이다. Claudia는 많은 부정 정서와 매우 적은 긍정 정서를 경험하기 때문에 신경증 측정에서 높은 점수를 얻을 것이다. 그렇지만 체질상 더 많은 보호 요인을 가지고 있는 Alicia는 신경증에서 낮은 점수를 얻을 것이다. Alicia는 주로 긍정 정서를 가지고 있으며 부정 정서가 매우 적다. Claudia는 후에 논의되는 부정적 정서성과 결합되었을 때, D(distress를 의미하는 D)유형 성격으로 정의되는 성격 특성 중의 하나인 사회적 위축을 보이고 있다. 이러한 특징은 높은 수준의 안녕감과 연합되는 사회적이고 외향적인 Alicia의 성격 특성과 대조된다.

제2장에서 긍정심리학의 주제에 관해 논의된 두 명의 친구에게서 차이를 보이는 몇 가지 다른 성향적 특징에 주목하라. 그들에 대해 생각해 보았는가? 아마도 Alicia는 더욱 낙관적이고 희망적이고 용서하며 감사할 줄 알고 탄력적인 반면, Claudia는 반대의 특성을 보인다는 것을 알아차렸을 것이다. 덧붙여서, Alicia는 높은 자존감을 지니고 있으며 Claudia는 낮은 자존감을 지니고 있다. 결국, Alicia는 내적 통제 소재라고 알려진 것을 가지고 있는 반면에 Claudia는 외적 통제 소재를 가지고 있다. 통제 소재는 이 장에서 더욱 깊게 논의된다. 그렇지만 사람은 스스로가 자신의 운명을 통제한다고 믿거나(내적 통제 소재, Alicia) 또는 다른 사람에 의해 자신의 운명이 통제된다고 믿는다(외적 통제 소재, Claudia)는 것을 명심하라.

성격, 스트레스 및 건강 모형

생물학적 소인 모형, 건강 관련 행동 모형, 조절 모형을 포함하여 성격, 스트레스와 건강 간의 관계를 설명하는 여러 가지 모형들이 있다. 아마도 가장 기본적인 모형은 **생물학적 소인 모형**이다. 이 모형은 유전적 요인 또는 체질적 요인(즉, 일반적인 생물학적 체질)이 스트레스에 대한 개인의 신체적, 정서적, 행동적, 인지적 반응에 영향을 준다고 규정한다. 생물학적 취약성을 지닌 사람은 스트레스에 대한 반응에서 건강을 손상시킬 가능성이 더 많지만 성격은 아무런 인과적 역할을 하지 않는다. 성격은 단순히 내재되어 있는 생물학적 소인 또는 기질의 반영이다. 따라서 생물학적 소인 모형에서 스트레스에 어떻게 반응할 것인지는 주로 생물학적으로 결정된다. 예를 들어, 이 모형에 따르면 과장된 스트레스 반응을 경험하는 Claudia의 생물학적 소인은 그녀의 신경증을 설명하지만, 신경증은 그녀의 스트레스에 인과적 영향을 미치지 않기 때문에 신경증이 그녀의 과장된 스트레스 반응을 설명하지는 못한다.

건강 관련 행동 모형은 성격 요인이 어떻게 건강 관련 행동에 영향을 미치는지에 초점을 두고 있으며, 이는 건강과 안녕감에 관한 미래의 중요한 결과를 가지고 있다. 특정 성격 요인은 우리로 하여금 건강을 보호하는 행동을 하도록 하며, 다른 성격 요인들은 건강에 위험한 행동을 하도록 하는 경향이 있다. 예를 들어, Booth-Kewley와 Vickers(1994)는 Big 5 성격 요인에서 외향성, 동조성, 성실성 점수가 높고 신경증 점수가 낮은 사람들은 건강과 연합된 건강 보호 행동을 할 가능성이 더 높지만(예, 운동, 건강한 식습관 등), 개방성 점수가 높은 사람들은 약물 사용처럼 건강에 해로운 행동들에 관여할 가능성이 더 높다는 것을 발견하였다. 그들은 "건강 행동과 성실성의 상관은 건강 행동 척도에서 29% 정도로 상당한 설명력을 가지고 있다"는 것을 발견하였다(p. 288). 건강에 좋거나 건강에 해로운 몇 가지 행동들은 스트레스에 대처하고자 하는 욕구에 의해 동기화된다. 그러므로 이러한 모형에서 성격은 스트레스에 기인하는 긍정적이거나 부정적인 건강 행동에 영향을 미치며, 이는 다시금 건강을 향상시키거나 또는 손상시키는 기회를 증가시킨다.

조절 모형은 성격이 스트레스와 건강 간의 관계에 대한 강도 또는 방향에 영향을 미친다고 가정한다. 성격은 스트레스와 건강을 중재하는 변인이며, 스트레스원의 영향을 경감시키는 **완충제** 또는 스트레스의 증폭제로서 작용할 수 있다. 따라서 잠재적인 스트레스 상황을 마주할 때, 개인의 성격은 사건을 어떻게 평가하

조절 모형: 성격이나 다른 변인이 스트레스와 건강을 중재하는 변인이며, 스트레스원의 영향을 경감시키는 완충제로서 또는 스트레스의 증폭제로서 작용할 수 있다고 가정

고 어떻게 대처할 것인지에 영향을 미친다. 다음으로 개인의 신체적, 정서적, 행동적, 인지적 반응에 영향을 주게 되고, 그 후 질병에 대한 민감성을 증가시키거나 감소시킬 것이다(Schneidermann, Ironson, & Siegel, 2005). 예를 들어, 조절 모형에 따르면 Claudia의 비관주의는 스트레스에 대한 취약성으로 남아 있는 반면 Alicia의 낙관주의는 스트레스의 영향으로부터 그녀를 보호한다.

더욱이 대인관계 요인은 상호작용하는 방식(양방향)으로 대인관계 스트레스원을 강화하거나 경감시키는 성격적 성향을 갖게 만드는 역할을 한다(Bolger & Schilling, 1991; Bolger & Zuckerman, 1995). 예를 들어, Big 5에서 동조성이 낮고 신경증이 높은 사람들은 스트레스 동안에 더 많은 대인관계 갈등을 경험하고(스트레스 증가 사건) 더 적은 사회적 지지(스트레스 감소 자원)를 받는 방식으로 다른 사람들과 상호작용할 가능성이 있을 것이다. 이 과정은 신경증과 낮은 동조성을 가지고 있는 Claudia의 성격 특성이 자신의 스트레스를 악화시키고 사회적 지지를 감소하는 방식으로 그녀가 Alicia와 관계를 맺으려 할 때 분명하게 보여 주었다. 원래의 누적 효과에 상호작용에서의 부가적인 스트레스원이 추가되어 질병에 걸리게 된다. 이 과정은 이 장의 후반부에 **신경증 폭포**를 논의할 때 더욱 자세하게 예시되어 있다.

요약해서 생물학적 소인 모형에 따르면, 생물학이 스트레스에 대한 반응과 성격의 표현에서 어떠한 역할을 하고 있지만, 성격은 스트레스 또는 건강 결과에 대한 반응에서 직접적인 역할을 하지는 못한다. 그에 비해, 건강 관련 행동 모형은 성격이 스트레스에 동기화된, 건강과 관련된 행동에서 영향력을 가지고 있을 가능성이 있다고 제안하고 있다. 건강에 해로운 행동이나 건강을 보호하는 행동에 관여하는 것은 결국 이후에 긍정적이거나 부정적인 건강 결과에 영향을 미칠 가능성이 있다는 것이다. 마지막으로, 조절 모형은 어떤 성격 특징이 건강 위험을 증가시키고 어떤 특성이 위험을 감소시키는지와 관련해서 우리가 스트레스에 어떻게 반응할 것인지에 영향을 주는 요인으로 성격을 보고 있다. 만약 대인관계 스트레스원에 교류적인 특성이 있다면, 스트레스 수준은 감소되거나 확대될 것이다. 또는 그 사람이 대인관계의 갈등을 격화시키거나 잘 조절하는지 등 성격 특성이 어떻게 표현되느냐에 따라 새로운 스트레스원이 추가되거나 자원이 제거될 것이다.

성격이란 무엇인가

성격(personality)은 개인을 정의하는 사고, 정서, 행동에 대해 전반적으로 지속되는 패턴을 말한다. 성향은 과거 경험에 의해서, 또한 기질을 반영하는 생물학적 과정에 의해서 영향을 받을 수도 있다. **기질**(temperament)은 "정서성, 활동성, 사회성과 같은 특징적 행동 패턴을 포함하는 성격의 생물학적 토대"이다(Cloninger, 2008, p. 260).

성격 **특성**(traits)은 일정한 방식으로 반응하도록 만드는 성격의 특별한 특성이나 구조적 요소를 가리킨다. 예를 들어, Alicia의 따뜻하고 외향적이고 친근한 특성은 모두 그녀가 사회적 활동에 더 적극적으로 참여하게 하는 성격 특성이다. **상태**(states)는 일시적인 내적 현상으로 여겨지는 반면, 특성은 지속적이고 안정적인 성격 특징으로 여겨진다. 예를 들어, Alicia의 행동을 자신에 대한 무시라고 지각함으로써 Claudia가 Alicia에게 몹시 화가 났을 때, Claudia는 그 순간에 상태 분노를 경험한다. 그렇지만 일이 그녀의 방식대로 되지 않을 때 분노를 경험하는 Claudia의 일반적인 경향성은 **특성** 분노로 간주할 수 있다. 때때로 특성은 성격에 대한 특정한 경험이나 표현을 하게 하는 경향 또는 소인을 암시하기 때문에 **성향**(dispositions)으로도 언급된다.

특성: 소인으로도 알려져 있다. 개인이 특정한 방식으로 반응하도록 하는 성향을 가지고 있는 성격의 특정 특성이나 구조적 요소

Gordon Allport의 책 『성격: 심리학적 해석(*Personality: A Psychological Interpretation*)』(1937)은 합법적인 과학적 시도로서 특성 이론을 확립하기 위한 새로운 분야의 시작이 되었다. 그는 특성을 성격을 이해하는 중요한 구조적 요소로 보았다. Allport의 초기 연구는 성격 특성 분야에서 Raymond Cattell과 Hans Eysenck 같은 다른 중요한 기여자들을 위한 토대를 마련한 것이다. Allport는 성격의 주요 영역을 밝히기 위하여 요인 분석이라고 부르는 상대적으로 새로운 통계적 기법의 사용을 거부하였지만, Cattell은 엄격한 통계적 접근을 선호하였고 이 분야를 더 향상시키기 위해 요인 분석을 사용하였다.

요인 분석은 측정된 요인 군집을 결정하기 위해 다중 상관을 사용한다. 모아진 군집의 요소들은 군집이 갖고 있는 요소들의 공통적인 주제로 명명되는 한 가지 요인을 형성한다. 예를 들어, 과묵한, 소심한, 수줍음 타는, 겸손한, 차분한, 자의식적인, 보유적인 등과 같은 단어들이 통계적인 군집을 형성한다면, 이 군집은 수줍음이라는 한 가지 요인으로 명명할 수 있다. 왜냐하면 수줍음이 그 요소들을 대표해서 표현할 수 있는 구성 개념 또는 주제이기 때문이다.

요인 분석을 바탕으로, Cattell은 16가지의 뚜렷한 상관 요인을 제안하고 이를

근원 특성으로 명명하였다(아마도 그들 각각이 모든 성격 특성들에 관해 그 하나의 기저하는 근원과 접속해 있기 때문이다). 그는 이러한 차원들을 측정하기 위해 **16 성격 요인(16PF) 질문지**를 개발하였다(Cattell & Eber, 1962).

Eysenck의 PEN 모형

Catell과 동시대 사람인 Eysenck도 요인 분석을 사용하였다. 하지만 그는 Cattell이 사용한 상관 요인에 동의하지 않고 성격을 보여 주기 위해 비상관 요인의 사용을 선호하였다. 그는 요인들이 서로 독립적(때때로 직교라고 부른다)이도록 요인을 회전시키는 통계적 기법을 사용하였다. 그렇게 해서 그는 상당히 적은 요인들을 발견하였다. 그는 16가지 상관 요인 대신에 세 가지 초요인(superfactor)을 발견하여 Big 3 **초월 특성**(supertrait) 또는 **성격 유형**이라고 불렀다.

성격 유형은 구성 개념의 특성에 따라 사람을 정의하는 특정 영역 내에 있는 성격의 질적 범주이다. 예를 들어, A유형인 사람은 정력적이고 경쟁적이고 시간 촉박에 대한 과장된 느낌을 가지는 구성 특징에 따라 정의되고, B유형인 사람은 반대되는 특성을 지니는 것으로 정의된다. 한 사람이 두 가지 범주 중 하나에 해당하는 것으로 대부분의 유형들은 양분된다. 예를 들어, 한 사람은 A유형이나 B유형 중의 하나이지 둘 다는 아니다. 이것은 다양한 특성을 반영한 상이한 차원에 따른 지속적 변인으로서의 성격 특성에 대한 생각과는 대조를 이룬다. Eysenck가 종종 성격 유형으로서 세 가지 초월 특성을 언급하였을지라도, 실제로는 그것들을 지속적인 변인으로 간주하였다. 예를 들어, Eysenck가 초월 특성을 측정하기 위해 개발한 도구인 Eysenck 성격 항목표는 각각의 초월 특성에 대한 단계적 차이를 반영하는 연속선상에 점수를 부여한다. 그렇지만 편의상 예를 들면 그 사람이 높은 수준의 외향성 특성을 가지고 있다고 말하기보다는 외향성 또는 내향성이라고 말하는 것이 더 쉽다. 실제 유형에 대해서는 이 장의 후반부에 더욱 깊게 논의될 것이다(예, A유형).

Eysenck의 모형에 있는 세 가지 초월 특성은 **정신병 성향**, **외향성-내향성**, **신경증 성향**이다(Eysenck, 1967, 1990; Eysenck & Eysenck, 1985). 이것들을 함께 **Eysenck의 PEN**(psychoticism, extraversion, & neuroticism) **모형**이라고 부른다. Eysenck는 첫 번째 초월 특성이 정신병 환자 또는 반사회적 행동을 보이는 사람들에 의해 드러난 특질들과 겹치는 특성 특질을 갖고 있다는 것을 발견하고서 **정신병 성향**이라고 불렀다. 이것은 불행한 명칭의 선택인데, 왜냐하면 정신병 성향

Eysenck의 PEN 모형: 개인의 성격으로 정의되는 정신병 성향, 외향성, 신경증 성향에 대한 Eysenck의 세 가지 초월 특성

의 초월 특성에서 높은 점수를 받는 모든 사람은 의도하지 않게 임상적 정신병(즉, 다른 임상적 특징과 함께 손상된 현실 검증력)을 가지고 있다고 암시하기 때문이다.

정신병으로 진단받은 사람들이 이 초월 특성에서 높은 점수를 받는 경향이 있지만, 창조적인 비정신병적 사람들도 그럴 수 있다. 임상적 조건을 측정하는 대신에, **정신병 성향 요인**은 종종 비관습적 또는 사회적 일탈과 연합된 더 광범위한 특성을 반영하는 것처럼 보인다. 특성들 중 적어도 일부는 창의적, 강인한 정신과 같은 긍정적이거나 중성적인 의미를 내포하고 있기도 하지만, 그 특성들은 대부분 공격성, 냉정함, 자기중심적, 비인간적, 충동적, 반사회적, 비공감적과 같은 부정적인 의미를 내포하고 있다. 정신병 성향이 높은 많은 사람들에게서 관찰되는 사회적 일탈은 낮은 대뇌피질 각성을 반영하는 생물학적 토대를 가지고 있는 것으로 보이는데, 이는 정신병적 성향에서 높은 점수를 받은 사람들이 폭력적인 도구에 더 높은 관심을 가지고 있으며 폭력적인 이미지에 더 쉽게 둔감화되는 경향을 보이기 때문이다(Bruggemann & Barry, 2002).

정신병 성향 차원과 명확성의 결여로 인한 불행한 명칭의 선택 때문에, 외향성-내향성 그리고 신경증 성향이 여전히 인기 있는 구성 개념이지만, 이 초월 특성은 오늘날 성격 연구에서는 일반적으로 사용되지 않는다. Eysenck의 **외향성** 개념은 일반적으로 사교적, 생동감 있는, 활동적, 적극적, 감각 추구, 근심 없는, 지배적, 흥분하는, 모험적 등 전반적으로 긍정적인 의미를 내포하는 특성을 포함하고 있다. **내향성**은 이러한 특성의 정반대를 지닌다.

외향성: Big 3와 Big 5 특성의 하나. 따뜻함, 온화함, 사교적, 활동적, 열정적 등을 포함하는 태도

신경증 성향 특성은 일반적으로 이 초월 특성에서 점수가 높은 사람조차 원하지 않는 것처럼 보이는데, 불안한, 우울한, 죄책감, 낮은 자존감, 긴장된, 초조한, 수줍은, 성마른, 감정적과 같은 특징들을 포함한다. 비록 우리가 긴장되고 초조하고 성마른 것과 같은 경험을 거의 하지 못할지라도, 우리의 정서적 측면을 건드리는 것은 일반적으로 유익하다.

신경증 성향: 정서적 불안정, 일반적으로 상처받기 쉽거나 부정적인 정서를 경험하는 성향으로 특징지어지는 Big 3와 Big 5 특성의 하나

Eysenck(1967)는 PEN 초월 특성들이 내재된 생물학적 차이 또는 기질의 외적 표현이라고 믿었다. 그의 생물학적 차이 가설은 특히 외향성-내향성 및 신경증 성향의 생리학적 토대를 조사하도록 많은 연구를 자극하였다. Eysenck 모형의 기질적 측면에 따르면, 환경적 자극은 신경계의 각성을 야기한다. 어떤 사람들은 최적의 기능 영역에 도달하기 위해 더 많은 자극을 요구하는 반면, 다른 사람들은 더 적은 자극을 요구하기도 한다.

Eysenck는 외향성은 내향성에 비하여 사회적 만남을 포함한 자극에 더 큰 수용

력을 가지고 있다고 제안하였다. 과잉 자극을 막기 위해서, 내향성은 흔히 사회적 상황으로부터 철회하거나 회피하는데, 그렇지 않으면 그들의 신경계가 과잉 자극된다. 따라서 내향성의 최적 기능 영역(예, Yerkes-Dodson 곡선, 제1장 참조)은 외향성보다 약간 더 낮은 각성 수준에 있고, 내향성과 외향성은 모두 그들의 최적 수준을 지지하는 환경을 찾는다.

Eysenck는 각성에 책임이 있는 뇌의 체계 중 하나인 상향 망상활성체(상향 망상체로 알려져 있다. 제3장 참조)가 외향성과 내향성 간의 생물학적으로 구동된 차이를 설명할 수 있다고 보았다. 내향성인 사람이 상향 망상 활성체에서 각성 수준이 높은 것은 외향성보다 내향성에서 더 높은 대뇌피질의 각성 표출로 드러난다고 가정하였다.

내향성인 사람이 외향성인 사람보다 더 많이 생리적으로 각성되는가? 연구가 제안하는 것은 무엇인가? 1,000건이 넘는 연구들이 지난 50년 이상 동안 한 가지 형태나 또 다른 형태로 이 가설을 검증하기 위하여 수행되어 왔다. 예를 들어, 레몬주스 방울 실험에서 연구자들은 타액 분비에서 단지 최소한의 증가를 보였던 극단적인 외향성인 사람과 비교해서 극단적으로 내향성인 사람이 레몬주스 방울을 혀에 올려놓았을 때 엄청난 양의 타액을 분비하는 것을 발견하였다(Deary, Ramsey, Wilson, & Raid, 1988; Eysenck, 1990). 연구 결과는 밝은 빛을 그들의 눈이 비추었을 때 내향성의 동공이 외향성보다 더 빠르게 수축하여 동공 반응에서 조차 차이가 있음을 보여 주는데, 이는 빛 자극에 대한 각성 수준이 높아 자극 감소에 대한 요구가 높다는 것을 암시하는 것이다(Holmes, 1967). 특정 조건에서, 청각적 자극에 대한 뇌파 반응은 외향성에 비해 내향성에서 더 반응적임을 시사한다(Swickert & Gilliland, 1998).

각성에서 내향성-외향성 차이를 실험하는 경험적 연구에 대한 광범위한 자료의 결과가 때로는 일관성이 없을지라도, 24시간 낮 주기의 특정 기간 동안뿐이지만(예, 아침에 외향성과 내향성 간 대뇌피질 각성 차이가 더욱 확실하게 발견되었다), 내향성이 외향성보다 낮은 수준에서 중간 수준의 자극에 대해 더 낮은 역치를 갖는 것처럼 보인다는 최소한의 증거가 있다. 외향성이 내향성보다 더욱 자극적인 환경, 특히 사회적 환경을 찾는다는 생각을 지지하는 많은 연구들이 있다. 그러나 망상 활성 체계가 이러한 차이에 대해 가장 책임 있는 두뇌 영역 인지에 대해서는 Eysenck가 제안한 바와 같이 미해결 질문으로 남아 있다.

동물 연구를 기반으로 한 J. A. Gray(1987)의 **강화 민감성 이론**(reinforcement sensitivity theory)은 Eysenck의 생물학적 모델을 구축하고, 외향성과 신경증 성향을 만드는 기본 기질 요인에 대한 우리의 이해와 관련 있는 기능적으로 독립된 두 개의 동기화 시스템을 제안하였다.(그의 현재 모형이 이 논의와 직접적으로 관련이 없는 세 번째 체계를 제안한다는 것을 주목하라.) Gray의 두 가지 체계는 보상에 민감하고 뇌의 도파민 영역과 순환을 부채질하는 **행동 접근 체계**(Behavioral Approach System, BAS)와 반대로 처벌 또는 보상이 없는 것에 민감하고 뇌의 노르에피네프린 체계에 의해 추동되는 **행동 억제 체계**(Behavioral Inhibition System, BIS)이다.

행동 접근 체계(BAS): 뇌의 순환과 도파민 영역을 부채질하고 보상에 민감한 Gray의 강화 민감성 이론의 체계

행동 억제 체계(BIS): 뇌의 노르에피네프린 체계에 의해 추동되며, 처벌 또는 보상이 없는 것에 민감한 Gray의 강화 민감성 이론의 체계

BAS는 잠정적으로 보상받는 상황이나 자극에 접근하도록 동기화하는 데 반해 BIS는 행동을 억제하고 회피하는 것과 연합되어 있다. 따라서 BAS 민감성이 높은 사람은 보상에 과장된 긍정 정서(예, 행복감)를 보이며, BIS 민감성이 높은 사람들은 혐오 자극에 과장된 부정 정서(예, 불안)를 보인다. 예를 들어, 일상적인 생활 사건 일지 연구(BAS와 BIS의 수준을 측정하기 위해 설계된 자기 보고 도구로 측정된)는 큰 BAS 민감성을 지닌 참가자들이 일상생활에서 더 많은 긍정 정서를 기록한 데 반해, 큰 BIS 민감성을 지닌 이들은 일상생활에서 더 많은 부정 정서를 기록하였음을 발견하였다(Gable, Reis, & Elliot, 2000).

Gray 이론의 최근 판에서 외향성에서 높은 수준의 긍정 정서는 BAS와 관련되어 있다. 예를 들어, 연구자들은 도파민 체계(좋은 기분과 연합된)와 외향성 둘 사이에 강한 관련성이 있다는 결론을 내렸다(Depue & Collins, 1999; Wacker, Chavanon, & Stemmler, 2006). 좀 더 우세한 BAS는 외향성이 긍정적인 사회적 경험을 포함하여 보상적인 긍정적 경험을 발견할 가능성이 더 많기 때문에 내향성에 비해서 외향성에서의 높은 안녕감 점수를 설명할 수 있었다. 반면 당신이 기대하는 바와 같이, 몇몇 연구 발견들은 BAS 민감성이 낮은 이들이 더욱 우울한 경향이 있음을 보여 주고 있다(Harmon-Jones & Allen, 1997). 간단히 말하면, 높은 BAS 민감성은 더 많은 긍정 정서에 상응하고 낮은 BAS 민감성은 적은 긍정 정서에 상응한다.

외향성 특성이 BAS와 관련되는 것처럼, 신경증 성향 특성은 BIS와 관련된다. 높은 수준의 신경증 성향은 큰 BIS 민감성과 연합되어 있으며, 이것은 높은 신경증 성향을 지닌 사람들에 의해 경험된 지배적인 부정 정서에 대해 설명할 수 있다. 따라서 신경증 성향을 지닌 사람의 높은 BIS 민감성은 위협적이거나 처벌받는 것을 발견하는 스트레스원이나 다른 자극에 대한 강한 부정적 반응을 설명하고 있다.

Eysenck에 따르면, 신경증 성향에서 점수가 높은 이들은 변연계의 과민반응을

보이고 있다. Gray(1987)는 위협을 평가하는 것과 연합된 뇌 영역인 변연계의 편도체가 BIS에서 중요한 역할을 한다고 제안하였다. 변연계의 과민반응은 지각된 위협에 대한 반응으로 고조된 각성과 불안을 유도한다.(외상후 스트레스 장애와 연합된 편도체의 과잉반응에 대해 제3장의 증거를 회상해 보라.)

높은 신경증 성향을 지닌 개인들은 특히 혐오 자극에 대한 스트레스에 인내력이 낮은 것으로 보인다. 따라서 Eysenck에 따르면, 그들은 신경증 성향에서 점수가 낮은 이들보다 위협을 지각하고 정서적으로 각성될 가능성이 더 높다. 신경증 성향 연구에 대한 그의 평론에서, Lahey(2009, p. 246)는 높은 신경증 성향을 지닌 사람들이 "스트레스적인 삶의 사건을 경험할 때, 더 빈번하고 강하게 부정적 정서에 반응"한다는 "많은 증거"가 있다고 결론을 내리고 있다.

Big 5

5요인 모형(FFM): Big 5라고도 알려짐. 신경증, 외향성, 개방성, 성실성, 동조성 등 5가지의 비교적 독립적인 요인

오늘날 가장 널리 수용된 폭넓은 성격 특성 모형은 **5요인 모형**(Five Factor Model, FFM)이라고도 알려진 **Big 5**이다. 명칭이 암시하는 바와 같이, 성격 특징들을 기술하기 위해 일상적인 단어들의 요인 분석 결과를 기반으로 한 이 모형은 전체 성격을 형성하는 비교적 독립적인 5요인을 제안하고 있다. Paul Costa, Jr.와 Robert McCrae는 그 모형과 가장 밀접하게 연관된 분야의 개척자이다. 그들은 NEO-PI라고 부르는 Big 5를 측정하기 위해 설계된 잘 알려진 자기 보고형 도구를 개발하였다(Coasta & McCrae, 1985, 1992).

NEO는 신경증 성향(neuroticism, N), 외향성(extraversion, E)과 개방성(openness, O)에 대한 도구의 원판에서 사용하였던 세 가지의 성격 요인을 의미한다. PI(personality inventory)는 성격 항목표를 의미한다. 성실성(conscientiousness, C)과 동조성(agreeableness, A)의 두 가지 요인은 Big 5를 완성하기 위해 나중에 더해졌다. Big 5를 기억하기 위한 유용한 연상 기호는 OCEAN(openness, conscientiousness, extraversion, agreeableness, neuroticism)이다. 실제로 요인들이 NEOCA 순으로 흔히 나타나지만, 순서는 중요성을 나타내지 않기 때문에 요인들의 순서를 섞는 것이 좋다. 성격의 Big 5 요인들의 목록과 각각의 요인에 대한 높고 낮은 점수의 주요 특징들에 대해서는 표 6.1을 보라.

NEO-PI를 사용하여 따로따로 측정되는 **측면**이라고 이름이 붙은 각각의 요인들의 하위 구성 요소들도 있다. NEO-PI 각각의 요인에 대한 측면들의 목록은 표 6.2를 보라.

표 6.1 Big 5 요인

요인	높은 점수에 대한 기술	낮은 점수에 대한 기술
외향성(E)	수다스럽다 열정적이다 활동적이다 지배적이다 사회적이다	조용하다 냉정하다 수동적이다
동조성(A)	온화하다 상냥하다 믿을 수 있다	짜증을 낸다 무자비하다 의심이 많다
신경증 성향(N)	걱정을 한다 감정적이다 취약하다 불안하다	침착하다 감정적이지 않다 강인하다 자기 통제적이다 안녕감
개방성(O)	창의적이다 상상력이 풍부하다 다양성을 선호한다	인습적이다 실제적이다 반복을 선호한다
성실성(C)	성실하다 열심히 일한다 야심적이다 책임감이 있다	태만하다 게으르다 목적이 없다 책임감이 없다

출처: Cloninger (2008), *Theories of Personality:Understanding Persons*. Pearson/Prentice Hall.

표에서 볼 수 있는 바와 같이, 외향성 점수가 높은 이들은 따뜻하고 친근하고 사회적인 것과 같은 Alicia가 보여 주는 많은 성격 특징들을 보이고 있다. 제2장과 이전에 논의하였듯이, 외향성은 더 많은 긍정 정서를 경험하는 성향을 가지고 있다. 외향성과 연합된 또 다른 특징들은 더 적극적이고 열정적이라는 것이다. 그 특징들은 그들이 하고자 하는 것을 실행하기 위해서 더 많은 에너지를 생성시킨다. Claudia는 사회적 위축 경향성으로 인해 외향성에서 낮은 점수를 얻었다.

동조성: 온화하고 신뢰할 만하고 마음이 따뜻한 특성을 가진 Big 5 특성의 하나

다음으로 **동조성**에 대한 특성들을 살펴보면, 전반적으로 온화하고 마음이 따뜻하고 신뢰할 만한 성격을 가지고 있는 Alicia가 높은 점수를 얻는 반면, Claudia는 의심하고 불신하는 본성과 초조해하는 일반적인 경향성으로 낮은 점수를 얻었다고 말하는 것이 이치에 맞다.

표 6.2 NEO-PI-R에 의해 측정된 Big 5 요인의 양상들

요인	양상
외향성(E)	열정 사교성 주장성 능동성 흥분 추구 긍정 정서
동조성(A)	신뢰 솔직성 이타심 순종 겸손 부드러움
신경증 성향(N)	불안 적개심 우울 자의식이 강함 충동성 상처받기 쉬움
개방성(O)	공상 미학 느낌 행동 아이디어 가치
성실성(C)	능력 정돈 의무에 충실함 성취 추구 수양 신중함

출처: Cloninger (2008), *Theories of Personality:Understanding Persons*. Pearson/Prentice Hall.

앞에서 논의한 바와 같이 Claudia는 그녀의 일반적 취약성에 더하여 걱정, 불안, 적개심, 우울 등과 같은 부정적 정서 경험을 가지는 성향으로 인하여 신경증 성향에서 높은 점수를 얻을 것이다. 그렇지만 Alicia는 신경증 성향에서 낮은 점수를 반영하는 차분한 사람이고 정서적 불안정(예, 반응성)이 더 적고 자기 통제감이 더 큰 것으로 보인다.

Alicia가 창의적이고 상상력이 풍부하고 다양한 것들을 즐긴다는 것을 고려하면 **개방성**에서 높은 점수를 얻을 것이지만, 동일하고 정해진 일성한 일들을 고수하고자 하는 Claudia의 경향을 고려하면 그녀는 이 요인에서 낮은 점수를 얻을 것이다.

마지막으로, 열심히 일하고 야망이 있고 책임감 있는 천성을 가진 Alicia는 **성실성**에서 높은 점수를 얻은 반면, 꾀를 부리고 답신 전화를 하지 않고 순위가 낮은 일들에 집착하는 Claudia의 경향성은 이 차원에서 점수가 낮을 것임을 가리킨다. 이러한 Big 5를 측정하는 NEO-PI(개정판) 또는 NEO Big 5 목록(NEO-FFI)이라고 부르는 단축판은 스트레스와 안녕감 성격의 상관을 평가하기 위한 연구에서 사용되는 인기 있는 자기 보고 측정도구이다.

개방성: 경험에 대한 개방성으로도 알려짐. 창조적이고 상상력이 풍부하고 다양한 것을 즐기는 것과 관련된 Big 5 특성의 하나

성실성: 야망 있고 책임감이 있으며 열심히 일하는 것과 같은 특성을 가진 Big 5 특성의 하나

스트레스와 건강 취약 성격 요인

신경증

정신신경증, 스트레스, 신체적 증상 20세기 초반에 **정신신체의학**은 신체적 조건에 심리적 건강을 결합하는 새로운 분야를 열었다. 이것은 신체적 전환이라고 부르는 신체 증상이 억압된 기억 또는 정신 내적인 갈등과 같은 기저하는 심리적 역동의 결과라는 Freud의 견해에서 영감을 받았다. 초기 모형에서, 정신의 다른 구성 요소들이 정신신경증(정서적 갈등으로 특징지어지는 신경증의 유형으로, 더 이상 사용하지 않는 용어)으로 인해 서로 갈등할 때, 신체 증상이 드러날 수 있다. 예를 들어, 전투에서 두려움에 떠는 군인에게는 히스테리성 실명이 발병될 수도 있다. 눈이 보이지 않는 것은 전투가 두려운 병사의 성격 일부와 전투에 들어가야만 하는 의무감을 느끼는 부분 사이에서 이루어지는 일종의 타협이다. 따라서 무능력 상태(즉, 증상들)를 발생시킴으로써, 그 군인은 명예를 지키면서 전투에서 면제받을 수 있다. Freud 시기에 보인 히스테리성 실명의 사례는 흔히 일시

적이었지만—군인이 위험한 곳에서 용케 모면하면 장애는 종종 신비하게 사라진다.—그 외의 지속적인 신체적 질병은 이후 유사한 갈등 과정에 의해 야기되는 것으로 믿어졌다.

정신분석가인 Franz Alexander(1950)는 정신신체적 질병이 정서적 갈등으로부터 발생한다는 견해를 제안하였다. 예를 들어, Alexander는 십이지장 궤양을 가진 23세 남자 대학생의 사례를 기술하였다. 그는 여성과의 정서적 관계를 형성하기 원하는 것과 아직 원하지 않는 것 사이에 갈등을 가지고 있었는데, 왜냐하면 무의식적으로 그러한 관계는 어머니와의 관계에서 느꼈던 유약성과 의존성을 그에게 나타내기 때문이다. 이러한 갈등에 대한 스트레스는 위산 과다를 야기하였고 그 후 위궤양의 발병을 초래하였다. Alexander가 진술한 바와 같이(1950, p. 112), "궤양은 흔히 정신분석적 처치를 필요로 하는 뿌리 깊은 신경증적 갈등을 가진 성격에서 발달한다." 비록 정신신체적 갈등 이론이 정신분석의 황금기 동안에는 인기가 있었지만, 심리적 갈등이 스트레스 관련된 건강 상태의 근본 원인이라는 Alexander 이론에 관한 지지적인 증거는 발견되지 않았다.

폭넓은 특성 성격 구성 개념으로서의 신경증 심리적 갈등이 증상(심리적으로 또는 신체적으로)으로 표현된다는 정신분석적 생각은 **신경증**에 대한 Freud 이론에서 중요한 역할을 하였는데, 그 개념은 20세기 후반까지 미국 정신의학계의 주류로 폭넓게 수용되었다. 정신의학적 진단을 하는 정신과 전문의들이 개발한 『**진단 및 통계 편람**(*Diagnostic and Statistical Manual*, DSM)』은 미국정신의학회에서 1952년에 출판되었다. 전형적으로 불안 또는 우울과 관련되지만 손상된 현실 검증력(예, 환각, 망상 등)이 없다는 점에서 정신증과 대조를 이루는 신경증을 포함하여 1968년에 개정판이 출판되었다.

비록 궁극적으로는 정신분석적 패러다임이 환심을 잃기 시작하였던 1987년 DSM의 제3판에서 진단적 범주로서는 탈락하였지만, 신경증이라는 용어는 이전에 논의된(예, Eysenck의 PEN 모형, Big 5) 비정신역동적 형태로 성격 연구의 주류 내에 오늘날까지도 남아 있다. 신경증에 대한 동시대 연구에 대한 그의 견해에서 Lahey(2009, p. 241)의 설명에 따르면, "비록 신경증이 정신역동을 기반으로 한 Freud 학파 이론과 고대 철학자와 의학 전통에 뿌리를 두지만, 신경증의 현대적 개념은 무의식적 갈등과 같은 이론과는 관련이 없다."

이전에 논의한 바와 같이, NEO-PI로 측정된 신경증은 불안한, 우울한, 죄책감, 낮은 자존감, 긴장된, 비이성적인, 수줍은, 기분 변화가 심한, 감정적인과 같은 특성 기술어를 포함한다. 우리가 다른 폭넓은 성격 취약성 요인을 연구할 때, 효과 크기에 따라 신경증은 대부분의 스트레스, 건강 및 웰빙에 위협을 주는 것으로 보인다. 예를 들어, Lahey(2009, p. 245)는 신경증이 "의미 있는 정도로 더 짧고, 덜 행복하고, 덜 건강하며 덜 성공적인 삶을 예측"한다고 결론을 내렸다.

신경증 폭포 신경증 수준이 높은 사람들은 왜 매일의 삶에서 빈번하고 강한 부정 정서를 보고하는가? 그들은 왜 Claudia가 Alicia에게 한 것처럼 "두더지 언덕으로 산을 만드는" 경향성을 가지고 있는가? 왜 작은 일상의 스트레스원이 종종 큰 스트레스원과 동일한 극적으로 과장된 반응을 끌어내는가? Suls와 Martin(2005)에 따르면, 그들이 어떻게 **신경증 폭포**를 경험하는지를 이해함으로써 그 답을 찾을 수 있다. 신경증 폭포는 그들이 이름을 붙인, 서로 상관이 있지만 분명히 다른 다음의 5가지 과정을 수반하고 있다. (1) 과잉 활동성, (2) 차별적인 노출, (3) 차별적인 평가, (4) 기분 과잉, (5) 익숙한 문제의 함정. 신경증 폭포에 있는 각각의 기제는 불행하지만 다소 예측 가능한 일련의 연쇄 사건들을 자극함으로써 다른 것을 강화한다. 신경증 폭포의 요소들을 간단하게 실험해 보고 그것들이 어떻게 Claudia에게 적용되는지를 보도록 하자.

1. 과잉 활동성 이전에 논의한 바와 같이, 이론들은 Eysenck에 의해 진술되었고, Gray 또한 신경증 특성이 높은 사람들이 스트레스원에 대하여 부정적으로 지향된 정서적 과잉 활동성을 보이는 이유는 생물학적 원인이 있음을 제안하고 있다. 두 이론은 모두 뇌의 특정 영역에 책임이 있음을 시사한다[즉, 변연계(Eysenck의 견해) 또는 변연계 내의 편도체(Gray의 견해)]. 더 나아가서, Gray의 이론은 높은 신경증을 지닌 개인에게 중요한 동기 요인 중 하나가 처벌에 반응하는 뇌 기제인 BIS라고 제안하고 있다. 따라서 이러한 모형에 따르면, Claudia는 과도한 부정적 정서를 가지고 스트레스원에 반응할 가능성이 더 높은데, 그 이유는 더 민감하거나 지배적인 BIS를 지지하는 뇌 영역들을 통해서 그렇게 행동하도록 만드는 생물학적 소인을 가지고 있기 때문이다.

2. 차별적인 노출 신경증에서 점수가 높은 이들은 흔히 자신들이 경험하는 것보다 더 귀찮고 부정적인 인생 사건을 경험하도록 유도하는 시나리오를 만든다. 그들의 시나리오에서 사회적 교류는 원치 않은 스트레스원을 유발한다. 예를 들어, Alicia가 그들의 점심 약속을 잊어버린 것에 대한 Claudia의 반응은 점심을 먹지 못하고, 여러 시간 동안 반추하고, 화가 나서 이메일을 쓰고, 그들의 우정을 회복하려는 Alicia의 시도를 무시하고 결국에는 친한 친구를 잃게 만들었다. 각각의

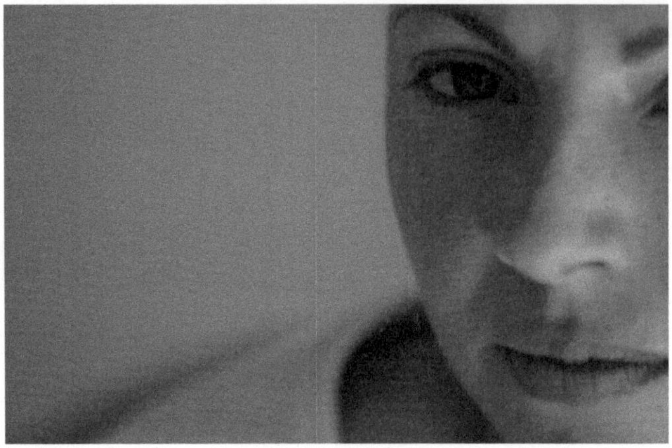

ⓒ Elenaray/Dreamstime.com

신경증 성향은 대부분의 스트레스, 건강 그리고 웰빙에 위협을 주는 Big 5 요인으로 보인다.

이러한 사건들은 원래의 사건에 불필요한 사소한 것들이나 부정적인 삶의 변화 경험을 추가한다. 이 경우에, Claudia는 좋은 친구라는 중요한 사회적 지지 자원을 잃었고, 스트레스의 영향에 더 취약한 상태로 남아 있게 되었다.

3. 차별적인 평가 높은 신경증을 가진 사람들은 상황이 위협적이지 않을 때에도 상황을 더욱 부정적으로 평가하고(높은 1차적 평가), 상황 지배력을 얻거나 대처하기 위해 개인적인 자원을 사용하는 능력에 대한 자신감이 결여되어 있을(낮은 2차적 평가) 가능성이 높다. 예를 들어, Claudia는 Alicia의 망각을 개인적인 모욕으로 평가하였다. Claudia는 Alicia가 자신과의 우정에 가치를 두지 않는 것이 틀림없다고 추측하였다(피해-상실 평가). 더욱이 Claudia는 심사숙고에 도움이 되는 방향으로 그들의 차이를 통해 생각해 보려는 시도를 하지 않기로 결정하였다. "나에게는 항상 이러한 일이 일어나.", "나는 저주받았거나 그런 것 같아."라는 Claudia의 생각은 무기력함으로 지향된 2차적 평가가 우세하다는 것을 제시한다.

4. 기분 과잉 높은 신경증은 종종 반추를 하게 하는데, 반추는 그 사건 이후에도 부정적인 정서나 심지어는 우울한 상태까지도 야기할 수 있다. 반추하는 사람들은 오래된 상처와 고충을 반복적으로 사용하여 그다음에 이어지는 스트레스적인 대인관계에서의 만남을 극복하는 데 어려움을 가지고 있다. 우리가 알고 있는 바와 같이, Claudia는 자신의 부정적인 자멸적 소용돌이에 갇혀서 반추하고 머물러 있는 데 반해 Alicia는 떨치고 나와서 Monica와의 새롭고 더 건강한 관계를 수립할 수 있었다.

5. 익숙한 문제의 함정 당신은 창문 안에 갇힌 파리가 유리 장애물을 통과해서 나가려고 반복적으로 시도하는 것을 본 적이 있는가? 이것은 반복적으로 되풀이

하여 시도하고 있는 오직 하나의 해결책만을 볼 수 있기 때문에 결국에는 벗어나지 못하고 실패한다. 불행하게도 심리적 유연성이 결여된 Claudia와 같은 많은 사람들은 그것이 비효과적이라고 입증되었음에도 불구하고 실패한 해결 방법을 반복적으로 사용한다. 높은 신경증을 가진 사람들은 적절한 대처 전략에 접근하여 그것을 활용할 수 있는 능력을 방해하는 왜곡된 추론과 손상된 의사결정 과정을 가지고 있다. 쟁점과 문제들이 재발하였다는 것을 알아차리게 되었을 때, 그들은 새로운 해결책을 시도하기보다는 오히려 자신들의 무력감과 비관주의를 입증하려는 것처럼 반복된 패턴을 취한다. 예를 들어, Claudia는 자신에게 빈번하게 일어난 대인관계에서의 어려움을 인식하였지만, "아마도 다른 방식의 접근을 시도해야만 해."라고 생각하는 대신에 "당연히 저주받은 거야."라고 생각하였을 때, 그녀의 인식은 무력감과 절망감을 전해 주었다.

다음의 연구는 비효과적 대처 전략을 예시하고 있다. 33,094명의 참가자가 포함된 165표본에 대한 메타 분석(Conner-Smith & Flachsbart, 2007)은 신경증에서 점수가 높은 사람들이 대처를 위해 약물과 알코올을 사용(r=.28)할 뿐만 아니라 소망적인 생각(r=.35)이나 철수(r=.29)와 같은 광범위한 비관여 대처(disengagement copying) 전략을 사용하고 더 적은 정도의 부인(r=.18)이나 회피(r=.13)를 사용할 가능성이 있다는 것을 발견하였다. 저자들이 제안하였던 전략들은 장기적으로는 손실이 있지만 단기적으로는 스트레스를 경감시키는 데 있어서 이득이 있을 수도 있다. Claudia가 대처를 위해 약물과 알코올을 사용하지 않았지만, 이 연구에서 조사하였던 철수와 회피 같은 일반적인 비관여 전략들 중 일부를 사용하였다. 그렇지만 그녀의 경우에는 확실하게 장기적 손실이 있었지만, 단기적 이득은 거의 없었다.

신경증, 안녕감, 정신 건강과 관계 만족 제2장에서 논의한 바와 같이, 높은 신경증은 주관적 안녕감과 일관되고 강력하게 부적으로 연합되어 있다. 2,142개의 상관계수와 122,588명의 참가자를 표본으로 출판된 기사, 출판되지 않은 논문 및 다른 출판되지 않은 자료(출판 편향을 통제하기 위해)를 포함한 347개 표본을 대상으로 최근에 이루어진 대규모 메타 분석 연구에서, Steel, Schmidt와 Schultz(2008)는 높은 신경증이 더 큰 불행감과 연합되었음을 나타내는 행복과 신경증에 대한 큰 부적 효과 크기(r=−.46)를 발견하였다. 그들은 또한 부정적인 정서와 신경증에 대한 큰 정적 효과 크기(r=.54)와 신경증과 긍정적 정서(r=−.30) 및 신경증과 삶의 만족감(r=−.38)에 대해 중간 정도부터 큰 부적 효과 크기를 발견하였다. 따라서 높은 신경증을 가진 사람들은 부정적인 정서 수준이 높고 긍정적인 정서, 행복감 및 삶의 만족의 수준은 낮다고 보고한다.

높은 신경증을 지닌 사람은 또한 낮은 신경증을 지닌 사람보다 심리적 장애가 발병할 위험이 더 높을 것이라고 보고 있다. 예를 들어, Jylha와 Isometsa(2006, p. 281)는 441명의 핀란드 국민을 대상으로 한 무선적인 일반 인구 표본에서 "신경증이 불안 및 우울 증상과 강하게 연합되어 있다"는 것을 발견하였다. 사실, 그들은 신경증과 우울에 대해 r=.71의 상관, 신경증과 불안에 대해 r=.69의 상관을 보고하였다. 그들은 또한 신경증과 자기 보고된 평생 정신장애 사이에 r=.30의 유의한 상관을 보고하였다. 이러한 발견은 신경증에서 점수가 높은 사람이 가지고 있는 비효과적인 스트레스 대처 능력의 일부를 반영한 것일 수 있다.

이러한 결과들을 고려해 볼 때, 많은 연구들이 신경증에서 높은 점수가 기분 장애(예, 주요 우울증)나 불안 장애(예, 범불안 장애) 같은 내면화 장애로 발전할 가능성이 크다고 관련짓는 것은 놀라운 일이 아니다. **내면화 장애**들은 병리의 내적 표현으로 특징지어지는 데 반해, **외현화 장애**(예, 물질 남용이나 의존, 반사회적 성격 장애)는 병리의 외적 표현으로 드러난다(Krueger, 1999).

비록 개인적 고통과 손상된 기능이 임상적 장애의 특징이지만, 몇몇 연구 발견들은 개인적 고통이 내면화 장애와 더 가깝게 연관되어 있음을 지적하는 반면, 대부분의 사회적 · 직업적 손상은 외현화 장애(예, 알코올 의존)와 더 밀접하게 연관되어 있음을 발견하였다(Howell & Watson, 2008). 33개의 연구를 통해 임상적 장애의 증상과 성격의 5요인 모형을 조사한 메타 분석(Malouff, Thorsteinsson, & Schutte, 2005, p. 101)에서 주요 패턴은 임상적 장애를 가진 이들이 "높은 신경증, 낮은 성실성, 낮은 동조성 및 낮은 외향성"을 보인다는 것을 발견하였다. 연구자들은 몇몇 다른 장애들(즉, 신체장애, 정신분열증 및 섭식 장애)뿐만 아니라 기분 장애(예, 우울증)와 불안 장애에서 큰 효과 크기를 보고하였다. 그러나 동일한 연구자들은 이러한 장애들이 낮은 신경증과 높은 외향성 패턴을 드러내는 점에서 외현화 장애들은 이 프로파일에서 벗어났다고 결정하였다.

성격 장애(고통 또는 손상과 관련된 지속적인 성격 패턴)와 Big 5에 대한 Saulsman과 Page(2004)가 수행한 메타 분석 연구는 고통과 관련된(예, 회피, 의존, 경계성, 편집성, 분열형) 성격 장애 범주들이 신경증과 강하게 연관되어 있다는 것을 발견하였다. 가장 높은 효과 크기는 중간 범위에 있었고, 따라서 효과는 기분 장애나 불안 장애와 같은 임상적 장애에서 발견된 것만큼 강하지 않았다.

더욱이 Lahey(2009, p. 242)는 신경증 연구에 대한 그의 평론에서 신경증의 구성을 측정하는 항목들이 우울과 같은 장애를 진단하는 데 사용되는 진단 준거와 중복되지만, "많은 종단 연구들은 공유된 항목들과 공존하는 우울 상태를 통제하고도 여전히 신경증을 구성하는 항목과 우울 측정 간에는 유의한 연관성이 발견되었다."라고 결론을 내렸다.

따라서, 신경증이 불안 및 우울 증상 그리고 불안 장애 및 기분 장애와 같은 내면화 장애로 알려진 임상적 장애와 강하게 연관되어 있으며, 고통 지향된 성격 장애와 낮은 정도로 연관되어 있다는 강력한 증거가 있다. 효과는 그저 중복되는 구성 개념의 산물이 아니라 오히려 독립적인 위험 요인들의 반영이다.

신경증은 또한 친밀한 관계 만족에 대한 연구와 부정적으로 연관되어 있다. 총 3,848명의 참가자에 대한 19개 연구를 대상으로 실시한 메타 분석에서, Malouff, Thorseinsson, Schutte, Bhullar와 Rooke(2010)는 높은 신경증이 친밀한 파트너 관계 불만족(r=.22)을 설명하는 Big 5의 가장 유의한 예측 요인이었음을 발견하였다. 친밀한 파트너 관계 만족에 대한 가장 잘 알려진 패턴은 외향성, 동조성 및 성실성에 대한 Big 5의 높은 수준과 연합된 낮은 신경증이었다. 그들의 연구에서 남자와 여자 또는 기혼과 미혼 참가자 간에 발견된 차이는 없었다. 비록 Malouff와 그의 동료들에 의해 발견된 효과 크기가 그다지 크지 않았고(작은 것부터 중간까지의 범위에서) 인과관계는 이 연구에서 결정될 수 없지만, 저자들은 높은 신경증이 아마도 파트너를 더욱 비난하고 방어적으로 만들어서 관계의 불만족을 야기하는 것이라고 추측하였다.

유사하게 Gattis, Berns, Simpson과 Christensen(2004)은 132명의 고통받는 커플과 48명의 고통받지 않는 커플들을 대상으로 한 그들의 연구에서 결혼 불만족과 가장 가깝게 관련되어 있는 Big 5 패턴은 높은 신경증, 낮은 동조성 및 낮은 성실성이라고 보고하였다. 결론적으로, 신경증은 친밀한 관계에서의 파트너 불만족에 적지 않은 효과를 가지고 있는 것 같다.

신경증과 신체 건강 신경증과 신체 건강 간의 관계를 입증하는 초기 단계에서, Costa와 McCrae(1987)는 신경증에서 점수가 높은 사람들이 신체적 불편감을 지나치게 많이 보고하거나 과장할 가능성이 많으며, 연구자들은 신경증 성향에서 건강-위험 관계를 탐색할 때 잠재적으로 작위적인 결과(거짓 긍정)를 경계해야만 한다고 경고하였다. 신경증-건강 관계를 나타내는 많은 연구들은 건강에 대한 하드 측정법(즉, 생물학적 검사에 따른 결과) 대신 소프트 측정법(즉, 자기 보고형)을 사용하였다. 전통적인 의학적 측정인 협심증의 정도를 평가할 때조차, 가슴 통증에 대한 환자의 보고에 의지하기 때문에 과장될 수 있다. 마찬가지로, 생물학적 실험실 검사와 같은 하드 측정법은 올바로 수행하지 않으면 가끔 잘못된 결과를 초래할 수 있다. 어쨌든 단 하나의 하드 측정법은 논쟁의 여지를 넘어서서 사용되지 않는다.

몇 년에 걸친 경험적 발견들의 증가는 조기 사망에 관한 건강 위험으로서 신경증을 조사하던 연구자들로부터 나왔다. 새로운 패턴은 현재 혼합되어 있는데, 이는 신경증이 조기 사망을 예측한다는 것을 보여 주는 많은 연구들(여전히 전체 중 상당 부분)과 신경증이 장수와 관련이 없거나 심지어는 건강을 보호할 수도 있음(극소수의 연구)을 보여 주는 연구들로 나뉘어 있음을 반영하고 있다.

장기 추적 기간을 가진 대규모 지역사회 공동체에 근거한 표본에 대해 Shipley, Weiss, Der, Taylor와 Deary(2007)에 의해 수행된 연구는 신경증 성향에서 건강-위험 관련성 결과에 대한 실례가 되고 있다. 그들의 전향적 연구는 신경증을 측정하기 위해 Eysenck 성격 항목표(EPI)를 사용하여 21년에 걸친 5,424명의 거주자에 대한 대규모 영국 코호트 연구를 살펴보았다. 관련 있는 건강 위험 요인들(예, 흡연, 음주, 운동, 혈압과 같은 초기의 건강 변인들, 호흡 기능, 체질량 지수)과 사회적 · 인구통계학적 요인(나이, 성, 학력, 직업)들을 통계적으로 통제한 후, 연구자들은 신경증의 각 표준편차 증가는 심혈관 질환으로 인한 사망의 10% 정도에서 위험을 주도하는 것으로 결정하였다.

Wilson과 그의 동료들(2005)이 수행한 또 다른 실증 연구는 65세 이상의 6,158명의 시카고 거주민에 대한 그들의 코호트 연구에서 신경증을 측정하기 위해 NEO-FFI의 신경증 척도로부터 4개의 항목을 사용하여 6년에 걸쳐서 조사하였다. 그들은 나이, 성별, 인종/민족, 학력을 통계적으로 조정한 후, 신경증에서 상위 90% 이상의 점수를 받은 이들이 하위 10% 점수를 받은 이들보다 모든 원인으로 인한 사망 위험성이 33% 더 크다는 것을 발견하였다.

그러나 정반대의 결과, 즉 신경증이 건강을 보호하였다는 증거는 NEO-FFI를 사용하여 65~100세의 노인 참가자 1,076명에 대해 5년 코호트 연구를 수행한 Weiss와 Costa(2005)에 의해 보고되었다. 신경증과 사망률 결과에서의 이러한 몇 가지 불일치는 방법론적 차이, 신경증을 측정하는 방법 및 참가자의 특징 등과 관계가 있을 수 있다.

새로운 연구는 확실히 조기 사망 위험 요인으로서 신경증을 지지하고 있으며, 조기 사망에 대한 가능한 기제들 중 하나는 스트레스와 관련된 생리적 반응과 신경증의 관계에 있을 것이다. 비록 현재의 증거는 혼합되어 있지만, 높은 신경증을 가진 사람들이 스트레스원에 대한 반응에서 교감신경계의 더 큰 활성화를 경험한다는 것을 시사하는 많은 연구들이 있다(Lahey, 2009).

건강 취약성 요인으로서 신경증에 대한 또 다른 그럴듯한 설명은 높은 신경증을 가진 사람들이 건강에 부정적인 영향이 있는 특정 행동에 관여하는 경향성이 더 많다는 것이다. 우리는 다음으로 높은 신경증을 가진 사람들이 음주, 흡연, 작업장에서의 사고에 연루되는 것과 같은 건강 저해 행동에 관여할 가능성이 높다는 메타 분석 증거를 살펴볼 것이다.

Malouff, Thorsteinsson, Rooke와 Schutte(2007)는 7,886명의 참가자가 포함된 20건의 연구에 대한 메타 분석에서 신경증과 더 강한 연합을 보이는 알코올 문제와 진단을 포함하는 알코올의 예측 요인으로서 높은 신경증, 낮은 동조성, 낮은 성실성에 대해서 작은 효과 크기를 발견하였다. 저자들은 높은 신경증, 낮은 동조성, 낮은 성실성의 프로파일 패턴이 "정서적 고통과 적대적이고 비협조적이고 무책임하고 부주의한 행동"과 연합된 낮은 자기 통제 패턴과 부합한다고 제안하였다(p. 285).

이전에 Malouff, Thorsteinsson과 Schutte(2006)는 작은 효과 크기를 발견하였던 4,730명의 흡연자들에 대한 9개 연구들의 메타 분석에서 유사한 프로파일 패턴을 확인하였다. Malouff와 동료들의 두 가지 물질 사용 메타 분석 연구는 높은 신경증을 가진 사람들이 스트레스에 대한 대처를 위해 약물과 알코올을 사용하는 경향이 더 많다는 것을 밝힌 이전에 논의하였던 Conner Smith와 Flachsbart(2007)의 메타 분석 연구에 의해 확증되었다.

흡연과 알코올 사용 문제 같은 건강 위험 행동에 관여하는 것 외에, 신경증은 직무 관련 사고의 위험 증가와도 관련되어 있는 것처럼 보인다. 예를 들어, Clarke와 Robertson(2005)은 47건의 연구를 대상으로 메타 분석을 수행하여 높은 신경증에 대한 작은 효과 크기가 비직업적 사고가 아니라, 직업적 사고와 관련되어 있음을 발견하였다. 높은 신경증이 산업 재해와 더 많이 관련되어 있는 이유는 이 연구에서 조사되지 않았으며 비직업적 사고와 신경증의 관계에 대한 부정적인 결과도 없었다. 그러나 높은 신경증을 가진 사람들이 잠재적으로 유해한 작업 환경 사고로 인해서 위험이 커지는 상황에 스스로를 밀어 넣는 행동을 하는 것으로 드러났는데, 그 이유는 이 연구에서 보고된 사고 측정이 하드 측정법의 결과를 나타내기 때문이다.

그러므로 신경증이 어떠한 유형의 건강 위험 또는 해로운 행동들에 관여함으로써 건강에 좋지 않은 결과를 가져올 위험성을 어느 정도 높인다는 메타 분석 증거가 있다. 이러한 건강 위험 행동들은 높은 수준의 신경증을 가진 사람들의 조기 사망 중 일부를 설명할 수도 있다.

종합적으로 높은 신경증은 불안 및 우울과 같은 높은 수준의 부정적 정서와 연관되어 있는 Claudia와 같은 사람에게서 나타난다. 또한 이들은 낮은 수준의 긍정 정서와 행복과 삶의 만족도, 더 많은 비관여 대처 사용, 임상적 장애(특히 내면화 장애) 또는 성격 장애(특히 고통과 관련된 장애)로 발전할 높은 가능성, 친밀한 관계에서의 불만족, 흡연과 음주 같은 건강에 해로운 행동에 관여할 높은 가능성, 산업재해와 관련될 높은 가능성, 신경증과 사망의 관련성이 아직 확실히 입증되지는 않았지만, 아마도 조기 사망에 대한 위험성과도 연관되어 있다.

이러한 연구 결과는 매우 걱정스러운 것이지만, 낙관의 여지가 있다. 예를 들어, 신경증 차원에서 정반대의 극단에 있는 특성인 정서적 안정성이라고 부르는 특성은 후기 성인기에 이르기까지 우리의 일생에 걸쳐서(따뜻함, 자기 통제, 자신감과 같은 특성들처럼) 점진적인 증가를 보여 준다(Roberts & Mroczek, 2008). 이러한 연구 결과는 신경증의 성격 특성이 일생에 걸쳐서 서서히 줄어들 것이라고 제안한다. 이는 신경증의 함정에서 고통을 받고 있는 이들에게 좋은 소식일 것이다.

A유형의 행동 패턴

1950년대, 두 명의 심장 전문의 Myer Friedman과 Ray Rosenman(1974)은 조급병(hurry sickness)을 가진 많은 환자들을 관찰하였다. 그들은 이러한 긴장을 표시하는 사람의 조급한 행동 패턴이 관상성 심장 질환(CHD)의 발병과 관련되어 있는지에 대해서 궁금증을 가졌다. 두 사람은 **A유형**이라고 불리는 구성 개념에서 과장된 시간 긴박감, 경쟁심 및 과도한 추동을 지닌 환자들이 보여 준 행동 패턴에 흥미를 가졌다. 후에 A유형의 정의에는 "성마름, 적개심, 분노의 증가 가능성"과 같은 부정적 정서 특징이 포함되었다(Rosenman, 1990). Friedman과 Rosenman은 이와 정반대로 더 쉽고 편안하게 가는 유형을 **B유형**이라고 불렀다.

A유형: Friedman과 Rosenman이 관상성 심장 장애의 예측 인자로 제안한 과장된 시간 긴박감, 경쟁심, 적개심, 과도한 추동으로 특징지어지는 행동 패턴

그들이 상정한 A유형 행동 패턴은 두 사람이 개발한 구조화된 면담이라고 부르는 평가 도구를 사용해서 평가된다. 이 구조화된 면담은 단어나 구절을 크게 빠른 속도로 말하기, 신경질적인 움직임(예, 이를 악물기), 말할 때의 과장된 몸짓(예, 주먹 흔들기) 및 조급함과 긴장 패턴의 기타 지표들과 같은 A유형의 특징을 평가 후에 면담을 기록하는 훈련된 평가자에 의해 실시되었다. 후에, 그 패턴을 측정하기 위해 Jenkins 활동 조사라고 부르는 자기 보고식 도구도 개발되었다(Jenkins,

Zyzanski, & Rosenman, 1979).

Rosenman 등의 Western 공동 집단 연구(1964)로 알려진 전향적 연구는 그들의 유형을 밝히기 위해서 CHD에 대해 의학적으로 평가하고 무료로 진단을 받은 3,411명의 남성들을 평가하였다. 조사자들은 8년 6개월 후에 참가자들을 추적하였다. 그들은 무엇을 발견하였을까? 그들은 A유형이 B유형보다 CHD의 발병이 배나 더 높다는 것을 발견하였다. 이러한 결과는 다른 위험 변인들을 통계적으로 조정한 후에 실시하였기 때문에 더욱 주목할 만하다(Rosenman et al., 1975).

다른 많은 연구들은 남성과 여성 모두에게서 A유형과 CHD 간에 유의한 연관이 있음을 밝혔다(Rosenman, 1993의 개관 참조). 그 당시에, 이러한 발견은 혁신적인 것이었으며 CHD의 의학적 위험 요인으로서 성격 변인을 정당화하는 방향으로 패러다임의 변화가 일어났다. 이러한 초기 연구와 기타 연구들의 영향으로 수십 년 동안, 그들을 둘러싼 매스컴의 오랜 관심은 그 개념이 일반 대중의 마음에 보편적으로 받아들여지기에 충분하였다.

A유형이 여전히 대중적으로 받아들여지고 있을지라도, 일련의 전향적인 연구들이 기대된 A유형과 CHD의 관계를 보여 주지 못하자 1980년대 연구자들은 그 구성 개념의 타당성에 의문을 품기 시작하였다. 다중 위험 요인 면담 시행(Multiple Risk Factor Intervention Trial, MRFIT)이라고 부르는 가장 눈에 띄는 대규모 임상 실험에서는 A유형과 CHD 사이에 유의한 관계가 발견되지 않았다(Shekelle et al., 1985). 1966~1998년에 출간된 전향적인 A유형 연구에 대한 Myrteck(2001)의 메타 분석은 거의 제로 효과 크기를 드러내고 있다는 점을 강조하였다.

이러한 연구 결과는 연구자들로 하여금 이 분야에서 반복 실패에 대한 이유를 찾도록 유도하였다. 예를 들어, 간접적으로 행동 패턴을 평가하는 자기 보고 도구인 Jenkins 활동 조사는 직접적으로 행동을 평가하는 구조화된 면담보다 CHD의 훨씬 약한 예측 요인이 되는 것으로 확인되었고, 이것은 일치하지 않는 결과 중 일부의 책임 요인이 되는 것으로 믿어졌다(Davis & Cowles, 1985). 마침내, 조사자들은 구성 개념의 구성 요소를 해부하여 A유형의 **유해한 핵심** 요소로 간주되는 더 강력한 CHD의 예측 요인을 찾았다.

Redford Williams와 그의 동료들(1980)은 최초로 유해한 핵심 구성 요소로서 진지하게 **적대감**을 탐색하였다. 적대감을 측정하기 위해 미네소타 다면적 성격 항목표의 하위 척도를 사용하여 Cook-Medley 척도를 고안하고, 그 척도의 점수가 A유형보다 관상성 동맥경화의 강력한 예측 요인이라는 연구 결과를 보고하였다.

몇 년 후, Shekelle, Gale, Ostfeld와 Oglesby(1983)는 Western Electric 연구라는 대규모의 전향적 연구 결과를 간행하였는데, Cook-Medley 척도에 의해 측정된 높은 적대감(상위 20%)이 낮은 적대감(하위 20%)보다 죽음의 위험성에 있어서 42% 더 높게 관련되어 있다고 보고하였다. 이후 연구자들은 적대감은 또한 종양 괴사 인자(tumor necrosis factor, TNF) α와 같은 높은 수준의 염증성 사이토카인과 연관되어 있다는 것을 발견하고(Suarez, Lewis, & Kuhn, 2002)(제5장 참조), 심혈관계에 미치는 적대감의 병원성 효과에 관한 기제를 제안하였다.

다양한 유형의 분노 표현에 대한 건강 위험 효과도 조사되었다. 예를 들어, Dembroski, MacDougall, Williams, Haney와 Blumenthal(1985, p. 230)은 "본의 아니게 다양한 상황에서 좌절 유도된 적대감 그리고/또는 분노를 공개적으로 표현하는 것"이라고 묘사되는 분노 억압과 관련된 분노 표현 방식인 **분노 억제**(anger-in)는 협심증 증상의 심도와 심근경색(MIs)의 빈도와 정적인 관계가 있다. 여러 연구에서 CHD의 건강 위험 요인으로 억압된 분노에 관한 확증적인 증거들이 발견되었다. 즉, 적절한 분노 표현이 최상이다(Eng, Fitzmaurice, Kubzansky, Rimm, & Kawachi, 2003; Harburg, Julius, Kaciroti, Gleiberman, & Schork, 2003).

적대감: 다른 사람을 향한 냉소, 의심, 원망에 대한 태도적 성향

적대감과 분노는 중첩되는 구성 개념이지만, Suls과 Bunde(2005, p. 283)는 **적대감**은 "다른 사람에 대해 냉소적인 태도"를 의미하는 반면에 **분노**는 "부당한 대우에 대한 감정이며 주관적 각성이 동반되는 감정"이며, "**분노 표현**은 언어적 또는 신체적으로 대립하는 경향성을 의미하는 것"과 관련되어 있다고 하였다. 따라서 적대감은 **태도**, 분노는 **감정** 그리고 분노 표현은 **행동**을 의미한다. 수십 년 동안 그들은 적대감, 분노, 분노 표현뿐만 아니라 우울(제5장 참조)과 불안이 모두 CHD와 관련되어 있다는 점을 주목하였다. 더욱이 그들은 **분노-적대감, 우울, 불안**'의 세 가지 중첩된 부정적 정서 차원이 위험 변인이며 CHD와 관련되어 있음에도 불구하고, CHD의 예측 요인으로서 때때로 혼합되거나 심지어는 부정적인 결과를 가져온다는 것을 지적하였다. 부정적인 결과 중 일부는 부정적 정서 구성 개념의 정의나 측정 방식의 차이에서 비롯된 것일 수 있다.

부정적 정서의 분노-적대감 차원은 심장발작의 **급성** 위험 요인으로 상세하게 보고되어 관심을 받았으며(제5장 참조), 위험의 형태(적대감, 분노, 분노 표현) 및 정도에 관한 질문이 있기는 하지만, 심장 질환에 대한 **장기적인** 위험 요인으로 간주되고 있다. Chida와 Steptoe(2009)의 최근 평론에 앞서, CHD에 대한 분노-적대감의 장기 위험에 대한 논의가 이루어졌는데, 이전의 평론들은 결론이 나지 않았다(예, Myrteck, 2001).

Chida와 Steptoe(2009, p. 936)는 결론이 나지 않은 이전의 평론을 제외하고 새롭게 간행된 연구를 포함하여 "분노와 적대감이 건강한 사람과 CHD를 가진 사람 모두에서 CHD와 연관되어 있다"라고 명백하게 결론을 내린 자신들의 연구 결과에 근거하여 메타 분석을 실시하였다. 그들은 분노 삽화가 CHD 진행의 가속화를 야기할 수 있다고 제안하며, 그 효과는 건강한 사람들보다 CHD 환자들에게 약간 높았다고 보고하였다. 그들은 또한 "남성이 CHD와 관련된 분노와 적대감 요인에 대해 더 반응적이기 때문에 건강한 사람들에서 CHD에 미치는 분노와 적대감의 해로운 효과가 여성에 비해 남성에게서 더 크게 나타난다."라고 하였다(Chida & Steptoe, 2009, p. 943). 이는 건강한 남성 참가자가 여성에 비해 스트레스에 대한 심혈관 반응과 관련된 더 큰 분노와 적대감을 보인다는 연구 결과와 일치한다(Chida & Hamer, 2008). 사실, 몇몇 연구자들은 그들의 연구 결과에 근거하여 여성에게 있어서 심혈관 질환에 대한 좋은 예측 요인은 적대감보다는 불안이라고 주장하고 있다(Consedine, Magai, & Chin, 2004).

CHD에 관해 성별과 관련된 위험 요인으로서 분노 표현 방식이 최근 연구되고 있다. Davidson과 Mostofsky(2010)는 785명의 남성과 여성 참가자들의 분노 표현 양식에 따라 다음과 같이 면담을 구분하였다. (1) **건설적 분노 표현**: 사람들의 보는 관점을 고려하면서 상황을 해결하기 위하여 자신이 분노를 느낀 사람을 향해 왜 화가 났는지 단호하게 이야기하는 것. (2) **파괴적 분노 정당화**: 그들의 분노에 대해 다른 사람을 비난하고 해명하고자 하는 욕구를 가지고 자기 정당화를 표현하는 것. (3) **파괴적 분노 반추**: 원한을 품고, 되씹고 그리고 자신의 원한을 확대하는 방식으로 분노를 되풀이하는 것. 그들의 전향적 연구에서 건설적인 분노가 남성에게는 CHD로부터 보호하는 효과가 있지만 여성에게는 그렇지 않다. 반면 파괴적 분노 정당화는 여성과 남성 모두에게서 CHD 위험을 증가시켰다.

A유형과 유해한 핵심 요소에 대한 연구 결과를 요약하자면, 현재 상태에서 연구 증거는 전반적인 구성 개념으로서 A유형 행동 패턴은 가장 약한 CHD의 위험 예측 요인이지만, 특히 남성에게 있어서 적대감과 특정한 형태의 분노 표현(예, 억제된 분노와 파괴적 분노 정당화)은 강력한 예측 요인임을 제안하고 있다. 남성에게 건설적인 분노 표현이 CHD에 대한 보호 요인이라고 제안하는 예비 증거가 있다. 여성의 유해한 핵심 CHD 위험 요인에 대해 분명하게 밝히기 전에 여성에게 있어서 분노-적대감과 CHD, 불안과 CHD 사이의 관계에 대해 더 나은 전향적 연구를 실시할 필요가 있다. 여성의 CHD에서 적대감은 남성에 비해 약한 예측 요인이라고 비일관적으로 예측된다. 나중에 우리가 대규모 표본 크기의 여성에 대

한 연구를 살펴보면 적대감은 여성의 CHD를 예측하지 않지만, 암과 관련된 사망과 모든 원인으로부터의 사망을 예측한다고 밝혀졌다. 우리가 이 결과를 전적으로 확신하기 전에 이 분야에 대해 더 많은 연구들이 필요하겠지만, 파괴적 분노 정당화는 CHD에 대해서 남성 못지않게 여성에게도 유해할 수 있다.

최근 성격 구성 개념에서는 A유형에 대체 가능한 것으로 D(고통)유형 성격이 부각되고 있다. D유형은 심장 질환 환자에게 있어서 빈약한 예후에 관한 예측 요인이 되는 것으로 보인다(Denollet, Sys, & Brutsaert, 1995). 현재까지, 전향적 연구는 건강한 사람들 가운데 미래의 CHD을 예측하는 D유형 검사를 아직 실시하지 못하고 있다.

D유형: 높은 부정적 정서성과 사회적 회피를 가진 고통 성격 유형. 이 구성 개념은 심장질환 환자에게 있어서 빈약한 예후 지표로 제안됨

Johan Denollet와 그의 동료들은(1995) **D유형**을 소개하고, 높은 부정적 정서(negative affectiveity, NA)와 높은 사회적 억제(social inhibition, SI)—Claudia의 특성을 기억하라—를 가진 성격 유형으로 정의하였다. D유형의 사람들은 내성적인 신경증과 유사하다. 그러나 NA와 신경증은 중첩되는 구성 개념일지라도, SI와 내향성처럼 동일하지는 않다.

이 영역의 초기 연구 결과에 대한 평론에서, Kuppe와 Denollet(2007, p. 266)는 "심장 환자의 26~53%는 D유형으로 분류될 수 있다."고 보고하였다. 그들은 D유형이 적대감, 냉소, 분노의 내적 · 외적 표현, 신체적 공격, 불안 및 우울과 높은 상관이 있음을 확인하였다. 전반적으로, 이 성격 유형을 가진 사람은 부정적인 감정을 더 크게 느끼고 사회적 상호작용에서 그들의 표현을 더 억제하는 경향이 있다.

DS14는 D유형 상태를 측정하는 14개 문항으로 구성되어 있는 척도로 되어 있는데, 자주 불쾌한 기분이다라는 항목은 NA의 예시이며, 사람들에게 폐쇄적인 편이다라는 항목은 SI를 대표하는 항목이다(Kupper & Denollet, 2007).

분명하게 많은 구성 개념들이 분노-적대감, 우울, 불안과 같이 이미 설정된 위험 요인들과 중첩되어 있다. 더욱이, Denollet와 동료들(1995)은 그 구성 개념의 창시자들이며, 지금까지 많은 지지적인 연구를 수행해 왔다. 따라서 그 구성 개념이 과학적 연구 집단에서 더 많은 기반을 얻기에 앞서, Denollet 연구 집단의 결과를 보완하기 위해서는 다른 연구자들의 더 많은 연구가 필요하다.

마지막으로, Smith와 MacKenzie(2008, p. 450)가 D유형의 구성 개념에 대한 부정적인 비판에 주목한 바와 같이, "이 모형은 부정적 정서와 사회적 억제의 조합이 독특한 예후 정보를 제공한다는 것을 암시하지만, 이러한 특성의 통계적 상호작용에 대한 증가 효과는 아직 검증되지 않았다." 선형적 방식으로 알파벳을 더 이동한다 할지라도 역설적인 면이 없는 것은 아니지만, 우리는 CHD를 강력하게

예측하는 성격 특성의 묘책을 탐색하는 데 있어서 A유형에서 D유형까지 왔다.

스트레스와 건강 보호 성격 요인

성실성

연구 결과들은 Big 5 중에서 가장 건강 보호적인 요인으로서 줄곧 성실성을 말하고 있다. Alicia와 같이 높은 성실성을 가진 사람은 일반적으로 자기 훈련을 잘하며, 책임감이 강하고 열심히 일하며 꾸준하고 체계적으로 잘 조직화한다. 그들은 규칙과 규범 준수, 충동 조절, 목표 지향 행동의 계획과 실천 등을 매우 잘하는 경향이 있다(John & Srivastava, 1999).

메타 분석 연구에서 높은 수준의 성실성은 덜 부정적이고 더 긍정적인 정서, 더 큰 주관적인 안녕감을 지니고 있으며(Steel et al., 2008), 임상적 또는 성격 장애의 발병률이 낮고(Malouff et al., 2005; Saulsman & Page, 2004), 음주 문제가 적고(Malouff et al., 2007), 담배를 덜 피우며(Malouff et al., 2006), 더 만족스럽고

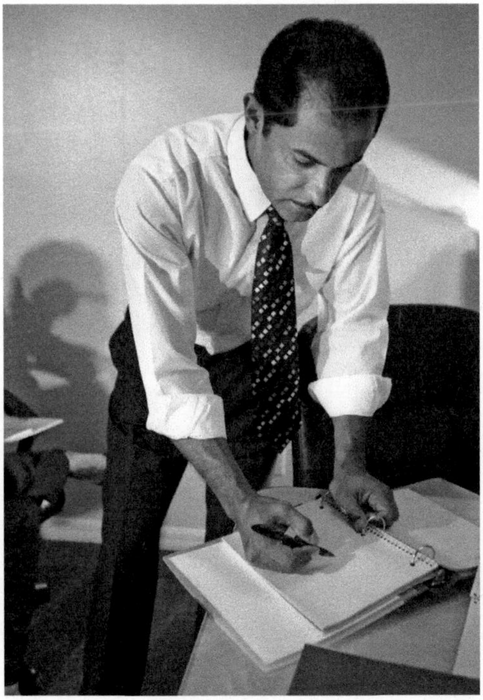

성실성에서 높은 점수를 얻은 사람들은 일반적으로 자기 훈련을 잘하고, 책임감이 강하고, 열심히 일하고, 꾸준하며, 체계적으로 조직을 잘한다. 증거는 높은 성실성이 건강 보호적임을 제시한다.

친밀한 관계(Malouff et al, 2010)와 더 높은 학업 성취(Trapmann, Hell, Hirn, & Schuler, 2007)와 연관되어 있다. 이러한 자질을 감안할 때, 이러한 폭넓은 특성 영역이 건강과 장수를 긍정적으로 예측하기 위한 가장 중요한 Big 5로서 부각된 것은 놀라운 일이 아니다. 그렇지만 과거 연구가 건강 보호적 성격 요인보다는 주로 건강 위험 요인에 초점이 맞추어져 있으며 폭넓은 성격 차원으로서 성실성은 상대적으로 새로운 영역이기 때문에, 이 분야의 연구 결과는 신경증과 외향성에 관한 연구에 비해 여전히 적은 편이다.

장수에서 성실성의 긍정적 역할을 밝히기 위한 최초의 주요한 연구 중 하나는 Freidman과 그의 동료들(1993)에 의해 수행되었는데, 그들은 Terman 일생 주기 연구의 랜드마크를 위해 수집된 종단적 기록 자료를 조사하였다. Lewis Terman(스탠퍼드-비네 지능검사의 창시자)과 그의 동료들은 1,500명의 우수한 지능을 가진 아이들을 선별하여 1922년에 유명한 Terman 일생 주기 연구를 시작하였는데, 당시 그들은 11세 정도였으며 '흰개미'라고 불려졌다. 연구자들은 흰개미들로부터 심리사회적 변인들을 기저선 자료로 수집하고 그들의 삶의 나머지 부분에 대해 참가자들을 정기적으로 평가하였다.

Friedman 등(1993)은 Terman 집단에 의해 수집된 대규모의 자료를 샅샅이 수색하기 위해 1986년에 접촉하였다. 그때 흰개미들의 평균 연령은 76세였다. Friedman의 집단은 부모와 교사 특성 및 1922년 기저선에서 작성한 흰개미들의 활동 등급을 발췌해서 각각의 참가자들에 대해서 그들이 (1) **성실성-사회적 신뢰성**, (2) **높은 동기-자존감**, (3) **쾌활함-유머**, (4) **사회성**, (5) **높은 에너지-활동성**, (6) **기분의 지속성**이라고 부른 여섯 가지 특성 차원 점수를 도출하기 위해 이 자료를 사용할 수 있었다. **성실성-사회적 신뢰성** 척도는 Big 5 성실성 요인을 대신할 수 있으며, 그들의 **사회성** 척도는 외향성과 유사하다고 제안하였다. 그들은 Friedman에 의해 공동 집필된 이후의 연구(Martin & Friedman, 2000)에서 두 가지 척도 점수가 강하게 상관되어 있다고 판단하고, Big 5의 성실성 요인 대신 그들의 성실성-사회적 신뢰성 척도를 사용하는 것이 타당하다는 것을 검증하였다.

생존 분석 또는 로지스틱 회귀 분석으로 불리는 통계 프로그램을 사용하여, 장수를 예측하는 어린 시절의 성격에 대한 문서를 처음으로 연구할 수 있었다. 강력하게 생존을 예측하는 단 하나의 성격 변인은 성실성-사회적 신뢰성이었다. 그들의 연구 결과는 성실성 점수가 하위 25%에 속하는 사람들은 상위 25%에 속하는 사람들에 비해 70세 이전에 사망할 가능성이 35% 더 높은 것으로 나타났다. 그들의 기대와 달리, 사회성은 장수와 관련되어 있지 않았다. 오직 성실성만이 건강 보호 효과를 가지고 있는 것으로 보였다.

왜 성실성이 건강을 보호하는 효과를 가지고 있는가? 이 장에서 이전에 논의된 연구 결과에 근거하여 한 가지 강력한 가능성은 성실성이 높은 사람은 건강에 보호적인 행동을 더 많이 하고 건강에 해롭거나 위험한 행동을 회피할 가능성이 더 높다는 것이다. Big 5 요인과 건강 행동 간의 상관관계 분산의 29%까지는 성실성에 의해 설명되는 것을 발견한 Booth-Kewley와 Vickers(1994)의 연구 결과를 기억하자.

Bogg와 Roberts(2004)는 성실성과 관련된 성격 척도와 건강과 관련된 행동에 관한 194건의 연구들을 대상으로 메타 분석을 실시하였다(출판 편파를 방지하기 위해 10%의 미출간 연구와 논문을 포함). 연구 저자들은 성실성이 높은 참가자들은 건강 저해 행동에 참여할 가능성이 더 적다는 것을 발견하였다. 가장 높은 부적 효과 크기는 약물 사용, 과도한 음주, 위험한 운전, 폭행에서 찾을 수 있었다. 소극적인 부적 효과 크기는 흡연, 위험한 성행위, 건강하지 않은 섭식, 자살에서 찾을 수 있었다. 아주 미약한 긍정적 효과는 활동적인 긍정적 건강 관련 활동에 참여하는 것에서 찾을 수 있었다. 따라서 성실한 사람이 건강에 해로운 활동에 참여할 가능성이 적다는 점에 대해서는 상당한 증거가 있지만, 그들이 건강을 증진시키는 행동에 참여할 가능성이 더 크다는 것에 대해서는 Booth-Kewley와 Vickers(1994)의 단일 연구 결과와는 다르게 메타 분석 연구에서는 증거가 그다지 많지 않다.

Friedman은 장수에 미치는 성실성 효과에 대한 자신의 탐색을 계속하였는데, 최근에 Kern과 Friedman(2008)은 6개국 8,942명의 참가자에 관한 20개의 독립된 표본에 대한 메타 분석을 실시하였다. 그들은 무엇을 발견하였을까? 분석을 실시한 후 그들은 전체 효과 크기가 r=.11이었다고 밝혔다. 전체적으로, 그들의 연구 결과는 성실성이 높은 사람이 더 오래 산다는 것을 보여 준다. 저자들은 이 효과가 그다지 크지 않은 것처럼 보이지만 효과의 실제적인 유의성은 다른 역학적 또는 의학적 효과와 유사하거나 더 크다는 점에 주목하였다. 예를 들어 관상동맥 우회수술 5년의 생존 효과 크기는 .08이다(Myer et al., 2001). 그들은 또한 건강 보호 효과의 대부분이 건강 행동 변인으로부터 나타날 수 있는 반면, 여러 연구들은 이 변인들을 통계적으로 통제할 때 효과 크기가 작지만, 그 효과는 여전히 존재한다고 지적하였다. 이것은 생물학적 또는 조절 변인도 보호적 효과에서 역할을 할 수 있을 것이라는 가능성을 증가시킨다.

이러한 조절 변인 중 하나는 매일 마음챙김을 하는 것이다. 제2장을 회상해 보면 마음챙김은 현재 동작을 인식하고 수용하는 것을 포함하며 여러 가지 유익한 이득과 연관되어 있다(제14장 참조). Giluk(2009)에 의해 수행된 32표본에 대한 최근의 메타 분석은 Big 5 중 성실성이 마음챙김에 대해 가장 강력한 정적 관계(r=.32)를 보이고 있으며 신경증은 가장 부적인 관계(r=−.45)를 보이고 있음을 발견하였다. 마음챙김과 성실성 간의 중첩은 자기 훈련 및 자기 통제와 같은 특성을 반영한다. 반면, 높은 신경증은 특히 스트레스 반응과 관련하여 빈약한 자기 통제와 연관되어 있다.

또 다른 흥미로운 최근 연구는, O'Cleirigh, Ironson, Weiss와 Costa(2007)에 의해 실시되었는데, 그들은 119명의 참가자를 대상으로 성실성과 질병 진행 간의 관계를 결정하기 위하여 1년이라는 기간에 걸쳐 HIV의 양성 반응을 조사하였다. 조사자들은 기저선과 1년 후 추적 검사에서 CD4 T세포 수와 바이러스 수치를 평가함으로써 질병의 경과를 측정하였다. 기타 관련 변인(예, 의약품, 인구통계학적 요인 및 기저선 질병 상태)을 통제한 후, 그들은 "성실성은 1년 후 CD4 T세포 수의 유의한 증가와 바이러스 수치에서 유의한 감소를 예측하였다."(p. 473)라고 하였다. 4년 후의 추적 검사에서 개방성과 외향성도 질병의 진행 속도를 늦추는 것과 관련되어 있음이 발견되었다(Ironson, O'Cleirigh, Weiss, Schneiderman, & Costa, 2008).

O'Cleirigh 등(2007)의 초기 연구에서, 높은 성실성이 약물 복용 처방을 더 잘 준수하는 것과 관련되어 있지만, 약물 사용 변인은 통계적으로 그 효과를 설명하지 않으며, 우울증 비율이 낮아지거나 높은 성실성을 가진 참가자가 활동적인 대처를 더 많이 사용하는 것도 아니라는 것을 발견하였다. 조사자들은 조절 변인으로서 지각된 스트레스가 약한 효과를 보인다는 것을 발견하고, 시상하부-뇌하수체-부신(HPA) 축에 대한 생물학적 토대를 제안하였다. 따라서 성실성이 높은 사람이 성실성이 낮은 사람보다 스트레스를 덜 지각하여 HPA 활성화가 더 적게 일어나 더 적은 면역 억제로 이어질 것이다.

요약하면, Alicia와 같은 사람에게서 발견된 높은 성실성은 건강을 보호하고, 크지는 않지만 수명을 증진시키는 것과 연관되어 있는 것으로 보인다. 성실성에 대한 수명 증가는 건강에 위험하고 해로운 행동에 덜 참여하기, 건강 촉진 행동에 더 많이 참여하기, 더 많은 마음챙김과 자기 통제 및 더욱 적응적인 스트레스 평가 과정의 사용 등과 같은 요인들의 조합에 기인할 가능성이 있다.

외향성, 경험에 대한 개방성과 수용성

성실성이 건강과 장수의 중요 요소라면, 외향성은 좋은 느낌과 행복의 중요 요소이다. Big 5에서 외향성은 긍정적 정서와 주관적 안녕감 모두에서 지속적으로 가장 높은 것으로 평정된다(Steel et al., 2008). 왜일까? 이 장 첫 부분에서 Gray 이론이 보상에 민감하고 뇌의 도파민 회로(보상 센터)에 의해 활성화되는 BAS와 외향적인 사람의 더 높은 수준의 긍정적 정서가 어떻게 관련되어 있는지를 상기하라. 관련된 양상에서 외향적인 사람은 긍정적 경험들을 향유하고 좋은 기분을 더 오래 유지하는 것에서 더 좋을 수 있다(Hemenover, 2003). 그들은 또한 내향적인 사람보다 처벌에 의해 더 적게 단념하고(Pearce-McCall & Newman, 1986) 부정적인 사회적 만남에 의해 영향을 덜 받는다(Graziano, Feldsman, & Rahe, 1985). 따라서 종합해 보면, 외향적인 사람은 내향적인 사람에 비해 보상에 더 반응적이고, 처벌에 덜 반응하며, 더 오랫동안 높은 수준의 긍정적 정서를 경험하고, 전반적으로 더 높은 수준의 안녕감을 보고하는 것으로 나타났다. 이러한 차이는 장수에서 어떠한 이점이 있는가?

성실성과 달리 대규모 전향적 지역사회에 근거한 사망 연구들은 비일관된 결과를 산출하였다. 예를 들어, 초반에 논의된 시카고 거주민에 대한 Wilson 등(2005)의 연구는 외향성에서 상위 10%의 점수를 얻은 사람들이 하위 10%의 점수를 얻은 사람들보다 21% 더 적은 사망 위험성을 지니는 것으로 확인되었다. 그렇지만 Nakaya 등(2006, p. 149)은 덴마크 거주민에 대한 연구로부터 "외향성과 모든 원인의 사망이나 암과 관련된 사망 위험 간에 발견된 유의한 연관성은 없다."라고 결론을 내렸다. Shipley 등(2007)은 영국 코호트 연구에서 40~59세 외향적인 사람의 심혈관 질환으로 인한 사망 위험은 더 높지만 모든 연령의 집단에서 외향적인 사람의 호흡기 질환 위험은 더 낮다는 것을 발견하였다. 그들은 그러한 비일관적인 발견을 설명할 수 없었고 그것들을 우연으로 돌렸다.

만약 장수가 입증된 이득이 아니라면, 증가된 안녕감을 제외한 외향성의 몇몇 이득은 무엇인가? 이전에 논의한 바와 같이, 대규모 메타 분석 연구는 높은 외향성이 친밀한 관계에서의 더 큰 만족과 관련되어 있음을 지적하고 있다(Malouff et al., 2010). 외향성은 내면화 심리 장애 발병에 어떠한 보호 효과를 가질 수도 있다. 비록 이 좋은 소식은 외향성이 외현화 장애의 발병 위험 요인이 될 수도 있다는 나쁜 소식에 의해 완화될지라도 말이다(Malouff et al., 2005).

높은 외향성이 더 일관성 있는 이득을 보이기 시작한 영역은 외상후 성장(제

3장 참조)으로, 이 영역에 대해서는 더 많은 종단적 연구가 요구된다. 2004년 3월 11일 마드리드 기차 폭탄 테러 이후에 스페인 거주민에 대한 회고적 횡단 연구에서 연구 저자들(Val & Linley, 2006)은 외향성이 외상후 성장과 정적으로 관련되어 있고 신경성은 부적으로 관련되어 있다고 보고하였다. 상이한 연구에서, Sheikh(2004)는 외향성이 심장 재활 프로그램이나 심장병 지원 단체에 있었던 심장 질환을 가진 참가자들의 외상후 성장(r=.25)을 유의하게 예측하였고, 그 성장은 외향적인 사람이 가지고 있는 더 큰 사회적 지지로는 통계적으로 설명할 수 없다는 것을 발견하였다.

더욱이, 외향성과 성실성은 **탄력성**과 가장 밀접하게 연관되는 Big 5 특성인 것 같다. 예를 들어 Campbell-Sills, Cohan과 Stein(2006)은 대학생 표본에서 탄력성이 외향성 및 성실성과 정적으로 관련되어 있고 신경성과는 부적으로 관련되어 있음을 발견하였다. 그들은 외향적인 사람의 긍정적 정서 양식이 스트레스 시간 동안 확장 및 축적(Fredrickson, 1998)(제2장 참조)에 대한 그들의 더 나은 능력에 기여한다는 가설을 세웠다. 이러한 능력은 사회적 자원 연결망을 수립하고 더 융통성 있게 어려움을 다루도록 한다.(Alicia가 어떻게 오래된 친구를 잃은 후 새로운 친구를 만들었는지를 회상하라.) Fredrickson의 모형을 유지하면서, 그들은 긍정적 정서가 스트레스에 대한 생리적 효과로부터 더 빠르게 회복하도록 외향적인 사람을 돕는다고 제안하였다. Campbell-Sills 등(2006)은 성실성이 높은 사람들에게서 발견된 더 높은 탄력성은 전적으로 스트레스 기간 동안 과제 지향된 대처를 사용하려는 열심히 일하는 사람의 경향성에 의해 그들의 통계 분석에서 설명됨을 알아차렸다.

개방성 점수가 높은 것은 어떠한 이점이 있는가? 매우 작은 규모의 연구 발견은 경험에 대한 Big 5의 개방성 요소가 건강 보호적 효과를 가지고 있을 수 있다고 제안하였다. 예를 들어, Jonassint 등(2007)은 관상성 동맥 질환(CAD)을 가진 977명의 환자에게 NEO-PI를 실시하고 전향적으로 15년의 기간에 걸쳐 그들을 추적하였다. 다른 연구와 일관되게, 그들은 경험에 대한 개방성이 모든 원인의 사망을 예측하지 않는다는 것을 발견하였다. 그렇지만 **느낌**과 **행위**의 두 가지 개방성 측면은 다른 관련된 변인들을 통제할지라도 장수와 정적으로 연관되었다. 그 측면의 해석은 더 큰 **정서적 자각**과 더 높은 수준의 **호기심**을 가진 참가자들이 더 오래 산다는 것이다. 이러한 자질은 심혈관 질환 같은 스트레스원을 다루는 데 있어서 보다 융통성 있는 대처 양식과 관련되어 있을 수 있다.

수용성에서의 높은 점수는 어떠한 이점이 있는가? 매우 적은 연구들이 Big 5의 수용성과 장수의 관계를 설명하였는데, 한 가지 주목할 만한 예외를 제외하면 유의한 결과를 발견하지 못하였다. 그 예외는 이전에 논의된 Weiss와 Costa(2005) 연구로, 노인 참가자들을 조사하여 정적으로 장수를 예측하는 데 있어서 높은 신경증, 성실성, 수용성을 발견하였다. 또한 이전에 논의되었듯이, 높은 수준의 수용성은 낮은 신경증과 높은 수준의 외향성 및 성실성과 함께 친밀한 파트너와의 관계 만족을 위해 유리한 것으로 메타 분석에서 보고되었다(Malouff et al., 2010). 즉, 한 가지 기대하는 바와 같이, 그것의 유리한 스트레스 효과는 대부분 대인관계 영역에 제한되는 것 같다.

기질적 낙관성

기질적 낙관성은 Alicia와 같이 긍정적 성과를 예상하는 성격 패턴을 갖고 있다. 저명한 낙관성 연구자인 Seligman(2002, p. 24)은 다음과 같이 언급하였다. "낙관주의자들은 …… 그들의 좌절을 일시적인 환경적 문제로 해석하거나 또는 다른 사람으로부터 야기되는 단일한 문제를 극복할 수 있는 것으로 볼 수 있는 힘을 가지고 있다. 내가 지난 수십 년에 걸쳐 발견한 바에 따르면, 비관주의자들은 나쁜 사건이 발생하면 우울증이 될 가능성이 8배 이상이다. 그들은 학업이나 운동, 다른 대부분의 작업에서 그들의 능력에 비해 낮은 수행을 보인다. 그들은 신체 건강이 좋지 않으며 수명이 짧다. 그들은 좋지 않은 대인관계를 갖는다."

일부는 그렇지 않을지라도, 지난 몇 년 동안 수많은 연구는 기질적 낙관성이 건강에 긍정적인 이점을 가지고 있다고 보고하였다. 그렇지만 최근까지 연구 결과의 양적인 검토를 가능하게 하는 메타 분석 연구가 실행되지 않았다. 이는 Rasmussen, Scheier와 Greenhous(2007)가 낙관성에 대한 기질적 관점과 설명 양식 관점 모두를 포함한(제2장 참조) 83편의 출판 연구들을 조사함으로써 바뀌었다. 메타 분석 평론 저자들은 그들이 작은 범위에서 중간 범위(효과 크기는 .17)에 이르는 낙관성과 건강 사이의 관계에 대한 전체 평균 효과 크기를 발견하였다고 보고하였다. 이는 중요하지 않은 것처럼 보이지만 성실성에 대한 작은 효과 크기와 같은 것으로 건강과 역학적 관점에서 매우 의미가 있다. 낙관성 구성 개념의 유형은 그것이 기질적 낙관성이든지 아니면 설명 양식 관점이든지 간에 효과 크기에서는 유의한 차이가 없었다. 주관적인 건강 측정치들은 객관적인 측정치보다 더 높은 효과 크기를 보여 주고 있는데, 가능하면 객관적으로 검증된 건강 측정치를 사용하는 전략에 더 신빙성이 있다.

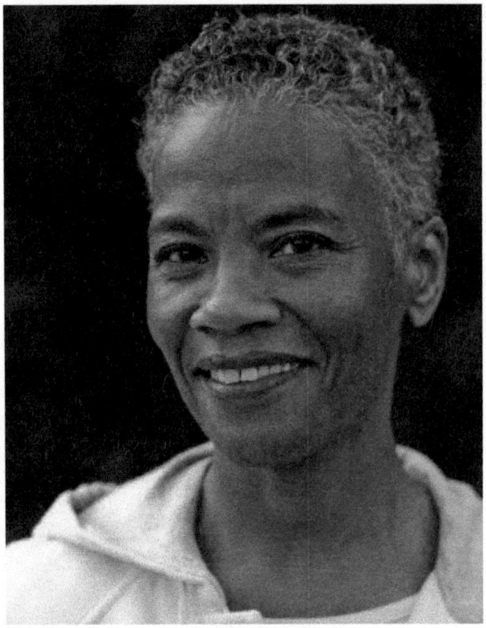

여성건강계획(WHI)의 연구 결과에 따르면, 낙관적인 흑인 여성들은 폐경 후의 암 관련 사망과 모든 원인의 사망에 대해 확연한 보호 효과를 보인다.

개별 연구들은 낙관성이 가지고 있는 건강 보호적 효과의 결과들을 보여 주고 있다. 예를 들어, 15년 동안, Giltay, Kamphuis, Kalmijn, Zitman과 Kromhout(2006)은 처음에는 심혈관 질환이 없는 545명의 네덜란드 남성 노인 집단을 추적하였다. 그 기간 동안 187명은 심혈관 질환으로 사망하였다. 그들은 추적에서 기질적 낙관성 점수에서 상위 33%에 있는 사람들은 하위 33%에 있는 사람보다 다른 건강 관련 예측 변인을 통계적으로 조정한 후에도 심혈관으로 인한 사망 위험이 55% 정도 낮다는 것을 발견하였다.

저명한 의학 저널지인 『서큘레이션(*Circulation*)』에 수록된 연구에서 Tindle과 그녀의 동료들(2009)은 97,253명의 폐경 후 여성에 대한 여성건강계획(Women's Health Initiative, WHI)의 연구(호르몬 대체 요법의 특정 형태에 대한 건강 위험을 발견한 동일 연구)로부터의 결과를 보고하였는데, 그 연구는 낙관성과 건강뿐만 아니라 냉소적 적대감(Cook-Medley 척도의 하위척도)과 건강 사이의 관계에 관심을 가지고 진행되었다. 냉소적 적대감은 일반적인 적대감보다 더 치명적인 것으로 믿어진다. 이것은 이 변인들을 평가하기 위한 대규모 표본이다. 의학적 선별 검사에 근거해서, 여성들은 연구를 시작할 때 임상적 심혈관 질환과 암이 없는 것으로 평가되었고 8년 동안 추적 조사되었다. 그들이 발견한 것은 무엇인가?

낙관성에서 상위 25%의 점수를 얻은 사람들은 하위 25%의 점수를 얻은 사람에 비해 MI에서 16%, CHD 관련 사망에서 30%, 어떠한 원인의 사망에서 14%에 이르는 감소된 조정된 위험을 가지고 있다. 그들은 또한 긍정적 효과가 특히 암 관련 죽음의 44%와 모든 원인으로부터의 죽음에서 33% 줄어든 조정 위험을 보인 낙관적인 흑인 여성에게서 두드러졌음을 발견하였다.

더 나아가 연구자들은 높은 수준의 냉소적 적대감이 암에서 23%와 모든 원인의 죽음에서 16%까지 조정된 위험 위기를 증가시켰지만, 그것이 조정 후 CHD의 위험을 증가시키지 않았음을 확인하였다. 이 결과들은 적대감이 여성에게는 심혈관 질환의 강력한 예측 요인이 아닐 수도 있다(Consedine et al., 2004)는 이 장의 초반부에서 논의된 결과를 지지하지만 그럼에도 불구하고 그것은 일반적으로 건강 위험 요인이다.

심한 냉소적 적대감을 지닌 흑인 여성들은 보다 명백하고 놀라울 정도로 암 관련 사망에서 142%, 모든 원인의 사망에서 62%에 이르는 매우 증가된 조정된 위험 효과를 보이고 있다. 연구의 저자들은 전반적으로 그들의 표본에서 흑인 여성이 백인 여성보다 더 심한 수준의 냉소적 적대감을 가지고 있다는 점에 주목하였다. 그들은 이것이 차별에 대한 대처로부터 생긴 부산물일 수 있다고 추정하였다. 편견과 차별이 있는 삶의 스트레스와 건강의 효과에 대해서는 제8장에서 자세히 논의될 것이다. 전반적으로, 낙관성의 보호 효과와 냉소적 적대감의 해로운 효과는 흑인 여성에게 있어서 보다 두드러지게 드러났다.

기질적 낙관성은 왜 건강 보호적인 효과를 가지고 있는 것으로 보이는가? 낙관성-질병 보호 결합에 내재된 기제와 경로는 무엇인가? 이것들은 이미 결정된 것 같다. 그렇지만 Carver과 Conner-Smith(2010, p. 679)는 "메타 분석 결과, 낙관성 · 외향성 · 성실성 · 개방성은 관여 대처, 신경증은 비관여 대처, 낙관성 · 성실성 · 수용성은 약간 가벼운 비관여 대처와 관련"되어 있다고 지적하였다. 스트레스원과 그것이 일으키는 정서를 직접적으로 다루는 **관여 대처**는 도주나 회피를 포함하는 **비관여 대처**보다 스트레스의 효과를 완화하는 데 더 효과적이다(제10장 참조). 그러므로 낙관주의자는 스트레스에 더 효과적으로 대처할 수 있다. 그들은 관여 대처를 사용하려는 경향을 유지하면서, 건강을 위협하는 증상들에 직면하였을 때 그것을 피하기보다는 오히려 건강 보호 체계를 더 기꺼이 사용할 수 있다. 유사하게, 그들은 행동 관여 예방 전략으로 더욱 긍정적인 건강 관련 행동에 참여할 가능성이 있다.

관여 대처: 스트레스원과 그것이 일으키는 정서를 직접적으로 다룸

더 나아가, 높은 수준의 낙관성은 더 낮은 HPA 축 반응성 및 염증과 연관되어 있을 수 있다. 예를 들면, Roy 등(2010)은 높은 수준의 낙관성은 더 낮은 수준의

IL-6, 피브리노겐(fibrinogen), 호모시스테인(homocysteine) 같은 염증 지표와 관련되는 것을 발견하였다. 반대로, 비관주의는 염증에 대한 취약성 요인일 수 있다. 어떻게 염증이 CHD 같은 질환과 연관되는지에 대해서는 제5장의 논의를 상기하여 보자.

통제 지각을 포함하는 성향적 구성 개념

건강 성과와 관련된 수많은 성향적 구성 개념은 Rotter(1966, 1990)의 **통제 소재**, Kobasa(1979)의 **강건성** 및 Antonovsky(1979, 1987)의 **응집감**(SOC) 구성 개념을 포함한 통제의 지각을 직접적으로 다루고 있다. Rotter의 사회 학습 이론에 따르면, 우리는 행위와 그에 따르는 강화에 대한 일반화된 기대를 발전시키는데, 그것은 **통제 소재**로 언급된다. **내적 통제 소재**를 가질 때(예, Alicia), 일반적으로 우리는 자신의 행위가 예측할 수 있는 결과와 강화를 야기할 것이라고 예상한다. 그렇지만 **외적 통제 소재**를 가질 때(예, Claudia) 우리는 강화와 다른 결과들이 운, 운명, 우연, 강력한 다른 어떤 외부 요인의 영향을 받을 것이라고 예상한다.

통제 소재: 개인의 행동과 그에 따르는 성과 및 강화 간의 관련성에 대한 일반적인 기대

많은 대안적인 자기 보고 척도들이 개발되었지만, Rotter(1966)의 I-E 척도는 전형적으로 어떤 사람이 내적 또는 외적 통제 소재를 가지고 있는지를 확인하기 위해 사용된다. 예를 들어, 건강 통제 소재 척도(Wallston & Wallston, 1981)는 자신의 건강 전반에 걸친 기대에 대한 통제의 정도를 평가하기 위해 개발되었다.

통제 소재 구성 개념은 그 효과를 입증하는 수많은 연구들로 매우 유명하다. 일반적으로, 내적 통제 소재는 대부분의 스트레스와 건강과 관련된 상황에 직면할 때 외적 통제 소재보다 이점이 있는 것으로 밝혀져 왔다. 예를 들어, 제5장에서 논의된 MI의 심리사회적 위험 요인을 설명하는 52개국 24,767명의 참가자(11,119명은 첫 번째 MI를 경험)에 대한 INTERHEART 사례 통제 연구는 "높은 통제 소재가 유의한 예측 요인"이라고 결론을 내렸다. 더 나아가, 그 효과는 약화되었지만 여전히 다른 건강 위험 변인들을 통계적으로 조정한 후에도 MI에 대한 보호 요인이었다. 최종적으로 계산된 일반 인구 기여 위험도(population attributable risk, PAR; 기여 위험도, 역학에 있어서 사망률을 비교할 때 쓰는 지표, 노출군에서의 질병 발생률-비노출군에서의 질병 발생률, 역주), 만약 원인 요인이 16%라면 그것은 외적 통제 소재에 대한 MI 사례에 대한 비율의 반영이다.

1970년 영국 코호트 연구로 알려진 또 다른 연구에서, Gale, Battey와 Deary(2008)는 10세 아동들의 통제 소재를 평가하고 30세(원래 표본의 7,551명)

통찰 연습 6.1

만약 당신의 통제 소재를 알고 싶다면, 아래 표의 왼쪽과 오른쪽에 있는 문항들을 주의 깊게 살펴보시오. 어떤 쪽이 당신에게 가장 적합한지 생각해 보시오. 왼쪽인가, 오른쪽인가?

당신의 통제 소재는 무엇인가?

성공하는 것은 노력의 문제이다. 행운은 성공을 이루는 데 거의 아무것도 기여하지 않는다.	좋은 직업을 얻는 것은 주로 적당한 때 적당한 장소에 있느냐에 달려 있다.
계획을 세울 때, 나는 거의 그것을 성사시킬 수 있을 것이라고 확신한다.	많은 것들이 어쨌든 좋거나 나쁜 운의 문제로 판명되기 때문에 항상 너무 멀리 미리 계획하는 것은 현명하지 않다.
나에게 무슨 일이 일어나는지는 나 하기에 달려 있다.	때때로 나는 나의 삶의 방향에 대한 충분한 통제력이 없다고 느낀다.
사람들이 옳은 일을 하는 것은 능력에 달려 있다. 운은 그것을 이루는 데 아무것도 할 수 없다.	누가 상사가 되느냐는 종종 누가 먼저 적당한 장소에 있을 정도로 운이 좋으냐에 달려 있다.
사람들은 그들이 호의적으로 되려는 노력을 하지 않았기 때문에 외롭다.	사람을 기쁘게 하기 위해 많은 노력을 하지 않는다. 그들이 당신을 좋아한다면, 그들은 당신을 좋아한다.
지도자가 되는 것에 실패한 유능한 사람들은 자신에게 주어진 기회를 이용하지 않았기 때문이다.	운이 좋지 않으면 유능한 지도자가 될 수 없다.
평범한 시민들이 정부 결정에 영향을 미칠 수 있다.	이 세상은 힘 있는 소수의 사람들에 의해 지배되고, 그것을 할 수 있는 평범한 사람은 많지 않다.

모든 문항에 답하였는가? 만약 주로 왼쪽 문항들을 지지하였다면 당신은 내적 통제 소재를 가졌을 것이고, 반면 오른쪽 문항들이 당신과 잘 맞는다고 믿으면 아마도 외적 통제 소재를 가졌을 것이다. 위 문항들은 Rotter(1966)의 I-E 척도에서 추출되었다.

출처: Rotter, J. B. (1966), Generalized expectancies for internal versus external control of reinforcement, *Psychological Monographs*, 80; 1, No. 609.

에 그들의 건강 성과와 행동을 평가하여 다음과 같은 결과를 발견하였다. 내적 통제 소재를 가진 사람들은 통계적으로 과체중이나 비만이라고 보고할 가능성이 적고, 그들의 건강을 그저 그렇거나 빈약한 것으로 평정할 가능성이 더 적고, 다른 건강 위험 변인들을 조정한 후일지라도 심리적 고통이 더 적다는 것을 발견하였다. 그들은 "아동기에 자신의 삶 전반에 강한 통제감을 갖는 것은 성인기 삶의 어떤 측면에서 건강에 대한 보호 요인이 되는 것 같다."(p. 397)라고 결론을 내렸다. 이후의 분석들은 만약 통제 소재가 원인이라면, 외적 통제 소재는 과체중에 대해 10.3%, 비만에 대해 9.6%, 자신의 건강을 그저 그렇거나 빈약하다고 평정한 사람에 대해 13% 그리고 심리적으로 고통받는 사람에 대해 13.1%를 설명할 수 있다고 밝히고 있다. 비록 이것들은 객관적 측정치라기보다는 자기 보고된 건강 측정치이지만, 그럼에도 불구하고 다른 연구에서 발견된 일반적인 패턴을 반영하고 있다. 통제 소재는 또한 흡연 같은 분명한 건강 저해 행동을 시작하고 유지할 가능성을 결정하는 데도 역할을 할 수 있다. 예를 들어, Clarke, MacPherson과 Holmes(1982)는 내적 통제 소재를 지닌 청소년들은 흡연을 시작할 가능성이 적은 반면, 청소년 흡연자 중 외적 통제 소재를 지닌 사람들은 대부분 흡연을 지속할 가능성이 있다고 진술하였음을 발견하였다.

통제에 대한 지각을 포함하는 또 다른 성향적 구성 개념은 강건성이다. 강건성의 개념은 실존적 용기를 나타내는 **스트레스 저항** 성격을 기술하는 하나의 방식으로서 스트레스 연구에서 등장하였다(Maddi, 2006). **강건성**은 **통제**(**c**ontrol), **도전**(**c**hallenge), **전념**(**c**ommitment)의 세 가지 Cs, 즉 세 개의 인지적 요소의 시너지 효과로 정의된다(Kobasa, 1979; Maddi, 2002).

강건성: 통제, 도전, 전념의 세 가지 인지적 요소의 시너지를 통해 실존적 용기를 나타내는 스트레스 저항 성격으로 기술되는 구성 개념

통제(대 무기력)는 Rotter의 내적 통제 소재 개념과 유사하고 어려움에 대처하고 성과에 영향을 미치는 개인의 능력에 대한 자신감으로 언급된다.

도전(대 안전)은 스트레스와 변화가 성장과 개인적 발전을 위한 촉매제라는 것과 관련된다. 그들은 흥미 있는 기회로 평가되며 편안함이나 안전을 위해 더 쉬운 경로를 선호함으로써 회피하지 않는다.

마지막으로, **전념**(대 소외)은 삶의 헌신적인 노력에 깊이 관여하고 있으며 높은 스트레스 기간일지라도 자기 자신이나 가치에 진실해지는 것을 의미한다. 따라서 사람들이 실존적 용기를 가지고 삶에 접근할 때 부딪치는 난관으로부터 흔들리지 않고 오히려 어떠한 결과를 성취하는 역할을 하는 변형된 대처의 형태로 그것들에 적극적으로 관여한다. 강건한 사람들은 스트레스와 변화를 덜 위협적인 것으로 지각하고 따라서 스트레스원에 대한 그들의 전반적인 반응성은 낮다. 여러 가지 방법으로 강건성의 개념은 탄력성의 개념과 유사하다.

25년에 걸친 1,000건 이상의 연구들은 스트레스와 질병 간의 관계에서 완충자 또는 중재자로서 강건성의 보호 효과에 관한 혼합된 증거들을 제공하고 있다. 그 개념에 대해서는 많은 해결되지 않은 쟁점들이 있다(논의를 위해서는 Klag & Bradley, 2004 참조). 여기서는 세 가지 쟁점들을 살펴보자.

첫째, 강건성이 단일한 구성 개념인지, 아니면 세 가지 별개의 다소 독립적인

구성 개념인지에 대한 약간의 논란이 있다(Carer, 1989). 예를 들어, 전념과 통제는 일관성 있게 건강 성과를 예측해 주는 것으로 밝혀진 반면, 도전은 그렇지 않다(Funk, 1992).

둘째, 부정적 정서성과 신경증은 강건성과 높은 정도의 부적 상관을 가지고 있는데, 대부분의 강건성-건강 성과 연구들이 심각하게 혼동되어 있음을 제시한다. 높은 강건성은 낮은 신경증을 반영하기보다는 오히려 강건성이 추가적인 보호 효과를 부여하는 것일 수 있다. 대부분의 연구들은 신경증에 대해 통제되지 않았으며, 비록 몇몇 사례에서는 여전히 그럴지라도(Maddi & Khoshaba, 1994) 그것들은 종종 강건성이 더 이상 건강 성과를 예측하지 않는다는 것을 발견하였다(Funk & Houston, 1987; Rhodewalt & Zone, 1989)(이 비평을 반박하기 위해서는 Maddi, 2002 참조).

셋째, 강건성의 구성 개념은 원래 남성에 대한 조사를 통해 개발되었으며 많은 후속 연구자들은 배타적으로 남성을 조사하였다. 여성이 강건성의 연구에 포함되었을 때, 그 결과는 전형적으로 모호하거나 지지적이지 않았다(Benishek & Lopez, 1997; Klag & Bradley, 2004).

SOC 모형도 성향적 통제감과 관련되어 있다. 제1장에서 Antonovsky(1979, 1987)의 SOC 모형을 회상해 보자. 강건성은 **스트레스 저항** 성격 양식으로 특징지어지며 세 가지 구성 요소를 포함하고 있다. 그것은 **포괄성**, **통제 가능성**, **의미성**이다. 포괄성은 자극에 대한 인지적 감각을 만들어 내는 능력이며, 통제 가능성은 내적·외적 대처 자원을 평가하는 능력을 의미하고, 의미성은 환경적 요구에 정서적으로 감각을 만들어 내고 그것들을 관여할 가치가 있는 것으로 보게 만드는 능력을 의미한다. 통제 가능성이 Rotter의 **통제 소재**와 Kobasa의 강건성 **통제** 구성 요소와 유사하다는 것은 흥미로운 일이다.

이전에 논의한 바와 같이(제1장 참조), Eriksson과 Lindstrom(2005)는 건강 생성 모형에 관한 450편 이상의 출판 문헌을 평가한 후, SOC가 정신 건강을 포함하여 긍정적인 건강과 탄력성을 촉진한다고 결론을 내렸다. 최근에 Surtees, Nicholas, Wainwright, Khaw와 Day(2006)는 전향적 EPIC-Norfolk 코호트 연구에서 수집된 자료로부터 숙달, SOC 및 사망률을 조사하였다. 그들은 SOC를 성격 대처 성향과 관련된 모든 긍정적인 건강 성과 구성 개념들(예, SOC, 강건성, 기질적 낙관성, 자기 효능감) 중 가장 독특한 것으로 간주하였다(Ouellette & DiPlacido, 2001).

Surtees 등(2006)은 숙달감(sense of mastery, SOM)(Rotter의 I-E 척도와 유사)과 SOC를 평가한 후 영국 노퍽(Norfolk)의 거주민 20,323명(41~80세)을 추적하는

연구를 시작하였다. 연구자들은 생물학적 건강 위험 요소(예, 나이, 성, 질병), 행동적 건강 위험 요소(예, 흡연), 심리적 건강 위험 요소(예, 적개심과 신경증)들을 통계적으로 조정한 후, 각각의 표준편차 차이로, 높은 SOM은 모든 원인의 사망률에서 15% 감소와 관련이 있으며 높은 SOC는 10% 감소와 관련되어 있다고 6년의 추적 연구를 통하여 확신하였다. 즉, SOM에서 각각의 표준편차 증가는 사망률에서 15% 감소와 상응된다. 이와 유사하게 SOC에서 각 표준편차 증가는 사망률에서 10% 감소를 부여한다. 높은 SOM(SOC가 아니라)은 심혈관 질환으로 인한 사망을 보호하는 것처럼 보이며(17% 감소), 높은 SOC(SOM이 아니라)는 암으로 인한 사망으로부터 보호하는 것 같다(11% 감소). 두 가지 구성 개념이 서로 높게 상관되어 있을지라도 모든 원인의 사망에 대한 보호적 요인은 독립적이다. 저자들은 강한 SOC가 스트레스원에 대한 생리적 반응을 보호함으로써 직접적인 생물학적 이익을 줄 수 있다고 제안하였다.

요약하면, 높은 내적 통제 소재가 MI, 다른 부정적 건강 성과 및 행동 그리고 심혈관뿐만 아니라 모든 원인의 사망에 보호적이라는 증거가 있다. SOC가 암 사망과 모든 원인의 사망에 보호적이라는 지지도 발견되었다. 비록 많은 연구들은 강건성이 질병에 대한 스트레스 반응을 완충해 준다는 것을 지적할지라도, 관찰된 효과는 남성을 중심으로 한정되었으며, 강건성이 부여하는 것으로 주장되는 추가적인 보호보다는 오히려 낮은 신경증으로 인한 것일 수 있다.

요약과 개념 정리

- 성격이 스트레스 및 건강과 연관되는 모형은 생물학적 소인 모형, 건강 관련 행동 모형 및 조절 모형을 포함한다.
- 성격은 개인을 정의하는 사고, 정서 및 행동의 지속되는 양식을 가리키고, 특성은 성격의 특징 또는 구조적 요소를 가리킨다.
- 성격에 대한 Eysenck의 PEN 모형은 정신병 성향, 외향성, 신경증 성향의 Big 3 강력 요인으로 구성되어 있다.
- Eysenck는 내향성이 외향성보다 더 큰 대뇌피질 각성을 가지고 있고 약간의 신중과 사회적 과묵을 설명한다고 제안하였다.
- Gray는 보상에 민감한 행동 접근 체계(BAS)와 뇌 기제와 처벌과 보상이 없는 것에 민감한 행동 억제 체계(BIS)를 제안하였다.

- Gray의 모형은 외향성이 더욱 우세한 BAS를 지녔기 때문에 더 큰 주관적 안녕감과 더 많은 긍정적 정서를 가지고 있고, 신경증의 더 높은 수준에 있는 사람들은 더욱 민감한 BIS를 지녔기 때문에 더욱 많은 부정적 정서와 더 적은 주관적 안녕감을 갖는다고 제안한다.
- Big 5는 신경증 성향, 외향성, 개방성, 성실성, 동조성의 5가지 넓은 성격 차원들로 구성되어 있다.
- Big 5 중 신경증 성향은 스트레스 반응성, 더 높은 부정 정서, 더 낮은 긍정 정서, 더 적은 주관적 안녕감, 더 많은 비관여 대처 사용, 임상적 장애나 성격 장애로 발달할 가능성, 친밀한 관계에서의 불만, 알코올 사용과 흡연 문제와 관여할 가능성, 직업적 사고에 관련될 가능성 및 아마도 더 높은 사망률(비록 그 발견들이 여기에 혼합되어 있지만)과 가장 밀접하게 연관되어 있다.
- A유형 행동 양식은 일반적으로 기대되는 초기 연구를 반복하는 데 실패하였기 때문에 냉대를 받게 되었다.
- 적대감과 특정 유형의 분노 표현(예, 억압된 분노, 파괴적 분노 정당성)은 특히 남성에게서 A유형보다 관상성 심장 질환(CHD)에 대한 양호한 예측 요인이다. 여성에게 있어서는 불안이 CHD의 더 나은 예측 요인이다.
- 최근에 D(고통)유형 성격이 심장 질환이 있는 환자에게서 빈약한 예후에 대한 예측 인자로 나타났지만, 그 구성 개념은 A유형에 실망한 이후에 약간의 회의론에 마주하게 되었다.
- Big 5 중 성실성은 건강과 장수에 대한 가장 훌륭한 보호 요인이 되는 것처럼 보이는 광범위한 특징이다.
- 외향성은 긍정적 정서와 주관적 안녕감에서 Big 5 중 최고로 평가된다. 이는 또한 외상후 성장과 정적으로 관련된 것으로 여겨진다.
- 기질적 낙관성은 여성에서 CHD 관련 사망과 모든 원인의 사망에 대해 보호적일 뿐만 아니라 여성과 남성의 심혈관 질병을 보호하는 것을 포함하여 건강에 보호 효과를 가지는 것처럼 보인다.
- 높은 내적 통제 소재는 심근경색, 다른 부정적 건강 결과와 행동들 및 심혈관뿐만 아니라 모든 원인의 사망에서 보호적인 것으로 보인다.
- 응집감(SOC)은 모든 원인의 사망에서 보호적인 것으로 보인다. 덧붙여서 이는 암으로 인한 사망에 대해서도 보호적일 수 있다.
- 스트레스와 질병의 관계에 대한 완충제로서 강건성에 대한 증거는 혼합되어 있다. 이것을 지지하는 구성 개념과 연구는 신경증에서 혼란스러운 결과가 있다는 비난과 여성에게 있어서 일관적인 보호적 효과를 발견하는 데 실패하였다는 비난이 있다.

비평적 사고 질문

1. 당신은 연구들이 왜 CHD에 대한 위험 요인으로서 분노-적대감 또는 불안에서 성별에 따른 차이를 발견하였다고 생각하는가? 이러한 차이를 어떻게 설명할 것인가? 건설적 분노 표현은 어떻게 남성이 CHD에 저항하도록 보호할 수 있는가? 이 장에서 논의된 연구에서 건설적 분노 표현에 대한 동일한 보호 효과가 왜 여성에 대해서는 발견되지 않았다고 생각하는가?

2. 당신은 백인 여성보다 흑인 여성에게 낙관성의 보호 효과와 냉소적 적대감의 유해한 효과가 보다 두드러지게 나타났다는 연구 발견들을 어떻게 설명할 수 있는가?

3. 어떤 성격 요인이 스트레스에 더 취약하게 만드는가? 그들이 어떻게 당신을 취약하게 하는가? 당신의 성격적 취약성에 대응하기 위해 어떤 건강 전략들을 사용할 수 있는가? 어떤 성격 요인이 스트레스로부터 당신을 보호한다고 믿는가? 당신의 최대 건강과 안녕감 이득을 위해 어떤 방법들을 사용할 수 있는가?

4. 왜 당신은 통제 지각이 스트레스 및 건강 결과와 관련되어 있다고 생각하는가? 통제 지각을 포함한 어떤 이론을 당신은 선호하는가? 왜 그런가? 지각된 통제가 어떻게 스트레스와 부정적 건강 결과로부터 사람을 보호하는가?

5. 만약 누군가가 당신에게 성격이 어떻게 건강과 장수와 관련되어 있는지를 묻는다면, 당신은 어떻게 답할 것인가? 이 분야에서 세 가지 가장 중요한 발견이 무엇이라고 생각하는가? 이 세 가지 발견들이 왜 가장 중요하다고 간주되는가?

주요 용어와 개념

16 성격 요인(16PF) 질문지
5 요인 모형 (FFM)
A유형
Big 3
Big 5
B유형
D유형
Eysenck의 PEN 모형
강건성
강화 민감성 이론
개방성
건강 관련 행동 모형
건설적 분노 표현
관여 대처
기질
내면화 장애
내적 통제 소재
내향성
도전
동조성
분노
분노 표현
비관여 대처
상태
생물학적 소인 모형
성격
성격 유형
성격 장애
성실성
신경증
신경증 성향
신경증 폭포
완충제
외적 통제 소재
외향성
외현화 장애
요인 분석
적대감
전념
정신신체의학
정신병 성향
조절 모형
『진단 및 통계 편람(DSM)』
통제
통제 소재
특성
파괴적 분노 반추
파괴적 분노 정당화
행동 억제 체계(BIS)
행동 접근 체계(BAS)

제 7 장

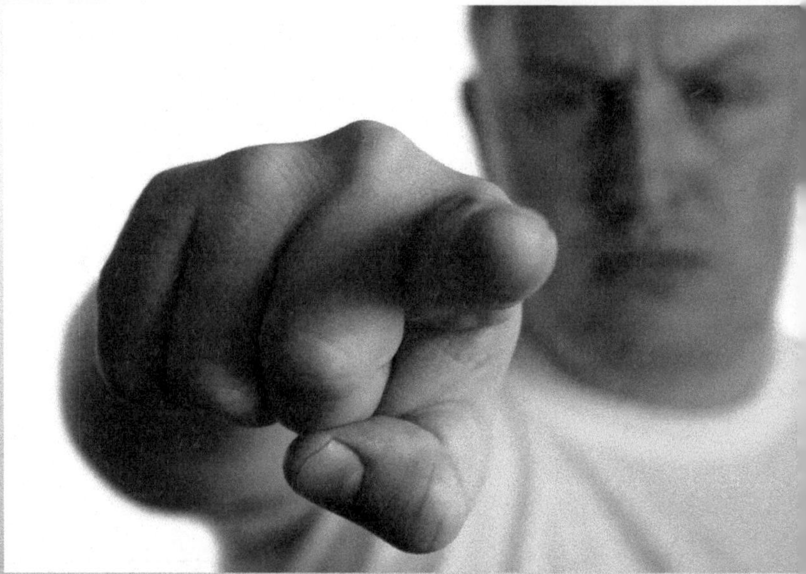

© Paha/Dreamstime.com

분노를 붙들고 있는 것은 누군가에게 던지려고
뜨거운 석탄을 쥐고 있는 것과 같다.
화상을 입게 될 사람은 바로 당신이다.

~BUDDHA

불안, 분노 및 우울

당신이 꽃밭을 가지고 있다고 상상해 보자. 하루 종일 정원을 가꾸고 꽃을 심었는데, 다음날 아침 기운 좋게 뛰어다니는 이웃의 작은 개 Skippy가 꽃밭 절반을 완전히 파헤친 것을 발견하면 어떤 기분일지 스스로에게 물어보라. 만약 다음날 다시 꽃을 심고 점심을 먹은 다음 돌아와서 정원 주변을 파헤치고 있는 Skippy를 본다면, Skippy를 보는 것만으로도 당신은 짜증이 날 것이다. 사실, 당신이 정원에서 새로운 구멍을 찾을 때마다 발이 더러워진 Skippy를 여러 차례 잡은 후에는 목덜미 아래가 약간 뜨거워지는 것을 느낄 수도 있을 것이다.

다음날 아침 일어난 후, Skippy와의 또 다른 결전 가능성을 예상하고서 당신은 이미 꽤 짜증이 난 자신을 발견할 수 있을 것이다. 정원에 빠르게 다가갈수록 오늘의 결투를 준비하며 당신은 귀에서 연기가 나오는 것을 상상한다. 갑자기 모퉁이를 돌아 새로운 구멍과 꽃들이 짓밟혀 있는 것을 발견하였다. 그 즉시 당신은 매우 화가 났다. 구멍을 찾고 Skippy를 볼 것이라고 예상하였는데, 그 대신에 당신에게 눈을 고정시키고 이를 드러낸 커다란 근육질의 개가 당신을 향해 으르렁거리며 달려오는 것을 발견하였다. 오! 이제 어떤 느낌인가? 눈은 커지면서, 당신의 분노는 두려움으로 바뀐다.

당신도 아는 바와 같이, 투쟁 또는 도피의 두 가지 정서인 분노와 두려움은 우리가 정신적으로 그 상황을 어떻게 평가하느냐에 달려 있다. 우리의 평가가 변할 때, 정서도 변한다. 우리가 평가를 통제할 수 있기 때문에, 정서를 관리할 수 있다. 인지적 접근은 우리가 평가를 통제할 수 있다고 생각하는 것으로, 이후에 논의하게 될 불안, 분노, 우울 정서를 관리하는 몇 가지 폭넓은 전략들 중 하나이다. 핵심은 우리가 단순히 정서의 수동적인 수용자가 아니라 오히려 자신도 모르는 사이에 정서의 방향과 강도를 형성하는 데 있어서 적극적으로 어떠한 역할을 수행한다는 것이다. 이러한 관련성을 이해한다면, 우리는 의도적으로 필요에 따라 이러한 정서를 관리하는 것을 배울 수 있다.

불안

Mark Twain은 "나는 늙었고 굉장히 많은 문제를 가지고 있다는 것을 알고 있지만, 그것들 중 대부분은 절대 일어나지 않을 것이다."라고 언급하였다. 불안에 대

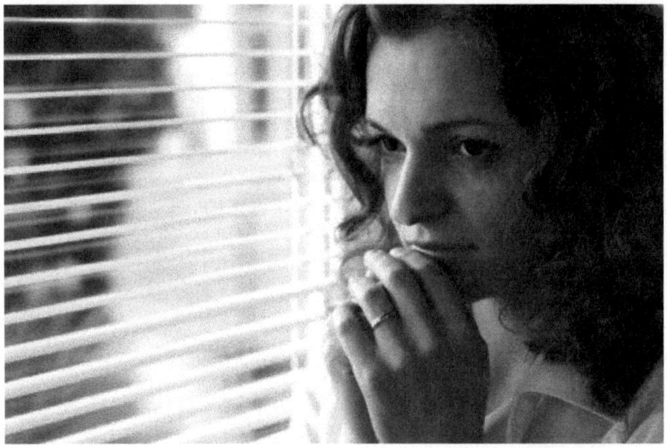

불안은 미래에 대해 근심하는 막연한 느낌이다.

한 염려와 두려움은 아무런 문제가 없을 때조차도 문제처럼 느낄 수 있다. 우리의 신체 반응은 실제 문제와 마찬가지로 상상의 문제(즉, 마음속의 검치호)에서도 동일하게 일어난다. 머릿속에서는 상상과 실제를 분리할 수 있을지라도 우리의 몸은 그 차이를 분리할 수 없다. 이러한 맥락에서, Mark Twain이 문제라고 언급한 것을 우리는 불안으로 볼 수 있다. 불안과 공포는 매우 유사하지만, 그 둘 사이의 구별은 가능하다.

불안을 조사하기 전에, 두려움을 먼저 살펴보자. 일반적으로 말하면, **두려움**은 당신이 화단에서 갑자기 으르렁거리는 커다랗고 무시무시한 개를 마주하였을 때 느끼는 섬뜩함같이 구체적인 위험이 있을 때 느끼는 정서이다. 그것은 당신의 다리에 원치 않는 이빨 자국을 남길 수 있는 매우 실제적인 가능성이 있는 시나리오이다. 그러므로 당신의 두려움은 매우 잘 발견된다.

반면, **불안**은 현실에서 일어날 수 있는 임박한 위협과 관련된 근심이 더 복잡해지고 확산된 느낌을 포함하고 있다. 불안은 미래 지향적이고 두려움보다 더욱 추상적인 위협일 수 있다(예, 청중 앞에서 체면을 잃어버릴 것 같은 불안). 우리는 불안 정서를 포착하기 위해 종종 긴장, 근심, 불편과 같은 단어를 사용한다. **걱정**은 정신적으로 재순환되는 염려를 포함한다. 그것은 불안과 연관되어 있는 반복된 생각의 과정이다.

일상의 불안 외에도 우리는 죽음, 의미, 자유, 고독 같은 궁극적인 문제에 대한 인식과 관련된 불안의 한 형태인 **실존적 불안**(existential anxiety)을 느낄 수 있다(Yalom, 1980). 이러한 문제는 존재의 본질을 포착하며 "죽음 후에 어떻게 되는가?", "삶의 의미는 무엇인가?", "왜 우리는 존재하는가?", "우리는 정말로 얼마

통찰 연습 7.1

만약 당신이 전반적인 불안 수준을 판단하기 원한다면, "자기 분석 질문지"를 완성하는 데 시간을 할애하라. 당신이 전반적 불안에서 낮은지, 중간 범위인지 또는 높은지를 보고자 한다면, 채점 항목을 사용하면 된다.

자기 분석 질문지

각 지시문을 읽고 당신이 전반적으로 느끼는 것을 표시하는 적합한 숫자에 표시하시오. 옳거나 그른 답은 없습니다. 어떤 하나의 지시문에 너무 많은 시간을 소비하지 말고 당신이 전반적으로 느끼는 바를 기술하는 문항에 답하시오.

1. 나는 엄격한 사람이다.
   거의 전혀 4 / 때때로 3 / 종종 2 / 거의 항상 1
2. 나는 내 자신에 대해 만족한다.
   거의 전혀 4 / 때때로 3 / 종종 2 / 거의 항상 1
3. 나는 긴장하고 안절부절못함을 느낀다.
   거의 전혀 4 / 때때로 3 / 종종 2 / 거의 항상 1
4. 나는 내가 다른 사람들만큼 행복할 수 있기를 희망한다.
   거의 전혀 4 / 때때로 3 / 종종 2 / 거의 항상 1
5. 나는 실패자처럼 느껴진다.
   거의 전혀 4 / 때때로 3 / 종종 2 / 거의 항상 1
6. 내가 나의 최근 걱정과 관심을 생각할 때 나는 긴장과 혼란의 상태에 이른다.
   거의 전혀 4 / 때때로 3 / 종종 2 / 거의 항상 1
7. 나는 안전하다고 느낀다.
   거의 전혀 4 / 때때로 3 / 종종 2 / 거의 항상 1
8. 나는 자기 확신을 가지고 있다.
   거의 전혀 4 / 때때로 3 / 종종 2 / 거의 항상 1
9. 나는 부적절하다고 느낀다.
   거의 전혀 4 / 때때로 3 / 종종 2 / 거의 항상 1
10. 나는 신경 쓰지 않아도 될 것들을 너무 많이 걱정한다.
   거의 전혀 4 / 때때로 3 / 종종 2 / 거의 항상 1

채점. 10개의 질문에 당신이 체크한 숫자를 단순히 더하시오. 어떤 행렬의 숫자는 커지고 어떤 것은 작아지는 것을 주의해서 확인하시오. 총점이 높을수록 당신의 삶을 지배하는 특성 불안이 더 높습니다. 성인 남성과 여성은 평균에서 약간 상이한 점수를 보이는데, 이는 일반적으로 여성이 좀 더 긴장하기 때문입니다.

당신이 10~11점을 얻었다면, 당신의 불안 수준은 가장 낮은 10백분위이다.
당신이 13~14점을 얻었다면, 당신의 불안 수준은 가장 낮은 25백분위이다.
당신이 16~17점을 얻었다면, 당신의 불안 수준은 대략 평균이다.
당신이 19~20점을 얻었다면, 당신의 불안 수준은 75백분위 정도이다.
당신이 22~24점을 얻었고 남성이라면, 당신의 불안 수준은 90백분위 정도이다.
당신이 24~26점을 얻었고 여성이라면, 당신의 불안 수준은 90백분위 정도이다.
당신이 25점을 얻었고 남성이라면, 당신의 불안 수준은 95백분위이다.
당신이 27점을 얻었고 여성이라면, 당신의 불안 수준은 95백분위이다.

출처: "Self-Analysis Questionnaire" developed by Charles Spielberger in collaboration with G. Jacobs, R. Crane, S. Russell, L. Westberry, L. Barker, E. Johnson, J. Knight, and E. Markes. 질문지에서 불안 특성 질문들을 선택하였고, 쉽게 자가 채점을 하기 위해 부정적으로 언급된 문항에 대해서는 역으로 채점하였다.

나 많은 자유를 가지고 있는가?", "외로움은 무엇이고 왜 우리는 그것을 경험해야 하는가?"와 같은 추상적이고 광범위한 질문들을 구체화한다. 사랑하는 사람의 죽음, 심각한 질병, 별거와 이혼, 인생에 오랫동안 영향을 미치는 어려운 선택(예, 교육, 직업 또는 낭만적 헌신 등), 의미의 위기를 불러오는 외상적 사건, 중년기 또는 다른 생의 과도기적 경과와 같은 특정 사건들은 실존적 불안을 유발할 수 있다.

두려움과 불안은 모두 투쟁 또는 도피 반응에서 도피와 관련된다. 이를테면, 이 두 가지는 일반적으로 우리가 위험에 빠지지 않고 잘 지내도록 해 주는 자연스러운 정서이다. 예를 들어, 천둥이 치기 전에 가까이에서 갑작스러운 번개가 내리칠 때 경험하는 두려움은 피난처를 찾게 하여 우리가 더 안전할 수 있도록 한다. 그러나 좋은 것들도 지나치면 문제가 되듯이, 두려움과 불안도 지나치면 문제가 될 수 있다. 예를 들어, 우리가 안전하게 집 안에 있는 동안 천둥소리를 들을 때마다 두려움이나 불안에 떤다면, 이러한 정서는 우리에게 불필요한 문제를 발생시킨다. 만약 인지적으로 우리의 위협 평가가 지나치게 남용되어 편향된 양상으로 천둥과 같은 위협 관련 자극을 처리한다면, 심신을 약화시키는 불안이 발생될 수 있다(Ouimet, Gawronski, & Dozois, 2009).

우리가 오랫동안 충분한 고통 속에서 두려움과 불안을 경험할 때, 우리는 스트레스 반응에 대한 정상적인 경계선을 벗어나는 고통이나 장해를 느낄 수 있다. 제6장에서 논의된 『진단 및 통계 편람』 4판, 텍스트 개정판(DSM-IV-TR, American Psychiatric Association, 2000)에 반영된 의학적 모형에 따르면, 어떤 사람이 만약 다른 신체적 원인이 배제되고(예, 갑상선 기능 항진증, 부신 종양, 과도한 카페인 등) 불안으로 인해 지나치게 무능력해진다면, **불안 장애**의 진단 준거를 충족시킬 수 있다. 그들의 고통이나 장해에서 예상한 바와 같이, 불안 장애로 진단된 사람들은 불행하게도 건강한 사람들보다 전반적으로 삶의 질이 낮다(Olatunji, Cisler, & Tolin, 2007).

불안 장애: 범불안 장애, 공황 장애, 공포증, 강박사고-강박행동 장애, 외상후 스트레스 장애와 같은 심리적 장애로, 불안이 과도하고 무능력해지는 것

DSM-IV-TR에서 주요한 불안 장애를 간략히 살펴보자. 범불안 장애(generalized anxiety disorder, GAD), 공황 장애, 공포증, 강박사고-강박행동 장애, 외상후 스트레스 장애(posttraumatic stress disorder, PTSD) 등이 있다. 우선, 의대생이 공부하는 다양한 질환들의 증상을 그들 자신에게서 보게 되는 의대생 증후군이라는 현상이 있다는 것을 알고 있어야 한다. 만약 당신이 매우 성실하고 자기 분석적이라면, 당신은 이러한 불안 장애의 일부 증상들을 당신 자신에게서 보게 될 수도 있다. 당신이 실제로 불안 장애를 가지고 있을 가능성이 있지만, 단지 의대생 증후

군을 경험한 것일 수도 있다. 이 장애들에 대해서 더 자세히 보려면 적절한 관점에서 이 정보를 받아들이는 것이 중요하다.

범불안 장애

> 30세 기혼 부동산 투자 회사 사장인 Harry는 지역 외래환자 정신건강의학과 진료실에서 '신경쇠약 직전'에 있다는 말을 들었다. 그는 스스로가 항상 '걱정하는 사람'이지만 어떠한 뚜렷한 방식으로 삶에 영향을 받는 정도는 아니라고 하였다. 그렇지만, 지난해 그는 내적인 초조함으로 '비트는' 느낌과 대부분의 시간이 '긴장된 상태에 머물러 있음'을 경험하였다. Harry는 직장에서 집중력이 감소되었고 지난 6개월에 걸쳐 빈번하게 소화불량과 설사를 호소하였다(Frances & Ross, 2001, pp. 184-185).

Harry는 **범불안 장애**(GAD)로 진단을 받았다. 이 장애의 핵심 특징은 적어도 6개월 동안 지속되고 임상적으로 유의미한 고통이나 장애를 야기하는 조절할 수 없는 과도한 불안과 걱정이다. 만성적으로 걱정하는 사람인 Harry의 불안과 걱정은 환경에서 일어나는 사건과 비례하지 않는다. GAD를 가진 사람들은 피로, 근육 긴장, 안절부절못함, 초조함, 수면 장애 또는 집중의 어려움 같은 증상들을 경험할 수 있으며, 우울도 있을 수 있다.

GAD의 평생 유병률(즉, 생애 동안 그 질병에 걸릴 수 있는 일반 전집에서의 사람들 비율)은 5.7%로 보고된다(Kessler et al., 2005). 이 장애는 일반적으로 남성보다 여성에게 더 많이 진단된다(American Psychiatric Association, 2000). 이러한 성차는 대부분의 불안 장애에서 발견되며 다양한 원인에서 기인될 수 있는데, 가장 우세한 것은 불안 관련 정서를 경험하고 표현하는 데 있어서 남성보다는 여성에게 사회적으로 수용적이기 때문이다(McLean & Anderson, 2009). GAD의 경과는 종종 아동기나 청소년기에 발병되어 장기간 지속된다. 그 증상들은 보통 스트레스에 의해 악화되고, 일반적으로 생애 전체를 통해 증대되고 약화된다.

공황 장애

공황 장애는 발작의 재발에 대한 걱정, 근심과 함께 반복되는 예기치 않은 **공황발작**을 말한다. 공황발작은 일반적으로 무섭다는 뚜렷한 생리적 구성 요소를 가지고 있으며, 불안에 대한 불안(**불안 민감성**)을 야기할 수 있다. 높은 수준의 내부 감각 수용 민감성(예, 내적 생리적 활동에 대한 의식적 자각)을 가진 사람들, 특히

공황발작: 중요한 생리적 특징들을 갖는 두려움에 대한 급성 일화

불안 민감성: 불안이나 공황을 경험할 수 있는 두려움과 걱정

그들이 심장 박동의 움직임을 적극적으로 자각한다면, 불안과 불안 장애들을 경험할 가능성이 더 높을 것이다(Domschke, Stevens, Pfleiderer, & Gerlach, 2010). 처음 공황발작을 일으켰을 때 심장발작이 왔다고 잘못 믿는 사람들이 있는데, 이는 드문 일이 아니다. 왜냐하면, 심장의 쿵쾅거림, 두근거림, 빠른 심박수, 가슴 통증, 발한, 호흡 단축, 마비, 찌르는 듯한 아픔, 어지럼증 같은 증상들이 두 상태에서 공통으로 일어나기 때문이다. 공황발작 동안 다음에 기술된 사람의 생리적 반응을 살펴보고 그것이 얼마나 쉽게 심장발작의 징후로 해석될 수 있는지 생각해 보자.

> 심장이 너무도 세고 빠르게 뛰어서 나는 심장이 뛰쳐나와 손을 칠 수도 있겠다고 생각하였다. 다리가 나를 지탱할 수 없어서 나는 일어설 수 없을 것만 같았다. 손은 차가웠고 발은 따끔거렸다. 이마에는 끔찍한 총격 사건 통증이 있었다. 나의 머리는 조여졌는데, 누군가가 피부를 아래로 너무 꽉 잡아당기고 있는 것 같아서 나는 그것을 풀고 싶었다. 숨을 쉴 수 없었다. 숨이 찼다. 나는 정말 숨이 가빠졌고 층계를 빨리 오르내린 것처럼 헐떡였다. 나는 내가 10킬로미터 달리기를 한 것 같았다. 나는 아무것도 할 수 없었다. 힘이 빠져서 나는 끝났다고 느꼈다. 전화 다이얼을 누를 힘조차 없었다(Laughlin, 1967, p. 92).

사람들은 공황발작 동안 '심장발작이 일어났다' 외에 '죽어가고 있다', '미쳐 가고 있다' 또는 '통제력을 잃어버렸다'와 같은, 두려움과 관련된 사고를 하게 되는데, 이러한 것들은 모두 발작을 악화시킬 수 있다. 발작이 일어난 사람들은 생리적 반응과 두려운 인지를 가지는 것과 더불어 두려움에 대한 강렬한 느낌을 받는다. 이러한 느낌은 비현실감이나 자기 자신에게서 분리되는 느낌일 수도 있다. 공황발작은 보통 갑자기 발생하고, 10분 내에 정점에 이르다가 점진적으로 가라앉는다. 공황 장애는 남성보다 여성에서 더 일반적이며, 전형적으로는 후기 청소년기에 발생하고 일반적이지는 않지만 30대 중반에 발병하기도 한다(American Psychiatric Association, 2000). 공황 장애에 대한 믿을 만한 평생 유병률 추정치는 4.7%이다(Kessler et al., 2005).

공포증

공포증이란 단어는 그리스어로 '두려움'을 뜻한다. **공포증**으로 진단된 사람들은 특정 물체, 상황 또는 행위에 대해 비합리적이거나 과도한 두려움을 갖는다.

DSM-IV-TR은 공포증을 광장공포증, 사회공포증, 특정 공포증의 세 가지 폭넓은 범주로 분류한다. **광장공포증**을 가진 사람들은 당황하지 않고 그 상황을 벗어나기가 어렵거나 공황발작이 있을 때 도움을 받기 어려운 상황인 공공장소나 집 밖에 있을 때 두려움을 갖는다. 그러한 상황에 처하는 것을 피하고자 하는 그들의 억제는 극단적인 형태의 회피 대처로 간주될 수 있다. 두려움을 촉발하는 상황이나 사건들의 예로는 줄 서서 기다리는 것, 군중 속에 있는 것, 버스로 여행하는 것, 다리를 건너는 것 또는 동행자 없이 집 밖에 나가는 것 등이 포함된다. 광장공포증은 공황 장애의 내력이 있는 사람도 경험할 수 있고 공황 장애의 내력이 없는 사람도 경험할 수 있다. 두 경우 모두 취약성의 맥락에서 회피 행동을 일으키는 두려움은 공황과 유사한 증상들을 갖는 것에 대한 두려움이다. 다음에 기술된 광장공포증을 가진 사람을 살펴보자.

> "나는 많은 시간 긴장과 두려움을 느꼈다. 나는 그것이 무엇인지 모른다. 나의 손가락을 그것에 댈 수 없었다. 무서웠지만 내가 두려워하는 것을 알지 못하였다. 나는 무언가 나쁜 것이 발생하였음을 예상하였다. 단지 모든 신경이 내부로 들어왔고 …… 그래서 지난 주에 나는 집[그에게는 피난처와 안전으로 동일시된다]을 떠나기 싫었다. 나는 내가 여러 조각으로 나뉘어져, 히스테리컬해지는 것이 두려웠다."
>
> 환자는 이러한 측면을 좀 더 계속 논의하였다. "나는 가게 안으로 들어갈 수 있지만[지나친 긴장을 느끼지 않은 채] 내 차는 가게 바로 가까이에 주차되어 있어야만 한다. 나는 무슨 일이 일어나서 차로 돌아갈 수 없게 될까 봐 두려웠다. 차에서 또는 집에서 멀어지면 멀어질수록 돌아가는 것은 더욱 쉽지 않다. 나에게 집은 피난처와 같다. 나는 집에서 안전함을 느낀다. 만약 집에서 무슨 일이 일어난다면, 그것에 대해서는 무언가 할 수 있다."(Laughlin, 1967, p. 107)

명칭에서 제시하는 바와 같이, **사회공포증**은 사회적 활동에 대한 두려움, 특히 그들을 세심하게 관찰하고 당황스럽게 만들지 모르는 익숙하지 않은 사람들과의 사회적 활동에 참여하는 것에 대한 두려움에 관한 것이다. 사회공포증을 가진 사람들은 종종 회피 대처를 사용하여 자신이 두려워하는 사회적 활동에 참여하지 않는다. 회피하는 사회적 환경의 예로는 데이트하기, 공공장소에서 먹기, 타인 앞에서 필기하기, 대중 앞에서 말하기(예, 연설과 발표 하는 것) 등을 포함한다. 그들은 종종 초대에 응하지 않는 진짜 이유를 감춘 채 사회적 초대를 거절한다. 그들이 이러한 초대에 응한다면, 일반적으로 이벤트가 진행되는 동안 강렬한 불안을 참아야 할 것이다. 사회공포증은 일반화되어 있거나 아니면 특정 사회적 활동

(예, 공공장소에서 먹기)에만 한정될 수도 있다. 전형적으로는 중기 청소년기에 시작되는데, 일반적으로 아동기 수줍음과 사회적 억제 내력이 선행한다. 사회공포증에 대한 평생 유병률 추정치는 12.1%이다(Kessler et al., 2005).

특정 공포증은 다른 공포증 범주들에서 다루는 공공장소나 사회적 맥락보다는 특정 물체나 상황에 대한 강렬하고도 과도한 두려움이다. 일반적인 특정 공포증의 예로는 특정한 동물, 폭풍, 높은 곳; 피를 보거나 주사 맞는 것; 비행이나 운전; 어떤 명명에 대한 질식의 두려움이 있다. 특정 공포증은 2대1의 비율로 남성보다는 여성에게 더 일반적이다(American Psychiatric Association, 2000). 이 장애는 불안 장애의 가장 일반적인 것으로 간주된다(평생 유병률 추정치는 12.5%; Kessler et al., 2005).

일반적으로 공포증에 대해 언급하는 것이 중요하지만, 많은 사람들은 특정한 것들, 사건 또는 상황, 특히 공공장소에서 말하기에 대해서 두려움을 갖는다. 그렇지만 일반적으로 그러한 두려움이 학교나 사회에서, 직장 또는 일상에서 나타나는 사람의 능력을 임상적으로 손상시키지 않는다면 공포증으로 진단하지 않는다. 손상은 일상적인 불안과 불안 장애를 구별하는 특징 중 하나이다.

강박사고-강박행동 장애

강박사고-강박행동 장애로 진단된 사람은 강박사고나 강박행동이 재발한다. **강박사고**는 현저하게 불안을 상승시킬 만큼 충분히 침투적이거나 부적절한 **생각**, 심상, 충동을 의미하는 반면, **강박행동**은 불안을 낮추기 위해 계획된 의식인 **행동**이나 정신적 행위를 말한다. 일반적인 강박사고는 오염, 순서, 의심 또는 공격적이거나 성적 심상과 관련된 불안 주제들이다. 일상적인 문제들에 대한 정상적인 걱정은 해당되지 않는다. 일반적인 강박행동은 손 씻기, 대상을 확인하거나 주문하기 등과 같은 반복 행동, 숫자 세기, 기도하기 또는 조용하게 단어 반복하기와 같은 정신적 행위를 포함한다. 증상에 대한 더 나은 이해를 위해 강박사고-강박행동 장애로 진단된 여교사 A를 살펴보자.

> 그녀는 종종 점검 행동을 하는 데 하루 중 3~4시간을 소비한다. 그녀는 고대기, 스토브, 현관문 사이를 왔다 갔다 하면서 적어도 1시간을 보낸다. 마침내 모든 것이 있어야만 하는 대로 다 되어 있다는 것을 확인한 후에도, 모든 것을 다시 점검해야만 한다는 생각이 그녀에게 몰려든다. 그렇게 하지 않는다면, 집에 불이 나거나 도둑이 들 수도 있기 때문이다. 그녀는 종종 어떤 사람이나 무언가와 충돌하였다는 두려움으로 운전한 길을 되돌

> 아오곤 한다. 성적표 배부 기간은 교사인 그녀에게 악몽인데, 자신이 채점한 점수를 몇 시간 동안 반복적으로 확인하고 재확인하기 때문이다. 그녀는 부모에게 일어날 손상에 대한 강박적 사고와 자신의 행동 사이의 연관성을 보고하였다. 예를 들면, 그녀는 이렇게 하는 것이 아무리 불편해도, 매일 아침과 저녁에 어머니에게 전화해야만 한다고 느낀다. 만약 그녀가 확인 전화를 하지 않는다면, 그녀의 어머니는 뇌졸중으로 사망할 수도 있고 그것은 전화를 하지 않은 그녀의 잘못이라는 생각을 하고 있다고 말하였다(Frances & Ross, 2001. pp. 173-174).

강박사고-강박행동 장애는 남성과 여성에게 비슷한 비율로 발생하는 공통된 장애로, 여성은 6~15세, 남성은 20~29세의 연령에서 시작되는 것 같다(총 발병률은 아마도 전집의 2% 미만)(American Psychiatric Association, 2000).

외상후 스트레스 장애

제3장에서 살펴본 외상후 스트레스 장애(PTSD)에 대한 논의를 상기하라. PTSD는 외상 사건을 재경험하는 것, 사건과 관련된 자극을 회피하는 것, 일반적으로 반응 마비를 경험하는 것, 지속적인 각성의 증가를 초래하는 외상후 스트레스(무기력, 극단적 두려움, 공포를 불러일으키는 죽음이나 손상과 관련한 스트레스원)에 대한 반응이다. 몸에 3도 이상의 화상을 입은 소방관 R은 PTSD로 진단되었다. 퇴원한 후, 그의 증상은 악화되었다.

> 집으로 온 이후에 몇 번이고 되풀이해서 불이 나는 악몽에 시달린 그는 잠자리에 드는 것(아마도 꿈을 꾸는 것)에 대해 극심한 어려움을 겪었다. 그는 내키지 않았지만 동료의 초대로 최근 소방서를 방문하였다. 화재 경보가 울렸을 때, 그는 "내 피부 왼쪽에 있던 무언가가 거의 밖으로 나왔으며" 떨림과 발한이 시작되었다. 그는 병을 둘러 대며 황급히 나왔다. 그는 평소의 용감하고 두려움을 모르는 자신이 아니라 부들부들 떨며 땀이 나고 겁먹은 자신의 현재 상태에서 동료들과 마주하고 있다는 것이 매우 부끄러웠다. 그는 걸으면서도 무너질 것만 같았다. 집을 떠나는 것이 두려웠고, 자주 현기증, 마비 그리고 멍해지는 것을 느꼈다(Frances & Ross, 2001, pp. 180).

PTSD는 다른 불안 장애, 주요 우울 장애 및 알코올 사용 장애(이것이 정말 별개의 증후군인지의 여부에 대해서는 약간의 의문이 있다)와 높은 빈도의 공병률(즉, 동시 발생)을 갖고 있다(Rosen & Lilienfeld, 2008). PTSD를 가진 사람들은 친염증 관련 의학적 상태뿐만 아니라 높은 수준의 친염증성 사이토카인에 대한 높은 유병률을 갖는 것으로 나타났다(Gill, Saligan, Woods, & Page, 2009). PTSD에 대한 평생 유병률의 타당한 추정치는 6.8%라고 보고된다(Kessler et al., 2005).

불안 장애를 위한 치료

이 단락은 불안 장애의 치료에서 가장 높은 경험적 지지를 받고 있는 치료에 초점을 맞추고 있는데, 광범위한 모든 범주의 불안 치료법에 대해서 논의하는 것은 이 책의 범위를 벗어나기 때문이다. 가장 많은 연구 지지를 받고 있는 불안 장애에 대한 치료적 접근은 일반적으로 세 가지, 즉 약물학적 치료(약물 치료), 행동적 치료, 인지 행동적 치료로 나뉜다. 초기의 치료와 재발 방지를 위해 사용할 때 특히 효과적인 선택적 세로토닌 재흡수 억제제(SSRIs)와 같은 항우울제를 이용한 GAD, 공황 장애, 사회공포증, 강박사고-강박행동 장애 및 PTSD에 대한 약물학적 치료 효능에 대해서는 상당한 증거들이 있다(Donovan, Glue, Kolluri, & Emir, 2010; Zohar & Westenberg, 2000). SSRIs는 뇌에서 세로토닌(노르에피네프린과 도파민을 포함한 모노아민계의 중요한 신경 전달 물질) 수준을 높이는데, 이는 종종 불안과 우울 수준을 낮추는 결과를 가져온다. 주로 사용되는 SSRIs에는 Prozac(fluoxetine), Zolft(sertraline), Paxil(paroxetine), Celexa(citalopram) 및 Lexapro(escitalopram) 등이 있다.

GABA: 신경 흥분을 감소시키는 억제성 신경 전달 물질

이완과 진정 효과를 가지고 있는 약물인 항불안 약물(또는 불안 완화제)은 때때로 불안 장애를 치료(예, 공황발작 통제)하는 데 사용된다. 대부분은 **GABA** (γ-aminobutyric acid) 체계를 통해 작동한다. GABA는 신경 흥분을 감소시키는 억제성 신경 전달 물질이다. 주요한 불안 완화제는 Valium(diazepam)과 Xanax (alprazolam)를 포함하는 벤조다이아제핀(benzodiazepines)이라 불리는 약물이다. 불행하게도, 벤조다이아제핀의 항불안 효과는 일시적이고 중독 가능성이 있으며, 이러한 약물은 보통 현저한 부작용(예, 졸음, 기억 손상)을 동반한다(Roy-Byrne & Cowley, 2007). 벤조다이아제핀을 처방하는 경우에는 일반적으로 기간이 짧다(예, 2~4주).

GAD 증상 완화를 위해, BuSpar(buspirone)라고 부르는 대안적인 비벤조다이아제핀 불안 완화 약물이 벤조다이아제핀만큼 효과적이라는 것을 주목해야만 한다(Roy-Byrne & Cowley, 2007). BuSpar가 비교적 지연된 작용(2~4주)을 한다는 불리한 점을 가지고 있지만, 장점은 벤조다이아제핀과 관련된 진정 상태와 중독의 위험이 없다는 것이다(Roy-Byrne & Cowley, 2007).

Inderal(propranolol) 같은 베타 차단제는 경우에 따라 불안에 대한 기관계 반응을 줄이기 위해 사용된다(Roy-Byrne & Cowley, 2007). 이 약물들은 심장에서 베타 수용기를 차단하고 심장의 흥분 가능성을 줄인다. 따라서 높은 불안 수행 상황(예, 연설)에서 심장 박동수와 쿵쾅거리는 느낌이 경감될 수 있다. 높은 수준의 **내수용성 민감도**(interoceptive sensitivity)를 지닌 사람들에게 이러한 유형의 약물은 특정한 상황에서 안도감을 줄 수 있다.

내수용성 민감도: 자신의 심박 활동과 같은 내적인 생리적 활동에 대해 높은 의식적 자각을 가짐

그렇지만 오늘날 대부분의 불안 장애에 우선적으로 사용하는 치료제는 SSRIs이다. 이들은 다른 약물에 비해서 전반적으로 더 나은 결과를 가지고 있으며 합병증이 더 적어서 장기간 매일 복용할 수 있기 때문이다. 또한 불안 장애에 수반될 수 있는 우울 증상들을 경감시켜 준다.

불안 장애 치료에 가장 효과적인 행동 치료는 개인이 안전하고 통제된 환경에서 두려워하는 사상이나 자극에 체계적으로 직면하는 **노출 치료**이다. 노출은 개인의 심상(제13장에서 논의된 체계적 둔감화와 같은 심상 노출), 실제(in vivo) 또는 가상현실을 통해서 이루어진다. 회기 동안 치료자와 동행하여 작업할 뿐만 아니라 노출 치료를 받는 개인들은 보통 치료 장면 밖으로 긍정적 효과를 일반화하기 위해서 치료자와 동행하지 않는 상황에서 회기 사이에 숙제(예, 두려운 상황 직면하기)를 한다. 불안과 두려움 증상의 경감은 습관화와 소거라는 고전적 조건형성 과정을 통해 일어난다고 믿어진다. 자극과 연결되는 두려움이나 불안 반응들은 8~12회기(치료의 표준 길이) 후에 점진적으로 줄어든다.

노출 치료: 안전하고 통제된 환경에서 두려운 사상이나 자극에 체계적으로 직면하는 형태의 치료

강박사고-강박행동 장애의 치료에는 노출 치료에 반응 방지가 추가된다. **반응 방지**는 두려운 사상이나 자극에 노출되었을 때 강박행동을 하지 못하도록 하는 것이다. 따라서 강박사고-강박행동을 지닌 사람은 노출을 통해 두려움이나 불안에 대한 습관화 과정을 경험할 뿐만 아니라 반응 방지를 사용하여 강박적 요구에 따른 행동을 하지 않을 때, 두려운 결과를 예방하기 위해 반드시 특정한 의식이 필요하지 않다는 것(예, 스토브를 반복적으로 점검하지 않았지만 집이 불타지 않을 것이다)을 인지하도록 배운다.

반응 방지: 두려운 사건이나 자극에 노출될 때 강박 행동을 억제하는 계획된 실행을 의미

인지 행동 치료(인지적 재구조화라고도 부른다)는 특정 장애를 유지시키는 역기능적 자동적 사고, 가정, 신념에 도전하고 그것들을 더 건강한 현실적 사고 패턴으로 대체하기 위해 고안된 단기적이고(과정을 표준화하기 위해 매뉴얼을 사용하여 일반적으로 12~16회기) 인지적으로 지향된 치료적 접근이다. 행동적 방법도 필요에 따라 치료 과정에 통합된다. 예를 들어, Beck, Emery와 Greenberg(1985, p. 63)는 치료에서 도전되어야 하는 GAD와 사회공포증에 관련

인지 행동 치료: 특정 장애를 유지시키는 역기능적 자동적 사고, 가정 및 신념에 도전하고 그것들을 건강한 현실적 사고 패턴으로 대체하도록 고안된 행동적 전략을 사용하는 단기적인 인지적으로 지향된 치료적 접근

된 인지적 가정의 목록을 다음과 같이 제시하였다.

1. "낯선 상황은 위험한 것으로 간주되어야만 한다."
2. "어떤 상황이나 사람이 안전하다고 증명되기 전에는 안전하지 않다."
3. "항상 최악의 상황을 가정하는 것이 최선이다."
4. "나의 안위와 안전은 모든 가능한 위험에 대해 항상 예상하고 준비하는 것에 달려 있다."
5. "나는 다른 사람에게 나의 안전을 맡길 수 없다. 나는 내 자신의 안전을 확보해야만 한다."
6. "익숙하지 않은 상황에서는 경계하고 입을 다물어야만 한다."
7. "나의 생존은 항상 나의 능력과 강함에 달려 있다."
8. "낯선 사람들은 약한 것을 경멸한다."
9. "그들은 약함을 신호로 공격할 것이다."
10. "내가 공격을 받는다면, 그것은 내가 약하고 사회적으로 서툴다는 것을 보이는 것이다."

이러한 가정들은 새로운 상황이나 사회적 상황에서 위협 수준을 높게 유지시키고 불안을 불러일으켜서 결과적으로 GAD나 사회공포증 같은 불안 장애를 발생시키거나 지속시키는 촉매제로 작용할 수 있다.

메타 분석 연구들은 노출 치료가 "이완 훈련 또는(그리고) 호흡 재교육 기법"에 결합되었을 때 공황 장애에 가장 효과적인 치료이며(Sanchez-Meca, Rosa-Alcazer, Marin-Martinez, & Gomez-Conesa, 2010, p. 46), 반응 방지와 결합되었을 때는 강박사고-강박행동 장애에 가장 효과적인 치료이고(Rosa-Alcazar, Sanchez-Meca, Gomez-Conesa, & Marin-Martinez, 2008), 심상 노출이나 가상현실 노출보다는 실제 노출이 특정 공포증에 더 효과적(Wolitzky-Taylor, Horowitz, Powers, & Telch, 2008)이라고 보고하였다. 전반적으로, 메타 분석들은 또한 PTSD의 치료에서 외상에 초점을 맞춘 인지 행동 치료와 안구 운동 둔감법과 재처리(둔감화되고 재구조화되는 기억들을 이끌 수 있는 신경생리적 수준에서 외상 기억의 재처리를 포함하는 형태의 치료)(Shapiro, 2002)와 같은 외상에 초점을 맞춘 치료가 비외상에 초점을 맞춘 치료보다 더 효과적임을 밝히고 있다(Ehlers et al., 2010). 메타 분석 연구들은 또한 GAD, 공황 장애, 사회공포증 및 PTSD 치료에 대한 인지 행동 치료에서 큰 효과 크기를 보고하였다(평론을 위해서는 Butler, Chapman, Forman, & Beck, 2006 참조). 사회공포증 치료에서, 인지 치료에 노출을 부가하는 것은 특히 효과적인 치료로 보인다(Barlow, Allen, & Basden, 2007).

더 나아가, 메타 분석 결과들은 마음챙김에 기반한 치료(현재 자각, 수용 및 무반응성의 원리를 기초로 하는 치료, 제14장 참조) 영역에서 새로운 접근들이 출현하는 것은 불안 장애로 진단받은 사람들의 불안과 기분 증상들을 향상시키는 데 조절 효과를 가질 수 있을 것으로 제안하고 있다(Hofmann, Sawyer, Witt, & Oh, 2010). 마음챙김에 기반한 치료는 이 장애들의 치료에서 행동 치료(제1 물결), 인지 치료(제2 물결) 뒤의 '제3 물결'이 되는 위치를 차지할 수도 있다(Prochaska & Norcross, 2010, p. 319).

불안 관리

우리는 모두가 불안을 경험하지만, 전문가에게 치료를 받아야 할 정도로 심각하고 만성적인 불안을 지닌 사람들은 불안을 경감시켜서 안도감을 갖는 것이 최선이다. 만성적인 불안을 약화시키고자 하는 사람이 해야 하는 첫 번째 단계는 불안의 기질적 원인을 배제하기 위해서 내과 의사에게 자문을 구하는 것이다. 신체적 원인을 배제한 후, 다음으로 권고되는 단계는 치료를 위해 적절한 정신 건강 전문가에게 자문을 구하는 것이다. 이전에 언급한 바와 같이, 불안 장애를 치료하기 위해서는 약물 치료, 노출 치료 및 인지 행동 치료 등 많은 효과적인 치료들이 있다. 의학적 상태에 적합한 치료를 구하는 것과 같이 심리적 상태를 치료하기 위해서도 동일한 적용을 해야 할 필요가 있다.

상당히 많은 사람들이 일상적으로 불안을 지니고 있지만, 불안은 약물이나 치료자의 조력 없이 자기 관리 전략들을 배우고 적용함으로 관리될 수 있다. 그 생각은 일반적으로 과제를 수행하는 동안 최적의 영역 안에서 불안 수준을 유지하는 것이다(제1장의 Yerkes-Dodson 곡선을 상기하라). 다른 경우에 목표는 단지 불안이 너무 많은 고통을 야기하지 않도록 하는 것이다.

불안을 관리하기 위한 많은 상이한 전략들이 있다. 어떤 것은 전반적으로 혼란된 생리적 각성 수준을 낮추는 것이고, 다른 것들은 인지적 접근을 사용하는 것이며 직접적으로 공포스러운 상황에 직면하는 방법도 있다. 다음의 10가지 주요 전략들을 살펴보자. 이것들은 선택 사항으로 제시되며, 이 중 몇 가지는 당신이 이미 하고 있는 것일 수도 있다. 당신은 일상생활에서 자신에게 가장 잘 맞는 전략들을 통합할 수 있다.

1. 흥분제 사용을 줄여라. 이러한 상식적인 접근은 대부분의 사람들이 직관적

으로 타당한 것으로 생각하고 있다. 카페인을 포함한 다른 흥분제를 줄이거나 제거하는 것은 불안을 경감시킬 수 있다. 어떤 사람들은 매일 한 주전자나 되는 다량의 커피나 카페인 함유 청량음료를 마시고 나서 왜 그들이 스트레스와 긴장을 느끼는지 의아해한다. 그들이 인식하지 못하는 것은 그것들이 몸을 지나치게 각성시킨다는 것이다. 흥분제를 줄이는 것은 정상 수준으로 기저선 각성을 재설정하기 때문에 생리적 위험 영역에 도달하기 위해서는 더 많은 양의 흥분제가 요구된다.

2. 유산소 운동을 하라. 달리기, 자전거 타기 또는 수영과 같은 유산소 운동을 하는 것은 불안과 우울을 경감시켜서 기분을 상승시킨다. 장기간에 걸쳐 활기차게 걷는 것도 불안 수준을 낮출 수 있다. 사실, 합리적으로 운동을 한다면 모든 유형의 신체 운동은 운동 후 몇 시간 동안 불안 수준을 낮출 수 있다. 건강과 안녕감을 위한 운동의 다양한 이득과 접근들은 제11장에서 좀 더 깊게 논의된다.

3. 깊은 이완 훈련을 연습하라. 20분씩 하루 두 번 회기로 점진적 근육, 심상 또는 자생 이완 같은 깊은 이완 훈련을 연습하는 것은 전반적인 불안 수준을 낮출 수 있다. 불안에 대한 해독제는 이완이다. 우리가 이완을 느꼈을 때 동시에 불안을 느낄 수는 없다. 많은 사람들은 이들 중 하나를 실습하기 전에는 실제로 깊은 자연발생적인 이완을 결코 경험할 수 없고, 그것을 일단 실행한 후에는 성취할 수 있는 이완의 깊이와 동반되는 좋은 느낌에 놀라움을 가진다. 이러한 연습들은 제13장에서 좀 더 자세하게 기술되고 논의된다.

4. 명상하라. 많은 형태의 명상이 있지만 적어도 만트라 명상과 마음챙김 명상 두 가지는 규칙적(20분씩 하루 두 번)으로 실행할 때 항불안 이득을 가져온다. 건강, 심리적 안녕감, 스트레스 관리에서 명상의 많은 이득은 제14장에서 좀 더 깊게 논의된다. 많은 사람들은 명상을 깊은 이완 훈련의 좋은 대안으로 간주한다.

5. 깊은 호흡을 훈련하라. 이 훈련은 종종 단기적으로 불안에 도움을 준다. 횡격막 호흡으로 알려진 깊은 복식 호흡은 불안 감소를 위해 선호되는 방법이다. **복식 호흡**(abdominal breathing) 동안, 호흡의 첫 번째 부분은 폐의 더 낮은 부분으로 내려간다. 그 결과 복부는 확장된다. 남은 호흡은 폐의 위쪽 부분으로 끌어당겨지고, 그 결과 가슴이 확장된다. 몇 번의 느린 복식 호흡은 단기간에 불안을 낮추는 데 도움을 준다. 약간의 시간을 내어서 복식 호흡을 할 수 있는가? 만약 그렇다면, 스트레스 관리 연습 7.1을 해 보라.

복식 호흡: 횡격막 호흡으로도 알려짐. 호흡의 첫 번째 부분은 폐의 더 낮은 부분으로 내려간다. 그 결과 복부가 팽창되며, 남은 호흡은 폐의 위쪽 부분으로 끌어당겨지고, 그 결과 가슴이 확장되는 호흡법

실습을 해 보았는가? 어떻게 느끼는가? 처음에는 약간 남의 시선을 의식할 수 있지만, 그것이 정상이다. 그 후에 이완되는 것을 느끼는가? 앞으로 당신이 긴장

스트레스 관리 연습 7.1

복식 호흡

편안하게 앉은 자세를 취하고 당신의 복부에 손바닥을 올린다. 코를 통해 호흡하고 폐 아랫부분에 천천히 공기를 집어넣는다. 복부가 확장함에 따라 당신의 손이 밖으로 어떻게 이동하는지 주목한다. 이제 심폐를 채우기 위해 더 많은 호흡을 끌어당긴다. 복부가 수축함에 따라 가슴이 어떻게 확장하는지 당신의 손이 안으로 이동하는지 주목한다. 이제 셋을 셀 동안 폐에 호흡을 유지하라. 하나 둘 셋. 이제 코를 통해 공기를 천천히 방출한다. 그것을 반복하라.

을 느끼고 약간의 시간이 있을 때마다 이 실습을 할 수 있다. 일단 어떻게 하는지 알게 되면, 자유롭게 복식 호흡을 할 수 있다.

6. 불안을 자연스러운 것으로 받아들여라. 어느 정도의 불안이 정상적이라는 것을 받아들이는 것은 많은 상황에서 '두려움에 대한 두려움'(예, 불안 민감성)을 경감시키는 데 도움이 된다. 삶에는 어느 정도 수준의 사회적 · 재정적 · 신체적 위험이나 또 다른 위험을 포함하는 많은 상황들이 있다. 우리가 이러한 상황에 직면

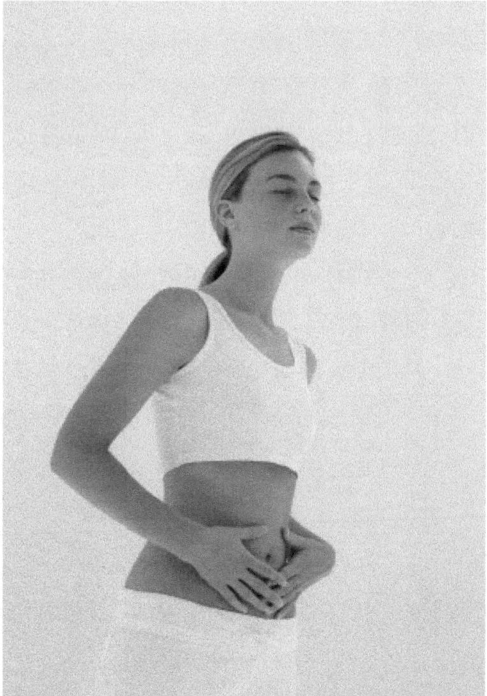

ⓒ Peter Nicholson/Getty Images

복식 호흡의 과정을 학습하기 위해 복부에 손바닥을 놓는다.

하였을 때, 불안을 느끼는 것이 정상이다. 이러한 불안은 우리로 하여금 더 경계하고 행동을 준비하게 한다. 만약 우리가 불안을 억압하거나 부정한다면, 불안을 키울 뿐이다. 분홍색 코끼리를 생각하지 않도록 노력하라. 더 노력하라. 당신은 분홍색 코끼리가 마음에서 사라지도록 할 수 있는가? 더 많이 노력하라. 우리가 생각하지 않으려고 노력할수록, 더 많은 분홍색 코끼리가 나타난다. 왜 그런가? 분홍색 코끼리를 생각하지 않기 위해 우리는 우선 분홍색 코끼리 심상을 출현시키기 때문이다. 불안은 같은 방식으로 작동한다. 우리가 그것을 억압하기 위해 노력할수록, 더 많은 불안이 그것 자체에 영향을 미친다. 분홍색 코끼리 위에 올라타서 이완하고 즐기는 것처럼, 일상에서의 불안이 정상적이라는 것을 받아들여라.

7. 외부로 주의를 돌려라. 청중에게 연설하는 것과 같은 상황에서, 주의의 초점을 외부로 맞추는 것은 불안을 줄여 준다. 내부에 주의의 초점을 맞춘 사람들은 자기 초점적 주의로 인하여 불안이 높아지는 경향이 있다. 그렇지만, 자신의 연설에 긍정적으로 반응하는 청중들에게 초점을 맞춘 사람들은 자의식을 덜 느끼며 연설할 때 덜 긴장한다. 따라서 집단 앞에서 수행하는 상황에서 주의의 초점이 자기에게 맞추어져 있는 것을 발견했을 때, 다른 사람이나 방 뒤에 있는 대상으로 초점의 방향을 바꾸도록 한다면 당신은 자신의 마음이 자기 평가적 사고로부터 벗어나서 과제로 되돌아가는 것을 발견할 것이다.

8. 불안을 발생시키는 신념 체계에 도전하라. 승인에 대한 욕구와 완벽주의 같은 당신의 신념 체계에 도전하라. 이러한 신념들은 걱정스러운 사고의 번식지이다. 이 신념들의 연못에 있는 물을 빼내면 그 봄 연못에서 성가신 모기(즉, 사고들)는 부화하지 않을 것이다. 다음과 같은 질문을 스스로에게 던져 보라. (1) 이 신념을 지지하거나 반박하는 증거는 무엇인가? (2) 이 신념이 합리적이거나 논리적인가? (3) 이러한 비합리적 신념을 바꿀 수 있는 더 합리적 신념은 무엇인가? 높은 승인 욕구를 가진 사람들은 새로운 사회적 상황에서 확신이 부족할 때 불안해하는 경향이 있다. 그들은 "거절당하는 것은 세상에서 가장 나쁜 것이다.", "나는 다른 사람이 나에게 화내는 것을 받아들일 수 없다.", "나는 다른 사람들을 기쁘게 해야만 해." 등의 가정을 가지고 있다(Beck et al., 1985, p. 289). 완벽주의 수준이 높은 사람들은 그들이 아직 숙달되지 않은 수행 과제가 있을 때 불안해하는 경향이 있다. 그들은 "내가 성취한 것이 나 자신이다.", "나는 내가 하는 것에서 최고여야만 한다.", "만약 실수를 한다면 나는 실패할 것이다."와 같은 가정을 한다(Beck et al., 1985, pp. 289-290). 높은 수준의 완벽주의를 유지하는 것은 자신을 불안 장애, 섭식 장애 그리고 우울증의 위험에 빠뜨리는 것이다(Egan, Wade, & Shafran,

2011). 이러한 신념 체계를 가진 사람들은 모두에게 승인되어야 하고 모든 과제에서 성공해야 한다는 자신의 신념에 도전할 수 있다. 아무리 노력을 해도, 누군가는 그나 그녀를 좋아하지 않을 것이다. 또한 실패는 사람들이 어떻게 성공하는지를 배우는 방법이다. 그러므로 일정 수준의 실패는 성장과 배워 가는 경험의 일부분으로 환영해야 하는 것이지 두려워해야 하는 것이 아니다. 역기능적 신념 체계들과 그것들에 도전하는 방법은 제10장에서 좀 더 논의될 것이다.

9. 불안을 야기하는 생각에 도전하라. 우선 "걱정 일지"를 작성하라. 그 생각은 30분 내에 하루에 해당하는 걱정을 압축하여 좀 더 효과적으로 걱정하는 사람이 되게 한다. 이것은 매일 정해진 시간에 하는 것이 가장 좋다. 30분 동안 걱정에 집중함으로써, 대부분의 사람들은 하루의 나머지 시간 동안 걱정의 욕구가 줄어드는 것을 발견한다. 사람들은 "나는 이것에 의해 압도당하고 있다."와 같은 걱정스러운 **혼잣말**(즉, 우리가 정신적으로 우리 자신에게 말하는 방식)을 통해 쉽게 정상적인 불안을 확대할 수 있다. 당신이 자신의 걱정 사고를 확인하면, 예를 들면, "나는 이것을 잘 준비해 왔어. 느리지만 한 번에 한 걸음씩." 같은 현실적 불안을 분산시키는 자기 진술을 사용함으로써 그것들에 도전해 보라. 우선 당신의 걱정 일지에 그것들을 시도해 보라. 그 후에, 당신 자신이 가지고 있는 걱정스러운 사고를 발견할 때 일상생활에서 마음속으로 이 현실적 도전들을 사용하라. 더 많은 정보를 위해서는 제10장을 보라.

10. 당신의 두려움에 직면하라. 불안 장애에 대한 우리의 논의에서 살펴본 바와 같이, 두려움과 불안을 극복하는 가장 효과적인 방법 중 하나는 노출이다. 당신이 두려운 상황에 들어가기 전에는, 그것을 둔감화하고 습관화할 수 있는 기회를 갖지 못하게 된다. 회피 대처는 단지 두려움과 불안을 유지하고 형성할 뿐이다. 용기는 겁이 날지라도 두려운 것을 하는 것이다. 두렵지 않다면, 그것은 용기가 아니다. 배우 John Wayne이 말한 것처럼, "용기는 죽을 만큼 두려움이 생기더라도 계속 앞으로 나아가는 것이다." 그래서 노출은 두려움과 불안을 줄일 수 있는 최고의 행동 전략들 중 하나이다. 기억하라, 그 아이디어는 두려움과 불안을 관리할 수 있도록 하는 것이지 그것을 제거하는 것이 아니다. 가장 경험 많은 배우 중 몇몇은 아직도 여전히 무대공포증을 가지고 있음을 인정한다.

분노

당신의 화단에 구멍 파는 것을 좋아하였던 기운차게 뛰어다니는 작은 강아지 Skippy를 기억하는가? Skippy를 보는 것이 예상될 때 당신은 왜 화가 나는가? Skippy가 있을 것이라고 기대할 장소에서 훨씬 더 크고 위협적인 개를 볼 때 당신의 분노는 순식간에 왜 공포로 바뀌었는가? 앞에서 논의한 바와 같이, 분노와 공포, 두 가지 투쟁 또는 도피 정서는 우리가 어떻게 정신적으로 상황을 판단하는지에 근거한다.

Lazarus(1999, p. 217)는 "책임의 할당과 자신에 대한 피해"의 평가와 함께 "나와 나의 것에 대한 모욕적인 공격"으로 **분노**에 대한 핵심 관련 주제를 설명한다. 따라서 당신이 Skippy를 향해 가지고 있는 분노는 당신이 비난하였던 것, 즉 Skippy에 의해 피해를 입었던 것(즉, 업무 시간 손실, 식물이 시들 가능성 등)에 대한 당신의 평가 때문이었다.

분노는 기분을 상하게 하는 자에게 "투쟁" 또는 "공격"을 하도록 우리를 준비시킨다.(물론 우리는 Skippy를 공격하지 않았지만, 우리의 분노는 Skippy를 정원 밖으로 내쫓으려 한다.) Lazarus(1999, p. 217)는 우리의 분노가 왜 다음 상황에서 공포로 바뀌는지에 대한 설명을 제공한다(Skippy와 정원 시나리오에 관해 이 책의 저자에 의해 삽입된 괄호 속 언급).

> 만약 비난받아 마땅한 다른 사람에 대한 공격(이 경우, Skippy를 내쫓는 것)이 무모한 위험 없이 이루어질 수 있다면(Skippy는 기운차게 뛰어다닐 수 있지만 위험하지는 않다), 분노는 그럴듯한 정서이다. 반면에, 그 공격이 우리를 심각한 위험에 빠지게 한다고 판단한다면, 특히 다른 사람(이 경우, 훨씬 크고 위협적인 개)이 보복 위협을 한다면(훨씬 큰 개가 이를 드러내고 으르렁거리며 당신을 노려보고 있다면, 이는 나쁜 신호이다), 불안이나 두려움이 분노를 대체하거나 동반할 수 있다.

만약 정원에서 Skippy를 내쫓았다면 Skippy가 보복을 위한 최소한의 위협적인 자세를 취할 것이기 때문에, 당신이 분노를 느끼기가 더 쉬웠을 것이다. 그렇지만, 훨씬 더 크고 위협적인 개의 경우에는 공포가 더 적응적인 정서이다. 왜냐하면 정원에서 큰 개를 내쫓으려 한다면, 그 분노 반응은 당신을 곤경에 빠뜨릴 수 있기 때문이다.

우리는 **짜증** 또는 **골칫거리**로 여겨지는 가벼운 분노부터 흔히 **성난** 또는 **화난**이라고 언급되는 중간 수준의 분노, **분통** 또는 **격노**라고 명명할 수 있는 높은 강도의 분노까지의 연속선상에 있는 것으로 분노를 생각할 수 있다. **모욕적인 공격** 또는 도발에서 생겨난 분노에 대한 Lazarus의 정의뿐만 아니라, 분노를 느끼는 또 다른 이유는 좌절(분노로 인한 공격성이 장애물을 제거할 수 있는 목표에 도달하지 못하도록 하는 것), 경쟁 또는 통제나 지배에 대한 욕구일 수 있다. 스트레스, 배고픔, 피로, 더위, 추위, 통증과 같은 일시적으로 불편한 요인들 또한 화나는 감정을 야기할 수 있다.

분노는 공포심, 불안감, 수치심, 당혹감 또는 사람이 취약한 느낌을 가지게 만드는 또 다른 정서를 감추거나 위장하는 감정일 수 있다. 분노는 힘을 가지고 있는 정서이기 때문에, 힘이 없는 사람은 다른 사람에 대한 통제감을 가지기 위해서, 괴롭히기 위해서 또는 협박하기 위한 수단으로 분노를 사용할 수 있다. **의로운 분노**는 다른 사람에게 분개함, 격노 그리고 도덕적 우월성을 드러내는 힘을 가지고 있는 분노의 한 형태이다(Lazarus, 1999). 이러한 유형의 분노는 때로 취약함을 위장하는 것일 수 있다. 예를 들어, 바람을 피우다 아내에게 걸린 남편은 아내가 증거를 내밀 때 정당성에 호소하는 분노를 가질 수 있다. 그의 분노는 자신을 "몰래 감시해 온" 아내의 "신뢰성"을 고발하는 형태를 취할 수 있다. 따라서 그가 자신의 신뢰성 결여를 아내에게 **투사**함으로써 자신의 수치심, 굴욕감, 신뢰성의 결여는 그의 정당한 분노와 손가락질로 위장된다.

분노는 억누르고, 억제되고, 또는 자신에게 향하거나(때때로 **분노 억제**라고 말하는) 밖으로 향해질 수도 있다(**분노 표출**). 예를 들어, 한 학생이 분노를 억제하여 "나는 시험을 잘 치르지 못한 내 자신에게 몹시 화가 난다."라고 말하거나 분노를 표출하여 "나는 시험을 잘 치르지 못하였기 때문에 교수님에게 화가 난다." 라고 말할 수 있다. 제6장에서 논의한 바와 같이, 분노 억제는 심근경색(MI)의 위험성 증가와 연합된다(Dembroski, MacDougall, Williams, Haney, & Blumenthal, 1985). 그러나 분노 표출의 특정한 형태인, 특히 **파괴적 분노 정당성**도 관상성 심장 질환(CHD)의 위험성 증가와 관련된다(Davidson & Mostofsky, 2010). 분노를 외현적으로 표출하는 것은 급성 심장발작과 관련되어 있음이 잘 입증되어 있다 (제5장 참조).

제6장에서 논의한 바와 같이, 분노감을 분명히 보여 줄 수 있는 타인을 향한 적대감, 냉소적 태도, 불신, 원한은 CHD의 위험 요인이다(예, Chida & Steptoe, 2009). CHD와 분노-적대감의 관계가 가장 큰 관심을 받아왔지만, 분노-적대감의 부정적 건강 결과는 고혈압(Rutledge & Hogan, 2002), 뇌졸중(Arthur, 2002; Williams, Nieto, Sanford, Couper, & Tyroler, 2002), 제2형 당뇨병(Golden et al.,

2006), 및 두통(Materazzo, Cathcart, & Pritchard, 2000; Perozzo et al., 2005)과도 관련되어 있다. 이러한 발견들을 고려해 볼 때, 그렇다면 분노를 표현할 수 있는 가장 건강한 방법은 무엇인가?

적절한 분노 표현에 관한 지지적인 증거(Eng, Fitzmurice, Kubzansky, Rimm, & Kawachi, 2003)는 상황을 해결하기 위해 타인의 관점을 고려하면서 화가 난 감정을 적극적으로 논의하는 **건설적인 분노 표현**(Davidson & Mostofsky, 2010)을 사용하는 것이 적어도 CHD 위험을 최소화하는 것과 관련해서는 최선인 것처럼 보인다. 사실, 분노는 해결해야 할 문제가 있다는 것을 알리는 신호로서의 이점을 가지고 있다. 이것은 또한 건설적인 변화를 만들고 적절한 행동을 취하도록 격려할 수도 있다. 대인관계에서, 분노는 긴장이 높아지고 있으며 마찰을 줄이고 쟁점이 되는 문제를 단호하게 전달해야 한다는 욕구를 드러내는 것일 수도 있다.

비록 분노가 이러한 이점을 가지고 있지만, 과도하고 만성적인 분노는 문제 및 심리적 장애의 정도와 연관되어 있다. 예를 들어, 이것은 PTSD, 우울, 물질 남용 및 성격 장애(특히 자기애성, 경계선, 강박성, 반사회성, 편집성)와 연합되어 있다. 예컨대, 분노는 비현실적인 기대가 충족되지 않을 때 강박사고-강박행동에서 종종 보이는 완벽주의에서 발생되거나 또는 자기애와 관련된 **특권 의식**(특별한 권리와 권한을 기대하는 생각)에서 발생할 수 있다. 품행 장애, 반항성 장애 또는 주의력 결핍 과잉행동 장애를 지닌 청소년은 분노 문제도 가지고 있을 수 있다.

간헐적 폭발성 장애(IED)는 폭행 또는 재산의 파괴를 통한 극단적 분노와 행동화의 증상으로 특징지어지는 정신 장애이다. 이 장애를 가진 사람은 '발작' 또는 '공격'을 가지고 있으며 공격적인 행동을 하고 나서 흔히 후회한다. 최근 연구는 IED로 진단받은 사람들이 CHD, 뇌졸중, 고혈압, 당뇨병, 등이나 목의 통증, 두통, 만성 통증, 관절염, 궤양과 같은 여러 가지 부정적인 건강 상태로 발전할 위험성이 크다는 것을 발견하였다(McCloskey, Kleabir, Berman, Chen, & Coccaro, 2010). IED로 진단받은 46세 배관공인 남성 P를 살펴보자.

> P씨의 아내는 그들이 가끔은 싸우기도 하지만 결혼 생활 내내 상당히 행복하였고 P씨의 질투심에 대한 이유가 없다고 보고하지만, "만약 그가 이전처럼 지속적으로 화를 터뜨린다면, 나는 그를 떠나야만 할 것이다."라고 말하였다. 그녀는 P씨가 가끔 완전하게 통제력을 상실하고 다른 사람이 된다고 말한다. 어느 날 그녀가 집에 조금 늦게 도착하자 그는 집에서 가구를 부수기 시작하였고 그녀가 다른 남자와 함께 있었다고 확신하였다. 또 다른 경우 그녀가 너무 도발적으로 옷을 입었다며 그녀의 옷 대부분을 갈기갈기 찢었다.

그녀가 어떤 행동을 하는지의 여부와 관계없이 그가 무턱대고 파괴적인 행동을 하기 때문에 그의 아내는 P씨가 이러한 상태일 때에는 간섭하거나 원인을 찾으려는 시도가 소용 없다고 말한다(Frances & Ross, 2001, p. 262).

분노가 과도하거나 적절하지 않게 표현되면 여러 가지 해로운 효과들을 발생시킬 수 있다. 분노의 가장 분명한 부정적인 특징 중 하나는 P씨에 의해 입증된 것처럼 재산을 파괴하거나 심지어는 폭력을 행사할 수도 있다는 것이다. 신체적 공격 외에도 분노는 욕하기의 형태로 마음을 아프게 하는 언어적 공격과 대인관계에서 매우 파괴적일 수 있는 "비겁한 짓"을 초래할 수도 있다.

분노는 일 또는 대인관계에서 잘 기능하는 사람의 능력을 손상시킬 수 있다. 만성적으로 화난 사람은 흔히 "적대적이고", "성마르고", "싸우려고 하는" 것처럼 보인다. 이러한 특징을 가지고 있는 사람은 일반적으로 어렵거나 불쾌하게 지각된다. 이러한 개인들은 자신에게 분노를 돌리거나 다른 사람에게 두려운 회피 행동을 하게 하는 방식으로 대인관계 맥락에서 상호 역동을 일으킨다.

만성적으로 화난 사람은 **투사**의 방어 기제에 지나치게 의지하여 실제로는 단지 그들 자신의 성격에서 인정하지 않는 외현적 표현인 타인의 결함과 약점을 비판적으로 찾을 것이다. 예를 들어, Bob이 타인을 신뢰하는 데 어려움을 가지고 있다면, 그는 다른 사람을 신뢰할 수 없는 것으로 볼 것이고 그에 따라 현재 그가 신뢰에 제한된 능력을 가지고 있음을 인정하기보다는 오히려 다른 사람을 비난할 것이다. 그가 할 수 있는 문제. 다시 말하면, 만성적으로 화난 사람은 자신의 문제를 자신 밖에 있는 것으로 보고자 하는 외현화 경향을 가지고 있다. 따라서 그들은 이 제한된 분야에서 내적 자기 평가로부터 배우고 성장할 수가 없다.

투사: 자신의 성격에서 인정하지 않는 요소를 타인에게서 보는 방어 기제

만성적 분노는 또한 재충전을 위해 한가한 시간을 보내려고 할 때 이완하거나 수면을 취하기 어렵게 만드는 과잉 자극이다. 분노는 명확하게 또는 합리적으로 생각하거나 문제를 해결하기 어렵게 한다. 게다가 분노는 충동적으로 행동하도록 촉발하고 나중에 후회할 수 있는 경솔한 결정을 하게 한다. 결국 앞서 논의한 바와 같이, 특정 형태의 분노와 분노 표현은 심각한 원치 않는 건강상의 문제나 심리적 결과를 야기할 수 있다. 분노가 문제 될 때(표 7.1), 분노 관리 전략은 분노를 인지하고 건설적인 해결에 초점을 맞춘 접근을 적용하기 위한 효과적인 도구를 제공할 수 있다.

표 7.1 건설적 분노 대 파괴적 분노의 특징

건강한 건설적 분노의 특징	건강하지 않은 파괴적 분노의 특징
1. 당신은 능숙한 방법으로 기분을 표현한다.	1. 당신은 당신의 기분을 부인하고 입을 삐죽거리거나(수동 공격) 다른 사람을 비난하고 공격한다(적극 공격).
2. 당신은 자신이 동의하지 않더라도 다른 사람의 눈을 통해 세상을 보려고 노력한다.	2. 당신은 방어적으로 논쟁하고 다른 사람의 말에 타당성이 없다고 주장한다.
3. 당신은 비록 그나 그녀에게 매우 화가 났을지라도 다른 사람을 존중하는 마음을 전달한다.	3. 당신은 타인이 야비하고 처벌을 받을 만하다고 믿는다. 당신은 잘난 척하거나 무례하게 보인다.
4. 당신은 문제를 해결하려는 노력을 하고 생산적인 무언가를 한다.	4. 당신은 자신을 무력한 피해자인 것처럼 보고 포기한다.
5. 당신은 그 상황으로부터 무언가를 배우려고 노력하고 미래에 더 현명해질 것이다.	5. 당신은 어떠한 것도 새롭게 배우지 못한다. 당신은 그 상황에 대한 당신의 관점이 완전히 타당하다고 느낀다.
6. 당신은 결국 분노를 흘려보내고 다시 행복감을 느낀다.	6. 당신의 분노는 중독적으로 되어간다. 당신은 그것에서 벗어나지 못할 것이다.
7. 당신은 스스로가 문제에 어떻게 기여해 왔는지를 보기 위해 자신의 행동을 평가한다.	7. 당신은 타인을 비난하고 당신 자신을 순진무구한 피해자로 본다.
8. 당신은 당신과 다른 사람 모두가 타당한 생각과 이해 받을 만한 기분을 가지고 있다고 믿는다.	8. 당신은 당신이 완전히 옳고 다른 사람은 완전히 틀렸다고 주장한다. 신뢰와 정의는 당신 편이라고 확신한다.
9. 다른 사람에 대한 당신의 수용은 증가한다. 당신의 목표는 그나 그녀에게 더욱 가까워지는 기분을 느끼는 것이다.	9. 당신은 타인을 피하거나 거부한다. 당신은 그나 그녀를 평가 절하한다.
10. 당신은 둘 다 이기고 아무도 지지 않는 해결책을 찾는다.	10. 당신은 싸움이나 경쟁 상황에 있는 것처럼 느낀다. 만약 한 사람이 이기면, 다른 한 사람은 질 것이라고 느낀다.

출처: Burns, D. D. (1993). *Ten days to self esteem*. New York: Quill William Morrow.

분노 관리

카타르시스 이론: 분노를 감소시키기 위해 주기적으로 환기시켜야 한다는 개념에 기반한 분노 관리에 대한 신뢰롭지 못한 이론

분노 관리를 위한 초기 접근들 중 일부는 카타르시스 이론에 기반을 두고 있다. 이 이론은 Freud의 유압 모형(hydraulic model)의 이론적 확장이다. **카타르시스 이론**(catharsis theory)에 따르면, 분노가 표현되지 않는다면 분노는 폭발할 때까지 기관차의 증기 엔진에 있는 증기처럼 증폭된다. 정기적으로 분노(즉, 증기)를 표출함으로써, 압력이 완화되어 분노를 관리할 수 있게 된다. 불행하게도, 치료자들이 과거에는 분노를 누그러뜨리기 위해 베개를 치는 것과 같은 카타르시스 활동

과 주의를 환기시키는 것을 격려하였지만, 연구는 카타르시스 이론이 작동하지 않는다는 것을 입증하였다. 이것이 당신에게 놀라운가? 당신은 카타르시스 전략의 비효율성을 설명하는 이유가 무엇이라고 생각하는가?

카타르시스 활동이 분노를 경감시키는 데 비효과적일 뿐만 아니라 실제로는 적대감과 공격성을 감소시키기보다는 오히려 증가시킨다는 대규모의 사회 심리학 연구가 있다(논의를 위해서는 Aronson, Wilson, & Akert, 2010, pp. 374-378 참조). 예를 들어, Aronson 등(2010, p. 375)은 "공격성의 언어적 행동 이후에는 실제 공격 행동이 이어진다."고 지적하였다. 카타르시스가 작동하지 않는 이유는 분노 대상에 대한 비난과 폄하를 촉진하는 경직된 사고와 태도 때문이다. 그 후 이것은 분노를 품은 것에 대한 자기 정당화를 초래한다. 이러한 자기 정당화는 공격적인 방법으로 분노를 표출하도록 야기할 수 있다. 카타르시스의 의도하지 않은 효과는 열차가 과열되고 폭발하도록 증기 엔진에 더 많은 증기를 공급하는 것이다.

분노 관리의 대안적 접근은 스트레스적인 상황에 사용하기 위해 대처 능력과 기술을 형성하도록 고안된, **스트레스 접종**(stress inoculation)이라고 부르는 다중 성분 프로그램을 개발한 Novaco(1975)에 의해 개척되었다. Novaco는 도발되는 경우에 분노를 불러일으키는 사고를 관리하기 위한 전략과 분노의 각성 요소를 경감시키기 위해 고안된 이완 절차에 초점을 두었다. Novaco의 지침에 따라, 경험에 근거한 개인 및 집단 **분노 관리** 치료는 문제 분노를 다루기 위해 인지적 접근, 이완 훈련 및 사회 기술 훈련에 초점이 맞추어져 왔다.

인지적 접근은 "나는 화내지 않아, 보복할 거야." 또는 "나는 그가 실패자라는 것을 그에게 보여 줄 거야."와 같이 분노감을 생성하고 지지하는 혼잣말에 도전하는 학습을 통한 인지적 대처 기술 훈련을 포함한다. 그들은 분노의 확산을 "나의 분노는 나에게 건설적인 변화를 향해 움직이도록 상기시킨다." 또는 "나는 내가 옳다는 것을 증명하려고 노력하기보다 오히려 그것이 어디에서부터 생성되었는지를 이해하려고 노력할 것이다."와 같은 인지로 교체할 수 있다. 이완 훈련은 점진적 근육 이완 훈련, 명상, 시각화, 자생 훈련 또는 깊은 호흡과 같은 깊은 이완 훈련을 사용하여 분노의 신체적 반응 요소들을 경감시키려고 한다(제13장과 제14장 참조).

분노 경험의 75~80%는 대인관계 맥락 내에서 발생한다고 추정된다(Deffenbacher, Oetting, Huff, Cornell, & Dallager, 1996). 해결되지 않은 대인관계 분노는 다른 사람과의 차이를 통해 건설적으로 작업하는 데 있어서 충분한 기술을 가지지 못한 결과로 나타날 수 있다. 사회 기술 훈련은 듣기, 자기주장, 타협, 갈등 해결, 문제 해결의 영역에서 사회적 능력을 향상시키도록 고안되어 있다. 이는 기분을 적절하게 표현하고 긴장과 갈등이 건설적인 방식으로 작동하도록 사회적 기술을 발달시키는 것이다.

일련의 연구를 통해, Deffenbacher와 동료들은 인지적 중재, 이완 훈련, 사회 기술 훈련이 문제 분노(상태 분노와 특성 분노 모두)를 줄이는 데 동일하게 효과적이었음을 밝혔다(Deffenbacher, Oetting, Huff, & Thaites, 1995; Deffenbacher, Story, Stark, Hogg, & Brandon, 1987; Deffenbacher, Thwaites, Wallace, & Oetting, 1994; Hazaleus & Deffenbacher, 1986). 최근 연구들도 예를 들어 청소년(Blake & Hamrin, 2007), 감금된 범죄자(Walters, 2009) 또는 물질 남용자(Fernandez & Scott, 2009)와 같은 특정 전집에서 이러한 접근이 성공적으로 사용되었음을 입증해 왔다.

불안이 자연스러운 감정인 것처럼("투쟁 또는 도피"의 도피 측면), 분노 또한 그렇다("투쟁 또는 도피"의 투쟁 측면). 분노의 빈도, 강도 또는 표현이 자신과 타인에게 문제를 발생시켰을 경우에만 관리될 필요가 있다. 이 아이디어는 자신이 분노를 가지고 있음을 인정하며 그것을 억제하거나 부인하려고 하지 않는 것이다. 분노가 있다면, 그것은 다루어질 수 있다. 그렇지 않으면, 더 많은 분노가 억압되는 **핑크 코끼리** 문제를 지닐 수 있으며, 더 큰 핑크 코끼리는 자신의 힘을 발휘한다. 분노가 있지만 인정되지 않기 때문에 분노는 표현될 수 있는 다른 방법을 찾는다. 예를 들어, 숨겨진 분노는 재산과 관계를 파괴할 수 있는 빈정댐, 남의 가슴을 찌르는 말 또는 수동 공격 행동으로 나타나게 될 수 있다. **수동 공격 행동**은 행동을 수행하는 사람이 그나 그녀가 행동한 것이나 혹은 행동하지 않는 것에 대해 책임을 지지 않으려는 것으로 꾸물거림, 변명하기, 의사 방해 또는 빈약하게 과제를 수행하거나 파괴적인 수행을 통하여 타인에게 수동적으로 저항하는 형태이다. 예를 들어, 접시를 씻으라는 부모의 요구에 마지못해 동의하여 꾸물거리면서 결국에는 접시를 씻을 때 "실수로" 접시 몇 개를 깨뜨리는 10대 청소년은 미래에 접시 닦는 것을 피하기 위해 수동 공격적인 행동을 한 것이다.

수동 공격 행동: 행동을 수행하는 사람이 그나 그녀가 행동한 것 혹은 행동하지 않는 것에 대해 책임을 지지 않고 꾸물거림, 변명하기, 의사 방해 또는 빈약하거나 파괴적으로 과제를 수행함으로써 다른 사람에게 저항하는 형태

분노를 알아차리지 못하는 것보다는 분노를 인정하고 건설적인 해결을 통해서 직접적으로 분노 추동 행동과 그 강도를 줄이려고 하는 것이 더 낫다. 기억하라, 다른 사람의 관점을 고려하면서 자신의 속상함을 적극적으로 논의하는 **건설적인 분노 표현**은 그 사람의 건강과 웰빙에 가장 큰 이득을 주는 것이다.

앞에서의 논의로 알고 있는 바와 같이, 문제 분노를 관리하는 여러 가지 상이한 효과적인 접근이 있다. 다음으로 각성 감소, 인지적, 행동적 또는 사회 기술 전

략을 포함하여 그중 10개를 살펴보자. 자기주장과 갈등 해결 전략은 매우 중요하고 제8장에서 더욱 깊게 논의된다. 만약 당신이 지나치거나 문제가 되는 분노를 경험한다면, 분노를 경감시키기 위해 이들 10가지 전략들 중 몇 가지 또는 모두를 시도해 보라. 기억하라, 분노는 상황에 대한 평가에 근거한 선택이다. 평가가 바뀌면 정서가 바뀔 것이다.

1. 책임감 갖기(인지적 전략) 앞에서 논의한 바와 같이, 분노는 비난을 포함한다. 우리가 누군가를 비난할 때 우리는 그 사람에게 문제에 대한 책임을 부여하고 있다. 때때로 우리는 자존심을 누르고 어려운 상황에서 어떠한 역할을 해야만 하는 책임감을 가져야 한다. 우리는 어떻게 그 문제에 기여하였는지를 물어볼 수 있다. 아마도 개가 좋아하는 행동을 한 Skippy를 비난하기보다 오히려 우리는 Skippy의 주인이 그를 더 잘 관리할 수 있는 방법에 대해 개의 주인과 이야기하고 상호간의 이해에 이를 수 있다. 다시 말하면, 우리는 Skippy의 주인과 함께 직접적으로 그 문제를 해결하기 위해 책임감을 가질 수 있다(당신이 아마도 이미 고려해 온 어떤 것).

2. 유머 활용하기(인지적 전략) 유머와 분노는 공존할 수 없다. Skippy가 짜증날 수도 있지만, 당신의 정원에 구멍을 내는 Skippy의 활기 넘치는 고집에 대해서는 약간 재미있는 무언가가 있다. 이러한 상황에서 유머와 웃음을 찾는 능력은 분노를 분산시키는 데 도움이 된다. 유머는 부정적인 상황에서조차 다른 관점을 취하고 격려를 발견할 수 있는 능력을 가지고 있다. 어쩌면 당신과 Skippy가 최고의 친구가 될지 누가 알겠는가?

3. 의도 평가하기(인지적 전략) 불쾌한 부분의 의도를 이해하기 위해 노력하는 것은 그 상황에 관한 지각을 얻도록 돕는다. 예를 들어, Skippy가 당신을 힘들게 하려고 의도하였는가, 아니면 Skippy는 그저 개가 좋아하는 짓을 하였는가? 인간의 경우, 다른 사람에게 모욕, 공격 등을 주려고 의도하지 않았다면, 아마도 단순히 그 사람의 행동이 어떻게 일어나게 되었는지에 대한 건설적인 피드백이 요구될 것이다. 건설적인 피드백으로, 그 사람은 당신과 상호작용할 때 어떤 긍정적인 변화를 만들 수도 있다.

4. 깊은 호흡 사용하기(긴장 감소 전략) 분노와 연관되어 있는 확산된 심리적 긴장을 경감시키도록 돕는 복식 호흡 기법은 분노 각성을 감소시키는 작용을 한다(세부 사항에 대해선 이전 부분을 참조하라). 느리고 깊은 복식 호흡을 여러 차례 하는 것은 분노의 강도를 줄이는 좋은 단기 전략이다.

5. 깊은 이완 훈련 실행하기(긴장 감소 전략) 20분씩 하루에 두 번 점진적 근육 이완, 심상법 또는 자발적 이완과 같은 깊은 이완 훈련을 실행하는 것은 전반적인 불안 수준뿐만 아니라 분노 수준도 낮출 수 있다(제13장 참조). 앞서 논의된 분노 관리에 대한 효과적인 전략 중 하나를 회상하면 분노를 부채질할 수 있는 전반적인 신체적 각성 수준을 낮추도록 돕는 것이 이완 훈련이다.

6. 타임아웃 하기(행동적 전략) 만약 당신이 화가 났지만 즉각적 반응을 할 수 없는 상황이라면(예, 모욕적인 이메일을 받는 상황), 시간을 버는 다른 과제에 참여하여 시간을 가지고 당신의 신체를 진정시키도록 할 수 있다. 신체가 투쟁 또는 도피 반응에서 이완하는 것처럼, 당신은 분노를 덜 느낄 것이다. 문제로부터 심리적으로 거리를 두고 약간의 시간을 보낸 후, 당신은 보다 합리적인 방식으로 문제에 주목할 수 있다.

7. 분노 형성 인지에 도전하기(인지적 전략) 당신이 화나는 기분을 심화시키고 지속시키는 분노 형성 사고를 사용하고 있는지 스스로에게 물어보라. 또는 만약 그렇다면, 당신은 "나는 차분함을 유지하고 하나씩 해결할 수 있어.", "아마도 우리 둘 다 어느 정도 옳은 생각을 할 수도 있어.", "내가 무언가를 증명해야 할 필요는 없어." 또는 "나의 목표는 이 문제에 대한 건설적인 해결 방향으로 작동하는 것이야."와 같은 사고로 대체하기 원할 수도 있다. 이러한 사고는 각성 수준을 관리할 수 있게 유지하고 긍정적인 결과를 가져오는 쪽으로 작동하는 데 초점을 맞춘다. Novaco(1975)가 제안한 상이한 도발을 다루는 자기 진술에 대해서는 표 7.2를 보라.

8. 공감하기(인지적 전략) 공감은 다른 사람의 관점을 이해하려는 노력을 포함한다(즉, 다른 사람의 신발을 신고 걷기 위한 시도). 당신이 다른 사람에게 동의하지 않을 수 있지만, 만약 그 사람이 왜 그렇게 생각하고 행동하는지를 이해할 수 있다면, 화를 내기가 더 어렵다. 적극적으로 듣는 것은 공감을 전달하는 데 도움이 된다. 이러한 형태의 듣기는 상대방이 듣고 있다고 느끼도록 상대방이 한 말을 당신 자신의 언어로 바꾸어 말하는 것을 의미한다. 적극적인 경청에 대해서는 제8장에서 예를 들어 기술하고 있다.

9. 주장하기(사회 기술 전략) 자기주장은 다른 사람의 권리를 존중하면서 타인들과 솔직 담백한 태도를 가지는 것을 의미한다. 그것은 우리가 다른 사람의 권리를 침해하는 것을 포함하는 공격성이나 우리의 권리를 존중하지 않는 다른 사람을 허용하는 것을 의미하는 수동성과는 대조적이다. 만약 우리가 다른 사람에게 분노를 느낄 경우, 우리는 그들에게 정중하고 가혹하지 않은 방식으로 우리가

표 7.2 **여러 가지 도발 단계에 대한 자기 진술의 예**
도발의 다른 단계 동안 분노 관리를 위해 사용된 Novaco(1975)가 제안한 자기 진술

도발을 위한 준비
내가 해야만 하는 것은 무엇이지?
나는 이 문제를 다루기 위한 계획을 세울 수 있어.
나는 이 상황을 관리할 수 있다. 나는 분노를 어떻게 조절하는지 알고 있어.
내 자신이 화가 나는 것을 발견한다면, 나는 무엇을 해야 할지 알아.
논쟁할 필요가 없어.
이완의 깊은 호흡을 할 시간을 가져라. 편안하게 이완하고 마음 편히 느껴라.
이것은 화를 낼 상황일 수 있지만 나는 나 자신을 믿는다.

도발에 맞서기
침착해라. 계속해서 진정해라.
냉정함을 오래 유지하는 한, 나는 여기서 나의 평정을 잃지 않을 거야.
별거 아닌 일에 화 내지 마라. 그저 여기서 무엇을 할지만 생각해라.
당신은 자신을 입증할 필요가 없다.
여기 화낼 이유가 전혀 없어.
나는 그가 나를 끌어들이게 하지 않을 거야.
최악을 예측하거나 결론으로 건너뛰지 마라. 긍정적인 것을 기다려라.
짜증을 내고 성급하게 된다는 것은, 그가 몹시 불행한 사람임에 틀림없다.
화가 나기 시작한다면, 단지 벽에 머리를 쿵쿵 찧고 있을 것이다. 그러면 나는 그저 진정될 것이다.
내 탓을 할 필요가 없다. 그는 문제가 없다고 말한다.

긴장과 흥분에 대한 대처
근육이 단단하게 느껴지기 시작하고 있다. 이완하고 뭔가 내려놓을 시간이다.
화내는 것은 도움이 되지 않아.
그것은 그렇게 화낼 가치가 없어.
나는 그가 스스로 웃음거리가 되게 할 것이다.
화를 낼 이유가 있지만, 참아 보자.
심호흡할 시간을 가져라.
분노는 내가 무엇인가를 할 필요가 있다는 신호이다. 자신과 이야기할 시간을 가져라.
나는 압박하지 않을 거야, 하지만 나는 잘못되지도 않을 거야.
우호적인 접근을 하려고 노력하자. 아마도 우리는 둘 다 옳아.
그는 나처럼 매우 화가 나 있을 거야. 글쎄, 나는 그에게 실망할 거야.
내가 원하는 방식으로 행동하기를 그들에게 기대할 수는 없어.

자기 보상
해냈어.
그것은 내가 생각하였던 것만큼 힘들지 않았어.
나는 그것이 가지고 있는 가치보다 더 어렵게 그것을 얻었어.
나의 자아는 분명히 나를 곤란하게 할 수 있지만, 자아는 내가 더 잘하는 것을 볼 수 있어.
나는 항상 더 나은 일을 해.
나는 정말로 화내지 않고 끝낼 수 있었어.
나는 필요 없었을 때조차도 너무 오래 우울해 있었다고 생각해.

출처: Novaco, R. W. (1975). *Anger control: The development and evaluation of an experimental treatment*. Lexington, MA: D. C. Health.

염려하는 것이나 기분을 표현하고 변화를 요구할 수 있다. 맥락이 중요하다. 예를 들어, 업무 맥락 내에서는 그 상황을 벗어나서 화가 난 감정을 표현하는 것이 더 나을 수도 있지만, "내가 적절한 시기에 당신으로부터 회답을 듣지 못해서 결과적으로 그 프로젝트에서 내 부분을 완성하는 데 어려움이 있을까 봐 걱정하고 있습니다. 당신은 다음 24시간 내에 나에게 회답을 줄 수 있겠습니까?"와 같이 염려를 언급함으로써 그 상황에서 긴장을 발산하는 것이 더 나을 수도 있다. 더욱이 친밀한 관계에서는 보다 직접적으로 우리의 분노 감정을 명명할 수 있다. 예를 들어, 이렇게 말할 수 있다. "나는 내가 말할 때 당신이 끼어드는 것에 짜증이 납니다. 그것은 당신이 나의 관점을 소중하게 여기지 않고 있다는 생각을 하게 합니다. 우리가 그것을 논의하기 전에 내 마음의 부담을 덜도록 해 주겠습니까? 그다음에 당신 생각을 듣고 싶군요."

10. 용서 실행하기(인지적 전략) 분노의 감정이나 보복하고자 하는 욕구에 얽매이는 것으로부터 당신을 해방시키고자 하는 요구가 있을 때 다른 사람을 믿어주고 용서하라. 용서는 다른 사람을 향한 원한을 포기하고, 보복과 손해배상 청구를 내려놓는 행동이라는 것을 상기하라(제2장 참조). 용서는 갈등으로 손상되었던 관계를 회복하는 데 도움을 줄 수 있다. 이것은 지각된 잘못에 대한 복수와 맞대응의 끝없는 순환에서 벗어나게 할 수 있다. 용서하기는 더 높은 안녕감뿐만 아니라 더 낮은 수준의 일반적인 신체적 및 심혈관 반응과 연합되어 있다(Bono, McCullough, & Root, 2008; Witvliet, Ludwig, & Vander Laan, 2001).

우울

논의한 바와 같이, 스트레스를 경험할 때 사람들은 흔히 분노나 불안 정서를 동반하는 "투쟁 또는 도피" 반응을 보인다. 그러나 우리가 아직 논의하지 않았지만, 매우 흔한 스트레스와 관련되어 있는 세 번째 부정적인 기분 상태가 있다. 만약 스트레스에 의해 무기력 또는 무망감과 압도당하는 기분을 느끼거나 상실감을 경험한다면, 사람들은 슬픔과 절망을 느끼거나 우울한 기분 상태를 경험한다.

우울에 대한 소인-스트레스 모형: 스트레스가 취약한 개인을 우울증으로 이끈다는 개념

사실, 스트레스가 취약한 개인을 우울증으로 이끄는 **우울에 대한 소인-스트레스 모형**(Monroe & Simons, 1991)에 관한 실질적인 증거가 있다. 우울한 사람은 일반적으로 우울하지 않은 사람들보다 스스로 만들어 내는 스트레스를 비롯하여 더 많은 스트레스를 경험한다(Davila, Bradbury, Cohan, & Tochluk, 1997; Hammen,

1991; Holahan, Moos, Holahan, Brennan, & Schutte, 2005). 낙담이나 우울의 몇 가지 기분은 과도한 스트레스에 대한 정상적인 반응으로 특히 스트레스가 상실과 관련되었을 때 나타난다. 그렇지만, 어떤 시점에서 우울한 기분은 치료가 필요한, 다시 말하면 임상적 우울증이 되는가? Seligman, Walker와 Rosenhan(2001)가 묘사한 Nancy의 상황을 생각해 보자.

> 이틀 동안, Nancy는 이중으로 충격을 받았다. Nancy는 임상심리학 중간시험에서 C를 받았고, 고교시절 남자친구가 누군가와 약혼하게 되었다는 것을 알게 되었다. 그 다음 주는 끔찍하였다. 처음 며칠 동안, Nancy는 수업에 가려고 잠자리에서 일어나는 데 문제가 있었다. 저녁식사를 하면서 울음을 터뜨렸고 식탁에서 일어나야만 하였다. 어쨌든 저녁을 못 먹는 것은 큰 문제가 아니었다. Nancy는 배가 고프지 않았다. 어떤 임상심리학 대학원에서도 절대로 자신을 받아 주지 않을 것이고, 자신을 사랑해 줄 누군가를 절대로 다시 찾지 못할 것이라고 믿었을 때부터 그녀의 미래는 암담해 보였다. Nancy는 삶의 가장 중요한 두 가지 영역에서 발생한 이러한 실패에 대해 자신을 비난하였다(pp. 249-250).

Nancy는 기질적 슬픔, 절망, 우울 감정과 함께 그녀의 "이중 충격" 스트레스에 반응하였다. 이것은 "정상적 우울"인가, 아니면 "임상적 우울증"인가? Seligman 등(2001)이 추후에 기술한 바에 따르면, Nancy의 기분은, 교수가 좋지 않은 성적을 대체할 수 있도록 다른 과제를 할 수 있게 해 주고 친구가 그녀를 위해 소개팅을 주선해 준 2주 후에 상승되었다. 이 사례에서 Nancy는 그녀에게 발생하였던 스트레스와 상실로 "정상적 우울"을 경험하였다. 그러나 만약 그녀의 증상이 지속되고 더욱 심각해졌다면, 그녀는 "임상적 우울증"의 진단 준거에 부합할 수 있다. 그래서 Seligman 등(2001, p. 250)이 지적한 바와 같이, "여러 측면에서, 정상적 우울은 임상적 장애와 종류에서 다르지 않고, 정도에서만 차이가 있다."

그렇다면 무엇이 임상적 우울증인가? DSM-IV-TR에 따르면, 여러 유형의 기분 삽화, 우울 장애, 양극성 장애 및 또 다른 기분 장애가 있다. 양극성 장애와 같은 이 장애들의 일부는 팽창된 자존감, 과대망상, 수다스러움, 적은 수면 욕구, 주의 산만, 그리고 위험한 활동에 대한 참여와 같은 연속선상의 다른 끝에서 많은 특징을 가진 조증 삽화를 포함한다. 그렇지만 우리의 목적을 위해서는 조증 삽화를 포함하는 것(즉, 양극성 장애)보다 **주요 우울 장애**라고 부르는 임상적 우울증의 가장 일반적인 유형에 초점을 맞추는 것이 더 낫다.

주요 우울 장애: 적어도 2주 동안 거의 매일 하루 종일 지속되는 우울한 기분이나 즐거움의 상실로 특징지어지는 기분 장애

주요 우울 장애를 가진 사람은 2주 이상 지속되는 "우울한 기분 또는 거의 모든

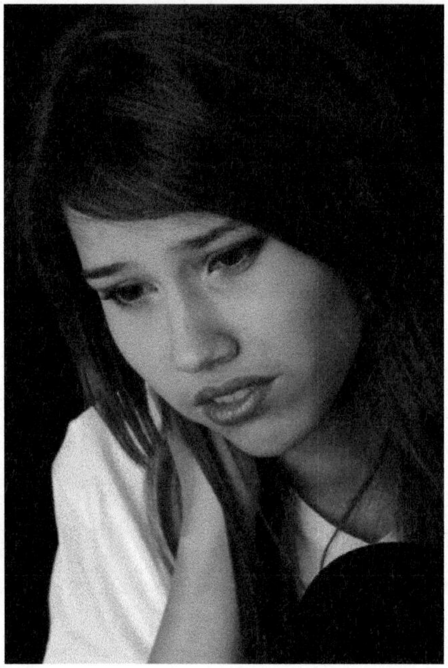

우울은 사춘기 이후 여성에게 더욱 보편적이다. 사춘기 이전에는 여성과 남성 간에 차이가 없다.

활동에서 흥미나 즐거움의 상실이 있는 동안" 적이도 한 번의 주요 우울 삽화를 가진다(American Psychiatric Association, 2000). 대부분의 사람은 종종 가벼운 우울증이나 울적함의 삽화를 경험한다. 그렇지만, 주요 우울 삽화를 가진 사람은 적어도 2주 동안 거의 매일 하루 종일 계속되는 우울한 기분을 경험한다. 우울한 기분 또는 즐거운 활동에서의 흥미 상실 외에도 임상적 우울증의 증상은 다음에 따르는 것들이 포함되지만 모두가 반드시 필요한 것은 아니다. 거의 매일의 불면증 또는 과수면증(너무 많이 자는 것), 유의미한 체중 감소(다이어트 때문이 아닌) 또는 증가, 지나친 일상의 피로, 무가치감 또는 부적합한 죄책감, 집중력 부족 또는 반복되는 자살 사고. 당신이 보는 바와 같이, 이것은 울적함보다 유의미하게 더 심각하다.

Kessler 등(2005)은 주요 우울 장애에서 16.6%, 모든 기분 장애에서 20.8%의 평생 유병률을 추정한다. 주요 우울 장애 발병의 평균 연령은 20대 중반이다(American Psychiatric Association, 2000). 청소년기와 성인기 여성은 남성에 비해 주요 우울 장애로 진단받을 가능성이 2배가량 높다(사춘기 이전 아동은 진단 빈도에서 성 차이가 없었다)(Hankin et al., 1998; Weissman & Olfson, 1995).

제5장에서 논의한 바와 같이, 심각한 또는 만성적인 의학적 조건(즉, MI)을 가진 사람들은 우울증을 경험할 가능성이 더 높고 이들 중 몇몇은 주요 우울 장애로

발전할 것이다(20~25%의 범위로 추정)(American Psychiatric Association, 2000). 낮은 자존감도 우울증의 취약 요인이다. Brown(1998, p. 234)에 따르면, "낮은 자존감은 부정적 생활 사건이 발생할 때 우울증 발병 위험에 빠지게 한다." 3건의 종단적 연구에서 수집한 자료의 평가에 근거하여, Orth, Robins와 Meier(2009)는 낮은 자존감은 스트레스가 낮은 조건하에서조차도 우울증의 취약성 요인이라고 결론 내렸다.

우울증에 대한 **반추적 사고**는 "반복적으로 그리고 추상적 · 평가적 방법으로 자기 자신에 대해 그리고 슬픔과 우울한 기분의 가능한 원인, 의미 및 시사점 등에 대해서 숙고하는 반복적 사고 형태"로 정의되며, "임상적 우울증의 유지와 우울증의 새로운 삽화 발병"을 예측할 뿐만 아니라 우울한 기분을 연장하고 깊어지게 하는 취약 요인이다(Raes, 2010, p. 758).

임상적 우울증은 생명을 위협할 수 있다. 불행하게도, 주요 우울 장애로 진단된 사람의 대략 15%가 자살로 죽음에 이를 정도로 주요 우울증을 가진 사람은 자살을 시도할 위험이 더 크다(American Psychiatric Association, 2000).

주요 우울 장애에 대한 여러 가지 효과적인 약물학적 및 심리학적 처치들이 있다. 뇌의 노르에피네프린 수준을 증가시키는 **삼환계 항우울제**(tricyclic antidepressants, TCAs)와 뇌의 세로토닌, 노르에피네프린, 도파민 수준을 증가시키는 **모노아민 옥시다아제 억제제**(monoamine oxidase inhibitors, MAOIs)라고 부르는 약물은 이제 새로운 **선택적 세로토닌 재흡수 억제제**(selective serotonin reuptake inhibitors, SSRIs)에 의해 대부분 대체되었다. 뇌의 세로토닌 수준을 증가시키는 SSRIs는 현재 단극성 우울증을 위한 효과적인 약물학적 처치에서 우선적으로 고려된다(Nemeroff & Schatzberg, 2007). 1980년대 말에 처음으로 소개된 SSRIs는 TCAs와 MAOIs보다 과다복용에 대한 위험성과 부작용(이 약들은 성기능 장애를 야기할 수 있다)이 더 적기 때문에 더 안전하다.

선택적 세로토닌 재흡수 억제제(SSRIs): 뇌의 세로토닌 수준을 증가시키기 위해 고안된 새로운 부류의 항우울제

임상 실험 연구는 새로운 종류의 약물, Effexor XR(venlafaxine XR)와 Cymbalta (duloxetine)를 포함한 **세로토닌 노르에피네프린 재흡수 억제제**(SNRIs)가 SSRIs만큼 효과적이라는 것을 보여 주었다(Nemeroff & Schatzberg, 2007). 이 새로운 약물은 뇌에서 세로토닌과 노르에피네프린 신경 전달 물질 모두를 증가시키며, 우울하고 SSRIs에 반응하지 않는 사람을 치료할 수 있다는 가능성을 보여 준다.

단극성 우울증을 치료하는 데 효과적인 SSRIs에 대한 또 다른 대안은 뇌의 도파민과 노르에피네프린 수준을 증가시키는 Wellbutrin(bupropion)과 뇌에서 세로토닌과 노르에피네프린 신경 전달 물질에 영향을 미치는 새로운 항우울제인

Remeron(mirtazapine)이 포함된다. 따라서 SSRIs가 일반적으로 안정성과 내성에 대한 오랜 기간의 실적으로 인해 우선적으로 선호되지만 TCAs, MAOIs, SSRIs, SNRIs와 몇 가지 다른 약물들도 모두 주요 우울증 치료에 효과적이다. SSRIs에 반응하지 않는 이들을 위해서 의사는 다른 효과적인 대안들 중 하나의 처방을 고려할 수 있다.

메타 분석과 무선화된 통제 시행은 주요 우울 장애를 치료하는 데 있어서 행동 치료(예, Lewinsohn, Antonussio, Steinmetz, & Teri, 1984), 대인관계 심리 치료(예, Klerman & Weissman, 1992) 및 인지 행동 치료(예, Beck, 1967)를 포함하여 여러 가지 단기 치료에 대한 효과성을 입증하고 있다(평론에 대해서는 Craighead, Sheets, Brosse, & Ilardi, 2007 참조). 우울증을 치료하기 위한 여러 가지 행동적 접근들이 있다. 그렇지만 그들은 공통적으로 우울한 사람들이 더 긍정적인(즉, 보상하기) 활동에 참여하고 행동하도록 동기화하려는 생각을 가지고 있다. 대부분의 사람들은 우울할 때 그들이 한때 즐거움을 느꼈던 활동에 참여하는 것을 중단한다. 결과적으로, 기분이 좋아질 기회가 심각하게 제한된다. 기분이 좋아지는 것은 우울한 기분에 대한 해독제이기 때문에 일단 즐거움을 주는 활동에 다시 참가하는 것은 도움이 된다.

이 과정을 촉진하기 위해 우울한 사람은 일지 작성과 자기 점검을 함으로써 긍정적인 활동에 참가하는 것과 좋은 기분을 느끼는 것 사이의 연관성을 인식하는 훈련이 필요할 수 있다. 자기주장, 의사소통 또는 우울 행동(예, 어느 정도 거리를 두고 다른 사람들과의 관계를 유지할 수 있는 불평하기, 울기 또는 다른 행동들)을 감소시키는 방법을 배우는 것과 같은 다른 사회 기술 훈련은 적극적으로 사회적 접촉(즉, 사회적 보상)을 통해 좋은 느낌을 추구할 수 있는 기회를 증가시키도록 할 수도 있다.

우울증에 대한 **대인관계 심리 치료**는 우울과 관련된 대인관계 쟁점을 효과적으로 다루고 스스로가 우울하다고 인지한 사람을 돕는 것을 포함한다. 치료는 일반적으로 대략 16회기로 구성된다. Craighead 등(2007, p. 298)이 주목한 바와 같이, "목표가 되는 중요한 문제 영역은 해결되지 않은 깊은 슬픔, 대인관계 분쟁, 역할 전환 및 대인관계 결손(예, 사회적 고립)이 있다." 따라서 행동적 사회 기술 훈련처럼, 장애의 사회적 맥락이 치료의 초점으로 다루어진다.

주요 우울증을 치료하는 모든 치료적 접근 중, Beck(1967)의 인지 행동 치료가 가장 잘 알려져 있다. Beck의 모형에 따르면(Beck, 1967, 1991; Young, Beck, & Weinberger, 1993), 부정적 사고 패턴은 일단 붙잡히게 되면 지속적으로 유지되며 우울증의 취약성을 야기하는 인지 삼제, 부적응적 태도, 자동적 사고, 사고의 오류에 반영된다.

부정적 인지 삼제는 우울한 사람들이 (1) 자기(예, "나는 무가치해."), (2) 세상("이 상황은 불가능해."), (3) 미래("나는 절대로 성공하지 못할 거야.")를 부정적인 시각으로 보도록 하는 경향과 관련되어 있다.

부정적 인지 삼제: 부정적인 시각으로 자신, 세상 및 미래를 바라보게 하는 우울증의 Beck 모형에서 나타나는 우울한 사람들의 경향

"만약 내가 다른 사람들만큼 수행하지 않으면, 그것은 내가 열등한 사람이라는 것을 의미한다." 또는 "한 사람으로서 나의 가치는 주로 다른 사람이 나를 어떻게 생각하느냐에 달려 있다."와 같은 **부적응적 태도**(Beck, Rush, Shaw, & Emery, 1979)는 **자동적 부정적 사고**의 원천이다. 이러한 생각은 거의 반사적으로 검열 없이 또는 동시에 자각조차 없이 일어나는 것처럼 보이기 때문에 자동적인 것이라고 말한다. 생각은 "나는 좋지 않아.", "사람들은 나를 좋아하지 않아.", "나는 실패자야.", "상황은 절대 바뀌지 않을 거야." 또는 불쾌한 인지의 무수히 많은 가능한 흐름들 중 어떤 것이라도 포함할 수 있다.

자동적 부정적 사고: 거의 반사적으로, 때로는 자각 없이 일어나는 왜곡된 인지

사고의 오류는 왜곡되고 편향되거나 비논리적인 인지적 처리 방식과 관련되어 있다. Beck은 (1) 임의적 추론(지지하는 증거 없이 결론 내리기), (2) 선택적 추상화(더욱 중요한 큰 그림을 무시하고 세부적인 것에 초점 두기), (3) 과잉 일반화(제한된 정보에 기초하여 포괄적인 결론 내리기), (4) 이분법적 사고(회색의 음영 대신 흑 아니면 백으로 생각하기), (5) 확대와 축소(작은 사건을 과장하거나 큰 사건을 하찮게 보기), (6) 개인화(개인의 통제에서 벗어난 사건에 대한 책임감 갖기)를 포함하여 여러 가지 사고의 오류를 확인하였다.

우울증을 치료하기 위한 Beck의 인지 행동적 접근은 전형적으로 밝혀진 20회기 이하의 4단계를 포함한다. 첫 번째 단계에서 행동적 처치 접근은 참가자들이 더 적극적으로 임하도록 격려하기 위해 고안되고 적용된다. 두 번째 단계에서는 자신의 자동적 사고에 대해서 배우고 기록하는 과정으로 시작한다. 치료자들은 그들의 왜곡된 사고의 정확성에 도전하고 자기 도전 과정을 배우도록 그들을 돕는다. 세 번째 단계에서는 치료자의 도움을 통해서 그들의 부정적 사고 패턴과 편향(즉, 사고의 오류)을 확인하는 것을 배운다. 마지막으로, 네 번째 단계에서 치료자들은 참가자들이 그들의 부정적인 자동적 사고에 바탕이 되는 부적응적 태도에 도전하고 변화하도록 돕는다. 제10장에서 우리는 우리가 가질 수 있는 부정적인 자동적 사고에 도전하는 방법에 대해 더욱 자세히 살펴볼 것이다.

우울 다루기

앞서 논의한 바와 같이, 누구나 수시로 울적함을 느낀다. 흔히 우울한 기분 상태는 충분한 시간이 주어지면 저절로 사라진다. 그러나 우울한 기분이 다루기 힘든 성가신 것이 되거나 당신이 기분 장애를 겪고 있다는 의심이 있다면, 가능한 의학적 원인을 배제하도록 내과 의사를 찾아가거나 적절한 처치를 받도록 돕는 것이 중요하다. 우울증을 다루기 위한 몇 가지 일반적인 전략을 살펴보자.

1. 내과 의사 만나기 다양한 근본적인 의학적 조건들(예, 갑상선 질환, 당뇨병 등)이 우울증 증상의 원인이 될 수 있다. 이러한 질병들을 치료하면, 흔히 우울증 증상은 완화된다. 만약 이러한 질병들에 걸리지 않았는데 임상적 우울증의 증상과 증후를 가지고 있다면, 내과 의사는 지정된 우울증 약물을 주거나 적절한 정신 건강 전문가에게 의뢰할 수도 있다. 내과 의사에게 이야기하는 것을 방해하는 부끄러움이나 창피함 같은 기분을 가지지 않도록 한다. 오늘날 내과 의사는 우울증에 익숙해져 있고 당신과 치료적 선택을 논의하는 것이 가능하고 준비가 되어 있다.

2. 에어로빅 운동을 하기 에어로빅 운동에 참여하는 것이 당신의 뇌에서 '좋은 기분을 느끼는' 화학물질을 증가시키고 흔히 우울한 기분에 동반되는 불안감을 경감시킬 것이라는 중요한 증거가 있다(제11장 참조). 일상적으로 규칙적인 운동을 하는 것은 미래에 우울한 기분의 가능성이나 빈도를 줄이기 위한 예방 전략으로 사용할 수 있다. 사실, 우울한 기분은 건강하게 먹기와 스트레스 관리하기 같은 다른 건강한 생활방식 전략들을 시행하기 위한 욕구를 강화하는 동기 요인이 될 수도 있다.

3. 알코올을 줄이거나 끊기 알코올은 중추신경계 억제제이다. 음주를 통하여 일시적으로 기분이 상승될 수 있을지라도 그 후유증은 종종 당신이 더 우울한 기분을 느끼게 하는 원인이 될 것이다. 알코올은 단순히 문제를 더 악화시킨다("알코올 의존과 함께 우울증 치료하기(Treating Depression Along with Alcohol Dependence)," 2010). 더욱이, 음주의 효과는 탈억제를 야기해서 나중에 후회할 수도 있는 충동에 이끌리는 행동을 하게 할 수 있다. 예를 들어, 당신은 다음날 나쁘게 생각할 것을 충동적으로 말하거나 행할 수도 있다. 따라서 후회, 죄책감, 자기 비난이 단지 우울한 기분을 확대하며 추가된다.

4. 사교적으로 되기 이것은 반직관적인데, 왜냐하면 우울한 기분을 느낄 때 우리는 흔히 혼자 있거나 철수하고자 하는 경향이 있기 때문이다. 그러나 철수는 우

리의 기분 상태를 상승시킬 수 있는 사회적 보상을 경험할 기회를 박탈한다. 적극적으로 활동하고 우리가 좋아하는 일을 하는 것도 반직관적인데, 왜냐하면 우울할 때, 우리는 평소에 즐거움을 찾는 활동에서 즐거움을 더 적게 경험하기 때문이다. 그렇지만 당신이 행동 치료 연구로부터 알고 있듯이, 즐거운 활동에 참여하는 것은 결국 우리의 기분 상태를 상승시킨다. 중요한 것은 우리가 좋다고 느끼지 못할 때에도 즐거움을 주는 활동을 하는 것이다.

5. 부정적 생각에 도전하기 우울할 때 왜곡된 생각을 할 가능성이 더 크다. 이러한 경향성에 대응하기 위해, 행복한 생각 하기는 효과적인 전략이 아니다. 오히려 가장 적합한 인지적 접근은 부정적 생각을 기록하고 실제로 그것들을 지지하는 증거가 있는지를 스스로에게 물어보는 것이다. 앞서 논의된 6가지 사고의 오류 중 하나 이상을 사용하고 있는가? 만약 그렇다면, 어떤 것인가? 당신의 패턴을 알아보기 위해 그것들을 확인하라. 기록된 부정적 사고를 더 현실적인 것으로 바꾸어라. 하루에 적어도 두 번 기록하라. 우리 모두는 수시로 왜곡된 사고를 하기 때문에 부정적 사고를 찾아 기록하는 것이 어렵지는 않다. 단지 우울할 때 사고가 왜곡되는 것이 정상이라는 것을 알아차리면 당신은 더 현실적인 것으로 왜곡된 사고를 대체함으로써 이러한 경향에 대응할 수 있다. 만약 당신이 자살 사고를 지니고 있다면, 신뢰할 수 있고 털어놓을 수 있는 누군가와 그것들을 나누어라. 이것은 중요하다. 거의 모든 지역사회 공동체는 위기센터나 자살상담전화를 운영하고 있다. 국제자살예방 생명의 전화 비밀 수신자 부담 전화번호는 1-800-273-8255이다.

긍정적 정신 건강

이 장에서 논의된 대부분의 정보는 DSM 체계에 따라 제시되었다. 그러나 DSM에 대한 대안적인 견해가 있다는 것을 알아야 한다. DSM이 정신 건강에 대한 오늘날의 지배적인 견해를 대표할지라도, 생의학적 질병 모형과 Maddux(2009)가 "질병 이데올로기"라고 언급한 것과 밀접하게 연결되어 있기 때문에 그에 따른 약점을 가지고 있다. Maddux(p. 63)는 DSM-IV 도입이 질병 이데올로기 가정을 명시적으로 거부할지라도, "사실상 그 후에 모든 단어가 이러한 거부와는 일치하지 않는다"고 주장하였다. 더 나아가서 그는 우리가 장애를 질병이라는 단어로 쉽게 대체할 수 있고 분류를 위한 유사한 구성 체계를 가지고 있다고 진술하고 있다. 사실, 흔히 정신 건강 임상가가 사용하는 정신병리학(psychopathology)이라는 단어는 병

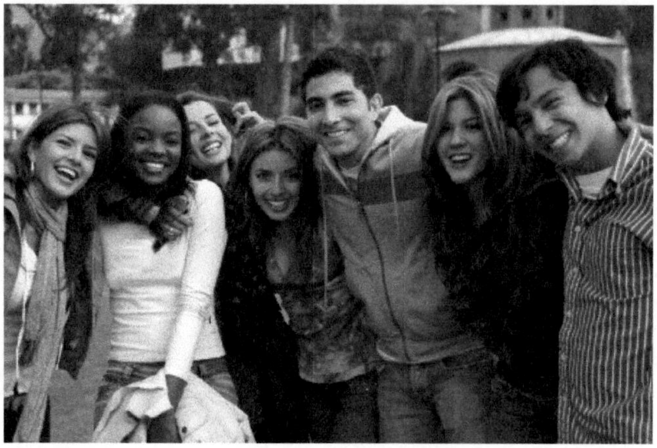

ⓒ Andresr/Dreamstime.com

Keyes(2005)에 따르면, MIDUS 조사는 전체 미국인의 단지 17%가 지난해에 정신적 질병이 없었고 잘 지냈다고 밝혔다. 무엇이 좋은 정신 건강과 풍요로움을 즐기도록 하는가?

리학(pathology, 즉 질병)과 **심리학**(psychology)의 조화를 구현한다.

Maddux(2009)는 DSM 분류 범주들이 신체적 속성을 가지고 있는 실제적인 질병이라기보다는 오히려 **사회적 구성 체계**(추상적 범주들은 DSM에 들어가는 것을 결정하는 사람들에 의해 공동으로 동의)라고 주장한다. 그것은 항상 심각한 불안이나 우울감을 느끼지 않는다는 것이 아니라 오히려 그 증상이 DSM에 표기된 기준과 일치할지라도 반드시 질병에 걸렸다는 것을 의미하는 것은 아니다.

질병 이데올로기 접근을 사용하는 대신, Maddux는 정신 건강을 정의하기 위해 **특성 강점**과 같은 긍정심리학적 접근을 사용할 것을 제안한다. 그는 좋은 예로서 **행동 가치**(Values in Action, VIA) 분류 체계를 지목하였다(Peterson & Park, 2009; Peterson & Seligman, 2004). VIA 체계에 대한 특성 강점들은 철학, 심리학, 정신의학 및 청소년 발달뿐만 아니라 역사적 인물(예, Benjamin Franklin)의 미덕 목록에서 파생되었다. VIA 체계의 창시자인 Christopher Peterson과 Martin Seligman은 자신들이 (1) **지혜와 지식**, (2) **용기**, (3) **인류애**, (4) **정의**, (5) **절제**, (6) **초월성**의 6가지 범주로 통합 정리한 VIA의 24개 강점을 발견하였다. 더 많은 정보를 위해서는 제15장을 참조하라.

병리적 접근(예, DSM)을 건강 생성 접근(긍정적 정신 상태, 기분 및 행동)으로 교체하자는 주장 대신, Keyes(2009, p. 89)는 "병리적 및 건강 생성 패러다임" 모두를 통합하는 **"전반적 상태 접근"**을 주장한다. 이런 이유로, 그는 정신 건강을 단순히 정신 질환의 부재로 정의하지 않고, 대신 **쾌감**(즉, 행복)과 **긍정적 기능**이 존재하는 것이라고 기술하였다.

Keyes(2009)는 **완전한 정신 건강**을 나타내는 요인 분석에 근거한 2개의 군집을

표 7.3 Keyes의 완전한 정신 건강 상태 모형. 한 개인이 잘 지내는 것으로 진단받기 위해서는 적어도 한 가지 쾌감 측정과 6가지 긍정적 기능 측정에서 높은 점수를 얻어야만 한다.

정신 건강에 대한 범주적 진단(즉, 풍요)
진단적 준거 증상 기술

쾌감: 적어도 한 가지 증상 척도에서 높은 수준을 요구한다(증상 1 또는 2).	
1	규칙적으로 신나고, 좋은 기운이 있고, 행복하고, 차분하고 평화롭고, 만족스럽고, 삶이 가득 찬(지난 30일간 긍정적 정서)
2	삶의 영역 또는 전반적인 삶에서 행복하거나 만족스러운 기분을 느낌(스스로가 인정한 행복 또는 스스로가 인정한 삶의 만족)*
긍정적 기능: 6개 이상의 증상 척도에서 높은 수준을 요구한다(증상 3~13).	
3	자기 자신과 과거 삶에 대해 긍정적인 태도를 갖고 자신의 다양한 측면을 인정하고 수용(자기 수용)
4	사람들의 차이와 복잡성을 인정하고 수용하면서 타인에게 긍정적 태도를 가짐(사회적 수용)
5	자신의 잠재성, 성장의 의미, 새롭고 도전적인 경험에 대한 개방성에 통찰을 보임(개인적 성장)
6	사람들, 사회적 집단, 사회가 잠재적이고 긍정성을 진화하고 발달할 수 있다고 믿음(사회적 현실화)
7	삶에서의 확고한 방향감을 가지고 삶의 목적과 의미가 있다는 믿음과 목표를 가짐(삶의 목적)
8	한 사람의 삶이 사회에 유용하고 자신의 활동 결과가 타인에 의해 가치 있게 되거나 또는 다른 사람에게 가치 있는 것이라는 느낌(사회적 기여)
9	복잡한 환경을 관리하고 요구에 적합하게 환경을 선택하거나 관리하고 틀을 만들 수 있는 능력을 발휘(환경 통제)
10	사회나 사회적 삶에 관심을 갖고, 사회 또는 문화를 이해할 수 있고, 다소 논리적이고, 예측 가능하고 의미 있음을 느낌(사회적 일관성)
11	불쾌한 사회적인 압력에는 저항하고 사회적으로 수용되고 통상적으로 받아들여지는 내적 기준을 스스로가 가짐으로써 자기 방향성을 드러냄(자율성)
12	공감과 친밀감의 능력이 있고 따뜻하고, 만족스럽고, 신뢰할 만한 개인적 관계를 가짐(타인과의 긍정적 관계)
13	공동체에 소속감을 갖고 공동체로부터 지지와 편안함을 가짐(사회적 통합)

출처: Keyes, C. L. M. (2005), Mental illness and/or mental health? Investigating axioms of the complete state model of health, *Journal of Consulting and Clinical Psychology*, 73, 539-548. Table 1, p. 541. American Psychological Association.

*삶의 영역은 직업과 결혼 또는 가까운 대인관계(예, 육아)를 포함할 수 있다.

확인하였는데, 하나는 2가지 증상 범주가 들어 있는 **쾌감**이고 다른 하나는 11가지 증상 범주가 있는 **긍정적 기능**이다(표 7.3). 그는 다음과 같이 진술하였다.

삶에서 "풍요"로 진단되기 위해서, 개인은 쾌락적 안녕감에서 적어도 하나의 측정에서

> 높은 수준을 보이고 긍정적 기능 중 적어도 6가지 측정에서 높은 수준을 보여야만 한다. 쾌락적 안녕감 중 적어도 하나의 측정에서 낮은 수준과 긍정적 기능 중 적어도 6가지 측정에서 낮은 수준이 드러나는 개인들은 삶에서 "쇠약한 것"으로 진단된다. 정신 건강의 부재에서 쇠약함은 정신적으로 건강하지 않은 상태에 있는 것과 동의어이다. 쇠약하다는 것은 갇혀 있고, 침체되어 있고 또는 비어 있는 상태에 있는 것이며, 삶에서 긍정적 기능이 결여되어 있다는 것이다. "적당하게 정신적으로 건강한" 성인은 삶에서 풍요롭거나 쇠약한 것에 관한 준거에 맞지 않는다(Keyes, 2009, p. 90).

다시 말하면, 그는 **쇠약한**에서 적당한 정신 건강, **풍요**까지의 연속선을 제안한다. 더욱이, Keyes는 정신 건강에 대한 이러한 측정이 정신 질환의 진단적 측정과 결합하여 사용될 수 있어서 각각이 한 개인의 완전한 정신 건강 즉 병리적인 것과 건강 생성에 대한 정보를 나타낸다고 주장하였다.

이러한 접근과 그의 발견을 예시하기 위해서, Keyes(2005)는 MacArthur 재단이 1995년에 25~74세의 성인들을 대상으로 한 미국의 중년기(Midlife in the United States, MIDUS) 조사 결과로부터 다음과 같은 것을 보고하였다. (1) 7%는 지난해에 정신 질병이 있었고 쇠약한 상태였다. (2) 14.5%는 지난해에 정신 질병이 있었고 중간 정도의 정신 건강을 유지하였다. (3) 1.5%는 지난해에 정신 질병이 있었고 잘 지냈다. (4) 10%는 지난해에 정신 질병이 없었고 쇠약한 상태였다. (5) 51%는 지난해에 정신 질병이 없었고 중간 정도의 정신 건강을 유지하였다. (6) 전체 중 17%만이 지난해에 정신 질병이 없었고 잘 지냈다. Keyes의 모형에 따르면, 불행하게도 미국 성인들 중 17%만이 가장 높은 수준의 긍정적 정신 건강을 보이는 것으로 나타났다.

DSM에 대한 대안적 접근은 문제 영역보다는 강점에 초점을 둠으로써 어떻게 하면 정신 건강을 극대화할 수 있는지에 대한 창을 우리에게 제공해 줄 수 있다. 제15장에서는 긍정적 정신 건강 접근에서 자연스럽게 파생한 긍정적 중재의 개념에 초점을 맞출 것이다. DSM에 의해 대표되는 병리적 모형은 고통과 기능의 문제가 있는 패턴을 묘사하는 데 유용하다. 이러한 모형의 자연스럽고 순수한 목표는 마음의 고통을 받고 있는 사람에게 안도감을 주고 고통을 경감시키는 것이다. 그러나 **긍정적 정신 건강 모형**은 이 목표를 넘어서 더 바람직한 상태의 번성이나 번영에 도달하기 위해 앞으로 나아가는 방법을 제시한다.

요약과 개념 정리

- 두려움과 불안은 투쟁 또는 도피 반응의 "도피"에 해당하는 정서적 구성 요소이다.
- 범불안 장애(GAD)는 통제할 수 없는 과도한 불안과 걱정으로 특징지어진다.
- 공황 장애는 발작의 재발에 대한 걱정과 더불어 반복되고 예상할 수 없는 공황발작을 포함한다.
- 공포증은 특정 문제, 상황 또는 활동에 대한 비합리적이고 과도한 두려움으로 이루어져 있다.
- 강박사고-강박행동 장애는 생각, 심상, 충동, 강박행동으로 나타난, 재발적이고 침투적이며 부적절한 강박사고로 특징지어진다.
- 외상후 스트레스 장애(PTSD)는 외상적 사건을 재경험하기, 사건과 관련된 자극 회피하기, 일반적인 반응 마비 경험하기, 지속적인 각성 상태 유지하기 등을 포함한 외상적 스트레스원에 대한 반응이다.
- 오늘날 대부분의 불안 장애에 우선적으로 고려되는 약물 치료제는 선택적 세로토닌 재흡수 억제제(SSRIs)이다.
- 불안 장애를 치료하는 데 효과적인 행동 접근들은 노출 치료와 반응 방지(강박사고-강박행동 장애의 경우)를 포함한다.
- 일상생활에서 불안은 유산소 운동, 깊은 이완, 명상, 깊은 호흡, 불안의 수용, 외부로 주의 초점 두기, 불안 신념과 생각들에 도전하기, 두려움 직면하기 및 자극 줄이기를 사용하여 관리할 수 있다.
- 분노는 두쟁 또는 도피 반응에서 "투쟁"에 해당하는 정서적 구성 요소이다.
- 분노는 비난을 돌리는 것, 고통 또는 좌절에서 스트레스를 받는 것, 취약성을 감추는 것, 통제감을 갖는 것과 관련되어 있다.
- 건설적인 분노 표현을 포함한 적당한 분노 표현은 관상성 심장 질환(CHD) 위험을 최소화하는 측면에서 가장 적절한 것으로 보인다.
- 분노는 문제가 건설적인 변화를 만들기 위하여 그들을 격려할 뿐만 아니라 해결할 수 있도록 사람들에게 알려주는 이점을 가지고 있을 수 있다.
- 간헐적 폭발성 장애(IED)의 특징은 모욕이나 재산 파괴를 통한 극단적인 분노 삽화와 분노 표출이다.
- 분노나 그 표현의 해로운 효과는 언어적·신체적 공격성, 증가된 대인 간 갈등, 개인적 통찰력과 성장 방해, 이완이나 수면에 대한 무능력, 파괴적인 사고나 문제 해결 또는 행동을 포함한다.
- Novaco(1975)의 스트레스 접종 분노 치료 프로그램은 인지적 접근, 이완 훈련, 사회 기술 훈련을 사용한 분노 관리 치료를 위한 기초 역할을 수행한다.

- 분노 관리를 위한 전략들로는 책임감 갖기, 유머 사용하기, 의도 평가하기, 분노 형성 인지에 도전하기, 공감하기, 용서하기, 깊은 호흡하기, 이완 연습하기, 타임아웃 하기, 주장하기가 있다.
- 우울은 일반적으로 스트레스와 연합된 세 번째 부정적 정서 상태이다.
- 우울에 대한 소인-스트레스 모형에 대한 충분한 증거가 있다.
- 주요 우울 장애는 "울적한"보다 유의미하게 더 심각하다.
- 우울에 대해 우선적으로 고려되는 효과적인 약물 치료제는 SSRIs이다.
- 메타 분석 연구들은 주요 우울 장애를 위한 심리적 치료로서 행동 치료, 대인 간 심리 치료, 인지 행동 치료에 대한 효과를 증명하였다.
- 우울 증상을 발생시킬 수 있는 기저하는 의학적 원인을 배제하기 위해서는 내과 의사를 만나는 것이 중요하다.
- 유산소 운동을 하는 것, 알코올을 줄이거나 끊는 것, 더 사회적이 되는 것, 부정적인 사고에 도전하는 것은 우울을 다루기 위한 유용한 전략들이다.
- Maddux(2009)는 DSM의 "질병 이데올로기" 초점과 사회 구조에 기반을 둔 분류 체계를 비판하였다.
- Keyes(2009)는 정신 건강의 병리적 측면과 건강 생성 측면 모두를 포함한 "전반적 상태 접근"을 주장하였다.

비평적 사고 질문

1. 불안은 어떤 이점이 있는가? 그것은 어떠한 해로움이 있는가? 불안 장애는 일상의 불안을 경험하는 것과 어떤 방식으로 다른가? 불안 장애를 관리하는 접근은 일상의 불안을 관리하는 것과 어떻게 유사하거나 다른가?
2. 당신이 경험할 수 있는 일상의 불안을 관리하는 데 당신이 가장 효과적이라고 믿는 상위의 세 가지 전략들은 무엇인가? 당신은 이 전략들을 시도해 보았는가? 당신은 그것들이 효과적임을 발견하였는가? 당신은 왜 다른 것들보다 이 세 가지를 선택하였는가?
3. 분노는 어떠한 이득이 있는가? 그것은 어떠한 해로움이 있는가? 분노 억압은 왜 나쁜 생각인가? 분노를 다루는 데 카타르시스 기법을 사용하는 것이 왜 나쁜 생각인가?
4. 당신은 분노가 관리될 필요가 있는 문제라는 것을 언제 어떻게 알았는가? 당신이 경험할 수 있는 문제가 되는 분노를 관리하기 위하여 사용할 수 있는 상위의 세 가지 전략들은 무엇인가? 당신은 왜 다른 것들보다 이 세 가지 전략들을 선호하는가?
5. 당신은 왜 스트레스가 우울과 연결되어 있다고 생각하는가? 사람은 우울한 기분을 일으킬 수 있는 자기 발생적인 스트레스를 어떻게 만들 수 있는가? 당신은 "정상적 우울"과 "임상적 우울"을 어떻게 구별하는가?

6. 당신은 대다수의 미국 사람들이 작년에 정신 질병을 갖지 않았고 드러나지 않은 중간 정도의 정신 건강을 가지고 있다는 조사의 이유가 무엇이라고 생각하는가? 건강한 정신 상태와 동시에 잘 지내는 상태를 유지하기 위해서 어떤 전략을 사용할 수 있는가?

주요 용어와 개념

GABA
간헐적 폭발성 장애(IED)
강박사고
강박사고-강박행동 장애
강박행동
걱정
공포증
공황발작
공황 장애
광장공포증
긍정적 정신 건강 모형
내수용성 민감도
노출 치료
대인관계 심리 치료
모노아민 옥시다아제 억제제(MAOIs)
반응 방지
반추적 사고
범불안 장애(GAD)
복식 호흡
부적응적 태도
부정적 인지 삼제
분노
분노 관리
불안
불안 민감성
불안 장애
사고의 오류
사회공포증
삼환계 항우울제(TCAs)
선택적 세로토닌 재흡수 억제제(SSRIs)
세로토닌 노르에피네프린 재흡수 억제제(SNRIs)
수동 공격 행동
스트레스 접종
실존적 불안
완전한 정신 건강
우울에 대한 소인-스트레스 모형
인지 행동 치료
자동적 부정적 사고
주요 우울 장애
카타르시스 이론
투사
특정 공포증
행동 가치(VIA)
혼잣말

PART 4

대인관계 스트레스와 직무 스트레스

제 8 장

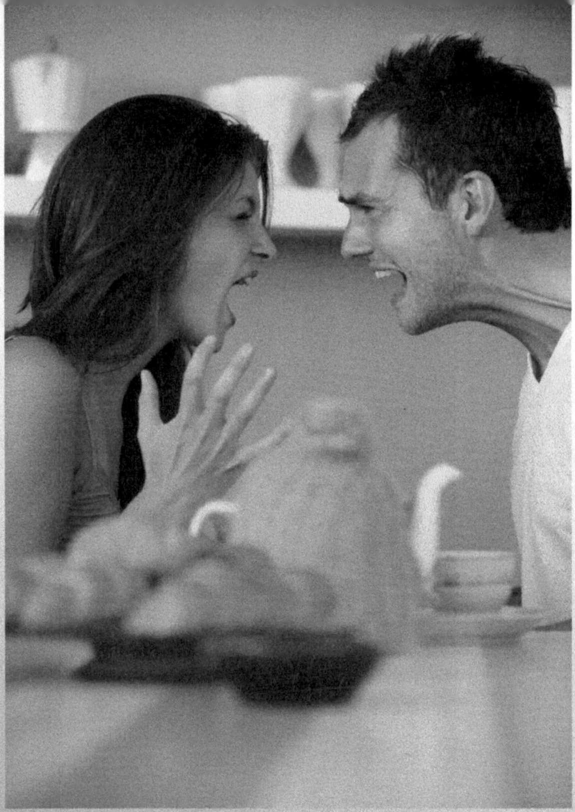

© Monkeybusinessimages/Dreamstime.com

우리의 가장 큰 기쁨 그리고 가장 큰 고통은
다른 사람들과의 관계에서 비롯된다.

~STEPHEN R. COVEY

대인관계 스트레스

대인관계 갈등

▣ 스트레스 관리 연습 8.1

사회적 지지, 사회적 압력, 건강

차이에 적응하기

인종주의와 차별이 스트레스와 건강에 미치는 영향

스트레스에 대한 반응에서의 성차

Edward Albee의 고전적 연극, 「누가 버지니아 울프를 두려워하는가」에서 주인공 George와 Martha는 모욕, 욕설 그리고 언어적 학대를 연달아 자행하는 부부이다. 그들은 관계에서 무엇이 잘못될 수 있는지 그리고 비록 가끔은 즐거울지라도 왜 관계가 고통과 스트레스의 원천이 될 수 있는지에 대한 전형을 보여 준다. Albee의 연극(Albee, 1962, p. 152)에서 다음의 대화는 George와 Martha가 어떻게 상대에게 고통을 주면서 동시에 서로에게 다가가는지를 포착하고 있다.

George: (지금 가까스로 분노를 억제하며) 당신은 당신 의자에 그렇게 앉아 입에 진을 털어 넣으면서 내게 굴욕감을 주고, 나를 산산이 부서뜨릴 수도 있어……. 밤새도록 …… 아주 좋아 …… 좋아…….

Martha: 당신은 참을 수 있어요!

George: 나는 참을 수 없어!

Martha: 당신은 참을 수 있어요! 당신은 그러려고 나와 결혼했어요!

(침묵)

이 장면은 Angela의 이야기와 대조된다. 제2장에서 언급한 Angela를 기억하는가? 어릴 적, Angela는 엄마에게 정서적으로나 신체적으로 학대를 받았고 성인이 되어서는 많은 어려움을 참아냈다.

"일어났던 모든 일과 통과해야 하는 모든 시련을 가지고 있으면서도, 여전히 Angela는 자신을 매우 행복한 사람이라고 생각한다. 그녀의 딸 Ella는 그녀와 매우 가깝고 그녀에게 끝없는 즐거움을 가져다준다. (……) 그녀는 많은 친구들을 만들었고 (실제로 마음이 통하는 사람들과의 공동체를 만들었다) 그들은 그녀에게 기쁨과 도움을 준다."(Lyubomirsky, 2007, p. 29)

따라서 관계에서의 어려움이 제기될 수 있는데도 불구하고, 우리는 사회적 유대의 즐거움과 기쁨에 끌리는 사회적 존재이다. 관계는 삶에서 전반적인 의미와 행복의 주요 원천이다. 우리에게 도전은 유대 과정에 내포되어 있는 긴장을 낮추는 동시에 사회적 유대를 강화하는 방법을 알아내는 것이다.

연애, 가족, 우정, 동료, 지인 등을 포함한 많은 유형의 대인관계들이 있다. 비록 관계 자체가 스트레스원을 포함하고 있지만, 우리가 발전시키는 사회적 연계망은 스트레스의 해로운 효과에 대항하여 우리를 보호할 수 있는 신체적 · 사회적 · 정서적 지지를 제공할 수 있다. 좋은 관계를 발전시키고 유지하고자 하는 노력은 우리에게 긍정적인 영향력을 미친다. 이것은 정서적이고 개인적인 관심이 많고 상대방에 대한 경쟁적 욕구와 관심을 지속적으로 가지고 있는 낭만적인 관계에서 특히 중요하다. 여기에는 자신, 파트너 그리고 관계를 양성하고자 하는 역동이 있는데, 이것이 세 가지 모든 요소의 건강과 성공을 결정한다. 그다음 가장 큰 도전은 균형점을 발견하는 것이다.

어떤 관계든 경쟁적 욕구와 흥미가 내재되어 있기 때문에, 지속적으로 연결되어 있는 관계는 필연적으로 갈등을 야기한다. 우리가 성공적으로 갈등을 관리하는 방법은 관계에 접근하는 특정한 방법과 그것을 향상시키는 기법을 포함하고 있다. 우리는 George와 Martha와 같은 관계를 원하는가, 아니면 Angela처럼 즐거운 관계를 원하는가? 대답은 분명하지만, 궁극적으로 결과를 결정하는 것은 우리가 무엇을 원하는가가 아니라 오히려 대인관계와 대인관계에서의 갈등에 어떻게 접근하는가 하는 것이다.

대인관계 갈등

극적인 드라마 접근: 긴장감을 고조시키고 거리감 형성하기

우리가 대인관계 갈등을 다룰 수 있는 한 가지 방법은 일반적으로 긴장감을 고조시키고 거리감을 형성하는 극적인 드라마에 관여하는 것을 통해서이다. 우리가 이러한 접근을 택한다면, 의견 충돌에서 이기거나 논쟁에서 승리할 수도 있지만, 결과적으로 관계는 약화된다. 우리는 주변 사람들의 스트레스 수준을 상승시키고, 우리가 가장 걱정하는 사람들이 그들의 신체적 · 정서적 거리를 유지하도록 시나리오를 정립할 것이다. 거리를 만드는 데 기여하는 몇 가지 주요 요인을 살펴보자.

차이 "정반대의 매력" 또는 "유유상종" 중 어떤 것이 가장 맞는 것인가? 우리가 행동, 신념, 태도, 세계관이 유사한 사람들에게 가장 매력을 느낀다는 것을 보여 주는 상당히 많은 사회심리학적 연구들이 있다(Bersheid & Reis, 1998; McPherson, Smith-Lovin, & Cook, 2001). 관계에 균형을 더하는 몇 가지 반대되는 특성을 가지고 있을지라도, 그것이 너무나 극단적인 경우라면 욕구와 목표가 갈라질 가능성이 크다. 이러한 경우, 특정 욕구와 흥미의 충족을 희생시키거나, 혼자서 하도록 하거나, 자신의 욕구를 수용하도록 상대에게 요구할 수도 있다.

예를 들어, 극도로 외향적인 Jeff는 파티에 가기 원하고 극도로 내향적인 그의 아내 Susan은 집에서 좋은 책을 읽기 원한다면, 그들은 자신들의 배치되는 욕구를 해결해야만 할 것이다. Jeff는 집에 있으면서 충족감을 느끼지 못하고 Susan에게 그녀의 욕구를 희생하고 함께 가자고 설득하거나 아니면 혼자서 파티에 갈 수도 있다. 이들 중 어떤 선택은 잠정적으로 갈등의 발화점이 될 수 있다. 그런데 만약 둘 다 외향적이거나 내향적이라면 그들은 이러한 부분에서 공통의 욕구를 충족시킬 수 있는 공감대를 더욱 쉽게 찾을 수 있다.

힘과 통제 차이가 발생할 때, 이를 다루기 위한 한 가지 극적인 드라마 방법은 힘과 통제 전략을 사용하는 것이다. 이러한 예로는 억누르기, 약자 괴롭히기, 협박, 조종 또는 속임수 사용하기 등이 있다. 이러한 전략들은 처벌의 사용이나 속임수를 통해서 다른 사람에게 영향을 끼친다. 어떤 사람이 처벌적 전략을 사용한다면 상대는 부정적 정서를 경험할 것이라고 예상할 수 있다. 이러한 정서로는 당황, 굴욕, 슬픔, 상처, 분노, 불안, 우울 등이 포함될 것이다. George에게 굴욕감을 준 Martha에 대한 George의 비난을 기억하는가? George는 그녀의 가혹한 전략에 의해 분명히 고통을 느낀다. 의심할 여지 없이, Martha는 George의 모욕에 의해 똑같은 감정을 느낀다(예를 들어 입에 진을 털어 넣는 Martha의 행동에 대한 George의 언급).

George와 Martha의 관계에서 나타나는 상호작용 양식을 **부정적 호혜성**(negative reciprocity)이라고 부른다. 한 사람이 다른 사람에게 분노, 적대감 및 비난하는 발언을 하면, 이것은 결국 표적이 된 사람으로 하여금 부정적 반응을 하도록 촉발한다. 언쟁은 긴장을 해결하고 경감시키기보다는 오히려 긴장과 갈등을 고조시키는 공격과 역공격으로 이어진다.

부정적 호혜성: 한 사람이 다른 사람에게 분노, 적대감, 비난하는 발언을 직접 하고, 이는 표적이 된 사람으로부터 결국 부정적인 반응을 촉발하여 지속적인 언어적 공격과 역공격을 야기한다.

Gottman과 Gottman(1999)은 **요구-철회 양식**(demand-withdraw pattern)이라고 부르는 또 다른 특히 파괴적인 양식을 확인하였는데, 이는 대인관계에서 한쪽은 어떤 형태의 요구를 하고 다른 쪽은 요구를 해결하려고 시도하기보다 오히려 상호작용으로부터 철회한다. 요구-철회 양식은 네 단계를 포함하고 있다. (1) 한 파트너가 상대를 불평하거나 비난하고, (2) 이것은 다른 사람을 방어적으로 만들고, (3) 불평하는 사람에게 경멸감을 느끼도록 하고, (4) 그 후 정서적으로 또는 신체적으로 멀어지게 한다. Gottman은 요구하는 사람을 처벌하는 방법의 일환으로 철회하는 사람이 관심을 보류하고 의사소통과 협력을 차단하는 벽을 쌓는 네 번째 단계를 **의사 방해**(stonewalling)라고 하였다. Gottman과 Gottman(1999)은 결

요구-철회 양식: Gottman과 Gottman에 의해 확인된 파괴적 상호작용 양식으로, 한쪽의 요구는 궁극적으로 다른 쪽으로부터의 철회와 의사방해를 초래한다.

의사 방해: 요구-철회 양식의 네 번째 단계, 요구하는 사람을 처벌하는 방법의 일환으로 철회하는 사람이 관심을 보류하고 의사소통과 협력을 차단하는 벽을 쌓는 것.

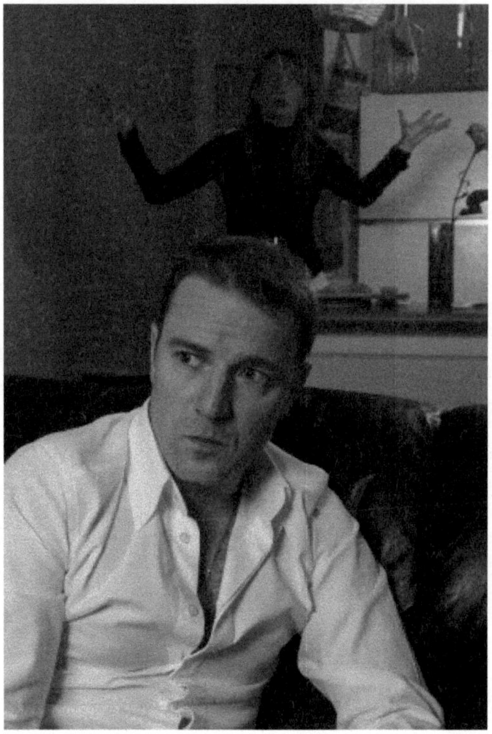

의사 방해는 이혼을 예측하는 요구-철회 양식의 일부이다.

혼에 파괴적인 영향을 주기 때문에 비난, 방어, 경멸, 의사 방해를 "인류의 4대 재해"라고 하였다.

Gottman과 Levenson(2000)은 의사소통의 요구-철회 양식이 이후 이혼을 예측하는 데 중요한 요인이라는 것을 입증한 14년간의 종단 연구를 수행하였다. 다른 요인들로는 결혼을 끝내려는 빈번한 사고와 결합된 지속적인 관계 불만족을 포함한다. 게다가 부정적 정서는 결혼의 조기 파경과 긍정 정서의 결핍, 그리고 이후 결혼의 파탄을 예측한다. Gottman과 Levenson(2000)은 이러한 변인들을 사용하여 이혼할 부부의 90% 이상을 예측할 수 있었다고 결론지었다.

이러한 의사소통 양식은 힘과 통제 전술 및 언어의 사용을 포함한다. Miller, Wackman, Nunnally와 Saline(1982)은 『똑바로 이야기하기: 실제로 의미하는 것이 무엇인지를 말함으로써 다른 사람과 더욱 가까워지는 새로운 방법(*Straight Talk: A New Way to Get Closer to Others by Saying What You Really Mean*)』이라는 책에서, **과도한 통제적 의사소통**(heavy control communication)을 철 주먹(iron fist)과 벨벳 장갑(velvet glove)이라는 두 가지 형태로 표현하였다. 적극적인 과도한 통제적 대화의 한 형태인 철 주먹은 논지를 관철시키기 위해 철퇴를 가하는 반면, 수동적인 과도한 통제의 한 형태인 벨벳 장갑은 더 간접적인 접근을 사용한다. 철 주먹(냉혹함, 역주)의 예로는 욕설하기, 비난하기, 헐뜯기, 위협하기, 깔아뭉개기, 명령하기, 조롱하기, 비평하기, 비웃기, 빈정대기 같은 것들이 있다. 벨벳 장갑(외면적 상냥함, 역주)의 의사소통은 흔히 죄책감이나 연민을 불러일으켜서 조정하려는 시도를 포함하며, 투덜대기, 부인하기, 보류하기, 지체하기, 희생자인 체하기, 변명하기, 계산적이기 등이 포함된다. 두 가지 형태의 의사소통 모두 건강한 대인관계에 해로운 것이다.

또 다른 힘과 통제 전략인 게임하기는 속임수를 사용한다. Eric Berne의 1964년 고전적인 책인 『심리 게임(*Games People Play*)』은 이러한 전략의 사용을 열거하고 있다. 게임하기에는 이득과 관련된 숨겨진 문제가 있어서 게임하는 사람에게 보상을 준다. 또 다른 구성원들이 그 드라마에 들어가게 되면 자신도 모르게 미리 정해진 역할을 한다. 동화와 고전적인 이야기의 가장 기본적 원형인 신화적 **드라마 삼각형**(drama triangle)(Karpman, 1968)은 흔한 게임이다. 이는 박해자(즉, 악당), 희생자, 구원자(즉, 영웅)를 포함한다(그림 8.1). 예를 들어, 신데렐라(희생자)는 잘생긴 왕자(영웅)에게 구원받기 위해 사악한 계모와 이복 언니(악당)에게 구박을 받는다.

드라마 삼각형: 박해자, 희생자, 구원자가 포함된 게임

실제 삶에서 드라마 삼각형은 분쟁을 시작하는 두 사람이 세 번째 사람을 끌어들인다. 이 과정을 **삼각망**(triangulation)이라고 부른다(Bowen, 1978). 세 번째 사

삼각망: 분쟁하는 두 사람이 세 번째 사람을 끌어들이는 과정

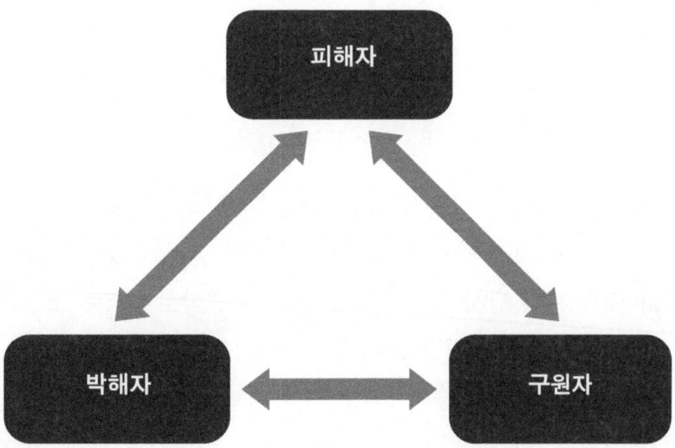

그림 8.1 **드라마 삼각형**
드라마 삼각형은 피해자, 박해자, 구원자를 포함한다. 역할은 흔히 드라마 삼각형이 상연되는 동안 갑자기 교대된다.

람은 누가 박해자이고 희생자인지를 결정한 다음 희생자를 구하려고 노력한다. 예를 들어, Eric과 Lori는 최근에 결혼하였고 심각한 논쟁을 하고 있다. Lori(희생자)는 자신의 아빠에게 전화해서 Eric(박해자)에 대해 불평한다. Lori의 아빠(구원자)는 Lori를 불러서 자신들과 함께 있게 하고, Lori도 그렇게 한다.

드라마 삼각형에서 흥미로운 점은 일부 연기자들을 멍하고 혼란스럽게 남겨 둔 채로 역할이 갑자기 변할 수 있다는 것이다. Eric과 Lori의 예에서 Eric(현재 희생자)은 Lori의 아빠(현재 박해자)에 의해 침해받는다고 느끼고 화해를 위해 Lori(현재는 구원자)를 설득한다. 그 후 Lori는 Eric에게 돌아가는데, 이때는 그녀의 아빠가 희생자인 것처럼 느낀다. 잠깐 동안에 Lori의 아빠는 구원자였다가 박해자가 되었다가 희생자가 된다. Lori의 성과는 무엇일까? 그녀는 가족으로부터 관심과 사회적 지지를 얻고 결국 Eric과의 분쟁에서 이기고, 어떤 것에도 책임감을 느끼지 않아도 된다. 나머지 모든 사람들은 일어난 일로 인해 멍해지고 혼란스러움을 느낀다.

당신이 알 수 있는 바와 같이, 이러한 드라마는 똑같은 줄거리로 연기자들이 각각의 역할을 교대하며 끝없이 재현할 수 있다. 가정 학대와 같은 몇몇 예들은 진정한 희생에 대한 분명한 사례들이 있지만, 대부분 일상의 분쟁은 흑과 백이 아니라 실제로는 회색 음영으로 이루어져 있다. 우리는 스스로가 희생되었다고 느끼고 박해자가 되어 다른 누군가를 심판하고 또는 곤경에서 다른 사람을 구원하려는 욕구를 느끼는 경우에 무의식적으로 게임 역할을 택할 수도 있다. 그렇지만, 이러한 게임은 우리의 행동을 통제하고, 그 통제와 관련된 은밀한 보상을 받고자 하는 숨겨진 의도를 기꺼이 사용하려는 사람이라는 미리 정해진 역할이 있다. 따라서 그들은 관계의 어려움을 통해 상황에서 가장 부정직한 방법과 극적인 드라마를 조장하기 때문에 스트레스를 줄이는 대신 증가시키는 역할을 할 수 있다.

책임감 문제가 있는 관계는 비난과 분노를 통해서 책임감을 밖으로 돌리는 특징이 있다. 다시 말해 항상 다른 사람이 잘못한 것이다. 많은 상황에서 이런 외현화 패턴은 각 당사자가 자신을 피해자 역할로 가정하고 다른 사람을 악당으로 보는 드라마 삼각형의 요소와 유사한데, 특히 스트레스가 높은 기간에 우리는 왜곡된 사고를 하는 경향이 더 많다. 알다시피 악당들은 처벌을 받아 마땅하다. 그래서 우리는 악당을 처벌하기 위한 영웅 역할을 하게 되는 것이다.

Gary Harper(2005)는 『갈등 해결의 기쁨(*The Joy of Conflict Resolution*)』이라는 책에서 고전적인 뽀빠이 만화가 이러한 과정에 대한 삽화를 제시한다. "뽀빠이 만화의 전형적인 줄거리는 악당 Bluto에게 학대받는 뽀빠이를 그리고 있다. 결국, 뽀빠이가 상당히 높은 인내의 한계에 도달하면 시금치 통조림을 열고 처벌받아 마땅한 Bluto를 두들겨 팬다. 그리고 세상은 모두 좋아진다."(p. 5)

Harper는 영웅이 당당하고 용감한 것으로 지각되지만 거기에는 어두운 면이 있다고 말한다. 어두운 면은, 영웅은 상대방이 악당처럼 그려지는 동안에는 아무리 공격적인 행동을 하더라도 당당하게 정당화될 수 있는 **자기 정당화**의 형태로 빠져들 수 있다는 것이다. 극단적인 형태에서 우리는 테러리스트들이 그들의 행동을 어떻게 정당화하는지 생각해 볼 수 있다. 테러리스트들은 표적을 처벌받아 마땅한 악당으로 묘사하기 때문에, 테러 행동에 대한 독선적인 정당성을 지닌 피해자로 자신들을 묘사한다. 이 상황에서 그들은 자신들이 타인에게 가한 아픔과 고통에 대한 책임을 느끼지 않는다. 마찬가지로, 서로가 처벌받아 마땅한 악당으로 상대를 바라보는 부부에게는 파멸의 길이다.

비난을 받을 때 우리는 사회심리학자들이 귀인이라고 부르는 것을 만들어 낸다. **귀인**(attribution)은 사람이 왜 특정 행동에 관여하는지에 대한 인과관계의 추론이다. 우리는 외부 귀인을 하거나 내부 귀인을 할 수 있다. 유사하게, 우리는 안정적 귀인 또는 불안정적 귀인을 할 수 있다. **내부 안정적 귀인**(internal stable attributions)을 할 때 우리는 표적이 된 사람의 행동 원인을 그 사람의 성격이나 특성 탓으로 돌린다. **외부 불안정 귀인**(external unstable attributions)은 일시적인 상황 요인들과 관련되어 있다.

귀인: 사람이 왜 특정한 방식으로 행동하는지를 설명하기 위해 사용하는 인식

불만족스러운 부부는 서로의 부정적 행동을 "그는 얼간이야." 또는 "그녀는 마녀야." 같은 내부 안정적 원인의 탓으로 돌리는 경향이 있다. 따라서 표적이 된 사람은 어느 측면으로는 영구적인 결함이 있거나 나쁘다고 여겨진다. 그러나 만족스러운 부부는 "그는 오늘 나쁜 일이 있었어." 또는 "그녀는 요즘 스트레스가 많아."와 같은 외부 불안정 요인을 서로의 부정적 행동의 원인이라고 보는 경향이 있다(평론을 위해서는 Bradbury & Fincham, 1990 참조). 반대되는 측면, 즉 행복한 부부 사이에서는 긍정적 행동을 내부 안정적 원인("그는 좋은 남자야." 또는 "그녀는 배려하는 여자야.")의 결과로 보고, 불행한 부부 사이에서는 외부 불안정 원인("가끔은 그도 진짜 인간인 것처럼 행동할 수 있군." 또는 "그녀가 오늘 아침에는 잘 자고 일어난 게 틀림없어, 웬일로 친절하네.")의 결과로 본다는 것이다. 따라서 불행한 부부들이 만들어 내는 귀인은 자신의 배우자가 가끔 좋은 것을 하더라도 영구적인 악당이며 상대방은 그들의 관계에서 일어나는 모든 나쁜 것에 대한 책임이 있다는 견해를 강화하는 경향이 있다. 관계에서 뭔가 잘못되어 갈

때, 이 귀인 방식은 한쪽은 책임이 없고 다른 쪽은 100% 책임이 있다고 생각한다. 그들이 자신들의 관계 문제들을 다루는 데 있어서 어려움을 가지고 있다는 것은 놀라운 일이 아니다.

약한 드라마 접근: 긴장감을 낮추고 친밀감 형성하기

약한 드라마 접근은 긴장과 갈등을 감소시키고 문제 해결을 공유하도록 하여 결과적으로 친밀감이 증가하도록 설계된다. 이러한 접근은 대인관계에 가치를 두고 육성하며 개인적·관계적 성장을 촉진한다. 친밀한 관계를 정원이라고 가정한다면, 당신은 정원사처럼 적당한 양의 빛, 물, 비료를 주고 정원을 잘 손질하여 유지할 뿐만 아니라 무럭무럭 자라도록 도울 것이다. 이러한 성분들이 너무 많거나 너무 적다면 식물의 성장이 저하되고 병이 발생할 수도 있다.

유사성 유사성은 매력을 가지고 있기 때문에, 갈등과 긴장을 최소화하기 위한 한 가지 접근은 공통점을 찾는 것이다. 당신들은 어떤 부분에 공통점이 있는가? 당신들의 공통 관심사는 무엇이고 어떤 관심사에서 차이가 있는가? 공통점에서 시작하면 상호간의 토대를 갖게 된다. 공통성들을 찾아보면, 생각했던 것보다 유사성이 더 많다는 것을 알 수 있다. 이러한 유사성을 인정하고 인지하면 더 쉽게 친밀해진다.

이해의 공유를 발전시키기 위한 한 가지 방법은 서로를 위해 진정한 공감을 경험하는 것이다. **공감**(empathy)은 다른 사람의 안에 들어가서 그 사람의 눈을 통해 세계를 경험하는 것을 말한다. 이것은 힘든 일처럼 들리는데, 그러면 우리는 어떻게 해야 할까? 첫째, 우리는 비언어적 단서를 찾을 수 있다. 다른 사람이 스트레스가 있는 것으로 보이는가, 아니면 이완되어 있는 것처럼 보이는가? 그 사람은 어떤 감정을 느끼고 있을까? 비록 감정 표현에 문화적인 차이가 있을 수 있지만, Ekman(1993), Elfenbein과 Ambady(2002)는 분노, 공포, 혐오, 행복, 놀람, 슬픔 등 여섯 가지 감정의 얼굴 표현은 관찰자의 문화와 상관없이 쉽게 해석되는 보편적인 특징을 가지고 있다고 한다.

우선 다루어 볼 기본적인 감정 표현의 예는 슬픔, 화남, 기쁨, 예민함의 감정들이다. 피곤한 사람과 유사하게 슬픈 사람의 얼굴 표정은 까칠하고 몸의 자세는 더 구부정해서 마치 슬픈 소식으로부터 벗어나기 위해 안으로 빨려 들어가는 것처럼 보인다. 슬픈 사람의 얼굴 표정은 우는 얼굴의 강도보다는 좀 낮은 정도로 보일 수 있다. 노려보는 눈을 가진 화난 사람은 보통 외부를 향해 초점이 맞추어

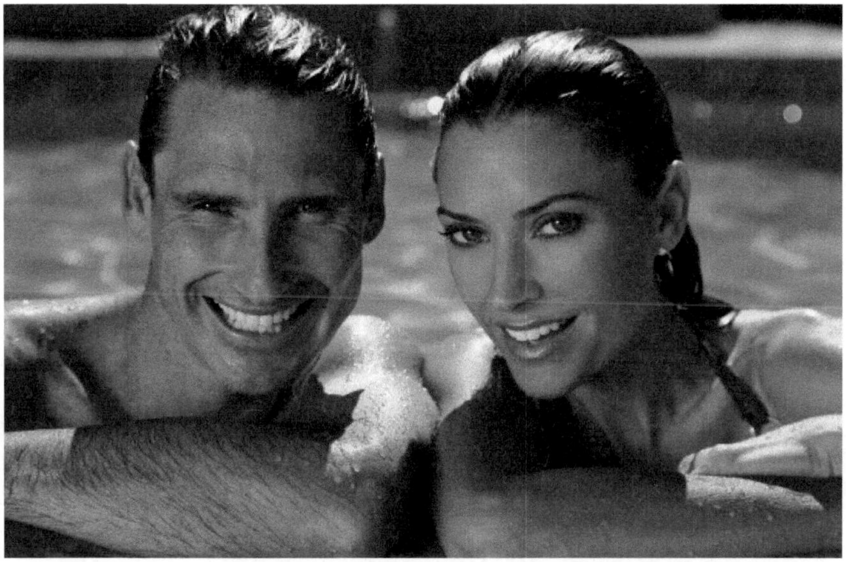

© Darren Baker/Dreamstime.com

누가 진짜 미소를 가졌는가? 어느 쪽인지 결정하였는가? 만약 당신이 남자를 지목하였다면, 당신이 옳다. 여자의 미소에는 보이지 않는 눈가 주름을 주목하라.

져 있고 더 공격적인 자세(예, 찡그린 미간, 앞으로 숙여진 몸, 지적하는 손가락 등)를 취한다. 분노는 지각된 위협에 대한 반응으로 근육이 굳어져서 긴장과 예민함이 혼재되어 나타날 수 있다. 신경질적인 사람처럼, 그 사람은 "투쟁 또는 도피" 상태에 있다. 예민함은 달아날 준비를 의미하는 것으로 몸을 구부리고 시선 접촉을 회피하고 발을 이리저리 움직이며 안절부절못하거나, 도망가기 위한 준비를 암시하는 몇 가지 다른 형태를 취할 수 있다. 마지막으로, 기쁜 감정은 높은 에너지, 얼굴과 자세의 고양 및 초롱초롱한 눈과 관련된다. 만약 사람이 웃고 있다면, 눈가 주위에 주름이 생기는 피부로 특징지어지는 진짜 미소인 **뒤센 미소**(Duchenne smile)(즉, 눈가의 주름살을 만드는 미소)일 가능성이 있다. 정치적인 미소와 달리, 뒤센 미소는 얼굴의 불수의적 근육을 사용하기 때문에 거짓으로 하기가 힘들다.

뒤센 미소: 눈가 주변에 주름이 잡히는 진짜 미소

서로의 상대에게 행복한 기분을 전달하는 것이 중요한데, 이를 통하여 상대가 즐거운 기분을 느끼고, 좋아하는 것을 더 잘 알게 되고, 또는 행복의 온화한 기운을 있는 그대로 받아들이게 된다. 부정적 호혜성의 반대인 **긍정적 호혜성**(positive reciprocity: 즉, 우리가 얼마만큼 서로의 긍정적인 면과 행동을 좋아하는지를 표현하기)은 서로 간에 그리고 관계에 대한 좋은 기분을 증진시키기 위한 중요한 규범이다.

적극적 경청: 의사 전달자에 의해 전달된 메시지를 살피고 그 후 메시지에 대한 이해를 다시 묻는 협력적 과정

공감을 잘하는 두 번째 방법은 적극적 경청을 사용하는 것이다. **적극적 경청**(active listening)은 상대방이 전달하는 메시지를 잘 살피고 나서 그 메시지에 대한 이해를 피드백하는 협동 과정이다. 듣는 이가 알아들었다는 기분을 느낄 때까지 메시지를 보내는 사람의 피드백이 반복되어 오해는 사라지고 서로에게 명확해진다. 이렇듯 이것은 양방향의 과정이다. 이것은 한 사람은 메시지를 전달하고 다른 사람은 수동적으로 그 메시지를 받는 일방적 과정인 수동적 경청과는 대조적이다. 수동적 경청에는 피드백이 없어서 메시지를 전달하는 사람은 상대가 잘 이해하였는지에 대한 확신이 없다.

가장 단순한 수준에서 적극적 경청은 다른 사람이 하였던 말을 그저 **알기 쉽게 바꾸어 말하는 것**(paraphrasing)이다. 바꾸어 말하기는 흔히 "그러니까 네 말은…, 내가 듣기에는…, 단도직입적으로 말하면…, …처럼 들려, …라고 말하는 것 같구나, 만약 내가 당신을 정확하게 이해하였다면…, 다시 말하면…"이라는 언급으로 말문을 열게 된다. 듣는 이가 정확하게 들었다면, 말하는 이는 **피드백**을 주고 "맞아."라고 하거나 이해의 정확도를 인정하는 또 다른 말을 할 것이다. 그렇지만 듣는 이가 정확하지 않다면, 메시지를 전달하는 사람은 "나는 네가 잘 이해하였다고 생각하지 않아." 등과 같은 말을 할 것이다. 그때에는 듣는 이를 위해서 비방어적이고 비반응적으로 응답하는 것 그리고 더 많은 정보를 요청하는 것이 중요하다. 이 과정은 **명료화**(clarifying)라고 부르는데, "내가 당신이 말하고 있는 것을 더 잘 이해할 수 있도록 나에게 더 많이 이야기해 주세요."와 같은 말이 이에 해당한다. 바꾸어 말하기, 피드백, 명료화를 통하여 경청자는 두 사람 사이의 반복되는 이해하기 과정을 끝내고 더욱 가까워지기를 바랄 수 있다.

적극적 경청은 서로가 서로의 내면세계를 더 깊이 공유할 수 있게 한다. 사실상, 각각의 파트너는 서로에게 거울이 된다. 이러한 형태의 더욱 향상된 수준인 반영적 경청은 기분이나 표면적인 메시지의 기저에 있는 더 깊은 메시지를 확인하도록 한다. 따뜻함, 이해, 지지는 사회적 유대를 강화하는 동반자 관계에서 전달될 수 있다. 갈등은 여전히 발생할 것이지만 그들은 이제 지지적이고 상냥한 렌즈를 통해서 보게 된다. 이런 맥락에서, 갈등은 자기 반영과 성장을 자극하는 도전으로 볼 수 있다. 사실, 건강한 정도의 정서적 지지가 포함된 가벼운 도전은 개인의 성장을 촉진하는 적절한 조합이다. 실행과 실수를 통해서 우리는 각자 상대와의 관계를 최적의 성장으로 이끄는 빛, 물, 비료, 보살핌에 대한 가장 적절한 배합을 발견할 수 있을 것이다.

건설적인 영향력 관계에서 각 당사자는 서로 욕구와 관심을 가지고 있기 때문에, 서로를 만족시키는 합의를 잘 진행하기 위해 건설적인 방식으로 표현하는 것이 중요하다. 우리는 분명한 의사소통, 직설적 대화 또는 자기주장처럼 다양하게 언급되는 것들을 통해서 건설적인 영향력을 사용할 수 있다. 이러한 방법들은 철주먹, 벨벳 장갑, 게임하기, 속임수가 아니라 판단하지 않고 존중하는 방식으로 자신의 생각, 기분, 욕구, 관찰을 솔직하게 표현하는 것이다.

『커플 스킬: 커플을 위한 화해의 기술(*Couple Skills: Making Your Relationship Work*)』이라는 책에서, 저자 McKay, Fanning과 Paleg(2006, pp. 57-61)는 "분명한 대화의 십계명"을 열거하였다. 처음 6가지 계명은 그들이 "경멸적 대화"라고 명명한 메시지를 다룬다. 여기에는 "금지 사항"들이 있다. 경멸적인 메시지는 피해야만 한다. 여기에는 심한 통제 언어의 사용이 포함되는데, 예를 들어 "판단적 단어들"(즉, 상대가 "당신은 생각이 없어.", "당신은 애 같아."와 같이 결함이 있다는 것을 나타내는 농담 사용); 전반적인 부정적 명명(즉, "바보, 미친, 악마"와 같은 욕을 하기); 비난하거나 고발하는 "너" 메시지; 화난 감정을 정당화하기 위해 끌어들이는 케케묵은 오래된 이야기; 상대를 벌주고 기분 나쁘게 만들기 위한 부정적 비교; 위협이 있는데, 위협을 사용하는 것은 처벌의 잠재적 사용을 포함하는 강압적 전술이다.

마지막 4가지 계명은 유익한 것으로 우리에게 무엇을 해야 하는지에 대한 제안을 제시하고 있다. 이것들은 "권장 사항"들이다. 그것들은 다음과 같다.

- **"그들을 '공격'하는 대신 당신의 기분을 '기술'하라."** 이것은 "너" 메시지가 아니라 "나" 메시지의 사용을 포함한다. 예를 들어, "너는 나를 울게 만들었어." 대신 "나는 슬픔을 느껴." 또는 "너는 나를 당황스럽게 해." 대신 "나는 당황스러

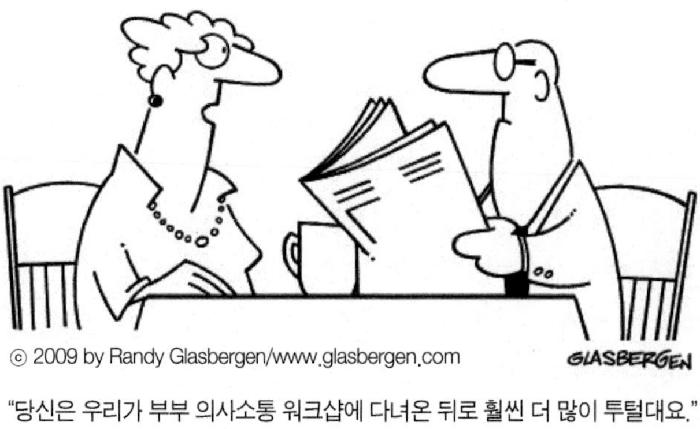

"당신은 우리가 부부 의사소통 워크샵에 다녀온 뒤로 훨씬 더 많이 투털대요."

워." 같은 것이다. 명확한 의사소통은 감정적으로 상대를 압도하거나 과도하게 하는 대신 평범한 어조의 목소리를 유지하는 것을 포함한다. 서로가 "나" 메시지를 사용할 때 자신의 기분에 대한 책임을 갖는다.

- **"개방적이고 수용적으로 신체 언어를 유지하라."** 한 사람의 신체적 대화가 "우리는 대화를 하기 위해 여기에 있어."라는 메시지와 일치된다면, 그다음 대화는 더욱 자유롭게 흘러갈 것이다. 개방과 수용의 신체 표현은 적절한 시선 접촉, 팔짱 끼지 않은 팔, 집중하여 듣기이다(예, 몸을 약간 앞으로 굽히기, 고개 끄덕이기 또는 적극적 경청을 사용하기).
- **"전체적인 메시지를 사용하라."** 전체적인 메시지는 네 가지 부분이 있다. 네 부분 모두를 사용하는 것이 항상 가능하지 않을 수 있지만, 더 많은 부분들을 사용하고 더 많은 정보를 메시지에 포함할수록 듣는 사람이 대화를 이해할 가능성이 높아진다. 네 부분은 다음과 같다. (1) 관찰(사실에 대한 중립적 진술, 예: "어제 비가 왔어."), (2) 사고("내 생각은 …", "나는 …에 대해 궁금해.", "내가 보기에 그 방법은 …" 등과 같은 자신의 개인적인 이해에 대한 "나" 진술), (3) 기분(예를 들어 "나는 좌절감을 느껴.", "나는 흥분돼."와 같은 자신의 감정을 밝히는 "나" 진술), (4) 욕구, 갈망 그리고 원하는 것("나는 너와 더 가깝게 느끼길 원해.", "나는 이 모든 스트레스에서 벗어나 약간의 이완이 필요해." 등과 같은 "나" 진술).
- **"명료한 메시지를 사용하라."** 명료한 메시지는 대화자의 의도를 이해하기 위해 행간을 읽어야 하는 필요성 또는 숨은 의미 등으로 오염되지 않는다. 예를 들어, "왜"라는 질문은 종종 위장된 판단적인 말이다. "왜 그렇게 지저분하니?"라고 말하는 상대는 질문으로 위장된 진술문을 만들고 있다. 그 진술문은 "너는 지저분해, 그래서 너는 나빠(만약 좋은 사람이길 원한다면 스스로 뒤처리를 해야만 해)."라는 비평적 판단을 암시한다. 이것이 오염된 메시지이다.

McKay 등(2006, p. 60)은 **전체적인 분명한 메시지**의 예를 다음과 같이 제시한다. "나는 당신이 오늘밤 상당히 조용하다는 것을 알았어(관찰). 이것은 당신이 나에게 관심이 없다고 생각하게 만들어(생각), 그리고 나는 아프고 약간 화가 나(기분). 나는 당신이 나와 더 많은 이야기를 하기 원해(욕구)."

전체적인 메시지의 사용이 가까운 관계에서는 바람직하지만, 당신이 흠집이 있는 상품의 환불을 받거나 세탁소에서 손상된 셔츠의 보상을 받기 원한다면, 오직 선택된 부분만을 사용하는 것이 더욱 효과적일 수도 있다. 이러한 유형의 시나리오로는 "내가 셔츠를 세탁하기 위해 가져왔을 때 이것은 새것이었고 좋은 상태였다(관찰). 지금은 당신이 보는 바와 같이 나쁘게 변색되었다. 나는 셔츠 가격에 대한 배상을 원한다(원하는 것)."와 같이 단순한 주장적인 반응이 요구된다. 비록 손상된 셔츠에 대해서 황당하고 실망스럽고 화가 나고 속상하다는 것을 밝힐 수는 있지만, 이러한 폭로가 배상을 받아내려는 당신의 목적에 도움이 될지 해가 될지는 자문해 보아야만 한다. 그것들이 극적인 갈등에 대한 가능성을 높일까 아니면 낮출까?

마찬가지로, 업무 맥락에서 어떤 감정적인 단어를 사용하는 것은 상황을 고조시키고 갈등의 가능성을 높일 수 있다. 따라서 중립적인 단어로 대체하는 것이 더 좋은 선택일 것이다. 예를 들어, 비용이 많이 드는 실수를 한 동료에게 "나는 방금 일어난 일 때문에 미치겠어."라고 말하는 대신, "나는 방금 일어난 일에 대해 걱정이 돼."라고 말할 수 있다. 자기주장의 일반적 규칙은 **최소한의 효과적인 대응**(minimally effective response)(Rimm & Masters, 1974)을 제시하는 것이다. 자기주장이 때로는 처벌을 받을 수 있다(즉, 자기주장적인 말에 대한 잠재적 역풍). 만약 최소한의 효과적인 대응으로 목적을 이룰 수 없다면, 필요한 경우 점진적으로 주장적인 반응을 확대할 수 있다(예, 총괄책임자에게 이야기하기). 다시 말하면, 당신의 권리를 유지하고 타인의 권리를 존중하면서 목적을 이루기 위해 현재 취할 수 있는 최소한의 위협적인 방법은 무엇인가? 직장에서 주요 목표는 정서적 친밀감을 성취하기 위해 더 솔직해지는 것(이는 친밀한 관계를 위해 더 적합한 목표임)이 아니라 특정한 업무 목적을 성취하는 것이다.

최소한의 효과적인 대응: 목적을 달성할 수 있는 최소한의 위협적인 주장적 대응

부부 간에 얼마나 부드럽게 대화가 진행되는지에 상관없이, 관심사가 대립될 때가 있을 것이다. Jeff와 Susan을 기억하는가? 외향성인 Jeff는 파티에 가고 싶어 하고 내향성인 Susan은 집에서 좋은 책을 읽고 싶어 한다. 그들이 어떻게 차이를 해결하고 동반자로서의 기능과 친밀함을 계속 유지할 수 있는가? 사소한 것(예, 파티에 참석할지의 여부)부터 중요한 것(예, 어떻게 아이들을 잘 훈육할지)까지 결혼에서 발생하는 무수히 많은 유형의 상황들이 있다. 때때로 부부는 자신도 모르게 **협상**에 참여하게 되는 것 같다. 성공적인 협상을 위한 열쇠는 이것이 친밀한 관계를 유지하는 데 있어서 정상적 부분이라는 것을 인식하는 것이다. 협상을 생각할 때 우리는 흔히 큰 회의 탁자에서 서로를 마주 보고 앉아 서류가방을 가지고 있는 두 명의 변호사를 생각한다. 그러나 일상생활에서 그 과정은 비공식적인 교환이 계속되는 일련의 주기로 구성되어 있다. 당사자가 분명한 의사소통에 참여하고, 각자가 서로의 원하는 것과 욕구와 관심사를 표현하고, 융통성 있는 태도를

유지하고, 유사성과 공통점을 찾는다면, 서로를 만족시키는 결론에 도달할 기회는 그만큼 높아진다.

협상의 첫 번째 단계 동안, 두 사람은 각자의 관심을 확실하게 표현할 수 있다. 두 사람 모두가 상대의 욕구에 대한 이해를 처리하고 명료화하기 위해 적극적 경청을 사용할 수 있다. 이해에 대한 피드백은 각자가 이해받았다는 것을 전달하도록 돕고 공감을 촉진한다. 그런 다음 두 번째 단계에서는 관심에 대한 논의에서 행동을 위한 제안으로 옮겨 갈 것이다. 그 아이디어는 모두의 욕구를 만족시키는 최선의 제안을 제시하는 것이다. 제안은 그들이 타협에 도달할 때까지 그들의 궁극적인 목표에 서로가 더 가까이 이동하여 상호 대안으로 충족시킬 수도 있다. 그러나 수용 가능한 타협에 도달하지 못한다면, 그다음에는 한쪽이 **타임아웃**(일시 중단, 역주)을 제안할 수 있고(예, "잠시 쉬었다가 오늘 늦게 이것에 대해 이야기 나누자."), 그 주제는 이후에 해결책을 찾을 때 다시 논의될 수 있다. 인내심은 이 과정에서 성공을 위한 중요한 속성이다. 좌절감이 상승하는 경우 관계에서 전반적인 조화를 유지하도록 하는 중요한 조치들은 타임아웃 하기, 동의하지 않는 것에 대해 동의하기, 긍정적인 것에 초점 맞추기를 함으로써 적절하게 의견 충돌을 끝내는 것이다.

McKay 등(2006, p. 101)은 여러 가지의 전형적인 타협 해결책을 논의하였다. Jeff와 Susan의 상황에 적용할 수 있는 네 가지 방법에 대해 살펴보자.

1. **"교대하기"** Susan은 이번 주 Jeff의 파티에 가지만, Jeff는 다음 파티 초대를 거절하고 Susan과 함께 집에 있으면서 독서하는 조용한 저녁 시간을 갖는 것에 동의한다.
2. **"둘 다 하기, 모든 것을 갖기"** Jeff는 파티에 가고 Susan은 집에 있으며 책을 읽는다.
3. **"실험 기간"** Susan은 한 시간 동안 파티에 참석하는 것에 동의하지만, 그녀가 그 시간 이후 떠나기 원한다면 그들은 조용히 나올 것이다.
4. **"차이를 나누기"** 저녁의 절반은 파티에 참석할 것이고, 나머지 절반은 Susan이 책을 읽을 수 있도록 집에 있을 것이다.

책임감 약한 드라마 접근에서 중요한 부분은 우리의 생각, 기분, 행동에 대한 책임을 받아들이는 것이다. 다시 말하면, 인정과 수용은 다른 사람이 우리의 생각, 감정, 행동을 통제하지 않는 것이다. 마찬가지로, 우리도 다른 사람의 생각, 감정, 행동을 통제하지 않는다. 우리가 어떤 상황에서 행복하지 않다면, 행복하게 하는 변화를 만들 책임은 다른 사람에게 있는 것이 아니라 우리 자신에게 있다. 우리가 타인에게 건설적인 영향력을 미칠 수는 있지만, 절대로 그들을 통제하지는 않을 것이다. 우리가 문제에 접근하는 방식을 바꾼다면, 아마 관련된 타인도 같은 방식으로 변화될 수 있겠지만 그것을 기대할 수는 없다. 그리고 분명하게 갈등을 해결하는 방법으로 상대방이 성격을 바꾸도록 기대할 수도 없다. 궁극적으로, 우리는 관계를 유지하고 육성하는 맥락에서 자신의 욕구를 보살필 책임이 있다.

책임감 갖기는 또한 한계 설정을 의미한다. **한계 설정**(limit setting)을 할 때 우리는 타인으로부터 동의하거나 수용하는 것이 무엇인지 그리고 무엇을 하지 않을 것인지를 분명하게 밝혀야 한다. 한계 설정은 경계의 개념과 관련이 있다. **경계**(boundaries)는 당신의 개인적 공간(즉, 타인과 구별하여 당신을 명확히 하는 공간)을 분명히 밝히는 것이다. 주장하는 것은 부적절한 침입으로부터 자신의 경계를 보호할 수 있는 권리를 단언하는 것을 의미한다. 경계가 물리적 공간을 나타낼 수 있지만, 그것은 또한 심리적 공간(예, 사생활)을 의미하기도 한다.

경계: 개인의 물리적 및 심리적 공간

이것의 단적인 예로, 한 사람의 경계는 "아니요."라고 말하는 것을 의미한다. 예

스트레스 관리 연습 8.1

당신이 다음과 같은 상황에 있다고 상상해 보라. 당신은 우리가 논의해 온 건설적 기법을 사용하여 어떻게 반응하겠는가?

- 당신의 가장 친한 친구가 시험을 못 보고 "열심히 공부했는데, 시험을 망쳤어."라고 말한다. 당신은 공감을 전달하기 위해 무슨 말을 하겠는가?
- 당신의 애인이 그저 "우리는 더 이상 잘 맞지 않는 것 같아. 아마도 우리는 오랜 기간 잘 맞는 사이가 아닌 것 같아."라고 말하였다. 당신의 생각과 기분을 전달하기 위해 전체적인 분명한 메시지를 사용하라.
- 당신은 외식을 하려고 하는데, 친구는 중식당에 가기 원하지만 당신은 멕시코 음식을 먹고 싶어 한다. 당신은 비공식적인 협상의 한 부분으로 어떤 절충안을 제안하겠는가?
- 당신은 동료들 앞에서 상사가 당신을 폄하할 때 상사에게 부당하게 대우받았다고 믿는다. 당신은 당황스럽고, 상처받고, 화나는 기분을 느낀다. 이러한 일이 다시 일어나는 것을 예방하기 위한 노력으로 사용할 수 있는 최소한으로 효과적인 대응은 무엇인가?
- 당신은 차를 사기 위해 둘러보고 있는데, 우선 그저 둘러만 보기 때문에 편안하게 답변하기 어려운 개인적인 질문, 예를 들어 오늘 적당한 자동차를 발견한다면 계약금을 얼마나 걸 수 있느냐는 말을 판매원이 하기 시작한다. 당신은 어떻게 이 판매원에게 한계를 설정하고 당신의 사적인 경계를 단정적으로 그리고 건설적으로 보호하겠는가? 만약 이 판매원이 끈질기다면 뭐라고 말하겠는가?

를 들어 판매 전화를 받는다면, 당신은 "고마워요, 그러나 나는 관심 없어요."라고 말할 권리가 있다. 아무런 설명도 필요 없다. 판매원이 끈질기게 이유를 묻는다면, 그다음에 당신은 동일한 말을 단순히 반복하는 **고장 난 레코드 기법**(broken record technique) 같은 단호한 반응을 사용할 수 있다. "고마워요, 그러나 나는 관심 없어요." 매우 끈질긴 판매원에게 고장 난 레코드 기법을 사용한 후 좋은 방법은 당신이 무엇을 원하는지, 무엇을 할 생각인지를 간단하게 말한 다음 빠져나오는 것이다. "말했듯이, 나는 관심 없어요. 제발 나에게 다시 전화하지 말아 주세요. 나 지금 전화 끊을 거예요." 그리고 전화를 끊는다.

친밀한 관계에서 우리는 존중과 품위를 가지고 대우받을 권리가 있다. 만약 부당하게 대우받고 있다고 믿는다면, 자신의 기분에 주의를 집중하고 그 행동을 멈추도록 말할 권리가 있다. 이것 또한 한계 설정의 한 형태이다. 정서적 또는 신체적 학대는 절대로 수용될 수 없다. 궁극적으로, 실행 가능한 건설적인 대안을 다 써 버렸다고 생각한다면, 한계 설정에 대한 최선의 방법은 관계를 떠나는 것이라고 결정할 수 있다. 어떤 관계는 해롭고 회복할 수가 없다. 분노와 악감정이 남아 있다면, 우리는 단지 결국에 가서 용서할 것인지의 여부를 결정할 수 있다. 용서는 직접 해야만 하는 것이 아니라 그저 과거 상처와 억울함을 떠나보내는 문제일 수 있다. 용서를 할지 또는 언제 할지를 결정하는 것 또한 개인적 책임의 문제이다.

이혼 스트레스 물론 결혼 관계에서 그 관계를 종료하는 것은 동반자 관계의 법적 파경인 이혼을 말한다. 첫 결혼의 절반 이상이 이혼으로 끝날 것이고(Cherlin, 1992) 두 번째 결혼은 이혼의 가능성이 훨씬 커진다. 어떤 사람들은 독신 생활 사이에 반복적인 결혼을 한다. 친밀감 욕구를 충족하기 위한 반복적 결혼이라는 새로운 양상은 보통 일생 동안 결혼을 지속하던 19세기 중후반 미국에서 관찰된 결혼 양상과는 대조된다. 이혼율이 1867년에 약 5%로 시작하여 그 세기의 후반에 점진적으로 증가하였으며 1900년대에는 약 12%로 천천히 상승하긴 하였지만 당시 이혼율은 매우 낮았다(Preston & McDonald, 1979).

이혼 과정이 얼마나 스트레스를 야기하는가? 이혼 스트레스와 그 후유증에 적응하기가 얼마나 어려운가? 이러한 질문에 답하기 위해 우리는 **이혼-스트레스-적응 관점**(divorce-stress-adjustment-perspective)이라고 부르는 이혼 스트레스와 적응을 설명하는 주요한 모델 중 하나를 살펴볼 수 있다. Amato(2000)가 설명한 바와 같이, 이혼 스트레스와 적응 궤도는 사람에 따라 달라지며, 스트레스원은 이혼과 관련되고, 중재 또는 보호 요인은 이혼의 영향으로 인한 충격을 흡수하는 역할을 한다. 연구에 따르면 이혼-스트레스-적응 과정의 결과는 학대하는 상대방을 떠나는 사람같이 어떤 사람은 이혼 이후에 안녕감의 증가를 보여 주고, 어떤 사람은 정상적인 수준으로 안녕감을 회복할 때까지 과도기가 지난 후 일시적으로 좋아지는 것을 경험하였다가 나중에는 점점 침체되어서 완전히 회복되지 못한다(Amato, 2000).

이혼 경험이 종종 스트레스적일지라도, 항상 고통스러운 정서를 가지는 것은 아니다. 어떤 사람에게는 해방감을 느끼게 한다. 게다가 이혼과 그 후유증을 다루는 과정은 궁극적으로 더 높은 수준의 자기 확신과 자율성, 다시 말하면, 긍정적 결과를 갖게 하여 개인의 성장을 자극할 수도 있다.

이혼 과정은 대개 불만을 느끼는 배우자에 의해 시작되어 나중에는 별거에 들어간다. 그 사람은 결혼에 미래가 없다는 것을 지각하고 일정 기간 애도하며, 결국은 이혼 과정을 시작하게 된다. 대체로 남편보다 아내가 더 많이 이혼을 개시한다. 다른 배우자(비개시자)는 임박한 상실을 아직 애도하지도 않고 결혼 관계의 파경에 대해 계획하지도 않았기 때문에 대개 이혼 과정 동안 더 큰 스트레스를 경험한다.

Amato(2000)는 이혼하는 것에 대한 적응을 더 어렵게 만드는 스트레스원 또는 위험 요인으로 다음과 같은 요인을 기술하고 있다.

- 단독 친권으로 자신의 자녀를 양육하기 위한 책임을 얻거나, 반대로 모든 양육권을 잃는 것과 같은 자녀 양육권 조치
- 전 배우자와의 계속되는 갈등
- 재정적 재원을 잃어 경제적 유동성이 하향됨(남자보다 여자에게 더 큰 영향을 미칠 가능성이 있고, 특히 양육권이 있는 엄마들에게 해당한다)
- 사회적 · 정서적 지지 네트워크의 붕괴(예, 친척, 공동의 친구, 배우자의 지지)

이혼 스트레스에 대한 보호 요인(즉, 충격 흡수)으로 역할을 하는 중재자들은 다음과 같다.

- 대처 기술, 사회적 기술 및 자존감과 같은 개인적 자원(예, 이혼을 개인적 실패나 비극으로 보는 대신에 역기능적 결혼에서 벗어나거나 개인의 성장을 위한 기회로 보기)
- 새로운 사회적 지지 네트워크를 형성하는 것과 같은 대인관계 자원(예, 새로운 배우자를 찾거나 새로운 친구 만나기)

- 고용, 재정적 자원, 지역사회 서비스와 같은 구조적 자원

이혼에 따르는 새로운 역할에 적응하여 잘 기능할 수 있는 사람, 심리적 문제나 건강상의 문제가 적은 사람, 그리고 이전 결혼 생활을 중심으로 조직화된 정체성과 생활방식이 더 적은 사람이 더 잘 적응하고 있다. 불안이나 우울 기분과 같은 이혼에 대한 대부분의 부정적 정서적 반응은 평균적으로 2년 이내에 가라앉는다.

사회적 지지, 사회적 압력, 건강

이 장의 시작에서 우리는 대인관계의 많은 긍정적인 이득을 즐기는 Angela와 어둡고 언쟁이 오가는 스트레스적인 관계를 지속하는 Edward Albee의 George와 Martha를 소개하였다. Angela의 사회적 네트워크는 그녀에게 자원을 늘려 주고 정서적 고양을 가져다주는 반면, George와 Martha의 사회적 유대는 그들의 자원을 소모시키고 그들을 정서적 절망의 수렁으로 빠뜨린다. Angela는 **사회적 지지**를 즐기지만, George와 Martha는 **사회적 압력**을 경험한다.

사회적 지지: 어떤 사람이 보살피는 것으로 지각되는 타인으로부터의 실제적 또는 지각된 자원에 접근이 가능하거나 이를 받을 수 있는 사회적 관계의 네트워크 내에서 이루어지는 사회적 상호작용

사회적 지지(social support)는 어떤 사람이 보살피는 것으로 지각되는 타인으로부터의 실제적 또는 지각된 자원에 접근이 가능하거나 이를 받을 수 있는 사회적 관계의 네트워크에 포함되어 있는 사회적 상호작용을 말하는 것이다(Kaniasty, 2008). 이런 맥락에 따라, 우리는 객관적으로 확인될 수 있는 실제 지원(예, 재정적 지원의 수령)과 주관적으로 결정되는 지원의 지각(예, 자기 보고 측정)으로부터 사회적 지지의 수준을 측정할 수 있다. 우리는 또한 개인이 가지고 있는 여러 가지 의미 있는 사회적 연결의 수(예, 결혼 상태, 친구의 수 등)를 측정함으로써 내포된 사회적 지지의 구성적 측면을 측정할 수 있다. 사회적 지지는 물리적이고 실재적(예, 허리케인 후에 잔해를 치우는 지원)인 것이거나, 정보적(예, 약물 복용을 잊지 않도록 노인들을 상기시키기), 또는 정서적(예, 속상한 친구의 말을 잘 들어주기)인 것이 있을 수 있다.

사회적 압력: 스트레스의 원천이 되는 사회적 관계 내에서의 사회적 상호작용을 말하는 적으로, 그들은 도움이 되지 않는 방식으로 지원을 제공하거나 지원을 소모시킨다.

사회적 압력(social strain)(Rook, 1990)은 스트레스의 원천이 되는 사회적 관계 내에서의 사회적 상호작용을 말하는 것으로, 그들은 도움이 되지 않는 방식으로 지원을 제공하거나 지원을 소모시킨다. 사회적 압력에는 심한 갈등, 적대감, 부정적 정서, 지나친 부담으로 특징지어지는 관계들이 포함된다. George와 Martha는 사회적으로 긴장된 관계를 나타낸다.

사회적 지지와 건강

사회적 지지가 결여된 캘리포니아 주 Alameda 지역 거주자들이 사회적 지지가 높은 대조군에 비해 높은 사망률을 보였다는 Berkman과 Syme의 획기적인 1979년 결과로부터 현재에 이르기까지, 연구자들은 사회적 지지가 일관성 있게 더 나은 건강과 장수에 관련된다는 것을 입증하는 많은 증거들을 축적하여 왔다(평론을 위해서는 Graham, Christian, & Kiecolt-Glaser, 2007; Uchino, 2006 참조). 이러한 긍정적 효과는 실제적 지지, 지각된 지지 및 내포성(embeddedness)의 평가에서 나타난다.

아이러니하게도, 실제적 지원을 평가하는 연구들은 때로 건강에 대한 욕구가 가장 높은 사람들(예, 장애인이나 환자)이 최고의 지지를 받는다는 것을 발견하기 때문에 제한점이 많고 해석하기가 어려웠다. 다시 말하면, 건강 상태가 가장 심각할 때, 실제적 지원을 받을 가능성이 가장 크다는 것이다. 이러한 정적 상관 소견은 높은 사회적 지지가 질병이나 사망률을 낮추기보다는 높인다는 잘못된 결론을 도출할 수 있다. 적은 수의 정적 상관에도 불구하고, 대개의 연구들은 실제적 지지가 건강에 도움이 된다는 것을 발견한다. 예를 들어, 한 연구(Herbst-Damm & Kulik, 2005)는 자원봉사자로부터 실제 사회적 지지를 받았던 말기 환자들이 지지를 받지 않았던 사람들보다 80일 이상 더 생존하였다는 것을 발견하였다.

더 좋은 건강과 안녕감에 대한 지각된 사회적 지지와 관련되는 연구 문헌은 어느 정도 실제 사회적 지지의 연구에 관한 해석과 현실적인 제한 때문에 실제 사회적 지지에 대한 연구에 비해 더 광범위하고 강력하고 신뢰할 만하다. 예를 들어

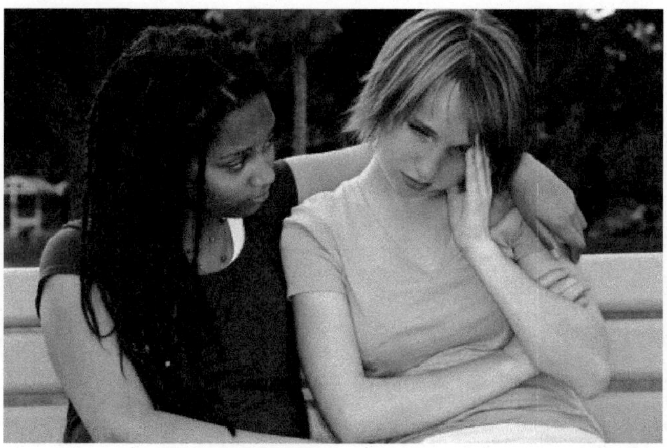

고통받는 친구에게 정서적 지지를 보내는 것은 사회적 지지의 한 형태이다.

Uchino, Cacioppo와 Kiecolt-Glaser(1996)는 지각된 사회적 지지를 주로 측정한 그들의 메타 분석 보고에서 더 높은 지지가 전반적인 면역 기능과 정적으로 관련되었다고 결론을 내렸다. 덧붙여서, 다수의 연구들은 지각된 사회적 지지와 자연살생(NK) 세포의 활성화, 세포 독성 및 숫자 간의 정적 상관을 발견하였다(Baron, Cutrona, Hicklin, Russell, & Lubaroff, 1990; Miyazaki et al., 2003).

사회적 네트워크 크기와 결혼 상태 같은 **내포성**의 양적 측정을 사용한 연구들도 역시 긍정적인 건강과 안녕감을 나타내고 있다. 비록 몇 가지 상반되는 결과들이 있지만, 대개 사회적 네트워크의 크기가 클수록 건강 상태가 더 좋다. Graham 등(2007, p. 782)이 지적한 바와 같이, "네트워크 크기와 건강 상태 간의 관계는 흡연, 혈압, 혈중 지질, 비만 및 신체적 활동과 같은 잘 입증된 건강 위험 요인에 비할 만하다."

신뢰하고 마음을 털어놓을 수 있는 단 한 사람만 있어도 건강 상태에 큰 차이를 만드는 것 같다. 결혼 상태는 그 현상의 좋은 지표인 것으로 나타났고, 성별에서는 남성이 질병과 사망 통계 모두에서 결혼을 통해 가장 강력한 이득을 보고 있는 것으로 나타났다(Kiecolt-Glaser & Neeton, 2001). 효과에 대한 규모와 성차의 실례로서, 우리는 미혼 남성의 사망 통계를 살펴보고 미혼 여성의 사망 통계와 비교할 수 있다. 결혼하지 않은 남성들은 결혼한 남성보다 250% 더 큰 사망률을 보이며, 결혼하지 않은 여성들은 결혼한 여성보다 50% 더 큰 사망률을 보인다(Ross, Mirowsky, & Goldsteen, 1990). 결혼의 건강에 대한 이점에 대해 살펴보면서, 우리는 남자들이 왜 여자들보다 결혼을 통해 5배나 더 큰 이득을 얻는지 궁금할 수 있다. 가능한 이유는 (결혼한 남성에 비해) 결혼한 여성들이 (1) 집안일과 아이를 양육하는 등 더 많은 양의 일을 하고(더 많은 스트레스를 추가할 수 있는 일), (2) 건강에 좋은 행동을 조성하는 데 배우자의 정보(예, 권고, 충고 등)를 받을 가능성이 더 크고, (3) 유일한 절친으로서 배우자에게 의존할 가능성이 더 적기 때문에 그들의 모든 사회적 지지 욕구를 충족하기 위해 그를 덜 필요로 한다는 것이다. Harrison, Maguire와 Pitceathly(1995)의 연구에서 배우자가 유일한 친구라고 보고한 경우를 보면, 아내들은 15%였고 남편들은 40%였다.

그렇다면 사회적 지지가 어떻게 좋은 영향을 미치는가? 사회적 지지가 어떻게 건강과 안녕감을 촉진하는지를 설명하는 **스트레스 완충 모형**과 **직접 효과 모형**의 두 가지 주요 모형이 있다. **사회적 지지의 스트레스 완충 모형**(stress buffer model of social support)(그림 8.2)에 따르면, 사회적 지지는 스트레스의 영향을 **중재**한다. 다시 말해, 스트레스원에 대한 노출의 부정적 효과를 줄인다(즉, 충격 완충자

사회적 지지의 스트레스 완충 모형

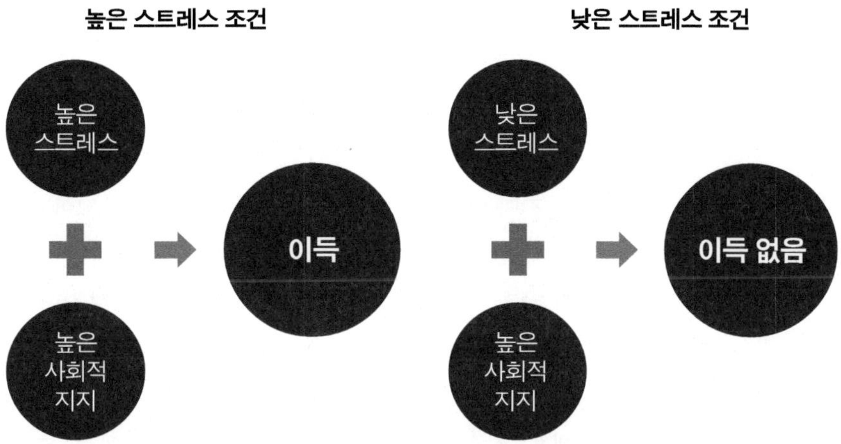

그림 8.2 사회적 지지의 스트레스 완충 모형은 사회적 지지가 스트레스의 효과를 완화하기 때문에 사회적 지지는 높은 스트레스 조건하에서만 이득이 있다고 제안한다.

사회적 지지의 직접적 효과 모형

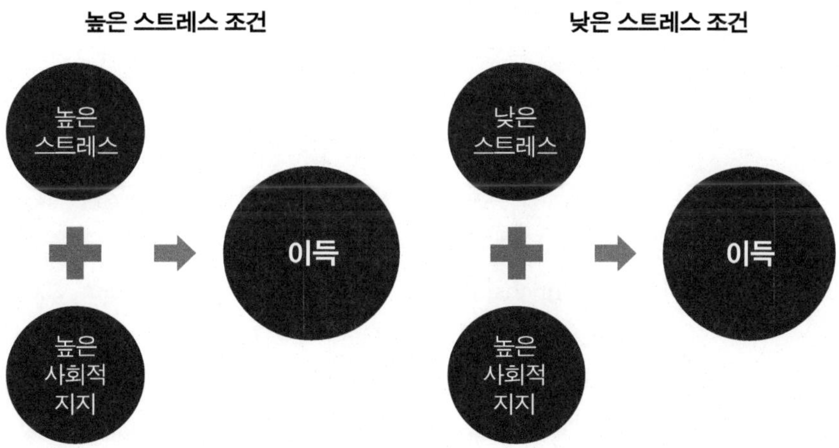

그림 8.3 사회적 지지의 직접 효과 모형은 사회적 지지가 모든 스트레스 수준에서 이로운 영향을 미친다고 제안한다.

로 작용). 이 모형은 사회적 지지가 스트레스적인 조건에서만 도움이 된다고 예측한다(충격 흡수가 가장 요구될 때). **사회적 지지의 직접 효과 모형**(direct effect model of social support)(그림 8.3)은 사회적 지지가 스트레스 수준과 독립적으로 건강과 안녕감에 도움이 된다고 제안한다. 다시 말하면, 사회적 지지는 스트레스 수준(즉, 높거나 낮은 스트레스 상황에서)과 상관없이 긍정적 효과를 지니는 좋은 강장제이다.

두 가지 모형 모두에 대한 경험적 지지는 많은 연구 결과를 통해 보고되어 왔다. 결과는 생태학적 맥락, 지지의 유형, 스트레스원의 본질 및 측정된 결과에 따라 크게 달라진다. 예를 들어, 관련 연구들에 대한 보고에 기초하여, Cohen(2004)은 욕구가 높은 조건에서는 건강에 대한 지각된 사회적 지지의 효과를 스트레스 완충 모형이 가장 잘 예측한다는 결론을 내렸다. 그렇지만 Kaniasty(2008)는 그의 보고에서 직접 효과 모형이 안녕감을 가장 잘 예측한다고 결론 내렸다. 다시 말하면, 우리는 사회적 지지를 받을 때 더 행복하고 더 잘 적응하는데, 이것은 낮은 스트레스 상태를 포함한 모든 스트레스 상태에 해당한다. 그렇지만 사회적 지지는 높은 스트레스 조건에서만 우리의 건강 상태에 유용하다. 그렇지 않으면(예, 낮은 스트레스 조건) 효과가 없다.

어떤 생물학적 체계를 통해서 사회적 지지가 영향을 주는가? Uchino(2006)는 사회적 지지가 심혈관계, 신경 내분비계 그리고 면역계를 포함하는 몇몇 생물학적 경로를 통하여 긍정적 효과를 나타낸다는 것을 밝혔다. 예를 들어, 사회적 지지는 심혈관 반응성에 미치는 스트레스의 효과를 완화할 수도 있다. Uchino(2006)는 높은 수준의 사회적 지지가 평상 시 더 낮은 수준의 혈압, 더 적은 심혈관 질환, 그리고 심혈관 질환으로 이미 고통을 받고 있는 환자들에게 질병의 진행 속도가 느려지는 것과 관련되어 있음을 지적한다. 게다가 최근의 신경내분비 연구는 타액의 코르티솔 수준이 사회적 지지가 높을 때 더 낮다는 것을 발견하였다(Heinrichs, Baumgartner, Kirschbaum, & Ehlert, 2003; Milagros, King, Ma, & Reed, 2004). 그렇지만 생물학적 경로에 대한 가장 강력한 증거는 면역계와 사회적 지지 간의 정적 관련성이다(Graham et al. 2007; Uchino et al., 1996 참고). 특히 스트레스에 대한 면역계의 염증 반응을 약화시키는 것으로 보인다. 예를 들어, 여러 연구들은 더 높은 사회적 지지가 사이토카인과 염증 표지자인 인터류킨 6(interleukin-6)의 낮은 수준과 관련되어 있음을 밝혔다(Costanzo et al., 2005; Friedman et al., 2005; Lutgendorf, Anderson, Sorosky, Buller, & Lubaroff, 2000). 돌이켜보면 인터류킨 6과 같은 친염증적 사이토카인이 심장 질병의 위험성을 높인다(제5장 참조).

사회적 압력과 건강

George와 Martha의 관계처럼 불화, 갈등, 적대감으로 얼룩진 사회적으로 긴장된 관계를 유지하며 살아가는 것에 대한 건강 효과는 무엇인가? 첫 번째로, 이러한 관계가 직접적으로 부정적인 생리적 효과, 특히 심혈관계에 영향을 미친다는 상당한 증거가 있다. Kiecolt-Glaser와 Newton(2001)은 관련된 문헌들을 검토하여, (1) 결혼 갈등은 혈압과 심박동수를 높이며, (2) 이 효과는 갈등이 적대적 행동을 증가시킬 때 증폭되고, (3) 이 효과는 남편보다 아내에게 더 많이 나타나고 오래 간다고 결론 내렸다. Kiecolt-Glaser와 Newton(2001)은 이러한 성별에 따른 차이는 여성들이 결혼에서 정서적인 면에 더 많이 집중하기 때문에 나타나며, 따라서 아내들에게 결혼에서의 고통에 대한 하나의 "지표"로 작동하게 된다고 제안한다. 결론적으로, 배우자로부터의 갈등과 적대감에 직면할 때 그들은 심혈관 반응성에서 더 큰 대가를 치른다.

Graham 등(2007)은 면역과 사회적 관계에 관한 연구를 검토하고 빈약한 면역 반응, 구강 궤양의 발생 또는 상처 치유의 지연 등의 결과로 보아 결혼 갈등이 면역계의 장애를 유발할 수 있는 확실한 증거가 있다고 주장하였다. 그들은 또한 알츠하이머병을 앓고 있는 사람의 배우자처럼(제4장 참조) 사랑하는 사람을 장기간 보살펴야 하는 형태와 같은 "관계 부담"의 경험이 면역계 장애와 관련되어 있다는 강력한 증거들이 있음을 지적하였다. 그러므로 사회적 압력이 건강 저해 위험을 증가시키는 신체적 조건을 유발할 수 있다는 상당한 증거가 있다.

차이에 적응하기

Alejandro는 일하러 올 때 활짝 웃고 있었다. 그의 동료 Mark는 Alejandro의 흥분을 알아채고 그에게 무엇 때문에 그러는지를 물었다. Alejandro는 Mark에게 자신의 딸 Rosa의 성인식(Quinceañera)을 기대하고 있다고 말하였다. Mark는 멍한 표정을 지으며 "그게 뭔데?"라고 물었고, Alejandro는 "내 딸의 열다섯 번째 생일 기념일이 다가오고 있어."라고 대답하였다. "왜 그걸 하기 원해? 딸을 위해 16세를 기념하는 것 같은 거 아니야? 달콤한 16이라고 들어본 적 없니?" Mark는 대답하였다. "맞아, 하지만 너는 이해하지 못하는구나. 이것은 우리 딸의 열다섯 번째 생일을 기념하는 우리 문화 전통이야. 우리는 아버지와 딸이 춤을 추기도 해."

Alejandro가 대답하였다. Mark는 어깨를 으쓱하며 "그렇구나."라고 대답하며 가버렸다. Alejandro는 어리둥절한 표정을 지었다. 그의 기분은 자신에게 매우 큰 의미를 지니고 있는 의식인 딸의 성인식 소식에 동료가 왜 그렇게 무시하는 태도로 반응하는지 어리둥절하며 시무룩해졌다.

Alejandro와 Mark 사이의 대화는 차이에 적응하기의 문제를 나타낸다. 이 경우에는 서로 다른 문화적 관습이다. **문화**(culture)는 그들 자신의 독특한 가치, 믿음, 단어, 관습을 가지며, 이는 흔히 독특한 미술, 음악, 이야기, 행동에 반영된다. 때때로 문화는 주변 문화나 **상위문화**(superculture) 안에 내포된다(Jones, 1997). 이런 경우 내포된 문화를 **하위문화**(subculture)라고 이른다. 사람이 두 가지 문화에 속할 때, **이중 문화**(bicultural)라고 부른다. 미국에 사는 히스패닉계 Alejandro는 라틴의 하위문화와 그 상위문화 모두에 정체성을 가지고 있는 이중 문화에 속해 있다. 이중 문화에 속하지 않은 Mark는 Alejandro의 이중 문화 지향을 이해하기가 힘들다. 마찬가지로, Alejandro는 그의 하위문화에 대한 존중이 부족해 보이는 Mark로 인해 당황스럽다.

이중 문화: 두 문화에 속함

James Jones(1997, p. 280)는 그의 저서에서 "한 사람의 충성심, 의무와 정체성은 문화적으로 지각된 이중성에 의해 도전받는다."라고 지적하면서 이중 문화주의와 관련된 독특한 문제를 언급하였다. 예를 들어, 어떤 사람이 상위문화와 너무 가깝게 동일시하게 된다면(예, 하위문화를 공유하는 이민자가 자신의 원래 문화의 모국어를 이해하지 못하거나 말하지 못하는 것), 하위문화 구성원들은 또 다른 구성원을 본래의 문화를 배신하는 것으로 여길 수도 있다. 마찬가지로, 지배적인 문화의 구성원들은 만약 그 사람이 하위문화와 너무 가깝게 동일시되어 있다면, 그 사람을 의아한 눈으로 볼 수도 있다(예, Alejandro가 딸의 성인식에 대한 흥분을 표현하였을 때 Alejandro를 무시하는 Mark의 반응). Jones는 "이중 문화 적응에 대한 가장 중요한 도전은 더 넓은 사회에 개인적으로 의미 있는 방식으로 참여하면서, 자신의 본래 문화와의 연결성과 충성심을 유지하는 것"(p. 281)이라고 덧붙였다.

이러한 도전을 다룰 때 소수 집단 구성원을 위한 몇 가지 선택 사항들이 있다. LaFromboise, Coleman과 Gerton(1993)은 이러한 선택 사항을 아래와 같이 요약하였다. (1) 동화: 개인의 본래 문화와의 유대를 단절하고 지배적인 문화로 흡수됨. (2) 문화적 적응: 소수 문화 구성원으로서의 정체성을 유지하면서 지배적인 문화로 흡수됨. (3) 교체: 이중 언어 모형과 유사한 방법으로 사회적 맥락에 맞도록 문화적 행동을 수정함. (4) 다문화주의: 둘 이상의 문화 구성원으로서의 독특한 정

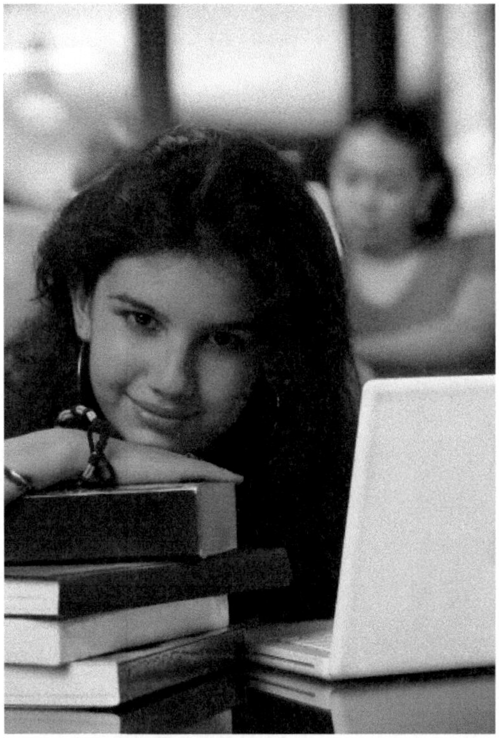

이 라틴계 여성에게 강력하고 안전한 민족 정체성은 스트레스에 잘 대처하고 학교에 더 많은 성취를 하는 데 중요한 역할을 한다.

체성을 유지함. (5) 융합: 동화되지만 새로운 강력한 응집력 있는 전체 문화를 형성하기 위해 다른 문화적 정체성과 조화를 이루는 문화적 정체성을 가지는 것[예, 용광로 이론(melting pot theory)].

다문화 정체성을 채택하는 것은 문화, 언어 또는 하위문화의 본래 국적을 통해 일정 부분 그 사람을 정의하는 **민족 정체성**(ethnic identity)을 형성하도록 이끈다. Berk(2007, p. 404)는 소수민족 청소년 정체성 발달에 대한 관련 연구들을 검토하여 "강하고 확실한 민족 정체성은 더 높은 자존감, 낙관성, 환경에 대한 지배의 감각 및 자신의 민족성에 대한 긍정적 태도와 관련되어 있다."라고 결론을 내렸다. 그녀는 강한 민족 정체성을 가진 소수민족 청소년이 약한 민족 정체성을 가진 대조군보다 스트레스에 더 잘 대처하고, 학교에서 수행 능력이 더 좋고, 더 잘 적응한다고 덧붙였다. 그러므로 확실한 민족 정체성을 유지하는 것이 차이를 강조할 수 있다는 결점을 가지고 있을지라도, 이것은 또한 긍정적인 안녕감, 적응 및 성취를 촉진하는 것과 같은 이점도 있다.

민족 정체성: 문화, 언어 또는 국가적 기원을 통해 한 개인을 정의하기

인종주의와 차별이 스트레스와 건강에 미치는 영향

차별: 사회적인 배척으로부터 공격에 이르기까지 편견에 의해 동기화된 행동

지각된 인종주의: 개인이 편견과 차별의 표적이 되었다고 주관적으로 경험하는 것

몇몇 사람들이 인종이나 민족의 차이를 다루는 은밀한 방법 중의 하나는 인종주의와 차별을 통해서이다. **인종주의**(racism)는 "표현형 특징이나 민족 집단 소속을 이유로 개인 또는 집단을 폄하하는 경향이 있는 믿음, 태도, 제도적 장치 및 행동"으로 정의된다(Clark, Anderson, Clark, & Williams, 1999, p. 805). **편견**(prejudice)은 특정 집단에 대한 부정적인 **태도**와 믿음을 말하며, **차별**(discrimination)은 사회적인 배척에서부터 공격에 이르기까지 편견에 의해 동기화된 **행동**을 의미한다(Brondolo, Rieppi, Kelly, & Gerin, 2003). Clark 등(1999, p. 808)은 **지각된 인종주의**(perceived racism), 즉 "편견 또는 인종차별에 대한 주관적 경험"을 평가하는 것이 이 현상의 심리적 · 신체적 결과를 이해하는 데 중요하다고 주장한다. 지각된 인종주의는 인종주의에 대한 객관적 측정을 통해서 정확하게 측정될 수 없는 미세한 스트레스원과 같은, 미묘한 인종차별에 노출되는 것에 대한 평가를 말한다. 공공연한 인종차별은 최근 수십 년 동안 줄어들고 있지만, Harrell(2000, p. 46)은 미세한 스트레스원이 특히 아프리카계 미국인들에게는 여전히 꽤 일반적인 것으로, 이런 예로는 "줄 서서 기다리는 동안 무시당하거나 노려보는 것, 다른 역할을 하는 사람으로 착각하기(예, 가정부, 호텔의 객실 안내원) 그리고 공공장소에서 따라다니거나 관찰당하는 것"들이 포함된다고 지적한다.

지각된 인종주의에 대한 대부분의 연구는 아프리카계 미국인을 대상으로 수행되었다. Jones(1997, p. 17)는 아프리카계 미국인은 "아프리카에서 미국으로의 강제 이주; 노예; 피부색에 근거하여 법적으로 강요된 인종차별과 민족차별; 인종 식별을 위한 엄격한 카스트와 같은 범주 경계; 그리고 백인과 다른 이민 집단에 비해 상대적으로 더 오랫동안 지속된 낮은 계층 상태" 등이 그들의 역사에 포함되어 있다는 점에서 미국 소수민족들 중에서 독특하다는 사례를 들었다. 아프리카계 미국인은 또한 소수민족의 시민권에 대한 많은 정치적 · 사법적 투쟁의 선봉에서서 가장 핵심적인 역할을 해 왔다. 이렇듯, Jones는 흑인에 대한 백인의 편견이 다른 소수민족에 대한 것보다 더욱 확고하고 두드러졌다는 것을 관찰하였다. 이것은 다른 소수민족에 대한 편견의 실제 효과를 최소화하기 위한 것이 아니라 이 영역에서의 주도적인 연구가 왜 아프리카계 미국인에 집중되었는지를 설명하기 위한 것이다.

미국에 있는 소수집단의 민족성과 스트레스에 대한 연구를 검토하여, Myers(2009, p. 9)는 "아프리카계 미국인이 심장 질환, 고혈압, 제2형 당뇨병, 특정 유형

의 암, 출산 손상 및 HIV/AIDS를 포함한 많은 다른 질병들로 인한 사망률과 유병률이 가장 높은 것으로 나타났다."라는 결론을 내렸다. 그는 또 미국에 사는 소수민족 중에서 최악의 건강은 빈곤하게 사는 아프리카계 미국인에서 나타난다는 결론을 내렸다. 인종주의는 대인관계 스트레스원으로 그리고 경제적 · 교육적 기회를 차단하는 요인으로 작용하여 결국 자원에 대한 접근을 제한하는 것과 관련된 스트레스로 이어질 수 있다. 일부 아프리카계 미국인에게 인종적인 스트레스원은 건강에 해로운 행동을 하거나(Guthrie, Young, Williams, Boyd, & Kintner, 2002; Kwate, Valdimarsdottir, Guevarra, & Bovbjerg, 2003), 예방적인 의학 서비스를 더 적게 활용하거나(예, 유방 조영 검사, 콜레스테롤 검사), 전반적으로 충분한 건강관리를 더 적게 경험하게(예, 아프리카계 미국인 여성이 백인 여성보다 자궁절제술 후에 병원에서 사망할 가능성이 3배 더 높다) 할 수 있다.

인종주의와 건강의 관계를 연구하는 연구자들이 가지고 있는 한 가지 특별한 초점은 심혈관계 활성화 증가와 인종차별의 관련성이다. 예를 들어, 참가자들이 인종주의적 상황에 노출된 실험실 연구에서, 그들은 혈압이 상승하고 심혈관계 반응성이 증가하는 또 다른 지표들을 보였다(Fang & Myers, 2001; McNeilly et al., 1995).

그러나 인종주의가 아프리카계 미국인에게 지나치게 영향을 미치는 질병인 고혈압(아프리카계 미국인의 $\frac{1}{3}$이 고혈압이다)의 발병에 미치는 영향의 정도는 불확실하다(Hajjar & Kotchen, 2003). 아프리카계 미국인에게 좀 더 흔한 유전 질환인 겸상 적혈구 빈혈과 달리, 아프리카계 미국인에서 질병이 많은 이유를 설명할 수 있는 고혈압 유전자는 발견되지 않았다. 따라서 연구자들은 대개 아프리카계 미국인에게서 고혈압의 비율이 높게 나타나는 것은 사회적 현상과 관련되어 있다고 생각한다.

Brondolo, Gallo와 Myers(2009)는 최근 실험실과 이동(24시간 활동을 모니터하기 위해 휴대용 측정 기구를 사용) 연구에서 인종차별 경험이 혈압, 심박률 및 코르티솔의 증가 형태로 생리적 반응의 증가와 연결된다는 점을 기술하였다. 즉, 고혈압의 발생과 다른 스트레스 관련 장애가 연결된 양상이다. 또한 Pascoe와 Richman(2009)은 시상하부-뇌하수체-부신피질 축 활성의 지속적인 증가는 이후에 심혈관 질환을 포함하여 다양한 건강 상태의 악화로 진행될 수 있는 알로스터 부하량을 높인다는 증거를 지적하였다. 따라서 생리적 반응성에서의 증가와 알로스터 부하의 증가는 인종차별이 고혈압을 유발하는 하나의 경로일 가능성이 있다. 두 번째 제안된 경로는 건강에 해로운 행동(예, 흡연)을 많이 하고 건강에 도

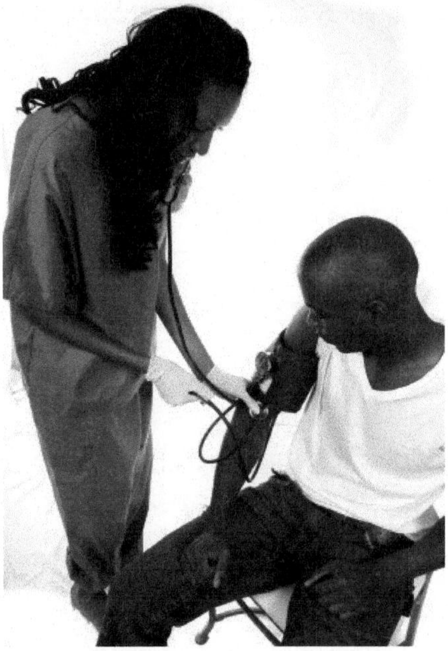

© Dnadigital/Dreamstime.com

인종차별과 같은 사회적 현상이 아프리카계 미국인의 높은 고혈압 발병에 어떤 역할을 하는가?

움이 되는 행동(예, 신체 운동)을 더 적게 하도록 하는 인종차별 관련 스트레스이다. 마지막으로 Woods-Giscombe와 Lobel(2008)은 인종차별과는 간접적으로 연관된 재정적 압박 같은 포괄적인 스트레스원에 의해 유발된 세 번째 경로를 제안한다. 아프리카계 미국인 여성에 대한 연구에서, Wood-Giscombe와 Lobel(2008, p. 179)은 다음과 같은 사실을 발견하였다. "포괄적인 스트레스, 인종과 관련된 스트레스, 성별과 관련된 스트레스는 아프리카계 미국인 여성의 스트레스에 비슷한 수준으로 기여하였으며 고통과의 관련성도 유사한 규모였다." 아프리카계 미국인 남성에 대한 또 다른 연구에서는 인종차별과 관련된 스트레스가 그들이 경험하였던 심리적 고통의 4~7% 정도를 설명한다는 것을 발견하였다(Pieterse & Carter, 2007).

지각된 차별에 대한 영역에서의 연구는 이러한 현상과 관련하여 추가로 고혈압과 심혈관 질환에 관한 병리생리학(pathophysiology)을 설명할 수 있는 가능성을 보여 준다. 134개 표본에 대한 최근의 메타 분석(Pascoe & Richman, 2009)은 지각된 차별이 스트레스 반응의 증가를 야기하고; 건강 저해 행동에 참여하는 것과 연관되며; 신체 건강, 정신 건강 및 건강을 촉진하는 행동들에는 부적으로 연관되어 있음을 발견하였다.

추가적 증거는 흑인과 백인 참가자에게 일정 기간 동안 24시간 이동식 혈압 모니터를 착용하도록 하고, 지각된 차별의 측정을 평가하고(즉, 대인관계 학대), 그들의 정서 상태를 나타내는 전자수첩을 작성하도록 한 최근의 연구에서 드러났다(Richman, Pek, Pascoe, & Bauer, 2010).

연구자들은 인종에 상관없이 더 많이 지각된 차별을 보고한 참가자들은 "상대적으로 더 적은 차별을 보고한 이들과 비교하여 시간의 흐름에 따라 야간의 수축기와 이완기 혈압의 가파른 상승 궤도를 보이고 야간 심박수의 저하가 덜하다는 것"을 발견하였다(Richman et al., 2010, p. 403). 덧붙여서, 지각된 차별 수준이 더 높은 참가자들은 스트레스를 경험한 후 부정적 정서가 더 크고 긍정적 정서는 더 적은 결과를 나타냈다. 이러한 결과는 차별이 고혈압이나 심혈관계 질환을 유발하는 가능한 기제를 보여 주기 때문에 중요한데, 이는 심혈관계의 nondipping 현상(야간에 혈압이 비정상적으로 감소하는 현상, 역주)이 이 질환들의 위험성을 높인다고 알려져 있기 때문이다.

스트레스에 대한 반응에서의 성차

남성과 여성이 스트레스에 반응하는 방법에서 일반적인 차이가 있을까? Shelly Taylor와 그녀의 동료들에 따르면(Taylor, 2006; Taylor et al., 2000) 차이가 있다. Taylor와 그녀의 동료들은 남성과 여성 모두가 스트레스에 대해 유사한 주요 **생리학적** 투쟁 또는 도피 반응을 지니고 있다는 Cannon(1932)의 이론에 동의하였음에도 불구하고, 남녀의 **행동적** 반응도 동일하다는 점에는 동의하지 않았다. 그들은 스트레스에 대한 많은 초기 연구가 수컷 쥐와 남자들에게 행해졌으며, 이러한 점이 이 과정에 대한 초기 생각에 영향을 미쳤다는 것을 지적한다. 게다가 남성들은 행동적으로 위협당할 때 투쟁 또는 도피를 할 가능성이 크다. 그렇지만 여성들은 공동의 보호를 위한 집단을 형성하기 위하여 다른 사람들을 찾아 **연계**(affiliate)할 가능성이 더 크다고 그들은 주장한다. 여성에게 투쟁 또는 도피 행동은, 여성들이 임신 기간에 자녀를 품고, 이후에 자녀가 가장 취약할 때 자녀를 돌보고 보살피기 위한 책임을 지고 있을 때를 감안하면 종의 생존을 위해 적응적이지 않다고 그들은 주장한다. 그들은 임신한 여성이나 자녀를 가진 여성은 위협(예, 포식자)과 마주하였을 때 투쟁 또는 도피보다는 집단 안에서 보호를 찾는 것이 자녀를 보호하는 데 더 안전하다고 지적한다. 따라서 그들은 연계를 통한 행동적 경향성이 남성보다 여성에서 더 강하다고 주장한다.

배려와 친교: Taylor의 이론으로, 여성이 스트레스 상황에 있을 때 친교적 행동을 하도록 영향을 끼치는 옥시토신에 의해 영향을 받는 행동적 기제

옥시토신: 엄마-유아 유대를 촉진하는 것으로 믿어지며, 아이를 양육하는 여성에게서 높은 농도로 발견되는 호르몬

Taylor와 그녀의 동료들은 여성들이 위협 상황에 있을 때 자신과 자녀를 위한 보호를 극대화하도록, **배려와 친교**(tend-and-befriend)로 자신들을 자극하는 생물학적으로 추동된 행동 기제를 발달시켜 왔다고 덧붙였다.

이 생물행동적 기제는 약간의 진정 효과를 가지고 있으며 연계 행동을 촉진하는 호르몬인 옥시토신에 의해 강하게 영향을 받는다. **옥시토신**(oxytocin)은 아이를 양육하는 여성들에게 높은 농도로 발견되는 것으로 엄마와 유아의 유대를 촉진한다고 믿어진다. 따라서 이 호르몬의 영향은 위협 상황에 있는 여성들로 하여금 자녀들을 배려하고 친밀하게 하는, 즉 아이를 양육하고 사회적 유대와 네트워크를 발전, 유지, 활용하도록 이끈다.

배려와 친교 이론에 대한 지지적인 증거가 있다. 예를 들어 Aronson, Wilson과 Akert(2010, p. 462)는 관련된 연구에 대한 조사를 통해 "여성들이 남성보다 친밀한 우정을 발전시키고 타인과 협동하고 사회적 관계에 주의를 집중하는 경향이 더 크다."라고 결론을 내렸다. 또한 일반적으로 여성은 스트레스를 느낄 때, 타인들에게(특히 다른 여성들에게) 정서적 지지를 구하는 경향이 더 크다(Tamres, Janicki, & Helgeson, 2002).

그렇지만 정서적 지지 추구 경향성이 Taylor와 그녀의 동료들이 제안한 생물행동적 요인에 따른 것인가, 아니면 여성에게는 스트레스 관련된 정서적 지지 추구를 강화하고 남성에게는 그것을 억제시키는 성적 사회화 요인에 따른 것인가? 스트레스 대처에서 성차가 옥시토신 수준에 의해 영향을 받는다는 증거는 많지 않다. 더욱이 대처 행동에서 성차에 대한 메타 분석을 수행한 후에, Tamres 등(2002, p. 19)은 "대처에서 대부분의 성차는 적다."고 결론을 내렸다. 그러므로 이러한 작은 차이들은 생물행동학적 요인들만큼 성적 사회화의 차이로 인한 것일 수 있다.

우리가 성적 사회화 가설을 무시하고 배려와 친교 행동에 대한 진화론적 설명을 수용한다고 가정해 보자. 그러면 이러한 설명이 여성에게 고유한 것인가? Geary와 Flinn(2002)은 인간은 남녀 모두가 육아에 관여하는 몇 안 되는 포유동물에 속하기 때문에 남성에게도 배려는 중요한 진화적 기제라고 반론하였다. 그들은 많은 포유류(예, 인간, 침팬지, 돌고래)에서 수컷은 암컷을 차지하기 위해서나 새끼의 양육을 돕기 위해 암컷과 공유할 수 있는 자원을 통제하기 위해서 연합을 형성하므로, 친밀해지는 것은 수컷에게도 중요한 진화적 기제라고 지적한다(Geary와 Flinn 2002의 논쟁에 답변으로 Taylor et al, 2002 참조). 당신이 사회적 지지에 대한 우리의 이번 논의에서 깨달은 바와 같이, 남성들 또한 사회적 지지로부터 중요한 건강과 안녕감의 혜택을 받는다. 그러므로 스트레스에 대한 대처에

성차가 있기는 하지만 비교적 작을 것이고, 배려와 친교 기제들은 비록 양상이 조금 다르고 정도가 약할 수는 있지만 남자들에게도 역시 중요하다.

요약과 개념 정리

- 일반적으로, 유사한 관심, 믿음, 태도, 세계관을 가진 관계에서 사람들은 대인관계 갈등에 얽히는 경우가 더 적다.
- 부정적 호혜성과 요구-철회 양식은 대인관계에서 부정적인 결과로 이어질 가능성이 큰 상호작용 유형이다.
- 지나치게 통제적인 의사소통의 사용은 관계의 건강에 역효과를 낳는다.
- 한 가지 흔한 게임은 박해자, 희생자, 구원자를 포함한 드라마 삼각형이다.
- 불행한 관계에서 한 사람은 상대방을 자주 비난하고 상대방이 부정적 행동을 보일 때 상대방을 향한 분노를 정당화하기 위해서 내부 안정적 귀인을 사용하고, 잠깐 나타나는 긍정적 행동은 무시하려는 외부 불안정 귀인을 사용한다.
- 대인관계의 어려움을 해결하기 위한 건설적인 접근에는 진정한 공감, 완전하고 분명한 메시지를 통한 의사소통, 차이를 인정하고 책임의 수용을 강화하는 전략들을 사용하는 것이 포함된다.
- 이혼 과정을 거친 대다수의 사람들이 정상적 적응에 따르는 일시적 위기를 경험할지라도, 일부는 즉시 웰빙이 상승하는 반면 다른 사람들은 절대로 완전히 극복할 수 없는 하향 궤도를 경험한다.
- 실제 사회적 지지, 지각된 사회적 지지 및 내포성은 모두 건강과 웰빙에 정적으로 연관된다.
- 남성이 여성보다 결혼의 이득을 5배 더 즐기는 것처럼 보이지만, 남성과 여성 모두에게 건강과 정적으로 연관된다.
- 지각된 사회적 지지의 스트레스 완충 모형은 스트레스가 높은 상황에서 건강에 이득이 있고 사회적 지지의 직접 효과 모형은 스트레스와 관계없이 건강과 웰빙에 이득이 있다는 것을 지지하는 증거가 있다.
- 심혈관계, 신경내분비계, 면역계는 대부분 사회적 지지에 의해서 정적으로 영향을 받는 체계인 것 같다.
- 사회적 압력은 특히 심혈관계에 직접적이고 부정적인 생리적 효과를 미치는 것으로 나타났다. 면역계 불균형 또한 잠재적 부산물이다.
- 문화적 차이는 어떤 사람에게는 도전 과제로 제시될 수 있다.
- 이중 문화에 속한 사람은 흔히 상위문화와 하위문화, 두 가지 문화에 속한다.

- 다중 문화 정체성 모형에 따르면 강한 민족 정체성을 선택하는 것이 비록 차이를 강조할 수 있다는 결점이 있지만, 긍정적 안녕감, 적응 및 성취감을 촉진하는 데 도움이 된다.
- 실험실 결과는 인종차별 상황에 노출된 참가자들이 혈압 상승을 비롯하여 더 두드러진 심혈관 반응성을 보이는 것으로 나타났다.
- 아프리카계 미국인의 고혈압 비율이 높은 것은 알로스터 부하, 건강에 위험한 행동의 증가, 건강에 이로운 행동의 감소 및 인종차별과 간접적으로 관련된 재정적 압박과 연관된 더 크고 포괄적인 스트레스원을 증가시키는 인종차별주의와 관련된 생리적 반응성의 증가 때문일 수 있다.
- 배려와 친교 모형에 따르면, 여성들은 위협에 대한 반응으로 연계를 형성하고자 할 가능성이 더 많은데, 이는 옥시토신 호르몬의 영향이다.
- 배려와 친교 모형에 대한 지지적 증거가 있지만, 스트레스에 대한 대처에서 성차는 일반적으로 작고 옥시토신과 관련되어 있지 않은 것으로 보인다.

비평적 사고 질문

1. 왜 우리가 접하는 대인관계 영역에서 스트레스원의 비율이 이렇게 높은가? 대인관계 스트레스는 다른 스트레스와 어떻게 다른가? 왜 대인관계 스트레스는 종종 일과 관련된 스트레스와 비교되는가?
2. 논의된 대인관계 스트레스 중, 당신이 최근에 경험한 것 중에서 당신에게 가장 관련된 것은 어떤 것인가? 대인관계 스트레스를 다루기 위해 사용할 수 있는 건설적인 의사소통 전략은 무엇인가?
3. 민족 정체성 쟁점은 어떻게 스트레스로 작용하는가? 강한 민족 정체성은 어떤 방법으로 소수민족 구성원을 스트레스로부터 보호할 수 있는가? 대인관계 스트레스에서 문화 차이는 어떤 역할을 하는가? 문화 차이와 관련된 대인관계 스트레스를 줄이기 위해 가장 좋은 의사소통 전략은 무엇이라고 생각하는가?
4. 가장 큰 스트레스를 유발하는 지각된 인종차별 요소는 무엇인가? 지각된 인종차별의 표적이 될 가능성이 높은 사람은 어떻게 그것에 가장 잘 대처할 수 있을까? 어떤 의사소통 전략을 사용할 수 있는가?
5. 스트레스를 이해하는 데 성차는 얼마나 중요한가? 그들이 접하는 스트레스원의 유형에서 그리고 그것들을 다루는 방법에서 남성과 여성 간의 중요한 차이는 무엇이라고 생각하는가? 스트레스에 반응하는 성차 패턴을 이해하는 데 배려와 친교 이론은 얼마나 중요한가?

주요 용어와 개념

경계
고장 난 레코드 기법
공감
과도한 통제적 의사소통
귀인
긍정적 호혜성
내부 안정적 귀인
뒤셴 미소
드라마 삼각형
명료화
문화
민족 정체성
배려와 친교
부정적 호혜성
사회적 압력
사회적 지지
사회적 지지의 스트레스 완충 모형
사회적 지지의 직접 효과 모형
삼각망
상위문화
알기 쉽게 바꾸어 말하는 것
연계
옥시토신
외부 불안정 귀인
요구-철회 양식
의사 방해
이중 문화
이혼-스트레스-적응 관점
인종주의
적극적 경청
전체적인 분명한 메시지
지각된 인종주의
차별
최소한의 효과적인 대응
타임아웃
편견
피드백
하위문화
한계 설정
협상

제 9 장

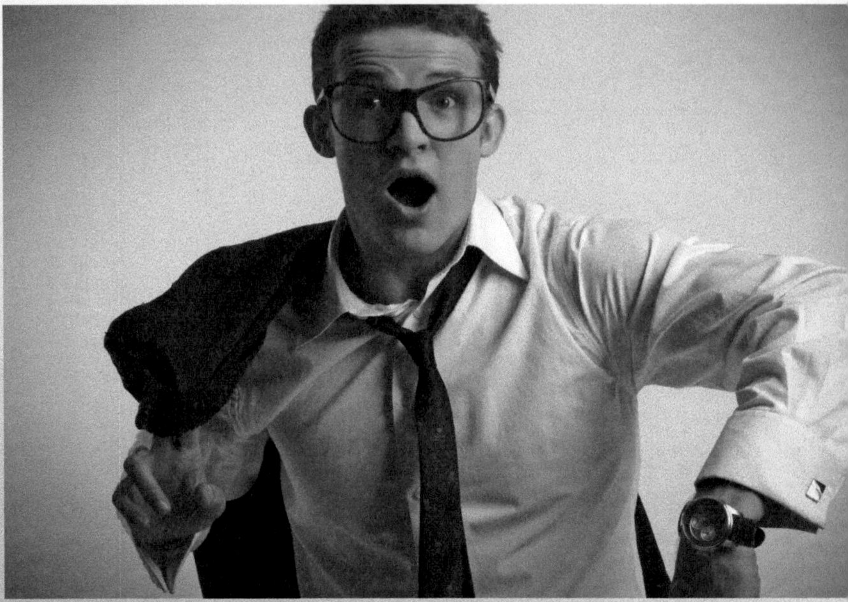

빨리 달리면 달릴수록 뒤로 간다.

~ANONYMOUS

직무 스트레스

Lisa는 남편에게 호소하였다. "고객과 동료들이 사무실 전화, 휴대용 컴퓨터, 블랙베리 휴대전화를 통해 24시간 1주일 내내 연락을 해요. 나는 개인적인 생활을 가질 수가 없어요. 당연히 우리는 더 이상 함께 좋은 시간을 보내지 못하고 있어요." Lisa의 문제는 무엇인가? Lisa는 자신의 직업적 역할에서 새로운 기술로 파생된 심각하고 기본적인 변화에 적응하도록 요구되는 테크노스트레스라 알려진 직무 스트레스를 겪고 있다(Brod, 1982, 1988; Small & Vorgan, 2008).

"이런 제안을 하다니, 당신은 어리석고 제정신이 아닙니다."라고 Rebecca의 상관이 야단셨다. Rebecca는 그의 질책에 고통을 느꼈다. 특히 마음 상하는 것은 동료 앞에서 비난을 받았다는 것이다. Rebecca의 문제는 무엇인가? Rebecca는 괴롭히는 상관, 다시 말해 모욕적으로 말하는 직장 상사로 인한 스트레스를 경험하였다.

"나는 매일 아침 직장에 가기 위해 침대에서 간신히 일어나. 나는 신체적으로 탈진되었고 정서적으로 지쳐 버렸어. 나는 내 직무에 모든 것을 투자했지만 돌아오는 건 아무것도 없었고 고통뿐이었어. 나중에는 고객에게 덤벼들었어. 나는 말썽을 일으켰고, 아마 해고될지도 모르지만, 더 이상 신경 쓰지 않아." Kevin은 친구에게 이렇게 털어놓았다. Kevin의 문제는 무엇인가? Kevin은 과도하고 장기적인 직무 스트레스로 인한 탈진으로 고통받고 있다.

테크노스트레스: 새로운 기술에 의해 구동된 직무 역할에서의 심각하고 근본적인 변화에 적응하도록 하는 압력. 새로운 기술에 적응하는 데 어려움을 갖는 것과 관련될 수도 있다.

Lisa, Rebecca, Kevin의 경험은 무수히 많은 형태의 **직무 스트레스** 중 일부를 보여 주고 있다. 직무 스트레스는 무엇인가? 가장 간단한 형태인 직무 스트레스는 직장에서의 요구가 우리의 능력을 넘어설 때 경험하는 것이다. 그렇지만 직무에서의 스트레스는 복잡하고 특정 직무 역할과 요구, 조직의 문화와 리더십, 일과 관련된 대인관계 스트레스원, 직무 과제를 완수하기 위해 필요한 경우 훈련과 자원을 사용할 수 있는지의 여부, 물리적 작업환경의 안전과 편안함, 작업계획표, 직무와 경제적 보장, 기술 및 작업의 요구와 만족스러운 개인생활을 유지하려는 욕구 사이의 갈등을 포함하는 수많은 상이한 요인들과 관련되어 있을 수 있다.

생리적 · 정서적 · 인지적 · 행동적인 면에서, 직무 스트레스원은 다른 형태의 스트레스원과 마찬가지로 동일한 투쟁 또는 도피 반응을 유발한다(즉, 우리 마음의 검치호). 그 결과, 직무 스트레스는 우리의 건강과 웰빙에 악영향을 미칠 수 있다. 이에 더해, 생산성의 손실을 가져올 수도 있다. 직무 스트레스는 개인적 수준이나 조직 내에서 체계적으로 다루어질 수 있다. 전반적으로 직무 스트레스 관리의 목표는 작업 스트레스를 완전히 제거하기보다는 오히려 수행 수준이 가장 좋은 상태인 최적 영역(제1장에서 Yerkes-Dodson 곡선 참조)에서 작업할 수 있게 하는 것이다.

조직 스트레스 모형

조직 스트레스, 직무 스트레스, 작업 스트레스는 그 분야의 문헌들에서 중첩되는 의미를 가지고 있는 공통된 용어이다. 조직 스트레스(organizational stress)는 조직의 구조와 과정들이 어떻게 스트레스를 가져오는지 나타내는 반면, 직무 스트레스는 조직 내에서 특정한 직무의 역할, 과제, 요구에 한정되어 있다. 다음은 이 두 용어가 중첩되지만 어떻게 다른지를 예시하고 있다. 두 개의 부서가 협력적으로 일할 수 없는 상황이 될 때, 그것은 조직 스트레스를 발생시킨다. 이런 유형의 조직 스트레스는 과제를 수행할 때, 다른 부서가 주는 정보를 관리하는 직무를 맡은 직원에게 매우 큰 영향을 미치게 될 것이다. 예를 들어, 이런 맥락에서 새로운 차 모델을 제작하기 위해 다른 부서로부터 아트 디자인이 필요한 자동차 회사의 기술자는 부서 내에서 개발한 디자인을 이용해 더욱 효과적인 소음기를 만들어야 하는 기술자보다 더 큰 직무 스트레스를 경험할 것이다. 따라서 **직무 스트레스**(job stress)는 조직 스트레스에 의해 영향을 받지만 그 영향의 차이는 조직 스트레스의 성질과 조직 내에서 가장 영향을 받는 직무의 성질에 따라 다르다. **작업 스트레스**(work stress)라는 용어는 조직에서 비공식 작업, 자영업, 공식 직무 또는 조직에서의 작업에 대한 스트레스를 포함하여 모든 형태의 작업 관련 맥락에 포괄적으로 적용된다.

조직 스트레스에 대한 수많은 이론적 모형 중에서 가장 유명한 다섯 가지는 조직 역할 스트레스 모형, 인간-환경 적합 모형, 직무 요구-통제 모형, 노력-보상 불균형(ERI) 모형, 조직 불형평 모형이다. 다음은 각각에 대한 간략한 소개이다. 우리는 이 장 전반에 걸쳐 그것들을 다시 논의할 것이다.

조직 역할 스트레스 모형

1964년 『조직 스트레스: 역할 갈등과 모호성 연구(*Organizational Stress: Studies in Role Conflict and Ambiguity*)』라는 제목의 책에 개요가 서술되었듯이, Robert Kahn과 동료들(Kahn, Wolfe, Quinn, Snoek, & Rosenthal, 1964)은 작업장에서의

스트레스에 대한 과학적 연구와 관련된 최초의 중요한 이론적 틀 중 하나인 조직 역할 이론을 확립하였다. 그들의 관점에서, 스트레스는 작업 역할에 대한 적응을 포함한다. 작업 역할은 무엇인가? Beehr와 Glazer(2005, p. 10)가 언급한 바와 같이, "작업 역할은 조직에서 하나의 '역할들'인 사회적 성격으로 정의될 수 있다." 비록 역할 에피소드 모형으로 알려진 Kahn과 동료들(1964)의 조직 역할 스트레스 모형에는 많은 요소들이 있지만, 그 모형에서 가장 폭넓게 연구된 개념들은 역할 갈등, 역할 모호성 및 역할 과부하이다. 이들 각각에 대해 살펴보자.

역할 갈등 두 가지 이상의 역할 요구들은 서로 양립할 수 없다. 예를 들어, 책임감 있는 작업자가 된다는 것은 작업 과제를 완수하기 위해서 초과 근무를 하는 것을 의미하지만, 책임감 있는 부모가 된다는 것은 아이의 축구 경기에 가는 것을 의미한다. 이러한 역할 갈등은 스트레스를 야기한다.

역할 모호성 직무에 대한 의무, 책임 및 수행 기대는 조직 상급자에 의해 명확하게 정의되지 않는다. 예를 들어, 조직에서 새로운 작업자는 보고서 작성에 얼마나 많은 시간을 투자해야 하는지 그리고 고객과의 느슨해진 관계를 개선하는 데 얼마의 시간을 보내야 하는지를 분명히 알지 못한다. 그 결과, 신입 사원은 스트레스를 경험한다.

역할 과부하 작업량이 너무 많고 제공된 시간에 할당된 과제를 완수하기 위한 충분한 자원이 없는 경우, 그 경험은 **양적 과부하**를 의미하고, 충분한 시간이 있을지라도 작업자가 과제를 완수하는 데 요구되는 자질을 갖고 있지 않을 때, 그 경험은 **질적 과부하**로 알려져 있다.

양적 과부하: 요구되는 시간 내에 할당된 업무를 수행하기 위한 불충분한 자원을 가지고 있는 것을 나타내는 것으로, 조직 역할 스트레스 모형에서 사용되는 용어

질적 과부하: 피고용인이 직무를 수행하기 위해 요구되는 능력을 가지고 있지 못하는 것을 가리키는 것으로, 조직 역할 스트레스 모형에서 사용되는 용어

당신은 음식점에서 종업원들이 너무 바쁘기 때문에 주방에서 처음 나왔을 때는 뜨거웠던 음식을 차갑게 식어 버린 상태로 받은 적이 있는가? 만약 그렇다면, 그것은 그 종업원이 적절한 시간에 뜨거운 음식을 서빙하기에는 너무나 많은 테이블을 할당받았기 때문에 경험하는 양적 과부하일 수 있다. 종업원이 아무리 능숙하더라도, 너무 많은 테이블에 주방에서 바로 나온 뜨거운 음식을 나르는 것은 기본적으로 불가능하다. 그렇지만, 종업원이 소수의 테이블을 책임지고 있지만 주문을 받고 찻잔을 채우고 정시에 뜨거운 음식을 나르는 등의 다양한 임무를 조절하는 방법을 숙달하지 못했기 때문에 차가운 음식을 받았다면 어떨까? 그 종업원은 이러한 임무를 효과적으로 수행하는 능력 부족으로 질적 과부하 스트레스를 경험했을 수 있다.

인간-환경 적합 모형

인간-환경(P-E) 적합 모형: 작업자와 작업환경이 잘 맞지 않을 때 일어나는 스트레스로 언급되는 조직 스트레스의 한 모형

다른 조직 스트레스 모형인 **인간-환경 적합 모형**(person-environment fit model; Edwards, Caplan, & Harrison, 1998)은 작업자와 작업환경이 잘 맞지 않을 때 스트레스가 발생한다고 설명한다. 부적합의 판단은 주관적이고, (1) 작업자가 자신의 능력이 조직의 요구에 맞지 않거나, (2) 작업자가 자신의 욕구가 조직에 의해 충족되지 않는다고 지각할 때 발생한다. 부적합이 클수록 스트레스가 더 많다. 예를 들어, 어린아이들과 작업하는 것이 즐거운 초등학교 교사는 성인과 작업하는 것이 편안하다고 느끼는 사람보다 교사직에 더 적합하다. 모든 것이 동등할 때, 아이들과 작업하는 것을 선호하는 교사는 성인과 작업하는 것을 선호하는 사람에 비해 더 적은 P-E 적합 스트레스를 경험할 것이다.

직무 요구-통제(직무 압박) 모형

직무 요구-통제 모형: 작업자가 최소한의 통제를 가지고 있으면서 높은 심리적 요구를 경험하고 그 후 직무 압박이 일어날 때를 언급하는 조직 스트레스의 한 모형

직무 요구-통제 모형(job demands-control model, 직무 압박 모형으로도 알려짐) (Karasek, 1979)에서는 직무 요구와 통제 수준이 모두 낮은 경우에는 수동적으로 직무에 임하고, 직무 요구가 낮고 통제 수준이 높은 직무에 대한 압박이 낮다.
반면 직무 요구와 통제 수준이 모두 높은 경우에는 적극적이고 능동적으로 직무에 임하지만 직무 요구는 높고 통제 수준이 낮은 경우에는 높은 수준의 직무 압박을 경험할 가능성이 있다고 제안한다. 즉, 압박은 작업자가 직무를 통제할 수는 없지만 높은 심리적 직무 요구를 경험할 때 발생한다. **낮은 직무 재량**으로 알려진 이러한 통제 결여는 자율적으로 작업 과제를 완수하기 위해서 직무를 통제하는 권한이나 기술이 불충분한 상태를 말한다. 이 모형에 따르면, 의사와 간호사 중 어느 의료 전문가가 더 많이 긴장할 것이라고 생각하는가? 간호사가 더 많이 긴장하리라고 생각했다면 당신의 생각이 옳다. 왜 그러한가? 간호사들은 의사보다 환자 진료에서 더 적은 의사결정권을 가지고 있기 때문에 낮은 직무 재량(낮은 통제)과 관련된 높은 심리적 요구를 가지고 있다(Brown, James, & Mills, 2006). 의사들은 환자의 치료 지침을 제공하고 간호사들은 그 지시를 따른다.

낮은 직무 재량: 할당된 작업 과제를 독자적으로 수행하기 위해서 직무를 통제하는 권한이나 기술이 불충분하다는 작업자의 경험

직무 압박이라는 용어는 직무 스트레스원에 노출됨으로써 야기될 수 있는 해로운 결과를 언급하기 위해 이 모형과 다른 조직 스트레스 맥락에서 사용된다. 정서와 관련된 긴장(예, 좌절, 분노, 불안), 생리적인 것과 관련된 긴장(예, 심혈관, 위장, 근골격 문제), 직무와 관련된 긴장(예, 낮은 동기, 낮은 만족, 잦은 결근)이 있을 수 있다. 이 모형에 따르면, 의미 있는 직무 스트레스원을 통제하는 데 있어서

직무 압박: 직무 스트레스에 대한 노출로 야기되는 해로운 결과

자율성과 통제(작업 결정을 내릴 수 있는 재량)가 적을수록, 그가 경험하는 압박은 더 심하다. 동료로부터 얻는 사회적 지지와 같은 요인은 직무 압박에 따르는 건강 결과를 조절하거나 완화하는 역할을 할 수 있다. 이와 유사하게, 높은 소득과 같은 명백한 자원들은 스트레스에 대한 보호 효과를 가질 수 있다

노력-보상 불균형 모형

노력-보상 불균형 모형(effort-reward imbalance (ERI) model; Siegrist, 1996)에서는 비용이 높고 이득이 낮은 직무 노력은 스트레스적이라고 제안한다. 우리는 작업량이 많을 때 높은 보상을 바라는 식으로 상호 호혜성을 기대한다. 그 보상은 돈, 지위 또는 자존감의 형태일 수 있다. 그렇지만 상호 호혜성에서 불균형을 경험할 때, 즉 많은 노력을 투입하였는데 보상이 적을 때 우리는 고통을 경험한다. 이러한 통제 상실은 우리의 직업 역할 상태를 넘어서는 것으로 숙달감과 자기 효능감을 위협하여, 이후에 해고되거나 승진에서 제외되는 것에 대한 두려움 같은 스트레스를 발생시킨다.

노력-보상 불균형(ERI) 모형: 고비용, 저이득 업무 노력이 스트레스적이라고 진술하는 조직 스트레스의 한 모형

조직 불형평 모형

조직 불형평 모형(organizational injustice model)은 조직의 대인관계 교류, 절차 또는 성과 등이 공정하지 않다고 지각될 때 스트레스가 발생한다고 가정한다 (Cropanzano, Goldman, & Benson, 2005). 이 모형에 따르면, 조직 불형평은 다양한 환경에서 일어날 수 있다. 예를 들어, 조직 불형평은 피고용인이 존중과 존엄으로 대우받지 못할 때, 직장의 절차가 비윤리적이거나 비일관적일 때, 피고용인에 대한 조직 보상이 그들의 노력에 비례하는 방식으로 주어지지 않을 때 발생한다. 따라서 이러한 결과는 공명정대하지 못할 뿐만 아니라 스트레스의 원천이 될 수 있다.

스트레스와 직업

어떤 직업과 직무는 다른 것보다 스트레스가 더 많은 것으로 보인다. 직업 스트레스 연구자들은 우선적으로 경찰, 소방관, 사회사업가, 교사, 건강관리 종사자 및 사무직과 경영직에 종사하는 사람들에게 관심을 가졌는데, 그 이유는 이 직업들

이 스트레스와 관련되어 있기 때문이다. 다음은 이 직업들과 관련된 스트레스의 간단한 평가이다. 이것이 이러한 직업들에 대해 부정적인 인상을 야기할 수 있지만, 이 단락의 제한된 범위로 인해 언급되지 않은 많은 긍정적인 특성들도 있다는 점에 유의하라. 예를 들어, 경찰, 소방관, 사회사업가, 교사, 건강관리 종사자들은 공익을 촉진하는 고귀한 전문직에 종사한다. 이들 덕분에 우리는 향상된 안전, 보안, 건강, 안녕감 및 교육을 경험할 수 있다. 사무직과 경영직 종사자들은 우리가 그들이 생산하는 물품과 서비스를 누릴 수 있도록 그들의 조직과 사업에서 본질적인 기능을 수행한다. 그러므로 이 단락의 초점이 이러한 전문직들이 경험하는 스트레스에 있지만, 이 정보는 그들의 긍정적인 면을 무시하지 않을 것이다. 그렇다면 이러한 전문직에서 발생하는 스트레스는 무엇인가?

경찰과 소방관은 신체적 위험의 에피소드로 인해 끝날 수 있는 오랜 기간의 기다림을 견뎌야 한다. 예를 들어, 경찰 업무는 지루한 문서 작업, 관료적 형식주의, 사법 체계에의 참여 그리고 교대 작업 등이 포함되어 있는데, 이들 각각은 경찰관의 전반적인 스트레스 부하에 기여할 수 있다. Sulsky와 Smith(2005, p. 85)는 "경찰 업무의 변덕스러운 성질 때문에, 경찰관들은 종종 업무 과부하(할 일이 너무 많은)와 업무 과소부하(할 일이 너무 적은)를 함께 보고한다."라고 언급하였다. 경찰과 소방관은 일반 인구에 비해 알코올 중독과 이혼의 비율이 더 높은 것으로 조사되었는데, 이러한 통계는 그들 직업에서의 작업 스트레스를 반영할 수 있다.

사회사업가, 교사, 건강관리 종사자 같은 사람을 대상으로 하는 서비스 전문가들은 일반적으로 높은 스트레스와 더 높은 **탈진**(우리는 나중에 좀 더 자세하게 탈진을 논의할 것이다) 가능성을 경험한다. Sulsky와 Smith(2005, pp. 86-87)는 다음과 같이 언급하였다. "사회 서비스 종사자들은 그들의 직무나 일반 대중으로부터의 긍정적 피드백이 더 적고, 안전하지 않은 작업환경, 관료적 형식주의를 다루는 데 있어서의 좌절과 과도한 문서 업무, 내담자에 대한 개인적인 책임감 및 업무 과부하 등을 보고하고…… 교사들은 과도한 문서 업무, 적절한 공급/시설의 결여, 업무 과부하 및 긍정적 피드백의 결여가 가장 두드러진 스트레스원이라고 지적하였다." 불량한 태도, 버릇없음, 징계 문제를 보이는 것 등을 포함한 학생의 부정행위 또한 교사들이 지목하는 스트레스원이다(논의를 위해서는 Tatar, 2009 참조). 영국에서 수행된 연구(Jones & Hodgson, 1998)는 우울, 불안, 작업 스트레스 면에서 교사가 조사된 모든 직업 중 두 번째로 높은 비율을 보고하였다는 것을 발견하였다.

종합대학교와 전문대학 교수의 스트레스에 대한 연구는 드물지만 교수들 또한 높은 수준의 스트레스를 보고하였다. 미국 80개 종합대학교 1,200곳이 넘는 학부에서 수행된 대규모 표본 연구에서, 응답자들은 그들의 전반적인 생활 스트레스 중 60% 정도는 작업 스트레스원에 의한 것이라고 보고하였다(Gmelch, Lovrich, & Wilke, 1984). 교수들은 출판에 대한 압박이나 연구 프로젝트를 위한 기금을 마련하는 것과 같은 많은 특정한 스트레스 원천을 갖고 있지만, 124명의 교수들에 대한 한 연구에서는 대인간 갈등 스트레스(제8장 참조)가 가장 일반적 스트레스원이라는 것을 발견하였다(Narayanan, Menon, & Spector, 1999).

의료 전문가에 대한 연구에서, 간호사들은 계속해서 가장 많은 관심을 받고 있다. 특히 미국에서 간호 분야의 스트레스원은 높은 요구, 낮은 통제 작업(낮은 직무 재량), 교대 근무, 환자의 사망과 임종 관련 쟁점, 비협조적인 환자들이나 환자 가족들, 그리고 의사와 다른 의료 직원과의 어려움 등을 포함하고 있다(Lambert & Lambert, 2001). 오늘날 전 세계적으로 만성화된 간호 인력 부족도 종종 조직의 인력 부족 문제로 인한 스트레스를 야기한다.

의사들도 어려운 환자 다루기, 사망과 임종 관련 쟁점뿐만 아니라 환자의 건강과 수명에 영향을 줄 수 있는 의사결정 책임을 포함하는 무겁고 복잡한 업무 부하에 대처하기 같은 높은 수준의 스트레스를 경험한다. 의과대학 병원에서 근무하는 185명의 의사와 119명의 간호사를 대상으로 한 최근 연구(Rutledge et al., 2009)는 참가자들에게 손바닥 크기의 컴퓨터를 가지고 다니면서 1주 동안 근무하는 날에 무선적으로 메시지가 표시될 때 그들의 스트레스 수준을 기록하게 하였다. 그 연구는 의사들이 간호사보다 대략 평균 50% 더 높은 정서적 스트레스 수준을 보고하였다는 것을 발견하였다. 이러한 결과는 우리가 앞서 논의한 직무 요구-통제 모형이 예측한 것과는 대조적이다. 그 모형은 간호사들이 의사보다 더 낮은 직무 재량을 갖기 때문에 더 심한 스트레스를 경험할 것이라고 예측했다는 것을 상기하라. 그 연구의 저자들은 직무 요구-통제 모형을 검증하려는 것이 아니었기 때문에 이러한 쟁점을 다루지 않았고 이러한 발견에 대한 이유 또한 확인할 수 없었다. 아마도 이는 의사들 중에 과도한 스트레스, 이혼율, 자살률, 처방 약물의 남용이 일반 인구보다 더 높은 것과 관련되어 있을 수 있다(Council on Scientific Affairs, 1987; O'Connor & Spickard, 1997; Sotile & Sotile, 1996).

놀랍게도, 성직자와 비서는 스트레스가 많은 직업인이다. 사실, 독창적인 전향적 Framingham 심장 연구의 결과는 여성 비서 업무 종사자들의 관상성 심장 질환 비율이 주부에 비해 거의 2배 정도 높다는 것을 지적하였다(Haynes & Feinleib, 1980). 학업과 판매 업무와 비교해서, 비서 업무는 업무 과부하와 지각

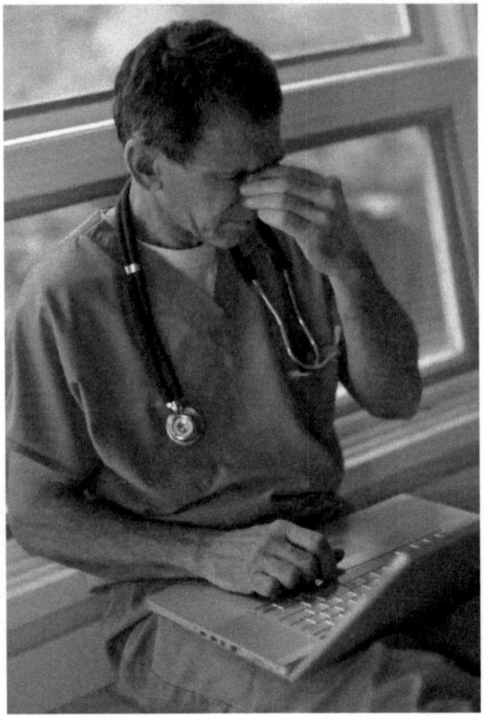

© Forestpath/Dreamstime.com

간호사들은 높은 수준의 스트레스를 경험하지만, Rutledge 등(2009)에 따르면 의사들은 간호사들보다 대략 평균 50% 더 높은 정서적 스트레스 수준을 보고한다. 간호사들이 의사들보다 더 낮은 직무 재량을 갖는다면, 왜 의사들이 정서적 스트레스에서 유의하게 더 높은 점수를 얻었는가? 이에 대해 더 나은 설명을 할 수 있는 모형은 무엇인가?

된 통제 결여 부분에서 가장 높게 평정된다(Narayanan et al., 1999).

관리자들이 많은 다른 직업군에 비해 더 큰 직무 통제를 갖고 있지만, 그들 또한 높은 수준의 스트레스를 보고한다. 관련 문헌의 평론을 통해 Sulsky와 Smith(2005, p. 90)는 "관리자에게 몇 가지 중요한 스트레스원은 업무 과부하, 관리자 역할을 정의하는 데 있어서의 갈등과 모호성 및 업무 관계에서의 어려움이다."라고 결론지었다. 이러한 스트레스원에 대처하는 데 어려움을 가진 관리자들은 높은 수준의 불안, 우울 및 알코올 소비를 보고할 가능성이 높다.

작업 스트레스와 건강

다른 어떤 형태의 스트레스와 마찬가지로, 작업 스트레스는 개인의 건강과 웰빙에 영향을 미칠 수 있다. 이 영역의 연구자들은 심혈관 질환을 예측하는 데 사용되는 작업 스트레스 모형에 우선적으로 초점을 맞추었다. 특히 세 가지 모형들이 예측적 가치를 가지는 것 같다. 가장 흔히 인용되고 검증되는 것은 이전에 논의했던 직무 요구-통제 모형(직무 압박 모형으로도 알려짐)(Karasek, 1979)이다. 그렇지만 이전에 논의한 ERI 모형과 조직 불형평 모형 또한 작업 스트레스와 부정적인 건강 간의 관계를 설정하는 데 있어서 중요한 모형이다.

Kivimaki 등(2006)은 작업 스트레스와 관상성 심장 질환(CHD) 간의 연관성(직무 압박 모형, ERI 모형 또는 조직 불형평 모형에 의해 측정된)을 조사한 총 83,014명의 종업원을 대상으로 한 14개 전향적 코호트 연구들에 대한 메타 분석을 수행하였다. 그 연구자들은 작업 스트레스가 CHD 위험을 50% 증가시킨다는 것을 확인하였다. 다른 잠재적인 CHD 위험 변인들을 조정한 후에, Kivimaki 등(2006)은 높은 직무 압박(높은 요구와 낮은 통제)을 경험하는 작업자들은 1.16 위험률, 높은 노력과 낮은 보상(ERI 모형)은 1.58 위험률 및 조직 불형평은 1.62 위험률을 가진다고 추정하였다.

그들은 또한 일부 개별 연구들이 직무 압박에 대한 CHD 위험이 없음을 발견하고 그러한 비일관적인 증거의 예들은 얼마나 자주 직무 압박을 평가하였는지와 같은 방법론적 문제에서 기인할 수 있음에 주목하였다. CHD 위험 없음을 발견한 모든 연구들은 직무 압박을 평가하는 데 있어서 여러 시점에 걸쳐서 평가하기보다는 단 한 번의 직무 압박을 평가하였다.

제5장에서 처음으로 논의된 INTERHEART 연구는 첫 번째 심근경색(MI)을 경험한 52개국 5,426명의 작업자와 동일한 연령, 성별 및 지역을 통제하기 위해 그들과 짝지어진 사람들을 조사하였다. 결과는 일정 기간 스트레스를 경험한 작업자들은 MI 추가 조정된 위험을 1.38 가지고 있지만 작업에서 영구적인 스트레스를 갖는 사람들은 그들의 짝지어진 통제 집단보다 2배 이상 MI를 경험할 가능성(2.14의 조정된 추가 비율)이 있음을 지적하였다(Rosengren et al., 2004).

또 다른 대규모 조사인 Whitehall II 연구는 1985~1988년(1단계)부터 2002~2004년(7단계)까지 여러 단계의 기간 동안 10,308명의 런던 공무원(화이트칼라 사무실 종사자)을 조사하였다. 직무 압박(요구-통제 모형) 검사도구를 사용하여 그들은 2단계의 37~49세 참가자 중에 "더 많은 작업 스트레스를 보고하는 것과 더 높은 CHD 사건 발병률 간에는 분명한 용량-반응 관계가 있다."는 것을 발견하였다(Chandola et al., 2008, p. 642). 다시 말하면, 작업자가 더 심한 작업 스트레스를 경험할수록 MI 발병 가능성이 더 높다. 그들의 평균 조정된 위험 비율은 1.68이다. 조사자들은 또한 작업 스트레스가 높은 작업자들의 아침 코르티솔 수준이 상승된다는 증거를 발견하였다. 더욱이, 그들은 빈약한 식습관과 낮은 신체 활동 같은 건강 저해 행동들과 대사 증후군(제5장 참조)이 CHD에 미치는 작업 스트레스의 위험에 대해 약 3분의 1을 설명하는 것으로 확인하였다.

한 연구(Wang et al., 2007)는 기저선에서 높은 직무 압박으로 급성 관상성 동맥 사건 후에 입원한 여성들이 3년 후에서 관상동맥 지름이 5.2% 협소해짐을 경험했다는 것을 발견하였다. 이는 작업 스트레스가 관상동맥 질환의 진행을 악화시킨다는 것을 암시한다. 그렇지만 기저선에서 의미 있는 결혼이나 작업 스트레스가 없었던 집단의 여성들은 동일한 시점에서 관상동맥 지름이 7.1% 넓어짐을 보였다. 이는 향상을 암시한다.

Gallo, Bogart, Vranceanu와 Walt(2004)에 의한 또 다른 연구는 지위가 낮고 높은 직무 스트레스를 가진 여성들은 심혈관 질환에 더 큰 위험을 줄 수 있는 더 높은 수축기 혈압과 자율신경계 반응을 보인다는 것을 확인하였다.

따라서 특정 유형의 작업 스트레스가 MI를 포함한 심혈관 질환의 발병에 기여한다는 풍부한 증거가 있을 것으로 보인다. 인과적 기제가 아직 분명히 알려지지 않았지만, 스트레스 관련 건강 저해 행동들, 대사 증후군, 자율신경계, 신경내분비 요인들이 어떠한 역할을 할 가능성이 있다. 작업 스트레스 모형이 심장 질환과 MI 발생에서 그들의 역할을 이해하는 데 도움을 주지만, 그것이 전부는 아니다.

교대 근무와 다른 작업 계획

작업과 부정적인 건강 결과 간의 관계를 밝히는 다른 중요한 영역의 연구는 작업 계획, 특히 교대 근무, 야간 근무, 장시간 작업 계획이다. 표준시간대를 횡단하는, 아마도 야간 비행편으로 여행할 때를 생각해 보라. 그 후에 당신의 몸은 무엇을 느꼈는가? 깨어 있고 에너지가 충만했는가, 아니면 졸리고 둔화된 느낌이었는가? 당신이 시험을 준비하기 위해 밤새 벼락치기 공부를 했을 때는 어떠했는가? 다음날 최상의 컨디션이었나? 이 경험들 중 어떤 것이라도 경험할 기회가 있었다면, 그것은 다음날 잘 기능할 수 있는 집중력과 전반적인 능력을 손상시켰을 것이다. 밤을 샌 후 "시차"나 집중력의 결여를 느끼던 이유는 그것이 24시간 주기 리듬을 붕괴시켰기 때문이다. **24시간 주기 리듬**은 예를 들어 체온, 호르몬 수준, 혈압, 심박률 등과 같은 우리의 내적 생리적 과정을 조절하는 명암 주기와 연결된 24시간 생물학적 주기를 나타낸다. 이것이 붕괴되었을 때, 업무 과제를 잘 수행할 수 있는 집중력과 능력이 방해된다.

24시간 주기 리듬: 개인의 내적인 생리적 과정을 조절하는 명암 주기와 연관된 24시간 생체 리듬

밤에 일한다는 것은 우리의 24시간 주기 리듬이 저조한 상태일 때 일하는 것을

의미한다. 생물학적 프로그래밍에 따르면, 그것은 부조화를 발생시키기 때문에 문제가 된다. 다시 말해서 우리의 생물학적 엔진이 업무 시간 동안에는 가동되지 않고 수면 시간에 돌아가는 것이다. 우리가 자연적인 리듬과 싸우기 때문에, 24시간 주기의 깨어 있는 단계(예, 피로, 졸림)와 수면 단계(예, 불면증, 수면 붕괴) 모두에서 장해를 갖는 경향이 있다.

20~25%의 작업자들이 따르는 작업 계획 유형인 **교대 근무**는 "아침 7시부터 저녁 6시까지의 시간대를 벗어나서 일하는 정규직을 말한다"(Sulsky & Smith, 2005, p. 100). 그것은 작업자가 주기적으로 교대 근무를 하는 체계에 있는 순환 교대 근무(예, 아침 근무부터 저녁 근무까지)이거나 변하지 않는 고정된 근무(예, 항상 야간 근무)를 포함할 수 있다. 교대 근무의 부작용으로는 만성 피로, 수면 결핍, 기억과 인지 기능의 감소, 가족과 사회생활 붕괴, 해로운 건강 상태가 있다(Bourdouxhe et al., 1999; Rouch, Wild, Ansiau, & Marquie, 2005).

교대 근무: 정상적인 낮 시간 이외에 오랜 기간의 작업을 포함하는 작업 계획 유형

교대 근무와 관련되어 있는 해로운 건강 상태는 무엇인가? 가장 만연된 건강 문제는 위장(GI) 체계와 관련된 것이다. 예를 들어, Costa(1996, p. 10)는 교대 근무자가 종종 "식욕 장애, 만성 변비로 불규칙적인 장운동, 소화불량, 속 쓰림, 복통, 끓임 없는 통증과 속이 부글거림" 같은 소화 장애를 호소한다고 보고하였다. 만성 위염과 소화성 궤양 같은 심각한 상태도 매우 일반적이다. 교대 근무자들에게 GI 문제가 확산되는 한 가지 이유는 그들이 밤 근무 동안 건강하고 영양가 있는 음식을 먹을 가능성이 더 적다는 것이다. 그러나 현재의 증거는 이러한 가설을 지지하지 않는다. 그러므로 교대 근무자의 GI 취약성은 수면 결핍이나 24시간 주기 리듬 붕괴와 같은 다른 요인들에 기인할 가능성이 더 크다(Vener, Szabo, & Moore, 1989).

교대 근무는 또한 심혈관 질환의 위험을 증가시키는 것 같다. Boggild와 Knutsson(1999)은 17개 관련 연구들을 평론하여 교대 근무자들은 낮 근무자보다 심혈관 질환의 위험이 40% 증가된다고 추정하였다. 예를 들어, 79,109명의 여성 간호사에 대한 연구인 Nurse's Health 전향적 연구에서 Kawachi 등(1995)은 장기간 순환 교대 근무(즉 6년 이상)가 교대 근무를 하지 않은 것과 비교해서 CHD에 대해 1.51 조정된 상승 위험을 나타내고 있음을 발견하였다. 즉, 장기간 순환 교대 근무를 한 간호사는 CHD를 일으킬 가능성이 1.5배 정도 높다.

장기간 작업 계획도 건강에 해로운 효과를 포함한 부정적 효과와 관련되어 있다(Van der Hulst, 2003). 이 영역에서의 연구는 드물지만, 장시간 노동(1주일에 60시간 이상)뿐만 아니라 수면 결핍도 MI 발병 위험을 증가시키는 것과 연관되어

있다(Liu & Tanaka, 2002). 일본에서 요절(夭折)을 불러오는 장시간 노동 현상은 일본이 그것을 기술하는 용어를 가지고 있을 정도로 일반적이다. 과로사(過勞死)를 뜻하는 가로시(karoshi)라는 일본어는 문자 그대로 "과로로 인한 사망"을 의미한다. 그러한 장시간 노동 계획은 "피로 누적, 동기 감소, 작업 스트레스원에 대한 지속적인 노출 및 흡연, 운동 부족, 부적절한 식습관 같은 빈약한 생활양식 습관"을 야기하기 때문에 건강에 해로울 수 있다(Totterdell, 2005, p. 41). 그러므로 교대 근무와 장시간 노동 모두 심혈관 질환의 위험 증가와 정적으로 상관되어 있다.

일부 대규모 전향적 연구들은 교대 근무와 야간 근무는 유방암과 대장암의 위험을 증가시킬 수 있음을 지적하고 있다. 예를 들어, 10년 동안 78,562명의 여성 간호사를 추적한 Nurse's Health Study는 밤 근무로 30년 이상 작업한 사람들은 유방암에 대한 상대적인 위험이 1.36이라고 밝혔다(Schernhammer et al., 2001). 이와 유사하게, Nurse's Health Study에서 비슷한 수의 간호사들이 동일한 기간 동안 추적되었는데, 15년 이상 근무한 여성들은 대장암 발생에서 1.35의 상대적 위험을 가지고 있는 것으로 밝혀졌다(Schernhammer et al., 2003).

야간 근무자들에게서 암 발생 위험이 증가되는 이유는 무엇인가? 정확한 기제는 알려지지 않았지만, 가장 널리 알려진 가설은 멜라토닌 호르몬과 관련된다. 뇌의 중앙에 솔방울(그래서 송과라고 함) 모양의 작은 선인 **송과선**(pineal gland)은 명-암(明-暗) 주기 중 암(暗) 단계 동안 멜라토닌을 방출하고 명(明) 단계 동안에는 방출을 억제한다. **멜라토닌**(melatonin)은 체온을 낮추고 밤에 수면을 취할 수 있도록 졸림을 야기한다. 그 호르몬은 전형적으로 한밤중에 최고 농도에 도달한다. 그렇지만 밤 동안 병원에서 전등 같은 환경적 불빛은 멜라토닌의 생산을 억제한다.

멜라토닌: 체온을 낮추고 졸림을 야기하는 송과선에서 방출하는 호르몬

멜라토닌은 에스트로겐의 생산 및 암세포의 성장과 확산을 억제하는 효과를 갖고 있다. 그러므로 최고의 농도에 이르는 밤시간 동안 빛에 노출되어 멜라토닌이 억제되는 것은 전반적으로 혈액 내 멜라토닌 수준의 감소를 야기하는 것 같다. 멜라토닌 수준의 감소는 유방암 위험에 간접적 효과를 가지고 있는 에스트로겐 억제 능력을 약화시킨다. 에스트로겐은 유방에서 호르몬에 민감한 종양을 직접 자극하는 것으로 알려져 있다. 더욱이 멜라토닌 수준의 감소는 이 호르몬이 제공할 수 있는 항암성 보호 요인의 양을 직접적으로 제한한다. Schernhammer 등(2003)은 몇몇 연구들이 대장암 환자들의 멜라토닌 수준이 감소되었음을 지적하고, 억제된 멜라토닌이 야간 근무자의 대장암 위험 증가를 설명하는 기제일 수 있다는 주장을 지지한다고 하였다. 이에 더해, 멜라토닌의 직접적인 항암 효과는 유방암

뿐만 아니라 다른 유형의 암에도 적용된다.

교대 근무와 암 사이의 관계에 대한 문헌 평론에서, Costa, Haus와 Stevens (2010)는 교대 근무자 중에 수면 박탈이 암 발병의 위험 증가에 기여할 수 있는 면역 억제를 야기할 수 있음에 주목하였다. 더 나아가, 세포 주기를 조절하는 24시간 주기 시계 유전자의 붕괴는 통제되지 않는 세포 성장을 야기할 수 있고, 그 상태는 종양 성장과 연관된다. 교대 근무와 암 발생 간의 관련성에 대해 지지적인 증거가 있지만, 교대 근무자의 암 발생 위험의 증가에 기여할 수 있는 복잡한 요인들을 더 정확하게 평가할 수 있으려면 먼저 더 많은 연구가 수행될 필요가 있다고 그들은 제안하고 있다.

탈진이란 무엇인가

이 장의 초반에 Kevin이 신체적으로 기진맥진하고 정서적으로 힘이 빠져 있다고 친구에게 털어놓았던 것을 기억해 보라. Kevin은 탈진으로 고통받고 있다. 당신은 탈진을 경험한 적이 있는가? 만약 그렇다면, 탈진되었다는 것을 어떻게 알았는가? 무엇이 당신의 탈진을 야기하였다고 생각하는가? 당신이 대부분의 사람들과 같다면, 탈진에 대해서 직관적인 이해를 가지고 있다. 당신은 탈진되었다는 것을 느꼈던 순간을 인식하고 있다. 아마도 당신은 그것이 일, 학업 또는 양육 스트레스로 인해 야기된 것으로 볼 것이다. 당신은 그것이 정서적 고갈, 즉 정서적 보유고가 소진되는 것처럼 느껴졌다는 것을 알고 있다. 그것은 시간 내에 작업을 만족스럽게 수행하거나 긍정적인 관점으로 서비스(예, 양육)를 제공하려는 동기와 능력에 부정적인 영향을 미친다.

우리 대부분은 한 번이나 그 이상 약간의 탈진을 경험하였으며, 이로 인해 그 현상에 대한 경험적 이해를 가지고 있다. 그럼에도 불구하고, 놀랍게도 연구자들은 정확한 정의를 합의하는 데 여전히 어려움을 가지고 있다. 이 영역에서 선두적인 연구자 중 한 사람인 Arie Shirom(2011, p. 223)은 **탈진**을 "**정서적 소진, 신체적 피로, 인지적 권태의 구성 요소를 포함한 개인의 고유한 에너지 자원들이 시간이 지남에 따라 점차적으로 고갈되어 가는 것으로, 지속적인 스트레스에 대한 정서적 반응**"이라고 정의한다. 핵심 용어가 **감정적 · 지속적 스트레스, 점차적 고갈, 에너지, 정서적 소진, 신체적 피로, 인지적 권태**라는 점을 주목하라. 그래서 Shirom에 따르면, 탈진은 정서적 · 신체적 · 정신적 에너지의 보루를 무너뜨리는 스트레

탈진: 신체적 · 정신적 피로의 필연적 결과로 지속적인 스트레스로 야기된 정서적 소진과 고갈

통찰 연습 9.1

만약 당신의 탈진 수준을 확인하고자 한다면, 단축형 Malach-Pines(2005) 탈진 검사를 실시해 보라.

단축형 탈진 검사도구

질문에 답하기 위해서는 다음 척도를 사용하시오. "당신의 전반적 업무를 생각할 때, 다음과 같은 것을 얼마나 자주 느끼는가?"

1	2	3	4	5	6	7
전혀 거의	전혀	드물게	때때로	종종	매우 종종	항상

피곤하다 ________

사람들에게 실망한다 ________

희망이 없다________

덫에 걸린 것 같다________

무력하다________

우울하다________

신체적으로 약하다, 아프다________

무가치하다, 실패자 같다________

잠들기 어렵다________

"나는 그것을 해냈어." ________

위 10문항에 대한 반응 점수들을 모두 더한 후에 10으로 나누면 탈진 점수가 계산된다.________

이 질문지를 사용해 도출된 전반적 탈진 점수는 무엇을 의미하는가? Malach-Pines(2005)에 따르면, 0~2.4의 점수는 '탈진이 적거나 없음'을 의미한다. 2.5~3.4점은 '탈진의 위험에 놓여 있음'을 의미한다. 불행하게도 3.5보다 높은 점수는 '탈진', 4.5~5.4점은 '매우 탈진', 5.5점 이상은 '아주 많이 탈진'의 상태임을 의미한다. 당신이 '탈진'되었다면 탈진을 다루기 위해 이 장에서 논의된 몇 가지 전략들을 사용하거나 더 많은 도움을 위해 상담자에게 자문을 구할 수 있다.

당신은 이 검사도구가 탈진의 개념을 얼마나 잘 담았다고 생각하는가? 이 검사도구에 의해 측정된 탈진의 개념은 이 단락의 다른 곳에서 논의된 Arie Shirom이나 Christina Maslach의 탈진 구성 개념의 세 가지 구성 요소와는 약간 상이하다. Malach-Pines 검사도구는 탈진과 우울 사이에 일부 중첩되는 부분이 있다고 믿는 저자들이 제시한 우울을 직접적으로 다루고 있음에 주목하라. 탈진에 대한 다른 구성 개념과의 차이에도 불구하고, 이 간략한 지시문은 당신의 일반적인 탈진 수준에 대한 좋은 전반적인 지표를 제공해 준다.

출처: Malach-Pines, A. (2005), The Burnout Measure, Short Version, *International Journal of Stress Management*, 12, 78-88. Appendix, p. 88.

스에 대한 정서적 반응에 의해 매개되는 장기적인 과정이다. 그의 모형에 따르면, 반대 특성을 갖는 작업자는 정서적 에너지, 신체적 힘, 인지적 원기로 특징지어지는 긍정적인 심리적 상태인 **활력**을 갖게 될 것이다(Shraga & Shirom, 2009). 직장 내에서 의미 있는 상호작용, 도전 및 성공은 활력과 정적으로 관련된 상위 세 가지 활동이다(Shraga & Shirom, 2009). 직장에서 활력을 촉진하는 것은 탈진에 대한 좋은 해독제가 될 수 있을까?

활력: 정서적 · 신체적[인지적 원기로 특징 지어지는, 탈진에 대한 Shirom의 모형에서 탈진 연속선상에서 긍정적 역할을 나타냄

탈진의 측정 및 개념화와 매우 밀접하게 연관된 이 영역의 선구자적인 연구자 Christina Maslach(1998)는 탈진에 대한 약간 상이한 정의와 모형을 통해서 유사성을 제시하였다. 이 현상에 대한 Maslach(1998, p. 68)의 초기 관심은 남을 돕는 직업을 가진 많은 종사자들(예, 치료자, 복지 서비스 제공자, 교육자, 건강관리 전문가)이 "지속적이고 강렬한 수준의 개인적 · 정서적 접촉"으로부터 스트레스를 경험한다는 일반적인 인식으로부터 박차를 가하게 되었다. 그녀는 탈진이라는 용어가 학문적 이론이 아니라 일상 언어로부터 파생되었음을 주시하였다. 그러므로 그녀는 일반 전집에 의해서 이해되었던 것과 동일한 현상을 포착하는 자기 보고 검사도구의 개발을 통해 그 용어가 무엇을 나타내는지를 확인하고자 하였다. 그녀의 원래 검사도구인 Maslach 탈진 항목표(Maslach Burnout Inventory, MBI)(Maslach & Jackson, 1986)는 사람과 관련된 직업에 초점을 맞추었다. 이후 개정판은 다른 직업 범주에도 적용되었다.

검사도구 개발 연구에서 개념에 대한 Maslach의 이해에 근거하여, 그녀는 탈진의 세 차원 모형을 제시하였다. 그 차원들은 정서적 소진, 냉소주의, 효율성의 감소이다. 각각을 살펴보자.

1. 정서적 소진 사람들은 정서적으로 고갈되고, 진이 빠지고, 정서적 자원이 결핍되는 것을 느낀다. 소진의 중요한 두 가지 이유는 업무 과부하와 업무와 관련된 대인관계의 갈등이다. 그 증거가 탈진에 대한 전반적인 구성 개념과 작업 수행 간의 부정적 관계를 지지하지는 않지만, 업무 수행에서의 감소와 관련된 것으로서 정서적 소진의 특정 차원을 지지한다(Taris, 2006). 이 차원은 탈진의 개별적인 스트레스 구성 요소를 대표한다.

2. 냉소주의 원래 이인증으로 언급되는 이 차원은 환멸, 이상주의의 상실, 부정성, 해리, 적개심 및 관심의 결여를 나타낸다. 냉소주의는 정서적 소진의 과부하에 대항하여 자기 자신을 보호하고자 하는 방식으로 나타난다. 이 차원은 탈진의 대인간 구성 요소를 대표한다.

3. 효율성의 감소 이 차원의 특징은 자기 효능감, 개인의 능력 및 생산성이 감소되었다는 느낌이다. 이러한 느낌들은 타인을 돕거나 효과적인 작업자가 되고자 하는 개인의 부적절한 자기 평가로부터 발생한다. 우리가 기대하는 것과는 반대로 탈진으로 인한 효율성의 감소가 객관적인 작업 수행의 쇠퇴를 야기한다는 아이디어는 지지되지 않았다(Taris, 2006). 이 차원은 탈진의 자기 평가 구성 요소를 나타낸다.

몰두: 높은 에너지, 관여 및 효능감으로 특징지어지는 탈진에 대한 Maslach의 모형에서 세 가지 차원의 긍정적 극으로 묘사됨

Maslach(1998)는 연속선상의 한 끝에 탈진이 있는 반면 다른 쪽 끝에는 몰두가 있는 것으로 생각했다. **몰두**는 그녀의 세 가지 차원의 긍정적 극을 나타내며 "높은 에너지 상태(소진보다), 강한 관여(냉소주의보다), 효능감(줄어든 성취감보다)으로 구성되어 있다"(Maslach, 1998, p. 73). 탈진은 그 위험을 줄이는 데 초점을 두거나 몰두를 강화하는 방법에 초점을 둠으로써 예방할 수 있다. Maslach에 따르면, 몰두의 세 가지 구성 요소, 즉 에너지, 관여, 효능감을 육성하는 작업 세팅은 종업원의 안녕감과 생산성을 촉진할 가능성이 더 많다.

당신이 주목한 바와 같이, 탈진은 피로와 에너지 상실 같은 특성을 가지고 있는데, 이는 우울과 유사하다. 당신은 탈진이 다른 이름의 우울인지 아니면 분명하게 다른 현상인지를 궁금해할 수 있다. 만약 그렇다면, 연구자들도 동일한 질문을 가지고 있었기 때문에 당신은 좋은 동료가 있는 것이다. 탈진이라는 개념에 대해 어느 정도 분명하게 하기 위한 그들의 증거를 살펴보자. 첫째로, 우리는 많은 상황에 걸쳐 일반적인 우울과 비교해서 탈진은 흔히 작업환경과 연관되기 때문에 개념적으로 우울과 다르다는 것을 알 수 있다. 두 번째, 엄밀하게 보면 우울은 전형적으로 탈진과 연합되어 있지 않은 자살 충동, 무쾌감증(즐거움의 결여), 유의한 체중 감소(다이어트로 인한 것이 아닌)나 증가와 같은 광범위한 증상을 포함하기 때문에 탈진보다는 우울의 임상적 증후군이 더 복잡하다는 것을 주목하였다. 마지막으로, 연구는 탈진과 임상적 우울이 변량의 26% 정도를 공유하는 중간 정도의 상관이 있지만, 그것들은 또한 우울과는 단지 약하게 중첩되어 있는 냉소주의와 효율성의 감소를 가진 별개의 구성 개념이라는 것을 지적하였다(논의를 위해서는 Shirom, 2011 참조).

탈진의 단계가 심해질 때, 그들의 일반적인 대처 전략이 실패한다면 결국에는 우울 증상이 발생될 수 있지만, 더 심해진 탈진 단계가 반드시 우울을 발생시키지는 않는다. 그 대신, 탈진이 심해지면 내담자나 고객들을 향해 냉소적으로 분리된 무감각을 야기할 수 있다. 즉, 그들을 향한 비인간적인 관점을 발생시킬 수 있다.

그러한 무감각해진 관점은 함께 드러날 수도 있고 우울과는 독립된 하나의 증상일 수도 있다(Shirom, 2011).

탈진과 건강

탈진과 관련된 부정적인 건강 결과가 있는가? Melamed 등(2006a)은 주로 종단 연구뿐만 아니라 Shirom-Melamed 탈진 검사도구(Shirom-Melamed Burnout Measure, SMBM)를 가지고 탈진과 생체 소진을 측정한(Kop, Hamulyak, Pernot, & Appels, 1998) 몇 가지 사례 통제 연구(횡단적)로부터 나온 경험적 증거를 평론하였다(Toker, Shirom, Shapira, Berliner, & Melamed, 2005). **생체 소진**(vital exhaustion) 개념은 탈진과 관련되어 있으며 낮은 에너지 상태, 수면 장애, 극단적 피로, 과민성 및 사기 저하된 느낌을 포함하는 반면, SMBM은 앞서 논의한 "정서적 소진, 신체적 피로, 인지적 권태"라는 Shirom(2011, p. 223)의 탈진 구성 개념을 측정한다. 두 가지 모두 탈진의 생리적 차원을 활용한 것 같다.

전반적으로 Melamed 등(2006a)은 전통적인 심혈관 위험 요인들을 조정한 후에, 높은 수준의 생체 소진을 갖는 작업자들이 향후 CHD 경험, 치명적인 MI 발병 또는 심장돌연사 경험의 위험이 2~3배 정도 증가된다는 것을 확인하였다. 탈진 또한 생체 소진과 동일한 규모의 CHD와 MI의 상대적 위험과 관련되어 있다. 이 연구자들은 생체 소진과 SMBM이 우울(예, 피로, 에너지 상실) 측정치와 다소 중첩되어 있으며, 그 결과 이 검사도구가 우울에 맞추어졌을 가능성이 있음을 경고하였다. 우울 또한 심장 질환(제5장 참조)의 위험 요인이기 때문에, 향후 연구자들은 그들이 건강에 미치는 탈진의 독립적인 효과를 더욱 타당하게 평가할 수 있기 전에 탈진으로부터 그 효과를 얻어 내기 위해서는 그들의 연구에 우울 측정치를 포함할 필요가 있을 것이다.

Ahola, Vaananen, Koskinen, Kouvonen과 Shirom(2010)은 최근에 Maslach 탈진 항목표 전반적 조사(Maslach Burnout Inventory-General Survey)를 사용해서 7,396명의 Finnish forest industry 종업원들에 대한 10년 전향적 연구를 수행하였다. 그들은 전통적인 위험 요인들을 조정한 후, 항목표의 정서적 소진 측정치는 젊은 종업원에 대한 모든 원인의 사망을 통계적으로 예측하였음을 발견하였다. 그들은 탈진 작업자들 사이에서 가장 공통적인 사망 원인은 알코올 사용, 관상동맥 질환, 자살, 사고, 남성의 경우 폐암 그리고 여성의 경우 유방암이라는 것을 확인하였다. Ahola 등(2010)은 이 원인들 중 일부는 우울증과 탈진의 중첩 및 관상성 질환 발병에 관한 전통적인 기제와 관련될 수 있을 것이라고 제안하였다. 예를 들어, 자살로 인한 사망은 탈진보다는 오히려 우울증과 관련될 가능성이 더 높다. 그렇지만 관상동맥 질환으로 인한 사망은, 우울의 가능한 역할을 온전히 배제할 수는 없지만, 특히 탈진의 기제와 관련되는 것 같다. 예를 들어, Melamed 등(2006a, p. 206)은 생체 소진과 탈진이 "신진대사 증후군, 교감신경계 활동에 따른 시상하부-뇌하수체-부신 축의 조절 장애, 수면 장애, 전신성 염증, 손상된 면역 기능, 혈액 응고와 섬유소 용해 및 빈약한 건강 행동"(제5장 참조)과 같은 관상성 위험 요인들과 관련되어 있다는 증거를 제시하였다.

심혈관 질환의 형성에 있어서 탈진의 역할에 더해, 그것은 또한 제2형 당뇨병 발생을 예측한다. 677명의 겉으로 보기에 건강한 작업자를 3~5년 추적한 전향적 연구에서, Melamed와 그의 동료들(Melamed, Shirom, Toker, & Shapira, 2006b)은 탈진이 다른 관련 위험 요인들을 조정한 후에도 기저선에서 거의 2배 정도로 제2형 당뇨병 발병 위험을 증가시켰음을 확인하였다. 이에 더해, Melamed(2009)는 기저선에서 건강한 650명의 작업자에 대한 전향적 연구에서는 초기 탈진 수준이 3~5년 추적 연구에서 목, 어깨 또는 허리 통증의 발병 위험을 예측하였음을 발견하였다. 그는 가능한 혼합된 변인들을 조정한 후에도 1.67의 증가된 위험을 발견하였다. 그러므로 그것은 탈진이 심장 질환의 위험뿐만 아니라 제2형 당뇨병와 근골격 통증 같은 다른 건강 상태에도 위험하다는 것을 의미한다.

탈진 예방과 치료

탈진 현상에 대한 아주 많은 연구가 있지만, 놀랍게도 그것을 예방하고 치료하는 방법을 기술한 경험적 증거는 거의 없다. Sulsky와 Smith(2005)는 탈진을 줄일 수 있는 다음과 같은 몇 가지 조직적 전략들을 검토하였다. (1) 개별 종업원의 업무 과부하를 줄이기 위해 더 많은 종업원 고용하기.(그러나 이것은 현실적으로 알고는 있을지라도 보통은 실현 불가능하다.) (2) 초기의 비현실적인 인식, 즉 새로운 종업원들이 직업에 대해서 가질 수 있는 과잉 이상화를 불식시킴으로써 탈진을 예방하기 위하여 새로운 종업원을 위한 직무 오리엔테이션과 현실적인 직무 예비 프로그램 마련하기. (3) 낮은 자기 효능감에 대한 잘못된 인식을 예방하기 위해 종업원에게 현실적이고 적절한 때에 직무 수행 피드백 주기. (4) 작업자가 사용할 수 있는 사회적 지지 집단 배치하기. (5) 탈진을 줄이기 위해 작업장 집단 인지적 재구조화 중재 프로그램(인지 행동 접근, 제10장 참조) 사용하기. 이러한 각각의 전략은 이론적으로 작용해야 하지만, 오늘날 대부분은 경험적으로 검증되지 않았다. 그렇지만 인지적 재구조화 중재의 사용에 대한 몇 가지 경험적 지지가 있다. 연구자 van Dierendonck, Schaufeli와 Buunk(1998)는 인지적 재구조화 훈련이 그들의 상황을 다르게 보기, 그들의 기대, 목표 및 계획을 평가하기, 뿐만 아니라 Malach의 모형에 의해 제시된 탈진의 다른 두 가지 구성 요소(즉, 냉소주의와 효율성의 감소)가 아닌 정서적 소진을 줄이는 이완 기술 배우기에 초점을 맞추고 있다는 것을 발견하였다.

Smith와 Moss(2009)는 심리학자의 탈진과 손상을 예방하기 위해 **자기 관리**의 중요성에 대해 저술하였다. 그들의 권고 사항은 다른 조력 전문가들과 다른 직업 집단에도 적용 가능하다. 그 이름이 함축하는 바와 같이, **자기 관리**는 각 개인이 탈진과 다른 형태의 직업적 손상을 예방하거나 최소화하는 전략을 사용하는 데 책임을 갖는 것을 의미한다. 이 접근들 중 일부는 적용 범위가 넓고 자기 지각에 머무르기(예, 탈진 경향 탐지하기), 유머 사용하기, 친구들 또는 가족들과 귀중한 시간 나누기, 한계와 경계 설정하기, 건강한 행동하기(예, 운동, 좋은 식습관, 규칙적인 수면), 휴가를 갖는 것과 같은 여가활동 즐기기 및 개인의 영적 신념 실행하기와 같은 정서적 안녕감을 향상시키기 위해 고안되었다. 다른 접근들은 전문적인 역량을 유지하거나 증가시키기 위해 정보를 모으고 최신 상태를 유지하기(예, 전문적 개발 워크숍 참가하기), 규칙적으로 (멘토를 포함하여) 다른 전문가와 협의하기, 적절할 때 개인의 작업환경에 대한 더 큰 통제 연습하기, 작업과 사생활 간에 건강한 균형을 유지하기와 같은 직업적 전략에 초점을 둔다.

직장 내 희롱과 차별

앞서 논의된 직장 스트레스 모형에 더해, 직장 내 희롱과 직장 내 차별 또한 중요한 스트레스원이다. **직장 내 희롱**은 연령, 성별, 출생 국가, 인종, 종교, 장애 또는 성적 지향 같은 특정 대상이 속한 집단의 특성으로 인해 다른 종업원이 작업자에게 적대적 행동을 하는 것을 의미한다. **직장 내 차별**은 그들이 속한 집단의 특성으로 인해 작업자가 불리한 고용 기회를 받는 것을 의미한다.

직장 내 희롱 영역에서 대부분의 스트레스 연구는 **성희롱**에 대해 수행되었다.

직장 내 차별: 표적이 된 개인의 정체성 집단 특성으로 인해 다른 종업원이 작업자에게 향해진 적대적 행동

성희롱: 성에 근거한 모욕이나 적대적인 행동, 성적 강압, 또는 한 근무자가 다른 근무자에게 행하는 직무 성과와 연관이 없는 원치 않는 성적 집중이나 압력

성에 근거한 희롱은 다음 중 한 가지나 그 이상을 포함할 수 있다. (1) 성을 표적으로 한 모욕적이거나 적대적 행위. (2) 한 근무자가 다른 근무자에게 행하는 직무 성과와 연관이 없는 원치 않는 성적 태도나 압력. (3) **성적 강압**, 즉 직무 성과와 묶어서 성적 관계(예를 들어 승진을 위한 성적 관계)를 압박하는 형태. 이 영역의 연구에 대한 평론에서, Rospenda와 Richman(2005)은 적어도 50%의 여성들이 그들의 삶에서 직장 내 성희롱을 경험할 것이고 남성의 15%가 성적으로 희롱을 당한 적이 있었다고 추정하였다. 그들은 더 나아가 인종과 민족 소수자의 40%가 그들의 생애 동안 노동자 차별을 경험할 것이라고 추정하였다. 아프리카계 미국인들은 더 높은 비율을 경험할 것이다. 노인, 어린 나이, 장애 및 성적 지향에 대한 직장 내 성희롱과 차별을 기술한 수많은 증거들이 있을지라도, 다른 특성(예, 연령, 장애, 성적 지향, 종교)에 따른 희롱과 차별에 대한 백분율을 기술한 연구는 적고 정확하게 수량화하기 어렵다.

Rospenda와 Richman(2005)은 연구들이 성적으로 희롱당할 가능성이 가장 높은 인구통계적 집단으로 독신, 어린 나이, 교육 수준이 낮은 여성들을 지목하고 있다고 언급하였다. 이러한 인구통계학적 요인들에 더해, 높은 수준의 성희롱과 연관된 다른 요인들은 이 행동에 대한 조직적 용인(예, 느슨한 정책과 집행), 여성보다 남성의 수가 유의하게 더 많은 작업 상황 또는 여성이 일반적으로 “남성” 직업(예, 건축, 법 집행, 공학)에서 일하는 상황이 포함된다.

성희롱 스트레스는 이직률, 병가 사용 및 더 많은 작업 생산성 손실 가능성과 관련되어 있다(United State Merit Systems Protection Board[USMSPB], 1995). Rospenda와 Richman(2005)은 또한 불안, 고통, 우울이 직장 내 희롱과 차별의 공통된 부작용이라고 언급하였다. 평균적으로, 성희롱을 경험한 사람들은 알코올 남용을 포함한 더 높은 수준의 알코올 소비를 보고한다(Richman et al., 1999). 더욱이 일화적 증거는 다른 형태의 스트레스와 같이 성희롱은 두통, 불면증, 피로, GI 장해, 이갈이 같은 신체적 증상의 증가와 연관되어 있음을 제시한다(Gutek & Koss, 1993). 이와 유사하게, 인종차별은 더 높은 심혈관 반응성과 같은 신체 증상과 연관되어 있다(제8장 참조).

희롱과 차별을 경험한 종업원들에게는 몇 가지 가능한 선택이 있다. 한 가지 전략은 제8장에서 논의된 최소한의 효과적인 대응을 사용하는 것이다. 최소한의 효과적인 대응의 사용은 목적을 달성할 수 있는 최소한의 주장으로 시작하여 한계를 설정하고 필요하면 측정 단계를 확대한다. 예를 들어, “나는 X(예, ‘내 어깨 위에 있는 당신의 손’)로 인해 불편함을 느끼고 있다.”라는 사실에 대한 단순한

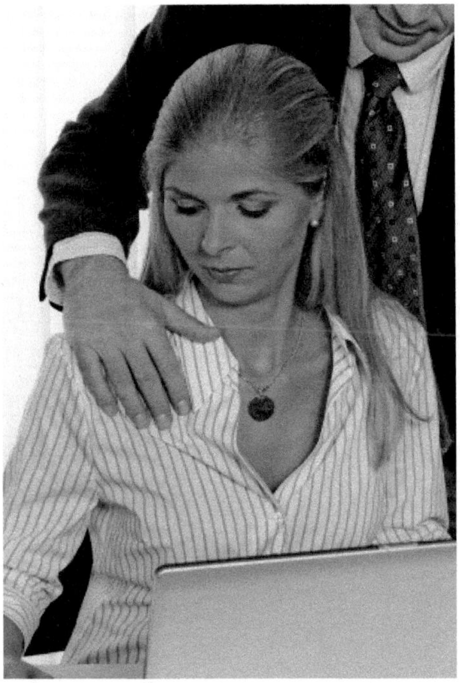

직장에서 성희롱은 직무 스트레스의 원인이다. 적어도 50%의 여성들이 그들의 일생에서 직장 성희롱을 경험할 것이다. 남성 또한 성적으로 희롱당할 수 있다. 만약 당신이 직장에서 성희롱을 받는다면 당신은 무엇을 해야 하는가?

진술은 특히 행동을 수행하는 이가 자신의 행동이 부적절한 것임을 알지 못하였다면, 잘못된 상태를 멈추게 할 만큼 충분할 수 있다. 만약 그러한 최소한의 대응이 비효과적이라면, 확대된 수준의 자기주장은 이 사례에서 최소 대응 '1'에서 최대 대응 '4'까지 다음과 같다. (1) "내가 말했듯이, 나는 X로 인해 불편함을 느끼고 있다."라고 더욱 분명한 방식으로 진술한다. (2) "나는 불편함을 느끼고 있고 당신이 멈추기를 바란다."(또는 "당신 손을 치워.") (3) "제발 그만."(또는 "당신 손을 치워."), "이것은 받아들일 수 없어." (4) "만약 당신이 계속한다면(또는 "당신의 손을 치우지 않는다면") 당신의 상관에게 알릴 것이다." 모욕적인 행동 양상이 지속된다면 항상 감독자나 인사 담당자에게 알리는 것을 선택하게 될 것이다. 모욕적인 행동을 하는 상대와의 상호작용에 대한 상세한 일지를 작성하는 것도 좋은 생각이다. 미국에서 평등고용추진위원회에 의해 집행된 연방법은 연령, 성별, 출생 국가, 인종, 종교 또는 장애에 따른 직장 내에서의 차별적 희롱으로부터 보호해 준다.

조직의 관점에서 희롱과 차별에 대한 가장 효과적인 중재는 강하고 일관되게 집행되는 조직 정책이다. 피해자에 대한 공감적 이해를 조성하고 잠재적 가해자의 태도와 신념을 수정하는 것 모두를 목표로 한 훈련 프로그램의 효과성을 서술한 연구는 적지만, 그러한 프로그램 또한 조직 내 희롱과 차별의 발생률을 감소시킬 수 있다.

시간 관리

"당신이 할 수 있는 만큼 온 힘을 기울여 달린다 해도, 지금 당신이 여기에서 보듯이 같은 장소에 머물게 될 거야. 만약 다른 곳으로 가기 원한다면, 당신은 그것보다 적어도 2배 정도 빠르게 달려야만 해." Lewis Carroll의 『거울 나라의 앨리스(*Through the Looking Glass*)』에서 빨간 여왕은 앨리스에게 이렇게 설명하였다(Carroll, 2004, p. 175). 때때로 우리가 아무리 빨리 일을 해도, 적절한 시간 내에 과제를 수행할 정도로 충분히 빠르지 않다. 업무 과부하에 대한 스트레스는 우리의 직장, 가정, 학교 또는 다른 일상생활의 영역에서 우리에게 영향을 끼칠 수 있다. 우리는 실현 가능할 때, 더 현실적인 작업량을 협상하기 또는 직무 바꾸기 등과 같은 한계 설정(예, 더 많은 요청에 "아니요"라고 말하기)을 통해서 직무 과부하를 줄일 수 있지만, 종종 이것은 시간 관리의 문제이다. **시간 관리**는 목표를 달성하기 위해 시간을 효과적으로 사용하는 것을 의미한다. 효과적인 시간 사용은 우리가 끝내지 못한 밀린 업무나 마감이 임박했을 때의 압박감을 감소시키기 때문에 훌륭한 스트레스 관리 도구이다. 그것은 생산성을 향상시키고 충전하고 스트레스를 경감시키는 취미, 운동, 오락 및 친목과 같은 여가활동을 위한 자유 시간을 갖게 한다.

우리가 시간을 더 잘 관리하는 방법을 알아보기 전에, 먼저 어떻게 시간을 낭비하는지를 살펴보자. 시간을 낭비하는 중요한 다섯 가지는 목표 결여, 너무 많은 목표, 꾸물거림, 완벽주의, 작업 방해이다.

1. 목표 결여 목표를 설정하지 않은 사람들은 가는 곳을 알지 못하기 때문에 귀중한 시간을 낭비한다. 그들은 나침반이나 방향 감각 없이 숲속에서 길을 잃은 등반가와 같다. 그들은 대부분의 시간을 자신의 길을 찾지 못하고 같은 장소를 정처 없이 헤매다 보내 버린다. 어떤 사람들은 "분석 마비"로 고통을 받는다. 그들은 흔히 어떤 목표를 추구할 것인지에 대해 끊임없이 생각하고 실행하기에는 충분한 정보가 없다고 믿을 것이다. 잘못된 결정을 하는 것에 대한 두려움이나 너무 많은 스트레스는 어떤 목표를 추구해야 하는지에 대한 우유부단함을 만

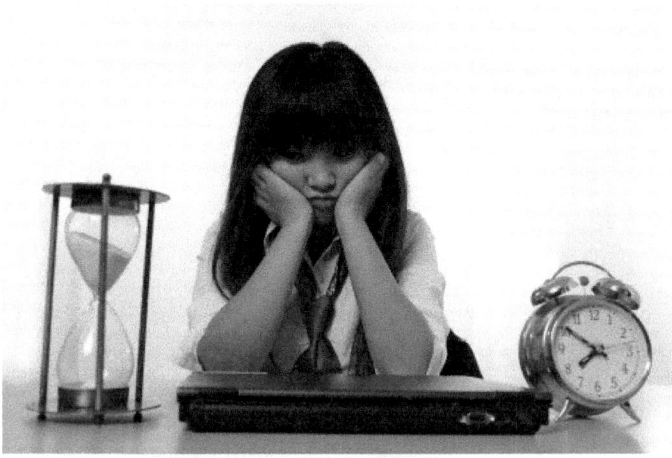

© Geotrac/Dreamstime.com

시간 관리 부실의 스트레스

들어 낼 수 있다.

2. 너무 많은 목표 이러한 사람들은 지나치게 많은 일을 벌이고 있어서 목표가 너무 많기 때문에 쉽게 과부화된다. 그들은 끝내지 않은 과제에 대한 걱정과 압박으로 인해 주의 집중의 어려움이나 신체적 피로를 경험할 수 있다.

3. 꾸물거림 꾸물거리는 사람들은 어떤 과제들을 혐오적인 것으로 보고 가능한 한 그것들을 회피하려고 한다. 그 결과, 그들은 마감시간이 될 때까지 귀중한 시간을 낭비하고 나서 마지막 순간에 과제를 완수하느라 서두른다. 일부는 극단에서 아드레날린이 분출되는 벼랑 끝의 스릴을 즐긴다. 다른 사람들은 단순히 임박한 마감에 대한 불안을 참을 수 없을 때까지는 자기 동기화되지 않는다. 두 경우 모두, 만약 정시에 프로젝트를 완수할 수 없다면 부정적인 결과를 받게 되는 위험을 증가시킨다(예, 학생의 늦은 보고서에 대한 학점 경고).

꾸물거리는 사람들은 주의산만, 백일몽, 소망적 사고 또는 시간을 죽이는 다른 방법들을 사용함으로써 원하지 않거나 유쾌하지 않은 과제들을 피할 수 있는데, 왜냐하면 회피한 과제를 할 수 있는 시간이 충분히 남아 있지 않기 때문이다. 그 후, 그들은 과제를 내일 할 것이라고 합리화한다. 직장에서 이런 사람들은 종종 시간을 끌기 위해 다른 동료와 수다를 떨며 돌아다닌다. 꾸물거리는 사람들은 마지막 순간에 한꺼번에 해치우기보다는 처음부터 한 번에 조금씩 자신의 프로젝트를 하는 경우, 즉 큰 프로젝트를 관리하기 쉽게 더 작은 조각으로 나눈다면 더 잘 할 수 있다.

4. 완벽주의 완벽주의자들은 종종 사소한 세부사항에 몰두하여 큰 그림을 보

지 못한다. 그들은 비례 감각이 부족하여 작업의 중요도 수준에 맞게 시간을 조정하는 데 어려움을 가지고 있다. 이를테면, 그들은 중요한 과제에 자신의 시간 중 큰 몫을 할당하는 대신에 사소한 과제에 너무나 많은 시간을 소비한다. 그들은 또한 완벽을 추구하여 작업 결과를 확인하고 재확인하는 끊임없는 순환 과정에 참여할 수 있다. 종종 완벽주의자들은 일을 굉장히 잘 할 것이라고 느끼지 못하는 과제의 수행을 피하며 방치한다. 더욱이 그들은 때로 비현실적인 기준에 맞추어 살지 못하는 자신과 다른 사람들에게 화를 내기 때문에 동료와 일하기가 어려울 수 있으며, 결과적으로 공동 작업 프로젝트의 진행 속도를 지연시킬 수 있다.

5. 작업 방해 사람이 불쑥 들어온다거나 전화를 받는 등의 방해는 많은 시간을 소비할 수 있다. 어떤 복잡한 프로젝트는 완성을 위해 꾸준히 작업하는 데 필요한 탄력을 받기 전에 준비 기간이 요구된다(예, 창작). 일단 탄력이 중단되면, 그 프로젝트는 갑작스럽게 중지된다. 그래서 특히 이러한 프로젝트가 적절한 시간에 완성되는 것을 보장하기 위해서는 방해받지 않는 일정한 시간이 요구된다.

시간 관리 전략

Linden(2005, p. 97)은 시간 관리 해결책과 전략은 스트레스 관리 프로그램과 매뉴얼에서 매우 인기가 많은 반면, “힘든 스트레스 관련 지표에 미치는 시간 관리 효과에 대한 통제된 시도나 단일 출판물은 없다.”고 기술하였다. 시간 관리 효과성에 대한 대부분의 기술은 일화적인 것이다. 그는 더 나아가 “시간 관리 프로그램이 명확하게 기술된 단계 설정, 구체적인 학습 기술 및 설득력 있는 근거를 제공하면, 긍정적인 결과를 기대할 수 있다.”(Linden, 2005, p. 97)고 하였다. 그러나 시간 관리 훈련이 시간 관리에 대한 향상된 지각, 큰 직무 만족감, 더 적은 직무 관련 신체적 긴장을 가져온다는 것을 입증하는 제한된 연구가 있다(평론을 위해서는 Claessens, van Eerde, & Rutte, 2007 참조). 그래서 시간 관리의 개념과 전략들은 스트레스를 관리하는 데 매우 합리적이고 논리적이며, 그 효과성에 대한 약간의 증거가 있지만, 불행하게도 전반적으로 강한 경험적 타당도는 결여되어 있다. 이러한 이해를 염두에 두고, 널리 알려진 일곱 가지 시간관리 전략들을 살펴보자.

1. 매일 시간 일지 작성하기 시간을 어떻게 사용하는지에 대한 정보를 기록하는 것이다. 이것은 시간을 낭비하는 특정 시간이나 상황에 대한 자각을 증진시키

거나 더 효율적으로 시간을 활용하는 방식으로 작용할 수 있다.

2. 목표를 세우고 우선순위 매기기 "해야 할 일 목록"을 사용하라. 해야 할 필요가 있는 모든 과제를 목록에 기록하라. 크고 복잡한 과제는 더 작은 과제로 나누어서 목록을 작성하라. 그 후 A, B, C 목표 체계를 사용하여 과제에 우선순위를 매겨라. "A" 목표들은 그것의 완성과 관련하여 긍정적이거나 부정적인 결과를 갖게 되는 가장 우선적인 목표이다(예, 방세 지불하기). "B" 목표는 "A" 목표 다음이지만 중요하다(예, 잔디 깎기). 마지막으로 "C" 목표는 가장 낮은 순위에 놓인다(예, 벽장 재정리). 목표들은 필요한 경우에 순서가 바뀔 수 있는데, "B"순위 목표가 "A" 목표로 올라가거나 "C" 목표로 내려갈 수 있다(예, 현재 잔디는 "잔디 깎기" 목표가 "A" 수준으로 올라갈 정도로 자랐다). 1개월 내에 완수되지 않는 "C" 목표는 목록에서 삭제된다. 이는 움직일 수 있는 목록이기 때문에 완수된 과제 항목들은 삭제되고 새로운 과제가 생기면 추가된다. 시간 할당하는 방법을 결정하기 위해 Pareto 원리를 사용하라(다음의 Pareto 원리를 보라).

3. Pareto 원리 따르기 **Pareto 원리**란 목표의 20%에 총 가치의 80%가 포함되어 있다는 것이다. 그러므로 당신은 대부분의 가치를 갖는 20%, "A" 순위 목표에 집중함으로써 당신의 시간을 현명하게 사용할 것이다. 왜냐하면 목표의 나머지 80%는 총 가치의 20%만을 포함하기 때문이다. 다른 말로 하면, 훨씬 큰 보상을 줄 것이기 때문에 가장 중요한 목표에 대부분의 시간을 보내라.

Pareto 원리: 목표의 20%에 총 가치의 80%가 포함되어 있다는 원리. 그러므로 훌륭한 시간 관리는 목표의 가장 중요한 20%에 자신의 시간 대부분을 소비하는 것이다.

4. 가지치기와 잡초 제거하기 쌓아놓지 말고 오히려 던져 버려라. 편지함을 채우고 있는 이미 읽은 이메일 메시지는 보관하거나 사제하라. 이 아이디어는 그것이 중요하고 후에 검색할 필요가 있지 않는 한, 반복적으로가 아니라 한 번에 종이나 전자 정보를 처리하는 것이다. 한계가 설정되었기 때문에 선택 과제는 당신이 업무 과부하를 경험할 때 "해야 할 일" 목록에 추가되지 않는다.

5. 당신의 물리적 작업 공간과 테크노스트레스를 관리하기 위해 경계 설정하기 사무실 문을 닫아 바쁘고 중요하지 않는 한 방해받고 싶지 않다는 암묵적인 메시지를 보내라. 하루 종일이 아니라 계획된 시간에 이메일, 문서 또는 전화 메시지에 회신하라(예, 아침에 한 번, 늦은 오후에 한 번). 과제를 수행하는 동안에는 휴대전화를 끄고 방해받지 않기로 작정하라. 디지털 과부하를 예방하기 위해 디지털 미디어에 집중하는 것에서 타임아웃 해라(Small & Vorgan, 2008). **테크노-두뇌 탈진**을 예방하기 위해 **디지털 안개**(디지털 정신적 안개), **정보 홍수**(디지털 과부하), **스크린 흡입**(온라인 중독), **기진맥진 상태**(정신없지만 비효과적인 다중 작업) 및 **테크노스트레스**를 관리하거나 제한하라(Walsh, 2011).

스트레스 관리 연습 9.1

시간 스트레스 관리하기

당신은 더 나은 시간 관리자가 되기를 원하는가? 시간을 어떻게 사용하는지 살펴본 적이 있는가? 당신의 시간을 낭비하게 하는 것이 무엇인지 안다면 놀랄 것이다. 당신은 테크노스트레스를 경험한 적이 있는가? 만약 그렇다면, 당신은 얼마나 많은 시간을 사회적 네트워킹, 문자 및 온라인 게임을 포함한 디지털 미디어에 사용하는지를 확인하는 것으로 이득을 얻을 수 있다. 48시간의 일상적인 활동에 대한 일지를 작성하라. 유혹이 있을지라도, 당신은 일지를 작성해야 하기 때문에 당신의 일상적인 패턴을 변경하지 않는 것이 좋을 것이다. 결국, 이 연습은 당신의 이득을 위한 것이다. 당신이 시간을 비효율적으로 사용하는 곳을 확인하였다면, 더 나은 시간 관리를 위한 행동 계획을 세워라. 지침을 위해 이 장에서 논의한 일곱 가지 시간 관리 전략들을 참조하라. 다음 당신의 계획을 실행하라. 1주일 동안 시도하고 그것이 얼마나 잘 작동되는지를 보라. 그것이 잘 작동된다면, 당신은 그 계획을 지속하기 원할 것이다. 그렇지 않다면, 약간의 수정을 시도하고 실행을 위한 새로운 계획을 개발하라. 당신이 시간 스트레스를 관리하기 원한다면 다음의 말을 기억하라. "단지 열심히 하지 말고 더 현명하게 일하라."

6. 실현 가능하고 적절할 때 위임하기 낮은 순위의 과제를 위임하는 것은 "A" 순위 과제에 더 많은 시간과 에너지를 집중할 수 있게 한다. 위임하기를 싫어하는 많은 사람들은 자신들이 하지 않으면 정확하게 되지 않을 것이라는 믿음을 가진 완벽주의자들이다. 그들은 프로젝트의 모든 세부 사항을 챙기기 원하고 자신과 다른 방식으로 과제를 수행하는 사람들을 신뢰하지 않는다. 변화하기 위해서는 그들의 가장 중요한 목표를 추구하기 위해 더 많은 시간을 얻는 대신 "통제에 대한 욕구" 중 일부를 놓아야 할 필요가 있다.

7. 이완 시간 계획하기 당신의 배터리를 재충전하기 위해 이완 시간을 계획하는 것은 어떤 사람(예, A유형 성격)에게는 직관에 어긋나는 것 같아 보인다. 하지만 이 아이디어는 단지 일을 열심히 하는 것이 아니라 더 효과적으로 하게 한다. Charlesworth와 Nathan(1985)은 나무꾼으로 일하기 원했던 한 소년에 관한 이야기를 하였다. 스승은 그를 1주일 동안 시험하였는데, 그 소년은 힘이 세기는 했지만, 매일 적은 수의 나무만을 잘랐다. 월요일에 10개의 나무를 자르는 것으로 시작하여 금요일에는 열정과 포부를 가진 나무꾼이 단 하나의 나무를 자르는 데도 고군분투하고 있음에 주목하였다.

"스승님, 저는 아주 열심히 일을 했지만 스승님을 실망시킬까 봐 두렵습니다. 저는 오늘 아직 한 그루의 나무도 베지 못했습니다." 소년이 말했다. "왜 그렇게 조금밖에 하지 못했나?" 스승이 물었다. "저는 정말 노력했는데요." 소년이 대답했다. "얘야, 도끼를 날카롭게 손질할 시간을 가졌느냐?" 소년은 대답했다. "아뇨, 스승님, 저는 정말 너무나 바쁘게 일하느라 도끼를 손질할 시간이 없었습니다." 교훈: 단지 열심히 하지 말고 더 현명하게 일하라.(p. 230)

직무 관련 안녕감

당신이 직무 스트레스를 잘 관리하는 곳에서 일하고 있다고 가정하여 보자. 그것은 좋은 출발이다. 이제, 스트레스가 쟁점이 아니라고 가정하면, 당신은 직업에서 행복해야만 하는가? 이전 장에서 본 바와 같이, 당신이 직무에서 가졌을지도 모르는 어떤 부정적인 감정을 제거하였을지라도 긍정적 느낌을 추가하지 않는다면, 효율적인 직무 스트레스 관리로 인해 당신은 기껏해야 중립 상태로 이동할 것이다. 그렇기 때문에 일에서 행복과 웰빙을 경험하기 위해서는 스트레스를 잘 관리하는 것뿐만 아니라 긍정적인 사고와 느낌을 추가할 필요가 있다. 스트레스를 제거하는 것은 당신이 지금까지 한 것이다. 직무 만족을 위해서는 추가적으로 긍정적인 사고와 느낌이 요구된다. 따라서 직무 만족을 얻기 위한 두 가지 합리적인 목표는 직무 스트레스를 잘 관리하는 것과 직무 관련 안녕감을 위해 노력하는 것이다.

제2장에서 언급한 바와 같이, 안녕감을 경험하기 위한 한 가지 방법은 몰입을 경험하기 위해 "흠뻑 빠지는" 것이다. 몰입이 "현재 순간에 완전히 흡수되는 경험"을 나타내는 것임을 기억하라(Nakamura & Csikszentmihalyi, 2009, p. 195). 우리는 통달감을 느끼면서 동시에 도전적인 과업을 수행할 때 몰입을 경험할 가능성이 가장 높다. 우리가 불안을 느낄 가능성이 있는 과제에 압도된다면(스트레스 정서), 또는 지루함을 느끼는 것들에 의해 충분히 도전되지 않는다면, 그 어느 것도 유쾌한 상태는 아니다. 더욱이 **자기 결정 이론**(self-determination theory)(Deci & Ryan, 1985; Ryan & Deci, 2000)에 따르면, 우리는 우리가 선택한(즉, 자율성의 경험) 현실적인 목표를 향해 나아가도록(즉, 능숙함의 경험) 본질적으로 동기화될 때(즉, 수행의 즐거움) 안녕감을 경험할 기회를 더 많이 갖게 된다. 그 목표들이 재정적 성공 같은 오로지 자기중심적인 목표가 아니라 오히려 소속, 공동체 및 자기 수용 같은 긍정적인 관계의 질(즉, 관계성의 경험)과 관련될 때, 안녕감을 경험할 가능성이 더 크다. 더 나아가, 목표를 향해 잘 나아가고 있을 때 향상된 안녕감

자기 결정 이론: 선택한 현실적인 목표를 향해 움직이도록 본질적으로 동기화될 때, 안녕감 경험의 더 나은 기회를 가진다는 이론

을 경험한다. 요약하면, 직무가 몰입 경험에 대한 우리의 능력을 지지하고, 우리가 선택하는 어떤 말을 가지고 본질적으로 동기화된 목표를 추구하며, 목표를 위해 일을 할 때 다른 근로자들과 긍정적인 접촉을 형성하고 유지하며, 적당한 속도로 목표 달성을 향해 앞으로 나아가는 경험을 한다면 안녕감이 촉진될 가능성이 있다.

이것도 좋은 시작이지만, 높은 직무 만족으로 가는 구성 요소들이 다양하고 복잡하기 때문에 완벽한 모습은 아니다. Peter Warr(2005, p. 555)는 직장에서 웰빙을 결정하는 직무 환경에 대한 10가지 중요한 요인들에 대한 틀을 제시하였다. 당신이 보는 바와 같이, 이것들 중 일부는 이전에 논의된 구성 개념들과 중첩된다.

1. "개인적 통제를 위한 기회" 이는 개인이 작업을 어떻게 수행할 것인지에 대한 자율성, 선택의 자유 및 의사결정 능력 같은 자기 결정 이론에서 이전에 논의된 측면들을 포함한다.

2. "기술 사용에 관한 기회" 능숙함의 경험과 관련된 직무에서 개인의 기술과 재능을 사용할 수 있는 능력도 자기 결정 이론에 따른 중요한 욕구이다.

3. "외부에서 생성된 목표" 타인(예, 조직의 리더)에 의해 제시된 목표는 합리적이어서 양적이거나 질적인 직무 과부하를 경험하지 않아야 한다. 그들은 역할 갈등이 일어나는 것을 피하기 위해 분명하게 의사소통해야 한다. 우리가 적절한 직무 만족을 경험하려면 직무 요구를 수용할 만한 충분한 자원이 있어야 한다.

4. "다양성" 일과를 변화시키고 업무 과제에 대한 특성을 변화시키는 것은 지루함을 예방하는 데 도움이 된다. 이것 또한 새로운 기술 개발을 조성할 수 있는 새로운 도전을 소개하고 새로운 도전이 우리의 능력을 초과하지 않는다면 몰입 경험을 촉진한다.

5. "환경적 명확성" 작업자의 수행에 대한 적절하고 정확한 피드백을 제공하는 것과 만족스러운 작업 행동이나 불만족스러운 작업 행동의 결과에 대한 의사소통은 모호성을 줄이는 데 도움이 된다. 직무에 대한 향후 보장을 명확히 하는 것은 불확실성을 줄일 수 있다.

6. "돈의 이용 가능성" 급여와 전체 소득은 전반적인 직무 만족에서 어떤 역할을 한다. 작업자들은 동일한 직무 범주에 있는 다른 작업자의 급여와 자신의 급여를 비교하는 **사회 비교** 절차를 사용하는 경향이 있다. 만약 자신의 급여가 동일한 직무를 수행하는 유사한 경험을 가지고 있는 다른 사람들의 급여보다 적다고 생각한다면, 불만족할 가능성이 높다(Clark & Oswald, 1996).

7. "신체적 안전" 만약 작업자가 안전하지 않은 작업 상태로 인해 위험에 빠졌다고 느낀다면, 작업자가 불만족할 가능성이 크다는 것은 말할 필요가 없다. 과도한 열이나 소음 같은 환경적인 물리적 스트레스원도 만족을 줄일 수 있다. 편안하고 안전하며 인체공학적으로 건강한 작업환경이 최상이다.

8. "지지적인 지도 감독" 효과적인 리더십과 지지적인 관리는 종업원들이 만족스러운 업무 목표를 달성하기 위한 긍정적이고 도움이 되는 작업환경을 만들 수 있다.

9. "대인 간 접촉의 기회" 동료들이 직무를 함께 하면서 많은 사회적 보상(예, 인정, 사회적 지지)을 제공하기 때문에 직장에서 만족스러운 사회적 관계를 가질 수 있는 기회를 가지는 것은 중요하다. 그렇지만 빈번한 대인 간 갈등이 있다면, 사회적 보상은 줄어들고 근로자들이 만족할 가능성은 줄어든다.

10. "의미 있는 사회적 지위" 작업자에게 의미가 있는 직무를 갖는 것은 중요하다. 직무의 상태나 직업의 명성 또한 직무 만족에서 역할을 할 수 있다.

작업 스트레스에 대한 조직의 중재

만연되어 있는 작업 스트레스를 감안할 때, 조직은 종종 조직 스트레스원에 더 잘 대처할 수 있도록 어떻게 근무자들을 도와줄 수 있는지 묻는다. 조직적 작업 스트레스 중재는 직접적으로 근무사나 조직 그 자체에 목표를 두며, 예방 지향적이거나 회복 지향적일 수 있다. 이러한 차이들은 1차 예방, 2차 예방, 3차 예방으로 알려진 중재 수준을 반영한다. 1차 예방의 범위는 예방적-스트레스원의 수나 강도를 줄이기 위한 것으로 작업환경, 기술 또는 조직 구조를 변경하는 것으로 표적으로 한다. 이에 기저하는 가정은 스트레스를 관리하는 가장 효과적인 접근은 스트레스원을 제거하는 것이다. 1차 예방의 예로는 직무 재설계, 역할 재구조화 및 조직 재구조화 등이 있다. 2차 예방의 범위는 예방적/반응적-스트레스원에 대한 개인들의 반응을 수정하는 것으로 표적은 개인이다. 이에 기저하는 가정은 스트레스원이 제거하거나 줄일 수 없는 것이어서 스트레스원에 대한 개인의 반응에 집중하는 것이 최선이라는 것이다. 그 예로는 스트레스 관리 훈련, 의사소통과 정보공유하기 및 "복지" 프로그램이 있다. 3차 예방의 범위는 치료로 이 결과들에 더 효과적으로 대처하도록 개인을 도움으로써 스트레스원에 대한 손상된 결과를 최소화하는 것으로 표적은 개인이다. 이에 기저하는 가정은 초점은 그들이 발생시킨 문제의 "치료"로 근로자 지원 프로그램과 상담을 그 예로 들 수 있다.

EAP는 보통 고용주 적립 기금으로, 조직의 인적자원부의 구성 요소이다. 그렇지만 실제적인 서비스는 전형적으로 주 조직과 계약을 맺은 다른 조직을 통해 건강, 상담 및 복지 전문가들에 의해 전달된다. 고통받고 있는 근로자는 회사의 EAP에 의뢰됨으로써 즉각적인 처리를 받는다. Cooper 등(2011, p. 346)은 EAP에 대한 근로자들의 만족도가 높다고 보고하였지만, EAP의 제한된 평가 연구에 대해 실제적이고 방법론적인 제약(예, 서비스를 이용하는 직원에 대한 비밀 유지, 종단적 연구 수행의 어려움)이 있다면, "단순히 이 중재들의 효과성에 관한 전반적인 결론을 도출하는 것은 가능하지 않다."고 이 영역의 연구에 대한 조사로부터 결론을 내렸다.

긍정심리학 접근

Nelson과 Simmons(2011)는 작업 스트레스의 연구에 긍정심리학 이론과 연구를 적용하여 스트레스에 대한 총체론적 모형을 제시하였다. 아직 검증되지 않은 모형으로서 그들의 독특한 측면은 조직이 근로자들의 **디스트레스**(distress) 예방 이외에도 **유스트레스**(eustress) 생성에 관심을 가져야 한다는 아이디어를 촉진한 것이다. 그들은 **의미성**과 **통제 가능성** 같은 Antonovsky(1979, 1987)의 응집감 모형에서 발견한 요인뿐만 아니라 유스트레스의 지표로서 **희망**, **긍정적 정서**, **만족감**, **관여**, **활력** 같은 긍정심리학 요인들을 알았다. 만약 근로자들이 디스트레스에 대처하는 방법을 학습하면서 동시에 유스트레스 경험 향유하기를 학습한다면, 단순히 디스트레스 관리에 집중하기보다는 자신들의 작업 스트레스를 성공적으로 관리할 가능성이 더 높다. 유스트레스를 생성하는 예는 관리자가 희망을 만들기 위해 의미 있는 목표를 설정하기, 작업자의 만족감을 증진시키기 위해 더 많은 정보 공유하기, 작업자가 긍정적이고 매력적인 것을 찾을 수 있는 기능을 향상시키기 위해 직무 재설계하기 등이 포함된다. 그들의 완전한 모형을 위해서는 그림 9.1을를 보라.

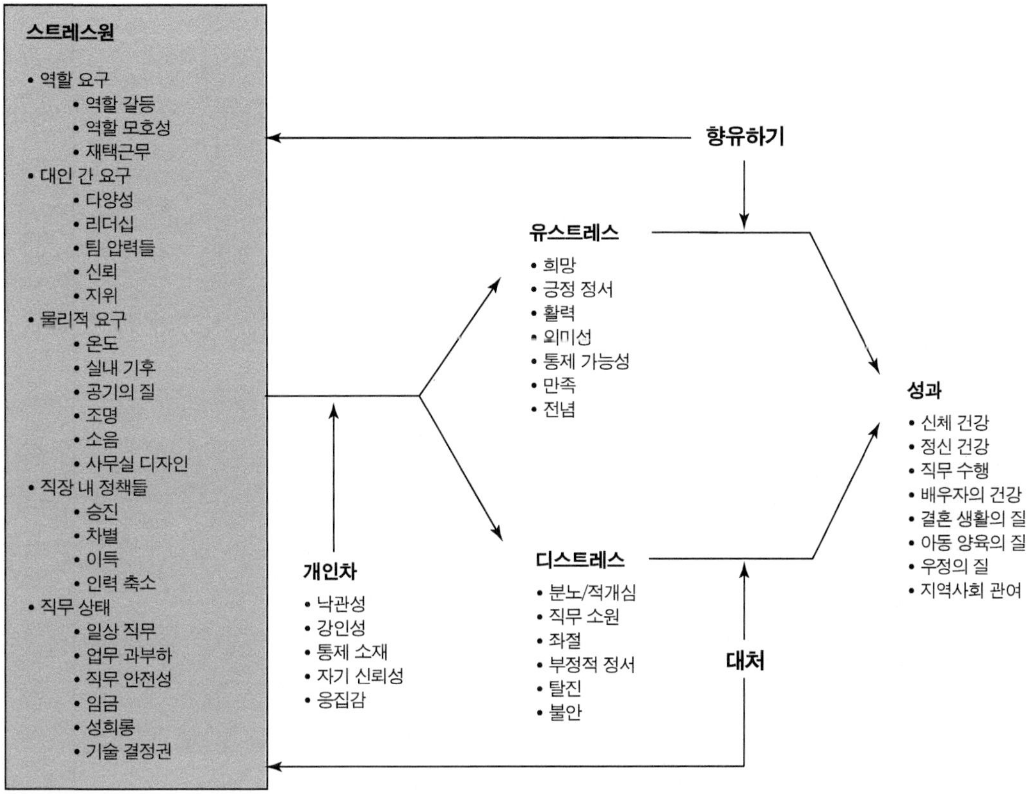

그림 9.1 **Nelson과 Simmons(2011)의 스트레스에 대한 총체론적 모형**

출처: Nelson, D. L., & Simmons, B. L. (2011), Savoring eustress while coping with distress: The holistic model of stress in J. C. Quick & L. E. Tetrick (Eds.), *Handbook of Occupational Health Psychology*, 2nd ed., pp. 55-74. Washington, DC: American Psychological Association.

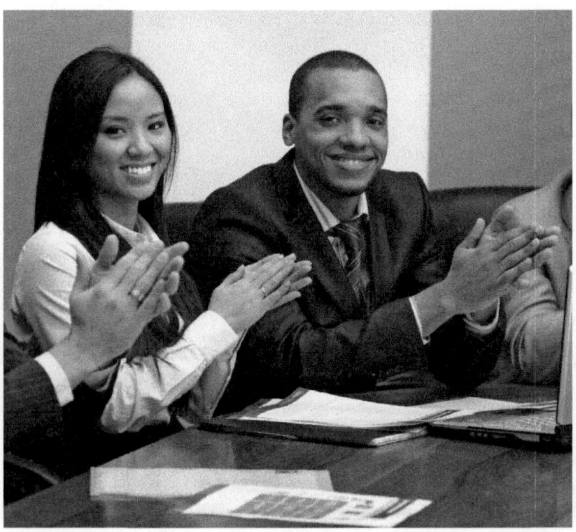

Nelson과 Simmons(2011)의 총체론적 모형에 따르면, 조직은 근무자의 디스트레스 예방뿐만 아니라 근무자의 유스트레스 촉진에도 초점을 두어야 한다.

요약과 개념 정리

- 조직 스트레스의 한 형태는 조직 역할 스트레스이고, 역할 갈등, 역할 모호성, 양적 과부하와 질적 과부하 같은 역할 과부하가 포함된다.
- 조직 스트레스의 인간-환경(P-E) 적합 모형은 작업자의 특성과 작업환경 간에 지각된 부적합을 스트레스원으로 본다.
- 직무 요구-통제 모형(또는 직무 압박 모형)은 스트레스가 낮은 직무 통제를 가지고 있으면서 높은 심리적 직무 요구를 경험하는 근로자에게 발생된다고 진술한다.
- 노력-보상 불균형(ERI) 모형은 높은 비용을 요구하지만 낮은 혜택을 얻는 직무 노력이 스트레스적이라고 제안한다.
- 조직 불형평 모형은 조직에서 소득, 절차 및 대인 간 교류에 대한 지각된 불형평이 스트레스적이라고 가정한다.
- 특정 직업과 직무가 스트레스적이라고 제안하는 연구는 경찰, 소방관, 사회사업가, 교사, 간호사, 의사, 사무직과 경영직 업무를 포함한다.
- 직무 긴장, ERI 및 조직 불형평 스트레스가 해로운 심혈관 건강에 미치는 영향은 처음에는 건강한 참가자에 대한 수많은 전향적 연구에서 보고되었다.
- 교대 근무는 더 높은 비율의 위장(GI) 문제, 관상성 심장 질환(CHD), 유방암 및 결장암을 예측한다.
- 오랜 시간 일하는 근무 계획은 심근경색(MI)의 위험을 증가시키는 것과 관련되어 있다.
- 탈진은 정서적 보루나 자원 같은 개인적 에너지의 점진적인 고갈을 포함한다.
- 연구들은 탈진과 생체 소진의 중첩되는 개념이 해로운 심혈관 건강 상태와 관련되어 있음을 지적한다.
- 탈진과 연관된 다른 해로운 건강 상태들은 제2형 당뇨병과 근골격 통증의 발생을 포함한다.
- 직장 내 희롱과 직장 내 차별은 스트레스를 일으킨다.
- 인종차별은 더 큰 심혈관 반응과 연관되어 있다.
- 성희롱이 표적이 되는 것은 직장에서 더 적은 생산성, 해로운 신체적·정신적 건강 증상 경험, 병가 사용, 알코올 남용 또는 이직의 가능성을 증가시킨다.
- 자기 결정 이론에 따르면, 안녕감은 우리가 본질적으로 그것을 추구하려고 동기화되었기 때문에 선택하는 현실적인 목표를 가지고 일할 때 생긴다.
- 안녕감을 지지하는 작업환경들은 자율성을 경험할 수 있는 기회, 능력, 작업 다양성, 환경적 명확성, 돈, 신체적 안전, 효과적이고 지지적인 리더십, 동료와의 만족스런 관계, 합리적인 외부 목표 및 의미 있거나 지위를 가지고 있는 직무를 포함한다.
- 시간은 목표의 결여, 너무 많은 목표, 꾸물거림, 완벽주의 및 작업 방해를 통해 낭비될 수 있다.
- 시간 관리 전략들로는 매일 시간 일지 작성하기, 목표를 세우고 우선순위 매기기, Pareto 원리 따르기, 가지치

기와 잡초 제거하기, 경계 설정하기, 위임하기, 이완 시간 계획하기 등이 있다.

- 작업 스트레스에 대한 조직의 중재는 1차 예방, 2차 예방, 3차 예방 전략들을 포함한다.
- Nelson과 Simmons(2011)는 조직이 근로자의 디스트레스를 예방함에 따라 유스트레스를 산출하는 것에 초점을 두어야 한다는 아이디어를 장려하는 스트레스에 대한 총체적인 모형을 제시하였다.

비평적 사고 질문

1. 조직 스트레스의 다섯 가지 모형 중 현재 당신의 직무나 학생으로서 당신의 역할에 가장 잘 적용되는 것은 어떤 것인가? 그것은 어떤 방식으로 적용되는가? 당신이 이러한 유형의 스트레스를 다루기 위해 사용할 수 있는 가장 효과적인 전략들은 무엇인가?
2. 활력과 몰두는 어떻게 유사하고 어떻게 상이한가? 당신이 학교나 직장에서 탈진을 예방하기 위해 사용할 수 있는 상위의 세 가지 전략들은 무엇인가? 당신은 학교나 직장에서 당신의 활력과 몰두를 어떻게 증가시킬 수 있는가?
3. 당신이 학교나 직장에서 과제를 미룰 때, 일차적인 이유는 무엇인가? 꾸물거리는 것을 예방하기 위해 할 수 있는 상위 세 가지 전략들은 무엇인가?
4. 직장에서 웰빙을 결정하는 직무 환경에 대한 Peter Warr(2010)의 10가지 중요한 요소들 중, 당신의 웰빙을 가장 많이 결정하는 상위의 세 가지는 무엇인가? 당신은 왜 이 세 가지를 선택하였는가? 각각을 설명하라.
5. 고용주들은 어떤 방식으로 근로자의 디스트레스를 줄일 수 있는가? 그들은 어떻게 근로자의 유스트레스를 가장 잘 촉진할 수 있는가?

주요 용어와 개념

1차 예방
24시간 주기 리듬
2차 예방
3차 예방
Pareto 원리
교대 근무
낮은 직무 재량
냉소주의
노력-보상 불균형 모형
멜라토닌
몰두
사회 비교
생체 소진
성적 강압
성희롱
송과선
스트레스 심사
시간 관리
양적 과부하
역할 갈등
역할 과부하
역할 모호성
인간-환경 적합 모형
자기 결정 이론
작업 스트레스
정서적 소진
조직 불형평 모형
조직 스트레스
조직 역할 스트레스 모형
직무 스트레스
직무 압박
직무 요구-통제 모형
직장 내 차별
직장 내 희롱
질적 과부하
탈진
테크노스트레스
활력

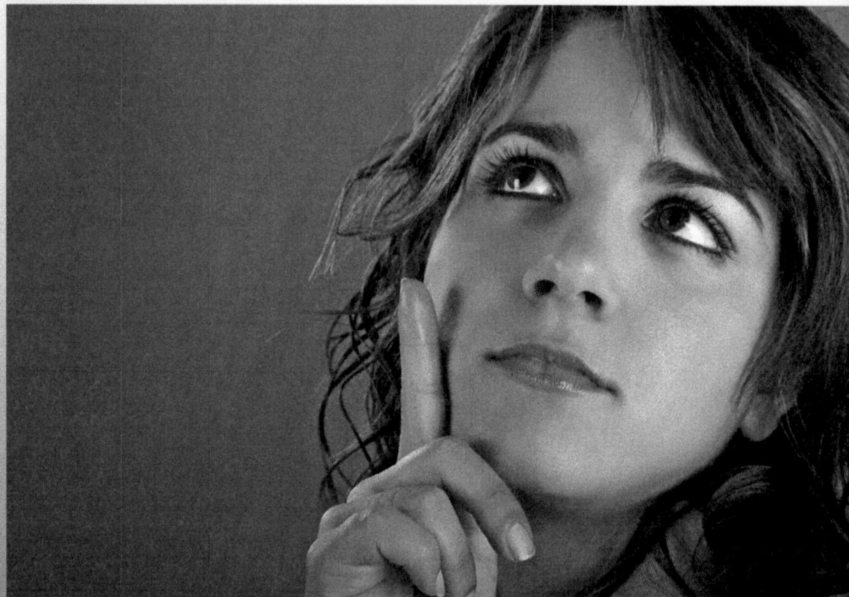

제 10 장

당신이라고 생각하는 것은 당신이 아니다.
오히려, 당신이 생각하고 있는 바로 그것이 당신이다.

~UNKNOWN

인지적 및 행동적 접근

우리는 시간에 쫓기는데 풀어진 신발끈을 묶어야 하는 것과 같은 사소한 골칫거리부터 우리가 서 있는 땅이 지진으로 심하게 흔들리고 갈라지는 중요한 인생 사건에 이르기까지 무수히 많은 스트레스원에 대처하며 살아가는 우리의 일상을 살펴볼 수 있다. Keesee, Currier와 Neimeyer(2008, p. 1157)와 면담한 한 어머니의 이야기를 생각해 보자. "내 아들의 살해 사건은 크리스마스 전날 아침 식사를 마치고 식당에서 나갔을 때 발생한 기괴하고 우연한 사건이었습니다. 가까운 정비소에서 도둑질을 하고 차를 훔친 한 차량 절도범이 아들에게 말을 걸고 근거리에서 총을 쏘았습니다. 내 아들은 가족을 볼 기회조차 없이 홀로 죽었습니다. 나는 이 사건의 의미를 전혀 이해할 수가 없습니다. 그 죽음이 아무런 의미가 없다는 사실을 참고 견디는 것이 너무나 어렵습니다."

이것은 34세 된 아들이 의미 없이 죽은 후 8년이 지났지만 여전히 적응할 수 없어 몸부림치는 어머니의 이야기이다. 이렇게 고통스럽고 가슴이 찢어지는 상실에 어떻게 대처해야 하는가? 자녀를 잃는 것은 자녀보다 부모가 먼저 세상을 떠나는 자연계의 법칙을 위반하는 것이기 때문에 특히 끔찍한 것이다. 이러한 상황에 대처하기 위해 부모는 상실의 의미를 이해하고(의미 이해), 또는 상실로부터 어떤 의미를 추출하고자 하며(의미 결정), 또는 인지적 전략이나 행동적 전략들 중의 하나를 사용하고자 노력할 수도 있다.

이 장은 이러한 전략들을 더 자세히 살펴보고, 외상적 스트레스를 포함한 스트레스에 대처하기 위해 이들을 어떻게 사용하는지를 조사하며 가장 효과적인 전략이 무엇인지를 탐구한다.

대처 전략의 일반적 유형

대처란 내적 또는 외적 요구를 다루기 위해 자원과 전략들을 효과적으로 사용하는 것을 의미한다(제1장 참조)는 것을 회상해 보라(Coyne & Holroyd, 1982). 대처의 다른 정의는 "잠재적으로 해롭거나 스트레스적이라고 평가되는 상황을 관리하고자 하는 노력"이다(Kleinke, 2007, pp. 290-291). Folkman과 Moskowitz(2004)는 대처 분야가 1966년에 Richard Lazarus가 출간한 『심리적 스트레스와 대처 과정(*Psychological Stress and the Coping Process*)』이라는 책에 자극을 받아 1970년대와 1980년대 사이에 자체적으로 파생되었다는 점에 주목하였다. 당시에 대처 과정을 이해하기 위한 Lazarus의 인지 행동적 접근은 유사한 현상을 설명하기 위하여 Freud의 방어 기제를 이용하는

표 10.1 네 가지 주요 대처 범주에 관한 대처 전략의 예

문제 중심적 대처	정서 중심적 대처	지지 추구 대처	의미 만들기 대처
"나는 행동의 계획을 만들고 그것을 따른다."	"나는 기분이 좋아지게 하기 위해 다른 일들에 빠져 있다."	"나는 친구나 지인으로부터 정서적 지지를 얻으려고 노력한다."	"나는 발생한 사건에서 무언가 좋은 것을 찾기 위해 노력한다."

전통적인 접근과 비교해서 새로운 것이었다.

초창기부터 연구자들은 사람들이 사용하는 우세한 대처 전략을 이해하는 데 많은 진전을 보였다. 그들이 발견한 것은 무엇인가? Folkman과 Moskowitz(2004)에 따르면, 대처 전략들은 네 가지 주요 범주로 나뉜다. 즉, 문제 중심적 대처, 정서 중심적 대처, 지지 추구 대처, 의미 만들기 대처이다. 각각의 예는 표 10.1에 제시되어 있다.

Folkman과 Lazarus(1980)가 제안한 대처 전략의 첫 번째 이론 중 하나는 두 가지 광범위한 범주의 대처 전략인 문제 중심적 대처와 정서 중심적 대처로 나뉜다. **문제 중심적 대처**는 고통(즉, 문제)의 지각된 원인을 처리하는 것과 관련된 반면, **정서 중심적 대처**는 문제(즉, 부정적 정서)로 야기된 고통을 관리하는 것을 의미한다.

문제 중심적 대처: 고통의 지각된 원인을 처리

정서 중심적 대처: 문제로 야기된 고통을 관리

두 가지의 차이를 보여 주기 위해서는, 통찰 연습 10.1을 완성할 것이 요구된다.

적합도 가설(Folkman, 1984)은 대처 전략과 스트레스원에 발휘할 수 있는 통제의 정도가 적합할 때 가장 효과적인 대처가 이루어질 것이라고 제안한다. 스트레스원에 대해 높은 통제력을 발휘할 수 있는 상황에서는 문제 중심적 대처가 가장 적합하다. 하지만 스트레스원을 거의 또는 전혀 통제할 수 없을 때는 정서 중심적 대처가 가장 적합하다. 다시 말하면, 당신이 해결하여 제거할 수 있는 문제라면, 최선의 대처 전략은 문제에 부딪치는 것이다. 하지만 문제를 제거할 수 없다면, 최선의 대처 전략은 해결되지 않는 문제를 해결하기 위해 노력하기보다는 스트레스원에 대한 당신의 정서적 반응을 관리하는 것이다.

대처에서 적합도 가설에 관한 실질적인 지지가 있을지라도, Folkman과 Moskowitz(2004)는 관련된 연구들을 검토한 후 타당도에 관한 경험적 증거들이 항상 일관되지는 않는다고 결론을 내렸다. 많은 사례에서 적합도 가설이 지지되지만, 다른 사례들에서는 일관적이지 않다. 예를 들어, 적합도 가설을 지지하는 한 연구(Terry & Hynes, 1998)에서, 체외 수정 시도(대부분 통제 불가능한 결과)

통찰 연습 10.1

먼저, 지난달에 가장 스트레스를 많이 주었던 일을 생각하시오. 이제 당신이 스트레스원을 처리하기 위해 사용하였던 항목표에 대처 반응을 표시하시오.

당신의 대처 전략은 무엇인가?

대처 반응 항목표

1	행동 계획을 세우고 그에 따른다.
2	상황의 긍정적인 면을 보려고 노력한다.
3	한 번에 하나씩 천천히 점진적으로 일을 처리한다.
4	기분이 나아지도록 다른 일에 몰입한다.
5	너무 서두르거나 처음 직관에 따라 행동하지 않으려고 노력한다.
6	잠시 그 일로부터 벗어나 있다.
7	무엇을 해야 하는지를 알고 그 일을 열심히 하려고 한다.
8	다음에는 상황이 다를 것이라고 나 자신과 약속한다.
9	그 상황에서 어떤 긍정적인 것을 얻을 것이라고 협상하거나 타협한다.
10	긴장을 줄이기 위해 더 많은 운동을 한다.

Billings와 Moos(1984)가 만든 위의 항목표는 문제 중심적 대처 또는 정서 중심적 대처 문항의 항목들이다. 당신이 주로 홀수 문항에 동의하는지 또는 짝수 문항에 동의하는지를 확인하였는가? 주로 홀수 문항에 동의하였다면, 스트레스원에 대처하는 당신의 주된 접근은 문제 중심적일 것이지만, 짝수 문항에 주로 동의하였다면, 당신의 주된 접근은 정서 중심적이다. 당신은 두 가지 모두를 조합해서 사용하고 있을 수 있다.

당신 스스로 하는 다음 질문은 대처 전략이 얼마나 효율적이냐 하는 것이다. 당신은 스트레스원을 얼마나 잘 통제할 수 있는가? 이 단락에서 논의된 적합도 가설로 알려진 한 가지 아이디어는 당신이 스트레스원을 통제할 수 있다면 문제 중심적 대처 전략이 가장 좋지만, 스트레스원을 통제할 수 없다면 정서 중심적 대처가 낫다는 것이다. 당신의 결과는 적합도 가설과 일치하는가?

에 실패를 경험한 여성들 중 정서적 접근 대처를 사용한 사람들이 문제 중심적 대처를 사용한 사람들보다 더 잘 적응하였다. 그렇지만 동일한 연구에서 정서 중심적 회피 대처의 형태인 현실 회피 전략을 사용한 여성들은 그들의 낮은 통제 능력에 대한 지각과 대처 전략이 적합했을지라도 좋지 않은 적응을 보여 주었다. 또 다른 연구에서(Macrodimitris & Endler, 2001), 그들의 통제 가능한 건강 상태를 관리하기 위해 적극적 문제 중심적 대처를 사용하는 제2형 당뇨병을 가진 사람들은 우울증을 적게 보였다. 그러나 적합도 가설과 반대로, 문제 중심적 대처의 사용은 통제 지각과 관련이 없었다. 반면, 낮은 통제감과 결합되었을 때 정서 중심적 대처를 사용하는 것은 더 나은 심리적 적응과 관련되어 있어서 적합도 가설을 지지하였다.

Billings와 Moos(1981)는 대처를 세 가지 범주로 구분하였다. 계획 세우기 같은 적

표 10.2 문제 중심적 대처와 정서 중심적 회피 대처에 관한 인지적 · 행동적 대처 전략의 예. Billings와 Moos(1981)는 인지적 · 행동적 회피 전략을 단순히 회피 대처라고 부르는 하나의 범주로 묶은 반면, 문제 중심적 대처를 적극적 인지 및 적극적 행동 대처 전략으로 나누었다는 점을 기록하였다.

	문제 중심적 대처	정서 중심적 회피 대처
인지적 대처 전략	"나는 행동의 계획을 세운다."	"나는 그 일이 일어났다는 것을 믿지 않았다."
행동적 대처 전략	"나는 문제를 없애려고 추가적인 행동을 취했다."	"나는 더 많이 먹는 것으로 긴장을 줄이려고 노력했다."

극적 인지는 정신적으로 지향된 문제 중심적 대처를 사용한다. 열심히 노력하기와 같은 적극적 행동은 활동 지향된 문제 중심적 대처를 사용한다. 그리고 회피 대처는 인지적 또는 행동적 전략의 사용이 포함될 수 있는 정서 중심적 대처의 한 형태이다. 표 10.2는 대처 전략들이 네 가지 범주로 어떻게 분류되는지에 대한 예이다. 그러나 Billings와 Moos(1981)는 인지적 · 행동적 회피 대처를 간단하게 회피 대처라고 부르는 하나의 범주 안에 묶어서 기록하였다.

회피 대처 항목들은 "내 감정을 고수했다.", "대개 사람들과 함께 있는 것을 피했다.", "그 일이 일어났다는 것을 믿지 않았다.", "더 많이 먹는 것으로 긴장을 줄이려고 노력했다."는 것이 포함된다(Holahan & Moos, 1987, p. 949). 일반적으로 회피 대처는 그 자체가 곧 사라지는 것과 같은 사소하거나 일시적인 짜증을 처리하는 전략으로서는 효과적이다. 그러나 심각하거나 만성적 문제에서 회피 대처는 단지 일시적으로 고통을 경감시켜 줄 뿐이다. 이것은 효과적인 장기 전략은 아니다. 가장 좋은 회피 대처는 양탄자 아래로 문제를 몰아넣는 것이다. 반복적으로 몰아넣은 후 양탄자에는 무슨 일이 일어날까? 양탄자가 울퉁불퉁하게 되어 걷기가 어렵게 된다. 비록 숨어 있지만 문제들은 여전히 그곳에 있으며 점점 더 커져서 우리로 하여금 문제가 있음을 상기시킨다. 더욱이 회피 대처는 부정적인 경험이나 피드백으로부터 개인적 성장을 경험하는 우리의 능력을 방해한다. 사람들이 자신들의 어려움을 인식하거나 처리하려는 시도조차 하지 않는다면 그것들로부터 어떻게 배울 수 있을까? Kleinke(2007, p. 305)는 관련 문헌들을 검토한 후 다음과 같은 결론을 내렸다. "성공하지 못한 대처자는 삶의 도전에 부인과 회피로 반응한다. 그들은 최선의 해결책을 찾기 위해 시간과 노력을 들이지 않고 문제로부터 철수하거나 충동적으로 반응한다."

때로 회피 대처 전략으로서 거리 두기(예, "나는 마치 아무것도 일어나지 않은 것처럼 계속할 거야.")는 적응적일 수 있지만, 회피 대처의 다른 형태인 **도주-회피**(예, "나는 이 상황이 사라지거나 어떻게든 끝나기를 원해.")는 일반적으로 부적응적이다(Folkman & Lazarus, 1988a). 예를 들어, 당신이 암에 걸렸는지를 알아보기 위해 집에서 조직검사 결과를 기다리고 있다면, 걱정스러운 생각들을 한쪽에 치워 놓는 것이 두려움과 불안을 관리하는 데 일시적으로 도움이 될 수 있지만, 문제가 사라지기를 원하는 것은 아니다. 이와 유사하게, 후에 검사 결과가 양성이라는 정보를 받았다면, 결과를 믿지 않고 부인하고 거부하는 전략을 사용하는 것은 일시적으로는 불안을 완화할 수 있을지라도 장기적으로는 재앙이 될 수 있다.

문제 중심적 대처와 정서 중심적 대처 이외에도, 요인 분석 연구들은 **지지 추구**가 또 다른 중요한 독립적인 대처 전략이라고 제안한다(Amirkhan, 1990). 지지 추구의 예는 "친구나 지인에게 공포와 걱정들을 털어놓는다.", "당신을 가장 잘 알고 있는 사람들로부터 안심되는 말을 구한다.", "이 상황이 어떻게 변할 것인지에 대한 조언을 얻기 위해 친구에게 간다." 등이 포함된다(Amirkhan, 1990, p. 1070). 제8장에서 논의한 건강과 안녕감에 대한 출처의 중요성을 생각해 보라.

문제 중심적 대처, 정서 중심적 대처 및 사회적 지지 추구 대처로 범주화하는 것은 사람들이 스트레스를 어떻게 처리하는지에 관한 광범위한 전략을 분류하기 위해서는 중요하지만, 1990년대 연구자들은 의미에 근거한 대처의 사용을 고려하지 않은 이 세 가지 전략으로는 충분하지 않다고 생각하였다. Park과 Folkman(1997)에 의해 제안된 대처에 대한 네 번째 일반적 범주는 사람들이 스트레스적인 상황에서 의미를 끌어내기 위해 어떻게 인지적 전략을 사용하는지에 관한 것이다. **의미 만들기 대처**로 알려진 이 네 번째 범주는 치매에 걸린 사랑하는 사람을 장기간 보살피거나 사랑하는 사람의 상실과 같이 일반적으로 문제 중심적 대처를 사용하는 것이 도움이 되지 않는 스트레스적인 상황에서 의미를 형성하기 위해서 우리의 가치, 신념 그리고 목표를 사용하는 대처이다.

의미 만들기 대처: 문제 중심적 대처를 사용하는 것이 일반적으로 도움이 되지 않는 스트레스적인 상황에서 의미를 형성하기 위해서 개인의 가치, 신념 그리고 목표를 사용하는 것

Park과 Folkman(1997)의 의미 만들기 대처 모형에 따르면, 사건에 대한 전반적 의미에 대한 초기 평가는 귀인, 1차적 판단, 2차적 판단을 통해서 이루어지는데 평가된 전반적 의미와 상황적 의미가 일치할 때는 스트레스가 발생하지 않는다. 그렇지만 전반적 의미와 상황적 의미가 일치하지 않는 경우에는 의미 만들기 대처를 통해 스트레스를 완화시키기 위한 대처전략이 필요하다. 의미 만들기 대처 과정을 보면 대처전략(문제 중심적 대처, 정서 중심적 대처, 의미의 재평가, 상황적 의미, 전반적 신념과 목표들)을 통해서 변경된 상황적 및/또는 전반적 의미가 일치할 때는 이를 수용하고 스트레스가 해결되는 것으로 볼 수 있지만, 불일치할

경우에는 반추를 통해 의미 만들기 대처 과정을 반복하게 된다. 무엇이 전반적 의미인가? **전반적 의미**는 세상에 대한 우리의 경험을 해석하기 위해 사용하는 핵심 가치, 신념 및 목표에 대한 체계의 산물이다. **전반적 신념**은 "공정성, 정의, 행운, 통제, 예측 가능성, 일관성, 박애 및 개인적 취약성"과 같은 넓은 영역을 포함한다. 그리고 **전반적 목표**는 "관계, 일, 재산, 지식, 성취와 같이, 사람이 나아가거나 성취하거나 유지하고자 하는 아이디어, 지위 또는 대상"이 포함된다(Park, 2008, p. 972).

이 장의 초반에서 납득할 수 없는 이유로 아들이 살해당한 어머니의 비통함을 생각해 보라. 우리가 조심스럽게 그녀의 신념과 목표를 추측해 본다면, 외상적 사건은 "사람들은 자비롭고 세상은 일관성이 있다."라는 그녀의 전반적 신념과 "내 아들은 무분별한 행동 때문에 살해되었다."라는 상황적 경험 간의 불일치로 이어질 가능성이 있다. 더욱이 가족의 건강과 친밀한 가족관계에 대한 그녀의 전반적 목표는 아들의 갑작스럽고 비극적인 죽음으로 침해당했다. 이것은 흔히 의미 만들기 대처와 관련해서 고통을 창출하는 엄청난 유형의 사건이다. 그녀는 고통을 경감시키기 위해 정서 중심적 또는 지지 추구와 같은 대처를 사용할 수 있지만, 결국에는 의미에 관한 전반적 구조와 상황적 구조 간의 불일치를 어떻게 해결할 것인지에 직면하게 되었다.

흔들리거나 상실된 의미를 회복하기 위해서는 상황적 의미나 전반적 의미 중의 하나 또는 두 가지 모두에 대한 의미를 만들기 위해 변화가 필요하다. 의미 만들기는 폭넓은 전반적인 의미의 틀에 특정한 상황적 사건의 의미를 맞추거나(즉, 동화) 또는 특정한 상황적 사건의 의미에 부합하도록 폭넓은 전반적인 의미의 틀을 변경하기 위해서(즉, 타협) 인지적 재구조화(기존에 있던 가정과 신념을 재가공하고 새로운 것으로 그들을 대체하기)를 사용한다. 이 과정이 **의미 만들기**로 알려진 인지적 성과를 산출한다. 이러한 불일치를 해결하지 못하면 적응에서 어려움을 경험하고 사건이 가지고 있는 한계를 극복하기 위해 반복적인 시도를 하게 된다. 의미 만들기 과정이 상황적 및 전반적 의미 간의 일치를 만들어 내고, 수용 또는 문제해결을 가져올 때 좋은 적응이 이루어진다.

예를 들어, 아마도 유족의 어머니는 가족이 정서적으로 더 친밀해지기를 원하는 그녀의 전반적인 목표(즉, 동화)와 일치하여, 실제로 그렇다면, 살아 있는 가족들이 더 친밀해지게 되었다는 생각을 통해 아들의 죽음에 대한 어떤 의미를 만들어 낼 수 있을 것이다. 그 대신에 그녀는 상황에 맞추어 자신의 세계관을 수정하여 세상이 일관성이 있다는 전반적 신념을 바꾸어서 세상을 그녀가 이전에 믿었던 것보다 훨씬 더 무작위적이고 위험한 것(즉, 타협)으로 볼 것이다. 아마도 이렇게 함으로써 그녀는 자신이 통제할 수 없는 사건을 수용함에 따라 이제는 더 개인적인 힘과 지혜를 가지고 있다고 믿을 것이다. 기존에 있던 도식이나 인지적 틀(즉, 그녀의 전반적 의미)에 새로운 정보를 추가하는(즉, 상황적 의미) **동화** 과정은 더 작은 것에 맞추기 위해(즉, 상황적 의미) 더 큰 조직 도식(즉, 그녀의 전반적 의미)을 바꾸는 **타협** 과정보다 일반적이다.

1980년 음주 운전 반대 어머니회(Mothers Against Drunk Driving, MADD)의 설립자인 Candace Lightner는 교외에 있는 자전거 도로를 걷는 중 음주 운전자에 의해 딸 Cari가 사망(당시 13세)한 사건에 대처하기 위해 의미 만들기 대처를 사용하였다. 가해자는 이전에 세 차례의 음주 운전 유죄 판결을 받았던 47세 남자였다. 경찰관은 그녀의 딸을 죽인 남자가 이전에 음주 운전 뺑소니 사건에서 보석금을 내고 풀려났음에도 불구하고 수감되지 않을 가능성이 있다고 Candace에게 알려 주었다. Candace는 곧 Cindi Lamb을 만났는데, Cindi는 고속도로에서 시속 110킬로미터로 주행하던 음주 운전 차량과 충돌하는 사고를 당해 사지가 마비된 Laura(당시 5세)의 어머니이다. 그들은 함께 음주 운전에 관한 법을 강화하고 피해자를 지원하기 위해 MADD를 설립하였다. MADD 웹사이트는 Cari Lightner와 Laura Lamb을 추모한다. "그녀의 삶과 죽음은 음주 운전의 비극을 끝내기 위한 슬로건이 되었다."(MADD, 2010)

대처 전략의 측정

대처의 측정은 흔히 통찰 연습 10.1에서 완성한 것과 유사한 체크리스트 형태로 된 회고적 자기 보고를 사용한다. 응답자들은 보통 지난 한 달과 같은 일정한 기간 내에 발생했던 스트레스적인 사건을 관리하기 위하여 그들이 사용하였던 대처 전략에 대한 질문을 받는다. 대안적으로 그들은 짤막하게 제시된 가상의 스트레스적인 사건과 만났을 때 그들이 사용하였을 것 같은 대처 전략에 표시하도록 요청받는다.

8가지 유형의 대처를 측정하는 50문항의 대처 방법 척도는 첫 번째 대처 항목 체크리스트 중 하나이다(Folkman & Lazarus, 1980, 1988b). 이 항목표는 직면 대처, 거리 두기, 자기 통제, 사회적 지지 추구, 책임감 수용, 도피-회피, 계획적 문제 해결 및 긍정적 재평가로 명명된 대처 전략을 측정한다. 또 다른 인기 있는 대처 항목표는 스트레스적 상황에 대한 대처 항목표(Endler & Parker, 1990), 대처 전략 지표(Amirkhan, 1990), 대처 반응 항목표(Moos, 1993)이다.

회고적 대처 항목표들은 항목표가 스트레스적 생활 사건을 회상하도록 하는 것과 관련해서 제4장에서 논의된 것과 동일한 쟁점에 시달린다. 즉, 사람들은 종종 사건을 정확하게 기억하는 데 어려움을 가지고 있으며, 응답할 때 기억 왜곡이나 편파를 보일 수 있다. 몇몇 연구자들은 참가자들이 그날 또는 보통 48시간 내에 가장 스트레스적인 경험에 대해 묻는 것처럼 그 순간의 대처에 대한 보고를 사용하여 이 문제를 극복하려고 시도해 왔다.

회고적인 대처 보고와 순간 대처 보고를 비교하는 한 연구(Stone et al., 1998)는 그 순간의 대처 자료를 사용하여 수집된 정보에 비해서 회고적 접근이 인지적 대처 전략을 축소 보고하고 행동적 대처 전략을 과잉 보고한다는 것을 발견하였다. 그렇다면 회고적인 보고와 순간 보고 중 어느 것이 더 정확한가? 이것은 그 연구의 연구자들조차도 순간 보고를 하는 참가자들도 정보를 망각하거나 생략할 수 있다고 기록하고 있기 때문에 완전히 명확하지는 않다. 예를 들면, 참가자들은 정보를 반복적으로 보고해야 했기 때문에, 사실 그들이 보고하지 않았던 특정한 대처 전략을 이미 보고한 것으로 생각할 수 있다. 더욱이, 그들은 순간 보고에서 장기간에 걸쳐서 더욱 분명해진, 더 크고 추상적인 문제보다는 오히려 더욱 구체적으로 잘 정의된 스트레스 관련 문제들에 더 집중할 수 있다. 따라서 순간 보고는 회고적 체크리스트와 같이 더욱 추상적인 스트레스 관련 문제들에 사람들이 어떻게 대처하는지에 관한 정보를 수집하기에는 민감한 측정치가 아닐 수 있다.

몇몇 연구자들은 참가자들이 스트레스원을 확인하고 그 스트레스원에 어떻게 대처하는지를 평가하기 위해 서술적 접근을 사용한다. 서술된 내용은 사용된 대처 전략의 유형을 확인하기 위해 분석된다. 이 접근의 이점은 체크리스트에 포함되어 있지 않은 새로운 대처 전략을 발견할 수 있다는 것이다. 그렇지만 서술적 접근도 역시 단점을 가지고 있다. 예를 들면, 체크리스트가 다른 대처 전략에 대한 그들의 기억을 자극하는 것과 달리 서술은 자극이 없어서 사용한 대처 전략을 잊어버릴 수도 있다. Folkman과 Moskowitz(2004, p. 751)는 다음과 같이 결론을 내렸다. "대처 측정에 대한 절대적인 기준은 없다. (……) 대처 측정은 아마도 그것이 과학적인 것만큼 예술적이기도 하다. 그 예술은 연구자의 질문에 대해 가장 적절하고 유용한 접근을 선택하는 데 있다."

특정 유형의 대처 전략

앞서 논의한 바와 같이, 대처 전략에 대해서 최소한 네 가지 일반적인 유형과 여러 가지 다른 대처 항목표들이 있다. 이러한 대처 항목표들은 간단하게 네 가지 일반적인 접근을 측정하는 것으로 얻을 수 있는 것보다 대처 양식에 대한 더 세밀한 분석을 제공해 준다. 그들은 또한 특정 대처 전략을 어떻게 개념화할 것인지를 상세하게 설명하는 데 유용하다. 각각의 항목표는 대처 과정에 대한 저자의 이해에 근거하여 특정 대처 전략의 여러 가지 변인들을 나열하고 있다. 특정 대처 전략에 대한 좋은 예시는 14개의 대처 양식을 측정하는 도구로 Charles Carver와 그의 동료들(Carver, Scheier, & Weintraub, 1989)이 개발한, 경험한 문제에 대한 대처 지향(Coping Orientations to Problems Experienced, COPE) 척도이다. 그 양식은 각각에 대한 예시 항목에 따라 다음에 열거되어 있다. 다음의 시나리오를 상상해 보라. Andrea는 기숙사에 살고 있고 다가오는 시험을 대비해서 공부를 해야 한다. 불행하게도, 그녀가 공부하는 동안 룸메이트를 비롯한 다른 학생들은 서로를 방문하고 기숙사 방에서 즐거운 시간을 보내고 있다. 그녀는 어떻게 대처할까? Andrea가 사용했을 수 있는 다소 적응적인 그리고 부적응적인 각각의 대처 방식들에 대한 예가 다음에 기술되어 있다. 당신은 어떤 대처 전략을 사용할 것인가?

- **적극적 대처** — 문제를 제거하거나 줄이는 대책 마련하기. "문제를 제거하기 위해 추가적인 행동을 취한다." Andrea는 공부를 해야 하기 때문에 그녀의 룸메이트와 룸메이트의 친구들에게 기숙사의 다른 방으로 갈 수 있는지 물어본다. 그들이 떠났을 때 방문에는 "방해하지 마시오"라는 표지판을 붙인다.
- **계획하기** — 문제를 처리하기 위한 미래 행동에 대해 생각하고 결정하기. "행동을 위한 계획을 세운다." Andrea는 룸메이트가 수업에 참석하는 시간에 기숙사 방에서 공부할 수 있도록 계획을 세운다.
- **경쟁적인 활동 억제하기** — 문제에 집중할 수 있도록 다른 프로젝트를 의도적으로 옆으로 치워 놓기. "문제에 집중하기 위해 다른 활동을 한쪽으로 제쳐 둔다." Andrea는 공부에 집중할 수 있도록 TV, 휴대전화 및 다른 관련된 전자 기기를 꺼놓는다.
- **억제 대처** — 행동하기에 적절한 시간까지 신중하게 기다리기. "상황이 허락할 때까지 문제해결을 위해 시도할 수 있는 행동을 보류한다." Andrea는 그녀가 가장 산만할 때 잡다한 일들을 처리하고 그 후 조용해지고 방해받을 가능성이

거의 없을 때 공부한다.

- **수단적 이유로 사회적 지지 추구**—다른 사람에게 정보, 원조 또는 조언 구하기. “어떻게 해야 할지에 대해 누군가에게 조언을 구하려고 노력한다.” Andrea는 공부모임을 만들고 함께 시험공부를 한다.
- **정서적 이유로 사회적 지지 추구**—다른 사람의 공감이나 이해 구하기. “친구나 지인들에게 정서적 지지를 얻으려고 노력한다.” Andrea는 남자친구에게 전화를 걸어 직면한 어려움과 다가오는 시험에 대한 걱정을 나눈다.
- **긍정적 재해석과 성장**—좀 더 긍정적이거나 자비로운 측면으로 스트레스원을 재구성하거나 재판단하기. “벌어진 일에서 무언가 좋은 점을 찾는다.” Andrea는 그것들이 지적으로 그리고 정서적으로 그녀의 성장에 도움이 되기 때문에 시험과 공부 방해에 대해 처리하는 것을 나중에 경력 및 관계 문제에 대한 실습으로 볼 수 있다.
- **수용**—스트레스원의 현실성 또는 그것이 변화될 수 없다는 점을 인정하기. “문제와 함께 사는 것을 배운다.” Andrea는 룸메이트와 모든 방해물들에 대해 그녀가 할 수 있는 일이 아무것도 없다는 것 그리고 어려움에도 불구하고 공부를 해야 한다는 것을 받아들인다.
- **종교에 의지하기**—종교 또는 종교적 활동에서 위안 찾기. “신의 도움을 구한다.” Andrea는 직면한 많은 방해에도 불구하고 공부를 계속하는 데 필요한 강인함과 용기를 얻을 수 있도록 그녀를 도와달라고 신에게 기도한다.
- **집중하고 감정을 배출하기**—기분 표현하기. “기분을 밖으로 표출한다.” Andrea는 빈번하게 배려하지 않는 룸메이트와 함께 살고 있는 경우에 공부하기가 얼마나 힘든지에 대해 친구에게 그녀의 좌절감을 토로한다.
- **부인**—그것이 현실이 아닌 것처럼 행동하거나 스트레스원이 사실이라고 믿지 않기. “문제가 일어났다는 것을 거부한다.” Andrea는 수업 계획표에 곧 있을 시험이 적혀 있는 것을 보고는, 그것이 오타여야만 한다고 생각한다. 왜냐하면 특히 그 무렵에 남자친구와 놀러 가기로 이미 계획하였기 때문에 시험기간이 영 마음에 들지 않는다.
- **행동적으로 벗어나기**—스트레스원에 영향을 미치는 행동을 하기 위한 노력을 줄이기. “원하는 것을 얻기 위한 노력을 포기한다.” Andrea는 공부는 수고할 가치가 없는 것이라고 결정하고 공부하는 대신 친구들과 수다를 떤다.
- **정신적으로 벗어나기**—스트레스원을 잊어버리기 위해 기분 전환 같은 전술 사용하기. “문제에 대한 생각에서 벗어나기 위해 영화를 보러 가거나 TV를 본다.”

Andrea는 시험공부를 하기보다는 오히려 마음에서 걱정을 없애기 위해 TV에서 가장 좋아하는 쇼를 시청하기로 결심한다.

- **알코올이나 약물로 벗어나기** — 스트레스원에 대해 생각하는 것을 피하기 위해 물질 사용하기. "문제에 대해 덜 생각하기 위해서 술을 마시거나 약물을 복용한다." Andrea는 다가오는 시험에 대한 스트레스를 처리하기 위해 기숙사 방에 술 한 병을 몰래 가지고 와서 술과 콜라를 마시기 시작한다.

COPE 척도의 11가지 차원에 대한 요인 분석은 이러한 특정 대처 양식이 문제 중심/적극적(즉, 적극적 대처, 계획하기, 억제), 정서 중심/회피(예, 부인, 정신적으로 벗어나기, 알코올이나 약물로 벗어나기), 사회적 지지 대처(예, 수단적 이유로 사회적 지지 추구하기, 정서적 이유로 사회적 지지 추구하기) 그리고 의미 만들기 대처/긍정적 인지 재구조화(예, 긍정적 재해석과 성장, 수용)로 이전에 논의된 네 가지 일반적 요인으로 묶이는 경향이 있는 것으로 드러났다(Zautra, Sheets, & Sandler, 1996).

상이한 특정 대처 전략들을 개념화하는 또 다른 방법은 그들이 두 가지 차원에 따라 교차하는 것으로 생각하는 것이다. 즉, 문제 중심 대 정서 중심과 접근 대처 대 회피 대처, 두 가지 차원에 따라 교차한다. **접근 대처**는 스트레스원이나 그 효과(예, 고통)를 줄이거나 제거하는 전략을 사용하는 것이다. 이 맥락에서 **회피 대처**는 스트레스원이나 그 효과로부터 철수하는 것을 의미한다. 예를 들어 문제 중심 접근 대처에는 계획 세우기, 도구적 지지 추구, 과제 지향적 대처, 적극적 대처 및 직면 대처 등이 있으며, 문제 중심 회피 대처는 행동적으로 철수하기와 문제 회피하기 등이 있다. 정서 중심 접근 대처에는 인지적 재구조화, 정서적 지지 추구, 종교에 의지하기, 수용하기 및 긍정적 재해석 등이 있으며, 정서 중심 회피 대처는 부인, 거리 두기, 정신적으로 벗어나기, 소망적 사고 및 사회적 철회 등이 있다. Nes와 Segerstrom(2006)은 총 11,629명이 참여한 50개 연구에 대한 그들의 메타 분석 평론에서 기질적 낙관성이 접근 대처와 정적으로 관련되어 있고($r=.17$), 회피 대처와는 부적으로 관련되어($r=-.21$) 있다는 것을 밝혔다. 우리가 제6장에서 보았듯이, 기질적인 낙관성은 많은 긍정적 건강 및 안녕감 혜택과 관련되어 있다. 메타 분석 평론의 저자들은 접근 대처 전략이 낙관성에 대한 연구에서 일반적으로 발견된 긍정적 적응 결과에 관한 명상적 기제로서 작용할 가능성이 있다고 제안한다.

접근 대처: 스트레스원이나 그 효과를 경감시키거나 제거하기 위한 전략을 사용

회피 대처: 스트레스원이나 그 효과로부터 철수하기

다른 것과 다소 차이가 있는 것으로 다른 대처 척도들과 COPE에서 눈에 띄는

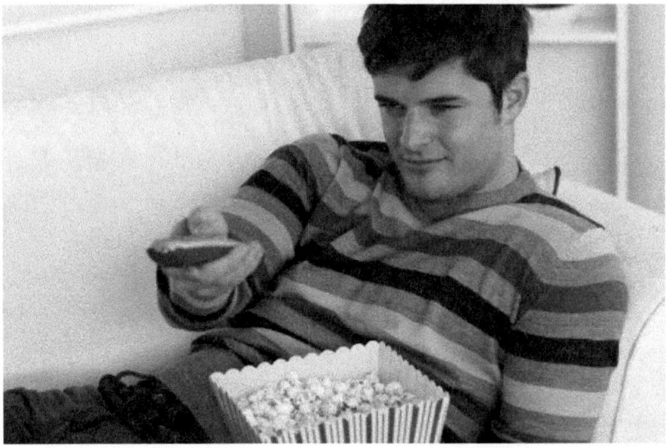

© Wavebreakmedia Ltd/Dreamstime.com

스트레스를 다루기 위해 TV를 시청하는 것은 정신적으로 벗어나기를 이용한 대처 전략이다.

대처의 한 형태는 "종교에 의지하기"이다. 질문을 받았을 때 많은 사람들은 스트레스에 대처하기 위해 자신의 종교적 신념이나 활동에 의지한다고 보고하였다. COPE는 종교에 근거한 대처의 예로 네 가지 항목이 있다. (1) "나는 신의 도움을 구한다." (2) "나는 신을 믿는다." (3) "나는 종교에서 위안을 찾고자 한다." (4) "나는 평소보다 더 많이 기도한다." 다른 측정치들은 종교에 근거한 대처 문항이 전혀 없거나 있더라도 매우 적다. 예를 들어 대처 척도의 방법(Ways of Coping Scale)에는 한 가지 문항이 있다. 제2장에서 논의한 바와 같이, 종교적 또는 영적 활동에 참여하는 것이 건강과 안녕감에 긍정적 효과를 준다는 증거들이 많아지고 있다. 건강과 안녕감에 이득이 있는 결과들은 사회적 지지, 의미 만들기 및 종교에 근거한 대처를 포함한 여러 가지 요인에 기인한 것일 수 있다. 그러한 결과들은 종교에 근거한 대처를 연구하는 데 홍미를 불러일으키도록 박차를 가하였다.

종교에 근거한 대처: 스트레스를 경감시키기 위해 기도와 같은 종교적 방법을 사용

종교에 근거한 대처를 연구하는 연구자들은 일반적인 종교성에서 신앙심의 특정 부분을 구별하는 것이 중요하다는 점을 주목하였다. 왜 그런가? **종교에 근거한 대처**는 스트레스를 경감시키기 위해 종교적인 방법을 사용하는 것을 의미하는 반면, 일반적인 종교성은 반드시 그러한 목표를 가지고 있지 않다. 심리학자이자 신앙심/영성 개척자인 연구자 Kenneth Pargament와 동료들(Pargament, Smith, Koenig, & Perez, 1998, p. 710)은 종교에 근거한 대처는 대처 연구에 독특한 구성요소를 추가하며, 따라서 "종교적 대처는 비종교적 형태의 대처로 '대체될' 수 없다."고 주장하였다.

이러한 주장에도 불구하고, Park(2005)는 종교에 근거한 대처와 의미 만들기 대처 사이에 중첩되는 부분이 있음을 강조한다. Park(2005, p. 721)는 사별을 경험

한 169명의 대학생에 대한 횡단적 연구로부터 다음과 같은 결론을 내렸다. "종교는 긍정적 재평가 대처를 반영하는 의미 만들기 대처와 관련되어 있으며 주관적 안녕과 스트레스와 관련된 성장의 관점에서 적응과 관련되어 있다. 더 나아가서 이러한 적응 결과와 종교의 연합은 긍정적 재평가 대처에 의해 중재된다." 다시 말하면, 종교는 주로 긍정적 재평가 대처라고 부르는 의미 만들기 대처를 통해서 긍정적인 주관적 안녕감과 스트레스와 관련된 성장 효과를 만들어 내는 것처럼 보인다. Park(2005)는 종교가 주관적 안녕감에 직접적으로 영향을 미치는 것보다는 경로분석을 통해 종교와 주관적 안녕감 사이에 중재 요인으로서 의미 만들기 대처가 포함될 때 효과의 강도가 높다는 것을 입증하고 있다. 의미 만들기 대처와 함께 사회적 지지 추구 및 정서 중심적 대처와 같은 다른 전통적인 일반적 유형의 대처도 종교에 근거한 대처 방법과 중복될 수 있다.

Pargament, Koenig와 Perez(2000)는 전통적 측정보다 더 넓은 범위의 종교적 대처 전략을 측정하기 위해 RCOPE를 만들었다. 그들은 인구통계학적 및 전반적인 종교적 변인들을 통제한 후, RCOPE를 통해서 종교적 대처가 적응에 독특한 변량의 원인이 된다는 것을 발견하였다. 더 나은 적응은 긍정적 재평가, 용서, 지지와 같은 특정 형태의 종교적 대처와 연합되어 있으며, 더 좋지 못한 적응은 처벌하는 신에 대한 영적인 불만과 재평가 같은 다른 형태와 연합되어 있다.

특정 유형의 종교에 근거한 대처는 부정적인 건강 결과 및 수명의 감소와 관련될 수 있다. 의학적 질병이 있는 노인 환자에 대한 2년간의 장기 연구에서, Pargament, Koenig, Tarakeshwar와 Hahn(2001)은 특정 유형의 종교에 근거한 대처가 조기 사망을 예측한다는 것을 처음 발견하였다. RCOPE 단축형을 사용하여, 이 연구자들은 "하느님이 나를 포기했을지도 몰라." 그리고 "나에 대한 하느님의 사랑이 의심스러워."와 같은 종교적 갈등을 나타내는 대처 항목이 다른 관련 변인들을 통제한 후에도 조기 사망에 대해 10% 이상 증가된 비율을 예측한다는 것을 확인하였다. 그러므로 자신의 질병에 대처하는 측면에서, 종교에 근거한 이러한 유형의 대처는 좋지 않은 예후와 조기 사망을 나타내는 것일 수 있다.

보통 그렇다면, 논의된 대처 전략 중 어떤 것이 스트레스를 관리하는 데 전반적으로 가장 효과적인가? 접근 대처가 가장 성공적이고 회피 대처가 가장 덜 성공적인 것처럼 보이지만, 모든 상황에 적합한 최선의 전략은 없는 것 같다. 핵심은 유연하고 특별한 맥락이나 상황에 맞추어 대처 전략을 폭넓게 사용하는 능력이다. Kleinke(2007, p. 305)가 대처 관련 문헌을 검토한 후에 결론을 내린 것처럼, "가장 성공적으로 대처하는 사람은 일련의 대처 전략을 갖추고 있으며 상황에 따라 그들의 반응에 적절하게 적용하는 유연성을 가진 사람이다."

인지 재구조화

밤에 고양이나 도둑고양이가 밖에서 당신의 침실 창문을 두드리는 소리를 들었는가? 앞 장에서 논의한 바와 같이, 우리가 사건을 어떻게 평가하고 해석하는지에 따라 반응이 결정된다. 우리가 최악의 **파국적인** 상황을 생각한다면, 강한 부정적인 반응을 보일 것이다. 그러므로 인지적 여과는 스트레스 반응을 결정하는 데 중요한 역할을 한다. 인지가 스트레스에 어떻게 반응할 것인지에 영향을 미친다는 생각을 **인지 우선순위**라고 부른다. 인지 우선순위의 개념을 이해하는 것은 인지를 바꿈으로써 스트레스에 대한 반응을 변화시킬 수 있다는 의미이다. 인지 행동 치료에서 사용되는 기법인 **인지 재구조화**는 이 맥락에서 역기능적 자동적 사고, 가정 및 신념에 도전하여 그것들을 더 건강하고 현실적인 사고 패턴으로 대체하는 과정이다. 효과적으로 스트레스를 관리하기 위해 사용할 수 있는 가장 중요한 도구 중의 하나가 인지적 재구조화이다.

인지 우선순위: 인지가 스트레스에 어떻게 반응할 것인지에 영향을 미친다는 개념

인지 재구조화: 역기능적 자동적 사고, 가정 및 신념에 도전하고 이를 건강하고 현실적인 사고 패턴으로 대체하는 인지 행동적 치료를 사용하는 기법

현대의 인지 치료는 두 명의 이론가인 Albert Ellis와 Aaron Beck에 의해 주로 발달되었다. Ellis는 전통적 정신분석의 대안으로 1950년대 중반에 **합리적-정서적 행동 치료**(rational-emotive behavior therapy, REBT)를 개발하였다(Ellis & Dryden, 2007). 그는 예를 들어 좋지 않은 시험성적을 받은 **선행사건**(activating event) "A"는 정서적 · 행동적 **결과**(consequences) "C"를 야기하는 개인의 **신념**(beliefs) "B"를 통해서 해석된다는 ABC 모델을 제안하였다. "B"가 비논리적이라면, 좋지 않은 시험성적을 받은 학생은 "A"에 대해서 그 사건에 어울리지 않는 우울, 수치심, 분노 또는 불안과 같은 과장된 정서적 반응을 보일 가능성이 있다. 즉, 그 학생은 사건을 비극적인 의미를 지닌 것으로 보고 **파국화**할 것이다. 인지 재구조화를 하기 위해서, 학생은 "C"를 야기하는 비논리적 신념을 **논박**(dispute)할 필요가 있을 것이다. 그러므로 우리는 이제 ABCD 모델을 만들기 위해 이 과정에 "D"(즉, 논박하기)를 추가할 수 있다.

합리적-정서적 행동 치료(REBT): 비합리적 신념에 대한 적극적인 논쟁을 포함하는, Ellis에 의해 개발된 인지 치료

파국화: 사건에 대한 지각된 부정적 결과를 인지적으로 최대화

논박할 필요가 있는 비논리적 신념의 예는 완벽이나 승인에 대한 높은 욕구이다. 이러한 신념은 두 가지 주요한 특징을 갖는다. 그들은 첫째, 절대주의적이고, 둘째, 과잉 일반화와 비현실적인 귀인을 한다. 신념의 절대적인 성질은 반드시 해야 한다, 당연히 해야 한다, 해야만 한다, 할 필요가 있다와 같은 단어 사용으로 나

타난다. 예를 들어, 완벽주의를 지닌 학생은 "나는 모든 것을 완벽하게 수행해야만 해. 만약 그렇지 않으면, 나는 무가치하고 실패자이며 절대 어떤 것도 해내지 못할 거야."라고 생각할 수 있다. 첫 번째 문장은 신념의 완벽주의적 본질을 나타내고 마지막 문장은 비현실적인 과잉 일반화를 나타낸다. REBT 치료자들은 내담자들이 비논리적 신념에 도전하는 것을 돕기 위해서 논쟁, 독서 요법(치료자가 내담자에게 읽기 자료를 제공하여 치료를 위한 추가적 지지를 제공하는 것), 사회기술 훈련 그리고 역할극과 같은 기법들을 사용한다.

우리는 다음과 같은 질문들을 우리 자신에게 함으로써 비논리적 신념에 대해 스스로 도전할 수 있다. (1) 어떤 증거가 이 신념을 지지하거나 논박하는가? (2) 이 신념이 합리적이거나 논리적인가? (3) 비논리적 신념을 대신할 수 있는 더 합리적인 신념은 무엇인가? 예를 들면, 완벽주의자는 "나는 시험을 잘 보고 싶었어. 하지만 잘 보지 못했을지라도, 과거에 다른 시험을 잘 봤고 앞으로도 잘 볼 수 있어. 나는 여전히 가치 있는 사람이야."라고 자신과 조용히 나누는 내적 대화인 **혼잣말**을 사용할 수 있다. 이 방법에서, 해야만 한다라는 완벽주의적 언어는 하고 싶어와 같은 좀 더 융통성 있는 유연한 언어로 대치되고, 그 결과는 자기 가치나 미래 재앙을 반영하는 것으로 보이지 않는다.

혼잣말: 자신과 조용히 나누는 내적 대화

Beck(1967)은 우울증에 대한 자신의 연구와 임상적 실습에 근거하여 인지 심리치료에 대한 체계를 독립적으로 구축하였다. 그 후 불안, 물질 남용, 성격 장애, 부부 문제와 같은 다른 영역의 치료로 그의 관심을 확장하였다. 제7장에서 논의한 바와 같이, Beck의 인지 치료는 자동적인 부정적 사고(예, "나는 괜찮지 않아.", "사람들은 나를 좋아하지 않아.", "나는 사람으로서 실패자야.", "어떤 것도 변하지 않을 거야.")의 원천으로 역할을 하는 부적응적 태도(예, "만약 내가 다른 사람과 마찬가지로 잘 수행하지 못한다면, 그것은 내가 열등한 인간이라는 것을 의미해.")에 도전하는 것에 초점을 맞춘다.

이러한 자동적인 부정적 사고는 사고의 오류, 즉 왜곡되고 편파적이거나 비논리적인 인지적 처리 방식을 야기하는 특정한 역기능적 패턴을 따르는 경향이 있다. 제7장에서 논의한 바와 같이, 이러한 오류들은 (1) 지지적인 증거 없이 결론을 도출하는 임의적 추론, (2) 더욱 중요한 큰 특징을 무시하고 세부적인 것에 집중하는 선택적 추상화, (3) 제한된 정보에 근거하여 광범위한 결론을 도출하는 과잉 일반화, (4) 회색의 측면 대신 흑 또는 백의 용어로 생각하는 이분법적 사고, (5) 작은 사건을 과장하거나 큰 사건을 축소하는 확대화와 축소화, (6) 개인의 통제에서 벗어나 있는 사건에 대해 책임감을 갖는 개인화를 포함한다.

3단 기록법: 자동적인 부정적 사고를 확인, 도전 및 대체하기 위해 고안된, 인지 재구조화를 위해 사용하는 매일의 실습

인지적 재구조화에 대한 Beck의 접근을 사용하여 우리는 다음과 같은 기본적인 질문을 할 수 있다. (1) 이 생각을 지지하는 증거는 무엇인가? (2) 이것에 대해 생각할 수 있는 다른 방법은 무엇인가? (3) 부정적 사고가 사실이라면, 그것이 함축하고 있는 것은 무엇인가? 게다가 일상의 매일 연습으로 **3단 기록법**(triple column method)을 사용하여 스트레스적인 자동적 부정적 사고에 도전하여 바꿀 수 있다. David Burns(1993, p. 52)는 왼쪽 칸에 '부정적 사고'라는 항목, 가운데 칸에 '왜곡'이라는 항목, 그리고 오른쪽 칸에 '긍정적 사고'라는 항목이 기입되어 있는 '일상의 기분 일지(Daily Mood Log)'를 사용하여 이 방법을 어떻게 이용하는지를 예시하였다. 다음은 실습에서 사용하는 왜곡된 사고 범주에 대한 자세한 세부사항을 제공하는 Burns(1993, p. 50)의 목록이다.

- **흑백논리적 사고** 이분법적 사고 또는 흑백 사고. "승리자가 아니라면 실패자야. 중간 지대는 없어."
- **과잉 일반화** 구체적인 예를 가지고 전체적인 것으로 보기. "그것은 절대 끝나지 않아. 나는 오늘 나쁜 소식을 들었어. 하지만 다시 또 그럴 거야. 내 인생은 나쁜 소식 말고는 아무것도 없어."
- **정신적 여과** 나쁜 특성이나 사건에만 초점 두기. "비행기가 너무 자주 추락하기 때문에 나는 비행기를 타지 않아."
- **긍정적인 것을 깎아내리기** 개인의 긍정적 특질을 무시하기. "맞아, 나는 대학에서 잘했어. 하지만 정말로 그렇게 똑똑하지는 않아."
- **결론으로 뛰어넘기** 독심술에 관여하기, 즉 다른 사람이 당신을 나쁘게 생각하고 있다고 가정하기. 또는 예언하기, 즉 부정적 결과를 예측하기. "내가 그녀의 수준에 맞지 않는다고 생각한다는 것을 알고 있어. 내가 그녀에게 데이트 신청을 한다면 아마도 나를 비웃을 거야."
- **확대화 또는 축소화** 어떤 것의 중요성을 과장하거나 경시하기. "배가 아파. 이건 맹장염이 분명해.", "맞아, 나는 담배를 피워. 그렇지만 나는 다른 비흡연자들보다 오래 살 거야."
- **감정적 추리** 사실에 대한 느낌들을 혼동하기. 예를 들면, 무능한 것 같은 느낌이 무능하다는 증거처럼 보인다. "내가 무능한지 어떻게 알겠어? 내가 무능하다고 느꼈기 때문에 그런 거야."
- **당위적 진술** 절대적 진술. "나는 더 사교적이어야만 해. 나는 너무 수줍어해."

- **명명하기** 사건을 기술하지 않고 자신이나 타인에 대해 부정적인 명칭 사용하기. "내가 그렇게 나약한 인간이 아니었다면, 그녀를 잘 견뎠을 거야."
- **비난하기** 부적절하게 책임감을 내면화 또는 외현화하기. 이 사고 유형은 당신이 통제할 수 없는 결과에 대해 자신을 비난하거나 자신에게 책임이 있는 결과에 대해 타인을 비난하는 것을 포함하고 있다. "내가 좀 더 많이 맞혔다면, 우리가 그 게임에서 이겼을 거야.", "네가 좀 더 많이 맞혔다면, 우리가 그 게임에서 이겼을 거야."

3단 기록법을 사용하는 첫 번째 단계는 첫째 칸에 부정적인 또는 스트레스적인 사고를 기입하는 것이다. 다음으로, 사고에서 왜곡을 확인하여 둘째 칸에 그것을 기입한다. 처음 두 단을 어떻게 시작하는지에 대한 예에 대해 그림 10.1을 보라. 마지막으로, 셋째 칸에 스트레스적인 생각이 아니라 좀 더 현실적인 것으로 대안적인 사고를 기록하라. 셋째 칸에 있는 사고는 극단적으로 낙천적이거나 장

일상의 기분 일지

부정적 사고 당신을 우울하게 만든 생각을 적어라.	**왜곡** 왜곡된 생각 차트를 사용하라.	**긍정적 사고** 좀 더 긍정적이고 현실적인 다른 사고로 대체하라.
1. 나는 실패자로 태어났다.	1. 흑백논리식 사고, 과잉 일반화, 정신적 여과, 긍정적인 것을 깎아내리기, 확대, 감정적 추리, '당위적' 진술, 명명하기, 비난하기.	1.
2. 나는 다른 일을 절대로 찾지 못할 것이다.	2.	2.
3. 나는 가족을 실망시키고 있다	3.	3.

그림 10.1 **Burns의 일상의 기분 일지 사용 예**
이 일지는 3단 기록법 사용의 예를 보여 준다.

출처: Burns, D. D. (1993), *Ten days to self-esteem*, p. 50. New York: Quill William Morrow.

스트레스 관리 연습 10.1

3단 기록법 사용하기

당신은 3단 기록법을 해 보고 싶은가? 그렇다면, 종이 한 장을 꺼내고 '부정적 사고', '왜곡' '긍정적 사고'라는 항목을 사용하여 세 개의 칸을 만들어라. 다음으로 최근에 당신에게 스트레스라고 생각되는 모든 부정적 사고를 기록하라. 자신을 검열하지 말고, 오히려 종이에 그것들을 털어놓아라. 아무도 당신의 개인적인 생각들을 읽을 수 없도록 하고 싶다면 종이를 파기할 수 있다.

다음으로, 당신의 첫 번째 생각으로 시작해서 그것이 나타내는 왜곡의 종류를 확인하라. 이들을 적어라. 해당되는 한 많이 작성하라. 이제 셋째 칸으로 옮겨 가라. 더 현실적으로 생각을 포착하여 대안적 사고를 생각하고 이를 기록하라. 예를 들면, 당신의 사고가 "나는 실패자로 태어났어."라면, 더 현실적인 긍정적 사고는 "나는 약간의 실패를 경험했어. 그러나 다른 모든 사람도 그래. 나는 과거에 성공한 적이 있으며 앞으로도 계속 그럴 거야."이다.

긍정적 사고를 기록할 때 스스로에게 다음과 같은 질문을 하라. 이 긍정적 생각이 "부정적 사고를 거짓으로 덮는" 것인가? 당신의 대안적 사고를 뒷받침하는 증거가 있는가? 그렇다면, 이것은 좋은 것이다. 그렇지 않다면, 이 준거들에 맞을 때까지 작업을 계속하라.

이제 동일한 과정을 사용하여 각각의 부정적 사고를 살피고 도전하라. 그 과정이 끝날 때, 스스로에게 지금 기분이 어떤지를 물어보라. 부담이 사라진 것 같은 향상된 기분을 느끼는가? 스트레스를 덜 받는가? 그렇다면, 어떻게 알 수 있는가? 아마도 당신은 불안, 분노 또는 우울과 같은 스트레스 정서를 덜 느낄 것이다. 당신이 이것을 실시해 본다면, 이 단순한 연습이 종종 이것을 사용하는 사람들의 부정적 감정을 완화시키기 때문에 당신은 좋은 친구를 가지고 있는 것이다. 당신이 연습 효과를 발견한다면, 당신은 지속적인 스트레스를 줄이고 더 긍정적인 감정을 경험하는 하나의 방법으로 매일 그것을 계속 사용할 수 있다.

밋빛 사고가 아니라 오히려 뒷받침할 증거가 있는 사고들이다. 따라서 현실적 사고는 확증적이고 타당하며 실제적인 것이어야만 한다(Burns, 1993, p. 53).

스트레스 접종 훈련

스트레스 접종 훈련(SIT): 앞으로 만날 스트레스를 위해 준비하고 현재의 과도한 스트레스를 다루기 위해 고안된 Meichenbaum의 인지 행동 수정 훈련 프로그램

Donald Meichenbaum(1985, 1996)은 앞으로 겪게 될 스트레스를 위해 준비하고 현재의 과도한 스트레스를 다루기 위한 인지 행동 수정 훈련 프로그램으로서 **스트레스 접종 훈련**(stress inoculation training, SIT)을 개발하였다. 접종 개념은 예상되는 스트레스적 사건들을 만날 때 준비가 될 수 있도록 대처 기술(즉, 그들을 접종하기)을 가진 개인을 강화하는 원리에 근거하고 있다. SIT는 교육하기, 자기 자

각 증진시키기(즉, 자기 관찰), 인지 재구조화, 문제해결, 이완 훈련, 시연하기와 같은 인지적 및 행동적 기술 형성 접근들의 조합을 사용한다. 이것은 다음의 세 단계로 구성되어 있다. (1) "개념적 교육 단계," (2) "기술 습득 및 기술 강화 단계," (3) "적용 및 실행 단계"(Meichenbaum, 2007, p. 501).

개념적 교육 단계에서 목표는 정보를 수집하고 희망을 불러일으키는 협력적인 방식으로 정보를 제시하여 스트레스와 관련된 문제를 이해할 수 있도록 내담자를 돕는 것이다. 두 번째 단계는 표적 스트레스원을 처리하기 위한 대처 기술 개발을 강조한다. 이들은 대처 자기 진술(표 10.3)의 사용, 분노 관리, 인지 재구조화, 이완, 자기주장 훈련, 문제해결, 사회적 지지의 사용, 통제 불가능한 스트레스원을 다루기 위한 정서 중심적 대처 등이 포함될 수 있다. 마지막으로, 적용 및 실행 단계는 스트레스 수준이 증가하는 동안 이러한 기술을 적용하는 연습이 포함된다. 역할극, 모델링 및 실제 생활 스트레스 상황에의 노출뿐만 아니라 고위험 상황을 확인하고 시연하기를 배우는 것과 같은 재발 방지 기법도 사용된다.

Meichenbaum(2007)은 1970년대 중반에 SIT를 개시한 이래(Meichenbaum, 1977)로 의료적 환자(예, 외과수술과 같이 의료적 절차를 위해 준비하거나 통증 다루기), 심리적 또는 정서적 곤란(예, 외상후 스트레스 장애, 불안, 분노), 수행 불안(예, 공공장소에서의 발표, 운동 경기, 데이트), 전문직(예, 간호사, 교사, 보호관찰관) 그리고 스트레스적 인생 과도기를 통과하는 사람들(예, 실직, 대학 재입학, 이민)이 훈련 프로그램을 성공적으로 사용하고 있다고 하였다. SIT의 전형적인 기간은 추적 기간에서 몇 차례의 추기 회기를 포함하여 3~12개월 기간에 걸쳐서 8~15회기이다.

학습된 낙관성

Seligman(1991)은 사람들이 무기력을 학습할 수 있는 것과 마찬가지로 낙관성을 학습할 수 있다고 제안한다. 당신이 자각한 바와 같이, 낙관성은 많은 긍정적인 대처 전략, 건강 및 안녕감 이점과 관련되어 있다. **학습된 낙관성**(learned optimism)을 실현한 사람은 그들의 노력과 결과 간의 관계를 알 때 긍정적 기대를 육성할 수 있다. 그렇게 하기 위해서 그들은 비관적인 원인적 귀인 설명 방식에 도전해야만 한다(Abramson, Seligman, & Teasdale, 1978). **원인적 귀인**은 '왜?'라는 질문을 다루는 인지이다. 예를 들어, 우리는 "왜 그 나쁜 사건이 일어났는가?"

표 10.3 통증을 다루기 위한 스트레스 접종 훈련에서 사용된 자기 진술의 예

고통스러운 스트레스원을 위해 준비하기
당신이 해야만 하는 것은 무엇인가?
당신은 이것을 처리할 계획을 세울 수 있다.
당신이 해야 할 것에 대해서만 생각하라.
당신이 그것에 대해 무엇을 할 수 있을 것인지에 대해서만 생각하라.
걱정하지 말라. 걱정은 아무런 도움이 되지 않을 것이다.
당신은 불러올 수 있는 많은 다른 전략들을 가지고 있다.

통증에 직면하고 처리하기
당신은 도전과 마주할 수 있다.
한 번에 한 걸음씩, 당신은 그 상황을 다룰 수 있다.
이완하고, 심호흡하고, 그 전략 중 하나를 사용하라.
통증에 대해 생각하지 말라. 그저 당신이 무엇을 해야만 하는지를 생각하라.
이 긴장감은 대처를 위한 단서로서 협력자가 될 수 있다.
이완하라. 당신은 통제할 수 있다. 천천히 심호흡을 하라. 아, 좋다.
이 불안은 당신이 느낄 것이라고 훈련자가 말했던 것이다.
맞다. 이것은 당신의 대처 기술을 사용하도록 상기시키는 것이다.

중요한 순간 기분에 대처하기
통증이 일시 정지될 때, 당신이 해야만 하는 것에 초점을 두어라.
당신이 해야만 하는 것이 무엇인가?
완전히 통증을 제어하려고 하지 말라. 단지 그것을 통제하에 두어라.
다른 전략이 있음을 기억하라. 그것들은 당신이 통제를 유지하도록 도와줄 것이다.
통증이 증가할 때 당신은 다른 전략으로 바꿀 수 있다. 당신은 통제할 수 있다.

자기 진술 강화하기
좋아, 해냈어.
너는 꽤 잘 조절했어.
너는 그것을 할 수 있다는 것을 알아!
너는 절차를 잘했다고 훈련자가 말할 때까지 기다려라.

출처: Meichenbaum, D. (1977), *Cognitive behavior modification: An integrative approach*. New York: Plenum Publishers. Used by permission.

라고 스스로에게 물을 수 있다.

사람들은 '왜?'라는 질문에 대답하기 위해 안정적/불안정적, 전반적/특수적, 내부적/외부적이라는 **귀인**의 세 가지 차원을 사용하는 경향이 있다. 남자는 "나는 그녀에게 데이트를 신청하고 그녀는 싫다고 했어. 왜냐하면 (a) 나는 결함이 있어 또는 (b) 나는 그녀 스타일이 아니야."라고 생각할 수 있다. 그가 "a" 즉, "나는 결함이 있어."라고 생각하였다면, 그는 자신의 조건이 영구적(즉, 안정적)이고 그 거절은 누군가에게 데이트를 신청할 때 영향을 줄 가능성이 있으며(즉, 전반적) 그녀의 거절의 이유가 자신(즉, 내부적)이라는 안정적, 전반적, 내적 귀인을 한 것이다. 다른 여성에게 데이트를 신청하기 전에 그는 무엇을 생각하고 느낄까? 그의 비관적 설명 방식은 그에게 불안을 느끼게 하고 또 다른 거절을 기대하게 할 것이다.

반면, 그가 "b"(즉, "나는 그녀 스타일이 아니야.")라고 생각하였다면, 그는 자신의 조건이 일시적(즉, 불안정적)이며, 그 거절은 그가 데이트를 신청한 그 여성에게만 적용된 것(즉, 특수적)이고, 결과는 그녀의 기호 탓(즉, 외부적)이라는 불안정적 · 특수적 · 외부적 귀인을 한 것이다. 다른 여성에게 데이트를 신청하기 전에 그는 무엇을 생각할까? 아마도 당신이 생각한 것처럼, 이 사례에서 그는 낙관적 설명 방식을 사용했으며 다른 여성에게 데이트를 신청할 때 불안감을 느끼지 않고 거절을 기대할 가능성이 적을 것이다.

Schulman(1999)은 낙관성이 Albert Ellis에 의해 주장된 ABCD 논박과 같은 인지적 훈련 기법의 사용으로 학습될 수 있다고 설명한다(Ellis & Dryden, 2007). 게다가 Seligman, Reivich, Jaycox와 Gillham(1995)은 그들의 귀인 설명 방식을 변화시켜서 낙관적 생각을 배우도록 우울증의 위험이 있는 아동을 돕기 위해 Penn 긍정성 프로그램(Penn Optimism Program)이라고 부르는 12주 프로그램을 개발하였다.

귀인 재훈련(attributional retraining, AR)이라고 알려진 접근은 대학생의 학업 성취 향상을 위해 20년 이상 성공적으로 사용되어 왔다. AR 접근은 형편없는 학업 수행 후에 통제 귀인(통제할 수 없다는 귀인에 반대되는 것으로서)을 사용하도록 학생들을 격려하였다. 학생들은 AR이 일반적으로 학업 수행을 보통 정도까지 향상시킬 수 있다고 하였다(Perry, Hechter, Menec, & Weinberg, 1993; Perry, Stupnisky, Hall, Chipperfield, & Weiner, 2010).

귀인 재훈련(AR): 학습된 낙관성을 기르거나 성공에 대한 개인의 통제감을 확대하도록 귀인 설명 양식을 바꾸기 위해 고안된 프로그램

추가적 대처 전략

표현적 글쓰기, 자기 용서, 유머, 애완동물 그리고 음악을 포함하여 스트레스에 대처하기 위한 여러 가지 다른 전략들이 있다. 각각에 대한 간단한 논의가 다음에 있다. 신체적 운동, 영양 및 이완 운동에 대해서는 다음 장에서 깊이 있게 다룰 것이다.

표현적 글쓰기

당신은 지속적으로 일기를 쓰는 사람을 알고 있는가? 그렇다면 그들이 왜 정기적으로 개인적인 생각과 느낌들을 기록하는지에 대해 궁금하게 생각한 적이 있는가? 특히 어느 누구도 이러한 자기 폭로를 읽지 않는다면 그들은 왜 기록을 하고 있는가? 그들이 일기를 계속 쓰면서 얻는 것은 무엇인가? 일기쓰기에 어떤 치료적인 것이 있는가? Freud 학파 정신분석의 초창기부터, 많은 심리치료자들은 "모든 것을 안에 담아 두는 것"이 심리적 및 신체적 건강에 해롭다는 것을 경고하였다. 특히 외상을 경험한 사람들이 종이에 그것을 쏟아내는 것이 이로울 수 있을까? 그 질문에 답하기 위해서, James Pennebaker는 참가자들에게 가장 당황스러웠거나 외상적인 경험에 대한 자신들의 생각과 느낌을 쓰도록 요청하는 **표현적 글쓰기**라고 알려진 글쓰기 연습을 고안하였다.

표현적 글쓰기: 참가자들이 자신들의 가장 당황스러웠거나 외상적인 경험에 대한 생각과 느낌을 쓰도록 요청받는 치료적 글쓰기 연습

그의 독창적인 연구 중 하나에서, Pennebaker와 동료들(Pennebaker, Keicolt-Glaser, & Glaser, 1988)은 참가자들에게는 표현적 글쓰기를 하도록 하고, 통제 참가자들은 하찮거나 일상적인 문제들에 대해 기록하도록 하였다. 각 집단은 4일 연속 자신들의 실습을 수행하였다. 그들이 발견한 것은 무엇인가? 예측한 바와 같이, 통제 집단과 비교했을 때 표현적 글쓰기 집단은 3개월 추적 연구에서 더 적은 고통을 보고하고, 연구 과정 동안 건강 센터를 적게 사용하였으며, 더 큰 T림프구 반응을 반영하는 면역계 이득을 보여 주었다. 실제로, 일기쓰기에서 치료적 효과가 있는 것으로 나타났다.

초창기 시작으로부터, 200건 이상의 연구들이 표현적 글쓰기의 이득을 확인하기 위해 수행되었다. 전부는 아니지만, 대부분 전반적인 긍정적 효과를 발견하였다. 최근의 메타 분석 평론(Frattaroli, 2006)은 표현적 글쓰기가 정신적 · 신체적 건강에 r=.075의 매우 작은 정적 효과 크기를 가지고 있음을 알아냈다. 그러한 연구들은 4일 연속 진행했던 Pennebaker와 동료들(1988)이 수행한 독창적 연구의 참가자들과 같이 당황스럽거나 외상적 경험에 대해서 써야만 효과를 볼 수 있다는 것을 의미하는가? 그리고 효과가 발생할 때 어떤 이론이 그 이득을 가장 잘 설명하는가?

표현적 글쓰기 연구에 대한 지난 20년의 경험적 결과를 검토한 후, Smyth와 Pennebaker(2008)는 다음과 같은 결론을 내렸다. (1) 긍정적 경험에 대한 글쓰기도 유사한 정도의 이익이 있기 때문에 표현적 글쓰기의 이득을 얻기 위해서 외상이나 부정적 경험에 대해서만 적을 필요는 없다. (2) 하루만 작성해도 이득이 발

생할 수 있기 때문에 며칠 동안의 글쓰기가 필요하지는 않다. (3) 왜 표현적 글쓰기 작업을 하는지를 가장 잘 설명하는 하나의 이론적 과정이 있을 것 같지는 않은데, 여러 가지 면에서 이것은 여전히 알 수 없다.

이 분야에 대한 연구의 초창기부터, MySpace와 Facebook 같은 인터넷과 SNS(social networking sites)의 출현이 표현적 글쓰기를 위한 새로운 장을 열었다(Smyth & Pennebaker, 2008). SNS의 엄청난 인기를 고려해 볼 때, 특히 젊은 세대에서 글쓰기를 통해 개인의 생각과 기분을 표현하는 주된 방법에 중요한 패러다임 전환이 있을 수 있다. 이 경우에, 글쓰기는 사회적 유대를 강화하기 위한 것이다. 표현적 글쓰기의 치료적 이득이 SNS가 가진 매력의 일부를 설명할 수 있는가? 당신은 어떻게 생각하는가?

자기 용서

대처 반응으로 자기 용서를 고려해 본 적 있는가? 더 향상된 수준의 용서는 흔히 높은 수준의 심리적 안녕감으로 이어지며, 용서를 심상화하는 것은 더 낮은 심혈관 반응을 야기할 수 있고, 용서하는 성격은 적대감 · 분노 · 우울 · 불안을 드러낼 가능성이 더 적다는 것을 암시하는 제2장에서 논의된 용서에 대한 건강과 안녕감 효과를 기억하는가? 이러한 결과를 감안할 때, 자신을 향한 직접적 연민과 용서가 대처 반응으로서 작용한다는 것이 이해되지 않는가? 당신이 "그렇다."라고 답했다면, "자기 용서가 심리학 연구자들에 의해 대부분 무시되어 왔다."는 것을 알고 놀랄 것이다(Hall & Fincham, 2008, p. 174).

자기 용서는 지각된 위반 행위로 인해서 스스로에게 처벌, 보복 또는 파괴적으로 행동하고 싶은 욕구에게 벗어나게 하는 건설적인 과정을 말한다. 이것은 불법 행동의 객관적 행위에 대한 책임으로부터 그 사람을 면제시켜 주지는 않는다. 책임을 진다는 것은 결코 다시는 불쾌한 공격적인 행동을 저지르지 않는다거나 그러한 행동으로 손해를 본 사람에게 배상하는 것에 대한 약속이 포함될 수 있다(Fisher & Exline, 2006; Hall & Fincham, 2005).

용서의 실행에 관한 연구 문헌은 위반한 사람이 (a) 위반 행위에 대해 죄책감을 덜 느끼고, (b) 피해자를 달래는 행동을 더 많이 하고, (c) 피해자가 더 잘 용서하는 것으로 지각될 때 자기 용서가 일어날 가능성이 더 크다고 제안한다(Hall & Fincham, 2008).

건강 영역에서는 종종 암 진단을 받는 것이 자기 비난을 야기한다. 예를 들어 폐암의 원인이라고 볼 수 있는 과거의 흡연 행동에 대해 스스로를 비난한다. 담배를 피우는 것과 같은 경우, 자기 비난은 담배를 끊는 것과 같은 긍정적인 건강 행동을 가져올 수 있다. 그렇지만 보통 자기 비난은 암에 대한 좋지 않은 적응 및 더 큰 고통과 연관된다(논의를 위해서는 Friedman et al., 2007 참조). 유방암의 원인이 아직 알려지지 않았지만, 유방암 생존자들도 자신의 암에 대해 스스로를 비난할 수 있다. 최근 연구는 자기를 비난하는 유방암으로 치료받는 여성들이 자기를 비난하지 않는 사람보다 더 낮은 삶의 질과 더 심한 기분 장애를 보고하였다는 것을 밝히고 있다(Friedman et al., 2007). 유방암 치료를 받고 있는 여성들 사이에서 자기 용서 태도는 "기분 장애를 덜 경험하고 삶의 질이 더 높은 것"과 연관되어 있다(Romero et al., 2006, p. 29).

유머

배관공의 트럭에 '온 집안에 폭포수가 쏟아집니다.'라고 적혀 있다. 그 배관공은 어떻게 이런 방식으로 배관 문제의 이미지를 떠올리도록 하고 있는가? 아마도 배관공은 유머가 배관 참사에 의한 스트레스 중 일부를 밖으로 날릴 수 있다고 생각하였을 것이다. 유머는 긍정적 정서, 정서적 거리 및 새로운 관점을 만드는 방법으로 문제를 다시 구성한다. 결과적으로, 스트레스는 더 가볍고 문제는 덜 심각한 것으로 느끼게 된다.

대처 전략으로서의 유머는 Norman Cousins가 1976년 그의 유명한 저서인 『질병의 해부학(*Anatomy of an Illness*)』을 집필한 후 건강 연구자들로부터 상당한 관심을 받았다. 이 책에서 Cousins는 **강직성 척추염**이라는 드물고 고통스러운 류

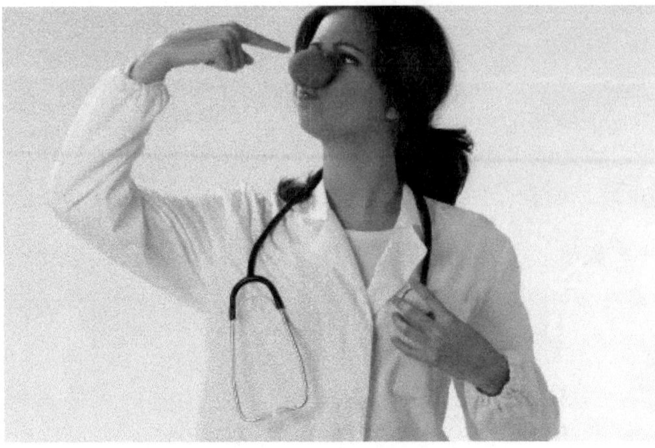

건강을 회복하기 위해 스스로를 웃음거리로 만들 수 있는가?

머티즘 질환의 관해를 촉진하기 위해 비타민의 과다 복용과 몰래 카메라(Candid Camera: 몰래 찍는 텔레비전 프로그램)와 코미디 프로그램 같은 재미있는 TV와 영화 시청 전략을 기술하였다. Cousins(1978)는 이후 권위 있는 『*New England Journal of Medicine*』에 게재된 논문을 통해 내과 의사들과 건강 분야에 있는 다른 사람들에게 그의 사례를 보여 주었다. 그 이후로, 질병과 싸우기 위한 전략으로 웃음과 유머를 사용하는 것은 대중적인 민간요법이 되었다. 이 분야에서 수십 년의 연구 후, 증거는 현재 우리에게 무엇을 말하고 있는가?

Martin(2001, p. 219)은 관련된 연구를 검토한 후 "유머와 웃음이 건강에 상당한 이득이 있다는 대중적인 생각에도 불구하고, 현재의 경험적 증거는 전반적으로 불충분하고 결정적이지 않다."고 결론을 내렸다. 대부분의 연구는 참가자들이 코미디 조건에 노출되는 실험실 연구를 포함하고 있다. 이러한 연구들은 흔히 통제가 잘 안 되고 표본 크기가 작다는 방법론적인 문제에 시달린다. 실제 웃음은 거의 측정되지 않는다. 웃음이 사실인지 허위인지를 알아보려는 시도가 없다. 웃음이 혈압을 낮춘다는 일반적으로 가지고 있는 믿음과 정반대로, Martin(2002, p. 218)은 "경험적 연구는 웃음이 단기간에는 실제로 혈압과 심박을 증가시키지만 장기적 효과는 없는 것으로 나타났다."라고 결론지었다.

유머 대처: 스트레스에 대처하기 위해 유머 사용하기

더욱 긍정적 결과는 스트레스에 대한 대처로 유머를 사용하는 전략인 **유머 대처** 사용에서 밝혀졌다. 예를 들면, Kuiper, Grimshaw, Leite와 Kirsh(2004)는 유머 대처가 더 높은 수준의 자존감, 지각된 유능감 및 긍정적 정서와 연관되어 있을 뿐만 아니라 더 적은 불안, 우울, 부정적 정서와도 관련되어 있음을 입증하였다. 더 나아가서, 그들은 친화적 유머(예, "나는 많은 친구들과 웃고 농담한다.")와 자기 향상 유머(예, "나는 혼자 있을 때조차 인생의 부조리를 즐기고 있다.")처럼 어떤 유머 방식은 긍정적인 심리적 안녕감과 연합된 반면, 자기 패배적 유머(예, "나는 종종 가족과 친구들을 웃게 만들 수 있다면 나 자신을 비하하는 일에 몰입한다.")와 공격 유머(예, "나는 약간 유머러스한 의견에 과장된 방식으로 반응한다.") 같은 다른 방식의 유머는 부정적 심리적 안녕감과 연합된다고 밝혔다(Kuiper et al., 2004, p. 147). 그들의 반어적인 결론은 그들이 "유머가 항상 최고의 약은 아니다."라고 쓴 글의 제목에 나와 있다(p. 135).

애완동물

당신은 학교, 직장 또는 다른 활동에서 집에 돌아올 때 당신을 기다리는 개, 고양이, 새 또는 다른 애완동물 친구가 있는가? 그렇다면, 당신은 귀가할 때 부드러운 털을 가진 친구들로부터 환영받는 것을 기대하는 행복한 기분을 느끼는가? 당신은 애완동물과 유대감이 형성될 때 안녕감을 느끼는가? 당신은 애완동물과의 상호작용이 긍정적인 신체적 효과를 가져올 것이라는 말을 들었을 수 있지만, 이 대중적인 믿음이 연구에 의해 지지되었는가? 이 질문에 대한 답을 살펴보도록 하자.

전반적으로, **인간-동물 상호작용**에 대한 신체적 이득을 평가하는 연구는 매우 적다. 일부 연구들은 일치하지 않는다. 그러나 일반적으로 연구들로부터 두 가지 결론을 도출할 수 있다(Virues-Ortega & Buela-Casal, 2006). 첫째, 종단 연구는 애완동물 소유를 통한 인간-동물 상호작용이 혈압과 심박률을 낮출 수 있다고 제안한다. 둘째, 애완동물과의 상호작용은 급성 스트레스에 대한 자율신경계의 반응성을 완화할 수 있다. 이러한 효과에 대한 주요 기제는 사회적 지지의 특별한 유형으로 보인다. 애완동물은 **비평가적인 사회적 지지**를 준다. 즉, 애완동물이 사회적 지지를 줄 때, 우리는 어떤 식으로든 그들에 의해 비평받거나 평가받는다고 느끼지 않는다.

최근 연구는 인간의 옥시토신 호르몬이 남성과 그들의 개에 대해서가 아니라 개와 함께하는 여성에서 유대감을 느끼는 과정에 어떠한 역할을 할 것 같다고 지적한다. 어머니와 아기의 유대를 촉진시키는 것으로 믿어지는, 수유하는 어머니의 높은 집중력에서 찾을 수 있는 호르몬인 옥시토신이 진정시키는 성질을 가지고 있다는 Shelly Taylor(2006)의 배려와 친교(tend-and-befriend) 모형을 회상해 보라. 옥시토신은 사회적 유대, 친화 과정 그리고 스트레스 경감에 역할을 할 수 있다. Miller 등(2009)은 퇴근 후 집에 돌아오자마자 키우는 개와 25분간 상호작용한 여성이 개가 없이 책을 읽으면서 동일한 시간을 보내는 통제된 조건에 있을 때와 비교해서 혈청 옥시토신 수준이 증가했음을 보여 주었다. 이 효과가 남성에게는 발견되지 않았다. 이 흥미로운 연구는 적어도 개를 소유한 여성에게는 인간과 동물의 상호작용에 관한 생리적 효과를 설명하는 추가적인 기제를 제시한다. 아마도 비평가적인 사회적 지지와 결합된 옥시토신은 개와 상호작용을 할 때 여성의 스트레스를 경감시키는 역할을 하는 것 같다.

음악

William Congreve가 1967년에 쓴 연극 『소복을 입은 신부(*The Mourning Bride*)』에서 언급한 것처럼 만약 "음악이 황량한 가슴을 어루만져 주고 돌을 무르게 하며 딱

딱한 나무를 구부리는 매력을 지닌다면", 분명히 이것은 스트레스를 관리하도록 도울 수 있다(Congreve, 1967, p. 326). 음악은 시대를 초월하여 즐거움과 기분 조절을 위해 사용되고 있다(Conrad, 2010). 우리가 알고 있듯이, 어떤 형태의 음악은 다른 것보다 더 이완을 촉진하고, 우리 모두는 자신의 취향을 가지고 있다. 예를 들어 어떤 이는 이완 음악으로 그레고리오 성가나 뉴에이지 음악을 찾지만 다른 이는 그렇지 않다. 음악을 듣는 것이 긍정적인 건강 효과를 야기할 수 있는가?

"부드러운 재즈" 음악, 단순한 음조와 소리 자극, 광고를 포함한 라디오 음악 방송, 아무 소리도 나지 않는 무음(즉, 고요) 등의 조건에서 30분 동안 있었던 대학생들에 대한 대단히 흥미로운 연구(Charnetski, Brennan, & Harrison, 1998)를 살펴보자. 타액 표본이 면역 글로불린 A(IgA) 수준을 확인하기 위하여 청취 경험 전후에 수집되었다. 결과는 오직 부드러운 재즈 음악을 들은 참가자 조건에서만 IgA 수준이 증가한 것으로 나타났다. 음악 듣기에서 무엇이 강화된 면역계 반응을 야기하였는가? 원인이 알려지지 않았지만, 연구의 저자들은 증가된 이완, 긍정적 정서, 음악이 부교감신경계의 활동을 증가시키는 것과 같은 생리적 영향, 혹은 음악이 직접적으로 뉴런 방출량에 영향을 주는 것일 수 있다고 추측하였다.

10명의 중환자들에 대한 최근의 무선화된 연구(Conrad et al., 2007)는 모차르트 피아노 소나타의 느린 악장을 들려주었을 때 환자들이 스트레스 감소를 나타내는 생리적 반응을 보였다는 것을 발견하였다. 이러한 생리적 반응은 무엇인가? 통제 집단과 비교해서 음악 중재를 받은 환자들이 혈압, 심박률, 에피네프린과 친염증성 사이토가인 인디류긴 6의 혈중 농도가 더 낮았을 뿐만 아니라 성장 호르몬의 혈중 농도가 증가하였다. 음악 중재를 받은 환자들은 또한 진정을 유도하기

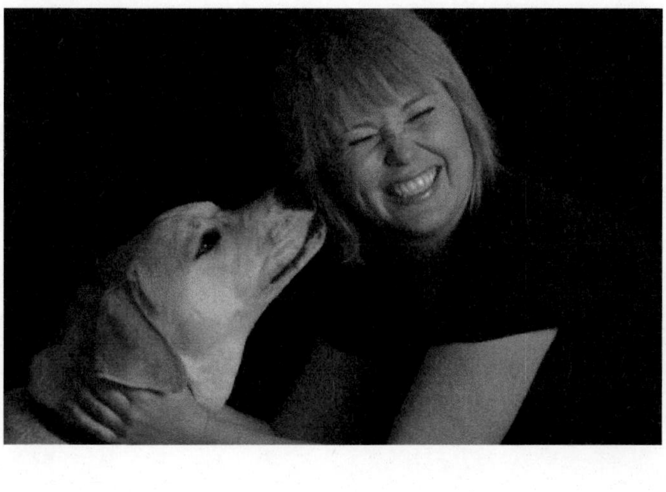

© Djk/Dreamstime.com

퇴근 후 집에 돌아오자마자 애완견과 25분간 인간-동물 상호작용에 참여한 여성은 혈청 옥시토신 수준의 증가를 보여 주었다.

위해 대조군에서 도달한 수준에 비해 더 적은 진정제를 요구하였다. 이 연구는 작은 표본 크기로 인해 제한되었지만 그럼에도 불구하고 매우 흥미롭다. 이 연구의 결과에 근거하여, 저자들은 음악이 교감-부신-수질(SAM) 축과 시상하부-뇌하수체-부신(HPA) 축을 이완시키며, 그 이후 긍정적으로 면역계 반응을 중재한다고 제안하였다.

음악의 이로운 생리학적 효과에 대한 제한된 연구는 아직 초기 단계에 있으며 단지 몇 가지 유형의 음악이 이로운 효과를 생성하는 것으로 나타났다. 그러나 Conrad(2010, p. 1981)가 지적한 바와 같이, "음악은 아마도 적절하고 분별력 있게 적용하였을 때 잘 알려지지 않은 위험을 가진 임상적 결과를 향상시키기 위해 잠재적으로 강력한 도구가 될 수 있을 것이다. 의학 내에서 음악이 보조적 치료로서 폭넓게 수용되도록 성장할 것인지의 여부는 임상적 및 과학적 실험을 통해 그 역할에 대한 이해에 따라 달라질 것이다."

요약과 개념 정리

- 문제 중심적 대처는 지각된 고통의 원인을 다루는 것을 의미하는 반면, 정서 중심적 대처는 문제에 의해서 야기된 고통을 관리하는 것이다.
- 적극적 전략은 문제 중심적 접근을 포함하고 회피 전략은 정서 중심적 접근을 사용한다.
- 회피 대처는 사소하거나 일시적인 자극을 다루는 데 효과적인 전략일 수 있지만 심각하거나 만성적인 문제에는 전혀 성공적이지 않다.
- 지지 추구 대처는 타인으로부터 정보나 정서적 지지를 추구하는 것을 포함한다.
- 의미 만들기 대처는 일반적으로 문제 중심적 대처를 사용하지 못하는 스트레스적인 상황에서 의미를 형성하기 위해 그들의 가치, 신념, 목표를 사용하는 대처이다.
- 회고적 대처 항목표, 순간 보고 및 서술적 설명은 대처 유형을 측정하는 데 사용되는 방법들이다.
- 기질적 낙관성은 접근 대처 전략과 정적으로 관련되어 있고 회피 대처 전략과 부적으로 연합되어 있다.
- 보통, 접근 대처는 회피 대처보다 성공적이다.
- 종교에 근거한 대처는 의미 만들기 대처와 중복되는 몇 가지 특징을 갖고 있다.
- 인지 재구조화는 역기능적 사고, 가정 및 신념에 도전하고 더 건강한 현실적 사고 패턴으로 그것들을 대체하는 전략이다.

- 합리적-정서적 행동 치료(REBT)는 이후 정서적 또는 행동적 결과를 초래하는 개인의 신념을 통해서 활성화된 사건을 해석하는 ABC 모형에 근거한다.
- Beck(1967)의 인지적 심리 치료 접근은 REBT와 유사하지만, 비논리적 신념 대신 부적응적 태도와 자동적 부정적 사고에 도전하는 것에 초점을 맞춘다.
- 3단 기록법은 부정적인 또는 스트레스적인 사고를 첫째 칸에 기록함으로써 역기능적 생각에 도전하고, 둘째 칸에 그들이 나타내는 왜곡의 유형을 확인하여 명명하고, 셋째 칸에 더욱 현실적인 대체 사고를 기입하는 것을 연습한다.
- 스트레스 접종 훈련(SIT)은 교육, 자기 관찰, 인지 재구조화, 문제해결, 이완 훈련, 시연을 포함한 인지 행동 수정 훈련 프로그램이다.
- 낙관성은 ABCD 논쟁 방법 같은 인지적 훈련 기법을 통해서 또는 귀인 설명 양식 바꾸기를 통해서 배울 수 있다.
- 표현적 글쓰기는 정신적 건강과 신체적 건강에 매우 작은 긍정적 효과를 지니고 있다.
- 자기 용서는 개인의 지각된 위반으로 인해 자신을 향한 처벌, 보복 또는 파괴적으로 행동하려는 욕구에서 벗어나게 하는 건설적인 과정을 말한다.
- 유머와 웃음이 건강상의 혜택을 부여한다고 제시하는 증거는 매우 불충분하지만 유머 대처의 심리적 효과에 대한 지지가 존재한다.
- 애완동물 소유에 대한 연구들은 인간-동물 상호작용이 급성 스트레스에 대한 자율신경계 반응을 완화할 뿐만 아니라 혈압과 심박률을 낮추는 결과를 가져올 수 있다고 제안한다.
- 몇몇 연구는 음악이 향상된 면역 반응을 야기할 수 있으며, 스트레스 호르몬과 친염증 사이토카인의 감소를 가져올 수 있음을 나타낸다.

비평적 사고 질문

1. 당신은 왜 기질적 낙관성이 접근 대처를 보다 더 사용하는 경향을 보이고 회피 대처 전략을 덜 사용하는 경향이 있다고 생각하는가? 어떤 방법으로 이 대처 양식이 기질적 낙관성과 연합된 긍정적 건강과 안녕감 이득을 설명할 수 있는가?
2. 종교에 근거한 대처가 문제 중심적 대처, 정서 중심적 대처, 사회적 지지 추구 대처, 의미 만들기 대처와는 다른 독특한 형태의 대처를 나타낸다고 생각하는가? 종교에 근거한 대처는 다른 형태의 대처들과 특히 의미 만들기 대처와 어떻게 유사하거나 다른가?

3. 당신은 SNS에서 당신의 개인적 생각과 기분을 다른 사람들과 공유하는가? 그렇다면, 당신의 자기표현을 통해서 긍정적 느낌과 같은 어떤 치료적 혜택을 경험하는가? 당신의 자기표현으로 경험할 수 있는 혜택을 어떻게 설명할 수 있는가?

4. 하루 일과 후에 당신을 반기는 애완동물이 가진 진정 효과를 경험해 본 적이 있는가? 당신은 무엇이 이 진정 효과를 설명한다고 생각하는가? 개와 같은 종류의 애완동물이 다른 것보다 더 큰 진정 효과가 있는가? 그렇다면, 그렇게 생각하는 이유는 무엇인가?

5. 음악의 이로운 건강 효과를 설명하는 것이 무엇이라고 생각하는가? 어떤 종류의 음악이 스트레스로부터 긴장을 푸는 데 가장 효과적이라고 믿는가? 당신은 특정 유형의 음악(예, 클래식)이 모든 청취자에게 스트레스의 효과를 감소시키는 데 동등하게 효과적이라고 생각하는가, 아니면 음악이 효과가 있으려면 청취자의 취향에 따라 특정적이어야 한다고 생각하는가?

주요 용어와 개념

3단 기록법
결과
귀인
귀인 재훈련(AR)
논박
대처
동화
문제 중심적 대처
비평가적인 사회적 지지
선행 사건
스트레스 접종 훈련(SIT)
신념
원인적 귀인
유머 대처
음악
의미 만들기
의미 만들기 대처
인간-동물 상호작용
인지 우선순위
인지 재구조화
자기 용서
적합도 가설
전반적 목표
전반적 신념
전반적 의미
접근 대처
정서 중심적 대처
종교에 근거한 대처
타협
파국화
표현적 글쓰기
학습된 낙관성
합리적-정서적 행동 치료(REBT)
혼잣말
회피 대처

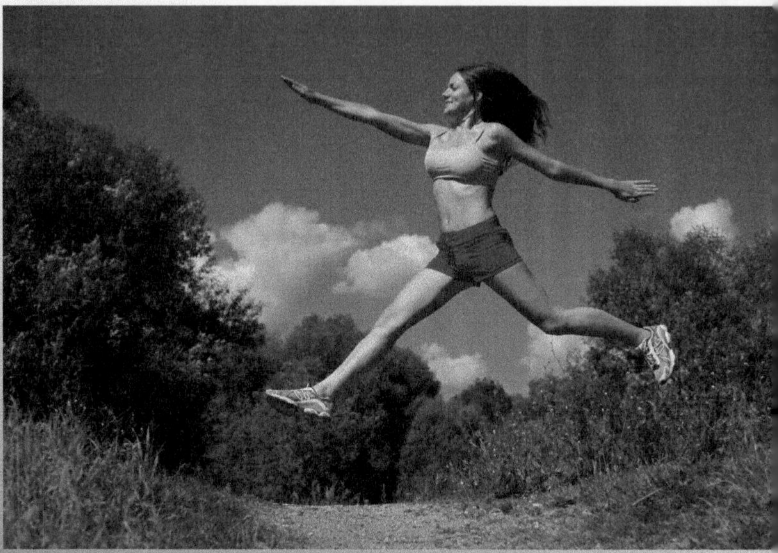

제 11 장

정신을 지지해 주고 활기 있는 마음을 유지하게
하는 것은 오직 운동이다.

~CICERO

신체활동과 운동

Erica라는 대학 친구와 이야기하고 있다고 상상해 보자. 대화는 돌고 돌아 결국 치약 브랜드로 오게 되었다. 느닷없이 Erica는 자신이 더 이상 이를 닦지 않기 때문에 치약 브랜드에 대해서는 관심이 없다고 하였다. 깜짝 놀라서, 그녀에게 이유를 물었다. "글쎄, 양치질이 지루해. 그것은 시간도 너무 많이 걸리고, 치약은 비싸고 내가 할 수 있는 더 좋은 일이 있어. 게다가 나는 몇 년 동안 이를 닦았고 이젠 지쳤어." Erica는 당당하게 선언하였다. 당신은 어떻게 생각하는가?

아마도 당신은 양치질이 일상의 한 부분으로서 치아를 건강하게 유지하기 위해서 지불해야 하는 작은 비용이라고 생각할 것이다. Erica가 치아 건강을 유지하기 원한다면, 몇 년 동안 이를 닦았다고 해서 이제는 그만해도 된다는 것을 의미하지는 않는다. 당신은 Erica가 충치와 잇몸병을 예방하고 앞으로도 치아 건강을 유지하기 원한다면 양치질을 더 높은 순위에 놓는 것이 낫다고 생각할 수 있다.

이제 30년 후로 가 보자. 당신은 몇 년 전 대학에서 이야기를 나눈 이후 처음으로 Erica를 보았다. Erica는 당신에게 환한 미소를 보여 주었다. 당신은 무엇을 볼 것인가? 보기에 좋은 모습인가?

당신은 이제 Erica의 치아 위생을 실천하는 것이 신체활동과 어떻게 관련이 되는지 궁금할 수 있다. 아무튼 이 장은 신체활동과 운동에 대한 장이다. 당신은 이미 그것을 알아냈을 수 있다.

당신이 아이였을 때 달리기, 뛰기 및 놀기에 대한 즐거움을 기억하는가? 아이일 때 너무도 즐겼던 신체활동을 꾸준히 하지 않는다면, 조만간 지나치게 빨리 노화에 따른 질병을 맞이할 것이다. Erica의 미소같이 그것은 좋은 모습이 아니다. 전반적인 신체 건강을 유지하기 위해서는 지속적인 신체활동이 요구된다. 규칙적으로 이를 닦는 것처럼, 규칙적인 신체활동을 평생 습관으로 유지하는 것은 건강한 생활양식 선택의 중요한 부분이다. 게다가 그것은 강력한 스트레스 관리도구이다.

미국 국립건강통계센터(National Center of Health Statistics)에 따르면(Pleis, Lucas, & Word, 2009), 미국 성인 중 33%만이 정기적으로 여가시간에 신체활동을 한다. 적어도 31%의 성인은 여가시간에 약간의 신체활동을 하는 반면, 나머지 36%는 신체활동을 하지 않는 것으로 간주된다. 그것은 마치 호모 사피엔스(*Homo Sapiens*)의 새로운 종인 정착인(sedentarian)이 등장한 것 같다. 그렇다면 산업화된 세계에서 얼마나 많은 사람들이 그렇게 앉아서 생활하고 있는가? 우리는 움직임과 신체활동을 위해 만들어진 몸을 가지고 있지만, 일반적으로 활동하

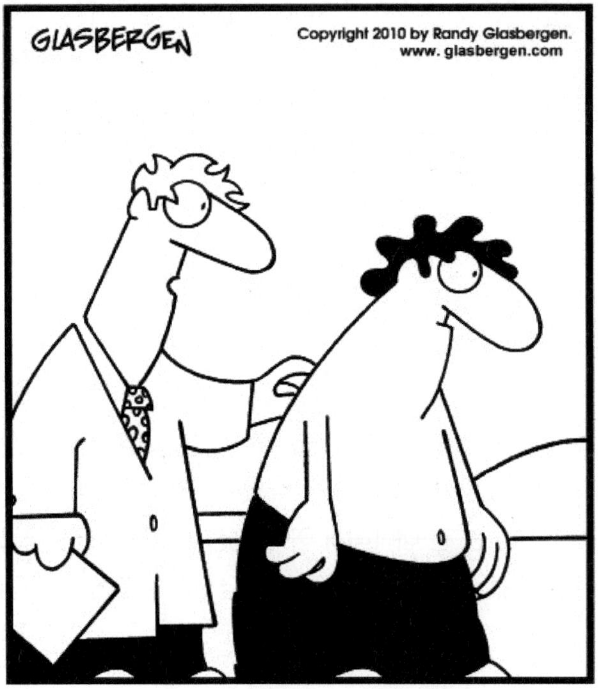

"이것은 발진이 아니라 이끼예요. 당신은 나무보다 많은 활동을 시작할 필요가 있습니다."

지 않고 편안한 생활양식으로 살고 있다. 앉아 있는 생활양식은 오늘날 너무나 만연되어 있는 심혈관 질환과 제2형 당뇨병처럼 수많은 "편안함이 가져오는 질병"의 원인이 된다(Mitchell, Church, & Zucker, 2008, p. 234).

앉아서 생활하는 사람은 활동적인 선사시대 조상들과 얼마나 다른가? 사실, 신체구조는 동일하지만, 활동 수준이 매우 다르다. 선사시대 사람들은 음식을 구하고 포식자로부터 도망치고, 생존을 위해 신체적 위협과 싸우기 위해 지속적으로 신체적인 활동을 하는 반면, 정착인은 대부분 정지해 있고, 종종 어떤 장소에 서서 많은 시간을 보내거나 직장에서는 책상에 고정되어 있고 집에서는 거실 소파나 안락의자에 편히 앉아 있다. 정신운동이 앉아서 생활하는 사람의 주된 활동이다. 스트레스를 받을 때, 앉아서 생활하는 사람들은 나른하게 앉아 있는 동안 아드레날린으로 채워진 몸이 정신적으로 마음속의 검치호와 싸우거나 도망간다.

이러한 정착주의에 대한 최근 추세를 반전시키기 위해 우리가 할 수 있는 것은 무엇인가? 앉아서 생활하는 사람을 마라토너로 바꾸는 것이 목표인가? 아니다, 목표는 그들의 능동적이고 활기찬 자아를 깨우기 위한 것으로, 앉아서 생활하는 사람들이 다시 한 번 **활동하는 사람**(activarian)이 되도록 고무하는 것이 훨씬 더 합리적인 것이다(Mitchell et al., 2008). 사실, 오늘날 미국인을 위한 미국보건복지

표 11.1 주 단위의 중등도 유산소 신체활동의 혜택

신체활동 수준	주당 중등도의 시간 범위	전반적 건강 혜택 요약	평가
비활동적	기저선 이상의 활동이 없음	없음	활동하지 않는 것은 건강하지 않다.
낮은 수준	기저선 이상의 활동이지만 1주일에 150분 이하	약간	낮은 수준의 활동은 비활동적인 생활양식보다 분명히 더 낫다.
중간 수준	1주일에 150~300분	실질적임	이 범위에서 가장 높은 활동은 낮은 끝에서의 활동보다 추가적이고 더 광범위한 건강 이점을 갖는다.
높은 수준	1주일에 300분 이상	추가적임	현재 과학은 추가적인 건강 이득이 없는 한 연구자들이 활동의 상한을 확인하도록 허용하지 않는다.

출처: U. S. Department of Health & Human Services (2008). Physical activity guidelines for Americans. Retrieved from http://www.health.gov/paguidelines.

표 11.2 성인 미국인들을 위한 미국 보건복지부의 현재 신체활동 지침

성인을 위한 핵심 지침들

- 모든 성인들은 비활동적인 것을 피해야 한다. 약간의 신체활동이라도 없는 것보다 낫고, 어느 정도라도 신체활동에 참여한 성인들은 건강 혜택을 얻는다.
- 실질적인 건강 혜택을 위하여, 성인들은 1주일에 적어도 150분(2시간 30분)의 중등도, 또는 75분(1시간 15분)의 격렬한 유산소 신체 운동, 또는 동등한 결합의 격렬한 중등도의 유산소 운동을 하여야 한다. 유산소 운동은 적어도 10분 정도는 수행되어야 하고, 가급적이면 1주일 내내 해야 한다.
- 추가적이고 더 광범위한 건강 혜택을 위하여, 성인들은 1주일에 300분(5시간)의 중등도 활동이나 150분의 격렬한 강도의 유산소 신체 운동 또는 동등한 결합의 중등도의 그리고 격렬한 운동으로 유산소 신체 운동을 증가시켜야 한다. 추가적인 건강 혜택은 이 정도 이상의 신체활동을 할 때 얻을 수 있다.
- 이러한 활동이 추가적인 건강 혜택을 제공하려면, 성인들은 중간 정도나 고강도로 1주일에 이틀 이상 모든 중요한 근육을 포함하는 근육 강화 운동을 해야 한다.

출처: U. S. Department of Health & Human Services (2008). Physical activity guidelines for Americans. Retrieved from http://www.health.gov/paguidelines.

부(2011)의 신체활동 지침에서는 최소한의 권장사항으로 1주일에 최소 150분의 중등도 유산소 운동이나 75분의 격렬한 활동을 하라고 제안한다. 보건복지부는 또한 1주일에 두 차례 상당한 강도의 훈련을 권고한다(표 11.1과 11.2). 미국스포

츠의학계(American College of Sports Medicine, ACSM)와 미국심장협회(American Heart Association, AHA)는 1주일에 5일 동안 하루에 최소 30분씩(60분까지) 중등도 유산소 운동을 하거나 하루에 20~30분씩 1주일에 총 75~150분의 격렬한 유산소 운동뿐만 아니라 1주일에 두 차례의 저항 운동(즉, 체력 훈련, 역기 들기)에 참여하도록 하는 유사한 지침을 가지고 있다(Chodzko-Zajko et al., 2009). 이것은 매우 합리적인 권고사항이고, 별로 움직이지 않는 앉아서 생활하는 사람들도 할 수 있다.

중등도 활동: 개인의 최대 역량의 적어도 60%의 심박률을 지속적으로 유지하는, 활발한 보행과 같은 신체적 움직임

격렬한 활동: 개인의 최대 역량의 적어도 70%의 심박률을 지속적으로 유지하는, 달리기와 같은 신체적 움직임

중등도 활동에는 빨리 걷기, 수중 에어로빅, 복식 테니스 등이 있다. 중등도 활동에 참여하고 있는지를 어떻게 알 수 있는가? 활동하는 동안 노래를 할 수는 없지만 말을 할 수 있을 때이다. 활동 수준을 점차 강하게 할 때, 숨을 쉬기 위해 말을 멈추기 전, 한 번에 몇 개의 단어만을 말할 수 있을 때 격렬한 활동에 들어갔다는 것을 알 수 있다. **격렬한 활동**의 예는 에어로빅댄스, 왕복 수영, 달리기나 경보 등이 있다. 중간 정도의 활동과 격렬한 활동의 예를 위해 표 11.3을 보라.

표 11.3 중등도와 격렬한 강도의 유산소 신체활동의 예

중등도 활동
• 빨리 걷기(1시간당 5킬로미터 또는 그보다 빠르지만 경보가 아닌) • 수중 에어로빅 • 1시간당 16킬로미터보다 느리게 자전거타기 • 테니스(복식) • 사교춤 • 일반적인 정원 가꾸기
격렬한 활동
• 경보, 조깅, 달리기 • 왕복 수영 • 테니스(단식) • 에어로빅댄스 • 1시간당 16킬로미터 이상 빠르게 자전거타기 • 줄넘기 • 힘든 정원 가꾸기(심박률 증가가 있는 지속적인 파기나 괭이질) • 오르막길 하이킹하기 또는 무거운 배낭을 메고 하이킹하기

출처: U. S. Department of Health & Human Services (2008). Physical activity guidelines for Americans. Retrieved from http://www.health.gov/paguidelines.

통찰 연습 11.1

당신은 앉아서 생활하는 사람인가, 활동적인 사람인가? 당신이 활동적인 사람이라면 축하한다. 당신은 운동이 주는 많은 혜택들을 받고 있다. 당신이 앉아서 생활하는 사람이고 활동적이고 활기찬 활동인으로 돌아가기 원한다면, 그것은 아마도 당신이 생각하는 것보다 더 쉽다. 우선 운동 프로그램을 시작하는 것을 가로막는 장애물을 살펴보는 것이다. 다음의 어떤 것이 당신에게 적용되는가?

나의 운동 장벽은 무엇인가?

1	나는 운동 프로그램을 어떻게 시작하는지 모른다.
2	나는 운동하기에 좋은 장소나 시설을 갖고 있지 않다.
3	운동은 너무 비싸다.
4	운동은 너무 많은 시간이 소요된다.
5	나는 운동하기 위한 에너지를 가지고 있지 않다.
6	운동하는 것은 안전하지 않다.
7	나는 과체중이고 운동복이 잘 어울리지 않는다.
8	나의 친구들은 정착인들이고 내가 운동을 시작하는 것을 좋아하지 않을 것이다.
9	나는 운동에 방해가 되는 너무 많은 책임들이 있다.
10	나는 운동을 하지 못하게 방해하는 건강문제를 가지고 있다.
11	나의 흡연이 운동을 방해한다.
12	나는 운동에 자신이 없다.

이 장의 나머지를 읽은 후에 당신의 활동인 친구 중 한 명과 이야기하고, 이 장벽들을 극복하기 위한 몇몇 아이디어를 브레인스토밍하라. 당신은 이 장을 통하여 많은 제안들과 아이디어들을 발견할 수 있나. 가능한 한 많은 아이디어를 수집하고 생성하여 가장 합리적일 것 같은 몇 가지를 시도해 보라. 당신이 이 장벽들을 다루었다면, 당신은 실제로 운동을 할 준비가 된 것이다.

어떤 사람에게는 보통 30분 단위로 다섯 번을 하는 150분 정도의 중등도 활동조차도 너무 많은 것처럼 보인다. 그렇지만 이러한 사람들조차도 갑자기 활동하려는 소망이 있다. 저명한 『미국의학협회지(*Journal of the American Medical Association*)』에 수록된 최근의 무선화된 통제 연구(Church, Earnest, Skinner, & Blair, 2007)는 1주일에 최저 75분의 중등도 활동을 한, 이전에는 앉아서 생활하는 사람들에서 유의한 용량 의존적인 체력 향상을 밝혀냈다. 이것은 1주일에 5일, 하루 단 15분의 결과이다. 더 오래 할수록 더 좋다는 것이 당연하지만, 요점은 짧은 시간의 규칙적인 신체활동도 건강에 의미 있는 영향을 미칠 수 있다는 것이다.

신체활동, 운동 및 체력의 의미

우리가 신체활동의 긍정적인 혜택을 논의하기 전에, 몇 가지 용어를 정의해 보자. 당신은 신체활동, 운동과 체력이 어떠한 차이가 있다고 생각하는가? 그것들은 중첩되는 개념들이지만 일부 측면에서는 다르다. 신체활동은 신체의 움직임을 말한다. 키보드 입력하기, 역기 들어올리기 또는 침대 정리하기는 신체활동의 예들이다. 그렇지만 이 장에서는 논의의 목적을 위해, **신체활동**은 "건강을 향상시키는 신체적 움직임"을 의미한다(U. S. Department of Health and Human Services, 2008, p. 3). **신체 운동**은 건강이나 체력에서의 혜택을 얻기 위해 신체적 노력을 하도록 설계된 계획적인 신체활동이다. 위에 열거된 예들 중 단 하나만이 신체 운동이다. 어떤 것인가? 물론 역기 들어올리기만 신체 운동이다.

신체활동: 건강을 향상시키는 신체적 움직임

신체 운동: 건강이나 체력에서의 이점을 얻기 위해 신체적 노력을 하도록 설계된 계획적인 신체활동

체력(physical fitness)이라는 용어를 이해하기 위해, "우리는 무엇에 맞출 것인가?"라는 질문에 답해야 한다. 다시 말하면, 우리가 달성하기 위해 무엇을 해야 하는가? 우리는 스포츠 게임, 장거리 달리기, 무거운 물건 들기, 다양한 요가 자세 취하기 또는 신체활동을 포함하여 어떤 다른 목표에 도달하기 위해 노력하는가? 이러한 목표들 중 한 가지를 달성하기 위해, 우리는 심폐 기능, 근력, 근지구력 및 유연성 같은 **체력**의 다양한 요소들을 개발하고 유지해야만 한다(Howley & Franks, 2007, p. 17). 그렇지만 우리가 표적으로 삼은 체력의 구성 요소는 목적에 따라 달라진다. 다양한 요가 자세를 취하기를 원한다면, 개발해야 할 가장 중요한 체력 구성 요소 중 하나는 유연성이다. 근력은 분명히 역기 들어올리기에 중요하다.

그렇지만 목표가 심장을 강화하고 심혈관 질환과 조기 사망의 위험을 낮추는 것이라면, 우리가 집중할 필요가 있는 체력의 요소는 심폐 체력이다. 다른 말로 유산소 체력이라고 알려진 **심폐 체력**은 지속적인 신체활동 중 근육에 산소가 풍부한 혈액을 제공하는 심장, 혈관 및 폐의 능력을 말한다. **유산소**는 "공기(즉, 산소)가 있는"이고 **무산소**는 그 반대로 "공기가 없는"을 의미한다. 조깅을 하는 동안 지속적으로 몸에 산소를 공급할 수 있기 때문에 조깅은 유산소 운동의 한 형태인 반면, 단거리 달리기는 당신이 전력 질주하는 어떤 지점에서 신체 체계가 요구하는 에너지를 유지하기 위해 더 이상 산소 공급을 계속할 수 없기 때문에 무산소 운동의 한 형태이다. 산소 결핍은 숨을 고르게 하기 위해 달리기를 곧 멈추게 할 것이며, 그렇게 함으로써 신체의 산소 결핍을 회복할 수 있다. 심폐 체력은 직접적으로 트레드밀 검사를 사용하고 최고의 절대적 산소 소비량을 기록하여 측정할 수 있다. 체력의 모든 형태와 마찬가지로, 그것은 **FITT 원리**, 다시 말하면 신체활

심폐 체력: 유산소 체력으로도 알려짐. 지속적인 신체활동 중에 근육에 산소가 풍부한 혈액을 제공하기 위한 심장, 혈관 및 폐의 능력을 의미

유산소: 공기/산소가 있는

FITT 원리: 체력은 신체활동의 빈도, 강도, 시간 및 유형의 산물이라는 원리

동의 빈도(frequency), 강도(intensity), 시간(time), 유형(type)의 산물이다.

1968년 내과 의사 Kenneth Cooper의 책『유산소 운동(*Aerobics*)』의 출판 이전에, 의학계는 규칙적인 신체 운동은 필수적인 것이라기보다는 오히려 사치스러운 것으로 보았다. 그러나 Cooper는 조깅과 유산소 운동을 강력하게 주장하였으며, 이 책의 출판은 조깅 열풍을 일으킨 촉매제 중의 하나가 되었다. 그의 생각은 속도와 지구력에 대해 우리가 가지고 있었던 수준을 증가시키도록 하였다. 그는 걷는 사람들은 조깅을 하도록, 조깅하는 사람들은 더 빨리 더 오래 뛰도록 고무시켰다(Mitchell et al., 2008). 그러나 1990년대 이래로, 보다 적절한 수준의 활동에서 건강에 중요한 혜택이 있다는 것을 지적하는 연구 결과들이 늘어났을 때 그 시대 정신은 변하기 시작하였다. 미국의 국립보건원(National Institutes of Health, NIH) 합의개발위원회(Consensus Development Panel)는 새로운 체력 증거들을 검토하고 매일은 아니지만 1주일의 대부분, 최소 30분의 중등도 신체활동을 권고하였다(NIH, 1996). 오늘날, 앞서 논의된 1주일에 150분의 중등도 운동에 관한 미국 정부의 건강 기준은 이러한 NIH 위원회의 권장사항과 밀접하게 연결되어 있다.

따라서 이 장에서는 신체활동과 운동의 건강 혜택과 심리적 혜택을 논의하는 데 있어서 그 강조점은 유산소 운동에 맞추어질 것이다. 왜냐하면 이는 지지적인 연구의 가장 큰 비중을 차지하고 있는 체력의 구성 요소가 유산소 운동이기 때문이다. 그러나 근력 운동(또는 저항 운동으로 알려져 있다)이 당뇨병, 골다공증, 관절염, 요통, 비만, 우울의 징후와 증상들을 줄이는 것을 포함하여 중요한 혜택을 제공한다는 것을 입증하는 증거들이 증가하고 있다는 점을 주목해야 한다(Centers for Disease Control and Prevention, 2011e). 빈도가 작지만, 이 장을 통해서 근력 운동의 이점도 언급된다. 신체활동과 유산소 운동의 심리적 이점 중 하나는 스트레스의 부정적인 효과를 방지하는 능력이다. 곧 논의하겠지만, 운동이 주는 다른 심리적 혜택과 신체적 혜택들도 많다.

유산소 활동과 운동의 혜택

건강과 안녕감을 위한 생활양식 만병통치약이 있다면, 아마도 신체활동과 운동이 가장 유력할 것이다. 그것은 시간 투입, 노력, 신체 손상의 위험과 같은 결점을 가지고 있다. 그러나 그 혜택의 범위는 아마도 우리가 선택할 수 있는 모든 긍정적인 생활양식 노력들 중 가장 광범위할 것이다. 유산소 운동을 시작하고 지속적으로 유지하는 데 따르는 이점으로는 다음과 같은 것들이 있다.

- 심장과 심혈관계를 강화한다.
- 심혈관 질환의 위험을 감소시킨다.
- 체지방을 감소시키고 대사 증후군과 제2형 당뇨병의 발생 위험을 줄인다.
- 암 발병 위험을 줄인다.
- 면역계를 증진시킨다.
- 노화와 골다공증으로 인한 골질량 상실을 방지한다.
- 기대 수명이 증가한다.
- 스트레스를 완화한다.
- 불안을 감소시킨다.
- 우울을 감소시킨다.
- 심리적 안녕감을 고양시킨다.
- 수면의 질을 향상시킨다.
- 인지적 수행을 향상시킨다.
- 자기 확신, 자존감 및 자기 효능성을 구축한다.

다음으로 우리는 이러한 혜택들 중 몇 가지를 살펴볼 것이다. 그것들은 중첩되지만 크게 두 가지의 범주로 묶을 수 있는데, 처음에는 건강 그리고 두 번째로는 웰빙을 살펴볼 것이다.

신체활동의 건강 혜택

초기 연구들은 건강 이점과 신체활동 사이의 연관성을 확립하는 토대를 마련하였다. 예를 들어, 1950년대 Jeremy Morris와 그의 동료들이 수행한 독창적인 연구(Morris, Heady, Raffle, Roberts, & Parks, 1953)는 신체활동 수준과 관상성 심장 질환(CHD) 발병률 간의 관계를 처음으로 상세히 기록하였다. 그들의 연구는 런던의 유명한 2층 버스에서 신체적인 움직임이 있는 안내원이 앉아서 버스를 운전하는 동료에 비하여 심장 질환 발병률이 낮다는 것을 입증하였다.

10년 후, Harold Kahn(1963)은 정해진 배달 노선을 따라 걸어서 업무를 수행하는 미국의 집배원들이 앉아서 업무를 수행하는 사무직 직원들에 비해 CHD 사망률이 더 낮다고 진술하였다. 심지어 더 흥미로운 것은 활동적으로 일하던 집배원이 앉아서 일하는 우편 사무직으로 전환되었을 때, 5년 이내에 사무직으로 자신의 전체 경력을 보낸 동료들과 일치할 정도로 CHD 사망률이 증가하였다는 것이다.

이후 10년 안에 Ralph Paffenbarger와 동료들은 높은 수준의 활동(예, 하역)이 포함된 직무를 갖고 있는 샌프란시스코 부두 노동자들이 앉아서 일하는 직무를 가진 노동자들에 비해 CHD 발병 비율이 낮다는 것을 보고한 획기적인 연구를 출판하였다(Paffenbarger, Gima, Laughlin, & Black, 1971; Paffenbarger, Laughlin, Gima, & Black, 1970). 10년 후에, Paffenbarger의 연구 집단(Paffenbarger, Wing, & Hyde, 1978)은 매주 더 높은 수준의 에너지를 소비하는 하버드 대학교 졸업생들이 더 낮은 수준의 에너지를 소비하는 동료에 비해 치명적이거나 치명적이지 않은 심장발작의 위험이 더 낮다는 것을 확인하였다.

이듬해에 더 많은 연구가 뇌졸중, 고혈압, 특정 암, 대사 증후군, 제2형 당뇨병, 골격 질환인 **골다공증**을 포함한 수많은 질환에서 앉아 있는 것의 위험과 아직 발견되지 않은 신체활동 보호 기능에 대해 수행되었다. 더욱이, 더욱 치밀하게 통제된 더 많은 전향적 연구들이 운동과 조기 사망 및 심장 질환의 위험 감소 간의 관계에 대해 더 강력한 증거를 제시하기 위해 수행되었다.

골다공증: 골밀도의 손실이 포함되는 근골격계 질환

신체활동과 건강에 대한 50년의 연구 결과, 이제 규칙적인 신체 운동이 조기 사망, 심혈관 질환, 뇌졸중, 고혈압, 유방암과 대장암 및 제2형 당뇨병의 위험을 줄인다는 것은 논란의 여지 없이 명백하다. 골다공증의 원인이 되는 골질량 상실을 방지하기 위한 체중 부하 운동(weight-bearing exercise)을 지지하는 중요한 간접적인 증거들도 있다(Warburton, Charlesworth, Ivey, Nettlefold, & Bredin, 2010, p. 212). ACSM(Chodzko-Zajko et al., 2009)에서 발표한 유리한 입장을 포함하여, 정부 기관(예, U. S. Department of Health and Human Services, 2011; Public Health Agency of Canada, 2011)과 최근의 평론에 대한 평가(Bassuk & Manson, 2010; Warburton et al., 2010)는 이러한 결론을 지지한다. 예를 들어 Warburton과 동료들(Warburton et al., 2010)은 1950년대로 돌아가 자신들의 포함 준거를 충족하는 주제에 대한 모든 연구들을 먼저 확인함으로써 조기 사망과 질병 예방에 미치는 운동의 효과에 관한 연구에 대해 광범위한 평론을 수행하였다. 그들의 평론을 위한 하나의 포함 준거는 그 연구가 적어도 세 가지 수준의 운동을 사용해야 한다는 것이다. 그들은 용량-반응 관계를 결정하기 위해서 이 정보가 필요하였다. 그들의 포함 준거를 만족하는 대부분의 연구들은 전향적인 코호트 조사였다. 다음에 그들은 추려낼 연구의 방법론과 증거를 비판적으로 조사하였다. 그들은 다음 척도에 따라 연구 증거의 수준과 질에 점수를 매겼다. 수준 1은 가장 높은 질의

표 11.4 신체 운동/체력이 7가지 주된 건강 위험 유형에 미치는 효과에 대한 Warburton 등(2010)의 결과 요약

건강 위험 유형	포함 준거를 충족하는 연구의 수	연구의 질	신체활동/체력으로부터 평균 백분율 감소 비율	중간 정도의 활동에 대한 최소 권고량	용량-반응 관계는?
모든 원인의 사망	70	수준 2A	31%	1주일 중 거의 매일 30분	예
심혈관 질환	49	수준 2A	33%	1주일 중 거의 매일 30분. 1주일에 1시간의 빠른 걷기는 이익을 준다.	예
뇌졸중	25	수준 3A	31%	1주일 중 거의 매일 30분. 빨리 걷기가 효과적임.	예
고혈압	12	수준 3A	32%	1주일 중 거의 매일 30분	예
유방암과 대장암	76	수준 2A	30%	1주일 중 거의 매일 30~60분	예
제2형 당뇨병	20	수준 2A	42%	1주일 중 거의 매일 30분	예
골다공증	2	수준 3A	위험을 줄이지만 백분율 감소를 측정하기 위해서는 더 많은 연구가 필요하다.	1주일 중 거의 매일 30분. 체중 부하 운동을 해야만 한다.	예

증거, 수준 4는 가장 낮은 질을 말한다. 등급 A는 실행을 위한 가장 강한, 등급 C는 가장 약한 권고이다.

그들의 결론은 무엇인가? 표 11.4에 나타난 바와 같이, 모든 건강 위험 범주들은 예방 전략으로 운동을 가장 강력한 권고사항으로 받아들였다. 비록 강력한 증거가 뇌졸중(허혈성과 출혈성 모두)과 고혈압 예방에서 발견되었지만, 경험적 수준의 증거는 운동이 모든 원인의 사망, 심혈관 질환, 유방암과 대장암 및 제2형 당뇨병을 줄이는 데 가장 강력한 것이었다. 소수의 연구들만이 저자들의 방법론적 준거를 충족하였기에, 골다공증의 위험을 최소화하기 위해서 신체활동을 수행하는 것에 관한 증거는 간접적이다.

각각의 위험을 줄이기 위한 전략으로서 운동은 용량-반응 관계에 따라 다르게 혜택을 부여하는 것으로 나타났다. 선형적 관계는 아니지만, 운동 프로그램을 시작한 앉아서 생활하는 개인은 앉아 있는 것에서부터 최소한의 활동으로 이동함에 따라 가장 극적인 위험 감소의 변화를 보였다. 용량에서의 이득은 개인의 활동

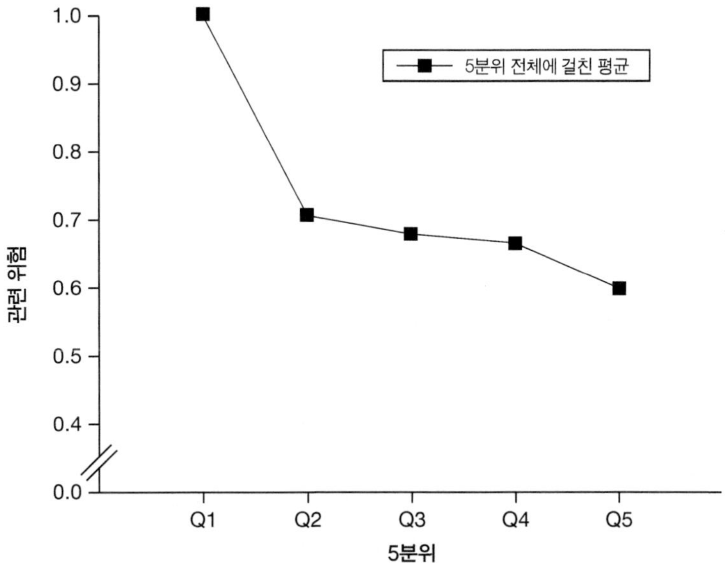

그림 11.1 총 사망률에 대한 신체활동 용량-반응 곡선은 Warburton 등(2010)에 의해 보고되었다. 위험의 가장 극적인 감소는 신체활동의 가장 바닥 수준(Q1로 나타낸 앉아 있는 수준)에서 그다음 높은 수준(Q2로 나타낸)으로 이동할 때 발생하였음에 주목하라.

출처: Warburton et al.(2010).

수준이 연속선상의 최대 수준에 도달함에 따라 한계효용 체감으로 나타난다. 일반적으로 그림 11.1에서 볼 수 있듯이 각 범주의 위험은 모든 원인의 사망에 대한 관찰과 유사한 양상을 따른다.

용량-반응 이득에 대한 그들의 평론과 조사에 근거하여, Warburton과 동료들(2010)은 1주일에 매일 최소 30분의 중등도 활동이 일반적으로 최적 위험 감소를 위해 권장할 만하고, 60분 이상은 더욱 좋다는 캐나다 정부를 포함한 다른 권위자들과 의견을 같이하였다. 예를 들어, 캐나다 정부의 신체활동에 대한 공공 건강 메시지는 "아무리 시간이 적어도 고려해 볼 만하지만, 더 오래 할수록 더 낫다. 모든 사람이 운동을 할 수 있다!"이다(Public Health Agency of Canada, 2011, p. 2). 이에 더하여 Warburton과 동료들(2010)은 심혈관 질환 위험을 줄이는 것과 같은 몇몇 경우는 1주일에 1시간 빨리 걷는 것도 이익을 준다고 언급하였다.

유산소 운동은 심혈관 위험을 줄이는 데 있어서 가장 많은 지지 증거를 가지고 있는 운동이다. 그러나 몇몇 연구들은 저항 운동에 관한 CHD 예방 이점을 기술하고 있다. 예를 들어 한 연구(Tanasecu et al., 2002)는, 매주 최소 30분 동안 역기 들어올리기를 한 사람은 나중에 역기 운동을 하지 않은 사람보다 CHD 발생 위험이 23% 줄어든 것으로 나타났다는 것을 발견하였다. 심혈관 질환에 관한 운동 관련 위험 감소 이점은 남성과 여성에서 비슷하고 민족에 따라서도 동일하게 나타났다(Bassuk & Manson, 2010; Warburton et al., 2010).

운동을 통해서 CHD를 줄이는 것에 대한 가능한 기제는 인슐린 민감도, 혈당 수준 및 혈중지질 수준의 조절과 함께 체지방(특히 가장 위험한 곳은 복부), 혈압, 염증의 감소이다(Bassuk & Manson, 2005). 단 30분간의 중등도 유산소 운동이 혈압을 낮출 수 있다(Hamer, Taylor, & Steptoe, 2006). 신체활동은 고밀도 지질 단백질(high-density lipoproteins, HDL: "좋은" 콜레스테롤) 수치를 높인다(Ferguson et al., 2006). 결과적으로, 총 콜레스테롤에서 좋은 콜레스테롤의 비율이 높을수록 보다 더 이로우며, 위험 감소 결과는 총 콜레스테롤을 검사하는 것만으로는 분명하지 않을 수 있다. 총 콜레스테롤에 대한 HDL의 비가 총 콜레스테롤 자체보다 더욱 중요한 건강 위험 지표 요인이다.

인구통계학적 연구들로부터 신체활동과 암 예방의 증거에 대한 평론들은 운동이 유방암의 평균 20~30%까지 그리고 대장암의 30~40%까지 위험을 감소시키는 것과 관련되어 있음을 발견하였다(Lee, 2003). 매주 1시간씩의 신체활동은 유방암 위험을 6% 낮추는 것과 연관된다(Monninkhof et al., 2007). 지속적인 신체활동이 종양 세포의 고사(세포 죽음)를 촉진하고 순환성 에스트로겐 수준의 감소를 통해 유방암 위험을 줄일 수 있다는 증거들이 있다. 에스트로겐 신진대사의 변화는 유방 상피세포 증식의 감소를 야기할 수 있다(Coyle, 2008). 그러나 운동과 관련된 유방암 예방에 대한 책임의 정확한 기제를 결정하기 위해서는 더 많은 연구가 필요하다.

대장암에 미치는 운동의 이득 효과를 설명하는 기제는 거의 검증되지 않았지만, 우세한 가설들은 대장을 통한 음식 이동의 가속화, 담즙산 분비의 감소, 면역 기능의 향상, 혈청 콜레스테롤의 감소, 인슐린과 프로스타글란딘 수준의 변화를 포함한다(Quadrilatero & Haffman-Goetz, 2003). 운동이 적당하게 수행되었을 때 면역계를 증진시킬 수 있다(제4장 참조)(Nieman, Henson, Austin, & Brown, 2005; Roger, Colbert, Greiner, Perkins, & Hursting, 2008). 그러나 마라톤을 하고 장거리 지구력 운동 경기에 참여하는 등의 너무 심한 운동은 실제로 면역계의 반응성을 약화시켜 일시적으로 높은 질병률을 발생시킬 수 있다(Anglem, Lucas, Rose, & Cotter, 2008; Nieman, 1995).

운동은 특히 대사 증후군이 있는 사람과 같이 제2형 당뇨병 발생 위험이 높은 사람들에게 예방 전략으로 중요하다(제5장 참조). 최근 ACSM과 미국당뇨학회

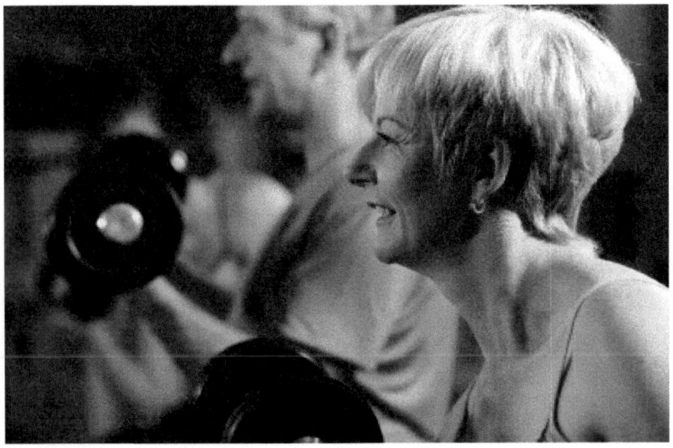

웨이트 트레이닝은 관상성 심장 질환, 당뇨병, 골다공증의 위험을 줄일 수 있다.

(2010, p. 2282)는 다음과 같은 결론의 공동 입장 선언문을 발표하였다. "최근까지 당뇨병에 대한 운동과 체력의 중요성을 확립하는 질 높은 연구가 부족했지만, 이제는 규칙적인 신체활동(physical activity, PA)이 지방질, 혈압, 심혈관 문제, 사망률 및 삶의 질에 긍정적으로 영향을 미치는 것과 더불어 혈당 조절을 향상시키고 T2DM(제2형 당뇨병)를 예방하거나 지연시킬 수 있다는 점이 잘 수립되어 가고 있다."

'간호사 건강 연구(Nurses' Health Study)'로부터의 조사에 근거하여, Hu와 그의 동료들(2001)은 여성들이 건강한 식습관, 정상 체중 및 규칙적인 운동을 유지함으로써 제2형 당뇨병의 새로운 발생 중 87%를 예방할 수 있다고 추정하였다. 이미 제2형 당뇨병을 가지고 있는 사람들에게는 유산소 운동이 혈당을 조절하는 이점을 가져올 수 있지만, 매주 유산소 운동과 함께 저항 운동을 추가하면 더 효과적이다(Sigal et al., 2007).

걷기, 뛰기 및 저항 운동 같은 **체중 부하 운동**(중력의 전체 효과에 대항한 근육 활동)을 하는 것이 뼈 건강에 유익하다는 압도적인 증거가 있지만, 이러한 형태의 운동이 어떻게 골다공증의 실제 발생률을 줄이는지에 대해서는 제한된 연구만이 존재한다(Warburton et al. 2010). 수영은 체중 부하 운동으로 간주되지 않고 그래서 골다공증을 예방하는 데 도움이 되지 않는다는 것을 주목하라. 체중 부하 운동의 뼈 건강 이점에 대한 증거는 폐경 후 여성과 남성을 포함한 다른 전집에서 신체활동과 골절 발병률 간의 반비례 관계에 대한 기록을 포함하고 있다(Feskanich, Willett, & Colditz, 2002; Kujala, Kaprio, Kannus, Sarna, & Koskenvuo, 2000). 골다공증 발병에 미치는 운동의 효과를 검증한 몇몇 연구들 중 하나는 20세 이상의

체중 부하 운동: 근육이 중력의 전체 효과에 대항하여 작용하는, 걷기와 하중 들어올리기와 같은 형태의 운동

여성에게서 용량-반응 관계를 발견하였다(Robitaillo et al., 2008).

내장 지방: 간과 복부 장기를 채우고 있는 내장 지방

신체활동은 간과 복부 기관들에 채워진 내부 지방, 즉 **내장 지방**(visceral fat)으로 알려진 위험한 지방을 줄이는 데 특히 효과적이다(Kay & Fiatarone Singh, 2006). 내장 지방은 지방 흡입으로 제거될 수 있는 지방인 피부 바로 밑에서 발견되는 일반적인 피하 지방(subcutaneous fat)과는 대조된다. 영상 기법을 사용해서 측정되는 과도한 내장 지방은 모든 사망 원인에서 독립적인 위험 요인이다(Kuk et al., 2006). 그것은 또한 체질량 지수보다 심장발작의 강력한 위험 요인(허리둘레로 표시된)이다(Yusuf et al., 2005). 더욱이 대장암(Otake et al., 2005), 유방암(Schapira et al., 1994), 대사 증후군 및 TNF-α와 IL-6 같은 친염증성 사이토카인의 순환 증가와 연관되어 있다(Kyrou, Chrousos, & Tsigos, 2006).

세계적으로 유명한 피트니스 연구 센터 Cooper Clinic의 원장인 Mitchell과 그의 동료들은 "만약 당신이 피하 지방 조직과 내장 지방 조직 표본을 가져다가 실험실 접시에 각각을 분리해 놓고, 몇 가지 자극할 수 있는 화학물질을 넣으면, 내장 지방 조직이 피하 지방 조직보다 염증성 분자 같은 더 해로운 분비물에 6배 이상 반응할 것이다."라고 언급하였다(Mitchell et al., 2008, p. 29).

따라서 과도한 지방과 비만이 건강 위험을 제기하지만, 내장 지방이 가장 위험하다. 전체 체질량 지수(body mass index, BMI)의 변화 없이 운동을 통해 내장 지방을 줄일 수 있다(Kay & Fiatarone Singh, 2006). BMI는 종종 체지방을 추정하기 위해 사용되는 키와 몸무게에 기초한 신체 사이즈에 대한 측정이라는 점을 주목하라. 그러나 지방보다 오히려 과도한 근육으로 인해 무게가 더 나갈 수 있기 때문에 그것이 항상 체지방을 가장 정확히 나타내는 것은 아니다. 예를 들어 아널드 슈워제네거(Arnold Schwarzenegger)가 보디빌딩을 할 때 BMI 측정 기준에 따르면 과체중으로 간주되었지만, 실제로 그의 체지방 비율은 매우 낮았다. 따라서 운

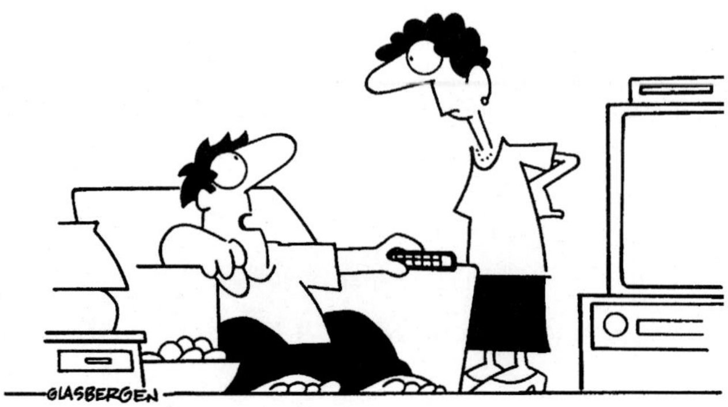

"운동은 근육을 키운다. 근육은 몸을 자랑하고 싶어지게 한다. 몸을 자랑하기 위해서는, 태닝이 필요하다. 태닝은 피부를 무두질한 가죽으로 변하게 한다. 소는 가죽으로 만들어져 있다. 소는 뚱뚱하다. 그러므로 운동을 하는 것은 당신을 뚱뚱하게 만든다!"

동은 BMI를 통해 명백하게 눈에 띄지는 않을지라도 내장 지방을 줄일 수 있는 능력으로 인해 건강을 보호할 수 있다.

운동이 체중 조절에 중요한 요인이기는 하지만, 칼로리 섭취를 줄이지 않는 한 매주 150분의 중등도 유산소 운동이라도 일반적으로 체중을 줄이는 데는 충분하지 않다. 관련된 증거에 대한 검토에 근거해서, 의학연구소(Institute of Medicine, IOM)(Trumbo, Schlicker, Yates, & Poos, 2002)는 체중 증가를 예방하기 위해 매일 60분 동안의 중등도 활동(예, 1시간당 5~6킬로미터의 걷기나 뛰기)을 권고하였다. 그리고 ACSM(Donnelly et al., 2009)은 임상적으로 충분한 체중 감소를 달성하기 위해 주당 250분 이상의 중등도 운동을 권장하였다. 체중과 운동은 건강에 대해서 비교적 독립적인 영향을 발휘하기 때문에 일반적으로 과체중인 사람들이 정상 체중의 사람들만큼 규칙적인 신체활동으로부터 많은 이득을 얻을 수 있다는 점이 중요하다(U. S. Department of Health and Human Services, 2008).

ACSM은 또한 저항 운동이 체중 감량을 촉진하지는 않지만, 근육량을 증가시키고 지방량을 줄임으로써 건강에 대한 위험을 줄일 수 있다고 하였다. 따라서 지방을 더 많이 상실할수록 근육량이 증가되어, 결과적으로 더 강하고 건강한 사람이 순수한 체중 감량을 경험하지 못할 수도 있다. 더욱이, 휴식하는 동안 근육은 지방보다 훨씬 더 많은 칼로리를 태우기 때문에 근력 운동은 신진대사율을 15% 증가시킬 수 있어서 식이요법 체중 감량 계획에서 더 용이하게 체중 감량을 할 수 있다(Centers for Disease Control and Prevention, 2011e).

신체활동의 웰빙 혜택

지난 20년 넘게 수행된 연구에서 운동의 즉각적인 효과는 전반적으로 부정적 기분 상태를 줄이고 긍정적인 기분을 확장시키는 것으로 드러난다. 예를 들어, 좋은 감정을 느끼기 전에 얼마나 많은 운동이 필요한지를 검증하기 위해 설계된 한 연구(Hansen, Stevens, & Coast, 2001)는 단 10분의 중등도 유산소 운동을 한 후 기분이 향상되는 것을 발견하였다. 불안 감소는 중간 정도에서 격렬한 강도의 유산소 운동을 한 후에 전형적으로 적어도 몇 시간 동안 지속되는 즉각적인 이완과 함께 나타난다(Raglin, 1997). 체력에 대한 직접적인 측정뿐만 아니라 장기간의 운동 프로토콜 또한 종종 향상된 안녕감과 더불어 부정적 정서의 전반적인 감소 같은 더 지속적인 이점들을 보인다. 그러나 운동 프로그램을 중단하면, 그 효과들은 지속되지 않는다.

부적 정서와 기분에 미치는 운동의 효과를 검증하는 연구들이 임상 전집과 비임상 전집을 대상으로 평가되었다. 현재까지, 운동 관련 우울 연구들이 운동 관련 불안 연구들보다 더 많다. 연구자들은 삶의 질과 심리적 · 정서적 안녕감을 측정함으로써 결정되는 긍정적 안녕감에 미치는 운동의 효과를 연구하였다.

심리적 상태에 미치는 운동의 효과를 검증하는 것은 쉬운 과정처럼 보이지만, 연구자들은 처음부터 상당히 많은 의문들과 방법론적 쟁점에 부딪치게 된다는 것을 배웠다. 예를 들어 대규모 인구통계학적 연구들은 우울 증상의 발병 위험 요인 중 하나가 앉아 있는 생활양식임을 지적한다(Farmer et al., 1988). 그러나 이것이 그 반대의 경우가 사실이라는 것을 의미하는가? 즉 신체활동이 우울을 예방하는가? 나중에 이 질문에 대한 몇 가지 답변을 제공할 수 있는 증거를 보게 될 것이다.

우울 증상들이 흔히 피로와 철수 경향성을 지니고 있기 때문에, 연구자들이 신체활동과 우울 간의 부적 상관을 발견한 경우, 그것은 우울이 비활동성에 기여했다는 것을 의미하는가, 아니면 비활동성이 우울에 기여했다는 것을 의미하는가? 열정적인 사람들은 운동을 할 가능성이 많은데, 이는 운동이 좋은 느낌을 만들어 낸다는 잘못된 지각에 기인하는가? 당신 생각은 어떤가? 이것들은 연구자들이 적절한 연구 방법을 사용하여 다룰 수 있는 질문의 유형이고, 일부는 곧 설명할 것이다.

다른 쟁점들은 기대 효과에 관한 것이다. 만약 운동 집단의 참가자들이 대기 목록 통제 조건(즉, 치료를 위해 대기 목록에 올려진) 같은 다른 조건의 피험자들보다 더 많은 관심을 받는다면, 운동하는 사람들은 다른 사람으로부터 받는 긍정적 기대와 관심으로 인해 기분의 향상을 보일 것인가? 아니면 운동 그 자체의 효과 때문인가? 어떻게 기대 효과와 운동 효과를 잘 구별할 수 있는가?

효과적인 항우울 약물과 운동을 비교하는 것조차 약물과 운동 프로토콜 간의 차이가 통계적으로 유의한 것으로 예측되지 않기 때문에 문제가 될 수 있다. 기대 요인들에 대한 통제 집단 없이는 치료 집단의 성과에서 기대 효과의 기여를 배제할 수 없다. 그러므로 이러한 심리적 상태와 조건에 미치는 운동의 효능성을 결정하기 위해서는 훌륭한 실험적 통제를 실시한 적절한 전향적 설계가 요구된다. 더욱 복잡하고 엄격하게 통제된 연구 설계를 사용하는 것은 연구자들에게 많은 비용과 집중적인 노력이 요구되기 때문에 이러한 연구들이 많지 않다.

이러한 방법론적인 쟁점과 제약이 있음에도 불구하고, 연구자들은 불안과 우울을 경감시키고 심리적 안녕감을 향상시키기 위한 도구로서 신체 운동의 효능성을 확립하는 데 상당한 전진을 보였다. 비록 초기 연구들이 방법론적인 문제들을 많이 내포하고 있었지만, 시간이 지나면서 임상적 처치의 효능성을 확립하기 위한 좋은 표준으로 간주된, 무선화된 통제 시행을 통해 엄격한 실험적 통제를 시작하였다. 이러한 “시행”은 시험(예, 운동) 중인 중재를 하나 이상의 통제 집단과 비교하기 위해 참가자들이 이미 확립된 처치 집단, 위약 집단 또는 중재 없음 집단 중 하나에 무선적으로 할당되는 연구이다.

예를 들어, 몇몇 운동 중재 연구들은 잘 확립된 효능성을 갖는 특정 유형의 약물 치료(예, Zoloft 투여)나 심리 치료(예, 인지 치료)와 같은 처치를 사용하는 비교 집단을 포함한다. 더욱이 연구들은 유산소 운동보다는 스트레칭을 하거나 위약을 받는 것과 같은 위약 통제를 사용한다. 위약은 참가자들이 이 약이 활성 의약 성분을 포함할 것이라고 믿기 때문에 기대 효과를 통제할 수 있는 비활성 알약이다. 높은 방법론적인 질을 가진 연구들이 증가함에 따라, 연구 문헌은 이제 운동에 대한 심리적 이점들을 나타내는 수많은 메타 분석들도 포함하고 있다.

예를 들어, 주로 비임상 전집을 조사한 49개의 무선화된 통제 연구들에 대한 최근 메타 분석 평론(Wipfli, Rethorst, & Landers, 2008)은 비처치 통제 집단과 비교한 운동 집단(그들 중 94%는 유산소 운동 집단)이 불안 감소에서 −.48의 중간에서 큰 효과 크기를 보고하였다. 메타 분석에 포함된 세 연구들만이 임상 집단에 초점을 두었다. 이 임상 집단들에서 감지된 효과 크기는 −.52이고, 그 효과는 전체 크기 효과와 비교된다. 조사자들은 또한 운동이 스트레스 관리 교육이나 이완/명상처럼 일반적으로 불안에 사용되는 처치에 비해 약간 더 나았지만, 인지 행동 치료나 약물 치료보다 더 효과적이지 않았다는 것을 발견하였다. 메타 분석에서 보고된 효과 크기가 무선화된 통제 시행만을 포함한 분석이라면, 인상적인 것이다.

다음의 무선화된 통제 연구는 임상 전집에서 불안 중재를 위해 운동을 사용하였다. Broocks 등(1998)에 의해 이루어진 연구에서, 심한 공황 장애로 진단된 참가자들은 10주 동안의 유산소 운동 집단, 항우울 약물 치료(Clomipramine) 집단 및 기대 효과를 통제하기 위해 위약을 받는 집단에 무선적으로 할당되었다. 그 결과는 운동이 위약보다는 효과적이지만 항우울 약물 치료보다는 덜 효과적이었음을 지적한다.

우울에 미치는 운동 훈련의 효과를 평가하는 연구들은 불안보다 더 큰 효과 크기를 갖는다. 예를 들어 연구자들에 의해 무선화된 통제 시행으로 확인된 연구들만이 포함된 메타 분석 평론은 운동하는 사람과 비처치 통제 비운동자와 비교했을 때 낮은 우울 점수에서 1표준편차가 넘는 차이를 보이는 −1.1의 인상적인 평균 효과 크기를 발견하였다(Lawlor & Hopker, 2001). 그 메타 분석 연구의 저자들은 효과 크기가 인지 행동 치료와 비슷했지만, 메타 분석에 포함된 연구들이 방법론적으로 최상의 질을 가지고 있지만, 그 연구들이 기대 효과를 적절하게 통제하지 못했다는 점을 경고하였다.

이후의 전향적인 무선화 통제 시행은 기대 효과에 대한 중요한 통제를 포함하였다(Blumenthal et al., 2007). 주요 우울 장애로 진단받은 참가자들은 다음의 4개월 프로토콜이 주어지는 네 집단 중 하나에 무선으로 할당되었다. (1) 집에서 운동하기, (2) 집단으로 운동하기, (3) 항우울 약물인 설트랄린[sertraline, 제품명은 졸로프트(Zoloft)] 복용하기, (4) 위약 복용하기. 연구자들이 발견한 것은 무엇인가? 그들은 운동 효과(집에서 운동하기, 집단으로 운동하기)가 항우울 약물 치료의 효과 크기와 비슷하며, 각 조건은 위약 복용보다 더 효과적이었음을 보고하였다(Blumenthal et al., 2007).

신체활동은 이후 우울 발병을 예방하는 효과가 있는가? 다소 혼합된 발견들이 있지만, 더 나은 방법론을 가진 연구들을 조사하면 그렇다는 것으로 나타난다. 예를 들어, Alamed County Study에서 대규모 지역사회 표본을 사용하여, 인구통계학자들(Strawbridge, Deleger, Roberts, & Kaplan, 2002)은 신체활동이 잠재적으로 혼동된 변인들을 통제한 후 횡단 분석과 종단 분석 모두를 통해서 나중에 우울증 발병을 예방한다는 것을 확인할 수 있었다.

불면증과 우울은 종종 공병률을 보이며(제7장 참조), 우울에 대한 항우울 효과 또한 수면의 질과 기간에 간접적으로 이득을 줄 수 있다. Kubitz, Landers, Petruzzell과 Han(1996)에 의해 이루어진 메타 분석 평론은 급성 및 장기간의 규칙적인 운동 모두 수면 시간을 늘리고 서파 수면(깊은 수면으로 알려져 있다)의 양을 증가시킨다고 하였다. 연구자들은 "운동을 한 사람들은 운동을 하지 않은 사람들보다 더 빨리 잠들 뿐만 아니라, 더 깊게 더 오래 수면(자다가 깨는 시간이 더 적은)을 취한다."라는 점을 주목하였다(Kubitz et al., 1996, p. 285). 더욱이 Reid 등(2010)에 의한 최근 연구는 유산소 운동이 불면증을 가진 사람의 우울을 줄이면서 자기 보고된 수면의 질과 지속 시간에서 향상시켰다는 것을 발견하였다. 그렇다면, 향상된 수면의 질은 단지 우울 감소의 부산물인가, 아니면 항우울 효과에 대한 독립된 향상인가? 당신 생각은 어떤가? 우울 효과를 통제한 후에, 연구자들은 운동이 수면에 미치는 독립적인 이득 효과가 있음을 확인하고, 운동이 단지 우울 증상 감소를 통해서 매개되는 간접적으로 긍정적인 영향을 미치기보다는 오히려 직접적으로 영향을 미칠 수 있다는 점을 제안하였다.

긍정적 안녕감은 어떤가? 긍정적 안녕감 측정에 미치는 운동의 효과에 대해 연구들이 밝혀낸 것은 무엇인가? 임상 장애가 없는 고령 참가자들에게 있어서 운동 중재에 대한 메타 분석 연구(Ketz, Wu, Becker, & Tenenbaum, 2005)는 심리적 안녕감에 대한 효과 크기가 통제 집단보다 3배 더 크다는 것을 발견하였다. 가장 유익한 것은 유산소 운동과 중등도의 활동 수준이었다. 연구의 저자들은 신체활동이 자기 효능감에 유의미한 효과를 가지고 있으며 안녕감은 심혈관의 적합성 지표에 관련되어 있다고 하였다.

운동과 우울만큼 안녕감에도 용량 효과가 있는가? 연구자들(Galper, Trivedi, Barlow, Dunn, & Kampert, 2006)은 5,451명의 남성과 1,277명의 여성에서 트레드밀 검사(treadmill test)에 의해 측정된 심폐 능력과 우울 척도에 관한 측정에서 역전된 용량 관계뿐만 아니라 심폐 능력과 정서적 안녕감에 대한 자기 보고 측정 사이의 긍정적 용량 반응을 발견하였다. 다른 말로 하면, 심폐 능력이 클수록 우울 수준이 더 낮고 정서적 안녕감은 더 높다는 것을 확인하였다. 가장 좋은 수준은 1주일에 17~30킬로미터의 걷기, 조깅 또는 달리기이다. 이 연구의 강점은 대규모 표본을 사용하였다는 것과 체력을 객관적으로 측정하였다는 것이다. 연구의 약점은 전향적이기보다는 횡단적 연구라는 것이다. 그 결과, 연구자들은 인과관계를 확립할 수 없었다.

그렇지만 가벼운 수준에서 중간 정도 수준의 우울 장애를 가진 참가자들이 12주 동안 상이한 수준의 유산소 운동 집단이나 운동 위약 통제 집단(스트레칭과 유연성 프로토콜)에 무선적으로 할당된 무선화된 통제 시행(Dunn, Trivedi, Kampert, Clark, & Chambliss, 2005)은 저에너지 소비 집단(즉, 주당 7kcal의 낮은 용량)이나 통제 집단보다 고에너지 소비 집단(즉, 주당 17.5kcal의 일반적으로 건강한 용량)에서 우울 점수가 가장 크게 감소되었음을 발견하였다. 이 연구는 통제 집단과 낮은 용량 집단 사이의 차이는 없었고, 항우울 효과를 산출하기 위해서는 활동의 최소 역치 수준이 필요하다고 제안하였다.

이러한 두 가지 연구 결과를 함께 보면, 운동하는 사람이 이익 효과를 보기 위해서는 활동의 최소 역치를 유지해야 한다는 것이다. 최소 수준 이상의 운동은 추가적으로 유의미한 이득이 없는 지점을 넘어서서 정점에 이르러서야 비로소 일반적으로 용량 의존 효과를 가져올 것으로 보인다. 최적 용량은 미국보건복지부(2011)에서 미국인을 위한 신체적 지침에서 권장하는 범위로, 1주일에 최소 150분의 중등도 운동을 1주일 동안 거의 매일 하는 것이다.

이전에 논의되었듯이, 불안과 우울 모두 스트레스와 정적으로 상관되어 있으며

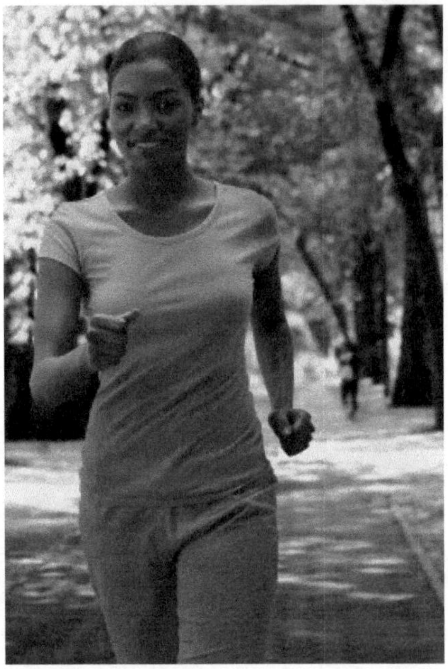

빨리 걷기 같은 유산소 운동은 안녕감을 증진하는 반면, 불안, 우울, 불면증 및 다른 스트레스로 인한 결과들을 줄인다.

(제7장 참조), 두 가지 모두 운동으로 감소된다는 증거가 있다. 더 나아가, 불안은 투쟁 또는 도피 반응의 투쟁 구성 요소와 연관된 정서이다. 스트레스에 대한 투쟁 또는 도피의 신경 호르몬 반응은 신체 행동을 위해 준비하도록 설계되었기 때문에, 신체활동은 스트레스의 생리적 영향을 줄이기 위한 자연스러운 방식이 되지 않을까? 이 아이디어에 대한 몇몇 지지가 있다. 예를 들어 Hamer 등(2006)에 의한 메타 분석 평론은 30분 이상의 중등도 운동이 실험실에서 유도된 스트레스원에 대한 혈압 반응을 경감시킬 수 있음을 발견하였다. 높은 체력 수준도 정신적 스트레스에 대한 더 적은 친염증성 사이토카인 반응과 관련되어 있다(Hamer & Steptoe, 2007). 따라서 신체 운동은 스트레스 효과를 완화시키는 것 같다.

불안과 우울을 감소시키고 웰빙을 증진시키는 운동에 대한 긍정적 심리적인 혜택들을 설명하는 기제는 무엇인가? 그 기제가 경험적으로 확립되지는 않았지만, 가설들은 생리적인 면과 심리적인 면, 두 가지로 나뉜다. 생리적 가설들은 주로 다음 두 가지에 초점을 맞춘다. (1) 뇌 모노아민의 시냅스 전달을 촉진하기, (2) 뇌 엔도르핀 수준 증가시키기. 모노아민은 세로토닌, 노르에피네프린과 도파민처럼 뇌에 존재하는 "기분 좋게 해 주는" 신경 전달 물질이다. 운동이 뇌에서 모노아민 활동을 촉진한다면, 그것은 항우울 약물이 기분 상태를 복돋우는 것과 같이 항우울 효과를 산출할 것이다(제7장 참조). 운동 후에 세로토닌의 전구체 분자의 뇌 공급이 증가되기 때문에 세로토닌 대사가 증가된다는 약간의 지지적인 증거가 있지만(aan het Rot, Collins, & Fitterling, 2009; Chaouloff, 1997; Ransford, 1982), 모노아민 가설을 확증하기 위해서는 더 많은 연구가 필요하다.

엔도르핀은 신체의 자연적인 아편제이다. 그것들은 통증 감각을 줄이고 희열감을 만든다. 엔도르핀은 보통 강렬한 운동을 하는 동안 혈류에서 증가되지만(최대 5배 증가)(Farrell, Gates, Maksud, & Morgan, 1982), 그것이 운동 관련 기분 향상에 책임이 있는지의 여부에 대해서는 지속적인 논쟁이 있다(Dishman & O'Connor, 2009). 논쟁의 부분은 약물 날록손(naloxone)이 가지고 있는 내인성 마취제(즉, 엔도르핀)의 활성을 차단하는 것이 때때로 강렬한 운동과 연관되는 "러너스 하이(runner's high)"를 항상 막는 것은 아니라는 연구들에서 유래되었다. **러너스 하이**는 주자가 달리는 행동으로 촉진된 희열감을 경험하는 현상이다. 그 현상을 설명하기 위해 일반적으로 가설화된 기제는 달리기가 뇌 엔도르핀 활동을 증가시킨다는 것이다. 혈장 연구로부터의 지지적인 증거는 엔도르핀과 기분 향상 간의 관계를 확립하는 데 있어서 기껏해야 간접적이다. 왜냐하면 이 연구들이 뇌 엔도르핀 활동을 직접적으로 측정할 수 없고 순환성 엔도르핀의 양이 제한된다면 운동 동안 혈뇌 장벽을 통과할 수 있을지 알지 못하기 때문이다. 이에 더하여, 연구들은 많은 주자들이 운동 중이나 운동 후에 희열감 경험을 보고하지 않는다는 것을 지적한다. 그들은 이완된 느낌을 보고할 가능성이 가장 많고 희열감을 보고할 가능성은 적다(Dishman & O'Connor, 2009).

그럼에도 불구하고, 이전에 러너스 하이를 경험했다고 보고하였기 때문에 연구에 선택된 10명의 장거리 주자에 대한 뇌 영상(양전자 방사단층 촬영법)을 사용한 Boecker와 동료들(2008)에 의해 수행된 최근 연구는 운동 후에 뇌 아편제 변화가 기분 상승과 연결된다는 직접적인 증거를 제시하는 첫 번째 연구이다. 이 연구자들은 운동 전과 후의 뇌 영상을 기록하고 뇌의 전두 변연계에서 방출된 내인성 아편제의 양이 보고된 희열감의 정도와 관련되어 있다는 것을 확인하였다. 이 연구는 운동이 기분 상태를 증진한다는 직접적인 인과 기제를 확립하고자 하는 중요한 첫 걸음이지만, 그 결과는 운동을 하는 동안이나 후에 러너스 하이를 경험하는 것이 표준적인 것은 아니기 때문에 모든 유산소 운동에 반드시 일반화되지는 않는다. 이에 더해, 연구의 표본 크기가 작고, 운동 시간(2시간의 지속적인 운동)은 평균보다 길어서, 일반적인 운동을 하는 사람에게 일반화하는 것은 제한된다.

운동이 기분 상태를 증진시키는 것에 관한 주된 **심리적** 가설은, 그것이 (1) 자기 효능감이나 자존감을 상승시키거나, (2) 사회적 상호작용을 촉진한다는 것이다. 수많은 연구들은 운동 같은 도전적인 활동을 함으로써 숙달감을 얻는 것은 자기 효능감, 자기 확신 또는 자존감의 상승을 야기할 수 있다는 것을 발견하였다(Butki, Rudolph, & Jacobsen, 2001; Ensel & Lin, 2004; Netz et al., 2005). 그러나 자기 효능감에 있어서 운동 관련 상승은 이 가설로부터 예상되는 것처럼 항상 부적 정서의 감소와 관련되지는 않는다. 예를 들어, Butki 등(2001)은 한 차례의 운동 후, 참가자의 자기 효능감 점수가 상승되었고 불안 점수는 감소하였지만, 자기 효능감과 불안 간에 유의한 상관은 없다는 것을 발견하였다. 그러므로 자기 효능감 상승이 불안 감소에 대한 설명을 할 수는 없다.

사회적 상호작용 가설은 신체활동이 종종 타인과 함께 수행되고 사회적 지지와 사회적 보상이 운동 관련 기분 향상에서 중요한 역할을 한다고 설명한다. 그러나 이 가설은 운동이 항상 집단이나 파트너와 함께 하는 것이 아닌 종종 고독한 활동이라는 사실을 고려하지 않았다. 만약 사회적 상호작용이 주요한 설명 기제라면, 집단으로 운동하는 사람들은 집에서 혼자 운동하는 사람보다 더 높은 기분의 혜택이 있어야만 한다. 이 가설에 관해 상반되는 증거가 있다. 예를 들어, Blumenthal 등(2007)은 집에서 운동하는 집단에 무선으로 할당된 참가자들과 집단으로 운동하는 조건의 사람들을 비교할 때 우울 점수의 감소에서 유의한 차이가 없음을 발견하였다. 그러나 두 집단 모두 위약 통제 집단보다 나은 이득을 보였다.

요약하면, 불안과 우울을 경감시키기 위한 전략으로서 신체 운동의 효능성에 관한 실질적인 증거가 있는 것으로 나타났는데, 그것은 임상 전집에서도 보였고, 불안보다 우울에서 그 효과가 더 컸다. 운동은 또한 불면증에 대처하며 스트레스에 대한 생리적 효과를 완화하는 것 같다. 더 나아가, 규칙적인 운동이 심리적 안녕감을 증진시킨다는 증거가 있다. 운동의 최적 기분 향상 수준은 미국보건복지부(2011) 권고사항인 1주일에 최소 150분의 중등도 유산소 활동인 것으로 보인다. 수많은 가설적 기제들이 이득 효과를 설명하고 있지만 각각은 제한된 경험적 지지만을 가지고 있다.

마지막으로, 약간 다르지만 신체활동에 대한 중요한 웰빙 이점은 인지적 수행에 미치는 효과이다. 메타 분석들은 노인에게서 심혈관 체력과 인지적 수행 간의 정적 관계를 밝혔다(Angevaren, Aufdemkampe, Verhaar, Aleman, & Vanhees, 2008; Colcombe & Kramer, 2003). 예를 들어 Colcombe와 Kramer(2003, p. 128)는 "체력 훈련은 인지 과제의 유형, 훈련 방법 또는 참가자의 성격 특성과 상관없이 수행에서 평균 0.5 *SD*[표준편차] 증가시켰다."

McAuley, Kramer와 Colcombe(2004, p. 216)는 관련된 경험적 문헌에 대한 평론에서, "체력 효과가 매우 다양한 과제들과 인지 과정에서 관찰되었지만, 그 효과들은 실행 통제(즉, 계획하기, 스케줄 세우기, 작업 기억, 추론 통제 및 과제 협응) 과정을 포함하는 과제에서 가장 크다."라고 기술하였다. **실행 통제 과제**들은 기억과 상위 피질 기능과 연관된다.

실행 통제 과제: 작업기억, 계획하기, 스케줄 짜기와 같은 기억과 상위 대뇌피질 기능과 연관된 인지적 과제

이와 유사하게, Smith 등(2010)에 의해 이루어진 최근 메타 분석 연구는 유산소 운동이 인지 처리 속도, 주의, 실행 통제 및 기억에서의 향상과 연관되어 있다는 것을 발견하였다. 그러한 발견들은 유산소 운동을 한 고령자에게서 대뇌피질 조직 상실이 더 적고(Colcombe et al., 2003) 해마의 부피가 더 크다(Erikson et al., 2009)는 것을 증명한 뇌 연구에 의해 지지된다. 또한 중년기의 신체활동은 노년기에 치매(예, 알츠하이머병)의 발생을 예방할 수 있다(Andel et al., 2008).

운동의 인지적 이점이 젊은이에게로 확장될 것인가? 군대에 등록된 1950~1976년에 태어난 100만 명이 넘는 스웨덴 남성의 대규모 데이터베이스를 사용한 Aberg 등(2009)이 실시한 최근 연구에서, 조사자들은 잠재적인 가외 변인들을 통제한 후 15~18세에서 심혈관 체력의 증가가 이 젊은이들이 18세에 지능검사를 얼마나 잘 수행할 것인지에 대해 긍정적으로 예측하였다고 결정할 수 있었다. 향상된 유산소 체력이 더 높은 지능지수를 이끌었다. 이에 더해, 근력은 인지적 수행과 관련이 없었으며, 그 효과들은 다른 체력 요인들보다 특히 심혈관 체력에 기인한 것임을 암시한다.

저자들은 동물 연구에 기초하여 유산소 운동이 혈뇌 장벽을 통과하는 특정한 뇌 향상 생화학물질의 순환 수준을 증가시킨다고 추측하였다. 이러한 생화학물질은 해마와 같은 뇌 영역에 보완 효과를 가지고 있다. 이 효과는 청소년과 젊은이들에게 특히 유효한데, 왜냐하면 그들의 뇌가 발달하는 시기는 이후에 비하여 더 큰 가소성을 가지고 있기 때문이다.

운동 프로그램 시작하기

당신이 준비되지 않은 상태에서 신체활동 프로그램을 시작하기 원한다면, **신체활동 준비 질문지**(Physical Activity Readiness Questionnaire, PAR-Q)(Public Health Agency of Canada, 2011, p. 26)는 신체활동을 위한 준비가 되어 있는지 확인할 수 있는 좋은 선별도구이다(그림 11.2). PAR-Q는 운동 프로그램을 시작하기 전에

신체활동 준비 질문지(PAR-Q)

더 많은 활동을 하는 것이 대부분의 사람들에게는 매우 안전하지만, 당신이 의심된다면, 아래 질문지를 완성하시오. 어떤 사람들은 신체적으로 더 많이 활동하기 전에 의사의 점검을 받아야 한다. 아래의 7가지 질문에 답함으로써 확인하시오. 만약 당신이 15~69세라면, PAR-Q는 시작하기 전에 의사에게 점검을 받아야 할지의 여부를 말해 줄 것이다. 만약 당신이 69세 이상이고 매우 활동적이지 않았다면, 반드시 의사에게 먼저 문의하시오.

예□, 아니요□ **1. 의사가 당신에게 심장 질환이 있으며 의사가 권고하는 신체활동만을 해야 한다고 말한 적이 있습니까?**
예□, 아니요□ **2. 당신은 신체활동을 할 때 가슴 통증이 있습니까?**
예□, 아니요□ **3. 당신은 지난달에 신체활동을 하지 않았을 때 가슴 통증을 경험하였습니까?**
예□, 아니요□ **4. 당신은 현기증 때문에 균형을 잃거나 의식을 잃은 적이 있습니까?**
예□, 아니요□ **5. 당신은 신체활동의 변화로 더 악화될 수 있는 뼈와 관절 문제를 지니고 있습니까?**
예□, 아니요□ **6. 의사는 현재 당신에게 혈압이나 심장 질환에 관한 약물(예, 이뇨제)을 처방합니까?**
예□, 아니요□ **7. 당신은 신체활동을 하지 말아야만 하는 어떤 다른 이유가 있습니까?**

만약 하나 이상의 질문에 '예'라고 답했다면, 더 많은 신체활동을 하기 전에 의사와 상의하시오.

만약 모든 질문에 '아니요'라고 답했다면, 지금 바로 더 많은 신체활동을 시작할 수 있다고 합리적으로 확신할 수 있다. 반드시 천천히 시작하고 점차적으로 진행하시오. 이것이 가장 안전하고 가장 쉽게 갈 수 있는 방법이다.

더 많은 활동을 하는 것을 연기해야 하는 경우

- 감기나 열 같은 일시적인 질병 때문에 기분이 좋지 않다면 기분이 나아질 때까지 기다리시오.
- 임신 중이거나 임신 가능성이 있다면 더 많은 활동을 시작하기 전에 의사와 상의하시오.

주의: 당신의 건강이 변화되어 위의 질문에 '예'라고 답했다면, 피트니스 센터나 건강 전문가에게 조언을 구하시오.

그림 11.2 **신체활동 준비 질문지(PAR-Q)**
PAR-Q는 신체활동 시작에 대한 준비를 확인할 수 있는 유용한 선별도구이다.
출처: Public Health Agency of Canada (2011). Canada's handbook for physical activity guide to healthy active living. Retrieved from http://www.phac-aspc.gc.ca/hp-ps/hl-mvs/pag-gap/pdf/handbook-eng.pdf.

의사와 면담할 필요성을 제기하는 의식 상실, 심장 상태, 가슴 통증, 현기증, 뼈나 관절 문제, 약물 치료 또는 어떠한 다른 이유이든지 당신이 가지고 있을 수 있는 경험들에 관해 7가지 질문을 한다.

일반적으로 ACSM(2005)은 심혈관, 폐(즉, 허파) 또는 대사성 질환(예, 당뇨병)에 대해 알려진 내력과 증상을 가진 사람들을 신체활동 고위험군으로 간주한다. 중간 위험군은 45세 이상의 남성과 55세 이상의 여성이다. 중간 위험군과 고위험군은 **격렬한** 강도의 운동 프로그램에 참가하기 전에 의사의 동의를 얻어야 하지만, ACSM 기준에 따르면 중간 위험군은 의사의 동의 없이도 **적당한** 강도의 운동에 참여하여 편안함을 느낄 수 있다. 더 나아가 이러한 질환의 증상이 없는 45세 이하의 남성과 55세 이하의 여성은 낮은 위험군으로 간주되어 의사의 동의 없이 격렬한 강도의 운동을 할 수 있다고 제안하고 있다.

신체활동을 증가시키는 가장 좋은 방법 중 하나는 걷기로, 걷는 것은 특별한 시설이나 값비싼 장비를 요구하지 않는다. 걷는 것은 실내(예, 쇼핑몰)나 실외 어디서든 할 수 있으며, 미국 정부가 권고한 운동 목표를 달성하려는 사람들 사이에서 가장 대중적인 형태의 활동이다(Lee & Buchner, 2008).

빨리 걷기는 중등도 운동을 달성하는 좋은 방법이다. 중등도 운동은 여러 방식으로 정의된다(표 11.5). 당신이 중등도 영역에 있는 경우 말할 수 있는 한 가지 방법은 표준 공식을 사용하여 표적 심박수를 결정하는 것이다. 그 공식은 연령, 최대 220의 심박수 및 최대 60% 도달 목표를 기반으로 한다.

- (220－연령) × (.60)
- 30세라면, (220－30) × (.60) = 1분당 114 심박수

표 11.5 중등도 활동과 격렬한 강도의 활동 지표들

중등도 활동	격렬한 강도 활동
말할 수 있지만 노래하기는 힘들다	호흡하기 위해 말을 멈출 필요가 있다
1시간당 5~6.5킬로미터 걷기	1시간당 8킬로미터보다 더 빠르게 걷기나 조깅
최대 심박률의 60%	최대 심박률의 적어도 70%
VO_2R*의 60%	VO_2R의 적어도 70%
12~13의 RPE**	14~16의 RPE
3.0~5.9 METs*** 소비	6 METs보다 더 크게 소비

*VO_2R은 신체활동 동안 사람이 소비할 수 있는 최대 산소량 지표인 산소 섭취량이다.

**RPE는 6~20을 사용한 지각된 노력 평정(Borg, 1988) 척도이다. 개인은 다음에 따르는 척도를 사용하여 저마다의 강도 수준에 대한 주관적인 자기 평정을 한다. 6: 노력이 없음, 9: 매우 쉬운, 11: 쉬운, 13: 좀 힘든, 15: 힘든, 17: 매우 힘든, 20: 최대.

***MET는 대사량을 나타낸다. 1MET는 조용히 앉아 있을 때 소비되는 에너지의 양과 같다. 빨기 걷기는 약 4METs와 같다.

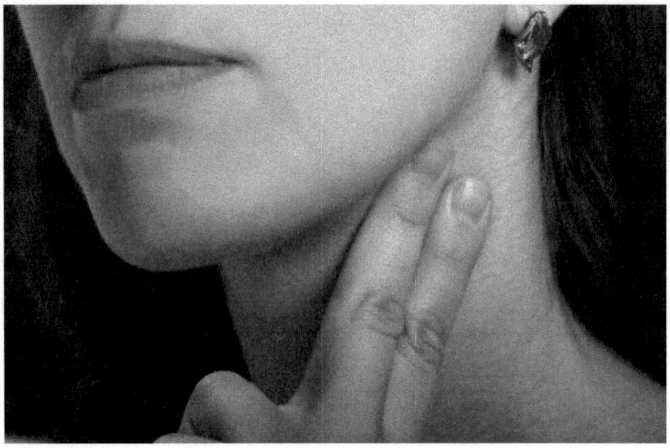

© la64/Dreamstime.com

심박수를 측정하는 쉬운 방식은 목을 따라 수직적으로 나가는 동맥인 경동맥을 느끼는 것이다.

이 공식은 매우 보편적으로 사용되지만, 특정인의 표적 심박수를 과대 또는 과소 추정할 수 있다(Whaley, Kaminsky, Dwyer, Getchell, & Norton, 1992). 그럼에도 불구하고, 이것은 정확한 트레드밀 검사 없이 사용할 수 있는 편리한 지침이다. 그러나 그 부정확성을 감안할 때, 그것을 절대 표준으로 사용하기보다는 근사치로 사용하는 것이 최선이다.

심박수를 측정하는 쉬운 방식은 목을 따라 수직적으로 나가는 동맥인 경동맥을 느끼는 것이다. 그것은 기관지에 가까운 턱 선에서 5~8센티미터 아래에 손가락 두 개를 놓으면 느낄 수 있다. 이것을 한쪽 목에서만 시행하라. 심박수를 줄이는 반사를 활성화할 수 있기 때문에 너무 세게 누르지 말고, 가장 좋은 측정을 얻기 위해서는 엄지손가락을 목에 대지 않는 것이 좋다. 빠른 계산을 위해, 6초 동안 맥박을 세고 끝에 0을 추가하라. 앉아만 있는 사람들을 위해 처음 몇 주 동안 최대 심박수의 50%에서 시작하고 점차적으로 60% 수준으로 강도를 구축하는 것이 가장 좋다.

걷기 프로그램을 시작하기 전에 편안한 신발과 가벼운 옷을 챙기는 것이 도움이 된다. 신발을 착용했을 때 발을 보호하는 쿠션을 추가하고 지지해 주며 신체의 나머지 부분에 대한 충격을 흡수하는 역할을 하기 때문에 좋은 운동화에 대한 투자는 당신을 걸을 수 있게 하는 가장 중요한 것이다. 또 다른 도움이 되는 도구는 보수계(또는 만보기)이다. **보수계**(pedometer)는 도보로 이동한 거리와 걸음을 계수하기 위해 허리에 착용할 수 있는 값싼 측정도구이다.

보수계: 도보로 이동한 거리와 걸음을 계수하기 위해 허리에 착용할 수 있는 측정 도구

이제 막 걷기 프로그램을 시작했다면, 너무 많이 너무 빨리 걷는 것은 사실 지속적인 참여를 방해하기 때문에, 특히 만약 그것이 아픔이나 손상을 야기한다면,

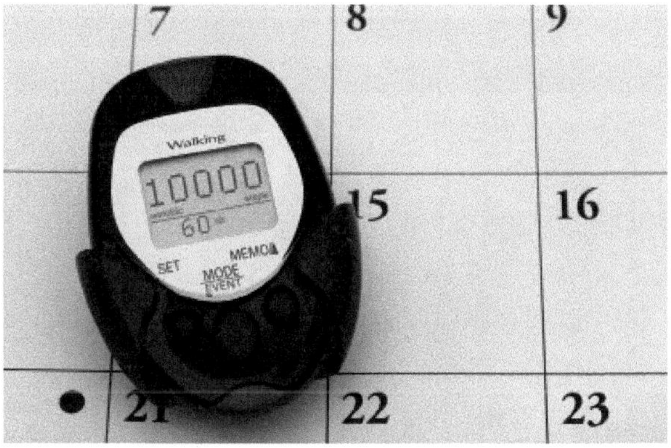

보수계 또는 만보기는 건강한 심장을 위해 매일 만보를 세기 위한 좋은 도구이다.

과도한 것보다는 알맞게 시작하는 것이 바람직하다. 속도를 증가시키기 전에 몸을 천천히 풀기 위해서 처음에는 느린 걸음으로 시작하라. 항상 활동을 종료할 때는 몸을 천천히 풀었던 것처럼 일단 다시 속도를 늦추어서 스스로를 진정시키는 시간을 가져라. 보수계로 거리를 측정할 수 있고, 30분 동안 3킬로미터가량을 완주하는 최종 목표를 가져야 한다. 빨리 걷기 프로그램을 시작하는 방법에 대한 자세한 내용은 이 단락의 뒷부분을 참조하라.

빨리 걷기 프로그램의 대안은 단순히 매일 걸은 총 수를 세기 위한 만보기를 사용하는 것이다. 목표는 궁극적으로 하루에 만보(1만 걸음)에 도달하는 것인데, 왜냐하면 이 목표가 1주일의 대부분 동안 수행한 30분의 중등도 활동과 대략 같기 때문이다(Manson, Skerrett, Greenland, & VanItallie, 2004; Wilde, Sidman, & Corbin, 2011). 연구자들(Hultquist, Albright, & Thompson, 2005)은 4주 동안 하루에 만보를 걷도록 요구된 앉아서 생활하는 여성이 하루에 30분 활기차게 매일 8,270보 걸은 사람들보다 더 많은 평균 10,159보 걸었다는 것을 보여 줌으로써 이 목표에 대한 경험적 지지를 제공하였다. 모든 걸음은 건강을 유지하고 질병을 예방하는 데 중요하다.

앉아서 생활하는 사람들은 하루에 고작 평균 2,000~3,000보 정도 걷는다(Mitchell et al., 2008). 이는 연속선상의 다른 끝을 대표하는 아미쉬파(Old Order Amish) 신도들과 대비되는데, 그들은 남성이 하루에 평균 18,000보 이상, 여성이 14,000보 이상을 걷는 것으로 조사되었다(Bassett, Schneider, & Huntington, 2004). 그들은 자동차나 전기 제품같이 현대적인 편리함을 멀리하고 주로 농사일을 하며 살아간다. 이를테면 그들은 새벽부터 일몰까지 식사 때를 제외하고는 거의 앉지 않는 매우 활동적인 생활양식을 갖고 있으며, 결과적으로 비만 유병률이

스트레스 관리 연습 11.1

걸음 수 세기를 통해 스트레스 풀기

활동 수준을 높이기 위한 가장 좋은 동기 부여 중 하나는 비싸지 않은 만보기나 보수계를 사용하는 것이다. 만보기는 걸음을 세기만 하는 반면 보수계는 걸음을 세고 거리도 측정한다. 둘 다 운동을 위해 좋을 것이다. 만보기를 구매하고 기저선을 잡기 위해 이 장에서 약술된 프로그램을 따라 해 보라. 1은 거의 어떠한 스트레스도 느끼지 않는 것을 나타내고 10은 스트레스에 압도되는 느낌을 나타내는, 10점 척도를 사용하여 하루의 끝에 스트레스 수준을 기록하라. 기저선 걸음과 스트레스 수준을 확인한 후, 매일 걸음에 매주 500걸음을 더하는 프로그램을 시작하라.

잠들기 전에 자료를 도표화하고 진행 상황을 기록하라. 첫째 주 후에 다음의 질문에 답하라. 걸음 수가 증가함에 따라 스트레스 수준에서의 어떤 변화를 감지하였는가? 걸음 수가 증가함에 따라 더 많이 이완되었는가? 더 좋은 느낌과 더 큰 안녕감을 경험하였는가?

하루에 만보에 도달할 때까지 매주 이 운동을 지속하라. 이 목표에 도달하면 걸음 수 세기 프로그램이 스트레스와 안녕감에 얼마나 도움이 되는지에 대한 탁월한 통찰을 가지게 될 것이다. 새로운 프로그램을 지속하거나 당신에게 맞는 더 좋은 것이 있다면 다른 형태의 운동으로 바꾸어라. 당신의 활동 여행을 즐겨라!

매우 낮다(Bassett et al., 2004). 그들이 “고기, 감자, 육즙, 달걀, 채소, 빵, 파이, 케이크” 등 열량이 높은 “제2차 세계대전 이전의 시골 식습관”을 가지고 있는데도 불구하고 낮은 비만율을 유지한다는 것은 흥미롭다(Bassett et al., 2004, p. 84). 많은 방식에서 아미쉬파 신도들은 낮은 비만율을 가지고 살았던 그리 멀지 않은 농경사회 선조와 유사한 활동적인 생활양식으로 살고 있다. 그래서 만보의 목표를 설정하는 것은 아미쉬파 신도들처럼 현대적인 편리함을 버리는 것 같은 너무 많은 어려움을 야기하지 않고도 앉아서 생활하는 방식을 바꿀 수 있는 좋은 현실적인 도전이다.

걷기 프로그램을 시작하려면 아침에 먼저 보수계나 만보기를 착용하고 밤에 잠자리에 들 때까지(씻을 때 제외) 그것을 벗지 않고, 사흘 동안 걸음의 기저 수준을 일지에 적어라. 다음 하루의 평균 걸음 수를 결정하기 위해 3으로 나누어라. 그 후, 하루에 만보에 도달할 때까지 차후에 이어지는 주 동안 이 기저선에 매주 500보 이상 매일 걸음을 추가하라(Mitchell et al., 2008).

하루 동안 더 많이 걷기 위해 되도록이면 엘리베이터보다 계단을 이용하고, 목적지까지 더 먼 거리를 걸어야 하는 곳에 주차하고, 점심 휴식 시간에 걷는 것이 좋다(Manson et al., 2004). 텃밭 가꾸기, 정원 가꾸기 또는 집안일을 하는 동안에도 걸음을 추가할 수 있다는 점을 염두에 두도록 하자. 컴퓨터로 작업하는 책상에 머물러야 한다면, 혈액을 흐르게 하고 더 많은 걸음을 추가하기 위해 일어나서 주기적으로 작업장 주변을 걷는 것이 좋다.

이제 빨리 걷기 프로그램의 세부사항으로 돌아가 보자. 미국 정부 권고사항인 1주일에 150분을 충족하거나 초과하는 빨리 걷기를 구축하는 데 있어서 초보자에게 가장 좋은 방법은 무엇인가? 다음은 1주일 중 5일의 신체활동을 정기적으로 하기 위한 Cooper Clinic의 원장과 그의 동료들의 권고사항에 근거한 것이다(Mitchell et al., 2008).

- 빨리 걷기 프로그램을 시작하려면 첫 주에는 대략 20분에 2킬로미터를 걷는 것으로 시작하라.
- 그다음 두 번째 주에는 대략 30분에 3킬로미터 정도를 계획하라.
- 만약 당신이 60분에 6킬로미터 정도 걷기를 원한다면, 10주 코스에 따라 점차적으로 늘려 가라.

모든 상이한 유형의 운동 활동을 다루는 것은 이 장의 범위 내에 있지 않다. 그러나 저항 운동과 유연성 활동을 간략하게 언급하는 것은 중요하다. 미국보건복지부(2011)는 1주일에 2회 이상 몸의 모든 중요한 근육을 포함하는 근력(즉, 저항) 운동을 권고한다.(저항 운동 프로그램을 시작하기 위해 더 많은 정보를 원하면 Faigenbaum & McInnis, 2007을 보라.) 건강 전문가들은 또한 유연성과 균형을 증가시키는 활동으로 일상적인 유산소 운동과 저항 운동을 보충할 것을 권고한다. 많은 지역사회 피트니스 센터와 복지 센터에서 하타 요가, 기공, 태극권(기공의 형태) 및 필라테스 프로그램을 진행하고 있다. 각각은 근육의 유연성, 균형 조절 및 근력을 향상시키는 데 초점을 둔다(더 많은 정보를 위해서는 La Forge, 2007 참조).

운동 프로그램 유지하기

운동 프로그램을 시작하는 것은 쉽다. 어려운 것은 일상생활에서 규칙적으로 운동을 유지하는 것이다. 불행하게도, 새 프로그램을 시작하는 동안 초기 열정은 처음 몇 개월 사이에 약해지고, 이는 운동을 지속하기 위한 동기부여가 감소되는 것으로 이어질 수 있다. 그 결과, 중도 탈락률이 높다. 궂은 날씨, 부상, 바쁜 일정 또는 다른 문제들로 인해 놓친 회기는 활동하지 않은 비활동성의 재발과 일시적인 비활성 기간으로 이어질 수 있다. 더 나쁘게, 재발은 금연 또는 약물이나 알코올 남용을 중지하려고 시도할 때 재발을 경험한 사람들에게서 처음으로 연구된 효과인 **절제 위반 효과**(abstinence violation effect)의 경험으로 이어질 수 있다(Marlatt & Gordon, 1985). **절제 위반 효과**는 이전 습관이나 생활양식으로 돌아가는 재발을 경험한 사람이 새롭게 채택된 생활양식의 포기를 정당화하기 위해 흑백논리적(all or nothing) 사고를 사용하는 과정이다. 예를 들어 어떤 사람은 다음과 같은 독백을 사용할 수도 있다. "나는 이제 지난주와 같이 운동할 수 없어. 나는 실패했어. 그러니까 운동하기를 포기하는 것이 더 나을지도 몰라."

절제 위반 효과: 이전 습관이나 생활양식으로 돌아가는 일시적 재발을 경험한 사람이 새롭게 채택된 생활양식의 포기를 정당화하기 위해 흑백논리적 사고를 사용하는 과정

그렇다면 운동 프로그램을 유지하기 위한 핵심은 무엇인가?

- **과도한 운동 피하기** 어떤 사람들은 적당한 정도가 좋다면 높은 강도는 더 좋을 것이라고 생각한다. A유형 사람들은 자신을 더 높은 수준의 피트니스에 밀어붙여서 경쟁하기를 원할지 모른다. 경쟁은 즐거울 수 있으나, 고강도 운동에 너무 힘들고 너무 빠르게 불필요하게 우리 자신을 밀어 넣는다면 부상으로 고통당할 가능성이 더 크다. 일단 부상을 당하면 이후 지속적인 신체활동에 참여하지 못하게 되거나 단념하게 될 수 있다. 신체활동을 지속적인 건강한 생활양식을 위한 노력으로 생각하라. 경쟁적인 목표를 달성하기 위해 부상 가능성을 향해 전력 질주하기보다는 가능하면 부상 없이 목표를 향해 가도록 당신의 몸을 유지하기 바란다.
- **부정적 사고에 도전하기** 당신을 단념시키려는 생각을 가지고 있다면, 제10장에서 배운 인지 재구조화 기법을 사용한 긍정적인 혼잣말로 부정적 사고에 도전하라. 스스로를 양육하고 긍정적인 코치가 되어라. 예를 들어, Buckworth(2007, p. 234)는 다음에 일반적인 부정적 사고와 긍정적 도전을 제시하였다. "나는 이 교실에 있는 누구보다도 뚱뚱해."라는 부정적 사고는 "모든 사람은 어딘가에서 시작해야 해. 다른 사람들은 지금을 위해 오랫동안 열심히 했어."라고 긍정적으로 도전할 수 있다. "나는 운동을 지속하려고 했지만 매번 실패했어."라는 사고는 "나는 매번 새로운 운동을 시작했고 그것을 좋은 방향으로 고정시키는 쪽으로 점점 가까워지고 있어."라는 도전으로 이어질 수 있다. 그리고 "내 일정에서 운동할 시간을 찾는 것은 불가능해."라는 사고는 "나는 그것을 받을 가치가 있기 때문에 나 자신을 위한 매일의 운동을 하기 위해 약간의 시간을 낼 수 있어. 나는 나 자신을 통제할 수 있어."라고 도전된다.
- **내재적 보상 찾기** 활동에는 본질적인 보상이 내장되어 있기 때문에 당신에

게 가장 재미있는 운동을 선택하라. 새로운 운동 프로그램을 유지하는 초기 단계에서 당신의 주요 동기는 결단과 열정으로 채워진다는 것을 인식하라. 열정 같은 정서는 지속적으로 나아가는 데 있어서 중요하지만, 신기함에 대한 새로운 노력이 약해지는 것처럼 사라지는 경향이 있다. 더욱이 실망과 지루함의 기간뿐만 아니라 당신의 시간과 에너지에 대해 경쟁하는 다른 관심도 있을 수 있다. 그러므로 동기를 지속시킬 수 있는 자존감이나 자기 효능감의 증가, 스트레스, 불안 또는 우울의 감소 및 전반적으로 기분 좋은 느낌으로 얻는 상승감 같은 다른 즉각적인 이득을 찾아라. 운동 전에 느꼈던 것과 비교하여 한 차례의 운동 후 얼마나 좋게 느꼈는지를 기억하라. 외적 보상에 동기화되었다면, 특정한 운동의 중요한 단계를 통과할 때마다 스스로에게 확실한 실제적인 보상을 주어라. 그것은 당신의 차트에 붙이는 별과 같은 작은 것이거나 중요한 경기 티켓 같은 더 큰 것 또는 몸에 잘 맞는 옷에 대한 새로운 잡지 같은 것일 수 있다. 또한, 당신이 걷기, 조깅 또는 달리기를 한다면, 활동 수준을 일지에 기록하기 위해서는 만보기 사용을 기억하라. 운동 후에 만보기를 확인하여 걸음 수나 거리를 점검하는 것은 보상적 경험이다.

- **규칙적인 일상생활 유지하기** 신체활동이 일정 속에 내재되어 있다면 양치질

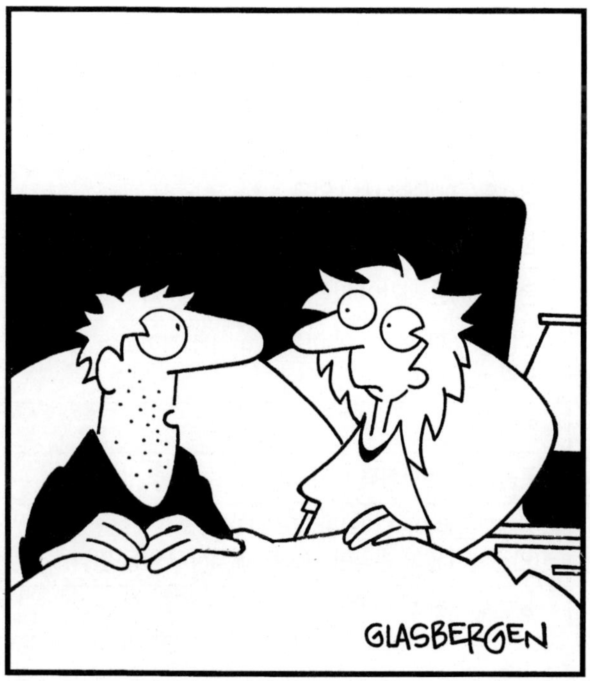

"나는 달리기를 하려고 일찍 일어나려 했지만, 내 발가락들이 10대1로 반대했어."

처럼 의식적으로 생각하지 않는 것이 가장 좋다. 아침 운동이 일상생활이라면 매일 아침 똑같은 일정을 따라서 하라. 그것은 밤에 침대 옆에 운동화와 옷을 놓고 자는 것을 의미하더라도 당신 자신에게는 쉽고 가능한 것이다. 단지 그것을 좋아하지 않기 때문에 운동을 건너뛰지는 말아라. 양치질을 좋아하지 않기 때문에 건너뛰는가? 왜 그렇게 하지 않는가? 아마도 이 장의 도입부에서 소개하였던 Erica와 같이 되는 것을 원치 않기 때문일 것이다. 그 대신, 대부분의 사람들처럼 당신은 자신의 건강과 웰빙을 돌보기 원한다.

- **운동 파트너 구하기** 연구 결과(Trost, Owen, Bauman, Sallis, & Brown, 2002)는 다른 누군가와 함께 운동을 한다면 운동 프로그램을 지속할 가능성이 더 높다는 점을 지적한다. 운동 파트너는 동기가 약해질 때 서로에게 격려와 사회적 지지를 제공해 줄 수 있다. 운동을 하는 동안 파트너와의 흥미로운 대화는 좋은 책을 읽거나 훌륭한 영화를 보는 것처럼 더 빠르게 시간이 지나가는 것처럼 보일 수 있다. 규칙적인 신체활동을 유지하는 부정적 예측 요인과 장애물뿐만 아니라 긍정적 예측 요인에 대한 철저하지는 않지만 보다 완전한 목록을 보려면 표 11.6을 보라.

표 11.6 규칙적인 신체 운동을 유지하기 위한 긍정적인 예측 요인과 부정적인 예측 요인/장애물들

긍정적인 예측 요인	부정적인 예측 요인과 장애물들
정상 체중	과체중이나 비만
신체활동의 내력	신체활동에 대한 내력 없음
신체활동에 대한 높은 자기 효능감	신체활동에 대한 낮은 자기 효능감
운동을 위한 시간이 있음/좋은 시간 관리	운동을 위한 시간이 없음/빈약한 시간 관리
운동을 위한 충분한 힘과 에너지를 가지고 있다는 자각	운동을 위한 힘이 부족하고 에너지가 결여되어 있다는 자각
금연	흡연
운동을 위한 사회적 지지	운동을 위한 사회적 지지 없음
신체활동을 위한 좋은 물리적 환경 (안전하고 좋은 시설들, 쾌적한 환경)	신체활동을 위한 빈약한 물리적 환경 (안전하지 않고 빈약한 시설들, 쾌적하지 않은 환경)
외모에 대해 자의식적이지 않음	외모에 대해 자의식적임(여성)

출처: Eyler et al. (1999).

- **절제 위반 효과 피하기** 공백을 갖는 것이 정상적이라는 것을 인지하라. 예를 들어 아프면 운동을 하지 말아야 한다. 이와 유사하게, 치유가 필요한 부상을 입었다면 운동으로 인한 더 이상의 부상으로 스트레스를 받지 말아야 한다. 장기적으로 생각하는 것이 현명하고 운동에 복귀하기 전에 부상이 완전히 치유될 수 있도록 하라. 어떤 공백은 단지 일시적인 상태로 가능한 한 빨리 운동에 복귀할 수 있다. 더욱이 여행, 추가 작업, 과음이나 과식을 포함한 사건 및 다가오는 궂은 날씨와 같은 고위험 상황을 확인하여 재발 방지를 실행하라. 가능하면 이러한 위험 상황을 피하거나 고위험 상황에 직면할 경우 운동을 계속할 수 있는 대안적인 계획을 세워라. 예를 들어 날씨가 실외 신체활동에 도움이 되지 않는 경우에는 가능하다면 실내에서 운동하라. 만약에 운동을 빼먹었다면, 일상적인 운동으로 돌아갈 방법을 준비하도록 계획을 세워라.

유스트레스, 몰입 및 신체활동

마지막으로, 제1장에서 유스트레스가 긍정적 형태의 스트레스라는 것을 회상하라. 그것은 도전적이고 만족스러우며 심지어는 즐거울 수도 있는 스트레스이다. 내재적 보상을 느끼는 활동에 빠져들 때 "흠뻑 빠지는" 느낌인 몰입의 개념 또한 기억하라(제2장 참조). 스포츠와 다른 신체활동을 하는 것은 때때로 몰입과 연관된다. 예를 들어 Russell(2001, p. 83)은 "대학 운동선수는 성별이나 스포츠 유형과 상관없이 몰입 상태와 유사한 경험을 가지고 있는 것으로 보인다."라고 밝혔다. 신체활동 동안 항상 몰입이 일어나는 것은 아니지만, 활동에서 당신 자신을 잃어버릴 때, 변경된 시간 감각을 경험할 때 그리고 더 큰 통제감을 가질 때가 있다. 이때가 당신이 몰입을 경험하는 순간이다. 연구자들(Schuler & Brunner, 2009)은 활동의 보상으로 몰입을 경험하였기 때문에 몰입이 마라톤 선수의 동기를 증가시켜 향후에도 달리기를 계속하게 한다는 것을 발견하였다. 그것은 신체활동에 대한 추가적인 스트레스 관리와 웰빙 이득이 몰입을 산출하는 것일 수 있지 않을까? 따라서 이러한 맥락에서 신체활동은 도전과 보상 모두를 발견하는 긍정적 스트레스인 유스트레스의 예로 볼 수 있다.

요약과 개념 정리

- 미국스포츠의학계(American College of Sports Medicine, ACSM)뿐만 아니라 수많은 정부 기관들은 최소한의 규칙적인 중등도 유산소 운동과 약간의 저항 운동을 권고한다.
- 신체활동, 신체 운동 및 신체 체력은 상이하지만 중첩된 개념이다.
- 상이한 유형의 체력이 있지만 심폐 체력을 기르고 유지하는 것은 건강 위험을 예방하고, 심리적 안녕감을 높이며 수명을 늘리기 위한 주요한 신체활동 목표이다. 저항 운동을 추가하는 것 또한 중요한 역할을 한다.
- 신체적 운동이 건강상 이점이 있다는 강력한 증거가 있다. 규칙적인 신체 운동이 모든 원인의 사망률에 관한 위험, 심혈관 질환, 유방암과 대장암, 제2형 당뇨병의 위험을 줄인다는 것에 대한 매우 높은 수준의 경험적 지지가 있으며, 뇌졸중과 고혈압 예방에 대한 강력한 증거가 있고, 다음으로 골다공증의 위험을 최소화하는 것에 대한 간접적인 증거들이 있다.
- 규칙적인 신체 운동의 건강 이점들은 앉아서 생활하는 사람들이 신체활동 프로그램을 처음 시작했을 때 관찰된 위험 감소에서 가장 극적인 이득을 보이는 비선형 용량-반응 관계를 따른다.
- 신체활동은 일반적인 피하 지방보다 더 위험한 유형의 지방인 내장 지방을 조절하는 데 특히 효과적인 것 같다.
- 기대 효과를 통제하고 무선화된 통제 시행 같은 좋은 질의 전향적 연구 방법들은 불안과 우울의 중재자로서 신체 운동의 효능성을 확립한 것에 대해 비판적이다.
- 연구 결과는 규칙적인 유산소 활동이 불안 상태 감소에 중간에서 큰 효과 크기를 갖고 경한 정도에서 중간 정도의 우울 증상을 줄이는 데 더 큰 효과 크기를 갖고 있음을 지적한다. 그 효과는 용량 의존적이지만 효과를 갖기 위해서는 최소 역치를 요구한다.
- 규칙적인 유산소 운동은 후에 우울 발병에 대항하여 보호적 효과를 가지고 있는 것으로 보인다.
- 연구 결과는 규칙적인 유산소 활동이 불면증을 줄이고, 스트레스에 대한 생리적 효과를 완화하며, 인지적 수행을 향상시키고 심리적 안녕감을 증가시킨다는 아이디어를 지지한다.
- 운동에 대한 심리적 이익을 설명하는 잠재적 기제들이 경험적으로 확립된 것은 아니지만, 생리적 및 심리적 설명 모두에 대한 약간의 지지가 있다.
- 일상적인 운동을 시작하기 전에, 의사의 동의를 얻어야 하는지를 확인하기 위하여 자신의 신체활동 위험 수준을 평가하는 것은 중요하다.
- 30분에 3킬로미터 걷기 또는 만보기를 사용한 하루에 만보 걷기 프로그램은 규칙적인 신체활동을 위한 일반적인 권고사항을 충족하는 가장 좋은 방법 중 일부이다.
- 유연성과 균형을 증가시키는 저항 운동과 일상적인 활동도 다른 체력의 구성 요소를 개발할 수 있는 활동들이다.

- 규칙적인 운동 프로그램을 유지하는 것은 지속적인 생활양식을 계획하고 효과적으로 재발을 다루는 것을 포함한다.
- 신체활동은 유스트레스를 이끄는 몰입 경험을 포함할 수 있다.

비평적 사고 질문

1. 신체활동의 결여와 우울은 서로에게 어떻게 기여하는가? 규칙적인 신체활동을 하는 것이 왜 이후에 우울증 발병에 보호적 효과를 가지는가?
2. 운동의 기분 증진 효과는 지속적인 신체활동 10분 내에 발생할 수 있지만 불안 감소 효과는 일반적으로 운동 후에 일어나는 이유가 무엇이라고 생각하는가?
3. 규칙적인 신체활동에 참여하는 것이 스트레스를 관리하기 위한 효과적인 전략이 될 수 있는 이유는 무엇인가? 당신의 견해로는 다른 스트레스 관리 전략들의 순위는 어떤가? 다른 전략들과 비교했을 때 어떠한 속성이 낮은, 중간 또는 상위의 순위를 갖게 하는가?
4. 당신은 매일 얼마나 많은 신체활동을 하고 있는가? 현재 낮은 수준의 신체활동을 하고 있다면, 당신의 활동 수준을 증진시킬 수 있는 전략은 무엇인가? 이 전략들을 수행할 때 가장 중요한 첫 번째 단계는 무엇인가?
5. 운동을 하는 동안 몰입을 경험한 사람들은 유스트레스를 경험하는가? 만약 그렇다면, 무엇 때문인가? 그것이 아니라면, 왜 아닌가? 몰입 외에 어떤 다른 요인이 유스트레스 형태의 신체활동을 경험하도록 할 수 있는가?

주요 용어와 개념

FITT 원리
격렬한 활동
골다공증
기대 효과
내장 지방
러너스 하이(runner's high)
모노아민
무산소 운동
보수계(만보기)
신체 운동
신체 체력
신체활동
신체활동 준비 질문지 (PAR-Q)
실행 통제 과제
심폐 능력
엔도르핀
위약
유산소 운동
유산소 체력
재발 방지
절제 위반 효과
중등도 활동
체중 부하 운동
체질량 지수(BMI)
피하 지방

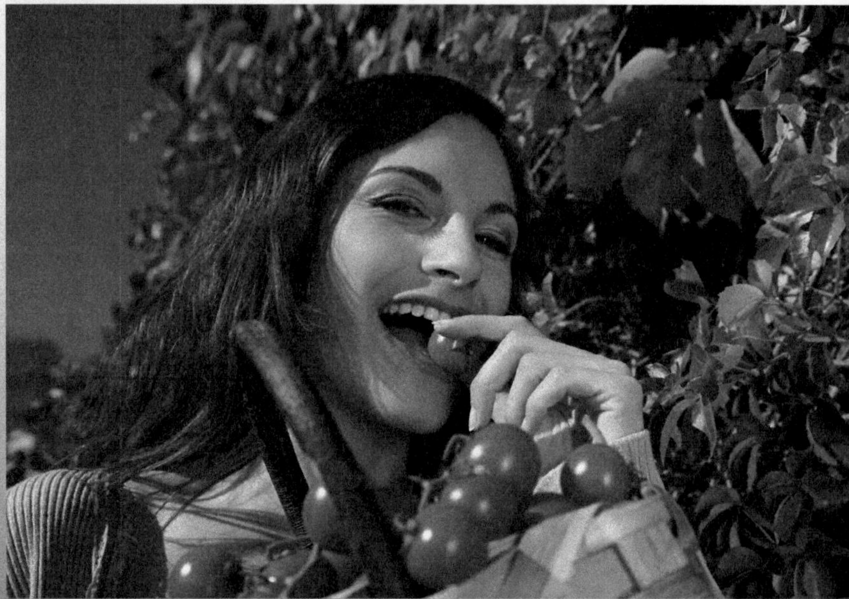

© Image Source/Jupiter Images

제 12 장

집에서 기른 토마토를 먹으면서
즐겁지 않은 생각을 하는 것은 어렵다.

~LEWIS GRIZZARD

영양

"피자 먹자." Jeremy는 중요한 시험에 대비하여 공부하던 어느 늦은 밤 친구 Melinda에게 말하였다. Melinda는 반문하였다. "어떻게 이 시간에 피자를 생각할 수 있어? 나는 지금 너무 스트레스를 받아서 뭘 먹고 싶은 생각이 없어.", "그래, 바로 그것이 내가 배고픈 이유야. 나는 피자를 먹으면 스트레스가 풀려." Jeremy는 대답하였다.

당신은 Jeremy와 같은가, Melinda와 같은가? 스트레스 상황에 놓여 있을 때, 당신은 더 먹는가, 덜 먹는가? 스트레스가 당신의 음식 섭취량에 영향을 미치지 않을 수도 있다. 그렇다면 당신은 좀 독특한 편이다. 왜냐하면 대부분의 사람들이 스트레스 상황일 때 섭식 양상이 바뀌는 모습을 보이기 때문이다. 예를 들어, 한 연구(Willenbring, Levine, & Morely, 1986)는 참가자 중 48%가 Melinda처럼 스트레스 상황일 때 덜 먹는다고 보고하였고, 44%는 Jeremy와 유사하게 더 먹으며, 나머지 8%는 그들의 섭식 양상에서 스트레스와 관련된 변화가 없다고 보고하였다.

또 다른 연구(Macht, Haupt, & Ellgring, 2005)는 통제 집단을 가진 현장 설계(field design)를 사용하여 임박한 시험(3, 4일 이전에)이 섭식에 미치는 효과에 대해 구체적으로 살펴보았다. 학생들에게 무선 호출기를 주고 그들에게 스트레스 수준, 마지막 무선 호출기를 받은 이후 먹은 음식의 양 그리고 음식 섭취의 이유를 기록해야 한다는 것을 상기시키기 위해 그들이 일상적으로 깨어 있는 시간에 임의로 무선 호출기를 열 번 울렸다. 임박한 시험이 없는 참가자들과 비교해서, 시험 예상 집단의 학생들은 더 심한 스트레스를 받고 다가오는 시험들을 예상하며 경험하는 긴장이나 부정적 정서(예, 두려움)로부터 벗어나기 위해 더 많이 먹는 경향이 있음을 보고하였다. 대학생 스트레스는 또한 아침에는 매우 적게 먹고 밤에는 과식하여 체중 증가를 야기하는 문제성 섭식 유형인 **야식 증후군**을 예측하게 한다(Wichianson, Bughi, Unger, Spruijt-Metz, & Nguyen-Rodriguez, 2009).

스트레스에 대한 반응으로 과식을 하게 될 때는 건강에 좋지 않은 음식을 먹을 가능성이 더 높다는 연구 결과도 있다. 예를 들어, 매일 일기와 일련의 질문지를 사용하여 연구자들(O'Connor, Jones, Ferguson, Conner, & McMillan, 2008)은 보통의 상황에서 참가자들이 일상의 사소한 골칫거리들을 경험할 때, 고지방 · 고당도의 간식을 먹고 주식과 채소는 먹지 않는다는 것을 확인할 수 있었다. 실험실 연구들(예, Oliver, Wardle, & Gibson, 2000)도 정서적 섭식자에게 스트레스는 지방과 당이 높은 음식을 먹는 것과 연관되어 있음을 증명하였다. 이 연구들은 스트레스가 어떻게 섭식 양상에 영향을 끼쳐 건강에 간접적으로 영향을 미치는지 예시한다. 제5장에서 언급한 바와 같이, 과일과 채소가 많고 포화 지방이 낮은 음식을 먹는 것은 심혈관 질환과 심지어는 암의 위험까지도 감소시킨다는 증거가 있다. 스트레스성 섭식은 자신의 건강을 최상으로 유지하고자 하는 당신의 관심과는 반대로 작용한다.

스트레스로 동기화된 섭식을 설명하기 위해 몇몇 심리적 기제와 생물학적 기제가 제안되었다. 당신은 이런 기제들에 대해서 얼마나 알고 있는가? 그중 상당수는 섭식이 부정적인 감정을 조절하는 데 도움이 된다고 한다. 섭식을 통해 자신의 부정적인 감정을 조절하려고 시도하는 사람들을 **정서적 섭식자**(emotional eater)라고 한다. 이들은 섭식을 통해 불안, 분노 또는 우울에 대처하는 개인의 경향성을 측정하는 척도인 정서적 섭식 척도를 사용하여 확인될 수 있다(Arnow, Kenardy, & Agras, 1995).

섭식이 어떻게 부정적 감정을 조절하는가? 다음 세 가지 주요한 심리적 기제들이 제안되고 있다. (1) 섭식은 좋은 영화나 책이 우리의 마음에서 문제들을 잊게 하거나 우리를 정서적으로 다른 곳에 옮겨 놓는 과정과 유사하게 자각과 부정적 느낌들로부터 우리의 주의를 분산시킨다. (2) 우리가 종종 섭식을 즐거운 것으로 경험하기 때문에 섭식은 긍정적인 느낌을 증진시킨다. (3) 섭식은 신체적으로 이완되는 감각을 만든다. 시험 스트레스 연구(Macht et al., 2005)에서 조사자들은 주의를 다른 곳으로 돌리는 것이 중요한 기제라는 증거를 발견하였다. 그렇지만 다른 두 가지 기제 또한 다른 상황에 대해서는 일리가 있다. 당신은 스트레스 상황에서 주로 긍정적인 느낌을 증대시키거나 더 나은 이완을 느끼기 위해 먹는 것을 생각할 수 있는가?

기분 변화를 위한 잠재적인 생리적 기제는 세로토닌 농도를 증가시키는 음식을 먹는 것으로 이루어지는 자가 투약이 해당된다(세로토닌이 "기분 좋은" 신경 전달물질 중 하나라는 것을 밝힌 제7장의 내용을 기억하라). 세로토닌을 증가시키는 많은 음식들을 먹기 편한 음식이라고 한다. 예를 들어, 단백질이 적은 고지방 당분 스낵 같은 탄수화물이 풍부한 음식들은 아마도 추측건대 세로토닌의 전구물질인 뇌 트립토판 농도를 증가시킴으로써 스트레스에 대한 반응에서 코르티솔 증가와 부정적 기분 상승을 최소화할 수 있다(Markus et al., 1998). 스트레스에 코르티솔 반응이 높은 사람들은 코르티솔 반응이 낮은 사람들보다 일상의 사소한 스트레스에 대한 반응에서 정서적 섭식이 좀 더 나타날 수 있는데, 이는 코르티솔이 정서적 섭식 과정을 촉발시키는 역할을 할 가능성을 시사한다(Newman, O'Connor, &

Connor, 2007).

정서적 섭식자 외에, 체중을 유지하거나 감량하기 위해서 자신의 음식 섭취를 제한하는 사람을 보통 **제한적 섭식자**로 부르는데, 그들 역시 스트레스 상황에서는 섭식의 증가를 보일 수 있다(O'Connor et al. 2008; Wallis & Hetherington, 2004). 왜 제한적 섭식자가 스트레스 동안 더 먹을 것 같은가? 그 동기는 불분명하지만 특정 음식들이 먹고 싶을 때 그것을 스스로 억제하면 오히려 그 음식에 대해 더 큰 집착을 가지게 되는 것과 관련될 것이다. 스트레스는 사람이 이 "금지된" 음식들에 대해 생각하거나 사로잡힐 때 음식을 억제할 수 있는 능력을 손상시키는 것 같다.

제한적 섭식자: 체중을 유지하거나 감량하기 위해 자신의 음식 섭취를 제한하는 사람

음식과 영양

음식이 우리의 건강과 안녕감에 어떻게 작용하는지 좀 더 잘 이해하기 위해서는, 우선 서로 다른 범주의 음식과 그 영양에 대해 상세히 살펴볼 필요가 있다. 우리가 알고 있는 바와 같이, 음식은 에너지와 자양분을 공급하기 위해 섭취하는 동물이나 식물이다. 에너지를 제공하거나 세포와 조직들을 유지시키는 음식 성분을 **영양소**라고 한다. 영양소는 다량 영양소와 미량 영양소로 구분된다. **다량 영양소**는 우리의 에너지 요구를 충족시키기 위해 많은 양을 소비하는 영양소인 반면, **미량 영양소**는 비타민과 미네랄같이 매우 적은 양으로 작용을 하는 영양소이다. 다량 영양소는 탄수화물, 단백질, 지방의 세 범주로 더 나뉜다.

피토케미컬은 음식에서 발견되는 또 다른 범주의 물질이다. **피토케미컬**(phytochemicals, *phyto*는 "식물"이란 뜻의 그리스어이다)은 식물에서 발견된 구성 요소로, 생물체에 작용하지만 삶을 유지하기 위한 필수적인 영양소가 아닌 물질을 의미한다. 후에, 우리가 약으로서 음식의 개념을 논의할 때, 유익한 피토케미컬에 초점을 맞출 것이다. 우리가 먹는 식물에서 발견되는 또 다른 물질은 섬유질이다. 비록 기술적으로는 탄수화물에 속하지만 **섬유질**은 소화가 잘 안 되는 식물의 셀룰로오스로 구성되었기 때문에 전분질의 탄수화물과는 다르다. 이 장에서, 섬유질은 탄수화물로서가 아니라 오히려 별개의 음식 구성 요소로 다루어진다. 섬유질은 건강에 유용하지만 삶을 유지하는 에너지를 제공하지는 않는다. 물론 우리는 삶을 유지하기 위해서 충분한 물이 필요하다. 그래서 물은 그 자체로 영양소이다. 요약하면, 우리는 삶을 유지하기 위해 다량 영양소, 미량 영양소 그

피토케미컬: 생명을 유지하는 데 필수적인 영양소가 아닌, 식물에서 발견된 생리 활성 요소

리고 물이 필요하다. 우리의 건강은 섬유질과 피토케미컬 같은 비영양소 식물 물질들의 도움을 받고 있다.

단순 탄수화물: 단당이나 이당 단위로 구성된 다량 영양소 당분

복합 탄수화물: 녹말로도 알려짐. 길게 연결된 포도당 분자로, 다량 영양소로 구성

이제 탄수화물이라고 부르는 다량 영양소를 시작으로 식품의 유형을 자세히 살펴보자. 탄수화물은 단순 탄수화물과 복합 탄수화물로 나뉜다. **단순 탄수화물**은 단당이나 이당 단위로 구성된 꿀, 우유, 과일, 설탕에서 발견되는 것인 반면, **복합 탄수화물**은 우리가 녹말이라고 부르는 길게 연결된 포도당 분자들이다. 포도당은 몸의 주요한 연료 중 하나이다. 당신은 우리의 뇌가 단백질이나 지방보다 오히려 포도당을 거의 독점적으로 사용한다는 것을 알고 있는가? 또한 포도당은 골격근을 위한 연료의 중요한 원천이다. 가장 건강한 섭식 계획은 우리가 먹는 다량 영양소에 탄수화물이 가장 높은 비율로 구성되기를 권고한다.

의학연구소(Institute of Medicine)는 국가에 건강 문제에 관해 조언을 제공하기 위해 미국 국립과학아카데미를 통해 설립된 독립적인 비영리 조직이다. 의학연구소에 소속된 식품영양위원회(2002)가 건강하게 균형 잡힌 다량 영양소에 관해 제시한 최근 지침에 따르면, 우리가 소비하는 총 다량 영양소 중에는 탄수화물 비율이 45~65%, 단백질 비율이 10~35%, 지방 비율이 20~35%는 되어야 한다(그림 12.1).

과당(꿀에서도 발견된다)을 제외하고, 단순 탄수화물은 가공되지 않은 식물 형태로 섭취되지 않는 한 혈류에 빠르게 흡수된다(Brand-Miller, 2003). 섬유질은 당

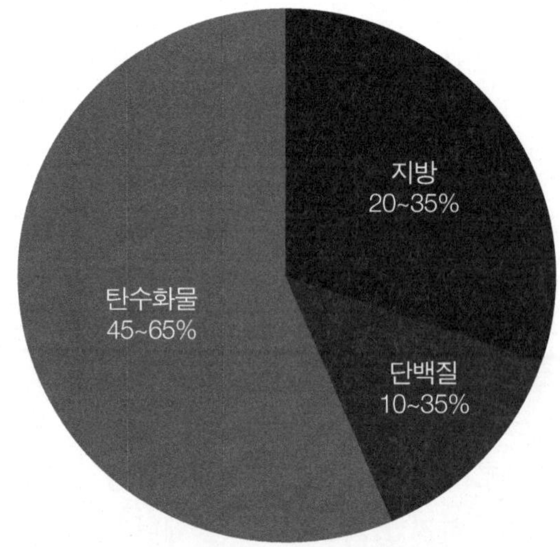

그림 12.1 **건강하게 균형 잡힌 다량 영양소에 대해 의학연구소 소속의 식품영양위원회(2002)가 제시한 최근 지침**
출처: The Institute of Medicine's Food and Nutrition Board, 2002.

의 흡수를 늦춰서 혈류에 좀 더 점진적으로 투입되게 한다. 섬유질 제거 공정을 거쳐 처리된 탄수화물은 섭취 당시 혈당 수준을 치솟게 하는데, 이를 **고혈당 지수** 식품이라고 한다. 이 식품들은 포도당을 상승시키는 경향으로 인해 강한 인슐린 반응을 야기한다. **인슐린**은 췌장에서 분비되는 호르몬으로서 신체 세포 내로 포도당을 이동시키는 데 쓰이고, 세포 내에서 당 분자는 연료로 사용되거나 **글리코겐**(동물 녹말로 알려진 구성 요소로, 긴 사슬의 포도당으로 구성된 분자)으로 변화되어 간이나 근육에 저장된다. 너무 많아 남은 포도당은 지방으로 변환되어 지방(fat) 조직에 저장된다(Guyton & Hall, 2006). 대다수의 단당류와 함께, 표백된 정제 밀가루와 같이 대부분의 섬유질이 제거된 탄수화물은 혈당 지수가 높다. 예를 들어, 이것에는 흰 빵과 크래커가 포함된다. 많은 곡물, 감자 및 흰쌀 같은 다양한 쌀 또한 고혈당 지수 식품인 반면, 유제품, 통밀, 과일, 채소 및 콩과 식물(예, 완두콩, 콩류, 편두)은 저혈당 지수 식품이다(Foster-Powell, Holt, & Brand-Miller, 2002).

고혈당 지수: 음식이 혈당 수준을 높이는 지수

글리코겐: 동물성 녹말로도 알려짐. 신체의 간과 근육에 저장된, 길게 연결된 포도당 분자

음식을 선택할 때 왜 혈당 지수를 중요시하는가? 저혈당 음식들은 처리 과정에서 원래의 미량 영양소나 섬유질 같은 유용한 물질들이 제거되는 칩, 프레첼, 도넛 같은 고혈당 음식보다 영양소가 많기 때문에 여러 건강 섭식 계획에서 선호된다. **영양소 밀도**는 칼로리 소모에 포함된 영양소의 양을 나타낸다. 과도한 공정을 거친 음식들은 소비된 열량이 영양학적 가치를 거의 가지고 있지 않다는 것을 의미하는 용어인 **무의미한 열량**(empty calories)을 포함할 수 있다. 만약 무의미한 열량으로 채운다면, 영양가 있는 열량 섭취를 위한 공간이 부족하게 되어 적절한 열량을 소비한다고 해도 시간이 지남에 따라 결과적으로는 영양이 결핍될 수 있다.

무의미한 열량: 열량은 있지만 영양학적 가치가 거의 없는 음식 소비

고혈당 음식보다 저혈당 음식 섭취를 고려하는 것에는 건강 보호적인 이유가 있을 수 있다. 예를 들어, 주로 관찰 역학 연구들을 통해 수집된 증거는 저혈당 지수 식품들이 제2형 당뇨병, 심혈관 질환 및 대장암과 유방암의 위험을 낮출 뿐만 아니라 포만감을 주고 비만 퇴치를 촉진하고, 인슐린 민감도를 증가시키며, 트라이글리세라이드를 낮추고, 고밀도 지질 단백질(HDL) 수준을 증가시킨다는 것을 나타낸다(Brand-Miller, 2003). 그렇지만 저혈당 식품들이 건강에 이익을 줄지라도, 질병 예방을 위한 섭식 계획에 그것들이 권고되어야 하는지의 여부에 대해서는 논란이 있다. 예를 들어, 이러한 쟁점에 많은 관심을 갖는 집단인, 미국당뇨협회(American Diabetes Association, ADA)(2004)는 음식 결정에 혈당 지수 사용을 강조하지 않지만, 그 대신 섭식 계획을 선택할 때 특정 유형의 탄수화물보다는 총 탄수화물을 고려할 것에 대해 조언한다. 최근의 증거가 시사적인 면이 있지만, 추

가적 연구가 필요하고, 무선화된 통제 연구 등 높은 수준의 실험 연구 등을 통해 저혈당 지수 음식들이 심장 질환, 제2형 당뇨병, 암 같은 만성적인 질병을 예방할 수 있는지 결정해야 할 것이다.

이전에 언급한 것처럼, 섬유질은 소화되지 않는 탄수화물의 구성 요소이다. 인간의 소화계는 이러한 비전분성 다당류를 연료나 영양을 위한 성분으로 사용하기 위해 소화시킬 수 없다. 만약 우리가 섬유질만을 먹는다면, 위는 채울 수 있지만 실제로는 영양분을 전혀 섭취하지 않아 굶는 것과 같다. 그 결과, 섬유질은 한때 처리를 통해 제거되어야 하는 쓰레기처럼 쓸모없는 것으로 생각되어, 흰 빵처럼 섬유질이 거의 없는 음식물을 생산하게 되었다. 이제 우리는 섬유질이 가진 가치를 알고 있다. 사실, 그것은 저밀도 지질 단백질(LDL)이 혈류에 도착하기 전에 콜레스테롤과 결합해서 위장관을 통해 몸 밖으로 배출함으로써 순환성 LDL 수준을 낮추는 능력이 있기 때문에 수많은 건강상의 이점을 갖고 있다. 그것은 먹은 음식으로부터 포도당 방출을 늦춤으로써 인슐린 체계의 요구를 줄이고 일정한 속도로 위장관을 통한 음식의 이동을 자극함으로써 변비를 예방한다. 비록 고섬유질 식이요법이 대장암을 예방하는지 그렇지 않은지에 관해 증거가 확립되지는 않았지만(Institute of Medicine, 2002), 심혈관 건강을 촉진하고 대사성 증후군을 예방하는 섬유질의 이점은 확실하다(제5장 참조). 예를 들어, 한 연구(Rimm et al., 1996)는 총 섬유질 섭취가 관상동맥 심장 질환의 40% 감소와 연관됨을 발견하였다. 많은 다른 연구들도 유사한 이점들을 확인하였다(Pereira et al., 2004).

통밀에서 발견된 섬유질인 **곡물 섬유질**은 대사성 증후군뿐만 아니라 심장 질환을 예방하는 데 특히 효과적인 것으로 보인다(Brown, Rosner, Willett, & Sacks, 1999; McKeown, Meigs, Liu, Wilson, & Jacques, 2002). 의학연구소의 식품영양위원회(2002)는 50세 이하의 남성들은 매일 총 38g의 섬유질을, 같은 연령대의 여성은 25g을 소비하도록 권고하였다. 더 나이 든 사람들의 경우 남성은 30g, 여성은 21g으로, 50세 이하에 비해 덜 필요하다. 고섬유질 음식들로는 콩과 식물, 오트밀 그리고 많은 채소뿐만 아니라 통밀, 견과류, 씨앗, 곡식들이 있다. 미국농림부(U. S. Department of Agriculture, USDA)와 미국보건복지부(U. S. Department of Health and Human Services, USDHHS)에서 나온 '미국인을 위한 식습관 지침 2010'(2010)은 적어도 곡식의 절반가량은 통밀로 섭취하도록 권고한다.

탄수화물에 더하여, **단백질**은 또 다른 중요한 음식 영양소이다. **아미노산**이라 부르는 구성 요소로 이루어진 다량 영양소인 단백질은 우리 몸의 거의 대부분의 구조를 구축하고 회복하기 위한 원재료로 사용된다. 우리가 먹는 단백질은 아미노산으로 분해되고 그 후 머리카락, 근육, 콜라겐 같은 신체 구조로 재구성된다. 혈액세포들은 이러한 아미노산과 재구성된 단백질을 활용하여 헤모글로빈의 형태로 산소를 옮기고, 질병과 싸우기 위한 항체, 생화학적 과정을 촉진하는 효소 및 화학 메시지로 행동하는 호르몬을 이동시킨다. 단백질도 역시 신체의 연료가 될 수 있지만 신체는 저장된 탄수화물과 지방을 더 선호하는데, 이는 단백질로부터 분해된 아미노산은 에너지를 방출하기 위해 **글루코네오제네시스**(gluconeogenesis)이라고 부르는 과정을 통해 포도당으로 전환되거나 **케톤 생성**(ketogenesis) 과정을 통해 지방산으로 전환되기 위해 여러 단계를 거쳐야 하기 때문이다(Guyton & Hall, 2006).

신체는 재구축이나 "단백질의 자연적인 열화(obligatory degradation of protein)"로 알려진 과정을 통해 매일 약 20~30g의 단백질을 소모하기 때문에 음식 섭취를 통해 단백질 손실을 막아야 한다(Guyton & Hall, 2006, p. 857). 신체에서 전체적으로 단백질이 상실되는 것을 예방하기 위해서 우리는 음식을 통해 매일 적어도 20~30g의 단백질을 섭취해야 한다. 종합적으로, 이는 총 열량 섭취에 비해서는 적은 양이지만, 안전을 위해 이것보다는 더 섭취해야만 한다. 의학연구소는 우리가 매일 평균 열량의 10% 이상이나 적어도 체중 9kg당 8g(예, 72kg인 사람은 64g)을 섭취할 것을 권고한다. 최대로는 전체 열량 섭취의 35% 단백질을 권고한다.

신체에 필요한 총 20가지 단백질 아미노산이 있지만, 이들 중 거의 절반인 **필수 아미노산**은 몸에서 합성할 수 없기 때문에 음식을 통해 얻어야 한다. 단백질은 채소, 콩, 견과류, 씨앗, 곡물 같은 식물성 음식뿐만 아니라 고기, 어류, 조류, 계란 및 유제품 같은 동물성 음식 모두에서 발견된다. 모든 동물성 단백질원은 필수 아미노산을 모두 함유하는 **완전 단백질**로 알려져 있지만, 식물성 재료로 만들어진 음식들은 이들 중 하나 이상이 결여될 수도 있다. 따라서 대부분의 식물성 단백질은 **불완전 단백질**로 알려져 있다. 예외적으로, 콩과 식물은 모든 필수 아미노산을 가진 식물성 재료이기 때문에 단백질 섭취를 위해 채식주의자들이 종종 애용한다. 일반적으로 견과류, 씨앗, 곡물, 콩과 식물, 그리고 채소와 같은 식물성 단백질을 포함하는 좋은 음식의 조합은 몸이 필요한 모든 아미노산을 제공할 것이다. 콩과 식물로서, 콩은 몸에 이로운 아연, 칼륨, 섬유질을 포함한 훌륭한 단백질원이다. 절대 채식주의자들(즉, 동물성 재료의 음식을 먹지 않는 사람들)은 모든 필수 아미노산을 확보하기 위해 식물을 기반으로 한 음식을 올바르게 조합(예, 콩과 쌀의 조합)하여 섭취하도록 주의할 필요가 있다.

필수 아미노산: 몸이 합성할 수 없기 때문에 식사로 얻어야만 하는, 신체에 필요한 아미노산

완전 단백질: 모든 필수 아미노산을 포함하는 단백질

동물성 재료나 식물성 재료들에서 얻은 아미노산은 영양학적 관점에서 작은 차이가 있다. 건강학적 관점에서 식물성 재료를 통해 얻은 아미노산은 섬유질, 탄수화물, 피토케미컬 및 일반적으로 건강한 지방을 함유하고 있는 반면, 동물성 재료로부터 얻은 아미노산은 보통 포화 지방(예외는 해산물) 같은 건강하지 않은 지방을 함유하고 있다. 그러므로 식물계 단백질은 종종 동물계 단백질에 비해 몇 가지 건강학적 이점을 갖고 있다. 건강한 식단 계획을 개발하는 데 지방이 쟁점이 되는 이유는 무엇인가? 그 질문에 답하기 전에 우선 지방이 무엇인지를 살펴보자.

세 번째 다량 영양소인 **지방**은 지방산 및 그것과 관련된 유기체의 구성 요소로 되어 있다. 앞서 언급한 바와 같이, 의학연구소(2002)에 따르면 지방은 총 음식 섭취의 25~35%를 구성한다. 그것은 윤기 나고, 기름지고, 크림이 있고, 반질반질한 특성을 갖고 있기 때문에 우리가 먹는 음식에서 지방을 확인할 수 있다. 이러한 표현은 식욕이 당기지 않게 들리지만, 맛이 좋기 때문에 지방을 좋아한다. 저지방 음식은 다른 요소들을 첨가하지 않는다면 맛이 없을 수 있다. 저지방 음식의 결여된 맛을 보완하기 위해 흔히 설탕이 첨가된다. 몸은 세포막, 호르몬의 형성에서 수초의 형태로 그리고 에너지 저장 등 여러 방식으로 지방을 사용한다. 포도당과 함께 지방은 중요한 에너지원이다. **트라이글리세라이드**(triglycerides)는 일반적으로 지방 세포에 저장되고 후에 에너지로 쓰기 위해 태워지는 지방의 지방산 형태이다.

어떤 사람들은 건강의 위험과 체중 증가에 대한 걱정 때문에 고지방 음식을 피하지만, 실제로 올바른 형태와 양을 섭취한다면 지방은 매우 유용하다. 그렇지만 모든 지방이 건강에 대한 이익과 위험의 측면에서 동등하지는 않다. 반대로, 모든 지방은 동물성이나 식물성, 포화 지방이나 불포화 지방에 상관없이 높은 열량을 가지고 있다는 점에서는 비슷하다. 다음에 목록은 다량 영양소의 1g당 열량을 보여 준다.

- 지방: 1g당 9칼로리
- 탄수화물: 1g당 4칼로리
- 단백질: 1g당 4칼로리

탄수화물이나 단백질에 비해 지방의 열량이 2배 이상으로 높기 때문에, 총 지방 섭취를 줄이는 방법이 성공적인 체중 감량 전략 중 하나로 종종 이용된다. 체중 감량은 궁극적으로 열량이 들어오고 나가는 기능이기 때문에 이 전략은 열량 섭취를 관리하는 간접적인 방식이다. 다른 말로 하면, 섭취하는 것보다 더 많은 열량을 소비하는 것이다. 체중 감량 전략들은 이 장의 후반부에 자세히 논의할 것이다. 이제 상이한 유형의 지방과 건강상의 이점과 위험을 탐색하여 보자.

- **포화 지방** 이러한 형태의 지방은 실온에서 고체이고 주로 고기와 유제품 같은 동물성 재료에서 발견된다. 그것은 또한 코코아 버터, 코코넛 오일 같은 열대성 오일을 비롯한 몇몇 식물성 재료에서도 발견된다. 미국심장협회(American Heart Association, AHA)(2011a)에 따르면, 포화 지방은 심장 질환의 위험을 증가시키는 LDL(나쁜 콜레스테롤)의 수준을 상승시킨다. 그러므로 AHA는 이러한 유형의 지방을 매일 총 열량의 7% 이상 섭취하지 않도록 제한할 것을 조언한다. 포화 지방을 제한하는 또 다른 이유로 미국암협회(2011b)의 경고에 따르면 붉은 고기(포화 지방의 원천)를 너무 많이 소비하는 것은 대장암과 전립선암 같은 몇몇 암들의 위험을 증가시킬 수 있다는 것이다. 소시지와 베이컨 같은 가공된 고기의 과도한 소비 또한 대장암의 위험을 증가시키는 것과 관련되어 있다는 점에 주의하라.

포화 지방: 실온에서 고체이며 고기나 유제품 같은 동물성 재료에서 주로 발견되는 지방

- **트랜스 지방** 이 지방들은 일반적으로 **불완전 수소화**(partial hydrogenation) 과정을 통해서 그것들을 고체로 만들기 위해 화학적으로 변경된 식물성 기름이다. 마가린과 쇼트닝은 트랜스 지방으로 구성된다. 이 형태의 지방은 또한 기름에 튀긴 음식뿐만 아니라 가공된 스낵 음식, 가루 반죽 및 다른 제과점 상품들에서 발견된다. 트랜스 지방은 혈액 내 LDL 수준을 상승시키는 기능으로 인해 포화 지방보다 더 큰 심장 질환의 위험을 야기할 수 있다(Institute of Medicine, 2002). 이러한 이유로 인해, 미국심장협회(2011a)는 트랜스 지방을 총 열량의 1% 이상 섭취하지 말라고 권고한다. 다른 말로 하면, 가능하면 언제라도 트랜스 지방을 피하라는 것이다.

트랜스 지방: 일반적으로 부분 수소화라 불리는 과정을 통해 그것을 고체로 만들기 위해 화학적으로 변경된 식물성 기름

- **콜레스테롤** 신체는 이 스테롤 합성물을 만들어서 세포막의 구성 요소나 코르티코스테로이드 같은 스테로이드 호르몬에서 사용한다. 우리의 몸은 필요한 모든 것을 만들기 때문에 음식을 통해 섭취해야 할 필요는 없다. 사실, 의학연구소(2002, p. 5)는 콜레스테롤, 포화 지방, 트랜스 지방을 "전혀 음식 섭취로 필요하지 않은 것"이라고 발표하였다. 콜레스테롤은 고기와 계란에 존재한다. 한때 믿었던 것과는 달리 콜레스테롤 소비가 반드시 혈액 콜레스테롤 수준을 높이는 것은 아니지만, 심장 질환이나 LDL 농도가 높은 사람들에게는 영향을 미치는 것으로 보인다. 미국심장협회(2011a)는 콜레스테롤 섭취를 하루 300mg 이하로 제한하도록 권고한다. 관상동맥 질환이 있거나 LDL 농도가 높

은 사람들에게는 하루 200mg 이하로 소비할 것을 권고한다. 참고로, 계란 한 개는 200mg 정도를 포함하고 있기 때문에 대부분의 사람들이 하루에 계란 한 개는 섭취해도 괜찮다. 노른자가 콜레스테롤을 함유하고 있으므로, 노른자를 제외하고 흰자만 먹는다면 콜레스테롤 없이 동물성 단백질을 섭취할 수 있다.

단일 불포화 지방: 실온에서 액체이며, 하나의 이중 탄소 결합을 갖고 있는 식물계 지방산

- **단일 불포화 지방** 이 식물계 지방산들은 실온에서 액체이며, 혈중 LDL 농도와 총 콜레스테롤 수준을 줄이고, HDL을 높이며 심장 질환의 위험을 줄이기 때문에 건강한 지방으로 간주된다(Institute of Medicine, 2002; Mensink, Zock, Kester, & Katon, 2003). 올리브 오일, 땅콩 오일, 아몬드 같은 견과류, 피칸과 헤이즐넛, 참깨와 호박씨 같은 종자들, 아보카도는 단일 불포화 지방의 좋은 원천이다.

다중 불포화 지방: 실온에서 액체이며, 하나 이상의 이중 탄소 결합을 갖고 있는 식물계 음식과 생선에서 발견된 지방산

- **다중 불포화 지방** 이 건강한 지방들은 식물성 음식과 어류에서 발견된다. 다중 불포화 지방의 좋은 원천이 되는 식품으로는 해양 어류와 호두뿐만 아니라 콩, 해바라기, 옥수수, 아마인 오일이 있다. 대체로 이 식품들은 단일 불포화 지방과 같이 심혈관계에 동일한 이익이 되는 성분을 함유하고 있다. 그것들은 LDL과 총 콜레스테롤을 낮추고, HDL을 높이고 심장 질환을 예방할 수 있다.

신체가 생산할 수 없어서 음식을 통해서만 얻을 수 있는 두 가지 중요한 유형의 긴 사슬 다중 불포화 지방은 오메가 3 지방산과 오메가 6 지방산이라 불리는 **필수 지방산**이다. **오메가 3 지방산**은 심혈관에 가지고 있는 이점 때문에 최근 두드러진 관심을 받고 있다. 실제로, 오메가 3 지방산들이 항응고 효과를 갖고 있으며, 심장 질환을 예방하고, 심장 박동수, 혈압, 심장부정맥(즉, 비정상적인 심장 리듬), 돌연사의 위험을 줄인다는 연구 결과가 있다(Leaf, 2007). 이에 더해, 그것들이 예를 들어, 종양 괴사 인자 α, 인터류킨 1β, 인터류킨 6 같은 친염증성 사이토카인을 억제함으로써 항염증 효과를 유발한다는 연구 결과가 있다(Simopoulos, 2006). 염증은 심혈관 질환 같은 만성 질환을 촉진하는 것으로 보이기 때문에, 오메가 3 지방산은 항염증 성분을 통해 보호 역할을 할 수 있다.

오메가 3 지방산: 심혈관계와 항염증에 이득이 있는 것으로 알려져 있으며, 주로 해양 어류와 몇몇 식물에서 발견되는 긴 사슬 다중 불포화 필수 지방산

오메가 6 지방산은 홍화씨, 콩, 해바라기, 목화씨, 옥수수 오일 같은 것을 가공하여 정제한 식물성 오일에서 높은 비율로 발견되기 때문에 대부분의 서양식 식사에 많이 볼 수 있다. 몇몇 학자들(Simpoulos, 2006)은 오메가 6 지방산이 친염증성이기 때문에, 오메가 3를 동일하게 섭취해서 균형을 맞추지 않는다면 과다 섭취해서는 안 된다고 주장한다. 단일 불포화 지방인 올리브 오일은 오메가 6 지방산이 낮은 식물성 기름의 좋은 기준으로 간주된다.

서양 세계는 지난 100년 동안 음식 공급의 특성과 섭식 습관에서 극적인 변화를 겪었다. 평균적으로 우리는 지금 오메가 3 지방산과 균형을 맞추지 못하고 오메가 6 지방산을 소비한다. 그 불균형이 얼마나 클까? 매우 놀랍게도, 오메가 3보다 오메가 6 지방산을 16배 이상 소비한다. 몇몇 전문가들은 인류 진화 역사를 볼 때, 야생 포유동물의 연구를 통해서 건강을 위해서는 오메가 3 지방산과 오메가 6 지방산을 1대1 비율로 소비해야 한다고 주장한다(Simopoulos, 2006). 다른 사람들(Sacks, 2011)은 최근의 증거는 이 비율이 건강을 고려할 때 적절치 않으며, 오메가 6 지방산은 오메가 3 지방산과 같이 염증을 줄이고, LDL을 낮추며 심장 질환에 대해 보호적인 효과가 있다고 반론한다(Mozaffarian et al., 2005; Willett, 2007). 그러므로 몸의 요구를 충족하기 위해서 두 가지 필수 지방산을 충분히 소비하는 한 오메가 비율에 대해서는 걱정할 필요가 없다고 주장한다. 결국, 좋은 지방이라면 어떠한 비율의 결합일지라도 건강에 도움이 된다고 주장한다.

쟁점에도 불구하고, 만약 우리가 전형적인 서구식 식사를 한다면 오메가 6 지방산은 충분히 공급받겠지만 오메가 3 지방산은 충분하지 않을 수 있다. 그러므로 우리의 몸에 필요한데도 불구하고 생산할 수 없는 오메가 3 지방산이 많이 함유되어 있는 호두, 유기농 아마씨와, 연어, 정어리, 청어 같은 지방질이 함유된 자연산 해양 어류를 많이 섭취하는 것이 좋을 것이다. 제4장에서 언급한 바와 같이, 채식주의자가 섭취하는 오메가 3 지방산은 알파 리놀렌산(alpha-linolenic acid, ALA)을 함유하고 있지만 어류 기름에서 발견되는 에이코사펜타엔산(eicosapentaenoic acid, EPA)과 도코사헥사엔산(docosahexaenoic acid, DHA) 등, 더 중요한 해양 공급원을 함유하지 않고 있다. 그렇지만 우리 몸은 ALA의 제한된 양을 EPA와 DHA로 변환하는 것으로 나타났다. 그러나 나머지는 연료로 사용된다. 다행히도 ALA는 또한 심혈관 보호 효과를 갖지만 그것이 EPA와 DHA로 변화되어서 간접적으로 작용하는지 또는 심혈관 체계에 직접적으로 좋은 작용을 하는지는 불분명하다(Sacks, 2011). 초식동물의 동물성 지방뿐만 아니라 시금치와 케일 같은 잎줄기채소 또한 ALA를 함유할 수 있다. 식물이 ALA를 함유하고 있으며 식물을 먹는 동물이 그들의 지방에 ALA를 저장하는 것으로 보인다.

연어, 청어, 정어리, 송어, 대서양과 태평양의 고등어, 멸치, 태평양의 굴처럼 수은이 적게 포함된 어류를 포함하여 1주일에 227g의 해산물 음식을 섭취하는 것은 EPA와 DHA를 하루 평균 250mg 제공할 것이고, 그 양은 심장 관련 사망 위험을 줄인다(USDA & USDHHS, 2010). 어유 보조제(fish oil supplements)는 그들의 식사에 풍부한 어류를 포함할 수는 없지만 해양성 오메가 3 지방산을 원하는 사람들에게는 효과적인 대안을 제공한다. 이와 유사하게, 여전히 어류, 특히 참치 같은 큰 해양 어류를 먹음으로써 발생 가능한 수은 오염에 대해 걱정하는 사람들을 위해서, 어유 보조제가 분자 단위에서 오염을 제거하기 위해 잘 증류되었다면(요즘은 일반적이고 통상적으로 상표에 표시된다) 생존에 필요한 EPA/DHA의 대용품이 될 수 있다.

마지막으로 미량 영양소로, 우리가 먹는 음식에서 발견되는 비타민과 미네랄을 살펴보자. **비타민**은 필수적인 유기물(생물 형태로부터)이고, **미네랄**은 생장 유지, 신체 조직 유지, 음식의 대사를 위해 극히 적은 양으로 우리 몸에서 필요한 무기물이다. 자동차의 엔진이 점화 플러그 없이 연료통만으로 작동할 수 없는 것과 마찬가지로, 우리는 비타민과 미네랄 없이 탄수화물, 지방, 단백질 연료를 태울 수 없다. 몸은 피부가 햇빛에 노출되는 동안 만들어지는 비타민 D 같은 일부 비타민은 생산할 수 있지만, 대부분의 비타민과 모든 미네랄은 음식으로 섭취하거나 영양제 등으로부터 얻어야만 한다. 우리가 섭취하지 않거나 신체가 요구하는 비타민을 만들 수 없을 때, 건강에 해로운 결과를 가져오는 대사성 결핍이 일어난다. 예를 들어, 오랜 시간 비타민 C가 결핍되면 충분한 콜라겐을 만들지 못해서 상처를 치유할 수 없고, 신체의 결합 조직이 약해지며, 혈관에서 출혈이 일어나는 상태인 괴혈병이 생긴다(Guyton & Hall, 2006). 영국의 해군 의사 James Lind가 1700년대 중반 감귤 주스가 괴혈병을 예방할 수 있음을 확인하기 전까지, 15세기부터 18세기까지 신선한 과일과 채소 없이 20~30주에 걸친 오랜 항해는 종종 선원들에게 괴혈병을 유발하였다(National Institute of Health [NIH] State-of-the-Science Panel, 2006). 불행하게도, 영국 해군에게 라임(lime)이 괴혈병으로부터 영국 선원들을 보호할 수 있다고 한 그의 권고는 거의 40년 후까지 시행되지 않았다(American Dietetic Association, 2009). 마침내 영국 선원들이 괴혈병을 예방하기 위해 라임 주스를 공급받아 항해하는 것이 보편적인 것이 되었고 그것은 "라이미(limeys: 약간 경멸하는 투의 영국인, 역주)"라는 별명을 낳았다. 우리는 이제 감귤 주스 안에 있는 생명 유지에 필수적인 보호원이 아스코르브산(ascorbic acid), 다른 말로 비타민 C라고 알려진 것임을 안다.

비타민은 간뿐만 아니라 신체의 모든 세포에 일정량 저장된다. 네 가지 지용성 비타민인 비타민 A, D, E, K는 수용성 비타민 C와 복합 비타민 B(즉, 티아민, 리보

플라빈, 니아신, B_6, 엽산, B_{12}, 비오틴, 판토텐산)보다 더 오랫동안 저장된다. 예를 들어, 비타민 A는 5~10개월 동안 간에 저장되지만, 대부분의 복합 비타민 B은 며칠 내로 사라진다(Guyton & Hall, 2006). 이러한 이유로, 특히 수용성 비타민들은 음식이나 다른 방법을 통해 매일 섭취하도록 권고된다.

이상적으로는 균형 잡힌 식사를 통해 비타민과 미네랄을 얻을 수 있지만, Bruce Ames와 동료들(Ames, McCann, Stampfer, & Willet, 2007, p. 522)은 "우리, 특히 가난한 사람들은 이 목표를 달성하기가 어렵다."라고 주장하였다. 그들은 또한 특정한 사람들은 아무리 이상적인 식사를 한다고 해도 비타민 영양제를 섭취할 필요가 있을 수 있다고 하였다. 예를 들어, 비타민 B_{12} 결핍은 이 필수 미량 영양소를 효과적으로 흡수하는 능력이 연령에 따라 감소하기 때문에 노인에게 발생 가능성이 높을 수 있다. 자외선에 피부를 노출시킴으로 생성되는 비타민 D_3는 연령에 따라 덜 효과적으로 생성되고 어두운 피부를 지닌 사람들에서도 감소된다. '미국인을 위한 섭식 지침 2010'(USDA & USDHHS, 2010)은 미국인들은 칼슘, 비타민 D, 칼륨의 섭취가 너무 부족하다고 언급하였다. 따라서 나중을 위해 되도록 신중하게 "USP"(United States Pharmacopeia: 미국 약전) 상표가 있는 종합 비타민/미네랄 영양제를 복용할 수 있다. USP 인증은 그 영양제가 질적인 검증을 위한 독립적 시험을 통과한 것이라는 표시이다. 오늘날 미국인의 절반 이상이 비타민 영양제를 복용한다(NIH State-of-the-Science, 2006). 비록 임상적인 결핍 장애를 예방하기 위해 음식이나 영양제를 통해 비타민과 미네랄을 섭취할 필요가 있다는 충분한 증거가 있지만, 관상동맥 질환이나 암 같은 만성적 질환을 예방하는 것과 같은 다른 이유 때문에 비타민과 미네랄 영양제를 복용할 이유가 있는가?

NIH State-of-the-Science Panel(2006)의 독립적인 의학 전문가들은 무선화된 통제 연구(중재 기반 연구)들의 증거만을 검토해서 이 질문에 대한 답을 얻고자 하였다. 따라서 그들은 대규모 역학 관찰 연구를 배제하였고, 불행하게도 중요한 증거를 놓칠 수도 있는 보수적인 접근을 택하였다. 그 결과, 그들은 평론에서 한 가지 이상의 방식으로 영양제를 복용하는 것에 대한 권고사항을 지지하는 엄격한 연구들을 거의 발견하지 못하였다. 대부분의 연구들은 건강상 유익한 효과를 발견하지 못하였다.

NIH State-of-the-Science-Panel(2006, p. 367)은 소수의 단일 또는 이중 비타민/미네랄이 포함된 영양제에 대한 건강상 긍정적인 효과를 강조하며 다음과 같이 결론 내렸다. "단일 연구의 토대와 이차적 결과 분석을 통해, 셀레늄은 전립선과 폐 및 대장암의 위험을 줄이고, 비타민 E는 여성의 심혈관 사망과 남성 흡연자의 전립선암 발병률을 감소시키고, 비타민 A는 아연과 함께 복용하였을 때 중국 시골 사람들의 비유문 부위 위암 위험을 감소시킬 수 있다는 의견이 있다." 더 나아가, 그들은 비타민 D와 결합한 칼슘을 복용한 폐경 여성은 골절 균열 위험을 줄이고 뼈의 미네랄 밀도를 증가시킬 수 있다고 언급하였다. 그들은 또한 두 개의 대규모 연구들에서 베타카로틴 영양제를 복용한 흡연자의 폐암 발병률이 증가하고 사망자도 발견되었기 때문에 흡연자는 고용량의 베타카로틴 영양제의 복용을 금지하도록 강력하게 조언하였다.

종합 비타민이 만성 질병을 예방할 수 있는지의 여부에 대한 질문은 어떤가? 위원회의 결론은 무엇인가? 위원회는 그들이 검토한 이 연구들에서 혼합된 변인의 존재 때문에 대부분 결정을 내리지 못하였다. 예를 들어, "강화된" 음식(즉, 비타민과 미네랄이 첨가된 음식)은 일반적으로 정기적으로 섭취하게 되는데, 이로 인하여 건강상의 이득이 종합 영양제로 인한 것인지 음식 강화로 인한 것인지를 분리해 내는 것이 어렵다. 이에 더해, 가장 잘 통제된 연구들조차 참가자에 의해 복용된 종합 영양제의 개별적인 구성 요소의 특정 효과를 분리하지 못하였다. 따라서 어떠한 건강상의 이익들은 한두 가지의 다중 영양제 구성 요소에서만 발견되었고, 이것은 나머지 구성 요소들이 과잉될 수도 있음을 의미한다. 위원회는 "현재는 만성 질환을 예방하기 위해 미국인들에게 MVMs[종합 비타민/미네랄] 사용에 대한 권고 여부를 결정할 정도로 증거가 충분하지 않다."라고 결론 내렸다(NIH State-of-the-Science Panel, 2006, p. 370). 권장된 용량으로 매일 종합 비타민/미네랄 영양제를 복용함으로 인한 낮은 손상 위험과 그들이 조사한 증거가 무엇인지를 확인하기 위한 위원회의 보수적인 접근을 감안할 때, 위원회의 권고가 부족함에도 불구하고 영양제를 복용하는 것은 아마도 현명한 예방책일 것이다(Ames et al., 2007).

마지막으로, USDA와 USDHHS는 '미국인을 위한 섭식 지침 2010'에서 미국인들이 미네랄 중의 하나인, 보통 식탁용 소금보다 가공된 음식의 형태인 소금, 즉 나트륨을 너무 많이 소비한다고 언급하였다(그림 12.2). 그들은 2,300mg 이상은 먹지 말아야 하고, "51세 이상인 사람들과 어느 연령이든 아프리카계 미국인 또는 고혈압, 당뇨병 또는 만성 신장 질환을 가진 사람들"은 1,500mg 이하로 먹어야 한다고 권고한다. 왜 그런가? "성인의 나트륨 복용 감소에 따라 혈압도 낮아진다는 강력하고 많은 연구 결과들이 있다. 어린이들도 나트륨 섭취 감소에 따라 혈압이 낮아진다는 상당한 연구 결과가 기술되었다."라는 지침 경고로 인해 나트륨 제한이 권장된다(USDA & USDHHS, 2010, p. 21). 만성적으로 높은 혈압은 심혈관 질

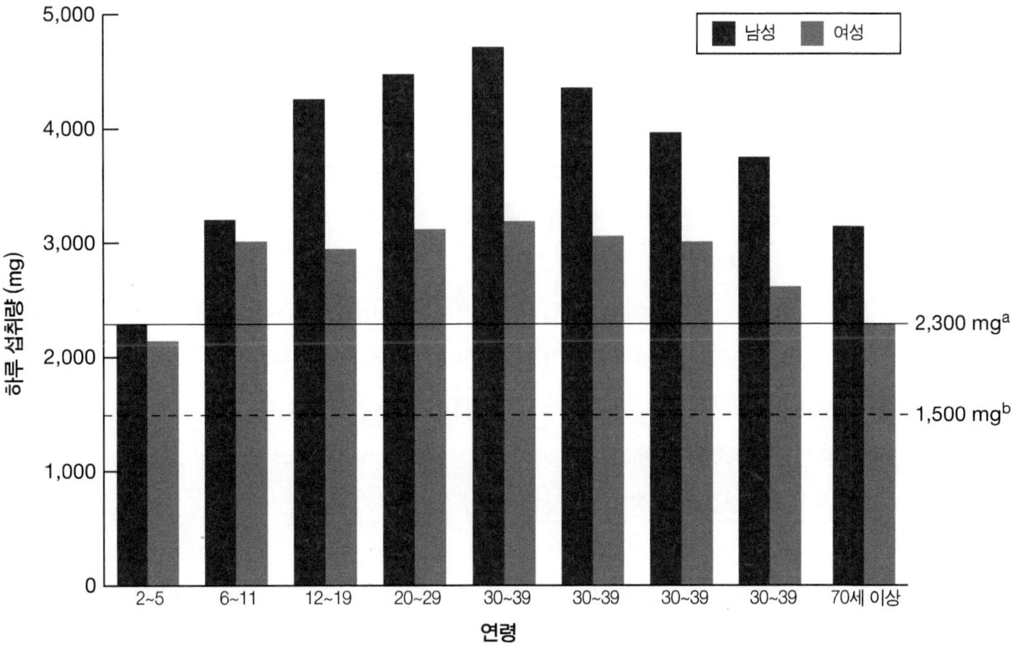

그림 12.2 **연령과 성별에 따른 미국인들의 평균 나트륨 섭취**
여기서 볼 수 있는 바와 같이, 거의 모든 연령의 미국인들은 너무 많은 나트륨을 소비한다.

출처: U. S. Department of Agriculture and U. S. Department of Health and Human Services (USDA & HHS). (2010). *Dietary Guidelines for Americans, 2010* (7th ed.). Washington, DC: U. S. Government Printing Office.

환과 신장 질환의 위험을 증가시킨다. 나트륨 복용을 줄이는 가장 좋은 방법 중 한 가지는 가공된 음식을 줄이고 신선한 음식을 더 많이 먹는 것이다.

약으로서의 음식

미국 보건복지부(2000)의 『건강한 사람 2010(*Healthy People 2010*)』은 앞으로 10년까지 적어도 미국인의 75%가 과일을 하루에 2~4번, 50%는 채소를 3~5번 섭취하도록 하는 목표를 달성하기 위한 공중보건 계획을 가지고 21세기의 첫 10년을 시작하였다. 미국인들은 어떻게 하였을까? 불행스럽게도 그 기간이 끝나갈 무렵에 전체 인구의 단지 16.4%가 과일 소비 목표에 도달하였고, 29.4%가 채소 소비 목표에 도달하였다(Wright, Hirsch, & Wang, 2009). 미국인을 위한 섭식 지침 2010(USDA & USDHHS, 2010, p. 35)이 보고하는 바와 같이, 과일과 채소가 "엽산, 마그네슘, 칼륨, 식이섬유 및 비타민 A, C, K를 함유한 많은 이로운 성분을 가지고 있는데 일반적으로 미국에서 과소 소비되고 있다."는 것은 불행한 일이다. 덧붙여서, 이 지침은 "상당한 정도의 연구 결과는 적어도 채소와 과일을 하루에 $2\frac{1}{2}$컵 섭취하는 것이 심근경색과 뇌졸중을 포함하여 심혈관 질병의 위험을 감소시킨다고 한다. 일부 채소와 과일은 특정 유형의 암에 보호적으로 작용할 수도 있다."라고 지적한다.

과일과 채소는 이로운 섬유질, 비타민, 미네랄을 함유하고 있으며 이외에도 피토케미컬로 알려진 생리 활성 물질을 더 많이 함유하고 있다. 식물에서 얻어지는 많은 약물들과 같은 이러한 피토케미컬은 건강상 이득을 줄 수 있다. 예를 들어, 당신은 아스피린에 있는 생리 활성 성분, 살리실산(salicylic acid)이 원래 버드나무 껍질에서 얻어졌다는 것을 알고 있었는가?

기능적 음식: 영양적인 가치 이외에 건강상의 이득을 추가하는 음식

어떤 음식들은 다른 것에 비해 유익한 성분을 더 많이 함유하고 있다. 이러한 음식은 기능적 음식으로 알려져 있다. 보통의 평범한 음식보다 **기능적 음식**(functional foods)을 더 많이 선택하는 것은 기능적 음식이 영양상의 가치 이상으로 건강에 도움이 된다는 생각에 근거한 것이다. 미국은 이것의 규제 기관인 식품의약국(Food and Drug Administration, FDA)을 통해서 기능적 음식의 범주를 공

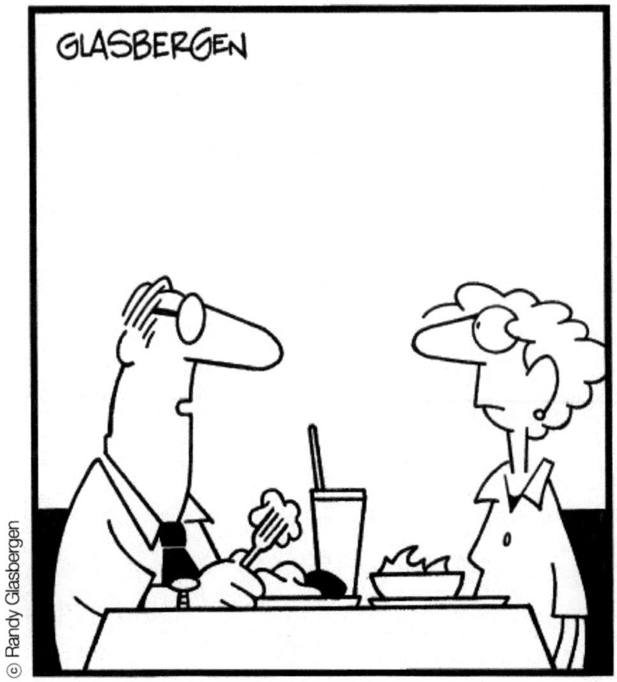

"내 주치의가 날마다 5개의 과일과 채소를 먹으라고 말했어. 오늘 나는 3개의 건포도와 2개의 완두콩을 먹었어."

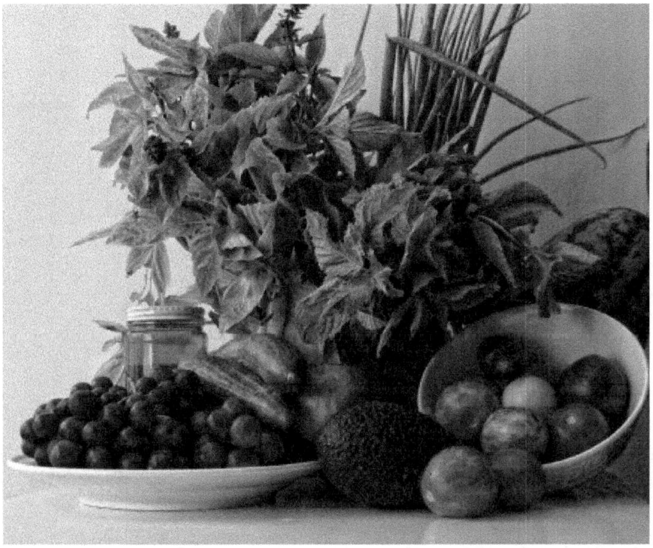

과일과 채소는 심혈관 질환과 특정 유형의 암에 대항하여 보호하는 피토케미칼을 함유한다

식적으로 승인하지는 않았지만, 이 범주적 표시는 캐나다, 유럽 및 일본에서는 승인되었다(논의를 위해서는 American Dietetic Association, 2009 참조). 약물로서 음식의 개념은 새롭지 않다. 사실, 약물의 창시자인 히포크라테스는 "음식이 약물이 되고 약물이 음식이다."라고 2,500년 전에도 언급하였다.

FDA는 기능적 음식이라고 불리는 독립적인 넓은 범주의 음식을 승인하지 않지만, 특정 자연 식품과 영양제에 대한 질적인 건강 정보 표시(즉, 건강에 대한 유익의 표시)를 허락하고 있다. FDA는 각각의 음식에 대한 과학적 증거를 평가하고, 그 증거가 강력하면 강력한 표시를 허락한다. FDA가 식품 상표에 이 표시를 사용하거나 판매 홍보를 승인하기 위해서는 자신들의 주장을 지지할 만한 분명한 과학적 근거가 있어야 한다. 예를 들어, FDA는 생선과 보조제에서 함유된 오메가 3 지방산을 섭취하는 것이 심혈관 질환의 위험성을 줄이는 데 적당한 과학적 증거가 있다고 보고하고, 역시 중간 정도의 증거는 헤이즐넛, 땅콩, 피칸, 아몬드, 피스타치오, 호두 등을 포함한 견과류를 먹는 것이며, 올리브기름에 대해서는 낮은 수준의 증거가 있고, 옥수수기름에 대해서는 가장 낮은 수준의 지지를 보고하고 있다. FDA 결정에 대한 또 다른 예는 판매자들이 통곡물이나 콩 단백을 충분히 포함하고 있는 포화 지방이 낮고 콜레스테롤이 낮은 음식이 "심장 질환의 위험성을 줄일 수도 있다"는 것을 나타내는 문구를 표시하고, 셀레늄 영양제와 항산화 비타민이 특정 암의 위험성을 줄일 수도 있다는 것을 표시할 수 있도록 허가한다(American Dietetic Association, 2009, p. 739). 항산화제에 대한 마

표 12.1 항산화 비타민과 미네랄의 예

비타민	하루 권장 섭취량*	항산화 활동	함유 식품
비타민 A	300~900μg/d	활성산소로부터 세포를 보호한다.	간, 유제품, 생선
비타민 C	15~90mg/d	활성산소로부터 세포를 보호한다.	피망, 감귤류 과일
비타민 E	6~15mg/d	활성산소로부터 세포를 보호한다, 면역 기능과 DNA 회복을 돕는다.	기름, 강화된 곡물류, 해바라기 씨, 혼합된 견과류
셀레늄	20~55μg/d	활성산소로부터 세포의 손상을 예방하도록 돕는다.	브라질 너트, 고기, 참치, 식물 음식

출처: Food and Nutrition Board Institute of Medicine DRI reports and National Institutes of Health Office of Dietary Supplements.
* 제시된 하루 권장 섭취량은 2~70세의 미국인을 위한 범위이다.

지막 언급은 항산화제의 건강상 이득을 결정하는 데 상당히 급성장한 연구 분야가 있기 때문에 중요하다. 항산화제가 정확하게 무엇이며 그것은 우리의 건강에 어떻게 유익한가?

항산화제: 산화 스트레스를 감소시키는 특정 비타민, 미네랄 및 피토케미컬에서 발견된 화학물질

산화 스트레스: 세포에 미치는 활성산소의 악영향

항산화제(antioxidants)는 산화 스트레스를 감소시키는 특정 비타민, 미네랄, 피토케미컬에서 발견된 화학물질이다(표 12.1). **산화 스트레스**(oxidative stress)는 주로 정상 세포 대사의 부산물로부터 발생하는 세포 내 활성산소의 부정적 효과를 의미한다. 우리의 세포는 가장 많은 활성산소를 중화하는 과산소디스뮤타아제(superoxide dismutase, SOD)의 형태 등으로 자연적인 항산화제를 가지고 있다. 그러나 나이가 들수록 산화 스트레스에 대한 세포의 방어가 약해지기 시작하여 암이나 심장 질환과 같은 노화로 인한 질병 취약성을 가지고 있으며, 우리를 산화 스트레스 피해에 노출시킨다는 간접적인 증거가 있다(Knight, 2000). 이론적으로 활성산소가 세포에 피해를 입힐 때 세포나 DNA의 잠재적 기형을 유발하고, 이는 정상 세포의 조기 노화 또는 암세포로 돌연변이가 되는 기회를 증가시킨다.

산화 스트레스를 설명하기 위해서, 일단 폐차장에 인수된 후 몇 년이 지난 낡은 차에 무슨 일이 일어났는지 생각해 보자. 폐차장에서 10년이 지난 후, 차는 녹으로 뒤덮인다. 녹은 차의 금속 구조가 산화된 부산물이다. 때로 산화가 금속을 완전히 삼켜서 녹슨 차체에 구멍이 뚫리기도 한다. 우리의 신체 세포 또한 충분히 보호받지 못한다면 산화 피해로 고통을 받을 수 있다. 그들은 피해를 최소화하

기 위해서 녹 방지와 비슷한 대책을 필요로 한다. 유사하게, 만약 사과를 반으로 잘라서 몇 시간 동안 실온에 두면 그 단면이 갈색으로 변하는 것을 알 수 있다. 왜 그런가? 사과 내부에 있는 취약한 세포가 더 이상 껍질에 의해 보호받지 못하면서 산화 스트레스에 노출되는 것이다. 그렇지만 만약 잘린 사과의 단면에 레몬즙을 발라 둔다면, 그 단면은 몇 시간 후에도 여전히 본연의 모습을 유지할 것이다. 왜 그런가? 레몬즙은 조기 산화로부터 사과에 있는 세포를 보호하고 항산화제 역할을 하는 비타민 C를 포함하고 있다.

식물도 산화 스트레스로부터 스스로를 보호할 필요가 있으며, 흔히 식물체의 잎, 열매 그리고 다른 구조적 요소에 있는 밝은 색깔의 녹색, 파란색, 오렌지색, 노란색, 빨간색의 항산화 색소를 이용한다. 이에 더해서 식물은 포식자로부터 달아날 수 없기 때문에 벌레, 균류, 박테리아와 초식 동물에 대항하는 생화학적 방어를 생산해야만 한다. 이러한 생화학적 방어는 흔히 접시에 가득한 채소에서 우리들 중 많은 사람들의 코를 막게 하는 강력한 황 냄새(예, 양파) 또는 약간 쓰거나 톡 쏘는 맛을 가진 일부 채소에서 얻을 수 있는 피토케미컬이다. 쓴맛을 담당하는 미각은 독성 물질을 삼키는 것을 예방하기 위한 초기 경고를 제공하는데, 이는 가장 독성이 강한 식물 종들은 알칼리성의 쓴맛을 가지고 있기 때문이다. Beliveau와 Gingras(2007)는 인간이 진화 과정을 통해, 덜 매력적인 맛이나 냄새를 지닌 많은 독성이 없는 다양한 식물들에서 자연적 혐오감을 극복하여 생존을 위해 더 많은 식물을 먹을 수 있게끔 음식물 목록을 확장하도록 학습해 왔다고 제안한다. 결과적으로, 식물을 보호하는 이러한 많은 피토케미컬이 우리가 그것들을 먹을 때도 역시 아직 밝혀지지 않은 방법을 포함한 다양한 방법으로 우리를 보호할 수 있다.

피토케미컬이 단순히 항산화적 성질을 가지고 있기 때문에 유익하다고 생각하는 것은 지나친 단순화이다. 왜냐하면 이 생리 활성 화학물질들이 다른 건강 보호적인 방법으로 작용할 수도 있기 때문이다. 가장 일반적으로 승인된 피토케미컬과 알려진 특성을 보여 주는 표 12.2를 보자. 예를 들어, **폴리페놀**(polyphenols)이라고 부르는, 최근에 확인된 4,000가지가 넘는 화합물의 가장 큰 군집인 플라보노이드(flavonoids)는 밝은 색이며 흔히 베리류, 적포도, 사과, 감귤, 녹차, 시나몬, 코코아에 함유되어 있다. 우리는 황을 많이 함유함으로써 생기는 냄새로 황화물/티올(thiols)을 확인할 수 있고, 그것들은 브로콜리와 양배추 같은 십자화과(cruciferous) 채소와 마늘, 양파 등에 함유되어 있다. 특정 과일, 채소, 향신료, 차는 항산화 특성과 함께 항염증 및 해독 효과를 가지고 있어서 건강에 유익한 효과를 설명할 수 있다. 그렇다면 "음식이 약물이 되고 약물이 음식이 되게 하라."는

폴리페놀: 최근에 확인된 4,000가지가 넘는 구성 요소를 포함하고 있는 항산화 피토케미컬

표 12.2 음식의 유익한 구성 성분

기능적 구성 성분의 예		
종류/구성 성분	함유 식품*	효능
Carotenoids		
Beta-carotene	당근, 각종 과일	세포에 피해를 줄 수 있는 활성산소를 중화한다. 세포의 항산화 방어를 강화한다.
Lutein, Zeaxantin	케일, 콜라드, 시금치, 옥수수, 계란, 감귤류	건강한 시력을 유지하는 데 기여할 수 있다.
Lycopene	토마토와 가공된 토마토 제품	전립선 건강을 유지하는 데 기여할 수 있다.
Flavonoids		
Anthocyanidins	베리류, 체리, 적포도	세포의 항산화 방어를 강화한다. 뇌 기능을 유지하는 데 기여할 수 있다.
Flavanols—Catechins, Epicatechins, Procyanidins	차, 코코아, 초콜릿, 사과, 포도	심장 건강을 유지하는 데 기여할 수 있다.
Flavanones	감귤류 식품	세포에 피해를 줄 수 있는 활성산소를 중화한다. 세포의 항산화 방어를 강화한다.
Flavonols	양파, 사과, 차, 브로콜리	세포에 피해를 줄 수 있는 활성산소를 중화한다. 세포의 항산화 방어를 강화한다.
Proanthocyanidins	크랜베리, 코코아, 사과, 딸기, 포도, 와인, 땅콩, 계피	요로 건강과 심장 건강을 유지하는 데 기여할 수 있다.
Isothiocyanates		
Sulforaphane	꽃양배추, 브로콜리, 방울 양배추, 양배추, 케일, 서양고추냉이	원하지 않는 화합물의 해독을 향상시키고 세포의 항산화 방어를 강화할 수 있다.
Phenols		
Caffeic acid, Ferulic acid	사과, 배, 감귤류 과일, 몇 가지 채소들	세포의 항산화 방어를 강화한다. 건강한 시력과 심장 건강을 유지하는 데 기여할 수 있다.

(계속)

기능적 구성 성분의 예		
종류/구성 성분	함유 식품*	효능
Sulfides/Thiols		
Daillyl sulfide, Allyl methyl trisulfide	마늘, 양파, 부추, 봄양파	원하지 않는 화합물의 해독을 향상할 수 있다. 심장 건강과 건강한 면역 기능을 유지하는 데 기여할 수 있다.
Dithiolthiones	십자화과 채소: 브로콜리, 양배추, 청경채, 콜라드	건강한 면역 기능을 유지하는 데 기여할 수 있다.
통곡물		
통곡물	곡물 시리얼	관상동맥 심장 질환과 암의 위험을 경감시킬 수 있다. 당뇨의 위험을 감소시키는 데 기여할 수 있다.

출처: International Food Information Council Foundation: Media Guide on Food Safety and Nutrition: 2004-2006.
* 공급원 모두를 표시하지는 않았음.

히포크라테스의 조언에 따라 더 많은 과일과 채소를 섭취하는 것이 대답이 되는가? 심혈관 질환과 암을 예방하기 위해 과일과 채소를 더 많이 섭취하는 것에 관한 몇 가지 증거를 간단히 살펴보자.

제5장에서 논의된 14,820명의 통제군과 급성 심근경색(MI) 15,152건의 사례를 비교한 가장 큰 종류의 국제 INTERHEART 사례—통제 연구(Yusuf et al., 2004)를 회상해 보면, 매일 과일과 채소를 섭취하면 MI 위험성이 30% 감소된다는 것을 발견하였다. 전향적 코호트 연구만을 포함한 최근 메타 분석 연구(He, Nowson, Lucas, & MacGragor, 2007)는 하루 과일과 채소 섭취량을 3회 이내에서 5회 정도로 늘리기만 해도 관상성 심장 질환(CHD)의 위험이 17% 감소된다는 것을 발견하였다. 저자들은 항산화제가 동맥경화를 감소시킬 수 있기 때문에 관상성 심장 질환(CHD)에 대한 유익한 효과는 과일과 채소에 있는 미량 영양소, 섬유질, 항산화제들에 의한 것으로 추측하였다.

암 예방과 관련한 과일과 채소의 역학적 연구를 검토한 몇몇 전문가들은 평론(Vainio & Weiderpass, 2006, p. 111)에서 "입과 인후, 식도, 위, 결장—직장, 후두, 폐, 난소(채소만), 방광(과일만) 그리고 신장에서 암에 대한 과일과 채소의 암 예방적 효과에 대해 제한된 증거가 있음"을 발견하였다. 그들은 또한 만약 과일과 채소 섭취량이 적은 사람이 이러한 음식들을 더 많이 섭취한다면 암의 5~12% 정도가 예방될 수 있다고 추정하였다. 그렇지만 최근의 평론(Key, 2011)은 역학 연구들이 상부 위장관 암에 대해서는 중간 정도로 감소된 위험성을 발견하였지만 이러한 연구에서는 흡연과 음주로 인한 약간의 혼동이 있을 수 있다는 점을 감안하면 다소 증거가 회의적이라고 하였다. 저자들은 "어떤 보호적인 효과도 확고히 입증되지 않았다."라고 결론을 내렸다(Key, 2011, p. 6). 그럼에도 불구하고 FDA(2011)는 아래와 같은 건강학적 표시를 허용하기에는 충분할 만큼 증거가 강력하다는 것을 발견하였다. "과일과 채소가 풍부한 저지방 음식(지방이 낮고 식이섬유, 비타민 A, 비타민 C를 함유한 음식들)은 여러 요인과 관련된 질병인 몇 가지 유형의 암에 대한 발병 위험을 감소시킬 수 있다."

분명한 것은, 더 많은 연구를 통해 과일과 채소를 많이 섭취하는 것과 암의 위험성을 감소시키는 것 간의 관련성에 대한 강력한 증거를 확립할 필요가 있다. 그렇지만 표적이 되는 특정한 과일과 채소를 먹는 것은 훨씬 더욱 효과적인 항암 전략일 수 있다. 잠재적 항암 효과에 대해 조사 중인 과일과 채소로는 토마토, 녹차, 마늘, 양파, 콩, 향신료인 강황, 포도, 딸기, 라즈베리와 블루베리 같은 베리류, 감귤, 양배추, 브로콜리, 케일, 방울 양배추와 같은 십자화과 채소들이 있다(Beliveau & Gingras, 2007). 이것은 '미국인을 위한 섭식 지침 2010'(USDA & USDHHS, 2010, p. 32)이 다양한 채소, 특히 더욱 "진한 녹색 채소, 빨간색과 오렌지색 채소와 콩과 완두콩" 먹기를 권고하는 것과는 일치하지 않는다.

그렇다면 가장 건강하게 보이는 보편적인 음식 섭취 패턴은 무엇인가? 연구와 주목을 가장 많이 받아온 세 가지 건강한 음식 섭취 패턴은 **DASH**(dietary approaches to stop hypertension, 고혈압 예방 식단), 지중해식, 채식이다. '미국인을 위한 섭식 지침 2010'(USDA & USDHHS, 2010, p. 73)에 따르면, DASH는 "채소, 과일, 저지방 우유와 유제품, 통밀, 가금류의 고기, 해산물, 견과류를 포함하고 있으며, 미국인의 전형적인 섭취량보다 나트륨, 붉은 육류 및 가공육, 사탕, 설탕이 들어 있는 음료를 더 적게 섭취할 것을 강조한다." **지중해식**은 "채소, 과일 및 견과류, 올리브 오일과 곡물(흔히 통밀)을 강조한다. 고기, 지방을 제거하지 않은 우유 그리고 유제품들은 매우 적은 양만을 포함하고 있다. 포화 지방산에 비해 단순 불포화 지방 섭취 비율이 높고 흔히 식사와 함께 와인을 마신다." 생선은 또한 일상적인 중요한 요소이다. 채식의 유형은 다양하다. **유제품-달걀(lacto-ovo) 채식주의**는 주로 식물에 치중한 식사에 우유와 계란이 포함되어 있고 **절대 채식주의**(vegans)는 동물 재료를 사용한 어떤 음식도 먹지 않는다. '미국인을 위한 섭식 지침 2010'(USDA & USDHHS, 2010)에서 언급한 바와 같이, 대부분의 연구는 세 가지 음식 섭취 패턴 모두가 심혈관 질환의 위험을 감소시키며, 지중해식은 심혈관 질환 발생 빈도를 줄이고, DASH와 채식은 혈압을 낮추며, 지중해식과 채식은 전반적인 사망률을 낮춘다는 점을 지적하고 있다.

커피, 차, 카페인과 스트레스

물을 제외하고는 커피와 차가 세계에서 가장 인기 있는 두 가지 음료인데, 그것들이 스트레스를 감소시키거나 증가시키는가? 두 가지 음료 모두 카페인을 함유하고 있으며, 카페인이 흥분제라는 것을 고려하면, 전반적인 건강에 미치는 커피와 차의 효과는 무엇인가? 아마도 당신은 커피와 차 중에서 하나 또는 둘 다를 정기적으로 소비하고 있을 것이며, 이러한 질문에 대한 대답이 궁금할 것이다. 연구결과들이 제시하는 바는 무엇일까?

우리가 **차**라고 부르는 음료는, **차나무**(*Camellia sinensis*)의 잎을 모아 홍차, 녹차, 우롱차로 가공한 것이다. 차의 세계 소비량 중 약 78%가 홍차, 20%가 녹차 그리고 단 2%만이 우롱차이다(Butt & Sultan, 2009). 서양 국가들에서 소비되는 기본 차인 홍차는 완전히 발효되어 있는 데 비해서, 산화를 최소화하는 찌고 말리는 방식으로 만들어져서 녹색 색소를 보존한 신선한 차 잎으로 개발된 차인 **녹차**는 아시아 나라들에서 더욱 인기 있다. 우롱차는 반(半)발효차이며 중국의 일부 지역에서 가장 대중적이다.

녹차의 구성은 약 30%가 폴리페놀이고 홍차는 약 5%이며, 홍차의 나머지 25%는 산화된 페놀성 화합물로 이루어져 있다(Chacko, Thambi, Kuttan, & Nishigaki, 2010). 녹차에서 발견된 주요한 폴리페놀(polyphenol)은 플라보놀(flavonol)이고, 그 외에는 에피갈로카테킨갈레트(epigallocatchin-3-gallate, EGCG), 에피갈로카테킨(epicallocatchin), 에피카테킨(epicatechin) 그리고 에피카테킨갈레트(epicatechin-3-gallate)를 포함하고 있는 **카테킨**(catechins)으로 알려져 있다. **EGCG**는 녹차의 전체 폴리페놀 중 67%를 구성하며 이것이 건강에 유익한 특성에 대해 설명할 수 있는 피토케미컬이다(Fassina et al., 2004). 녹차의 카테킨은 산화되지 않기 때문에, 항산화제의 특성을 유지하므로 홍차보다 더욱 효과적으로 산화 스트레스를 줄일 수 있어서 건강의 보호적 효과를 위해서는 두 가지 음료 중 녹차를 더 선호하게 만든다. 홍차와 녹차 모두 이후에 논의되는 카페인과 아미노산 테아닌(amino acid theanine)을 포함하여 여러 가지 다른 생리 활성 화합물을 가지고 있다(Chacko et al., 2010). 확실하지는 않지만 제한된 몇몇 증거에 따르면 동물과 인간을 대상으로 한 연구를 통한 결과는 녹차에 있는 카테킨이 심혈관 위험을 줄이고 암의 발생을 방어한다고 한다(Butt & Sultan, 2009; Chacko et al., 2010; Hirano et al., 2002). 암 예방의 기제는 녹차에 있는 폴리페놀이 세포 소멸을 촉진하고(이상 세포의 프로그램화된 자멸), 종양 성장, 전이 및 혈관 형성(혈관이 자라는 것을 통해서 그 자신에게 영양을 공급하도록 하는 종양의 능력), 미세 종양에 저항하는 행동을 취하도록 세포 독성 T세포를 자극할 수 있다는 다양한 연구 결과가 있다(Butt & Sultan, 2009; Fassina et al., 2004).

녹차처럼 커피는 몇 가지 페놀 항산화물을 함유하고 있다. 이러한 화합물은 "산화 조절에 대한 LDL의 저항"을 증가시켜 동맥경화를 예방할 수도 있는데, 이는 LDL이 산화되면 플라크(plaque) 형성에 주된 역할을 할 수 있기 때문이다(Natella, Nardini, Belelli, & Scaccini, 2007, p. 604). 더욱이 커피에 있는 항산화물질의 항염증 성질은 다른 관련 있는 변인들을 통제한 후에, 커피를 마시지 않는 사람보다 커피를 마시는 사람이 당뇨병, 간경화증, 파킨슨병과 같은 염증성 질환과 심혈관 질병으로 인한 사망률이 더 낮다는 것을 발견한 전향적인 Iowa 여성 건강 연구(Andersen, Jacobs, Carlsen, & Blomhoff, 2006)의 결과가 보장한다. 역학 근거에 대한 최근의 메타 분석 평론(Yu, Bao, Zou, & Dong, 2011, p. 1)은 커피 소비가 몇 가지 유형의 암에 예방적인 효과를 지닌다고 제안한다. 즉 "하루에 커피 한 잔을 더 마시면 암의 위험성이 3% 감소되는 것과 연관되어 있다." 녹차와 커피의 유익함을 확실하게 확인하기 위해서는 좀 더 전향적인 무선화된 통제 연구가 필요하겠지만, 건강상 예방적인 효과를 시험하는 초기의 인간 연구는 조짐이 좋다.

스트레스에 대한 효과는 어떠한가? 차와 커피는 스트레스의 효과를 줄이거나 증폭시키는 데 어떤 역할을 할까? 스트레스 상태에 있는 개인에 대한 한 가지 경고는 신경계에 대한 카페인의 흥분 효과를 고려해야 한다는 것이다. **카페인**은 신경 흥분에 대한 역치를 낮춰서 신경을 자극하는 기능이 있다(Guyton & Hall, 2006). 결과적으로, 카페인은 교감신경-부신-수질(SAM) 축과 시상하부-뇌하수체-부신(HPA) 축을 활성화하여 특히 스트레스 상황에서 가벼운 혈압 상승뿐만 아니라 혈청 카테콜아민과 코르티솔의 상승을 유발한다. 그리고 코르티솔의 효과는 매일의 카페인 섭취를 통해 카페인 내성이 생기는 것을 통해서만 부분적으로 감소한다(Lovallo et al., 2005). 다량의 카페인 음용은 특히 불안장애가 있는 사람에

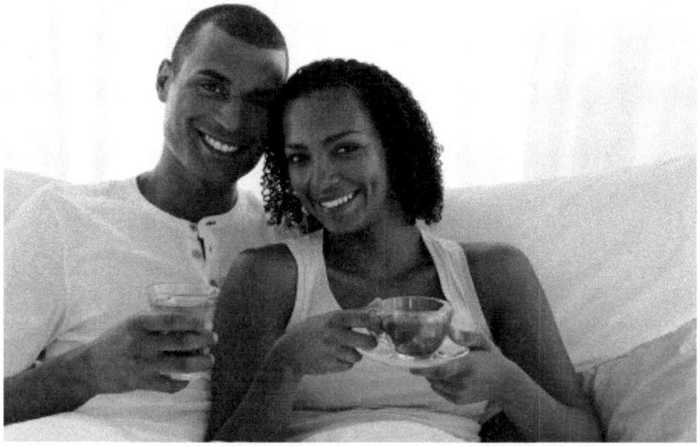

차의 EGCG는 진정 효과를 가지고 있고 이것의 아미노산 테아닌은 이완과 관련된 뇌파 패턴을 늘린다. 덧붙여서 녹차는 몇 가지 유형의 암과 심혈관 질환에 대한 예방적 성질을 가진 것으로 나타났다.

게 있어서 불안 반응과 관련되지만, 적절한 정도의 용량은 우울 증상을 줄이고 각성도를 높이며, 주의 및 인지적 수행을 개선시킨다(Lara, 2010).

Mayo Clinic의 스태프들(2011)은 하루에 500~600mg의 카페인을 섭취하는 것이 원치 않는 효과를 피하는 최적의 차단점이라고 제안한다. 일반적인 인스턴트 커피는 240mL당 95~200mg까지 카페인 양이 가장 많고 뒤를 이어 홍차가 40~120mg, 녹차는 약 35mg 정도이다. 코카콜라 클래식과 같은 청량음료는 동등한 240mL당 23mg이고(비록 개인 용기의 크기는 일반적으로 더 크지만), 레드불과

스트레스 관리 연습 12.1

카페인과 스트레스

당신은 매일 어느 정도의 카페인을 섭취하는가? 이 연습에서는 자신의 카페인 섭취를 기록하고 스트레스 일지를 작성하도록 권장한다. 하루에 세 번(아침, 점심, 저녁) 스트레스를 느끼지 않는다는 것을 나타내는 1과 스트레스에 압도당하는 느낌을 나타내는 10까지의 10점 척도로 당신의 스트레스 수준을 기록한다. 덧붙여서, 시간과 카페인 섭취를 기록하라. 예를 들어, 당신이 섭취했다면 "오후 1시, 콜라 600mL를 마셨음"이라고 기록한다. 주말에 당신의 카페인 섭취와 스트레스 수준이 연결되는 패턴을 찾아본다. 만약 연결 패턴을 찾았다면, 다음 주 동안 카페인을 점점 줄이기 시작하라. 높은 수준의 카페인을 점진적으로 줄이는 것은 금단 효과(즉, 두통)를 감소하는 데 도움이 될 수 있다.

점진적으로 줄여 나가는 동안, 당신의 스트레스 수준과 카페인 섭취 기록하기를 계속하라. 당신은 스트레스 수준이 줄었다고 느꼈는가? 만약 그렇다면, 당신은 스트레스를 더 잘 관리하기 위해 카페인 섭취를 극적으로 줄이거나(녹차나 디카페인으로 바꿀 수도 있다) 끊기를 원할 것이다. 이 단순한 전략이 당신의 전반적인 스트레스 수준을 줄이는 데 큰 차이를 만들 수 있다.

같은 에너지 드링크(250mL 용량)가 76mg(Mayo Clinic, 2011)이라는 것도 주목하자. 그래서 카페인은 녹차 소비자들보다 커피를 마시는 사람과 강한 홍차를 마시는 사람(음료가 디카페인의 형태가 아닌 경우)에게 쟁점이 될 가능성이 높다. 그러므로 스트레스의 영향이 확대되는 것을 피하기 위해서, 이러한 음료를 마시는 횟수를 조절하고 제한해서 카페인 양이 하루에 600mg 이상을 넘지 않도록 해야 한다.

흥미롭게도, 차는 인체의 신경계를 흥분시키는 카페인을 가지고 있는데 흔히 어째서 이완시키는 의식과 관련되는가? Andrew Steptoe와 동료들(Steptoe et al., 2007)은 6주간 적극적인 차 음용 집단(매일 홍차 네 잔 수준) 또는 위약 음용 집단으로 배정된 참가자들로 무선화된 이중맹검(double-blind) 연구를 사용하여 그 해답을 찾았다. 두 집단 모두 과일 향과 카라멜 색을 첨가해서 감각 특성을 위장한 형태의 음료를 받았다. 추가로, 위약 집단의 음료는 홍차 집단에서 발견되는 동일한 양의 카페인을 포함하는 것으로 수정되었다. 자신에게 할당된 음료를 마시고 6주 후, 참가자들에게 스트레스를 유발하는 행동 자극이 주어졌다. 두 집단 모두 행동 자극에 대한 심혈관 반응과 주관적 스트레스의 등급에서 상당히 유사한 증가를 보였다. 그렇지만, 그 후에 적극적인 차 집단은 위약 집단에서 발견되었던 것보다 코르티솔 수준, 주관적 스트레스 및 혈소판 활성이 더 낮았으며 스트레스로부터 더 빠르게 회복되는 것으로 보였다.

그들의 발견을 설명하기 위한 시도로, 저자들은 EGCG가 진정 효과를 지니고 있으며 아미노산 테아닌의 뇌파 패턴이 흔히 이완과 관련되어 있고, 뇌의 알파파 활성화를 증가시켰다는 것에 주목하였다. 그들은 적극적인 차 집단에서 스트레스 자극에 대해 빠른 스트레스 회복을 보이는 것은 차에서 발견된 이러한 일부 폴리페놀의 정신약물학적 성질과 또 다른 카페인과 관련되지 않은 생리 활성 물질로 인한 것 같았다고 추측하였다. 따라서 이는 차를 마시는 것은 차가 지니고 있을지도 모르는 건강 예방 효과가 무엇이든 간에 스트레스 회복에서 어느 정도의 추가적인 유익을 제공할 수 있는 것으로 보인다.

알코올

차나 커피와 같이, 맥주, 포도주 및 증류주와 같은 알코올성 음료는 미국을 포함한 많은 나라들에서 인기 있는 음료로서 성인의 거의 50%가 정기적으로 알코올을 마시며 또 다른 14%는 드물게 마신다(USDA & USDHHS, 2010). 적당한 알코올 소비는 CHD 위험 감소와 수명 증가를 포함한 여러 가지 건강상의 이점과 연관되어 있는 데 비해서, 과도한 음주는 조기 사망뿐만 아니라 여러 가지 종류의 사망(즉, 질병들)을 포함하여 많은 건강 문제와 연관되어 있다. 적당한 정도의 알코올은 "여성은 하루에 한 잔 그리고 남성은 하루에 두 잔까지"로 정의된다(USDA & USDHHS, 2010). 알코올은 미량 영양소를 갖고 있지 않기 때문에 1g당 7칼로리인 칼로리 덩어리이며 무의미한 칼로리로 간주된다.

약물로서 **알코올**은 중추신경 억제제로 신체를 이완시키는 효과가 있어서 흔히 긴장을 풀고 스트레스의 영향을 줄이는 등의 이완을 위해 사용된다. 이는 또한 기분을 좋게 하고 사회적 상황에서 자신감을 증가시키며 억제를 느슨하게 하거나 지루함을 달래기 위해서 사용될 수도 있다. 잘 알려져 있는 바와 같이, 알코올은 남용하면 내성이 생기고 의존과 금단 증상을 야기할 수 있다. 과도한 음주는 "간경변, 고혈압, 뇌졸중, 제2형 당뇨병, 상부 위장관과 결장의 암, 부상 및 폭행"을 포함하여 많은 건강상의 위험을 지니고 있다(USDA & USDHHS, 2010). 판단력과 반응 시간을 방해하는 기능 때문에, 알코올은 미국에서 오토바이 사고의 주요 원인이다(MedlinePlus, 2011).

적당량의 알코올 소비는 항염증 효과를 지니고 있지만 과도한 소비는 친염증성 사이토카인을 증가시킨다(Goral, Karavitis, & Kovacs, 2008). 연구 결과에 따르면 적당량의 알코올 소비가 심혈관 질병과 모든 원인의 사망 위험을 감소시키는 것은 분명하다(USDA & USDHHS, 2010). 여러 연구들(Di Castelnuovo, Rotondo, Iacoviello, Donati, & Gaetano, 2002)은 적당한 수준의 알코올 사용에서 발생하는 가장 낮은 수준의 사망률(J자 형 곡선에서 J의 아래쪽), 다음으로 술을 마시지 않는 것과 관련된 약간 높은 사망률(J의 시작 부분) 그리고 다음으로 과도한 알코올 섭취로 인한 급격한 사망률의 증가(J의 줄기 부분)를 나타내는 J자형 곡선을 보고하였다. 적당량의 알코올 섭취가 심혈관 질환의 위험을 낮춘다는 것은 부분적으로는 낮은 용량의 알코올이 염증을 줄이고(Romeo et al., 2007), HDL을 상승시키며 혈액 응고 경향성에 대항하는 능력을 가지고 있기 때문인 것으로 보인다(American Heart Association, 2011b). 여성들은 하루에 한 잔만으로도 유방암 발병 위험이 약간 높아질 수 있다. 그래서 가족력이나 또 다른 요인으로 인해 유방암 발병 위험이 높은 여성들은 알코올을 마셔서는 안 된다(American Cancer Society, 2011).

당신은 아마도 적포도주를 마시는 것이 건강에 이롭다는 말을 들어 보았을 것이다. 적포도주를 적당히 마시는 것이 다른 알코올성 음료를 마시는 것보다 건강에 훨씬 나은가? 연구 결과들이 제시하는 바는 무엇인가? 여러 연구들은 적당량의 적포도주 소비가 건강상 이롭다는 점에 특별히 초점을 맞추어 왔다. 초기 연구자들은 프랑스인들이 미국인들과 마찬가지로 포화 지방이 풍부한 음식을 먹지만 유의하게 심장발작이 적다는 것을 알아차렸을 때 포도주를 주목하기 시작하였다. 미국인과 프랑스인의 식사 패턴에서 주된 차이는 프랑스인들의 포도주 소비 수준이 더 높다는 것이다. 이 현상은 "프랑스 패러독스(French paradox)"라고 알려지게 되었다(Renaud & Lorgeril, 1992). 그렇다면 포도주가 다른 알코올성 음료에 비해 더 많은 건강상 이득이 있는가?

몇몇 연구들은 적당하게 포도주를 마시는 것이 맥주와 같은 다른 알코올성 음료를 마시는 것에 비해 심혈관 질환의 위험을 훨씬 더 줄인다는 가설을 지지하는 증거들을 발견해 왔다(Di Castelnuovo et al., 2002). 이러한 차이는 포도주에서 발견된 폴리페놀에 의한 것일 수 있는데, 이는 적포도주에 특히 많다. 적포도주의 빨간색은 발효 과정에서 사용된 포도의 껍질에서 생기는 것으로, 적포도주에는 이 성분들이 농축되어 있다. 폴리페놀과 마찬가지로 적포도주에서 높은 농도로 발견되고 혈관 확장제이며 항산화제인 식물 호르몬 **레스베라트롤**(resveratrol)은 몇몇 전문가들에 의해 건강에 보호적인 역할을 한다고 믿어지고 있다(Saleem & Basha, 2010). 그러므로 특히 **적포도주**는 부분적으로 백포도주를 포함한 다른 종류의 알코올성 음료보다 더 많은 건강상의 이득이 있다고 믿어진다.

많은 다른 전문가들은 적포도주가 다른 알코올성 음료보다 더 많은 부가적인 심혈관 질환에 대한 예방 효과를 제공한다는 확신을 하지 못하였다(Lin, Kelsberg, & Safranek, 2010). 예를 들어, 미국심장협회(2011b)는 참가자들이 더 많은 과일이나 채소를 섭취하는지 또는 더 많은 운동을 하는지의 여부를 포함하는 생활방식 변인들은 적포도주를 마시는 사람이 맥주나 다른 술을 마시는 사람에 비해 심혈관 질환의 위험에서 유리한 점이 있다고 설명하는 것을 포함한 역학 연구에서 혼동을 야기할 수 있다고 결론지었다. 그들은 또한 더 많은 과일과 채소를 먹는 것으로도 더 많은 폴리페놀을 얻을 수 있고, HDL을 늘리는 것은 운동을 통해서 가능하며, 혈전의 감소는 매일 적은 양의 아스피린 복용을 통해서 성취될 수 있다는 점에 주목한다. 그러므로 그들은 술을 마시지 않는 사람에게 적포도주를 마시도록 권유할 이유가 없다고 주장한다.

덧붙여서, 또 다른 전문가들(Harvard Heart Letter, 2010)은 레스베라트롤에 관한 연구들이 화합물의 장기적인 건강과 수명에 대한 이익을 평가하기 위한 인간 대상 연구가 아니라 효모, 초파리, 회충, 쥐와 같은 인간이 아닌 대상이나 세포 배양만을 사용하였다는 점에 주목한다. 따라서 레스베라트롤의 건강학적 평가는 여전히 회의적이다.

흡연

담배 잎은 코담배와 담배를 씹는 것과 같이 연기가 나지 않는 형태로 이용하거나 그것들을 태워서 담배, 시가 또는 파이프로 뿜는 것을 통해서 연기를 흡입하는 것으로 사용될 수 있다. 예방할 수 있는 사망 원인 중 독보적으로 가장 큰 원인이 흡연이라는 것은 잘 알려져 있지만, 그래도 미국 성인의 21%는 계속 담배를 피운다(Centers for Disease Control and Prevention [CDC], 2011c). 다행히도, 장기적인 경향을 보면 성인 흡연자 수가 1960년대 중반에 비해 절반으로 줄어들었다는 점이 긍정적이다.

남자들이 여자보다 흡연 가능성이 더 많고, 교육 수준이 낮은 성인이 교육 수준이 높은 성인보다 흡연할 가능성이 더 많다(Parria, 2008). 「흡연: 국가 최대 살인자; 2010년(Tobacco Use: Targeting the Nation's Leading Killer: At a Glance 2010)」이라는 미국질병통제 및 예방센터의 발표에 따르면, 흡연에 의해 폐와 다른 암, 허혈성 심장 질환, 만성 폐쇄성 폐질환, 뇌졸중 그리고 여러 가지 다른 질병들을 포함한 다양한 원인으로 매년 미국에서 443,000건의 사망이 발생한다(그림 12.3). 발표는 또한 간접 흡연이 성인 비흡연자의 심장 질환과 폐 질환을 야기하고 급성 호흡기 감염, 유아 돌연사 증후군 및 천식 발작과 같은 아동의 의학적 문제를 유발한다고 경고한다. 더 나아가서 연기가 나지 않는 담배, 시가, 파이프는 구강암, 폐암, 식도암, 후두암을 유발하기 때문에 사용자들에게 해롭지 않은 것이 아니다.

담배에서 발견되는 중독성 약물인 **니코틴**은 노르에피네프린, 세로토닌, 도파민과 같이 뇌에서 "좋은 기분을 느끼는" 신경 전달 물질에 영향을 미치고 심박율과 혈압도 상승시킨다(Paharia, 2008). 뇌에서 도파민 경로를 통한 보상 체계의 활성화는 니코틴의 높은 중독성을 설명할 수 있다. 대부분의 흡연자들은 흡연이 건강에 미치는 결과를 깨닫고 70%는 끊고 싶다고 보고한다. 그렇지만 자력으로 시도한 단지 5% 미만이 한 번의 시도로 금연을 계속하고, 대다수는 금연과 뒤이어 나타나는 재발의 장기적인 과정을 통해서 금연에 성공한다(Perkins, 2010).

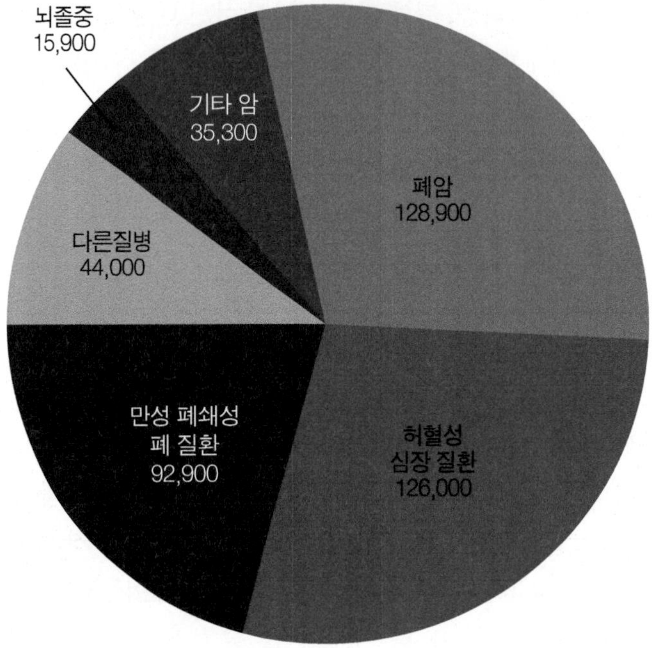

그림 12.3 미국에서 흡연이 유발한 사망 원인과 수

출처: Centers for Disease Control and Prevention (CDC) (2010b). Tobacco use: Targeting the nation's leading killer: At a glance 2010. Retrived from http://www.cdc.gov/chronicdisease/resources/publications/aag/osh_text.htm

흡연은 스트레스와 어떻게 관련되는가? 사람들은 스트레스를 조절하기 위해 담배를 피우는가? 흡연자들은 스트레스로 인한 부정적 정서를 경험할 때 더 많은 흡연을 한다고 보고할 것이고, 연구들은 이 믿음을 확인하였다(Perkins, 2010). 흡연자들은 흡연을 통해서 그들의 부정적인 기분 상태를 조절하려고 시도하는 것으로 보인다. 그렇지만 이 자기 조절 전략이 성공적으로 작동하는가? 비록 대부분의 흡연자들이 스트레스를 경감시키기 위한 흡연 행동이 효과적이라고 믿지만, 이 가설을 검증하기 위해 설계된 최근 연구에 따르면, 그렇지 않다. 흡연은 스트레스로 인한 부정적 정서가 아니라 단지 니코틴 금단으로 인한 부정적 정서를 경감시키는 것이다(Perkins, 2010; Perkins, Karelitz, Conklin, Sayette, & Giedgowd, 2010).

금단 증상을 경감시키거나 흡연의 기분 좋은 효과를 줄이는 방법으로 금연 성공의 기회를 늘리는 다양한 약물학적 근거를 가진 금연 도구들이 있다. (1) 껌, 사탕 또는 패치 형태로 만든 니코틴 대체 치료, (2) 도파민과 노르에피네프린 재흡수를 억제하는 항우울제인 부프로피온(bupropion: Zyban)의 복용, (3) 최근에 승인된 약물인 베레니클린(varenicline: Chantix)의 복용 등, 금연을 위해 FDA가 승인한 세 가지 처치 중 하나를 사용하는 것이다.

비록 완전한 목록은 아니지만, 금연에 가장 효과적인 다양한 행동 전략은 다음과 같다. 정서적 또는 행동적 계기를 확인하기 위해 피운 담배꽁초를 가지고 있으면서 자기 관찰하기, 금연에 성공할 때까지 매일 피우는 담배 개수를 천천히 줄이면서 니코틴 감량하기, 껌 씹기 · 산책하기 · 이완 운동하기와 같은 자기 조절 전략 사용하기, 그리고 금단에 대한 금전적 보상받기 등이 있다. 다른 전략들로는 체중 증가 문제 해결하기, 인지 행동 치료에 참여하기, 재발 자극 확인하기, 고위험 상황에 대처하기 위한 계획 세우기를 통한 재발 방지 전략 사용하기, 금연과 연관된 흡연 충동이나 부정적 기분 또는 다른 기분 좋지 않은 경험을 바꾸려고 시도하기보다는 그것을 수용하는 방법을 배우는 데 초점을 맞추는 수용 초점 전략을 사용하기 등이 있다(Bricker, 2010; Paharia, 2008; Perkins, 2010).

비만과 체중 감량

미국과 많은 선진국들은 과체중과 비만 인구가 증가하는 추세에 있다(Berghofer et al., 2008; USDA & USDHHS, 2010). 비만의 예방과 처치에 대한 국가적 대책위원회(2000)는 25~29.9의 **체질량 지수**(BMI)를 **과체중**이라 하고, 30 이상을 **비만**으로 정의한다. BMI는 체중(파운드)을 키(인치)의 제곱으로 나눈 후 703을 곱하는 공식을 사용하여 계산한다. 그렇지만, 국립 심폐 및 혈액협회(2011)의 웹사이트에 있는 BMI 계산기(http://www.nhlbi.nih.gov/health/educational/lose_wt/BMI/bmicalc.htm)를 사용하거나 BMI 표(표 12.3)를 사용하는 것이 훨씬 더 간단하다. BMI 절단점으로 비만의 기준을 30으로 정하면, 평균 신장이 5피트 4인치(162.5cm)인 여성과 평균 신장 5피트 10인치(177.8cm)인 남성이 각각 174파운드(78.9kg)과 209파운드(94.8kg) 이상이면 비만으로 간주한다. CDC(2011f)에 따르면 이 기준으로 20세 이상 미국인의 34%가 비만이고 또 다른 34%가 과체중이다. 이는 미국 성인 중 15%만이 비만이었던 1970년대 후반과 비교된다(USDA & USDHHS, 2010). 비만 유병률은 아프리카계 미국인과 멕시코계 미국인들 특히 여성들 사이에서 더 높았다(그림 12.4와 그림 12.5). 산술적으로 BMI에 따르면 미국 인구의 2/3 이상이 과체중이거나 비만이라고 볼 수 있다. 당연히, 제11장에서

체질량 지수(BMI): 신장과 체중을 사용하는 공식에 근거한 신체 지방의 추정

비만: 30 이상의 체질량 지수를 가지고 있음

표 12.3 체질량 지수(BMI) 표

	정상						과체중				
BMI	19	20	21	22	23	24	25	26	27	28	29
키(인치)	몸무게(파운드)										
58	91	96	100	105	110	115	119	124	129	134	138
59	94	99	104	109	114	119	124	128	133	138	143
60	97	102	107	112	118	123	128	133	138	143	148
61	100	106	111	116	122	127	132	137	143	148	153
62	104	109	115	120	126	131	136	142	147	153	158
63	107	113	118	124	130	135	141	146	152	158	163
64	110	116	122	128	134	140	145	151	157	163	169
65	114	120	126	132	138	144	150	156	162	168	174
66	118	124	130	136	142	148	155	161	167	173	179
67	121	127	134	140	146	153	159	166	172	178	185
68	125	131	138	144	151	158	164	171	177	184	190
69	128	135	142	149	155	162	169	176	182	189	196
70	132	139	146	153	160	167	174	181	188	195	202
71	136	143	150	157	165	172	179	186	193	200	208
72	140	147	154	162	169	177	184	191	199	206	213
73	144	151	159	166	174	182	189	197	204	212	219
74	148	155	163	171	179	186	194	202	210	218	225
75	152	160	168	176	184	192	200	208	216	224	232
76	156	164	172	180	189	197	205	213	221	230	238

	비만									
BMI	30	31	32	33	34	35	36	37	38	39
키(인치)	몸무게(파운드)									
58	143	148	153	158	162	167	172	177	181	186
59	148	153	158	163	168	173	178	183	188	193
60	153	158	163	168	174	179	184	189	194	199
61	158	164	169	174	180	185	190	195	201	206
62	164	169	175	180	186	191	196	202	207	213
63	169	175	180	186	191	197	203	208	214	220
64	174	180	186	192	197	204	209	215	221	227
65	180	186	192	198	204	210	216	222	228	234
66	186	192	198	204	210	216	223	229	235	241
67	191	198	204	211	217	223	230	236	242	249
68	197	203	210	216	223	230	236	243	249	256
69	203	209	216	223	230	236	243	250	257	263
70	209	216	222	229	236	243	250	257	264	271
71	215	222	229	236	243	250	257	265	272	279
72	221	228	235	242	250	258	265	272	279	287
73	227	235	242	250	257	265	272	280	288	295
74	233	241	249	256	264	272	280	287	295	303
75	240	248	256	264	272	279	287	295	303	311
76	246	254	263	271	279	287	295	304	312	320

	고도 비만														
BMI	40	41	42	43	44	45	46	47	48	49	50	51	52	53	54
키(인치)	몸무게(파운드)														
58	191	196	201	205	210	215	220	224	229	234	239	244	248	253	258
59	198	203	208	212	217	222	227	232	237	242	247	252	257	262	267
60	204	209	215	220	225	230	235	240	245	250	255	261	266	271	276
61	211	217	222	227	232	238	243	248	254	259	264	269	275	280	285
62	218	224	229	235	240	246	251	256	262	267	273	278	284	289	295
63	225	231	237	242	248	254	259	265	270	278	282	287	293	299	304
64	232	238	244	250	256	262	267	273	279	285	291	296	302	308	314
65	240	246	252	258	264	270	276	282	288	294	300	306	312	318	324
66	247	253	260	266	272	278	284	291	297	303	309	315	322	328	334
67	255	261	268	274	280	287	293	299	306	312	319	325	331	338	344
68	262	269	276	282	289	295	302	308	315	322	328	335	341	348	354
69	270	277	284	291	297	304	311	318	324	331	338	345	351	358	365
70	278	285	292	299	306	313	320	327	334	341	348	355	362	369	376
71	286	293	301	308	315	322	329	338	343	351	358	365	372	379	386
72	294	302	309	316	324	331	338	346	353	361	368	375	383	390	397
73	302	310	318	325	333	340	348	355	363	371	378	386	393	401	408
74	311	319	326	334	342	350	358	365	373	381	389	396	404	412	420
75	319	327	335	343	351	359	367	375	383	391	399	407	415	423	431
76	328	336	344	353	361	369	377	385	394	402	410	418	426	435	443

출처: *Clinical Guidelines on the Identification, Evaluation, and Treatment of Overweight and Obesity in Adults: The Evidence Report.*

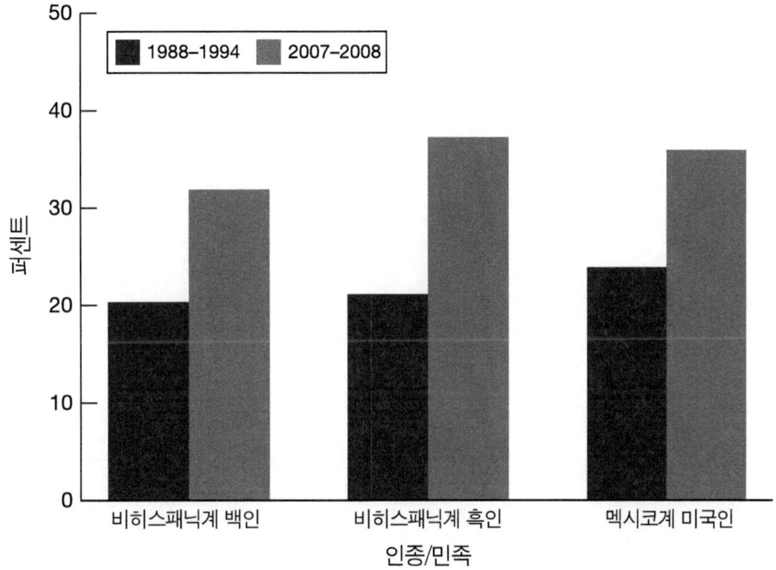

그림 12.4 **비(非)히스패닉계 백인, 비(非)히스패닉계 흑인, 멕시코계 미국인 남성의 비만율**

출처: Ogden, C., & Carroll, M. D. (2010). National Health and Nutritional Examination Survey (NHANES). Prevalence of overweight, obesity, and extreme obesity among adults: United States, trends 1976-1980 through 2007-2008. Retrieved from http://www.cdc.gov/NCHS/data/hestat/obesity_adult_07_08/obesity_adult_07_08.pdf.

살펴본 바와 같이, 근육 무게가 지방보다 더 크기 때문에 근육의 비율이 높은 마른 사람(예, 전문 운동선수나 보디빌더)은 BMI 기준에 따르면 과체중으로 간주될 수 있기 때문에 BMI는 신체 지방을 결정하는 데 있어서 완벽한 측정이 아니다. 비만의 더욱 정확한 측정은 신체 지방 비율의 결정에 따른다. 신체 지방을 측정하는 도구를 사용하면, 정상 체중의 여성은 25%의 신체 지방 그리고 정상 체중의 남성은 15%~18%를 지녔지만, 비만 여성은 적어도 35%의 신체 지방 그리고 비만 남성은 적어도 25% 신체 지방을 지니고 있다(Faulconbridge & Wadden, 2010).

잘 알고 있는 바와 같이, 비만은 심각한 건강 관심사이다. 비만이 왜 이처럼 관심사인가? 비만의 건강학적 결과는 고혈압, 심장 질환, 뇌졸중, 결장암, 유방암, 제2형 당뇨병, 관절염, 담낭 질환, 수면 무호흡, 우울증 및 조기 사망의 위험을 높인다(CDC, 2011d; Paharia & Kase, 2008). 예를 들어, 비만은 제2형 당뇨병의 발생 위험을 10배 증가시킨다(Paharia & Kase, 2008). 비만을 야기하는 과도한 지방은 친염증성이고 비만과 관련된 많은 만성 질환의 원인이 될 수도 있다(Guest, Gao, O'Connor, & Freund, 2007).

어떻게 체중이 증가하고 비만이 되는가? 체중 증가는 사용하는 것보다 더 많은

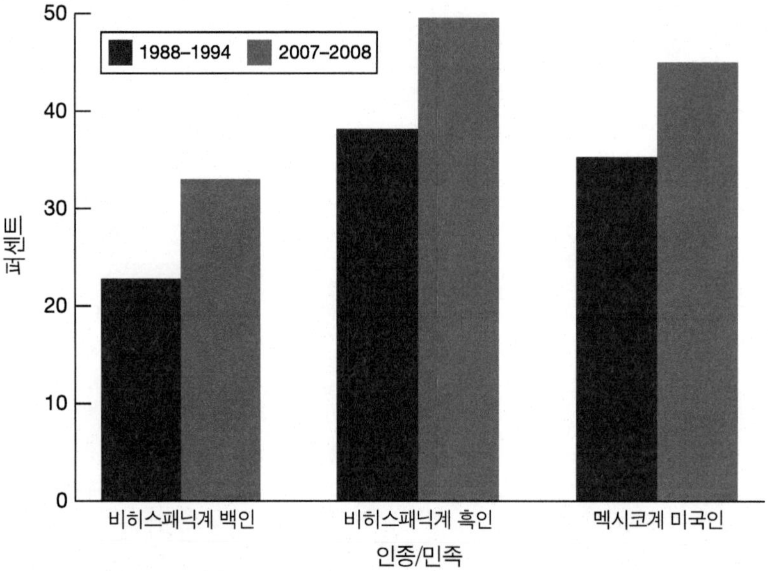

그림 12.5 **비(非)히스패닉계 백인, 비(非)히스패닉계 흑인, 멕시코계 미국인 여성의 비만율**

출처: Ogden, C., & Carroll, M. D. (2010). National Health and Nutritional Examination Survey (NHANES). Prevalence of overweight, obesity, and extreme obesity among adults: United States, trends 1976-1980 through 2007-2008. Retrieved from http://www.cdc.gov/NCHS/data/hestat/obesity_adult_07_08/obesity_adult_07_08.pdf.

칼로리 불균형: 소비하는 것보다 더 많은 칼로리를 섭취하는 것

칼로리를 섭취하는 **칼로리 불균형**의 문제이다. 과도한 칼로리는 지방으로 축적된다. 비만은 칼로리 불균형에 의해 지방이 지속적이고 장기적으로 축적되어 생긴 결과이다. 어떤 사람들은 다른 사람들보다 비만으로 발전할 경향이 더 크다. 왜일까? 체중 설정값 모형, 유전학적 모형 및 긍정적 동기 부여 모형 등은 비만이 되는 경향에서의 개인차를 설명하려고 시도하는 여러 가지 모형들이다.

체중 설정값 모형(weight set point model, Stallone & Stunkard, 1991)은 온도 조절 장치와 유사하게 내부 조절 장치로서의 역할을 하는 설정값에 의해 체중이 결정된다고 제안한다. 지방 비축량이 설정값 아래로 내려가면, 생리적 기제는 설정값으로 지방 비축량을 끌어올리도록 활성화된다. 더 높은 설정값을 가진 사람들은 과도한 체중으로 살이 찌고 결국 비만이 될 경향이 높다. 지방 조직 기아 호르몬인 **렙틴**(leptin)이 지방 비축량에 따라 떨어질 때 배고픔이 유발되도록 시상하부에 신호를 보낸다는 것을 지적하는 이 모형에 대한 몇 가지 연구 결과가 있다(Erlanson-Albertsson, 2005). 따라서 렙틴은 체중 설정값을 지지하는 기제 중 하나일 수 있다.

어떤 사람들은 왜 비만이 되기 쉬운 더 높은 설정값을 가지고 있을까? 유전자가

그 대답일 수 있다. 예를 들어, 따로 양육된 쌍생아 실험을 포함한 연구들은 BMI와 체중의 높은 유전적 요소를 제안한다(Schousboe et al., 2004; Stunkard, Harris, Pedersen, & McClean, 1990). 무수히 많은 환경 조건에 맞는 유전적 변이의 범위가 넓을 때 유전자 공급원(gene pool)의 생존 기회가 더 많기 때문에 진화가 이 과정에서 역할을 할 수 있다. 진화 이론은 일부 인간 유전자 공급원이 더 많은 지방을 비축하여 이 유전자를 가진 사람이 다른 이들이 소멸되는 동안 기근에서 생존할 수 있는 진화론적인 성향을 가지고 있는 것은 적응적이라고 제안한다. 그렇지만 선진국의 현재 상황과 같은 풍요의 시기 동안에는 정반대로 비만에 대한 유전적 경향성을 갖는 것은 생존에 해롭다는 것이 진실이다.

체중 설정값과 **비만의 유전적 모형**(genetics models of obesity)이 선택된 사람들의 체중 증가 경향성을 설명할 수 있지만, 대부분의 사람과 다른 포유동물들이 항상 맛있는 음식을 지속적으로 섭취할 수 있을 때 왜 과식을 하고 결국에는 과체중이 되는지를 설명하지는 못한다. **긍정적 동기 부여 모형**(positive incentive model)은 설정값 이론에 도전하여, 먹는 동기는 주로 먹는 즐거움에 대한 기대에 의해 추동된다고 제안한다(Pinel, Assanand, & Lehman, 2000). 이것은 다음에 올 기근에 대비해 생존을 보장받기 위해서 자연적으로 탐식하게 되는 칼로리가 높은 음식에 신호를 보내서, 달콤하고 지방이 많고 또는 짠 음식을 먹게 되는 욕구를 설명한다. 이러한 음식은 먼 조상들로서는 구하기가 어려웠기 때문에 가능할 때 그것들을 많이 먹도록 프로그램화되어 있다. 따라서 높은 체중 설정값을 가진 사람만이 아니라 이 모형에 따르면 대부분의 사람들이 비만 가능성을 지니고 있다. 이러한 점은 패스트푸드를 비롯해 매우 다양하고 저렴하며 맛있는 음식으로 인해 미국인의 2/3가 부분적으로는 과체중이거나 비만이라는 최근의 통계에 의해 납득된다.

스트레스는 비만을 발생시키는 데 역할을 하고 있는가? 유발 요소가 될 수 있는 몇 가지 지표들이 있다. 예를 들어, 가족 스트레스는 아동기 비만의 위험 요인이다(Koch, Sepa, & Ludvigsson, 2008). 성인에게 스트레스는 코르티솔 수준을 증가시키고, 이는 스트레스 관련 비만의 발달에 기인하는 빠른 체중 증가에 영향을 미친다(Vicennati, Pasqui, Cavazza, Pagotto, & Pasquali, 2009). 높은 코르티솔 수준은 섭식 행동을 증가시키고 지방 대사를 변화시키며, 인슐린이나 렙틴 같은 호르몬의 작용에 영향을 미쳐서 결과적으로 특히 내장 지방의 형태로 지방 비축을 극대화한다(Vicennati et al., 2009).

우리가 칼로리 균형을 잃었다면, 어떻게 되돌릴 수 있을 것인가? 궁극적으로,

다이어트 계획이 무엇이든지 간에, 이것은 언제나 칼로리를 늘리고 줄이는 문제이다. 3,500칼로리를 과도하게 섭취할 때마다 지방이 450g씩 늘어난다. 그러므로 체중 감량을 위한 적당한 목표는 칼로리 균형을 바꿔서 하루에 500칼로리씩 적게 섭취하도록 하는 것이다. 이것은 1주일에 지방(물의 무게가 아니라) 450g을 감소시킬 것이다. 1년 동안의 과정을 통해 23kg의 체중을 감량할 수 있다. 섭식 지침서 2010 표(표 12.4)를 사용하여, 우리의 정상 칼로리 요구량을 결정하고 거기에서 감량할 수 있다.

체중 감량에 대한 행동 전략은 모두 칼로리 감소의 원리와 관련된다. 칼로리 감소에 대한 대중적인 선택은 저지방 식사, 저탄수화물 식사, 식사량 통제, 칼로리 계산을 포함한다. 저지방 식사는 지방이 단백질, 탄수화물과 비교하여 밀도가 높은 칼로리이기 때문에 칼로리를 제한하는 편리한 간접적인 방법이다. 저지방 식사는 필수적으로 매일 지방 섭취를 20~30%까지 줄이는 것으로, 1,000칼로리당 20~35g의 지방만 먹는 것이다. 반면에 저탄수화물 식사(예, Atkins, 1998)는 매일 탄수화물을 20~30g으로 제한한다(Paharia & Kase, 2008).

저탄수화물 식사에서 고단백질을 섭취하는 것은 포만감(즉, 풍부함과 만족감)을 증가시켜서 다이어트의 성공을 설명할 수 있다. 그렇지만 가장 풍부하게 섭취하도록 보건 당국이 장려하는 모든 종류의 다량 영양소를 실질적으로 제거함으로써, 저탄수화물 식사 계획은 계속적으로 논란이 되어 왔다. 한 가지 우려는 이것이 건강상의 위험을 증가시킨다는 것이다. 최근 연구 결과(Sacks et al., 2009)는 저탄수화물 식사가 2년까지는 안전할 수 있지만 그 이상을 유지하기 위해서는 더욱 확증적인 연구가 필요하다고 제안하였다.

가장 구조화된 행동적 체중 감량 프로그램들은 저탄수화물 식사보다는 오히려 고탄수화물 식사를 하도록 하는 여러 보건 당국에서 권고하는 것과 동일선상에 있다. 이러한 프로그램은 1,200칼로리(의사의 관리 없이 바람직한 최소한의 섭취량)에서 1,500칼로리 사이의 총 일일 칼로리 섭취를 위해 저지방 식사와 함께 많은 과일, 채소, 통밀을 섭취하도록 한다(Faulconbridge & Wadden, 2010).

식사량 조절을 사용하는 또 다른 전략은 시판되는 액체 셰이크나 저칼로리 냉동 식품류와 같은 대용식을 먹는 것이 포함된다. 이 방법은 여러 가지 음식들의 칼로리를 계산하지 않고도 칼로리 관리를 더 쉽게 하도록 만들어서 다이어트 계획을 실천하도록 한다. 마지막 전략인 칼로리 계산은 그날 최대한 할당된 양에 도달했을 때를 알 수 있게 단순히 섭취한 칼로리를 기록하는 것이다. 그저 섭취한 전체 칼로리일 뿐, 먹는 음식의 종류에는 제한이 없다.

표 12.4 연령, 성별, 신체 활동 수준[a]에 따른 일일 추정 칼로리 권장량

추정된 칼로리는 칼로리 균형을 통해서 체중을 유지하도록 요구된다.

		신체 활동 수준[b]		
성별	연령(세)	주로 앉아서 지낸다	적당히 활동적이다	활동적이다
아동(여성과 남성)	2~3	1,000~1,200[c]	1,000~1,400[c]	1,000~1,400[c]
여성[d]	4~8	1,200~1,400	1,400~1,600	1,400~1,800
	9~13	1,400~1,600	1,600~2,000	1,800~2,200
	14~18	1,800	2,000	2,400
	19~30	1,800~2,000	2,000~2,200	2,400
	31~50	1,800	2,000	2,200
	51세 이상	1,600	1,800	2,000~2,200
남성	4~8	1,200~1,400	1,400~1,600	1,600~2,000
	9~13	1,600~2,000	1,800~2,200	2,000~2,600
	14~18	2,000~2,400	2,400~2,800	2,800~3,200
	19~30	2,400~2,600	2,600~2,800	3,000
	31~50	2,200~2,400	2,400~2,600	2,800~3,000
	51세 이상	2,000~2,200	2,200~2,400	2,400~2,800

a. 추정된 에너지 필요조건(EER) 등식에 근거하여, 기준 신장(평균)과 기준 체중(건강한)을 각 연령/성별 집단에 사용하는 것. 아동과 청소년에서, 기준 신장과 체중에 변화를 주었다. 성인에서 기준 남성은 키가 5피트 10인치(177.8cm)이고 무게는 154파운드(70kg)이다. 기준 여성은 5피트 4인치(162.5cm)에 무게가 126파운드(57kg)이다. EER 등식의 출처는 의학연구소(Institute of Medicine)이다. 에너지를 위한 영양 섭취 기준, 탄수화물, 섬유질, 지방, 지방산, 콜레스테롤, 단백질 및 아미노산(Dietary Reference Intake for Energy, Carbohydrate, Fiber, Fat, Fatty Acids, Cholesterol, Protein, and Amino Acids. Washington, DC: The National Academies Press; 2002.)

b. '주로 앉아서 지낸다'는 일상적인 매일의 삶과 연관된 그저 가벼운 신체적 활동을 하는 생활방식을 의미한다. '적당히 활동적이다'는 일상적인 매일의 삶과 관련된 가벼운 신체적 활동뿐만 아니라, 시간당 4.8~6.4km 속도로 하루에 2.4~4.8km를 걷는 것과 상응하는 신체적 활동을 하는 생활방식을 의미한다. '활동적이다'는 일상적인 매일의 삶과 관련된 가벼운 신체적 활동뿐만 아니라, 시간당 4.8~6.4km 속도로 하루에 4.8km 이상 걷는 것과 상응하는 신체적 활동을 하는 생활방식을 의미한다.

c. 제시된 칼로리 범위는 집단 내에서 다른 연령들의 요구를 충당하기 위한 것이다, 아동과 청소년에게는, 더 많은 나이에 더 많은 칼로리가 요구된다. 성인에게는, 더 많은 나이에 더 적은 칼로리가 요구된다.

d. 여성을 위한 추정치에서, 임신 중이거나 모유 수유 중인 여성은 포함하지 않았다.

출처: U.S. Department of Agriculture and U.S. Department of Health and Human Services (USDA & HHS). (2010). *Dietary Guidelines for Americans, 2010* (7th ed.). Washington, DC: U.S. Government Printing Office.

이러한 네 가지의 일반적 전략들이 모두 효과적이며 어느 한 가지의 방법이 다른 것보다 더 효과적이라고 볼 수는 없다. 그러나 유행하는 다이어트와 단식 다이어트는 적절한 영양소를 공급하지 않을 수 있고 위험할 수도 있기 때문에 피해야 한다(Paharia & Kasa, 2008).

신체 운동은 체중 유지 프로그램의 중요한 요소이다. 그렇지만 운동이 체중을 감량시킬 정도의 영향력을 갖기 위해서, 미국스포츠의학계(Donnelly et al., 2009)는 일반적인 건강상 유익을 성취하기 위해 미국 정부에서 권장한 기준보다 1주일에 최소 100분 이상 250분 정도 실시할 것을 권장한다(제11장 참조).

마지막으로, 체중 감소를 유지하기 위해 다음의 네 가지 주요 원칙이 권고된다. (1) 정기적인 운동, (2) 칼로리 균형의 유지, (3) 신체적 활동과 음식 섭취의 기록, (4) 정기적인 체중 측정(Faulconbridge & Walden, 2010).

건강한 음식 섭취

Harvard School of Public Health(2011)의 '건강한 음식 섭취 피라미드'(그림 12.6)는 건강한 음식 섭취에 대한 좋은 전반적인 지침이다.(건강한 음식 섭취 피라미드는 ChooseMyPlate.gov와 함께 2011년에 대체된 미국 정부의 음식 안내 피라미드를 개선한 것이다.) 피라미드의 아래쪽에 있는 음식은 더 많이 먹어야만 하고 위쪽을 향해 갈수록 덜 먹어야만 한다. '건강한 음식 섭취 피라미드'의 권고에 따라서 피라미드의 아래쪽은 체중 조절을 위한 칼로리 균형을 유지하는 것과 함께 규칙적인 운동으로 이루어져 있다. 피라미드의 다음 단계는 과일과 채소, 건강한 지방과 기름 그리고 통곡물로 이루어져 있다. 더 위로 올라가면서, "견과류, 씨앗, 콩, 두부, 생선, 가금류 및 달걀" 등 단백질원이 발견된다. 다음은 유제품이며, 그 다음은 적게 먹어야만 하는 설탕, 소금, 높은 포화 지방, 당질 음식이다. 일일 종합 비타민은 추가로 비타민 D와 함께 가장 많이 제안된다. 마지막으로, 알코올은 선택적이며 위험 요소가 낮은 성인이 절제하여 섭취해야만 한다.

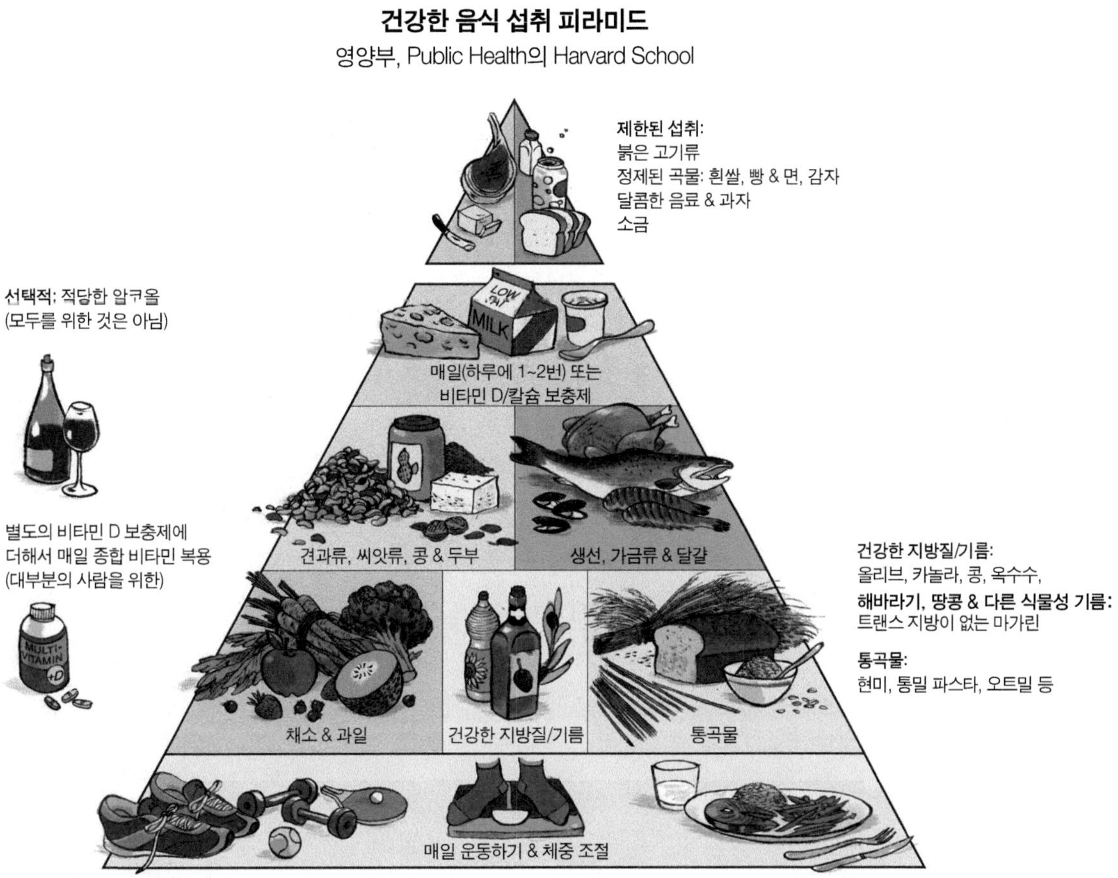
건강한 음식 섭취 피라미드
영양부, Public Health의 Harvard School
제한된 섭취:
붉은 고기류
정제된 곡물: 흰쌀, 빵 & 면, 감자
달콤한 음료 & 과자
소금
선택적: 적당한 알코올
(모두를 위한 것은 아님)
LOW FAT MILK
매일(하루에 1~2번) 또는
비타민 D/칼슘 보충제
별도의 비타민 D 보충제에
더해서 매일 종합 비타민 복용
(대부분의 사람을 위한)
MULTI-VITAMIN +D
견과류, 씨앗류, 콩 & 두부
생선, 가금류 & 달걀
건강한 지방질/기름:
올리브, 카놀라, 콩, 옥수수,
해바라기, 땅콩 & 다른 식물성 기름:
트랜스 지방이 없는 마가린
통곡물:
현미, 통밀 파스타, 오트밀 등
채소 & 과일
건강한 지방질/기름
통곡물
매일 운동하기 & 체중 조절

그림 12.6 Public Health의 Harvard School에서 나온 건강한 음식 섭취 피라미드

출처: Harvard School of Public Health (2011). Food pyramids: What should you really eat? Retrieved from http://hsph.harvard.edu/nutritionsource/what-should-you-eat/pyramid-full-story/index.html.

요약과 개념 정리

- 대부분의 사람들은 스트레스에 대한 반응으로 섭식 양식을 변화시킨다. 일반적인 양상은 적게 먹기, 정서적 섭식 및 야식 증후군을 포함한다.
- 스트레스에 대한 반응으로 먹는 경우, 고지방 당 스낵류를 가장 선호하여 선택하는 경향이 있다.
- 음식의 구성 요소들은 다량 영양소, 미량 영양소, 피토케미컬, 섬유질, 물을 포함한다.
- 다량 영양소는 탄수화물, 단백질, 지방이다.

- 탄수화물은 혈당 지수 또는 부하를 증가시키는 탄수화물의 특정 형태로서 단순과 복합으로 구분되는 당 분자들이다.
- 고도로 정제된 음식들은 종종 영양소 밀도가 결여되고 무의미한 열량을 포함할 수 있다.
- 섬유질, 특히 곡물 섬유질은 저밀도 지질단백질(LDL)을 줄이고 관상성 심장 질환(CHD) 위험을 낮추는 건강상 보호적 효과를 갖는다.
- 단백질은 아미노산 분자로 이루어진다. 우리에게 필요한 아미노산의 절반은 음식을 통해 얻을 수 있다.
- 동물성 단백질은 완전 단백질로 간주되지만 일반적으로 포화 지방을 동반하는 반면, 식물성 단백질은 불완전하지만 섬유질, 탄수화물, 피토케미컬 및 일반적으로 건강한 지방을 동반한다.
- 지방은 다른 다량 영양소보다 열량이 더 높고, 식사에 필요 없고 건강상 해로운 영향을 주는 포화 지방, 트랜스 지방 및 콜레스테롤 그리고 건강에 유익한 효과를 주는 필수 지방산을 포함하는 단일 불포화 지방과 다중 불포화 지방을 포함한다.
- 미량 영양소는 이상적으로 음식에서 얻을 수 있는 비타민과 미네랄을 포함하며, 비록 연구들이 결론적으로 건강상 이점을 확립하지는 않았지만, 매일 종합 비타민/미네랄 영양제를 복용하는 것이 건강에 좋다.
- 식품의약국(FDA)은 기능성 식품의 범주를 승인하지 않았지만, 그것은 다른 식품들이 제공하는 것보다 더 건강 보호 효과를 줄 수 있는 특정 자연 식품과 영양제에 대한 질적인 건강 표시를 허용한다.
- 항산화제는 산화 스트레스에 대해 보호적이고 노인성 질환의 취약성에 보호적일 수 있다. 밝은 색깔의 식물성 음식들에는 종종 항산화제가 풍부하게 들어 있다.
- 과일과 채소를 매일 소비하는 것은 심장 질환과 특정 암의 발병 위험을 줄일 수 있다.
- 심혈관 질환의 위험을 낮추는 것과 연관된 음식 섭취 패턴에는 DASH(고혈압 예방 식단), 지중해식, 채식이 포함된다.
- 차와 커피에 함유된 카페인을 너무 많이 섭취하면 스트레스 반응을 악화시킬 수 있다. 그렇지만 차는 스트레스로부터 회복을 돕는 피토케미컬을 포함한 다른 구성 요소를 함유할 수 있다.
- 녹차는 고농도의 유익한 폴리페놀, 특히 EGCG를 가지고 있다.
- 적당한 양의 알코올 소비는 수명을 증가시킬 뿐만 아니라 CHD 위험을 줄일 수 있다. 적포도주가 피토케미컬과 건강에 이익이 될 수 있는 다른 구성 요소를 갖는다는 증거가 있기는 하지만 다른 알코올성 음료를 소비하는 것 이상으로 부가적인 건강상의 혜택을 제공한다는 증거는 아직 명확하게 확립되지 않았다.
- 흡연은 조기 사망을 포함한 무수한 건강상의 위험을 갖고 있다. 약물학적 근거에 따른 몇 가지 효과적이며 행동적으로 지향된 금연 도구들이 있다.
- 비만은 사망률과 사망의 위험을 증가시키고, 몸이 요구하는 것보다 더 많은 열량을 섭취함으로써 발생한 열량 불균형을 유지한 결과이다.
- 널리 사용되고 효과적인 체중 감량 전략들은 하나의 형태이거나 또 다른 형태의 열량 소비 원칙을 가지고 있다.

비평적 사고 질문

1. 당신은 스트레스를 받을 때 더 많이 먹는가, 아니면 덜 먹는가? 만약 당신이 더 먹는다면, 어떤 유형의 음식을 섭취하는가? 그러한 음식을 섭취하는 것이 스트레스를 줄이는가? 만약 그렇다면, 스트레스 감소에 작용할 것 같은 기제는 무엇인가? 스트레스성 섭식 대신 택할 수 있는 건강한 스트레스 관리 전략들은 무엇인가?
2. 당신은 스트레스를 줄이고 좋은 영양을 유지하는 것을 포함한 건강한 생활양식으로 살고 있는가? 스트레스를 경감시키기 위해 이 장에서 배운 정보에 근거해서 할 수 있는 세 가지 생활양식 변화는 무엇인가?
3. 당신이 읽은 내용을 감안할 때, 당신 자신에게 섭식 계획 조언을 한다면, 권고사항은 무엇인가? 섭식 계획을 짜 보라. 당신의 새로운 계획의 근거는 무엇인지 설명하라.
4. 당신은 '약으로서의 음식'이라는 개념을 신뢰하는가? 이 개념을 마음에 두고 음식을 선택하는 데 있어서 찬반 의견은 무엇인가?
5. 가장 회의적인 음식 논쟁은 어떤 것인가? 건강을 촉진할 수 있는 음식에 대한 비평적인 자세를 취해 보라. 당신이 가진 회의론의 근거는 무엇인지 설명하라.

주요 용어와 개념

DASH(고혈압 예방 식단)
EGCG
고혈당 지수
곡물 섬유질
과체중
글리코겐
긍정적 동기 부여 모형
기능적 음식
녹차
니코틴
다량 영양소
다중 불포화 지방
단백질
단순 탄수화물
단일 불포화 지방

담배
레스베라트롤
렙틴
무의미한 열량
미네랄
미량 영양소
복합 탄수화물
불완전 단백질
비만
비만의 유전적 모형
비타민
산화 스트레스
섬유질
아미노산
알코올

야식 증후군
영양소
영양소 밀도
오메가 3 지방산
완전 단백질
유제품-달걀 채식주의
인슐린
적포도주
정서적 섭식자
제한적 섭식자
지방
지중해식
차
채식주의
체중 설정값 모형

체질량 지수(BMI)
카테킨
카페인
칼로리 불균형
콜레스테롤
트라이글리세라이드
트랜스 지방
포화 지방
폴리페놀
피토케미컬
필수 아미노산
필수 지방산
항산화제

제 13 장

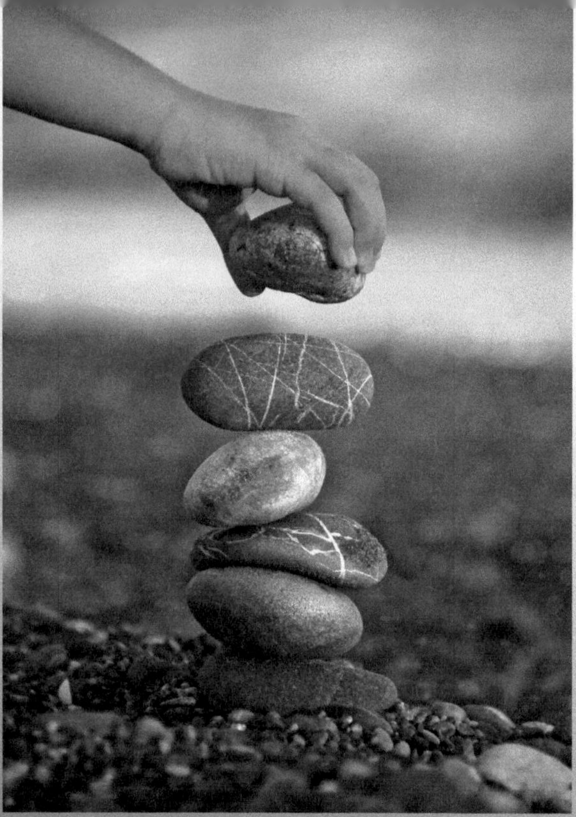

Istockphoto.com/imagedepotpro

휴식을 취할 시간이 없을 때가 바로 쉬어야 할 때이다.
~SIDNEY J. HARRIS

자기 조절 이완 전략

April은 상담센터에 있는 안락의자에 앉아 있었다. 그녀의 상담자인 Crystal은 조명을 흐리게 하였다. 뒤이어 Crystal은 느리고 부드러운 목소리로 April과 이야기를 시작하였다. "한적한 외딴 해변에 평화롭고 고요하게 떠 있다고 상상하세요. 당신은 몸을 따뜻하게 감싸는 부드러운 바람과 햇볕을 즐기며 따뜻한 해변에서 휴식을 취하고 있습니다. 당신은 따뜻한 백사장을 향해 부드럽게 구르는 것처럼 멀리서 파도가 부서지는 소리를 듣습니다. 파도가 밀려왔다 나갔다, 밀려왔다 나갑니다……. 파도는 멀리서 당신을 향해 밀려옵니다. 하려고만 하면, 많은 사람들은 이완 경험을 하면서 공기 중에서 소금기를 맡을 수 있고 심지어는 입술에서 그 맛을 볼 수도 있습니다. 몸을 따뜻하게 하기 위해 지속적으로 태양 광선을 즐기고 따뜻한 모래에서 휴식을 취하도록 자신에게 허용하세요. 천천히 태양은 수평선에서 부드럽게 휴식을 취하기 시작해서 노랑, 오렌지 그리고 붉은 빛으로 하늘을 물들이며 확장하기 시작했습니다. 이런 밝고 화려한 색상이 파도에 반사되어 부드럽게 구르며 밀려왔다 나갔다, 밀려왔다 나갑니다……. 당신이 점점 더 이완되는 것처럼……. 한적한 해변에 있는 당신의 자리는 안전하고 보안이 잘 유지되어 있습니다. 부드러운 파도 소리를 듣자마자 당신은 점점 더 깊이 이완되고, 진정되고 편안해집니다."

Crystal은 April이 깊은 이완 상태에 빠질 때까지 유도된 심상 이완 회기를 계속한다. 그녀는 상담을 통해 April이 스트레스와 불안으로 고통받고 있다는 것을 알았다. April은 상담을 시작하기 전까지 진정으로 이완하는 방법을 배운 적이 없었다. Crystal의 목표는 April이 이완을 위해 사용할 수 있도록 다양한 전략을 훈련하는 것이다. 이전에 Crystal은 April에게 자생 훈련이라고 부르는 수동적인 자기 최면 전략과 점진적인 이완 훈련이라고 부르는 중요한 근육을 긴장시키고 이완시키는 적극적인 전략을 보여 주었다. 현재, April은 이완을 위해 정신적 심상을 어떻게 사용하는지 배우고 있다.

April 같은 사람이 "나 스트레스 받았어."라고 말할 때, 흔히 듣는 조언은 무엇인가? 보통 "당신은 이완이 필요해."라는 조언이다. 당신은 Crystal이 April에게 해 준 것과 같은 어떻게 이완할 것인지에 대해 안내해 주는 조언을 들어 본 적이 있는가? 스트레스에 대한 해독제가 이완이라는 것을 알고는 있지만, 실제 문제는 어떻게 이완할 것인가 하는 것이다. 어떤 사람들에게 이완은 침대에 파고 들어가 낮잠을 자는 것이고, 어떤 사람들에게는 약간의 술을 마시는 것, 그리고 어떤 사람들에게는 친목 도모, TV 시청, 좋은 책을 읽는 것이다. 그러나 April의 여정에서 경험한 바와 같이, 수면, 음주, 친목 도모, 여가활동을 하지 않고 이완 상태에 도달하기 위해 사용할 수 있는 특별한 전략들이 있다. 사실, 수면과 이완은 모두 원기를 회복시키지만, 그것들은 상이한 기능을 제공하는 서로 다른 상태이다. 물론 술은 자체의 약물 작용을 통해 이완 효과를 달성할 수 있고, 사교나 여가 활동에서는 이완이 간접적인 부산물일 수 있다. 그러나 깨어 있는 의식 상태를 유지하면서 과도한 자율신경계와 중추신경계의 활동과 신체적 긴장을 자연스럽게 경감시키기 위해서 직접적인 자기 조절 전략들을 쓸 수 있다. Crystal이 April에게 소개한 점진적 이완, 자생 훈련, 유도된 심상 이완 같은 전략들은 **깊은 이완 전략**들로 알려져 있다.

깊은 이완 전략: 확산된 생리적 각성을 경감시키기 위해 사용할 수 있는 점진적 이완, 자생 훈련, 유도된 심상 이완과 같은 전략

제7장에서 논의한 바와 같이, 이완 전략들은 스트레스의 강도를 경감시킬 수 있도록 도움으로써 분노와 불안에 대한 투쟁 또는 도피 정서의 토대가 되는 확산된 생리적 각성을 낮출 수 있다. 더욱이 하루에 두 번 20분 동안 깊은 이완 훈련을 하는 것은 지나치게 혹사당한 생리적 체계의 균형을 회복하게 해서 신체의 알로스터 부하를 줄여 준다. 사실상, 스트레스에 의해 상승될 수 있는 심혈관 체계와 다른 체계에 대한 기저선을 재설정하고 항상성 균형을 회복하도록 한다. 예를 들어, 깊은 이완은 혈압을 낮춘다(McCallie, Blum, & Hood, 2006). 더욱이 이완 훈련은 스트레스 호르몬 수준을 낮추고, 피로와 통증, 두통, 불면증을 경감시키며, 에너지를 향상시킨다(Hyman, Feldman, Harris, Levin, & Malloy, 1989; McCallie et al., 2006). 깊은 이완 전략들을 사용하는 것은 "농땡이를 치거나" 게으름을 부리는 것이 아니라 오히려 스트레스 관리를 위해 건강한 생활양식을 선택하는 것이다.

점진적 근육 이완

1920년대에 이완의 임상적 적용과 연구에 관심을 가진 미국인 의사 Edmund Jacobson(1888~1983)은 점진적 이완(Jacobson, 1938)이라고 부르는 깊은 이완 기법을 개발하였는데, 오늘날에는 **점진적 근육 이완**(progressive muscle relaxation, PMR)으로 알려져 있다. 이 기법은 상이한 근육들을 긴장시키고 이완하는 것으로 구성되어 있다. 이 훈련을 배우는 사람은 **근육 감각 자각**, 다시 말하면 이완된 근육과 긴장된 근육을 구별하는 능력을 배운다. 이에 더해, Jacobson은 근육을 수축하고 있다가 수축된 것을 느슨하게 하면 근육 섬유가 연장된다는 것

점진적 근육 이완(PMR): 상이한 근육들을 긴장시키고 이완하는 것으로 구성된, Jacobson이 개발한 깊은 이완 기법

근육 감각 자각: 긴장된 근육과 이완된 근육을 구별하는 능력

을 발견하였다. 이러한 연장된 근육 섬유는 더 이완되어 근전도 장비로 확인되는 현상인 zero 발화 역치(zero firing threshold, 즉 이러한 근육 섬유를 긴장시키는 뉴런은 그들의 발화 역치를 초과하지 않는다)에 도달하도록 훈련될 수 있다. 예를 들어, 어떤 사람이 팔뚝 긴장을 수축하고 유지하고 있다가 이완시킨 후 이 수준에 도달하면 손은 젖은 행주처럼 축 늘어지게 된다.

Jacobson이 개발한 점진적인 이완 방법은 건강과 웰빙을 관리하기 위해 만들어진 최초의 행동 의학 기법 중 하나이다. 그것이 가지는 역사적 중요성은 대단하다. 특히 Jacobson의 첫 번째 출판물은 20세기 초반에 이용 가능하게 되었으며 오늘날에도 여전히 타당성이 있는 것으로 평가된다. 초기에, Jacobson은 눈을 감고 있는 진정으로 이완된 사람은 바닥에 책이 쿵 하고 떨어지는 예상치 못한 소리에도 깜짝 놀라는 반응을 보이지 않는다는 것을 알았다. 물론 깜짝 놀라는 반응은 과장된 신체 반응을 가져온다. 더욱이 이완되었다고 주장하는 환자들이 종종 인식하지 못하고 자신의 근육을 긴장시킨다는 것을 알았다. 따라서 그는 신체적 근육 긴장을 이완 수준의 지표로 보고 이완 상태를 유도하는 핵심으로 신체적 긴장을 경감시키는 것에 중재 목표를 두었다. 임상적 적용과 연구에서 Jacobson은 반세기가 넘는 동안 다양한 긴장 관련 장애들을 예방하는 도구이자 치료하는 전략으로서 쉬지 않고 자신의 방법을 성공적으로 적용하였다(McGuigan & Lehrer, 2007).

체성신경계를 이완하는 방법을 배움으로써, Jacobson은 자율신경계의 교감부가 짝을 이룰 것이라 믿었다. 이 아이디어의 간접적 증거는 이러한 절차를 사용할 때 심박률과 혈압이 경감되는 결과를 보인 연구에서 발견되었다(Bernstein, Carlson, & Schmidt, 2007). 이와 유사하게, 그의 방법에 대한 성공적인 적용은 마음과 정서가 차분해지는 결과를 가져온다. 예를 들어 Manzoni, Pagnini, Casetelnuovo와 Molinari(2008)에 의한 최근 메타 분석 평론은 이완 훈련이 특히 불안을 경감시키는 데 효과적이라는 것을 확인하였다. 그 평론은 가장 효과적인 전략들 중의 하나인 점진적 근육 이완을 수단으로 한 이완 훈련(즉, 점진적 근육 이완, 응용된 이완, 자생 훈련, 명상)에 관해서 .57의 중간에서 높은 범위의 평균 효과 크기를 발견하였다. 그 과정은 이완하고자 하는 의지를 발휘할 것을 요구하는 것이 아니라 오히려 신체의 상이한 근육들을 긴장시킨 다음에 수축을 풀어 주는 결과로서 자연스럽게 이완이 발생된다.

Jacobson의 원래 접근법은 때로 100회기가 넘게 걸리는 "길고 힘든" 훈련이다(Bernstein et al., 2007, p. 88). 따라서 Joseph Wolpe(1958)는 후에 체계적 둔감화

라고 하는 고전적 역조건 형성 기법을 사용하는 단축형을 개발하였다. 체계적 둔감화의 과정은 마음의 눈으로 이완과 점점 더 증가되는 두려운 공포 심상을 짝짓는 것이다. 이완은 불안과 양립할 수 없기 때문에, 그 사람은 점점 더 가장 두려운 심상으로 진행하고 이 심상 자극을 극심한 불안 없이 경험하는 것을 배운다. 이 과정은 이 장의 후반부에 좀 더 자세하게 논의될 것이다.

이 접근법은 다양한 단축형 점진적 이완 전략의 사용을 허용하고 있다(Bernstein & Borkovec, 1978). 이들 중 일부는 근육의 점진적인 긴장과 이완에 따라 깊은 호흡이나 이완을 위한 지시문을 통합하였다. 오늘날, 단축형 점진적 이완 훈련의 초판 선구자인 Douglas Bernstein과 동료들은 "점진적 이완 훈련은 하나의 단일한 방법이 아니라 절차적 세부 사항, 복잡성 및 길이에서 상당히 다양한 일군의 기법들"이라고 언급하였다(Bernstein et al., 2007, p. 88). 그러나 그것들 모두가 공통으로 가지고 있는 것은 깊은 이완 상태에 도달하기 위해 근육을 긴장시키고 긴장된 근육을 이완하는 전략이다. 다음으로 단축형 점진적 이완 훈련 방법을 살펴보자.

단축형 점진적 근육 이완

Jacobson 기법은 단축형으로 가르치고 배우기가 쉽다. 몸에는 1,030개가 넘는 골격근들이 있지만, 점차적으로 축약하면 16개 근육 집단, 그다음 7개 근육 집단, 그리고 마지막 4개 근육 집단으로 분류할 수 있다(Bernstein et al., 2007). 16개 근육 집단은 "(1) 주로 사용하는 손과 팔뚝, (2) 주로 사용하는 팔 위쪽, (3) 주로 사용하지 않는 손과 팔뚝, (4) 주로 사용하지 않는 팔 위쪽, (5) 이마, (6) 위쪽 뺨과 코, (7) 아래쪽 얼굴, (8) 목, (9) 가슴, 어깨, 등 위쪽, (10) 복부, (11) 주로 사용하는 위쪽 다리, (12) 주로 사용하는 종아리, (13) 주로 사용하는 발, (14) 주로 사용하지 않는 위쪽 다리, (15) 주로 사용하지 않는 종아리, (16) 주로 사용하지 않는 발"이다(Bernstein et al., 2007, p. 107). 7개 근육 집단은 잠시 미루어 두고 마지막 4개의 근육 집단을 보면, (1) 팔과 손, (2) 얼굴과 목, (3) 어깨, 가슴, 등, 복부, (4) 다리와 발이다. 7개 근육 집단은 4개 집단의 형태를 사용하지만 팔과 손을 주로 사용하는 집단과 주로 사용하지 않는 집단으로 나누고, 얼굴과 목은 각 집단으로 분리되며, 다리와 발은 주로 사용하는 집단과 주로 사용하지 않는 집단으로 나뉜다. Bernstein(Bernstein et al., 2007)의 방법은 16개 근육 집단으로 세 번의 공식적인 회기를 시작하고, 2주 동안 7개 근육 집단으로 실습하고, 4개의 근육 집단 방법의 회기는 10분으로 마무리된다. 능숙하게 하려면 규칙적인 연습이 필요하다.

"이제"와 같은 단서 단어는 Bernstein의 훈련 회기 전반에 걸쳐서 사용되는데, 내담자는 단서 단어를 회상함으로써 긴장을 이완하는 방법을 배울 수 있다. 사실상, 그들은 각 근육 집단의 이완 느낌과 단서 단어를 연결하기 시작한다. 4개 근육 집단 방법을 학습한 후, 내담자는 4개 근육 집단 각각에 연속적으로 집중하는 것을 배우고 단서 단어를 사용함으로써 긴장 없이 그것들을 이완시킨다. 훈련자가 단서 단어를 사용해서 4개의 근육 집단으로 내담자를 유도한 후, 다음과 같은 1에서 10까지 숫자를 세는 방법을 도입하여 더 깊은 이완을 하도록 한다.

> 좋습니다, 당신이 이완될 때까지 나는 천천히 1부터 10까지 셀 것입니다. 내가 숫자를 셀 때, 나는 당신 몸의 모든 근육들이 점점 더 깊이 그리고 완전히 이완되기를 바랍니다. 각 숫자에 점점 더 이완되도록 당신의 근육들에 집중하십시오.
>
> 좋습니다, 1… 2… 당신의 팔과 손을 더 깊이 이완하세요. 3… 4. 팔과 손을 이완하고 있을 때 목과 얼굴 근육에 집중하세요. 5… 6. 가슴, 어깨, 등 및 복부의 근육들이 보다 더 깊이 이완되도록 하세요. 7… 8. 당신의 다리와 발 근육들을 점점 더 깊이 이완하세요. 9… 10. 당신의 몸 전체는 점점 더 깊이 이완됩니다(Bernstein et al., 2007, p. 114).

충분한 실습을 통해서 내담자는 단서 단어와 숫자 세기 방법만으로도 스스로 깊은 이완을 유도할 수 있다. 이것이 자기 조절 이완 방법을 배우는 궁극적인 목표이다.

점진적 이완 훈련에서의 잠재적인 쟁점

점진적 근육 이완 방법을 배우는 데 포함된 몇 가지 쟁점들에는 편안함, 경련, 수면, 불안, 자의식의 잠재성 등이 있다. 이것들은 모두 쉽게 다루어질 수 있다.

편안함 실습을 할 때 앉거나 눕는 편안한 자세를 취하고 편안한 옷을 입어라. 당신은 실습 녹음을 듣거나 대본을 읽어 주는 친구가 있을 수 있다. 충분한 실습 후에는 기억으로 실습을 할 수 있을 것이다. 실습은 소음이나 산만함이 없는 방에서 가장 잘 된다.

경련 일반적으로, 너무 오랫동안 근육이 긴장된 상태를 지속하고 있으면 안 된다. 근육 경련들을 예방하기 위해서는 긴장 상태가 5~7초를 넘으면 안 된다. 근육을 이완하기 전에 다섯을 세는 동안 긴장을 유지하는 것이 가장 좋은 규칙이다.

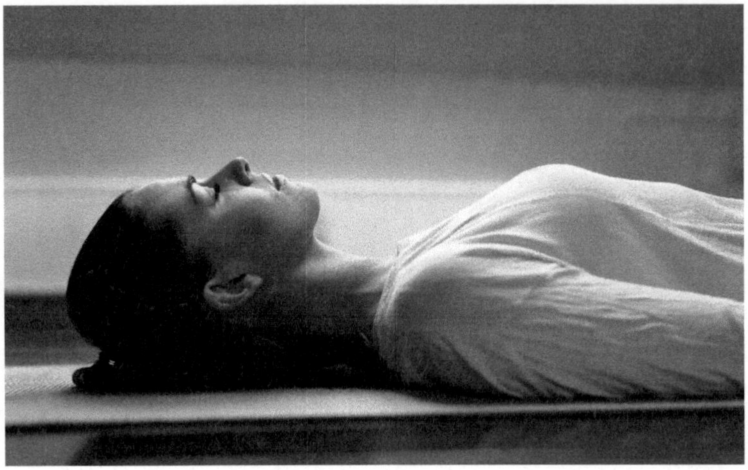

© Ammentorp Photography/shutterstock.com

점진적 근육 이완 훈련은 앉은 자세에서도 할 수 있지만 팔을 몸 옆에 나란히 놓고 등을 대고 눕는 것이 좋은 자세이다.

근육의 과도한 긴장을 피하라. 예를 들어, 근육이 긴장할 때 떨어서는 안 된다. 실습할 때, 임신 중이라면 복부같이 잠정적으로 어려움이 있는 부위의 긴장을 피하고, 요통이 있다면 당신 허리에 있는 손상되거나 삐근한 근육의 긴장을 피하라.

수면 수면이 목표라면, 수면을 유도하는 방법으로 점진적 근육 이완을 사용할 수 있다. 그것은 매우 효과적이다. 그러나 스트레스 관리가 목표라면, 수면과 이완은 다른 회복 기능을 제공하기 때문에 깨어 있어야 한다는 것을 염두에 두어야 한다. 매우 깊게 이완된 상태는 수면과 의식 사이의 역치에 놓여 있어서, 최면 상태로 알려진 상태는 역치를 벗어나기가 매우 쉽다. 당신이 반듯이 누운 자세(즉, 등을 바닥에 대고 누운 자세)로 실습하는 동안 잠에 빠졌다는 것을 알아차리고, 잠이 목표가 아니라면, 당신의 자세를 앉는 자세로 바꾸고자 할 수 있다. 이미 앉은 자세라면, 당신의 팔이 수직으로 균형을 이룰 수 있도록 테이블에 팔꿈치를 놓도록 하라. 잠에 빠졌을 때, 팔은 떨어질 것이고 당신은 깰 것이다.

불안 역설적으로, 임상가들은 이완 훈련을 받은 피험자들 중 소수는 혼란 감각(4%)이나 통제력 상실에 대한 불안(9%) 같은 불안 문제들을 경험하였음을 보고하였다(Edinger & Jacobson, 1982). 과도한 불안으로 고통받는 사람들에게 이 문제는 훨씬 더 악화된다. 예를 들어, 한 연구(Heide & Borkovec, 1983)에서 중간에서 심한 정도의 불안을 가진 개인의 30%는 점진적 이완 동안 긴장을 덜 느끼기보다는 오히려 더 심한 긴장을 느꼈다고 보고하였다. 게다가 훈련 동안 웃음, 재채기 또는 끊임없는 움직임을 경험하는 사람들이 드물지 않은데, 이것 또한 불안의 표시일 수 있다.

당신이 새롭거나 특이한 경험을 할 때 일종의 불안감을 느낄 수 있다는 것을 염두에 두는 것이 중요하다. 그렇지만 이러한 경우에, 만약 그 불안이 너무 불편하게 되면 언제든지 멈출 수 있다. 당신이 녹음을 듣는다면 녹음 재생을 꺼라. 기억하라, 당신은 항상 통제할 수 있으며 언제라도 그 경험을 중지할 수 있다.

자의식 만약 당신이 어떤 다른 사람 앞에서 실습한다면, 당신은 자의식을 느낄 수 있다. 예를 들어, 당신의 이마나 다른 얼굴 근육들을 긴장시킬 때, 바보같이 보인다고 생각할 수 있다. 당신은 당황스러움까지도 경험할 수 있다. 이는 자연스럽다. 당신이 실습하는 것을 볼 수 있는 다른 누군가로부터 수용되고 편안하게 느낀다면 도움이 될 것이다. 만약 당신이 집단으로 실습하고 있다면, 다른 사람들도 당신과 같이 보일 것이고 그렇다면 당신은 바보 같은 얼굴을 가진 단 한 사람이 아닐 것이다. 즐거운 시간을 보내고 그것과 함께 나아가라. 불을 끄거나 혼자서 연습하는 것도 자의식을 줄이는 데 도움이 된다.

점진적 근육 이완 훈련

만약 당신이 단축형 점진적 근육 이완 훈련을 하고자 한다면, 스트레스 관리 연습 13.1을 찾아보기 바란다. 당신은 우선 훈련 지시문을 녹음해서 당신을 이완으로 안내하는 녹음을 들을 수 있고, 당신이 실습하는 동안 누군가가 그것을 읽어 줄 수도 있다. 이러한 단축형 점진적 근육 이완 훈련은 상이한 근육 집단들을 긴장하고 이완하는 것뿐만 아니라 복식 호흡을 사용한다. 제7장에서 처음으로 논의된 복식 호흡(다른 말로 횡격막 호흡으로 알려져 있다)은 흡입 시 당신의 상부 폐에 앞서 하부 폐를 먼저 채우는 깊은 호흡의 한 형태임을 상기하라. 당신은 완전하게 폐를 채우기 위해 지속적으로 가슴을 확장함에 따라 처음에 공기를 받아들여 복부가 확장될 때 그것을 정확하게 수행하고 있다는 것을 안다.

스트레스 관리 연습 13.1의 기본적인 과정은 다음과 같은 단계로 이루어진다. (1) 근육 집단 긴장시키기, (2) 다섯을 세는 동안(5초) 긴장 유지하기, (3) 긴장 풀기, (4) 깊은 복식 호흡 하기, (5) 셋을 세는 동안(3초) 그 상태 유지하기, (6) 천천히 호흡 이완하기. 한 근육 집단을 긴장시켰을 때, 다른 것들은 이완되어 있어야 한다는 것을 기억하라. 이 훈련은 Charlesworth와 Nathan(1985)이 개발한 단축된 응용 절차이다.

스트레스 관리 연습 13.1

점진적 근육 이완 훈련

시작하기 위해서 편안한 자세를 취하고, 눈을 감고, 이마에 주의를 집중하세요. 준비가 되었으면 계속해서 눈썹과 이마의 주름을 모으세요. 이마에서 긴장을 느끼고 그것을 유지하세요. [다섯을 셀 동안 멈추세요.] 이제 긴장을 풀고 천천히 깊은 복식 호흡을 하며 이마를 부드럽게 하십시오. 유지하세요. [셋을 셀 동안 멈추세요.] 이제 천천히 호흡하면서 당신의 몸을 자연스럽게 이완하세요.

다음으로 눈을 힘껏 감으세요. 눈과 주위에 긴장을 느끼세요. [다섯을 셀 동안 멈추세요.] 이제 긴장을 풀고 깊은 호흡을 하면 눈꺼풀이 이완되고 무거워집니다. 유지하세요. [셋을 셀 동안 멈추세요.] 천천히 호흡을 이완하면서 몸은 자연스럽게 이완하세요.

얼굴에 있는 근육으로 계속하면서 턱을 단단히 조이세요. 너무 세게는 아니지만 충분히 긴장을 느낄 정도로. [다섯을 셀 동안 멈추세요.] 이제 서서히 긴장을 풀고 턱이 이완되면 입술이 살짝 벌어질 것입니다. 천천히 깊은 복식 호흡을 하고 유지하세요. [셋을 셀 동안 멈추세요.] 이제 천천히 숨을 내쉬면서 몸을 자연스럽게 이완하세요.

이제 천천히 이마부터 시작하여 턱 아래로 남아 있는 긴장을 풀고 머리와 얼굴을 천천히 주시합니다. 이마를 이완하고…… 눈을 이완하고…… 턱을 이완하세요. 얼굴이 부드럽게 이완됩니다. 모든 남아 있는 긴장이 멀리 떠나갑니다.

다음은 목과 어깨로 내려옵니다. 어깨를 귀에 닿을 정도로 올리세요. 어깨와 목에서 긴장이 느껴지도록 어깨를 올리세요. [다섯을 셀 동안 멈추세요.] 이제 천천히 어깨를 내리세요. 천천히 깊은 호흡을 하면서 유지하세요. [셋을 셀 동안 멈추세요.] 이제 천천히 호흡을 이완하면서 몸을 자연스럽게 이완하세요. 어깨와 목이 몸의 이완된 부분인 머리와 얼굴처럼 이완되었을 때 어떠한지 주목하십시오. 그것은 머리를 좌우로 천천히 흔드는 것과 같습니다. 목과 어깨가 천천히 이완되었을 때 얼굴과 머리는 더 이완됩니다.

이제 손과 팔로 옮겨가서 두 손으로 주먹을 쥐어 보세요. 팔뚝과 손이 어떻게 긴장되는지 느끼세요. [다섯을 셀 동안 멈추세요.] 이제 긴장을 풀고 천천히 깊게 호흡하세요. 유지하세요. [셋을 셀 동안 멈추세요.] 이제 천천히 호흡하면서 몸을 자연스럽게 이완하세요.

다음으로, 손을 누르세요. 팔에 긴장을 느껴 보세요. 어깨에 긴장을 느끼세요. [다섯을 셀 동안 멈추세요.] 이제 긴장을 풀고 천천히 깊은 호흡을 하세요. 유지하세요. [셋을 셀 동안 멈추세요.] 이제 천천히 호흡을 이완하면서 몸을 자연스럽게 이완하세요. 어깨를 이완하고…… 팔을 이완하고…… 손을 이완하세요.

이제 점진적으로 몸의 아래로 이동하여 가슴 근육에 초점을 돌려 봅니다. 가슴 근육을 조이십시오. 몸의 나머지 부분은 이완되어 있는 동안 가슴에서 긴장을 느끼십시오. [다섯을 셀 동안 멈추세요.] 이제 긴장을 풀고 천천히 깊은 호흡을 하세요. 유지하세요. [셋을 셀 동안 멈추세요.] 가슴의 긴장을 풀면서 천천히 호흡하세요. 호흡을 할 때마다 몸에서 긴장이 빠져나가는 것을 느끼세요. 긴장이 빠져나가도록 하세요. 부드럽게, 규칙적으로, 자연스럽게 호흡을 유지하면서 호흡을 할 때마다 더 편안해짐을 느끼세요.

다음, 등 근육으로 이동합니다. 준비가 되었다면 등 근육에서 긴장을 느끼도록 허리를 휘게 하세요. [다섯을 셀 동안 멈추세요.] 이제 긴장을 풀고 천천히 깊은 호흡을 하세요. 유지하세요. [셋을 셀 동안 멈추세요.] 이제 천천히 호흡하면서 몸을 자연스럽게 이완하세요. 이것은 마치 이완이 몸 전체로 천천히 퍼져 나가는 것 같습니다. 이완이 얼굴……

목…… 어깨…… 가슴 등으로 확산되고, 호흡을 할 때마다 더 깊어지고 편안해집니다.

이제 천천히 복부로 초점을 이동합니다. 복부 근육을 단단하게 하고 긴장을 유지하세요. [다섯을 셀 동안 멈추세요.] 긴장을 풀고 근육을 이완하고 천천히 깊게 호흡하세요. [셋을 셀 동안 멈추세요.] 천천히 호흡하고 몸을 자연스럽게 이완하세요.

당신의 엉덩이, 다리, 발로 넘어가서, 두 발을 모아 오려 엉덩이와 다리에 힘을 주기 시작하세요. 엉덩이와 다리의 긴장을 느끼세요. [다섯을 셀 동안 멈추세요.] 긴장을 푸세요. 이제 천천히 깊게 호흡하세요. [셋을 셀 동안 멈추세요.] 몸이 자연스럽게 이완되도록 천천히 호흡을 내뱉으세요.

다음으로, 발가락을 머리 쪽으로 향하게 해서 종아리 근육을 긴장시키세요. 종아리 근육에서의 긴장을 느껴 보세요. [다섯을 셀 동안 멈추세요.] 이제 긴장을 푸세요. 천천히 깊게 호흡을 하세요. [셋을 셀 동안 멈추세요.] 천천히 호흡하고 몸을 자연스럽게 이완하세요. 이완이 몸 전체에 지속적으로 확산되도록 다리가 깊게 이완된 몸의 나머지 부분과 하나가 되게 하세요.

마지막으로 발에 주의를 돌립니다. 계속해서 조심스럽게 발가락을 아래로 웅크립니다. 발가락에 긴장을 유지하세요. [다섯을 셀 동안 멈추세요.] 이제 웅크린 발가락을 풀고 남아 있는 긴장이 풀릴 수 있도록 발가락을 꼼지락거리며 움직입니다. 천천히 깊은 복식 호흡을 하세요. [셋을 셀 동안 멈추세요.] 천천히 호흡 이완하고 몸을 자연스럽게 이완하세요.

이제 모든 주요 근육 집단을 지나왔습니다. 호흡을 하면서 당신은 몸 전체가 점점 더 깊이 이완될수록 보다 더 즐거워진다는 것을 알게 됩니다. 머리부터 발끝까지 몸을 주시하는 순간 이완이 몸 전체에 확산되도록 하십시오. 머리…… 목…… 그리고 어깨가 이완되고…… 팔…… 그리고 손이 이완되고…… 가슴…… 그리고 등이 이완되고…… 엉덩이…… 다리…… 그리고 발이 이완됩니다. 호흡할 때마다 깊어지는 감각을 즐기세요. 이완의 파동이 머무를 때, 더 깊은 이완 상태로 흐르게 됩니다. 조용하고 평온하고 즐거움의 시간을 허락하세요. [길게 멈추세요.]

다섯을 센 후, 눈을 뜨고 이완하세요. 하지만 기분이 상쾌하고 정신은 맑아집니다. 준비, 하나…… 둘…… 좀 더 깨어나고…… 셋…… 넷…… 새롭게……다섯. 이제 각성되고 개운해집니다.

간단한 이완 훈련

하루에 두 번 깊은 이완 훈련을 실행하는 것은 스트레스에 대한 부작용을 예방하는 좋은 방식이다. 당신은 특히 업무를 하거나 학교에 있는 동안, 최적의 수준으로 스트레스를 유지하기 위해 때때로 이완 훈련으로 이득을 얻을 수 있다(제1장 참조). 예를 들어, 발표하기 전, 당신은 스트레스 수준을 유지하기 위해 이완 훈련을 원할 수 있다. 만약 당신이 근무 시간 동안 혼자만의 시간으로 5분을 낼 수 있다면, 스트레스 관리 연습 13.2를 시도해 보자. 이 연습은 복식 호흡과 점진적 근육 이완 실습을 통해 당신이 얻은 기술들을 사용한다.

스트레스 관리 연습 13.2

간단한 이완 훈련

- 문이 닫힌 사무실, 차 안, 빈 교실처럼 방해받지 않을 장소를 찾아 편안한 자세로 앉는다.
- 눈을 감는다.
- 한 차례의 느린 복식 호흡을 들이마시고, 잠시 멈추었다가, 호흡을 내쉼에 따라 긴장이 몸에서 천천히 빠져나가는 것을 느낀다.
- 머리를 왼쪽으로 천천히 두 차례 돌리고 오른쪽으로 두 차례 돌린다. 매번 완전한 원 운동을 한다.
- 이마에서 시작하여, 위에서부터 아래까지 몸을 천천히 주시하고, 긴장이 있는 영역에 주의하고 이완시킨다. 점진적 근육 이완을 사용할 때 당신이 연습한 주요 근육 집단에 초점을 두고, 얼굴과 머리로부터 시작하여 목과 어깨, 팔과 손, 가슴과 등, 복부, 엉덩이, 다리 그리고 마지막으로 발로 이동한다.
- 연속적으로 세 번의 느린 복식 호흡을 한다. 매번 잠시 멈추고 호흡을 내쉼에 따라 긴장이 몸에서 빠져나가는 것을 느낀다.
- 15초 동안 마음의 이완된 심상에 초점을 둔다.
- 마지막 한 차례의 복식 호흡을 들이마시고, 남은 긴장이 호흡을 내쉼에 따라 빠져나가도록 한다.
- 일상적인 활동들로 돌아가, 이완되고 개운해지고 기민해진 것을 느낀다.

체계적 둔감화

체계적 둔감화: 위협적인 공포를 다루는 기법으로, 가장 약한 두려움에서 시작하여 점진적으로 가장 심한 두려움까지 상상의 연속선상을 따라 심상화된 공포 이미지를 이완과 성공적으로 짝짓는 것

앞서 언급한 바와 같이, Wolpe(1958)의 체계적 둔감화 절차는 단축형 점진적 이완을 사용한다. **체계적 둔감화**(systematic desensitization)의 기본 원리는 깊은 이완 경험을 점진적으로 증가하는 심상화된 공포 시나리오(예, 발표 불안을 가진 사람에게 발표하는 것과 연관된 시나리오)와 짝짓는 것이다. 이러한 점진적으로 증가하는 심상은 가장 약한 두려움(예, 스피치 교실에 등록하는 것에 관해 생각하기)에서 시작하여 가장 심한 두려움(예, 지도자에 의해 비판적으로 평가될 수 있는 스피치 교실에서 연설하는 것)까지 위계를 형성한다. 불안 반응에 대한 불안 역조건 형성 대신 이완과 위협적 심상이 짝을 이루면서 위계가 점진적으로 올라간다. 다시 말하면, 불안이 더 친숙한 반응으로 대체된다. 심상 **역조건 형성**(counterconditioning)이 성공적이고 실제적이라면, 그것은 실생활에 일반화되어야 한다. 그러므로 성공적으로 치료된 사람이 대중 연설 같은 둔감화된 공포 시나리오에 실제로 직면하는 상황에서, 과도한 불안을 경험하지 않고 그것을 수행할 수 있어야 한다.

체계적 둔감화는 공포증 치료에 효과적인가? 그렇다. 그것은 어떤 불안 상태(Tryon, 2005), 특히 단순 공포증(제7장 참조)(Head & Gross, 2008)을 치료하는 데 효과적인 것으로 나타났다. 그렇지만, 연구는 **심상 노출**(imaginal exposure)을 사용하는 체계적 둔감화 같은 절차들이 실제 노출을 사용한 절차들만큼 효과적이지 않다고 지적한다(Choy, Fyer, & Lisitz, 2007). 예를 들어, 실제 관중에게 연설을 실행하는 것은 심상으로 연설하는 것보다 더 성공적으로 불안의 강도를 줄인다. 그러나 두려움은 행동을 마비시키고 방해할 수 있기 때문에, 어떤 사람에게는 이러한 준비 없이 두려워하는 시나리오에 직면하는 것을 시도하기보다는 실생활 공포 시나리오에 직면하는 방식으로 체계적 둔감화를 통해서 먼저 과도기적 단계를 수행하도록 동기부여를 하는 것이다.

심상 노출: 내담자를 실제 공포 대상이나 상황이 아니라 공포를 심상화한 이미지에 직면시키는 체계적 둔감화와 같은 노출 치료의 한 형태

그렇다면 체계적 둔감화 과정은 무엇인가? 체계적 둔감화의 첫 번째 단계는 단축형 점진적 근육 이완 훈련을 통해 깊은 이완에 도달하는 방법을 배우는 것이다. 다음 단계는 불안 위계를 만드는 것이다. 그 위계는 사다리의 가장 아래 칸에 가장 작은 두려운 공포 자극이 있는 공포 사다리로 생각할 수 있다. 두려움은 **주관적 고통 단위**(subjective units of distress, SUDS)라 부르는 단위에서 100점 척도로 측정될 수 있다. 가장 높은 SUDS를 유발하는 심상이 포함된 가장 높은 칸에 도달할 때까지 각 단은 SUDS에서 점진적으로 불안 증가를 유발하는 심상들로 구성된다. 일반적으로 공포 사다리에는 10~20개의 단들이 있다. 대중 연설에 대한 공포 사다리의 각 단에 놓을 수 있는 각 항목의 유형에 대한 예는 표 13.1을 보라. 공포 위계를 구성하는 것에 더해, 사람들은 체계적 둔감화를 받는 동안 필요할 때,

주관적 고통 단위(SUDS): 공포 이미지를 이끌어 내어 두려움과 고통의 양을 표시하는 체계적 둔감화를 사용한 자기 보고 측정

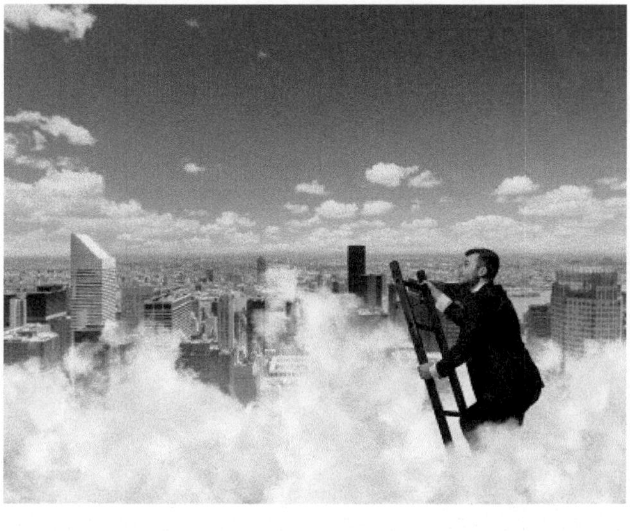

체계적 둔감화를 하는 동안 참가자는 가장 높은 수준의 고통을 유발하는 심상을 향해 상상의 공포 사다리를 오른다.

표 13.1 대중 연설에 대한 공포 위계
SUDS는 각 사건과 연관된 내담자의 주관적 고통 단위 추정치를 나타낸다.

두려운 사건	SUDS
연설하기	100
연설 5분 전	90
연설 하루 전	80
작은 친구 집단 앞에서 연설 실행하기	70
홀로 연설 연습하기	60
연설 준비하기	50
연설 발표 과제 할당 받기	40
연설 강좌 첫 날	30
연설 강좌에 등록하기	20
연설 강좌에 등록하는 것에 관해 생각하기	10

사다리를 오르기 위해 하나나 두 개의 심상을 선택해서 사용할 수 있다. 치료자와 작업하면서 내담자는 더 깊은 이완 상태에 도달하기 위해 단축형 점진적 근육 이완을 사용함으로써 첫 번째 체계적 둔감화 회기를 시작하게 된다. 그다음 치료자는 공포 사다리의 가장 낮은 단의 심상으로 시작하는데, 가능한 한 실제적으로 그 장면을 상상하도록 내담자를 유도한다. 불안이 느껴질 때, 내담자는 손가락을 들어 올리는 것으로 치료자에게 신호를 보낸다. 내담자가 신호를 보내면 치료자는 이완 장면들 중의 하나를 변경시키도록 한다. 만약에 공포 장면에 의해서 불안이 유발되지 않는다면, 내담자는 10초 동안 그 심상을 유지한다. 더 깊은 이완을 경험하기 위해 잠깐 휴식을 취한 후에, 치료자는 공포 사다리의 다음 단에 오르도록 내담자를 안내하기 전에 그 장면을 반복할 것이다. 흔히 한 회기당 세 개나 네 개의 단 이상을 오르지는 않는다. 전형적으로 둔감화 회기는 15~30분 이상을 지속하지 않는다. 왜냐하면 긴 시간 동안 집중된 이완 상태를 유지하기 어렵기 때문이다(Prochaska & Norcross, 2010). 치료자는 흔히 그 장면이 성공적으로 완성되었을 때 회기를 종료할 것이다.

다음 회기는 성공적인 장면으로 시작해서 점차적으로 공포 사다리의 더 높은 단으로 올라간다. 충분한 회기를 거쳐, 성공적인 내담자는 가장 높은 칸에 도달하여 그 장면을 상상하는 동안 이완 상태를 유지할 수 있다. 다음으로, 내담자들은 과도한 불안을 경험하지 않고 사다리의 가장 높은 단에 오르는 자신의 궁극적인 목표에 도달하기 위해 실생활에서의 위계를 통해 서서히 이동하도록 고무된다.

자생 훈련

독일 정신의학자이자 신경학자인 Johannes Heinrich Schultz(1884~1970)는 임상적 최면 작업에서 파생된 새로운 이완 기법으로 자생 훈련을 개발하였다. **최면 상태**(hypnotic state)는 피암시성의 증가로 구별되는, 수면과 같은 특성을 지니면서 깨어 있는 의식의 변경된 상태이다. 이 용어는 그리스 수면의 신 히프노스(Hypnos)라는 단어로부터 유래되었다. 그러나 "최면 상태"가 깨어 있는 상태나 수면 상태와 같이 특징적인 정신생리학적 표시(예, 뇌파 검사적 파동 형태)에 의해 정의되는 독특한 상태가 아니라, 초월 상태와 연관된 문화 스크립트의 유형인 기대 상태로 구성되어 있다는 것에 주목해야 한다(Karlin, 2007). 최면술사에 대한 영화적 이미지는 환자에게 있어서 거의 마법의 능력을 가진 사람이다. 최면술사는 초월 상태를 유도하고 암시를 통해 환자에게 영향을 준다. 환자가 최면 상태에 들어가는 것은 최면 치료자의 기술과 힘에 전적으로 의존한다. 그렇지만 이러한 묘사는 정확한가?

최면 상태: 수면과 같은 특성을 지니면서 깨어 있는 의식의 변경된 상태로 피암시성의 증가에 의해 구별된다.

Schultz에 따르면 그렇지 않다. Schultz의 신념에 관한 영감은 19세기의 마지막 10년 동안 수행된 Oskar Vogt의 연구에서 나왔다. Vogt는 수면과 최면 분야의 베를린 협회에서 활약한 유명한 뇌 생리학자였다. Vogt가 놀랄 정도로, 그의 최면 환자들 중 일부는 스스로를 자기 최면 상태에 이르는 방법을 배웠다. 그의 환자들은 다양한 단기간 정신 운동을 적용하여 최면에 성공하였다. 그들이 유도한 **자기 최면 상태**(autohypnotic state)는 근육 긴장과 두통 같은 체성 스트레스 반응을 예방하는 데 유익하였다. 따라서 Schultz는 다음과 같은 결론을 내렸다. (1) 환자들은 자기 최면 상태를 달성함으로써 스트레스적인 상태에서 자기 관리를 할 수 있었다. (2) 환자들은 항상 이 상태를 통제할 수 있었다. 궁극적으로 그는 환자가 가지고 있는 초월 상태의 문을 개방하는 것은 환자이지 최면술사가 아니라고 믿었다. Schultz의 목표는 환자가 문의 열쇠를 받고 Vogt의 환자들에게서 관찰된 것과 유사하게 회복 상태에 들어가기를 바랄 때 그것을 사용하는 방법을 만드는 것이다. 그의 방법이 자체 생성되었음을 나타내기 위해 그리스어 *autos*(자기)와 *genos*(발생)를 결합하여 자생이라 불렀다.

자기 최면 상태: 자체 생성 최면 상태

Schultz의 기법은 자기 최면의 형태와 수동적 집중력의 방법 두 가지 모두로 기술된다. 방법의 주요 초점은 자율신경계에 있다. 자생을 사용할 때 수련자는 그것을 강요하기보다는 경험이 발생하도록 허용한다. 따라서 **자생 훈련**(autogenic training)은 자율신경계에 중심이 되는 자기 최면이나 수동적 집중력을 통해 깊은

자생 훈련: 자율신경계에 집중하기 위해 자기 최면/수동적 집중을 사용하는, Schultz가 개척한 깊은 이완 전략

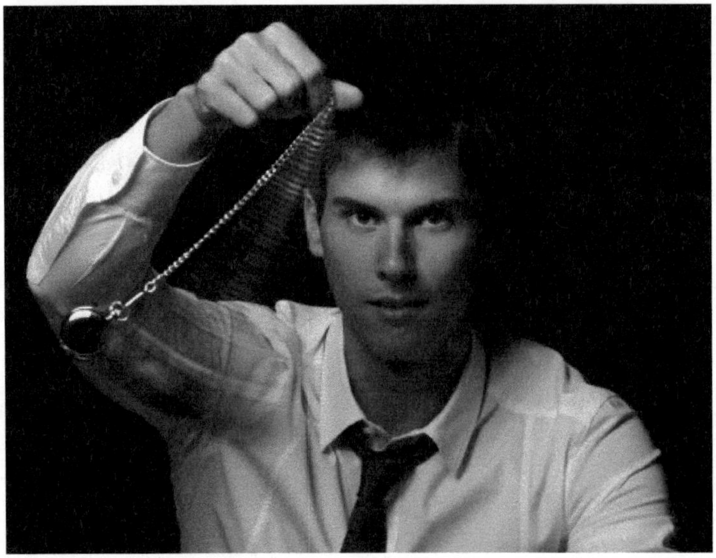

최면술사에 대한 영화 이미지는 환자에게 있어서 거의 마법의 능력을 가진 사람이다. 이러한 이미지가 정확한가?

이완 방법을 배우는 것이 포함된다. 이는 체성신경계의 거대한 근육 집단을 긴장시키고 이완시키는 능동적 전략을 사용하는 Jacobson의 점진적 이완 훈련과 대비된다. 궁극적으로, 두 가지 모두는 유사한 깊은 이완의 최종 상태에 도달할 것 같다. 초점에 있어서 이러한 차이에도 불구하고, 이 두 가지 방법을 통해 도달한 이완 상태에 대한 전반적인 생리적 패턴의 차이를 증명하는 연구는 거의 없다. 예를 들어, Linden(2007, p. 154)은 관련 문헌을 검토한 후에 "불행하게도, AT[자생 훈련]에 관한 효과 특이성을 나타내는 출판된 연구가 거의 없다."라고 기술하였다. 그렇지만 몇몇 연구들은 점진적 근육 이완을 통해 달성한 것보다 자생 훈련 동안 더 크게 심박률이 감소하고 호흡률이 더 느려진다고 보고하는 점에서 차이를 보여 주었으며, 이는 포괄적으로 일반화하기에는 충분하지 않지만 자생 훈련의 더 많은 초점이 자율신경계에 맞추어져 있다는 것을 보여 준다.

Schultz의 첫 번째 책인 『자생 훈련(*Autogenic Training*)』은 그의 모국어인 독일어로 1932년 출판되었지만, Wolfgang Luthe가 1963년 『미국심리요법 저널(*American Journal of Psychotherapy*)』에 그것을 영문으로 소개하기 전까지는 미국 독자에게 알려지지 않았다. 따라서 Schultz의 방법은 점진적 이완에 비해 미국에 늦게 알려지게 되었다. 오늘날 자생 훈련은 점진적 이완이 초창기 미국 출신에게 편중된 북미에서보다는 유럽과 일본에서 훨씬 더 유명하다. Schultz는 오랜 시간에 걸친 전문가로서의 삶 동안, Luthe와 6권의 시리즈를 공동 작업한 것을 포함하여 400편이 넘는 출판물을 저술하였다(Linden, 2007).

Schultz는 상이한 신체 체계에 초점을 둔 6가지 공식 또는 훈련법을 개발하였다. 수련자가 초점을 둔 신체적 감각은 최면 상태 동안 자연스럽게 발생하는 것이다. 그것들은 이론적으로 도출된 것이 아니지만 오히려 초월 상태이거나 깊게 이완한 상태일 때 환자 자신의 경험에서 보고된 것에 근거한다. 예를 들어, Schultz는 최면 환자에 의해 가장 공통적으로 보고되는 두 가지 감각 유형은 무거움과 따스함이었다는 것에 주목하였다. 따라서 그는 무거움과 따스함의 감각을 강조하는 자기 암시를 언어적 공식에 통합하였다. 자생 수련자는 6가지 공식에 초점을 두고 암송해야 한다. 이것들은 다음과 같다(Linden, 2007, p. 163).

- 무거움(근육 이완): "팔과 다리가 무겁다."
- 따스함(혈관 확장): "팔과 다리가 기분 좋게 따뜻하다."
- 심장(심장 조절): "심장은 차분하고 규칙적으로 뛴다."
- 호흡(호흡 조절): "그것은 나를 숨쉬게 한다."
- 내장(내장 기관 조절): "태양 광선이 흐르고 따스하다."
- 머리(이마를 시원하게 함): "이마가 시원하다."

각 진술문이 여섯 번 반복되고 단어는 조용히 한 번씩 이어진다. 수련자들이 이 과정을 촉진할 수 있도록 시각적 이미지를 사용할 수 있다. 예를 들어, 수련자의 따스한 감각을 촉진하기 위해 태양 아래 해변에 누워 있는 것, 따스하게 목욕하는 것, 또는 모닥불에 손을 쬐고 있는 것을 상상할 수 있다(Norris, Fahrion, & Oikawa, 2007). 자생 훈련 회기의 끝에 수련자는 주먹을 쥐고, 팔을 구부리고, 깊게 호흡하며, 그리고 눈을 떠서 정상적으로 깨어 있는 상태에 이르도록 지시받는다.

각 공식은 특정 신체 표적과 그와 연관된 감각들을 갖는다. 무거움 공식은 근육 이완에 초점을 둔다. 기분 좋은 따스한 감각은 이완을 발생시키는 혈관 확장과 연관된다. 심장 조절은 비록 심박은 훨씬 더 느리게 뛰지만 규칙적인 것을 강조하기 위해 설계되었다. "그것은 나를 숨쉬게 한다."라는 이상한 구문은, 그것을 강요하기보다는 자연스럽게 호흡이 일어나도록 하는 연습의 수동적 성질을 강조하기 위한 것이다. 내장 운동에서, 수련자는 신체의 기관에 퍼진 따스한 광선이 있는 복강 신경총(가슴뼈 아래에 위치한 복부 내장의 신경 연결망)의 이미지에 초점을 둔다. 마지막으로, 시원한 이마 경험은 이마에 시원한 천을 놓아 이완 효과를 반복하는 것이다. 훈련받는 사람들은 무거움 공식으로 시작하여 이전에 기록된 순서로 점진적으로 새로운 공식이 추가되는 대략 8주에 걸쳐 연속적으로 각각의 과정을 배운다.

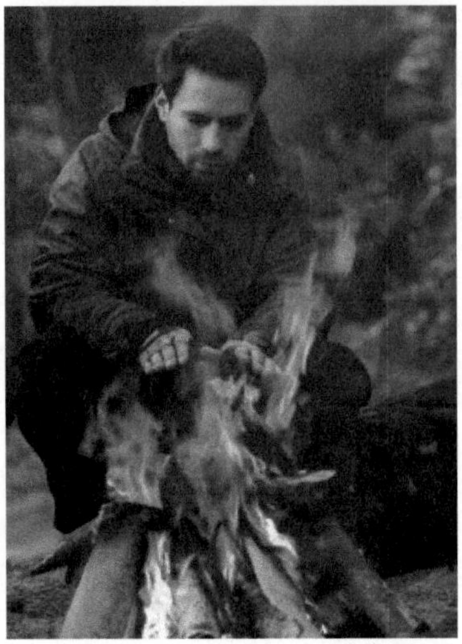

ⓒ bikeriderlondon/shutterstock.com

모닥불에 손을 쬐고 있는 자신을 상상하는 것은 손이 따뜻해지는 과정을 촉진할 수 있다.

이 공식들과 자기 암시는 최대 이완 효과에 도달할 수 있도록 규칙적으로 실습되어야 한다. 훈련자는 종종 피훈련자가 학습 과정을 용이하게 할 수 있도록 일지 작성을 권고한다. 자생 훈련은 개별 훈련도 하지만 보통 집단으로 실시한다. 점진적 근육 이완 훈련과 같이 자생 훈련도 단축형과 수정형이 소개될 수 있다. 예를 들어, 자생 훈련은 때때로 그 효과를 증가시키기 위해 바이오피드백(제14장 참조)과 결합된다. 사용되는 특정 구문은 약간 변경될 수 있고 횡격막 호흡 또한 이완을 증가시키기 위해 소개될 수 있다. 대체로 자생 훈련은 효과적인가?

어떤 사람들은 훈련에 잘 반응하지만 다른 사람들은 변화되지 않거나 심지어는 악화되기까지 하는 등, 자생 훈련에 대한 반응에는 많은 다양성이 있다(Linden, 2007). 점진적 이완 훈련에서처럼, 몇몇 사람은 불안 반응을 보인다. 이 불안 반응들은 "자생 방전(autogenic discharges)"으로 알려진 "간대성 경련(myoclonic jerks), 연축(spasms), 경련(twitches), 가만히 있지 못함"의 형태로 나타날 수 있다(Linden, 2007, p. 157). 불안은 이완 경험에 친숙하지 않거나, 통제 상실에 대한 걱정으로 야기될 수 있다. 불안에 대한 쟁점들이 성공적인 훈련을 위해 일어난다면 다룰 필요가 있다.

Stetter와 Kupper(2002)는 자생 연구에 대한 가장 종합적인 메타 분석적 평론을 수행하였다. 그들의 평론은 영어가 아닌 언어로 출판된 연구를 포함한 60개의 통제화된 시행으로 되어 있다. 저자들은 자생 훈련이 일반적으로 통제 집단과의 비교에서 생물학적 지표와 심리적 지표에서 중간 정도의 효과 크기를 산출했다는 것을 확인하였다. 스트레스 관련 장애들에서, Stetter와 Kupper(2002)는 몇몇 연구들이 긴장성 두통, 편두통, 천식, 레이노병(제14장에서 자세히 논의되는 손과 발의 순환 장애)에 대해 중간 정도의 이점 효과를 발견했다고 보고하였다. 그들은 또한 자생 훈련이 수면 장애를 치료하고 불안을 줄이는 데 중간 정도로 효과적이었음을 확인하였다.

개별 연구는 불안 감소에 관한 자생 훈련의 혜택을 예시한다. Kanji, White와 Ernst(2006)는 영국에서 93명의 간호 학생에 대한 무선화된 통제 연구를 수행하고 8주 자생 훈련 집단 참가자들은 위약 집단 개인들과 대기 목록 통제 집단보다 불안, 심박률 및 혈압이 더 낮아졌다는 것을 확인하였다.

자생 훈련은 불안을 줄이는 데 점진적 근육 이완만큼 효과적인가? 최근 메타 분석 평론(Manzoni et al., 2008)에서 점진적 근육 이완과 명상(제14장 참조)은 모두 불안 감소에 있어서 자생 훈련보다 더 효과적임을 발견하였다. 따라서 자생 훈련이 불안 감소를 위한 가장 좋은 깊은 이완 방법이 아닐 수 있지만, 만약 수련자가 점진적 근육 이완이나 명상 훈련에 잘 반응하지 않는다면 실행 가능한 대안이다. 만약 당신이 몇 가지 자생 훈련을 해 보고 싶다면 스트레스 관리 연습 13.3을 시도하라.

유도된 심상 이완

우리 마음속의 검치호가 투쟁 또는 도피 스트레스 반응을 만들어 낼 수 있다면, 분명히 우리 마음의 고요한 해변, 푸른 산, 호수 및 매력적인 정원은 이완 반응들을 만들 수 있다. 이것이 유도된 심상 이완의 원리이다. **유도된 심상 이완**(guided imagery relaxation)을 할 때, 새로운 세계, 즉 우리의 상상의 세계로 우리를 데려가는 편안한 감각으로 가득 찬 심상과 각본을 생성하도록 언어를 사용한다. 이러한 심상 세계에 몰입을 경험하기 위하여, 우리를 안내하는 언어로 종종 스크립트를 사용한다. 이러한 스크립트는 편안한 느낌을 점화하는 동안 우리의 오감을 완전히 사용하는 생생한 심상을 담고 있다.

유도된 심상 이완: 상상 속의 새로운 세계로 참가자들을 이끌 수 있는 감각이 가득 찬 이미지와 시나리오로 이완을 생성하기 위한 언어를 사용하는 깊은 이완 전략

이 장 초반부에 April을 한적하고 따스한 해변으로 데려가는 Crystal의 스크립트를 회상할 수 있는가? April은 하얀 모래 해변의 시각적 경험, 해변을 향해 천천히 밀려오는 멀리서 부서지는 파도 소리, 그녀의 몸을 따뜻하게 하는 태양 광선과 따뜻한 모래 느낌 및 소금기 냄새 그리고 입술에서의 맛을 상상하도록 안내되었다. 따라서 Crystal은 새로운 심상 세계에 온전히 빠질 수 있는 감각 경험의 무지개를

스트레스 관리 연습 13.3

자생 훈련

그것들에 대한 예로 두 가지의 자생 훈련(예, 공식)을 해 보고 싶은가? 이것은 그 진행을 가속화하지만, 그것은 연습이 어떤 것인지에 대한 아이디어를 줄 수 있다. 자생 훈련에서 권장되는 시작하는 문장은 오른손잡이라면 "나의 오른팔이 무거워진다" 또는 왼손잡이라면 "나의 왼팔이 무거워진다"이다. "나의 오른팔이 무거워진다"를 천천히 조용하게 여섯 번 반복하고 "나는 평온함을 느낀다"라는 문장을 뒤이어 한 다음 이를 반복한다. 다음으로, "나의 오른팔이 따뜻하다"라는 문장을 시작한다. 태양 광선, 따뜻한 목욕, 모닥불과 같은 따뜻함에 대한 유쾌한 이미지를 시각화하기를 원할 수도 있다. "나의 오른팔이 따뜻하다"라는 문장을 여섯 번 반복하고 "나는 평온함을 느낀다"라는 문장을 뒤이어 한 다음 이를 반복한다.

이제 편안한 자세로 눈을 감고 조용하게 1분 동안 "무거운" 연습을 한 다음 1분 동안 "따뜻한" 연습을 조용히 반복한다.

어떻게 느꼈는가? 팔에서 무거움과 따뜻함의 감각을 경험할 수 있었는가? 따뜻함의 감각이 흐르거나 넘치는 것을 알았는가? 그렇다면, 그것을 팔에서 혈액 흐름의 변화와 연결시킬 수 있다. 이 연습을 좋아한다면, 준비되었을 때 다른 자생 문구를 추가함으로써 서서히 그것을 구축할 수 있다. Kanji(1997, pp. 163-164)가 자생 훈련에 관해 기록한 바와 같이, "처음에 공식에 관한 수동적 집중은 30~60초 이상 지속되지 않아야 하며 표면적 이완만을 유도해야 한다. 시간은 깊은 이완 증가와 함께 10~15분까지 점진적으로 증가된다."

April에게 소개하였다. 게다가 Crystal은 April의 한적한 해변에 편안함과 안전함을 더하기 위해 **평화롭게**, **고요하게**, **부드럽게**, **안전한**, **보호된**, **이완된**과 같은 단어를 사용하였다.

유용하거나 치유적인 심상 기반 암시를 만들기 위해 스토리텔링과 은유를 사용하는 개념은 세계의 주요 종교와 아메리카 인디언에 의해 실행된 것과 같은 고유 전통 및 전통적인 중국 의학에서 오래되고 깊은 전통을 갖고 있다(Utay & Miller, 2006). 이 방법이 몇천 년 동안 실행되어 왔지만, 심리학자들은 Joseph Wolpe가 체계적 둔감법에 공포 심상의 사용을 통합한 20세기 중반에서야 뒤늦게 그것을 차용하였다. 오늘날, 다양한 **긍정적인 유도된 심상**이 상담과 심리 치료에 사용된다. 그것들은 또한 스포츠 훈련뿐만 아니라 행동의학 응용 프로그램에 사용된다.

유도된 심상은 이완과 스트레스 감소를 촉진하기 위해 상담 맥락에서 주로 사용된다. 그것은 또한 통찰을 조장하거나 내담자들이 더 긍정적인 미래를 시각화하는 데 도움이 될 수 있다. 행동의학 응용 프로그램에서, 유도된 심상은 때로 통증을 줄이고, 건강 관련 삶의 질을 향상시키고 또는 그들의 면역계를 강화하고 치료를 촉진하기 위해 의학적 환자를 돕는 데 사용된다. 예를 들어, King(2010)은 암 통증이 있는 환자의 관련 문헌에 대한 자신의 평론에서 유도된 심상이 암 관련 통증을 줄이는 데 있어서 전통적인 치료에 대한 보조도구로서 가능성을 가지고 있다는 연구 결과가 있다고 결론 내렸다. 그러나 그녀는 이 영역의 연구가 제한되었고, 표본 크기가 작으며, 일반적으로 방법론적인 질이 낮다는 점을 언급하였다. 따라서 그녀는 "GI[유도된 심상]가 암 통증으로부터 고통 받는 모든 환자들에게 도움이 될 것이라고 명확하게 권고하는 것"을 망설였다(King, 2010, p. 105).

다음 연구는 통증과 관련된 의학적 상태의 다른 유형과 이러한 문제 중 일부를 보여 준다. Baird와 Sands(2006)는 고통스러운 상태의 골관절염을 앓고 있는 28명의 여성 노인 환자들을 두 집단으로 무선 할당하였다. 한 집단의 환자들은 이완이 포함된 12주의 유도된 심상 프로그램을 받았다. 다른 집단은 치료 없는 통제 집단이다. 두 집단 모두 자신의 증상들을 기록하는 매일 일지를 작성하였다. 프로그램이 완료되었을 때, 유도된 심상 집단의 환자들은 통증과 활동성의 지표들을 포함하는 도구인, 건강 관련 삶의 질에서 증가를 보였다. 통증과 활동성 점수를 통계적으로 통제한 후에도, 그 효과는 여전히 존재하였는데, 이는 이러한 영역에서의 향상만으로 제한되지 않음을 시사한다. 이 연구는 표본 크기가 작고 위약 통제 집단의 부재로 인해 한계가 있다. 그렇지만 이완을 포함한 유도된 심상이 건강 관련 삶의 질을 잠정적으로 향상시키기 위해 통증이 있는 의학적 환자들에게 어떻게 적용될 수 있는지를 암시하고 있다.

유도된 심상이 고통을 경감시킴으로써 면역계 반응을 상승시킬 수 있음을 암시하는 연구 결과들이 있다(Trakhtenberg, 2008). 그렇지만, 이 영역의 연구는 부족하고 종종 이완 중재와 심상 중재가 혼동되어 있다. 85개의 연구에 대한 메타 분석(Miller & Cohen, 2001)은 이완이 총 타액 면역 글로불린 A(salivary immunoglobulin A, sIgA) 농도와 안정적으로 연관되어 있지만 다른 스트레스 관련 면역학적 지표(예, 자연 살생 세포)와는 일관성 있게 관련되지 않는다는 것을 발견하였다. 비록 이 메타 분석 평론이 유도된 심상을 구체적으로 다루지는 않았지만, 최면이 면역계 반응성과 가장 일관된 관련성을 가진 이완 관련 중재라는 것을 보여 준다. 최면은 전형적으로 심상 관련 감각 경험을 유발한다는 점에서 유도된 심상과 일부 중첩된다. 그러나 최면이 면역계에 영향을 미친다면, 이완 유도를 통해서인지 또는 특정한 심상 기제를 통해서인지 그에 대해서는 알려지지 않았다. 전반적으로 보면, 유도된 심상이 면역계를 조절할 수 있다는 연구 결과는 매우 적다. 어떠한 명확한 결론을 내리기 전에 더 높은 수준의 방법론적 연구가 요구된다.

스포츠 수행을 향상시키기 위해 정신적 심상 시연을 사용하는 것은 강한 경험적 지지 기반을 가지고 있다(Taktek, 2004; Vealey & Greenleaf, 2006). 예를 들어, Vealey와 Greenleaf(2006, p. 312)는 관련 문헌을 평론한 후 "다음의 스포츠 기술 향상은 정신적 실행을 통해 입증될 수 있다. 농구 슈팅, 배구 서브, 테니스 서브, 골프, 축구 플레이스 킥(공을 땅에 놓고 차는 것, 역주), 피겨 스케이팅, 수영 출발, 다트 던지기, 알파인 스키, 가라테 기술, 운전, 트램펄린 기술, 달리기 시합, 춤, 바위 타기, 필드하키 수행"이라고 기술하였다. 수많은 국부적인 대뇌 혈류 연구들은 정신적 심상과 신체적 실행이 유사한 뇌 영역의 활성화를 포함하고 있음을 지적한다(Taktek, 2004). 운동 신경의 움직임과 연관된 뇌 영역인, 소뇌는 특히 "정신적 심상 동안 운동 프로그램의 형성과 신체적 실습 동안 그 프로그램의 실행에" 참여하는 것으로 나타났다(Taktek, 2004, p. 108). 예를 들면, 뇌에서 운동 기술에 대한 정신적 심상과 신체적 실행 간에 어떠한 동등한 수준이 있었을 것이고, 이는 정신적 심상의 사용을 통해 운동 수행의 향상을 설명할 수 있을 것이다.

깊은 이완을 촉진하기 위해 유도된 심상 사용하기

유도된 심상을 사용하여 이완되기 원한다면, 가장 편리한 방법은 편안한 자세를 취하고 유도된 심상 스크립트 녹음을 듣는 것이다. 당신 자신만의 스크립트를 쓰고, 그것을 녹음하거나 상업적으로 만들어진 것을 구매할 수도 있다. 자신의 스크립트를 작성할 때 얻을 수 있는 한 가지 이점은 개인의 취향에 맞출 수 있다는 것이다. 어떤 사람은 이완을 찾을 수 있는 시나리오가 다른 사람에게는 효과가 없거나 심지어는 스트레스를 유발할 수도 있다. 대부분의 유도된 심상은 열대 지방의 섬, 멀리 있는 해변, 꽃밭, 상록 숲, 눈 덮인 산의 경치 또는 평화로운 강이나 호수 같은 조용한 자연 환경으로 당신을 데려간다. 다음은 Charlesmwoth와 Nathan(1985)이 작성한 호수 심상 스크립트의 예이다.

> 물은 호숫가를 따라 아슬아슬하게 찰싹거린다. 당신은 거기에서 묶여 있는 작은 배를 본다. 당신은 배에 타서 바닥에 있는 담요를 발견한다. 이제, 당신은 부드러운 담요 위에 누워 있고, 배는 천천히 풀린다. 당신은 조용히 얕은 호수를 떠다닌다. 배는 물의 움직임에 따라 부드럽게 흔들리고, 계속해서 떠다닌다. 배는 계속 표류하며 흔들리고 살랑거린다.
>
> 혼자서 배를 타고 있는 동안 호수는 천천히 강으로 흐른다. 다시 한 번 햇살의 따뜻함을 느껴라. 당신이 계속해서 표류하는 동안 부드러운 산들바람이 분다. 당신은 이완되고

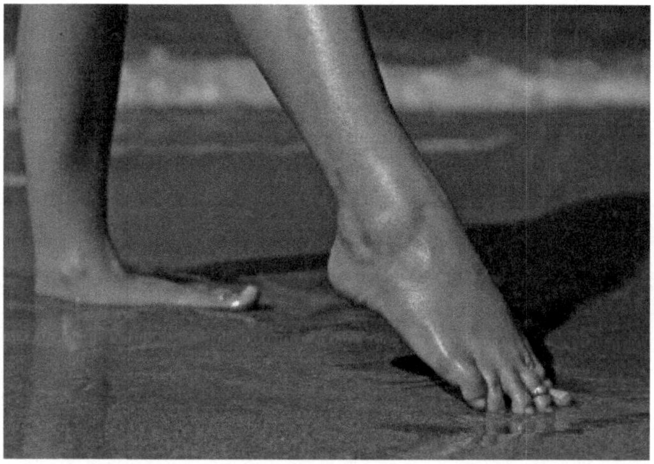

유도된 심상 시나리오를 만들 때, 촉감을 포함한 감각들을 가능한 한 많이 포함시켜야 한다는 것을 기억하라. 예를 들어, 따뜻한 젖은 모래 속에 발가락을 넣을 때의 느낌을 상상할 수 있는가? 젖은 해변을 따라 걸으며, 발가락으로 모래를 짓눌러 뭉그러뜨릴 때의 느낌은 어떠한가?

평화로우며, 차분함을 느낀다. 부드럽게 흔들리는 살랑거림에 당신은 평화로운 기분이 든다. 모든 것이 잘되고 있다. 배가 앞뒤로 부드럽게 움직임에 따라 당신의 이완 상태는 점점 더 깊어질 것이다.

당신은 점점 더 깊은 이완감에 빠져든다. 계속 빠져들면서, 자연의 소리를 자각한다. 부드러운 산들바람, 넘실거리는 물 그리고 물가의 새들과 동물들. 바람이 그들의 유쾌한 향기를 제공함으로써 풀과 꽃들의 냄새를 맡는다. 당신은 매우 천천히 그리고 부드럽게 작은 배가 물가로 쓸려올 때까지 매우 깊은 평화로움과 기분 좋은 느낌에 점점 더 깊게 빠져든다. 당신은 아주 완전하고 온전한 이완 상태를 유지한다(p. 116).

얕은 호수에 배가 떠 있는 이완 경험에 대해 기술된 유도된 심상 시나리오처럼, 대부분의 유도된 심상 시나리오는 혼자만의 경험들이다. 덜 공통된 주제는 다음의 시나리오와 같이 다른 사람과 함께 이완하는 참가자들을 포함한다. “당신을 안전하고, 행복하고, 편안하게 만드는 하나 이상의 긍정적인 사람들에게 둘러싸여 있는 자신을 상상하라”(La Roche, Batista, & D’Angelo, 2011, p. 50). 비록 덜 일반적이지만, 어떤 사람은 혼자만의 고독한 주제보다는 사람과 관련된 주제들에서 더 편안함을 발견할 수도 있다.

유도된 심상 녹음을 듣거나 읽을 때, 상상 세계에 완전히 몰입하도록 하라. 당신이 원하지 않는 사고나 심상이 있다면, 강물에 빠진 나뭇잎처럼 당신의 의식을 통과해서 지나가도록 하라. 그것들과 싸우려고 애쓸 필요 없이 오히려 단지 이완된 심상에 다시 초점을 맞추고 그 과정을 계속하라. 당신 자신의 유도된 심상 시나리오를 만들고자 한다면, 스트레스 관리 연습 13.4를 시작하라.

스트레스 관리 연습 13.4

개별적으로 유도된 심상 이완 스크립트 만들기

당신에게 의미 있고 편안함을 주는 심상 장면을 선택하라. 얕은 호수에 떠 있는 배 시나리오처럼, 당신을 기쁘고차분하며 이완된 세상으로 안내하는 세 개의 문구를 작성하라. 예를 들면, 당신은 평화로운 자연 경치나 긍정적인 사람들에게 둘러싸여 있는 장면을 선택할 수 있다. 당신의 심상을 만드는 데 있어서, 가능한 한 다양한 많은 감각들을 포함하라. 예를 들면, 다음과 같은 것들을 고려하라.

1. **시각: "나는 ~을 본다."**
2. **후각: "나는 ~ 냄새를 맡는다."**
3. **청각: "나는 ~을 듣는다."**
4. **촉각: "나는 ~을 느낀다."**
5. **미각: "나는 ~을 맛본다."**

당신의 스크립트를 완성한 후, 누군가에게 편안한 장소에서 그것을 당신에게 읽어 주도록 하라. 만약 당신의 스크립트로 행복하다면, 스크립트가 15~20분 정도 지속되도록 점차적으로 더 많은 문구를 첨가하라. 당신의 스크립트를 녹음하고 점진적 근육 이완이나 자생 훈련에 대한 대안적인 깊은 이완 전략으로 그것을 사용하라.

요약과 개념 정리

- 점진적 근육 이완, 자생 훈련, 유도된 심상 이완은 깊은 이완 전략으로 알려져 있다.
- 깊은 이완 전략들은 항상성 균형을 회복하고 스트레스의 해로운 효과를 낮추도록 도울 수 있다.
- 깊은 이완의 회복 효과는 수면과 다르기 때문에 서로 다른 기능을 제공한다.
- 점진적 근육 이완은 신체의 주요 근육 집단을 긴장시키고 이완함으로써 이루어진다.
- 점진적 근육 이완은 불안을 관리하는 가장 효과적인 이완 전략 중 하나이다.
- 오늘날에는 단축형 점진적 근육 이완 훈련을 주로 사용하고 있다.
- 충분한 점진적 근육 훈련을 하기 위한 방법은 16개 근육 집단에서 4개로 줄일 수 있고 결국에는 근육을 긴장시킬 필요 없이 이완에 도달하기 위해 단서 단어와 숫자 세기를 사용할 수 있다.
- 점진적 이완 훈련에서의 잠재적 쟁점들에는 편안함, 경련, 수면, 불안 및 자의식이 포함된다.
- 체계적 둔감화는 단계적인 심상 공포 시나리오와 짝을 이루고 있는 깊은 이완을 유도하기 위해서 단축형 점진적 근육 이완 기법을 사용한다.

- 체계적 둔감화와 같은 심상 노출 기법은 단순 공포증을 치료하는 데 효과적이지만, 실제 노출만큼 효과적이지는 않다.
- 자생 훈련은 자율신경계에 중점을 둔 자기 최면이나 수동적 집중을 통해 깊은 이완에 도달한다.
- 자생 훈련은 스트레스에 대한 부정적 심리생리적 효과를 줄이고, 수면 장애를 치료하고, 불안을 감소시키는 데 약간의 효과를 가지고 있다.
- 유도된 심상 이완은 편안한 감각으로 가득 찬 심상과 각본을 만들기 위해 언어를 사용한다.
- 유도된 심상은 이완과 스트레스 감소를 촉진하는 상담에서, 의학적 환자의 통증을 줄이고 건강 관련 삶의 질을 향상시키고 또는 면역계를 강하게 하고 치유를 촉진하고자 하는 행동 의학에서, 그리고 운동 수행을 향상시키기 위한 스포츠에서 사용된다.

비평적 사고 질문

1. 깊은 이완 상태는 어떤 방식으로 수면 상태와 다른가? 각 상태는 어떤 방식으로 서로 다른 회복 기능을 제공하는가? 스트레스를 관리하는 도구로서 그것들은 어떻게 유사하고 어떻게 다른가?
2. 최면 상태는 깊은 이완 상태와 어떻게 유사하고 어떻게 다른가? [힌트: 빙빙 도는 탁발 수도승(이슬람교에서 황홀상태에서 빙글빙글 돌거나 격렬하게 춤추거나 노래 부르는 등의 법열적 의식을 행하는 수도승, 역주)에 대한 일부 연구를 수행하고 그들이 트랜스 상태에 있는지 확인한다. 그렇다면, 그들은 이완되었는가?]
3. 심상은 어떻게 이완 효과를 달성할 수 있는가? 자생 훈련에서 심상은 얼마나 중요한가? 당신은 자생 훈련에서 사용되는 따뜻함과 무거운 팔과 다리의 감각들이 왜 이완과 최면 상태에 공통으로 연관되어 있나고 생각하는가?
4. 당신이 발견한 가장 편안한 심상 주제는 무엇인가? 이 주제에 대해서 당신이 가지고 있는 연상은 무엇인가? 다른 사람들에게도 편안함이 유지될 수 있는 주제는 무엇인가?
5. 이 장에서 언급된 세 가지 깊은 이완 전략 중 당신에게 가장 매력적인 것은 어떤 것인가? 왜 그런가? 당신이 규칙적으로 깊은 이완 연습을 하기 위한 중요한 세 가지 요인은 무엇인가?

주요 용어와 개념

근육 감각 자각	역조건 형성	자생 훈련	체계적 둔감화
깊은 이완 전략	유도된 심상 이완	점진적 근육 이완(PMR)	최면 상태
심상 노출	자기 최면 상태	주관적 고통 단위(SUDS)	

제 14 장

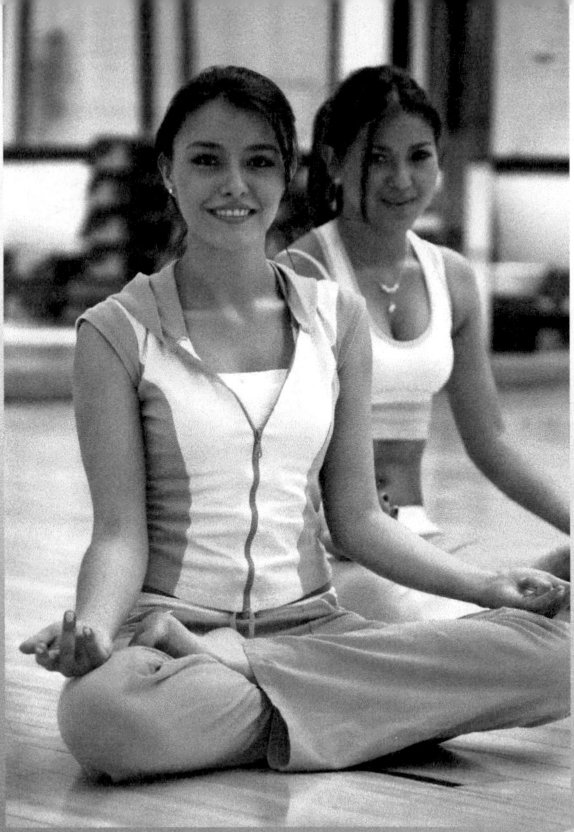

© Andresr/Dreamstime.com

명상의 씨앗을 심고 평화의 열매를 수확하라.

~REMEZ SASSON

명상, 요가 및 바이오피드백

역사적 관점

명상

● **통찰 연습 14.1**
명상 실습

▣ **스트레스 관리 연습 14.1**
만트라 명상

▣ **스트레스 관리 연습 14.2**
마음챙김 명상

바이오피드백

역사적 관점

영국 맨체스터 대학교의 내과 의사이자 정신과 전문의인 J. Hoenig 박사는 1968년 『요가 수행자에 대한 의학적 연구(*Medical Research on a Yogi*)』라는 제목의 논문에서 인도 Bangalore 지역의 Shri S. R. Krishna Iyengar라는 인도의 요가 수행자에 대한 연구를 기술하였다. 그는 당시 나이 48세, 키 167㎝, 체중 54㎏인 하타 요가 수행자였다. 며칠 동안 땅속에 묻혀 지내는 것을 비롯하여, 호흡 연습과 명상을 통해 요가 수행자가 수행하는 놀라운 위업에 대해서 들은 Hoenig 박사는 이러한 주장이 과연 정확한지 의학적으로 기록하고 과학적으로 검증하는 최초의 의사가 되고 싶어 하였다.

Hoenig 박사와 요가 수행자, 그리고 전(全)인도정신건강협회는 요가 수행자가 1㎥ 이하의 공간에 들어간 채로 땅속에 묻혀 있는 동안 그의 신체를 생리적 기록 장치로 관찰하는 실험에 동의하였다. 요가 수행자는 36시간 동안 땅속에 묻혀 있겠다고 제안하였지만, 9시간조차도 매우 위험하다고 생각한 실험자들은 결국 9시간으로 합의를 보았다.

며칠 전에 철저한 의학적 검사를 실시한 후, 요가 수행자는 표범 가죽을 허리에만 두르고 몸에 전선을 부착한 채 구덩이에 들어가 사바사나(Shavasana) 자세 또는 시체 자세로 알려진, 바닥에 등을 대고 누운 요가 자세를 취하였다. 곧 널빤지 뚜껑이 덮인 후 다시 흙으로 덮였다. 그는 생매장되었다. 9시간이 지난 후, Hoenig 박사는 어떤 일이 일어났는지를 다음과 같이 진술하였다.

> 실험이 끝났을 때, 즉 늦은 오후 서늘한 시간에 흙을 걷어내고 널빤지를 한쪽으로 치웠다. 구덩이 바닥에 요가 수행자가 정확하게 처음과 똑같은 자세로 누워 있었다. 보조자가 안으로 기어들어가 전선을 제거하고 요가 수행자를 일으켰다. 그는 자신의 발로 일어나서 우리를 쳐다보았다. 그는 상쾌하고 민첩해 보였다. 주변에 서 있던 마을 주민들이 헐떡거리며 앞으로 돌진하여 그의 목에 화환을 걸었다. 여전히 구덩이에 있었던 요가 수행자는 코코넛을 깨고 구덩이에 코코넛 밀크액을 뿌렸다. 그런 다음 구덩이에 화환에 있던 꽃잎 몇 개를 뿌리고, 손을 모아 기도하였다. 그는 우리 중 누구보다도 훨씬 더 상쾌해 보였다고 감히 말할 수 있다. 그는 구덩이에서 뛰어나와, 한 번 더 머리를 숙이고 손을 모은 다음 큰 걸음으로 걸어갔다. 많은 군중들이 그의 옆과 뒤에 있었고 계속해서 그의 걸음을 따라가려고 하였다 (Hoenig, 1968, p. 74).

실험에서 드러난 것은 무엇인가? 놀랍게도, 그가 누워 있었던 공간의 공기층에서는 이산화탄소 수치가 단지 3.8% 상승하였는데, 이는 밀폐된 공간에서 2시간 이내에 정상 호흡을 하였을 경우 예측되는 6.6%보다 훨씬 낮은 수치이다. 이 수치는 일상생활에서 "거의 불가능"하다(hoenig, 1968, p. 76). 이는 요가 수행자가 **프라나야마**(pranayama), 즉 우짜이(Ujjaya)라고 알려진 통제된 호흡법을 사용하였다는 것을 암시하는데, 이것은 그가 연구자들에게 이전에 설명한 것이다. 심박률은 빠른 것부터 느린 것까지의 순환 패턴으로 1분당 비트(beats per minute, bpm) 100에서부터 20~25분에 40비트까지 다양하였다. 뇌전도(electroencephalogram, EEG) 패턴은 수면에 대한 지표 없이 전반적으로 안정적인 알파 리듬을 보였다. 더욱이, 9시간 전반에 걸쳐 호흡 외의 움직임을 시사하는 생리적 기록은 없었다.

오랫동안 구덩이에서 파묻혀 지낼 수 있었던 방법에 대해 물었을 때, 요가 수행자는 연구자들에게 자신이 완전히 정지된 상태로 누워 있었으며 우짜이 호흡법을 사용하였다고 대답해 주었다. 또한 그는 기도하였으며, 개인의 인식이 명상의 초점에 융합되거나 매여 있는 집중 명상 상태인 삼매(Samadhi, 심명상)에 도달하려고 노력하였다고 말하였다. **요가**라는 말은 동맹의 한 형태인 "멍에"를 의미한다. 힌두교에서 **삼매**는 신성의식(Divine Consciousness)과의 합일 경험에서 발생할 수 있다고 믿어지고 있다.

아사나: 요가 수행자들이 사용하는 다양한 체위

하타 요가: 프라나야마와 다른 아사나 사용을 통해 신체적 훈련을 강조하는 요가의 한 형태

대부분의 서양인들은 하타 요가(Hatha yoga)로 대중화된 다양한 체위 또는 **아사나**(asanas, 좌법, 요가 자세의 한 가지, 역주)와 요가를 연결하는 경향이 있지만, 힌두인들은 "명상"을 의미하는 단어로 요가라는 말을 사용한다. 성공적으로 명상을 하기 위해서는 초점과 의식을 내면으로 돌려야만 한다. 전통적으로, 많은 요가 수행자들은 명상을 수행하는 가장 좋은 자세는 다리를 교차하여 책상다리로 앉는 결가부좌 좌법이라고 말한다. 눕는 자세는 명상 상태보다는 수면 상태가 되기 쉬워서, 더 편안한 눕는 자세인 사바사나보다 결가부좌가 더 선호되었다고 추측된다. 그러나 어느 정도의 시간 동안 결가부좌로 앉아 있는 것을 시도해 본다면, 아마도 이 자세가 연습 없이는 익숙해지기 힘든 불편한 자세라는 것을 알게 될 것이다. 신체 훈련 요가인 **하타 요가**를 훈련하는 곳에서 이 자세를 익힐 수 있다. 이러한 형태의 요가가 가진 이점은 더욱 쉽게 명상 수행에 참여할 수 있도록 하기 위해 명상에서 사용하는 근육을 훈련시키고 유연하게 하기 위해 호흡법과 다양한 자세를 사용한다는 것이다. 오늘날 서양에서도 널리 알려진 하타 요가법은 명상 수행보다는 이완을 비롯하여 신체적 · 심리적 혜택을 얻기 위한 아사나에 더 집중되어 있다.

하타 요가 이외에도 라자 요가(Raja yoga), 카르마 요가(Karma yoga), 박티 요가(Bhakti yoga), 즈나나 요가(Jnana yoga), 쿤달리니 탄트라 요가(Kundalini Tantra yoga) 등, 역사적으로 다양한 요가가 있다. 파탄잘리(Patanjali, 기원전 200~500년경)가 편찬한 『요가 수트라(*Yoga Sutras*)』는 다른 요가 체계의 토대를 마련한 라

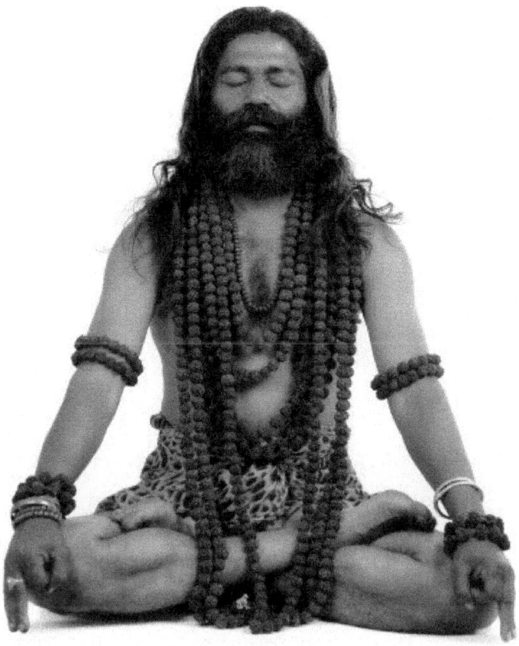

서양의 선구적인 연구자들은 요가 수행자들이 자신의 정신생리학적 과정을 통제하는 정도를 확인하기 위해 인도로 떠났다.

자 요가 수행법의 일부로서 아사나를 체계화하였다. **라자 요가**(라자는 "왕"을 의미한다)는 깨달음을 위한 왕도로서 다음과 같은 영적 수행의 여덟 가지 단계를 제시하고 있다. **금계**(Yama: 반드시 지켜야 하는 계율), **권계**(Niyana: 권고하는 계율), **아사나**(Asana: 좌법, 체위법), **프라나야마**(Pranayama: 호흡 조절, 호흡법), **프라티아히라**(Pratyahara: 감각의 제어), **디라나**(Dharana: 정신 집중), **디야나**(Dhyana: 참선, 명상), **삼매**(Samadhi: 최고 의식과의 합일, 깨달음의 상태).

Hoenig 박사가 연구한, 9시간 동안 구덩이에 매장되었다가 성공적으로 나온 요가 수행자가 입증한 바와 같이, 요가 수련은 사람의 내적 정신생리학을 놀라울 정도로 통제할 수 있다. 가능한 조절과 숙달 정도는 인체 신경계가 어떻게 기능하는지 그리고 건강과 웰빙의 연구에 대한 이해를 어떻게 활용할 것인지에 대한 우리의 이해를 진척시키기 위한 직접적인 시사점을 가지고 있다. 결과적으로, 이 분야에 관한 서양의 다른 선구적인 연구자들도 요가 수행자를 연구하기 위해 인도로 떠났다. 그중 한 사람인 내과 의사 M. A. Wenger 박사는 1957년 5개월간 인도 전역에 걸쳐 조사 여행에 착수하였다. 그의 주요 목적은 요가 수행자들의 주장대로 요가 수행자들이 직접 자율 기능을 조절하는지 그 진위를 확인하는 것이었다. 그 당시, 대부분의 전문가들은 자율신경계는 엄격하게 불수의적인 것이어서 의식적으로 유도될 수 없다고 믿었다. 그들은 단지 고전적으로 조건화된 학습

(자동적이고 불수의적인 자극과 반응에 근거한 학습)은 자율신경계에서 가능하다고 믿었다.

Wenger 박사는 자신의 심장 활동을 조절할 수 있다고 말하는 몇몇 요가 수행자들의 주장을 확인하기 위해 1935년 인도에서 휴대용 심전계를 가지고 있었던 프랑스인 심장병 전문의, Theresa Brosse 박사의 기록에 관심을 가졌다고 그들의 공동 저술 논문의 서문에 기록하였다(Wenger & Bagchi, 1961). 그는 Brosse 박사의 심전도(electrocardiogram, EKG) 기록은 요가 수행자들이 0에 가까운 매우 낮은 수준까지 심장 전위를 줄일 수 있음을 보여 주었다고 기록하였으며, Brosse 박사는 요가 수행자들이 심장을 직접적이고 자발적으로 통제하였다고 결론 내렸다.

Brosse 박사의 결론을 검증하기 위해, Wenger와 Bagchi(1961)는 요가 수행자이거나 요가를 배우는 학생인 43명의 인도인 남성과 2명의 인도인 여성의 자율신경계 조절 수준을 측정하기 위해 생리적 기록 장치를 사용하였다. 그들이 무엇을 발견하였을까?

그들은 참가자들이 때로 "자율신경계의 기능에서 현저한 변화"를 보일 수 있었다는 것을 확인하였지만 이러한 변화는 거의 항상 "수의적 메커니즘의 개입"을 사용하여 중재되었다고 생각하였다(Wenger & Bagchi, 1961, p. 322). 실제로 자신의 심장 활동을 직접적으로 멈출 수 있다고 주장한 몇몇 요가 수행자들은 그 실험에서 청진기를 통해서 어떤 심장 소리도 들을 수 없었던 매우 희미한 맥박을 가지고 있었다. 그러나 심전도 기록에서는 심장이 여전히 뛰고 있는 것으로 나타났다. 저자들은 요가 수행자들이 복부 근육을 강하게 수축하기, 성대 닫기, 호흡 참기를 포함한 발살바법(Valsalva maneuver: 이관 통기법(耳管通氣法)의 일종으로 입과 코를 막고 숨을 내쉬는 동작, 역주)을 사용하였다고 결론 내렸다. 이 전략은 심장의 혈액 흐름을 유의하게 감소시키기 때문에 적절한 기록 장비 없이는 훨씬 더 적은 혈액을 분출시키는 심장 수축과 맥박을 감지할 수 없다.

연구자들은 적어도 한 가지 자율신경계 기능을 직접 조절하는 것으로 보이는 참가자를 발견하였다. 그는 자신의 의도대로 이마에서 땀이 배어나오게 하였던 요가 수행자였다. 그 요가 수행자는 자신이 히말라야 산맥의 동굴에서 명상할 때 직면하였던 극도의 추위를 견딜 수 있도록 하기 위해 무더운 환경에 있는 자신을 시각화함으로써 신체를 자발적으로 따뜻하게 하는 법을 자신의 구루(guru)가 가르쳐 주었다고 설명하였다. 나중에 더 온화한 곳에서 그 요가 수행자가 동일한 전략을 사용하였을 때는 이마에서 땀이 흐르는 것을 발견하였다.

이러한 조사가 이루어지는 즈음에, 다른 연구자들은 바이오피드백의 사용을 통해 정신생리학적 과정 조절의 매개변수를 조사하고 있었다. 응용 바이오피드백은 여러 가지 다양한 접근법들의 융합으로, 1950년대 후반 미국에서 유래되었다. 이들 중 일부는 자율신경계에 대한 도구적(조작적) 조건 형성 접근, 치료와 약물을 위한 행동적 접근, 스트레스 관리 접근, 생물의학적 공학 기술, 인공두뇌학(조절 체계에 대한 학제적 연구) 그리고 변경된 의식 상태에 대한 연구 등이 포함된다(Schwartz & Olson, 2003). **바이오피드백**(biofeedback)은 참가자들의 특정한 내부 생리적 반응에 대한 시각적 또는 청각적 추적 정보를 제시하기 위해 기록 장치를 사용한다. 참가자들은 이러한 생리적 반응을 인공두뇌 방식으로 지시하고 유도하기 위해 이 정보를 사용한다. 인공두뇌학적 과정은 유도된 미사일이 정확하고 표적에 맞게 연마하여 정보를 추적하는 데 사용하는 방법과 유사하다.

바이오피드백: 인체의 특정한 내부 생리적 반응을 조절하는 방법을 추적할 수 있도록 참가자에게 시각적 · 청각적 추적 정보를 제공하는 생리적 기록 장치를 사용하는 것

당신은 눈을 가리고 귀를 막고서 농구공을 골대에 넣는 것을 배우기 위해 노력하는 것을 상상할 수 있는가? 농구공이 골대에 들어가도록 던지는 법을 배우기 원한다면, 공을 던진 후 골대에 들어갔는지의 여부를 알아야만 한다. 들어가지 않았다면, 다음 공을 정확하게 던지기 위해서는 골대에서 높게, 낮게, 왼쪽으로 또는 오른쪽으로 얼마나 잘못 던졌는지를 알아야 할 필요가 있다. 연습을 통해서, 당신은 골을 넣기 위한 최적의 전략을 사용할 수 있도록 수정할 수 있어야 한다. 그러나 시각적 또는 청각적 피드백이 없다면, 성공을 최적화하기 위한 전략을 수정하기 위해 필요한 정보를 가지고 있지 못할 것이다. 골대에 넣는 방법을 배우기 위해 요구되는 피드백과 같이, 바이오피드백은 심박률, 근육 수축, 피부 온도, 다른 정신생리적 변화와 같은 원하는 생리적 골대에 넣는 성공을 최적화하기 위해 정보(피드백)를 제공한다.

초창기에 임상가들과 연구자들은 응용 바이오피드백이 기저하는 근육 긴장(예, 이마 근육 긴장)에 대한 자각을 증가시킴으로써 골격근 반응을 더욱 쉽게 조절하는 데 사용할 수 있다는 것을 발견하였다. 이는 근육 활동을 자기 조절하기 위한 전략을 개발하기 위해 증가된 자각이 사용될 수 있기 때문이다. 이 발견은 놀라운 일이 아닌데, 골격근은 항상 의식적인 중추신경계(CNS)의 통제를 받는다고 간주되어 왔기 때문이다. 그러나 놀라운 것은 바이오피드백도 조작적으로 조건 형성될 수 있다는 점인데, 즉 자율신경계에 의해 조절되고 이전에는 통제가 불가능하다고 생각하였던 내장(예, 기관) 반응이 일부는 의식적 통제하에 있다는 것이다. 이 말이 익숙하지 않은가? 무더운 환경에 있는 자신을 심상화하라는 명령으로 이마에 땀이 나게 만들 수 있었던 요가 수행자를 기억하라. 자신의 심장 박동을 멈출 수 있는 요가 수행자는 없었지만, 땅속에 묻혀 있던 요가 수행자는 분

명히 사람의 생명을 위태롭게 할 만한 환경에서 9시간 동안 생존할 수 있게 한 명상과 호흡법을 통해서 놀랄 만한 정신생리학적 제어를 보였다. 이것이 연구자들과 수행자들 사이에서 바이오피드백이 때로는 전자 구루 또는 서양의 요가로 애정 어린 관심을 받아 온 이유이다.

내장 기관을 조절하기 위한 전략은 흔히 사고와 감각 심상(예, 요가 수행자가 무더운 환경에 있는 자신을 심상화하였을 때 땀을 흘림) 같은 인지를 사용한다. 사실상, 어떤 이들은 그 전략이 운동피질이 운동 움직임을 지도화하는 것과 매우 유사한 방법으로 신피질에 인지적으로 지도화하는 것이라고 생각하였다. 인지와 내적 생리학의 상호작용에서 비롯된 연구와 개념에 의해 자극된 **정신생리학**(psychophysiology)은 "생리적 과정과 인지적 과정 간의 상호작용에 대한 과학적 연구"로 1960년대 후반과 1970년대 초반에 등장하였다(Schwartz & Olson, 2003, p. 5). 응용 정신생리학은 이제 바이오피드백과 너무도 복잡하게 연계되어 있기 때문에 원래 바이오피드백에 관한 전문 협회로 1969년에 설립된 바이오피드백 연구회는 변형되어서 19년이 지난 오늘날에는 '응용 정신생리학과 바이오피드백 학회(Association for Applied Psychophysiology and Boifeedback, AAPB)'로 알려져 있다. 임상적 바이오피드백을 실행하기 위한 자격은 적절하게 훈련된 바이오피드백 전문가를 배출하기 위해 1981년 이래로 '미국 바이오피드백 인증기관(Biofeedback Certification Institute of America, BCIA)'에서 발급되었다.

정신생리학: 인지적 과정과 생리적 과정 간의 상호작용에 대한 연구

우리가 살펴본 바와 같이, 요가와 명상은 힌두 문화와 힌두교에서 길고 오래된 역사를 가지고 있다. 바이오피드백과 응용 정신생리학은 새롭게 대두되었지만 일부 공통된 관심사를 공유하고 있으며 요가와 명상의 세속적인 구성 요소에 의해 영감을 받았다. 이러한 관심은 내부의 생리적 과정에 긍정적으로 영향을 미치는 방식으로 인지적 전략들을 사용하는 것이다. 전반적으로 바이오피드백, 응용 정신생리학, 요가, 명상은 모두 자기 조절이라는 유사한 관심사를 공유하고 있다. 이제 명상에 대해 더 자세히 살펴보도록 하자.

명상

Hoenig 박사(1968)는 자신이 연구하였던 요가 수행자, Shri S. R. Krishna Iyengar가 어떻게 9시간 동안 겨우 1㎥ 크기의 구덩이에 묻혀 있을 수 있었는지 확신하지는 못하였지만, 땅을 통해 공기가 새어나갔거나 아마도 더 극적으로는 요가 수행

자가 실제로 자신의 산소 소비량과 기초 대사율을 직접적으로 낮추었을 수도 있다고 추측하였다. 그가 지적한 현저하게 낮은 산소 소비 능력은 스스로 밀폐된 금속 상자 안에 들어갔던 다른 요가 수행자에 대한 Anand, Chhina와 Singh(1961)의 다른 연구에서도 보고되었다. Hoenig 박사는 상자 밖에서 요가 수행자의 기본 산소 소비량은 시간당 19.5리터였지만, 상자 안에서 산소 소비량은 시간당 10.1리터 이하로 떨어졌다는 연구 결과에 대해 논의하였다.

심장 전문의인 Herbert Benson 박사(1975)도 인도인 요가 수행자에 대한 연구를 인정하고 1950~1960년대의 연구자들이 일본의 선불교 승려도 명상을 통해 산소 소비량이나 신진대사율을 20% 정도 줄일 수 있다는 것을 발견하였다고 하였다. 이러한 발견들은 1970년대 초반 Benson과 그의 동료들이 미국에서 **초월 명상**(Transcendental Meditaion, TM) 수행자에 대한 연구를 하도록 이끌었다. 그 당시 TM은 요가 명상의 새롭게 수정된 과도기적 형태로, 인도인 창시자 Maharishi Maheshi Yogi에 의해 서양으로 전해진 것이다. Benson이 설명한 바와 같이, Maharishi는 자신이 요가의 비본질적인 요소라고 간주한 많은 것들을 제거하고 서양인에게 더 쉽게 이해될 수 있는 방식으로 만들었다. Benson은 비틀즈(Beatles)와 다른 유명 인사들이 언급하여 집중 조명을 받은 것이 서양에서 TM의 인기가 급성장하는 데 기여하였다고 보았다.

초월 명상: 요가의 비본질적인 요소로 간주된 것들을 제거한 것으로, Maharishi Mahesh Yogi가 창시한 만다라 명상의 수정된 과도기적 형태

Benson과 그의 동료들은 TM 참가자들도 이전에 연구하였던 요가 명상가들의 정신생리학적 특징들 중의 일부를 보일 것인지 확인하기 위해 노력하였다. 그들은 실제로 **대사 저하 상태**(낮은 신진대사율)의 산소 소비 수준이 전형적인 20~30분의 명상 동안 이루어질 수 있다는 것을 발견하였다(Wallace, Benson, & Wilson, 1971). Benson(1975)이 언급한 것처럼 대사 저하 상태는 수면 동안에도 발견되는데, 산소 소비량의 감소는 수면 동안에는 4~5시간에 걸쳐 매우 서서히 발생하는 데 비해 명상 동안에는 시작한 지 3분 만에 발생한다.

대사 저하 상태: 신체적으로 신진대사율이 낮음으로써 산소 소비가 감소된 상태

초창기 연구자들도 이완에 대한 다른 생리학적 지표들을 발견하였는데, 골격근 신진대사의 감소를 나타내는 낮은 혈중 젖산 농도(Wallace et al., 1971), 낮은 불안을 나타내는 높은 피부 저항(Wallace, 1970), 심장 박동 감소(Wallace, 1970), 증가된 알파파 활성화(Wallace et al., 1971) 등이다. 증가된 알파파 활성화의 결과는 그가 연구하였던 명상하는 요가 수행자에 대한 Hoenig 박사의 연구 결과와 일치한다. 투쟁 또는 도피 반응이 스트레스 반응으로 간주될 수 있다면, 명상하는 동안 달성한 **이완 반응**(Benson이 동일한 이름으로 자신의 책 제목으로 만들어 사용하였던 구절)은 천연 해독제가 될 것이다. 이러한 결과들은 Benson과 동료 연구자

들의 초창기 결과를 입증하였던 1970년대와 1980년대 동안 명상에 대한 정신생리학적 혜택에 관한 연구의 혼란을 촉발하였다. 그 시기 이래로 이제는 이러한 혜택이 더 잘 구축되었기 때문에 이러한 형태의 명상에 대해 약간의 연구들이 출판되었다.

명상 상태란 무엇인가

흔히 하는 질문은 "무엇이 명상 상태인가?", "일반적인 휴식 상태와 다른가?", "수면 상태와 같은가, 아니면 다른가?", "최면 상태와 같은가?" 하는 것이다. 앞서 논의한 바와 같이, 짧은 시간의 명상으로도 대사 저하 상태를 야기할 수 있다. 이것은 일반적인 휴식 상태와 분명히 차이가 있다. EEG 패턴 또한 명상 중인 사람이 수면 상태에 있는 것이 아니라는 것을 보여준다. 신경언어학 프로그래밍(Neuro-Linguistic Programming, NLP)의 사회적 영향 분야와 대안적인 대인관계 커뮤니케이션의 공동 창시자이자 유명한 최면술사인 Richard Bandler는 최면으로 유도된 초월 상태와 명상을 통해 발생한 상태가 유사하다는 것을 발견하였다(Bandler, 2008).

임상적으로 표준화된 명상(clinically standardized meditation, CSM)의 창시자인 Patricia Carrington(2007, p. 265)은 "명상은 수면과 각성 모두의 특성을 가지고 있는 의식의 비정상적인 유동성 상태에 있을 수 있으며, 의식의 다른 상태보다 최면이나 '잠에 빠지는' 상태와 유사할 가능성이 있다."고 제안한다. 이것은 그녀가 "높은 알파파와 때때로 세타파 패턴을 가진, 깨어 있지만 나른한 상태"(p. 265)라고 부르는 EEG 기록을 가진 편안하게 이완된 의식의 변경 상태인 것 같다. 졸린 상태를 최면 상태와 혼동해서는 안 된다. 두 가지 모두가 변경된 의식 상태를 야기할 수 있지만, 전체적인 증거는 명상 상태는 최면 상태와 다르다는 것을 암시하고 있다. 예를 들어 Wallace(1970)는 최면과 관련된 생리적 변화가 만트라 명상이나 동일한 EEG 패턴과 관련된 산소 소비의 감소를 공유하지 않는다는 점을 주목하였다. 생리적 차이 외에도, 통제 소재에 대한 지각이 최면과 명상에서 다르다. 최면에서 대상자는 최면술사의 영향을 받는 것처럼 보이는 데 반해 명상에서의 경험은 자체 생성되는 것처럼 보인다. 그러므로 명상과 최면 모두가 변경된 의식 상태를 야기할 수 있을지라도, 경험의 질은 생리학적으로나 경험적으로 차이가 있다.

Herbert Benson(1975)은 이완 반응에 대한 주관적 질은 하나라고 보고하였는데, 대부분의 사람들이 즐겁고 심지어 어떤 경우에는 황홀하기까지 하다고 묘사하고 있다. 그는 초창기의 종교적 글들을 통해서 동양과 서양의 신비주의에서 유사한 의식 상태와 관련된 언급을 찾아볼 수 있으며 이러한 글은 그러한 상태에 도달하는 방법에 대한 오래된 지혜를 담고 있다고 주장한다. 이완 반응에 도달하기 위해서 Benson은 네 가지 구성 요소가 있어야만 한다고 제안하였지만, 나중에는 두 가지로 줄였다. 그 두 가지는 다음과 같다.

> (1) 정신적 장치: 조용하게 또는 큰 소리로 반복되는 소리, 단어, 구 또는 기도문이나 하나의 대상에 고정된 시선. (2) 수동적 태도: 어떻게 기법들을 잘 수행할 것인지에 대해 걱정하지 않고 단순히 하나의 초점으로 돌아가서 산만한 생각들을 옆으로 치워 놓는 것 (Benson, 1975, p. xviii, 서문: 25주년 기념 개정판).

TM에서는 **만트라**(mantra)라고 부르는 특별한 진언이 수련자에게 주어지고, 수련자는 만트라를 명상 동안 조용히 반복한다. Benson은 13세기 이래로 마음의 기도문과 같은 반복적인 기도문을 사용하는 전통을 전달해 온 그리스의 아토스 산에 있는 수도원에서 발견한 기독교 신비주의의 관행에 대해 묘사하였다. 이 기도문은 만트라 명상의 형태로 호흡의 리듬을 따른다. 이 기도는 숨을 내쉬면서 각각 호흡에 "주 예수 그리스도여, 저에게 자비를 베푸소서."라고 말하며 마음으로 보고 상상할 것을 요구한다. 또한 그는 도교뿐만 아니라 유대교의 문헌, 부처의 가르침, 수피교의 서적과 관행 그리고 심지어는 이완 반응과 관련된 즐거운 상태에 도달하기 위해 유사한 과정을 묘사하는 것 같은 William Wordsworth와 Alfred Tennyson 같은 시인들의 세속적인 글까지도 인용하였다. Benson은 만트라 명상을 지지하며 선택한 만트라가 환자의 신념 체계에 가장 잘 맞아야 한다는 믿음을 가지고 환자들에게 그들 자신의 기도문을 사용하거나 또는 만트라로 사용할 수 있는 세속적인 구절을 사용하도록 하였다.

만트라: 집중 명상 동안 반복하는 단어, 소리 또는 구절

명상 상태에 대한 지표 우리가 명상 상태에 있다는 것을 어떻게 인식할 수 있는가? Allen(1983)은 명상과 관련될 수 있는 변경된 의식 상태에 대한 여섯 가지 지표들에 대해 논의하였다. 이것들은 시간 왜곡, 형언할 수 없음, 현재 중심성, 지각적 왜곡, 향상된 수용성, 그리고 자기 초월성이다. 이러한 효과에 달성하기 위한 가설적인 기본 기제들은 현재로서는 순전히 사변적이다.

시간 왜곡이 발생하는 이유에 대한 한 가지 이론은 명상 동안에는 우반구(왼손잡이에게는 좌반구일 수 있지만 오른손잡이에게는 우반구)의 활동이 더 우세하다는 것이다. 좌반구는 시간을 지키고 우반구는 시간과 연결되지 않은 생각을 하

는 것으로 믿어진다. 따라서 우반구가 우세한 명상 동안 우리는 시간에 대한 지각을 상실한다. 흔히, 이것은 20분의 명상이 5~10분처럼, 때로는 훨씬 더 짧게 느껴지는 것을 의미한다.

Allen(1983)은 말로 나타낼 수 없는 경험의 유형으로서 **형언할 수 없음**(ineffability)의 경험을 기술하였다. 우반구는 말로 표현할 수 없는 사고와 더 관련되어 있기 때문에, 이는 단어가 아닌 상징과 감각으로 말하고 그 메시지는 명상 동안 형언할 수 없는 특질을 가지고 있는 것 같다.

현재 중심성은 마음이 우리의 정상적인 깨어 있는 상태에서 흔히 하는 것처럼 과거나 미래에 대해서 생각하지 않고 그 순간에 발생하고 있는 것에 집중하는 것을 의미한다. 만트라에 집중하거나 떠오르는 생각들의 수동적인 관찰자가 되는 것과 같은 명상 작업은 바로 지금에 집중한다.

지각적 왜곡은 우반구가 지배하는 동안 우반구는 감각정보를 처리하고 좌반구는 그것을 해석하는 방식으로 신체감각에서 발생할 수 있다. 명상가는 때로 명상 도중에 자신을 잃어버림으로써 몸이 축소(縮小), 침몰(沈沒), 부양(浮揚) 또는 사라지는 경험을 한다.

깨어 있는 자기 또는 자아의 벽이 명상 중에 더 많이 투과됨에 따라, 무의식적 사고가 의식으로 들어올 수 있다. 그 결과 내부의 무의식적인 자기로부터 제안된 내용에 대한 **향상된 수용성**이 일어난다.

마지막으로 **자기 초월성**을 경험하는 동안, 명상은 신비롭거나 영적인 자질을 불러낼 수 있다. 이것은 전통적으로 영적인 것을 지향하는 많은 사람들이 추구하는 깨달음의 감정과 관련되어 있는 확장된 의식, 더욱 긍정적인 사고, 내면의 평화를 경험하도록 이끌 수 있다.

대체로 명상 중 변경된 의식 상태를 경험하고 있다는 예측 가능한 지표가 있다. 명상가가 여섯 가지 지표 모두를 경험할 수 없을지라도, 이 지표들 중 하나 이상이 있다는 것은 변경된 의식 상태에 있음을 시사한다.

명상 효과를 달성하는 방법

명상 효과를 달성하는 방법에 대한 수많은 이론들이 있다. 만트라 명상에 대한 연구와 이론에 대한 평론에서, Carrington(2007)은 이 과정에 대해 가장 폭넓게 수용된 네 가지 이론이 있다고 추정하였다. 그것들은 **탈감각 이론**, 차단 이론, 리듬 이론, 대뇌반구 균형 이론이다.

통찰 연습 14.1

명상 실습

명상을 한 적이 있는가? 그렇다면, 명상 상태에 대한 이 지표들 중 어떤 것을 경험하였는가? 당신은 어떤 것을 느꼈는가? 그것들을 경험하는 자신을 발견하였을 때, 당신은 어떤 감각과 기분을 경험하였는가? 명상을 한 번도 하지 않았다면, 명상하고 있는 자신을 상상하라. 당신에 대해 편안하게 느끼는가? 만약 그렇다면, 명상 상태 경험에서 가장 매력적이라고 생각되는 것은 무엇인가? 아니라면, 명상 상태 경험은 어떤 것인가? 있다면, 즐기고 있는 자신을 발견할 수 있는가?

체계적 둔감화 개념에 기반을 둔 **탈감각 이론**(desensitization theory)은 만트라 명상이 많은 혼란된 생각들과 심상에 대해 전반적인 둔감화를 유도한다고 제안하였다. 체계적 둔감화는 행동 치료자인 Joseph Wolpe(1958)에 의해 창시된 기법으로, 공포 심상에 대한 점진적인 위계와 이완 반응을 짝짓는다(제13장 참조). 이러한 정신적 심상은 가장 낮은 것으로 시작하여 가장 공포스러운 심상까지 단계적인 방식으로 진행된다. 이 공포 심상과 이완을 짝지음으로써, 역조건 형성이라고 부르는 과정을 통해 그들과 연합된 불안은 약화된다. 실생활에서 이들과 동일한 심상과 마주쳤을 때, 이러한 역조건 형성 과정을 겪은 공포증이 있는 사람은 더 이상 통제하기 어려운 불안을 경험하지 않는다. 만트라 명상에 대한 탈감각 이론은 명상가가 의식의 안팎으로 이동하는 다양한 사고와 심상을 경험할 때, 일부 혼란스럽거나 불안을 유발하는 사고와 심상이 이완을 유도하는 만트라와 짝을 이룸으로써 둔감화된다고 제안하고 있다. 이것은 도서관에서 나가기 전에 도서관 책의 자기(磁氣)를 소거하는 것과 같다. 자기가 소거된 책은 알람을 울리게 하지 않을 것이다.

차단 이론(blank-out theory)은 만트라 명상이 외부 세계의 의식을 제한하고 활성화된 신경회로의 효과를 일시적으로 삭제한다고 설명한다. 그 효과는 외부의 자극을 차단하는 동안 우리의 주의를 내부로 돌리고 자극 입력(즉, 만트라)을 재순환함으로써 달성된다. 명상 후 감각 신경 회로가 깨끗해지고 재가동되어서 종종 감각의 고조나 강렬함(예, 색깔이 더욱 선명하고 강렬해 보이고, 소리에 더욱 예민해지는 등)을 경험할 수 있다.

리듬 이론(rhythm theory)에 따르면, 자연의 리듬은 진정, 위안, 이완 작용을 한다. 숨을 들이쉬고 내쉬는 것과 같이 명상 동안 더 완전하게 경험하는 만트라 리

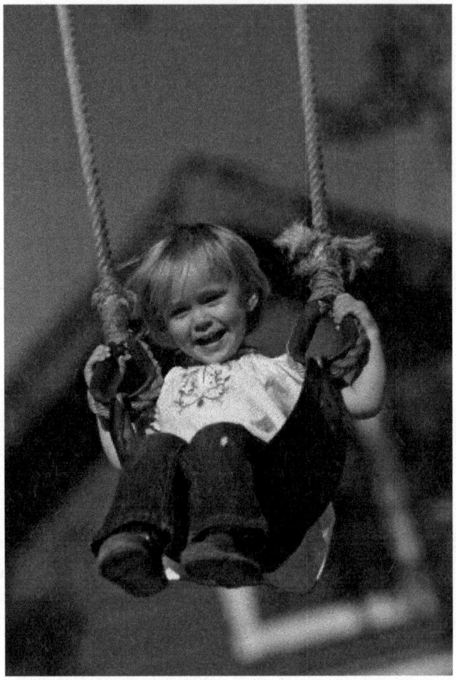
© Bradcalkins/Dreamstime.com

인간은 앞뒤로 흔들리는 리드미컬한 활동이 포함된 리듬을 즐긴다. 우리는 종종 리드미컬한 활동에서 진정과 이완을 발견한다. 당신은 만트라를 반복하는 리드미컬한 활동이 얼마나 이완에 기여한다고 생각하는가?

듬 또는 자신의 생물학적 과정은 이완감을 창출한다. 사실상, 자신의 호흡에 집중하는 것은 여러 가지 명상의 공통 구성 요소이다. 뭔가 불편함을 느끼는 어린아이에게 어떤 형태의 리듬감을 느끼게 해 주거나 아이를 다독다독 흔들어 주면 아이가 이내 편안해진다는 것은 모든 부모들이 잘 알고 있다. 우리가 듣는 많은 유형의 음악은 반복적이거나 리드미컬한 패턴을 제공함으로써 우리를 이완시켜 준다. 노래와 리드미컬한 단어 패턴도 초월 유도 속성을 가지고 있을 수 있다. 그러므로 만트라 명상은 우리가 진정을 찾기 위해 생물학적으로 프로그램화되어 있어서 스스로를 자연의 리듬으로 돌아가게 함으로써 이완 효과를 달성할 수 있다.

Carrington(2007)은 만트라 명상이 **두 대뇌반구 사이의 뛰어난 균형**으로 이끈다는 것을 시사하는 연구가 있다고 주장한다. 대부분의 오른손잡이들의 경우, 좌반구가 분석적 · 논리적 · 연역적 사고를, 우반구는 전체적인 직관적 사고를 주로 책임진다. 일상적인 활동을 하는 동안에는 종종 좌반구가 지배적이지만, 앞서 논의된 것과 같이 명상 동안에는 우반구가 지배적인 역할을 수행한다. 따라서 반복된 명상 경험으로 궁극적으로는 반구의 균형을 이끄는 우반구 역할을 강화한다. Carrington에 따르면, 이 균형은 명상의 치료적 효과에 기여한다.

아마 다음에 논의하게 될 마음챙김 명상이라고 부르는 명상은 이로운 효과를 달성하는 방법 측면에서 만트라 명상과 다소 중복되지만, Jean Kristeller(2007)가 마음챙김 명상에 대한 이론과 연구 평론에서 지적하였듯이, 만트라와 마음챙김 명상 간에는 신경심리학적 과정에서 차이가 있음을 제안하는 몇 가지 제한된 증거가 있다. "집중 기법과 달리, 마음챙김 명상은 의식적 사고를 '차단(block out)' 하기 위해 고안된 것이 아니라 오히려 비반응적 방법으로 의식적인 알아차림과 관련된 능력을 기른다"(Kristeller, 2007, p. 399). 그러므로 마음챙김 명상의 치료 효과에 대한 부분은 더 의식적이고 신중한 방식으로 우리의 내적 및 외적 세계에 대해 더 완전하게 참여하고 비자발적인 반응 경향성으로부터 **벗어나는** 능력을 배움으로써 도달할 수 있다.

앞의 이론들이 흥미롭기는 하지만, 그것들은 추론이며, 현재로서는 그것들을 지지하거나 반박하는 경험적 자료들은 거의 없다. 과정은 결과보다 확인하기가 더 어려운 반면, 명상의 이득을 확고하게 하는 질적으로 좋은 연구들이 있다. 하지만 기저하는 과정이 명상 동안 어떻게 유익한 결과를 가져오는지를 더욱 확실하게 결정하기 위해서는 많은 연구가 필요하다.

명상의 유형

TM 형태를 따른, Herbert Benson의 **만트라 명상**은 많은 연구 결과를 가지고 있는 명상의 한 형태이다. 대부분의 기공 만트라 명상에 대한 연구 결과들은 특히 1970년대와 1980년대 동안 Benson이 이완 반응을 대중화한 시기에 발표되었으며 현재는 이 분야에서 매우 작은 연구 활동이 있다. 이 유형의 명상은 한 가지 자극에 초점을 맞추거나 집중하는 전략을 사용하기 때문에 기술적으로는 **집중 명상**(concentrative meditation)으로 분류된다.

그러나 1990년대 이래로 **비집중 명상**(nonconcentrative meditation)이라고 알려진 다른 형태의 명상이 연구자들로부터 많은 주목을 받아 왔다. Kristeller(2007, p. 393)가 묘사한 바와 같이, "**마음챙김 명상**(mindfulness meditation)으로 알려진 비집중 형태의 명상은 집중을 위해 어떠한 대상이라도 사용할 수 있는데, 정서, 호흡, 신체적 느낌, 이미지 또는 외적 대상 어느 것이라도, 집중 명상보다 인식의 대상에 있어서 더 융통성이 있으며 그 대상이 순간순간 이동할 수도 있다." 집중은 연속되는 자극에 따라 광범위하게 유지되며, 명상 중 개인의 의식 흐름에 대한 판단이나 분석을 하지 않는다. 수행자는 명상 동안 분리된 관찰자 양식을 택하도록 권장된다. 이러한 유형의 명상은 일본, 태국, 미얀마, 티베트, 베트남, 한국 그리고

집중 명상: 한 가지 자극에 초점을 맞추거나 집중하는 전략을 사용하는 만트라 명상에 포함된 명상의 형태

비집중 명상: 마음챙김 명상과 같은 명상의 한 형태로, 연속되는 자극에 따라 집중을 유지한다.

마음챙김 명상: 비집중 명상의 한 형태로, 현재 순간에 있는 자각의 대상을 수용하면서 수행자는 분리된 관찰자 양식을 채택한다.

중국의 불교 전통에 뿌리를 두고 있다.

선불교 명상(Zen Buddhist meditation, Zazen)은 많은 마음챙김 사례를 갖고 있다(예, shinkantaza, 즉 가만히 앉아 있기). 만트라 명상에 대한 Herbert Benson의 작업이 이 분야에서 많은 과학적 작업의 적용에 대한 초석을 형성한 것처럼, **마음챙김에 기반한 스트레스 감소**(Mindfulness-based stress reduction, MBSR) 집단 프로그램을 개발한 Jon Kabat-Zinn(1990, 2005)의 작업은 이 영역에서 많은 과학적 작업의 적용에 대한 토대와 원동력으로서의 역할을 한다. 따라서 서양의 수행자들과 연구자들이 가장 많이 연구하는 두 가지 주요 명상법은 만트라 명상과 마음챙김 명상이다.

마음챙김 접근

마음챙김이란 무엇인가? Brown, Ryan과 Creswell(2007a, p. 272)에 따르면, "마음챙김은 본질적으로 지금 현재 이 순간 일어나는 것에 관심을 기울이는 것이다." Siegel(2010, p. 27)이 제안한 다른 정의는 마음챙김은 "수용성을 가지고 현재 경험을 자각"하는 것이다. 마음챙김의 정의는 정의하는 사람의 관점에 따라 다소 다르다. 이것은 단순하지만 역설적으로 복잡한 구성 개념의 차원을 어떻게 측정할지에 대해 고심하는 일부 연구자들을 좌절시켰다. 이를테면, 11명의 연구자로 구성된 한 집단은 마음챙김이라는 용어에 대한 조작적 정의(즉, 독립적으로 검증되거나 입증될 수 있는 정의)를 만들기 위해 함께 집단적 지혜를 모았다. 그들은 마음챙김이 두 가지 구성 요소를 포함하고 있다는 합의에 도달하였다.

> 첫 번째 구성 요소는 주의에 대한 자기 조절로, 이는 즉각적인 경험을 유지하도록 함으로써 현재 순간에 일어나고 있는 정신적 사상에 대한 인식이 증가하도록 하는 것이다. 두 번째 구성 요소는 현재 순간에 일어나는 자기 경험을 향해 특정한 지향성을 채택하는 것으로, 그 지향성은 호기심, 개방성 및 수용으로 특징지어진다(Bishop et al., 2004, p. 230).

마음챙김을 측정하기 위해 사용되는 중요한 자기 보고 도구들을 살펴보자. Baer, Smith, Hopkins, Krietemeyer와 Toney(2006)는 '요인 분석'(제6장 참조)이라고 부르는 통계적 절차를 사용하여 세 가지 요인을 밝혀냈는데, 이것들이 심리적 증상들을 가장 잘 예측하는 것으로 나타났다. 세 가지 요인은 바로 (1) 자각 있는 행동, (2) 비판단, (3) 비반응이다.

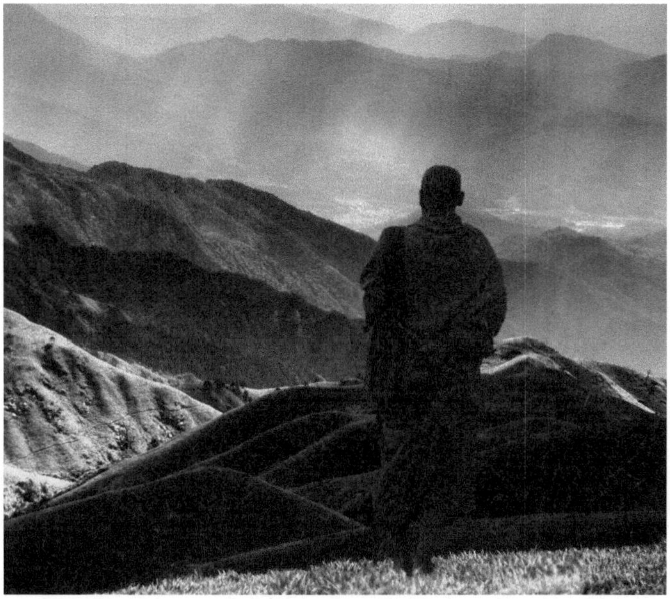

© sciencefreak/pixabay.com

마음챙김은 불교의 전통에 뿌리를 두고 있으며 비판단적 수용으로 순간을 자각하는 것이다.

Bishop 등(2004)이 지적한 바와 같이, 마음챙김은 집중의 자기 조절과 **메타 인지**(meta-cognition), 다시 말하면 집중을 유지하며 자신의 생각에 대해 생각하는 것이다. Harris(2008, p. 40)는 "나는 X이다."에서 "나는 내가 X라는 생각을 가지고 있다."에서 "나는 내가 X라는 생각을 가지고 있다는 것을 인식한다."라는 방식으로 우리가 생각하는 것으로부터 어떻게 나갈 수 있는지를 보여 준다. 때때로 이러한 생각은 스트레스적이거나 불안하게 하는 것이다. "나는 무능하다."에서 "나는 내가 무능하다는 생각을 가지고 있다."로 "나는 내가 무능하다는 생각을 가지고 있다는 것을 인식한다."로 가는 것은 간단한 스트레스적인 인지에서부터 더 복잡하고 덜 스트레스적인 메타 인지까지로 전환한다.

메타 인지: 자신의 생각에 대해 생각하는 것

마음챙김 수행은 현재 순간의 정신적 사상을 인식하게 하기 위해 **관찰하는 자기**(관찰하는 자기가 생각을 인식한다)를 사용할 것을 권장한다. 그렇게 해서 우리는 불안을 일으키거나 스트레스적인 사고와 융합(즉, 하나가 되기)되지 않는다. 대신 그것과의 **탈융합**(defuse)은 그것에 대한 우리의 인식이 우리에게 미치는 정서적인 영향력을 줄여 준다. **탈중심화**(decentering) 과정은 내적인 경험에 덜 반응적인 존재가 되는 결과를 가져온다. 더욱이 원치 않는 사고나 정서를 억압하려고 시도하는 대신 활동적인 마음의 일부로서 그것을 수용한다. 우리는 비꼬지 않고 수용하는 방식으로 그 생각에 대한 우리의 마음에 감사한 후 그것에 관한 생각이나 행동을 붙잡지 않고 관찰 과정을 계속할 수 있다.

관찰하는 자기: 생각을 주시하는 마음챙김 수행에서 자기의 구성 요소

탈융합: 불안을 일으키거나 스트레스적인 생각을 가지고 있는 자기에 대한 융합이나 병합을 예방하는 마음챙김 과정

탈중심화: 마음의 활동은 관찰되어지고 사고는 자신의 중심을 벗어나서 보여지는 게 되어 자신의 내적 경험에 대해 덜 반응적이 되어가는 마음챙김 수행

지난 수십 년 동안, 네 가지 주요 마음챙김에 기반한 심리학적 중재 접근들이 인간의 문제를 다루기 위해 등장하였다. Kabat-Zinn(1982)은 그가 MBSR(mindfulness-based stress reduction)이라고 부른 세속적 마음챙김에 기반한 심리적 중재 프로그램을 구현하는 영역에서 첫 번째 개척자였는데, MBSR은 **변증법적 행동 치료**(dialectical behavior therapy, DBT)(Linehan, 1993), **수용 전념 치료**(acceptance and commitment therapy, ACT)(Hayes, Strosahl, & Wilson, 1999), **마음챙김에 기반한 인지 치료**(mindfulness-based cognitive therapy, MBCT)(Segal, Williams, & Teasdale, 2002) 다음으로 등장하였다. Brown, Ryan과 Creswell(2007b)이 지적한 바와 같이, 네 가지 접근 모두 다차원적인 것으로, 이는 현재 경험과 의식적 자각에 대한 지속적인 관찰이나 집중 또는 사고와 감정 명명하기 및 수용적인 태도 개발 등을 포함하고 있다. DBT는 마음챙김에 대한 비명상적 접근을 사용한다는 점에서 나머지와는 다소 다르다. 이 네 가지 마음챙김에 기반한 심리학적 중재의 비교를 위해서는 표 14.1을 참조하라.

이제 이러한 접근 중 하나인 ACT에 대해서 자세히 살펴보자. Hayes, Luoma, Bond, Masuda와 Lillis(2006)가 설명한 바와 같이, ACT는 다음 여섯 가지 핵심 원리에 기반을 두고 있다. (1) 맥락으로서의 자기, (2) 탈융합, (3) 수용, (4) 현재 순간과의 접촉, (5) 가치, (6) 전념 행동. 처음 세 가지는 마음챙김 수용 과정이고, 다음

표 14.1 네 가지 주요 마음챙김에 기반한 심리학적 중재 접근

마음챙김 접근	주요 대상	명상의 사용	평균 치료 기간
마음챙김에 기반한 스트레스 감소(MBSR)	심리학적 장애 의학적 조건 스트레스가 있지만 건강한	사용	8~10주
수용 전념 치료(ACT)	심리적 장애 의학적 조건 스트레스가 있지만 건강한	사용	1일~16주
마음챙김에 기반한 인지 치료(MBCT)	임상적 우울증 재발 예방	사용	8~10주
변증법적 행동 치료(DBT)	경계선 성격 장애 충동 조절 장애	사용하지 않음	첫 번째 단계에 1년

세 가지는 전념 및 행동 변화 과정이다. 이들은 마음챙김 + 전념 및 행동 변화 = 심리적 유연성이라는 심리학적 건강에 관한 일반적 공식으로 이어진다. **심리적 유연성**(psychological flexibility)은 우리로 하여금 더욱 성공적으로 일상생활의 요구에 적응하도록 하고 따라서 더 나은 정신건강을 경험하게 한다.

마음챙김과 수용 과정은 맥락으로서의 자기, 탈융합, 수용 및 현재 순간과의 접촉을 포함한다고 볼 수 있다. 그리고 전념 및 행동 변화 과정은 현재 순간과의 접촉, 가치, 전념 행동 그리고 맥락으로서의 자기를 포함한다.

맥락으로서의 자기는 앞서 논의하였던 관찰하는 자기를 말하는 것으로, 비판단적인 방식으로 사고를 주시하거나 명명하도록 하여 우리의 경험은 그것들에게 시간이나 노력을 투자하지 않고 주시하게 된다. 이것은 탈융합과 수용을 촉진한다. 탈융합은 탈중심화 과정이라고 볼 수 있는데, 이는 도움이 되지 않거나 불안을 일으키는 생각과 융합되는 대신 그것들로부터 독립성을 유지하는 것이다. 이것은 우리가 이러한 생각들과 어떻게 상호작용하는지를 언급한다. 우리가 여전히 그것에 관여하지만 이 생각들로부터 독립성을 유지함으로써 그것에 대한 우리의 애착을 약화시킬 수 있으며 그것들이 우리를 정의하지 못하게 할 수 있다. 수용은 유쾌하지 않은 사고, 심상, 감정 및 감각을 무시, 억압 또는 통제하거나 제거하려고 노력하기보다는 그들에게 공간을 허락하는 것을 의미한다.

현재 순간과의 접촉은 현재의 경험에 대한 비판단적 주의 과정의 일부이다. 우리의 사고는 그들을 판단하거나 예측하는 대신에 순간의 사상을 기술하는 데 사용된다. 가치는 우리의 가치와의 관련되는 것에 대한 중요성을 언급하는 것으로, 이는 결국 우리가 더 목적이 있는 행동을 취하고 더 의미 있는 생활을 경험하도록 한다. 우리가 채택한 가치는 다른 사람에 의해서 선택되는 것이 아니라 자신의 선택에 근거한다는 점에서 중요하다. 예를 들어, "이것은 개인적으로 나에게 의미가 있기 때문에 가치가 있어."가 아니라 "가족들이 그것에 가치를 두기 때문에 나는 그것에 가치를 두어야만 해."라고 생각하는 것은 우리의 생각이 아니다. 마지막으로, 전념 행동은 가치와 일치되는 행동을 취하는 것이다. 이것은 결국 우리로 하여금 우리 자신, 다른 사람 그리고 세상에 대해 좋게 느낄 수 있는 목적 있는 삶의 행동을 구축하도록 한다.

명상의 적용과 이점

최면과 최면 유도 초월 상태의 이점을 옹호하는 Richard Bandler는 명상 수행을 높이 평가하고 있다.

> 나는 여러 나라에서 다양한 많은 종류의 명상을 연구하였다. 나는 수백 곳의 신성한 사원에 있어 봤고 내가 찾을 수 있었던 모든 구루에게 말을 하였다. 방법은 모두 달랐지만, 그들 모두는 같은 것을 좀 더 많이 또는 더 적게 말하였는데, 그들이 하는 말은 다음과 같다. 명상을 배우고 규칙적으로 수행하면 당신의 문제는 날아가 버릴 것이다. 한 개인으로서 더 깨닫게 될수록 사업가로서 더 기능적이 될 것이다. 당신의 가족을 위해서 이전보다 더 나아질 수 있으며, 더 나은 배우자와 부모, 더 나은 동업자와 친구가 될 것이다.
>
> 나는 이것이 비현실적이라고 생각하지는 않지만, 몇몇 사람들은 이러한 생각이 무리한 것이라고 본다. 명상하는 사람들은 고르게 균형 잡힌 삶을 살고 있다. 그들은 매일의 삶에서 눈덩이 같은 스트레스로 혼돈 속에 빠지기보다는 평화, 안식, 회생을 제공하는 장소를 가지고 있다.

Bandler의 결론이 과장된 것 같지만, 많은 방식에서 그의 논쟁은 연구 결과들에 의해 지지되었다. 일반적으로, 규칙적인 명상은 긍정적인 정서 경험을 촉진하면서 명상가가 불안, 스트레스, 가벼운 우울에 대처하도록 돕는 것을 포함하여, 기분, 정서, 안녕감을 향상시키는 것 같다. 그것은 또한 질병의 심도를 줄이고 질병에 대처하는 능력을 향상시키는 것 같다. 덧붙여서 그것은 개인적 성장을 용이하게 하고 대인관계를 향상시키는 것 같다.

기분, 정서 및 안녕감 경험적 결과들은 규칙적인 만트라 명상이 불안을 경감시킨다는 점을 끊임없이 지적한다. 예를 들어 Alexander, Robinson, Orme-Johnson, Schneider와 Walton(1994)은 수백 편의 개별 연구를 포괄한 메타 분석에 대한 연구에서 만트라 명상이 생리적 각성 수준과 특성 불안 모두를 경감시킨다고 보고하였다. 불안은 투쟁 또는 도피 반응(즉, 도피 요소)과 연관된 주요한 정서 중 하나이고, 생리적 각성은 만트라 명상에 의해 경감되기 때문에, 불안이 줄어드는 것은 자연스러운 것 같다.

불안 장애 치료를 위해 사용하는 명상은 무엇인가? 마음챙김에 기반한 접근들은 사실 이 장애들의 치료를 위해 사용되어 왔다. 예를 들어, Kabat-Zinn 등(1994)과 Miller, Fletcher와 Kabat-Zinn(1995)은 불안 장애를 지닌 8주 집단 MBSR 프로그램 참가자들이 유의하게 경감된 불안과 공황 증상들을 보고하였음을 발견하였다. 대다수의 참가자들은 3년의 추적 기간에도 명상 수행을 계속하였고 유의한 증상 감소는 그 시점에서도 여전히 존재하였다.

만트라 명상은 대부분 다른 유형의 우울에는 효과가 없지만, 가벼운 형태의 우울(Carrington et al., 1980)을 경험하는 사람들에게는 기분을 상승시킬 수 있다. John Teasdale와 동료들(2000)은 이미 치료를 경험한 사람들을 대상으로 60주에 걸쳐 주요 우울 증상의 재발 방지를 위해 성공적으로 MBCT 접근을 사용하였다. 마음챙김 접근은 환자들이 "우울과 관련된 사고 또는 기분과의 분리, 탈중심화 관계"를 양성하고 "잠정적인 재발 시점에서 부정적인 사고 패턴의 상승을 예방하기 위한" 기술을 개발하도록 돕기 위해 고안되었다(Teasdale et al., 2000, p. 616). 비교 집단의 부재로 인해 연구의 타당성에 의문이 제기될 수 있지만, 그 결과는 후에 Ma & Teasdale(2004)에 의해 반복되어 결과에 대한 더 많은 지지가 추가되었다.

마음챙김 중재의 이점에 관한 문헌 평론에서, Brown 등(2007b)은 수많은 무선화된 임상 연구들이 MBSR이 건강 집단과 환자 집단 모두에서 스트레스 증상(고통의 자기 보고를 포함하여)과 기분 장애의 경감을 가져왔음을 확인하였다고 보고하였다. 이와 유사하게, ACT는 건강한 스트레스 집단과 탈진한 상담가들의 심리적 증상을 경감시키는 결과를 낳았다. Brwon과 동료들(2007b)도 DBT가 우울한 노인과 경계선 성격 장애를 지닌 사람과 같은 명백한 임상 집단에서 우울(항우울제와 결합되었을 때)이나 고통의 증상을 성공적으로 줄일 수 있었다는 점을 언급하였다.

이러한 고무적인 결과들이 있을지라도, Toneatto와 Nguyen(2007)은 임상 전집에 MBSR을 사용한 그들이 확인할 수 있는 모든 통제된 연구들(15개 연구)을 검토하고 그 결과 불안과 우울 증상이 혼합되었다고 결론을 내렸다. 특히 그들은 좀 더 잘 통제된 연구들은 MBSR의 효과성에 대한 증거를 발견하지 못하였다는 점을 기술하였다. 더 나아가 그들은 약한 형태의 통제로, 참가자들을 대기자 명단에 올려놓는 통제 집단 연구들은 더 강한 통제 조건을 사용한 연구들에 비해 효과를 발견할 가능성이 더 높을 것이라고 제안하였다. 저자들은 약한 통제 조건을 사용하였을 때 발견한 효과들은 MBSR 중재 효과라기보다는 오히려 실험 집단이 받는 가외의 관심과 같은 비특정적 효과(즉, 위약 효과) 때문일 수 있다고 하였다.

좀 더 최근에 Hofmann, Sawyer, Witt와 Oh(2010)는 1,140명의 참가자들을 포함한 39개의 연구에 대한 메타 분석을 수행하여 마음챙김에 기반한 치료가 불안 장애를 가진 환자들의 불안 감소(효과 크기=0.97)와 우울을 지닌 환자의 우울 증상(효과 크기=0.95)에서 사전-사후 효과 크기를 보였음을 확인하였다. 임상 전집과 비임상 전집 모두의 참가자들을 포함한 전체 표본에서 불안(효과 크기=0.63)과 우울(효과 크기=0.59) 감소의 사전-사후 효과 크기는 중간 정도였다. Toneatto

와 Nguyen(2007)와 마찬가지로, 그들이 조사한 39개 연구 중 16개만이 통제 집단을 갖고 있었기 때문에 더 많은 무선화된 통제 연구들이 위약 통제를 필요로 한다는 것을 인정하였다. 그렇지만 그들은 "사전-사후 치료 효과들은 강력하였고 관찰된 효과 크기가 심리적 위약으로 예상할 수 있는 것보다 더 컸기 때문에 그 결과가 심리적 위약에 기인할 가능성은 없을 것이라고 결론을 내렸다(Hoffman et al., 2010, p. 180).

기능적 자기 공명 영상을 사용하여, Creswell, Way, Eisenberger와 Lieberman (2007)은 특성 마음챙김에서 점수가 높은 사람들의 편도체는 정서 명명 과제 동안 위협적인 정서적 자극에 덜 반응하였는데, 이는 아마도 편도체 반응을 억제할 수 있는 더욱 큰 전전두피질 활성화를 가지고 있기 때문일 것이라고 결론지었다. 따라서 마음챙김을 한 사람들은 위협에 대해 자기 조절 정서 반응을 더 잘하는 것 같고 이를 설명할 수 있는 뇌 영역 연구들이 있다.

연구자들(Shapiro, Schwartz, & Bonner, 1998)은 마음챙김 명상 프로그램에 참여한 의예과생과 의대생의 영적 · 심리적 안녕감의 증가와 공감의 증가를 보고하였다. 이에 더해 상태 마음챙김은 일상생활에서의 긍정적 정서 수준이 더 높고 부정적 정서 수준이 더 낮은 것과 연관되어 있다(Carlson & Brown, 2005).

요약하면, 연구 결과들은 일반적으로 명상 수행이 스트레스와 불안 증상의 경감을 가져온다는 주장을 지지하고 있다. 그러나 더 잘 통제된 연구들은 여전히 마음챙김에 기반한 중재로 불안 장애를 치료할 때 비특정 요소들로부터 마음챙김의 특정 효과를 수량화하고 해명할 것을 요구한다. 명상과 마음챙김에 기반한 수행이 우울과 기분장애 증상을 경감시키고 긍정적 정서를 전반적으로 상승시킨다는 것을 지지하는 증거가 있다. 마음챙김에 기반한 접근들은 또한 임상적 우울과 사투를 벌이는 사람들의 재발 방지에 성공적이었다. 이에 더해, 높은 수준의 마음챙김은 전반적으로 고조된 안녕감과 연관된다.

건강 상태와 행동 수많은 연구들이 그것과 연관된 건강 상태와 스트레스에 미치는 명상의 긍정적 효과를 기술하고 있다. 예를 들어, 연구들은 만트라 명상이 허혈성 심장 질환을 지닌 환자들의 전심실 수축(Benson, Alexander, & Feldman, 1975)과 협심증(Tulpule, 1971) 같은 심혈관 질환, 고혈압 환자의 혈압(Benson, 1977), 고혈압의 위험에 있는 젊은 성인(Nidich et al., 2009)과 높은 콜레스테롤 혈증이 있는 환자의 혈청 콜레스테롤(Cooper & Aygen, 1979)과 연관된 증상들을 경감시킨다고 지적한다. 또한 연구들은 천식(Honsberger & Wilson, 1973), 건선(Gaston, 1988~1989), 과민성 대장 증후군(IBS)(Keefer & Blanchard, 2002) 같은 스트레스에 의해 악화되는 건강 증상들을 호전시키는 효과성에 대해서 기술하고 있다. 만트라 명상 외에, 건선은 광선 요법과 광화학 요법의 보조 치료로 사용될 때 마음챙김 명상에 잘 반응하는 것 같다(Bernhard, Kristeller, & Kabat Zinn, 1988).

MBSR은 치료 직후와 장기간 만성 통증을 지닌 환자들의 통증에 대한 자기조절을 도와주는 것 같다(Kabat Zinn, Lipworth, & Burney, 1985; Kabat Zinn, Lipworth, Burney, & Sellers, 1986). ACT는 특정 위험에 처한 사람들의 의료 서비스에 대한 요구를 감소시키는 효과가 있는 것 같다. 예를 들어, 한 연구(Dahl, Wilson, & Nilsson, 2004)는 장기간 장해가 발생할 위기에 놓인 만성 스트레스와 통증을 지닌 성인들이 ACT를 받은 후와 6개월 추적에서 의학적 치료 자원의 사용과 병으로 인한 휴가일을 감소시켰다는 것을 관찰하였다.

암에 걸린 여성은 마음챙김에 기반한 예술 요법 치료 후에 고통 증상의 경감과 건강한 삶의 질에서 향상을 보여 주었다(Monti et al., 2006). 무선화된 통제 연구(Foley, Baillie, Huxter, Price, & Sinclair, 2010)에서, MBCT를 받고 있는 암 환자들이 불안, 우울 및 고통에서 유의한 감소를 보였다고 보고하였는데, 이는 이러한 형태의 마음챙김에 기반한 치료가 암의 진단 및 치료와 관련된 부정적 정서에 대한 증상들을 개선하는 데 도움이 될 수 있음을 암시한다.

MBSR이 유방암과 전립선암 환자들의 면역 반응을 향상시킬 수 있다는 것을 제안하는 증거가 있다. 예를 들어 Carlson, Speca, Patel과 Goodey(2003)는 암으로 진단되어 MBSR 치료를 받은 환자의 사이토카인(예, 인터류킨, IL-4 증가) 프로파일 변화를 발견하였는데, 이는 면역력이 향상되었음을 암시한다. 그들은 그것들이 MBSR 프로그램 참가와 관련된 암 관련 사이토카인 생산의 변화를 지적한 최초의 연구라는 것을 지적하였다. MBSR 건강 이점 연구에 관한 엄격한 방법론적 포함 기준을 충족하는 20개의 연구에 대한 메타 분석(Grossman, Niemann, Schmidt, & Walach, 2004, p. 39)은 "매우 상이한 유형의 표본에 걸쳐 일관적으로 나타나는 상대적으로 강한 수준의 효과 크기는 마음챙김 훈련이 심각한 장애나 스트레스 등 보다 특별한 조건뿐만 아니라 일상생활에서 고통과 장애에 대처하는 일반적인 기능을 향상시킬 수 있다."는 것을 확인하였다.

뇌 명상 연구자 Richard J. Davidson과 그의 동료들(2003)은 8주 프로그램의 MBSR이 더 많은 긍정적 정서 경험과 관련된 명상가의 뇌 변화(좌측 전방의 활성화)를 야기하였다는 것을 발견하였다. 그들은 또한 비명상가 통제 집단에서 발견한 것보다 인플루엔자 백신에 대한 더 많은 항체 반응을 탐지하였다. 더욱 놀라운 것은 Lazar와 동료들(2005)은 자기 공명 영상을 사용하여 그녀가 **통찰 명상**(insight meditation)이라고 부른 명상을 폭넓게 훈련한 규칙적인 명상가들이 통제 집단에 비해 더 두꺼운 전전두피질과 우측 전방 섬(right anterior insulas, 뇌 외측와의 밑면을 이루는 뇌 피질의 삼각부, 역주)을 가지고 있음을 확인하였다. 그녀의 집단은 명상 수행의 양과 뇌 영역의 두께 사이에 직접적인 정적 상관을 밝혀냈다. 이 연구의 저자들은 "우리의 초기 결과는 명상이 감각, 인지 및 정서 처리에 중요한 뇌 영역에서의 구조적 변화와 관련되어 있음을 제시한다."고 결론 내렸다(p. 1896).

Pagnoni와 Cekic(2007)은 또한 숙달된 선(Zen) 명상가들(3년 이상 매일 수행)에게 자기 공명 영상을 사용하였을 때 그들의 대뇌 회백질 용적은 통제 집단 피험자들이 보였던 연령에 따른 정상적인 부적 상관(연령 관련 감퇴)을 보이지 않는 것을 발견하였다. 그들은 "회백질 용적에 미치는 명상 효과는 주의 처리와 강하게 연관되어 있는 구조인 피각(putaman)에서 가장 우세하다. 이러한 결과는 규칙적인 명상 수행이 신경 보호 효과를 가지고 있으며 정상적인 노화와 관련된 인지 기능의 감퇴를 늦출 수 있음을 제안한다."라고 언급하였다(p. 1623).

명상의 수행은 또한 물질 사용을 줄이는 것과 관련되어 있는 것 같다. 예를 들어, 마리화나 사용자들 가운데, 만트라 명상 수행을 오래 하면 오래 할수록 마리화나 사용을 줄이거나 중지하였다고 보고할 가능성이 더 높다(Shafi, Lavely, & Jaffe, 1974). 만트라 명상 수행을 시작한 흡연자들 가운데 흡연의 감소나 금연(Royer, 1994) 그리고 과도한 사회적 음주자 중에서는 음주의 감소도 보고되었다(Murphy, Pagano, & Marlatt, 1986).

이와 유사하게, ACT는 이 분야에서 가장 잘 알려진 인지 행동 치료와 비교한 연구(Hernandez Lopez, Luciano, Bricker, Roales Nieto, & Montesinos, 2009)에서 금연 치료에 대한 가능성을 보였다. 더욱이 연구자들(Bowen et al., 2006)은 **위빠사나(Vipassana)명상**(불가의 수행에 기초한)이라 불리는 마음챙김 명상에 참여한 수감자들은 출소 후에 알코올, 마리화나, 정제 코카인 등의 사용이 유의하게 감소되었음을 보고하였다.

위빠사나 명상: 불교의 수행에 근거한 마음챙김 명상의 한 형태

요약하면, 규칙적인 명상 수행이 수많은 의학적 상태에 대한 건강 증상들 중 일부 유형을 줄이는 데 도움을 줄 수 있는 것으로 나타났다. 마음챙김 접근들은 또한 만성 통증 환자와 특정 유형의 암 환자에게 면역 반응을 향상시키는 이점이 있는 것 같다. 규칙적인 명상은 또한 대뇌 회백질 용적을 증가시키고 연령과 관

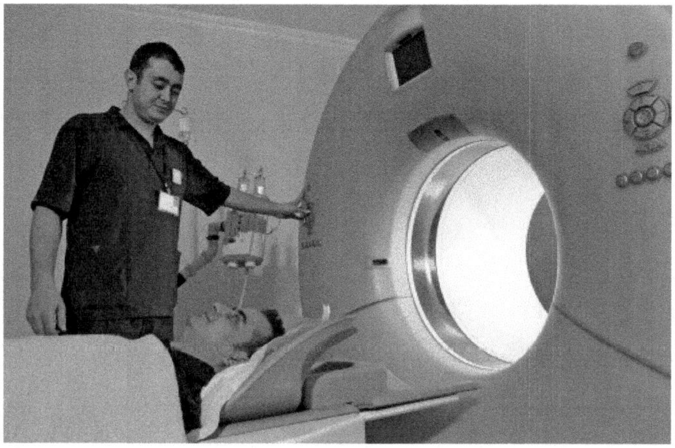

자기 공명 영상 연구는 규칙적인 명상이 연령과 관련된 인지 기능 감퇴를 늦출 수 있는 긍정적인 뇌 변화를 야기한다고 제안한다.

련된 인지 기능의 감퇴를 늦출 수 있을 것이다. 더욱이 명상 수행은 물질 사용 감소와 관련이 있다. 전반적으로, 명상은 많은 건강 관련 이점을 가지고 있는 것으로 보이며, 건강 · 복지 · 스트레스 감소를 촉진하는 프로그램에 가치 있는 구성 요소이다.

개인적 성장과 대인관계 자기 수용은 개인적 성장의 중요한 구성 요소이다. 작은 표본(8명의 건강관리 전문가들)으로 인해 일반화가 제한될지라도, Shapiro, Astin, Bishop과 Cordova(2005)는 8주 MBSR 프로그램에 무선적으로 할당된 피험자들이 통제 집단 피험자들과 비교해서 자기 연민(self-compassion)을 개선하고 삶의 질이 향상되었음을 보고하였다. 이와 유사하게, Easterlin과 Cardena(1998)는 더 숙련된 위빠사나 마음챙김 명상가들이 덜 숙련된 사람들에 비해 더 나은 긍정적 정서, 자기 수용, 자기 자각을 보이는 것을 발견하였다. 덧붙여서, **자애 명상 요법**(loving kindness meditation therapy)이라 불리는 마음챙김 명상 프로그램은 행복한 관계인 경우에 부부관계의 만족도를 향상시킨다는 것을 발견하였다(Carson, Carson, Gil, & Baucom, 2004). 따라서 마음챙김 명상은 자기와 타인에 관한 자각, 연민과 관련된 많은 긍정적 자질을 촉진하는 것 같다.

명상 수행

명상 수행이 유익한 효과를 인정받고 있지만, Rice(1999)는 명상 수행이 만병통치약은 아니고 모든 사람들에게 해당되는 것도 아니라고 주장하였다. 이와 유사하게 Carrington(2007)도 한계가 있음을 경고하였다. 어떤 사람들은 명상 수행이 왠지 그들의 신념 체계를 위협한다고 생각하거나 변화에 대한 두려움을 가지고 있기 때문에 실제로 명상을 할 때 더 긴장하게 된다. 깊은 이완에 익숙하지 않은 사람들은 자신의 정상 경험의 경계를 공격하기 때문에 불안을 경험할 수 있다. 결코 진정으로 이완해 본 적이 없는 사람은 낯설거나 심란하게 하는 이완의 느낌을 발견할 수도 있다.

A유형 성격은 즉각적이고 구체적인 성과가 없기 때문에 명상을 비생산적인 것으로 보고 인내심을 상실할 수 있다. 오랫동안 앉아 있는 것은 끊임없이 활동해야 한다고 느끼는 사람들에게는 시간 낭비처럼 보일 것이다. 또한 전력을 다하는 상태와 수면 상태 두 가지에만 익숙한 A유형 사람은 실제로 사람을 재충전시키고 사람이 더 생산적이 되도록 도와주는 이완이라는 중간 상태가 있다는 것은 생각할 수도 없는 것일 수 있다.

명상은 특정 유형의 심리 장애(즉, 조현병)에 대해서는 확립된 치료나 보조물이 아니므로 치료자가 권고하지 않는다면 바람직하지 않을 수 있다. 그러나 대다수의 사람들에게 명상은 이전에 논의하였던 이로운 심리적 · 신체적 변화를 경험하고 스트레스를 관리하는 효과적인 방법이 될 수 있다.

만트라 명상 실습 심장 전문의인 Herbert Benson은 만트라 명상을 **세속 명상** 또는 **이완 반응 명상**이라 불리는 형태에서 가장 기본적인 요소들로 줄였다. Benson(1975)은 초보자들이 단순하게 자신의 만트라로 하나라는 단어나 몇 개의 다른 중성적 단어를 사용할 것을 권고한다. Benson은 하루에 두 번 약 20분 동안 하나라는 단어를 반복하여 TM으로 한 것과 동일한 결과를 이러한 만트라 명상을 통해서도 도달할 수 있다고 진술하였다. 이 장의 앞에서 언급한 바와 같이, 그 단계들은 다음과 같다.

1. 단어, 소리, 기도, 주문 또는 근육 활동을 반복하라.
2. 마음으로 들어오는 일상적인 생각들을 수동적으로 무시하고, 당신의 마마마마음으로 만트라로 돌아오라. (Benson, 1996; p. 134)

Benson은 그 단어나 구문이 명상가의 신념 체계와 일치해야 한다고 권고한다. 세속적인 단어를 선호하는 사람들을 위해, Benson(1996, p. 135)은 하나, 바다, 사랑, 평화, 차분한, 편안한이라는 단어를 제시한다. 종교에 초점을 맞춘 사람들을 위해서, 기독교인(신교도나 가톨릭)에게는 하늘에 계신 우리 아버지 또는 주는 나의 목자시니, 가톨릭교도에게는 은총이 가득하신 마리아여, 기뻐하소서 또는 주 예수 그리스도, 저에게 자비를 베푸소서, 유대인에게는 쉐마 이스라엘(Sh'ma Yisroel), 샬롬(Shalom), 여호와는 나의 목자시니, 이슬람교도에게는 인샬라(Insh'alla), 힌두교도에게는 옴(Om)을 제안하였다.

Patricia Carrington(1978, 1998, 2007)의 임상적으로 표준화된 명상(Clinically standardized meditation, CSM) 방법은 보통 컴팩트디스크(compact discs, CDs)와 프로그램화된 지침 워크북을 활용하여 배울 수 있다. 초보 명상가들은 그녀의 워크북에 포함된 16개의 목록에서 만트라를 선택한다. 그 워크북에 포함된 만트라는 진정 효과를 가지고 있으며 영어 단어로서의 의미는 가지지 않은 것으로 생각된다. 그들은 *ahnam*, *shi-rim* 및 *ra-mah* 같은 소리를 포함한다. 훈련 동안 초보자들은 먼저 단어를 소리 내어 반복하고, 다음으로 그것을 속삭이며 그 다음에는 그것을 조용히 생각하라는(눈을 감고) 지시를 받는다. 목표는 20분의 만트라 명상 수행에 도달하는 것이지만, 이러한 정도의 시간이 불편한 사람들에게는 2~3분의 **짧은 명상**(mini-meditations)으로 바꿀 수 있다. 그녀의 연구는 누구라도 규칙적으로 명상을 수행하기만 한다면 하루에 두 번 20분간의 통상적인 엄격한 틀(TM의 창시자 Maharishi Mahesh Yogi에 의해 강하게 옹호되는)을 반드시 준수하지 않고도 만트라 명상의 많은 이로운 효과를 달성할 수 있다고 제안한다.

Carrington은 명상을 배우는 것은 중요한 일이지만 불충분하게 훈련을 받으면 나중에 명상을 쉽게 포기할 가능성이 있기 때문에 훈련 프로그램을 가볍게 받아들이지 말라고 조언한다. Carrington의 접근에 대한 더 자세한 내용은 『명상: 현대 명상에 대한 완벽한 지침(*The Book of Meditation: The Complete Guide to Modern Meditation*)』(Carrington, 1998)이라는 책을 참조하라.

마음챙김 명상 실습 Jean Kristeller(2007)는 마음챙김 명상 훈련이 다음 세 가지 측면으로 나뉜다고 제안한다. (1) 호흡 자각, (2) 개방성 자각, (3) 유도된 마음챙김 명상. **호흡 자각**은 몇몇 집중 기법을 포함한 많은 유형의 명상 수행과 관련되어 있다. 이는 호흡 과정(들숨, 중간, 날숨)에 주의를 집중하는 것인데, 호흡을 아주 느리게 하는 것은 강력한 이완 효과를 가져올 수 있다.

개방성 자각 명상 동안에는 분석적인 마음을 버리고, 판단을 보류하며, 의식을 통해 흐르는 심상, 감각, 느낌, 인지에 대한 수동적인 관찰자가 되도록 한다. 이러한 요소들이 마음을 통해 지나갈 때, 명상가는 그것들을 정신적으로 주시하기는 하지만 그것들에 반응하거나 휩쓸리지는 않도록 한다. 대신, 명상가는 강물 위에 떠 있는 나뭇잎처럼 의식의 밖에서 무엇이 떠오르고 다음에 무엇이 오는지 관찰

스트레스 관리 연습 14.1

만트라 명상

이제 당신은 만트라 명상의 기본을 알고 있으므로, 자신에게 적합한 만트라를 선택하는 것이 좋다. 한 가지를 선택하였는가? 편안한 자세를 취하고, 눈을 감고 계속적으로 되풀이하여 만트라를 조용히 반복하기 시작하였을 때 지금은 어떤 느낌인지 확인하라. 당신은 2~3분의 짧은 명상이라도 명상 상태에 빠져드는 자신을 발견할 수 있다.

당신은 그것을 시도하였는가? 만약 그렇다면, 무엇을 느꼈는가? 당신은 우리가 이전에 논의하였던 명상 상태 특질 중 무엇을 경험하였는가? 그렇게 하지 못하였다면, 당신이 할 수 있는지 궁금할 수 있다. 어떤 사람은 명상하는 것을 배우고 그 이점을 경험하는 실습을 할 수 있다. 만약 명상이 당신에게 맞지 않다면, 제13장에서 논의한 이완 전략을 포함한 다른 접근들도 유용하다. 그러나 명상이 편안하게 느껴진다면, 명상 수행을 지속하는 것이 좋다.

해야 한다. 호흡 자각과 마음챙김 명상을 결합한 실습에서 Kristeller(2007)는 다음과 같이 지시하였다.

> 계속하다 보면, 당신은 마음이 사고와 감정에 사로잡히게 될 것이라는 점을 알아차릴 것이다. 그것은 소음이나 신체 감각으로 연결될 수도 있다. 당신은 과거나 미래에 대한 생각으로부터 무언가를 기억하는 자신을 발견할 것이다. 이것은 예상되는 것이다. 이것이 마음의 본질이다. 생각이나 경험이 특별히 강력한 것이라면, 자기 판단 없이 그저 마음의 과정을 관찰하라. 당신은 자신의 생각이나 경험의 본질에 주목할 수 있다. "걱정", "계획하기", "아픔", "소리." 그 다음 서서히 당신의 주의를 호흡으로 되돌려라(p. 409).

유도된 명상에서 생각은 당신의 염원과 관련된 자기의 측면에 집중하고 판단과 분석을 중지하는 **마음챙김 방식**으로 하는 것이다. 예를 들어, 스트레스에 더 균형 잡힌 접근을 가지기 원하는 사람들은 초점이 스트레스에 있을 것이다. 치료적 적용에서, 유도된 명상은 스크립트가 있을 수 있다. 예를 들어, 자애(慈愛) 스크립트는 친밀감 수준을 증가시키기 원하는 커플에게 사용될 수 있다.

마음챙김 명상은 하루에 한두 번, 20~40분 동안 이루어져야 한다. 실습의 목표는 실습자가 순간에 더 초점을 두고 더 마음챙김을 하며 덜 반응적이 됨으로써 일상생활에 명상 경험이나 짧은 명상을 통합하는 것이다. 그 사람은 마음챙김 방식으로 자신의 현재 활동이나 호흡 자각의 형태로 자신의 호흡에 주의를 집중하도록 하루 종일 매 시간 지시한다. 그러한 방법으로, 그 과정에 대한 일반화와 그것의 유익한 경험에 대한 원활한 일반화가 있게 된다.

스트레스 관리 연습 14.2

마음챙김 명상

당신은 마음챙김 명상 연습, 아마도 짧은 명상이나 더 긴 명상을 할 준비가 되어 있는가? 당신은 호흡 자각 명상에 대해 궁금해할 것이다. 이 호흡 자각 명상 연습은 명상 동안 우리의 마음이 돌아다니는 것과 똑같이 훈련 동안 강아지가 돌아다닐 때 무슨 일이 일어나는지 기술하기 위하여 강아지 훈련의 비유를 사용하는 Ronald Siegel(2010)에 의한 연습의 적응이다. 당신은 강아지와 함께 무엇을 하는가? 당신은 강아지가 방황할 때마다 부드럽게 다시 데려온다.

이 연습을 하고자 한다면, 편안한 자세를 취하고, 눈을 감고서 자신의 호흡을 관찰하도록 하라. 편안하고 자연스럽게 호흡하면서, 숨을 들이쉴 때 배가 올라오고 숨을 내뿜을 때 내려가는 것에 주목하라. 호흡을 할 때마다 올라가고 내려간다. 어떤 호흡은 짧고 얕으며 어떤 것들은 깊고 길다.

당신의 주의가 방황하기 시작한다면, 당신이 가지고 있는 생각, 심상 또는 감각이 어떤 것인지를 주목하기 위해 마음을 관찰할 수 있다. 생각은 걱정, 판단, 계획, 공상, 비판 또는 관찰하는 마음이 그것들에게 주고 싶어 하는 꼬리표가 될 수 있다. 이것은 자연스러운 것이다. 당신은 생각에 주목하기 위해 "걱정하기"라고 자신에게 조용히 말하거나 또는 "나는 내가 충분히 마음챙김할 수 없는 생각을 가지고 있다는 것을 알았다."라고 말할 수 있다.

호기심 많은 강아지처럼, 마음이 방황하는 것은 극히 자연스러운 일이다. 그것이 헤맨다면 부드럽게 그것을 가지고 오라. 당신의 호기심 많은 강아지 마음을 친절하고 사랑스럽게 대하라. 호흡할 때마다 배가 올라가고 내려가는 것에 주의를 집중하라. 당신의 강아지 마음이 다시 돌아다닌다면, 생각에 주목하고, 강아지 마음을 다시 부드럽게 가져오라. 무엇이든지 강아지가 원하는 만큼 많이 당신의 강아지가 돌아다니는 것을 허용하라. 그리고 강아지 훈련자들은 사랑스럽고 친절하게 또 다시 그들의 강아지를 데려온다.

"가려움" 같은 감각이 느껴지면, 관찰 자기는 그 감각에 주목하고 배가 올라가고 내려가는 것에 주의의 초점을 돌려라. 소음을 듣는 자신을 발견한 경우, 관찰 자기는 "소음" 또는 "소리"에 주목하라. 심상을 가지고 그 심상에 주목할 때 아마도 그것은 "환상"이다. 다시 한 번 배가 올라가고 내려가고, 올라가고 내려가고, 올라가고 내려가는 것으로 돌아가자. 20분 동안 지속하라.

마음챙김 연습을 해 보려고 하였는가? 해 보았다면, 그것은 무엇과 같았는가? 관찰 자기와 관련된 탈융합을 경험하였는가? 탈중심화를 느꼈는가? 마음챙김 명상 실습은 규칙적으로 그것을 하는 당신 자신을 상상하게 하는가? 이것이 스트레스적인 생각, 느낌 및 심상에서 당신을 도울 수 있는가? 당신이 그것을 실습한다고 가정하고 점점 더 나아지도록 하라. 실습함에 따라, 당신은 마음챙김으로 더욱 편안하게 될 것이고 그것을 일상의 규칙적인 부분으로 만들 수 있다.

당신이 알다시피 명상은 자기 조절과 관련된 많은 심리적 · 생리적 이점을 가지고 있다. 역사적으로, 바이오피드백도 역시 스트레스와 질병 상태에 대한 생리적 토대를 자기 조절하는 데 있어서 보다 더 표적-특정화된 기제로 볼 수 있다. 다음으로 바이오피드백을 자세히 살펴보고 이점과 단점을 조사하여 보자.

바이오피드백

앞서 언급한 바와 같이, 바이오피드백은 탐지된 생리적 체계를 제어하는 학습 과정을 용이하게 하기 위해 시각적 또는 청각적 피드백을 제공하는 기술을 사용한다. 바이오피드백이 때때로 광범위한 이완 훈련을 위해 사용되지만, 그 주된 매력은 특정 생리적 반응을 표적으로 할 수 있기 때문에, 이 반응들과 관련된 건강 상태에 더 정확하게 초점을 맞춘다. 예를 들면, 긴장성 두통의 발병이나 강도에 관련될 수 있는 전두 긴장 **근전도 검사**(electromyograph, EMG)는 전두 긴장을 측정하기 위해 전두근에 전극을 부착할 수 있다. 환자에게 정보를 다시 제공함으로써, 그들은 두통의 빈도와 강도를 더 잘 관리하기 위해 이 영역의 근육 긴장을 제어하도록 배울 수 있다.

근전도 검사: 골격근의 전기 활동에 대한 측정

보통 다른 치료와 함께 사용되는 바이오피드백은 상당히 다양한 장애들과 건강 상태에 성공적으로 적용된다. Schwartz(2003, p. 107)는 다음과 같은 조건의 증상 완화를 위한 "최상의 효능"으로서 바이오피드백 사용을 보여 준다. 즉, 긴장성 두통, 편두통, 야뇨증, 배설 또는 요실금 또는 골반저근 장애, 본태성 고혈압, 환상사지 통증이다.

"좋은 효능"라고 불리는 바이오피드백 효능에 있어서 더 작지만 여전히 중요한 범주는 특정 유형의 불면증, 불안 장애(범불안 장애, 공포증, 외상후 스트레스 장애), 주의력 결핍 과잉행동 장애, 간질, 오심 및 구토, IBS, 천식, 측두하악 장애와 이갈이, 이명, 레이노병과 레이노 현상, 만성 통증, 섬유근통, 과다호흡 등의 조건에 대한 적용이 포함되어 있다. 그렇지만 Schwartz는 바이오피드백에 대한 다음과 같은 주의 및 금기사항도 진술하였다.

> 대부분의 전문의들은 다음과 같은 장애와 조건을 바이오피드백에 대한 명백한 금기로, 또는 적어도 주의할 필요가 있는 것으로 간주한다. 이것들은 심한 우울, 급성 초조감, 급성이나 취약한 조현병[또는 정신병적 보상 작용의 상실에 대한 강한 잠재성], 조증, 관계망상을 지닌 편집증 장애, 심한 강박사고-강박행동 장애(OCD), 섬망, 급성 의학적 대상부전(代償不全), 강한 해리 반응의 잠재성, 둔주 상태 또는 이인증을 포함한다. 이 장애들을 가진 환자에 대한 바이오피드백이나 다른 응용 심리생리적 중재에 대한 문헌은 매우 적거나 없어서, 이 환자들을 대상으로 한 중재는 제외된다(p. 107).

바이오피드백 분야의 모든 연구를 조사하는 것은 이 책의 범위를 넘어선다. 대신 임상적 바이오피드백이 어떻게 성공적으로 적용되었는지를 예시하기 위해 여러 영역의 연구들이 강조되었다. 먼저 고통스러운 상태의 두통을 설명하고, 다음으로 레이노병, 마지막으로 본태성 고혈압에 대한 바이오피드백의 적용을 설명하였다.

두통

Andrasik(2007)은 만성 두통의 치료에 대한 세 가지 주요 행동적 접근이 있다고 설명한다. 첫 번째 접근은 전반적인 이완을 촉진하려는 시도이며, 두 번째는 두통의 병리생리에 가장 직접적으로 기여하는 것으로 믿어지는 생리적 체계를 표적으로 삼는 것이며, 세 번째 접근은 어떻게 스트레스에 대한 반응을 가장 잘 관리할 것인가에 초점을 둔다.

전반적인 이완을 촉진하기 위한 방법들로는 점진적 이완 훈련, 자생 훈련, 명상, **바이오피드백-조력 이완 훈련**이 있다. 두통에서 **직접 표적 접근**은 일반적으로 긴장성 두통에 대해 근육 긴장 바이오피드백을 사용하는 것과 편두통 혈류 흐름의 생리적 지표에 대한 바이오피드백을 사용하는 것이다. 마지막으로, 스트레스에 대처하는 방법을 학습하기 위해, 일부 인지 치료의 형태나 **스트레스 관리 훈련이** 사용된다. Andrasik은 거의 40년의 연구 후에, 증거들은 세 가지 접근법 모두가 성공적으로 두통의 활성을 감소시키는 것으로 나타났으며, 연구들은 두통 증상 점수에서 평균 30~60%의 감소를 보고하였다고 언급하였다.

바이오피드백-조력 이완 훈련: 전반적인 이완 상태를 촉진하기 위해 바이오피드백을 사용

긴장성 두통 Nestoriuc, Rief와 Martin(2008)은 긴장성 두통에 대한 총 53편의 바이오피드백 치료 연구들을 포함한 메타 분석을 수행하였다. 그들이 선택한 연구들은 높은 수준의 방법론적인 질을 위해 신중하게 선별되었다. 일부 다른 근육 영역(승모근이나 교근)에도 전극을 부착하였지만, 대부분의 연구들은 양측전두(전두근 위, 전두 중 하나)에 전극을 부착하는 EMG 바이오피드백을 사용한다. 그들의 결과는 바이오피드백 치료에 중간 이상(1표준편차 향상)의 큰 효과 크기를 보이는 인상적인 것이었다. 이 효과들은 평균 14년 동안 긴장성 두통으로 고통받은 환자를 대상으로 평균 11회기가 넘었을 때 얻어진 것이다.

Nestoriuc 등(2008)은 이것이 그 치료가 근육 긴장을 유의하게 감소시킨다는 것을 발견하는 데 충분한 힘을 가진 첫 번째 메타 분석이었음을 언급하였다. 이것이 왜 중요한가? 이것이 중요한 것은 근육 긴장 감소 이론과 두통 증상 감소의 관련성 사이의 누락된 생리적 연결을 확립하였기 때문이다. 그 연결이 가설화되었지만, 이전의 메타 분석에서 확고하게 설정되지는 않았다. 이것은 몇몇 초기 연구자들이 EMG 바이오피드백-중재 두통 증상 감소가 적어도 부분적으로 긴장성 두통

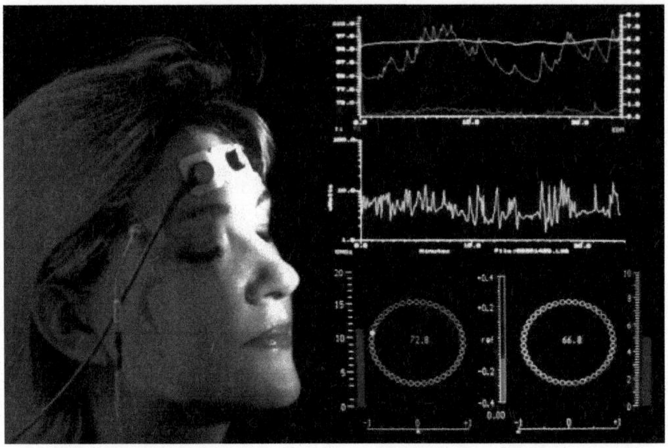

전두 긴장 근전도(EMG)를 측정하기 위해 바이오피드백 전극을 전두근에 부착할 수 있다.

의 병리생리학에 직접적으로 기저하는 것으로 추정되는 근육 긴장 감소와 연관되어 있기보다는 아마 전적으로 심리학적으로 추동되었다고 추측한 것으로부터 야기되었다. 이제 긴장성 두통을 치료하는 데 있어서 바이오피드백 효능에 대한 **생리적** 연결을 확립하는 좋은 증거가 있는 것이 분명하다.

이 연구자들은 비록 일반적인 이완 요법과 결합된 EMG 바이오피드백이 EMG 바이오피드백 단독으로 사용된 것보다 더 효과적이었지만, 바이오피드백이 긴장성 두통 치료에서 일반적인 이완 요법보다는 훨씬 더 효과적이라는 것을 발견하였다. 또한 자기 효능감의 증가, 불안 감소, 우울 감소 및 진통제 사용의 감소와 같은 바이오피드백 치료와 연관되어 있는 수많은 부수적인 혜택들이 있다. 마지막으로, 어린이들과 청소년들이 성인에 비해서 바이오피드백의 사용으로 더 큰 향상을 보였다는 것을 언급해야만 하는데, 이는 이 전집들이 바이오피드백 훈련에 특히 반응적이라는 것을 보여 주는 다른 연구들과 유사하다. 전반적으로 결과에 대해 기록된 양과 범위를 보았을 때, Nestoriuc와 동료들(2008)은 바이오피드백이 긴장성 두통에 대해 **경험적으로 지지된 요법**이라는 미국심리학회에 의해 확립된 준거를 충족한다고 결론 내렸다.

편두통 골격근 긴장과 관련된 긴장성 두통과는 달리 편두통은 두통의 원인이 혈관에 있는 것 같다. 편두통의 통증은 두 개의 두부 혈관(즉, 두개골 바깥에 있는 머리의 혈관)이 팽창되어 염증을 유발하여 발생되는 것 같다. Schwartz와 Andrasik(2003, p. 326)는 "손이 따뜻해지는 것과 편두통 경감 간의 연관성에 대한 부수적 발견 이후 30년이 지났다."라고 언급하였다.

손을 따뜻하게 하기 위해서는(즉, 손의 피부 온도를 증가시키는 인지 전략들을

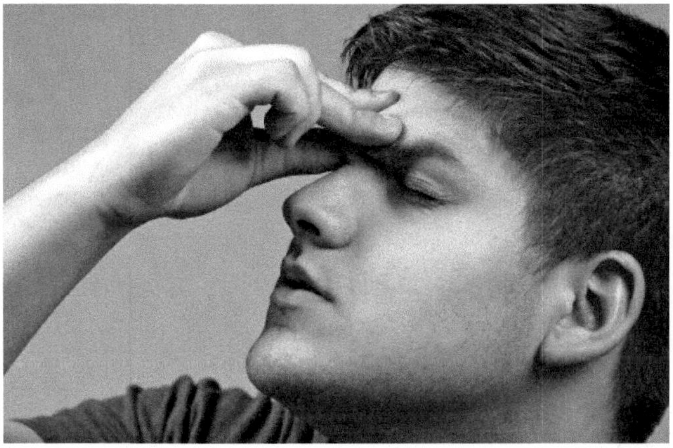

긴장성 두통은 일반적인 이완 요법과 결합되었을 때 EMG 바이오피드백과 가장 잘 반응한다. 그러나 EMG 바이오피드백만으로도 일반적인 이완 요법보다 더 효과적이다.

사용하기 위해), 손에 있는 혈관들이 확장되고 신체의 말초 영역으로 더 많은 혈류가 흐르게 해야 한다. 어쨌든 손을 따뜻하게 하는 것은 일반적으로 편두통의 경감에 이로운 효과를 가지고 있다. 그렇지만 오늘날까지 Schwartz와 Andrasik는 "우리는 아직도 여기에 포함된 기제를 확신할 수는 없다."(p. 326)고 인정한다. 가능한 기제들은 혈류, CNS, 자율신경계 또는 편두통의 병리생리를 붕괴시키는 신경 전달 물질의 변화를 포함한다.

손 보온 현상의 이점을 받아들이기 위해, 바이오피드백 임상가와 연구자들은 말초 피부 온도 피드백(서미스터로 알려진 민감한 저항기는 보통 온도 변화에 민감한 손가락에 부착한다)이나 **혈액-볼륨-펄스 피드백**(즉, 피부 혈액 볼륨의 변화가 녹에서부터 관자놀이까지 흐르는 측두동맥 같은 측정 영역에 연결된 기록 장치에서 광전자 체적 변동 기록계라 불리는 비침습적인 기기로 측정된다)을 사용한다.

혈액-볼륨-펄스 피드백: 피부 혈액 볼륨에서의 변화를 광전자 체적 변동 기록계라 불리는 비침습적 기기를 사용하여 측정하는 바이오피드백

Nestoriuc와 Martin(2007)은 자신들의 포함 기준을 충족하는 86개의 연구 중 56개 연구를 대상으로 편두통에 관한 바이오피드백 사용의 메타 분석을 수행하였다. 그들은 말초 피부 온도나 EMG 피드백보다 더 큰 효과 크기를 이끄는 혈액-볼륨-펄스 피드백으로 중간 정도의 효과 크기(1/2 표준 편차 이상의 향상)를 발견하였다. 게다가 그들은 그 치료가 장기적(추적에 의해 기록된 1년 이상)인 효과성을 지니고 있다는 것을 확인하였다. 그 저자들은 다음과 같은 결론을 내렸다.

> 메타 분석은 성인의 편두통에 관한 바이오피드백의 장 · 단기 성과에서 중간 정도의 효과 크기를 기록하였다. 바이오피드백은 단 11회기 범위 내에서 고도로 만성화된 환자들의 통증과 심리적 증상들을 유의하게 그리고 실제적으로 감소시켰다. 따라서 바이오피드백은 편두통 예방을 위한 증거 기반 행동 치료 옵션으로 권고될 수 있다(Nestoriuc &

Martin, 2007, p. 123).

Nestoriuc와 Martin(2007)의 결과가 편두통을 지닌 성인에게 제한되지만, Trautmann, Lackschewitz와 Kroner-Herwig(2006)는 성인을 배제하고 재발하는 두통(편두통 포함)에 시달리는 어린이와 청소년들만을 포함한 메타 분석을 수행하고, 자신들의 포함 준거를 충족하는 23개 연구들에서 바이오피드백 환자들이 두통 증상에서 유의한 감소(50% 이상 향상)를 보였고 그 이점이 장기간(1년 후에도 존재) 유지되었음을 발견한 것은 주목되어야 한다.

레이노병과 레이노 현상

레이노 현상(RP): 동맥 및 손가락이나 발가락 동맥의 혈관 수축을 포함하여 추위에 노출되거나 정서적 스트레스에 의해 유발된 고통스러운 상태

레이노 현상(raynaud's phenomenon, RP)은 손가락과 발가락의 동맥과 동맥의 연축(혈관 수축)을 포함한다. 전형적으로 추위에 노출되거나 정서적 스트레스에 의해 유도되어 이 영역의 혈류 감소가 원인이 된 연축은 우선 피부가 창백해지고(즉, 색채 감소), 그다음 청색증(즉, 산소 부족으로 인한 푸른색) 그리고 마침내 손가락의 허혈로 빨개짐(즉, 혈액 복원)을 야기한다. 연축 증상은 몇 분이나 몇 시간 지속될 수도 있고 영향을 받는 부위에서 타는 것 같은 감각이나 차가운 감각을 느낄 수도 있다. 많은 요인들이 RP에 관련되어 있지만, 현재 연구는 정서적 스트레스 동안 상승된 카테콜아민 또는 추위에 대한 혈관 알파-2 아드레날린 수용체의 과민성 때문에 발생한다는 이론을 지지한다.

편두통 치료와 같이, RP를 위한 행동 치료는 주로 자발적인 손 보온 전략을 사용한다. 일부 전문가들이 손을 따뜻하게 하기 위해 바이오피드백이 아닌 접근들을 사용하지만, Schwartz와 Sedlacek(2003, p. 371)은 "그러나 우리의 관점에서 바이오피드백은 손 보온 기술의 습득을 향상시키는 결과를 가져오는 것 같다."고 주장한다. 대부분 전형적으로 편두통 치료와 마찬가지로 레이노병에 관한 치료는 피부 온도 변화를 측정하기 위해 손가락에 서미스터(thermister)를 사용한다.

RP 치료에 관한 바이오피드백 문헌 평론에서, Karavidas, Tsai, Yucha, McGrady와 Lehrer(2006)는 특히 Freedman과 동료들(Freedman, Ianni, & Wenig, 1983; Freedman et al., 1988)에 의해 수행된 두 개의 연구에 주목하였는데, 피험자들은 추위 스트레스 상황에서 바이오피드백 훈련을 통해 손 보온 기술을 학습하는 엄격한 통제를 사용하였으며, 그 결과로 증상 빈도에서 67~92%의 감소를 가져왔다. 그리고 증상 감소는 3년의 추적에서도 여전히 존재하였다.

이와 유사하게, Schwartz와 Sedlacek(2003)은 RP의 치료를 위한 피부 온도 바

이오피드백 효과에 대해 가장 잘 통제된 연구로 Freedman의 두 연구를 언급하였다. 이 연구들과 다른 소수의 연구 결과로, Karavidas 등(2006)은 RP 치료를 위해 온도 바이오피드백을 사용하는 것은 독립적인 실험에 의해 아마도 효과적인(수준 III) 것보다는 높은 수준의 치료적 확신이 있지만, 효과적이고 특별한(수준 V) 최대 수준만큼은 높지 않은 **효과적인**(수준IV) 것으로 입증되었다고 주장하였다.

본태성 고혈압

본태성 고혈압(또는 주요 고혈압으로 알려져 있다)은 만성적인 혈압 상승을 특징으로 보이는 병인이 알려지지 않은 질병이다. 그것은 자율신경계의 교감신경이 과도하게 활성화되는 것과 관련되는 것으로 생각된다. 단일요소 또는 다중요소 프로토콜을 따르는 고혈압 치료를 위한 수많은 행동적 접근이 있다. 단일요소 바이오피드백 접근은 전형적으로 표적이 된 생리적 반응을 직접적으로 피드백하기 위해 지속적으로 혈압을 재는 절차를 사용한다.

다른 한편으로, 다중요소 접근은 전형적으로 점진적 이완 훈련, 자생 접근 또는 명상과 같은 비바이오피드백 접근으로 보강된 바이오피드백-조력 이완 훈련(보통 온도 피드백이나 EMG 피드백)을 사용한다. 가정에서의 이완 실습과 혈압 탐지도 다중요소 접근에서 전형적인 것이다. Fahrion, Norris, Green, Green과 Snarr(1986)에 의해 언급된 바와 같이, 일반적으로 다중요소 간접 접근은 본태성 고혈압을 치료하기 위한 바이오피드백 사용에서 단일요소 직접 접근보다 더 효과적이다.

1986년에 수행된 두 개의 연구는 다중요소 접근의 효과성에 대한 초기 연구 결과의 예시이다. Fahrion과 그의 동료들(1986)은 본태성 고혈압을 지닌 77명의 환자에게 손과 발을 따뜻하게 하고 근육 이완을 실행하는 방법을 훈련하기 위해 바이오피드백-조력 이완 접근법(열과 EMG 바이오피드백)을 사용하였다. 그들은 또한 가정에서의 이완 실습 회기와 혈압 탐지뿐만 아니라 횡격막 호흡과 자생 문구를 사용하도록 피험자들을 훈련시켰다. 이러한 방법으로 약을 복용하는 58%가 혈압약의 복용을 중단할 수 있었고 또 다른 35%는 복용량을 절반으로 줄일 수 있는 지점까지 그들의 혈압을 유의하게 경감시켰다. 비약물 환자들에서, 70%는 140/90mmHg 아래(표적 목표)로 혈압을 경감시킬 수 있었다. 그 결과들은 33개월 추적에서도 여전히 임상적으로 유의하였다.

Blanchard 등(1986)은 또한 자생 문구 사용과 결합된 열 바이오피드백을 사용하여 유의한 결과를 얻었다. 적어도 두 개의 항고혈압 약물을 복용 중인 87명의 환자에 대한 연구에서, Blanchard 연구진은 치료 후와 1년 추적에서 열 바이오피드백이 성공적으로 혈압을 줄인다는 것을 발견하였다. 그들은 환자 중 35%가 적어도 1년 동안 두 번째 단계의 약물 사용을 중단할 수 있었다고 보고하였다.

저널 평론에서, Blanchard(1990)는 지난 15년 동안 이 분야에 대한 자신의 연구를 논의하고, 연구들이 지속적으로 치료 후 혈압의 강장성 수준(tonic level)의 감소를 발견하였지만 심혈관 반응성에서의 감소는 전혀 없었다는 점에 주목하였다. 따라서 그 치료가 기초 혈압을 낮추는 데는 효과적이지만, 스트레스를 호의적으로 중재하는 심혈관 반응성을 줄이는 데는 효과적이지 않은 것 같다.

최근에 905명의 고혈압 환자를 포함한 22개의 무선화된 통제 연구에 대한 메타분석 평론 연구(Nakao, Yano, Nomura, & Kuboki, 2003)는 이완-조력 바이오피드백(단일 바이오피드백이 아닌)만으로도 성공적으로 혈압을 낮추었다는 것을 확인하였다. 이완-조력 바이오피드백은 다른 형태의 깊은 이완 훈련에 바이오피드백을 결합한 것이다. 그 감소는 중간 정도로, 수축기 혈압이 평균 7.3mmHg이고 이완기 혈압이 5.8mmHg이다.

그러나 많은 연구들이 이완-조력 바이오피드백 사용에서 몇 가지 유익한 영향을 발견하고 초기의 고무적인 연구에도 불구하고, 임상가들 사이에 이루어진 현재 합의는 임상적 영향이 약물 치료를 넘어서서 권고할 정도로 충분하지는 않다는 것이다. 예를 들어, 이 영역의 연구에 대한 현재의 평론 저자들(Greenhalgh, Dickson, & Dundar, 2010)은 "약물 요법, 위약, 중재 없음 또는 다른 행동 치료들과 비교하였을 때 본태성 고혈압을 조절하는 데 어떤 특정 바이오피드백 치료의 사용에 대한 효과성을 지속적으로 증명하는 확신적인 증거를 발견하지 못하였다."라고 결론 내렸다. 저자들이 제안하기를, 최선의 방법은 바이오피드백이 약물 치료에 보조적으로 사용되어야 한다는 것이다.

바이오피드백 결론과 권고사항

바이오피드백은 특정한 건강 상태와 질병에 기저하는 병리생리적 기제를 직접적인 표적으로 삼는 수단으로서, 처음에는 엄청난 가능성을 보여 주었다. 일부 사례에서, 예를 들어 긴장성 두통 치료를 위한 EMG 바이오피드백에서는 그 가능성에 부응하였다. 그러나 다른 사례에서, 예를 들어 본태성 고혈압의 치료에서는 주로 전반적인 이완 수준의 증가를 조력함으로써 효과적인 것으로 보인다. 결과적으로, 많은 경우 명상이나 깊은 이완 훈련과 같은 덜 비싼 대안적인 방법들이 유사한 이완 중재 이점을 산출할 수 있고 바이오피드백보다 비용 면에서 더 효과적이라는 주장이 있다.

그러므로 건강 상태에 대한 치료를 위한 행동적 접근을 고려할 때 상이한 접근들의 효과성을 평가하는 것과 효과 대비 비용을 알아보는 것이 중요하다. 비록 다른 건강 상태를 위해서는 대인적인 이완 지향 접근법이 최적의 치료 선택이 될 수 있지만, 바이오피드백은 건강 상태에 대한 제한된 범위의 행동 치료를 위한 비용 대비 매우 효과적이고 효율적인 방법이 될 수 있다.

요약과 개념 정리

- 1950년대와 1960년대 인도의 요가 수행자를 연구한 서양 연구자들은 사람이 이전에는 불수의적이라고 생각하였던 전반적인 신경계 요소인 자율신경계를 의식적으로 통제할 수 있다는 아이디어에 관심을 가졌다.
- 이러한 초기 연구와 다른 요인들로부터 응용 정신생리학과 바이오피드백 분야가 생성되었다.
- 인도 요가 수행자들과 아시아 불교 전통에서 명상에 대한 관심이 마음챙김 명상과 동일한 작업을 수행하는 Jon Kabat-Zinn과 만트라 명상의 이점을 응용하고 연구하는 Herbert Benson 박사와 같은 연구자들을 자극하였다.
- Benson은 수동적인 자세를 취하면서 정신적 장치의 반복을 수반하는 만트라 명상의 형태를 개발한 반면, 마음챙김 명상에는 흔히 호흡 자각, 개방성 자각, 유도된 명상이 포함된다.
- 네 가지의 마음챙김에 기반한 심리학적 중재 접근들이 있다. 마음챙김에 기반한 스트레스 감소(MBSR), 변증법적 행동 치료(DBT), 수용 전념 치료(ACT), 마음챙김에 기반한 인지 치료(MBCT).
- ACT는 마음챙김에 행동적 변화에 대한 수용을 더하여 심리적 유연성을 증가시키는 것이다.
- 명상 수행 동안 개인은 의식의 변화를 경험할 수 있으며, 이러한 상태에 대한 여러 가지 지표들이 있다.
- 정상적 휴식 상태, 수면 상태, 최면 상태, 명상 상태 간에 몇 가지 중복이 있을 수 있지만, 명상은 이런 상태들과는 다른 것처럼 보이며, 수면과 의식의 정상적으로 깨어 있는 상태 사이에 있는, 깨어 있지만 나른한 상태로서의 특징을 가지고 있다.
- 연구는 명상 수행이 스트레스와 불안 증상을 감소시킨다는 견해를 지지한다.
- 가외 요인을 배제하고 마음챙김이 결과에 작용하는 정도를 결정하기 위해서는 보다 잘 통제된 연구가 필요하지만, 마음챙김에 기반한 심리적 중재는 불안 장애를 성공적으로 다루었다. 이 중재들은 또한 임상 전집과 건

강하지만 스트레스가 있는 사람들에게 고통과 기분 장애를 경감시키고 긍정적 정서를 향상시키는 데 성공적이었다.

- 규칙적인 명상 수행은 만성 통증뿐만 아니라 특정 유형의 암 환자에게 있어서 면역 반응을 향상시키는 등 여러 의학적 조건에서 몇 가지 유형의 건강 증상 호소를 감소시킬 수 있다.
- 규칙적인 명상 수행은 대뇌 회백질 용적을 증가시키고 연령과 관련된 인지적 기능의 감퇴를 늦출 수 있다.
- 규칙적인 명상 수행은 알코올과 담배를 더 적게 사용하게 하는 등 물질 사용의 감소를 야기할 수 있다.
- 마음챙김 명상이 개인적 성장, 자기 연민의 개선, 결혼 관계에서 만족감 향상을 가져올 수 있음을 시사하는 연구 결과가 있다.
- 바이오피드백은 경험적으로 검증된 최상의 효능에서의 응용이 적은 수의 조건에 제한되어 있지만, 폭넓은 다양한 장애와 건강 조건에 성공적으로 적용되어 왔다.
- 긴장성 두통을 치료하기 위한 EMG 바이오피드백과 혈액-볼륨-펄스 피드백 또는 편두통을 위해 손을 따뜻하게 하기는 바이오피드백의 가장 성공적인 스토리 중 일부이다.
- 바이오피드백의 다른 흥미로운 적용은 레이노병과 레이노 현상을 위한 손 보온 피드백과 본태성 고혈압을 위한 바이오피드백-조력 이완 훈련이다.
- 바이오피드백 치료를 고려해 보면, 다른 행동 치료와 관련해서 비용과 효과성에서 부담이 된다.

비평적 사고 질문

1. 만트라 명상 동안 도달하는 상태가 점진적 근육 이완 훈련과 같은 깊은 이완 운동 동안 얻어지는 상태와 어떤 방법에서 유사하거나 다르다고 생각하는가?
2. 만트라 명상의 효과를 달성하는 방법에 대한 다양한 이론들 중, 어떤 것이 가장 타당하다고 생각하는가? 왜 그런가? 어떤 것이 가장 타당하지 않다고 생각하는가? 왜 그런가?
3. 스트레스를 다루는 마음챙김 명상과 만트라 명상 접근의 중요한 차이가 무엇이라고 여겨지는가? 그들이 어떻게 유사한가?
4. 만약 규칙적인 명상 수행을 한다면, 만트라 또는 마음챙김 중 어떤 접근을 사용하겠는가? 왜 그런가?
5. 바이오피드백을 왜 정감 있게 전자 구루라고 부르는가? 명상 수행을 넘어서는 장점과 단점은 무엇인가?

주요 용어와 개념

개방성 자각
경험적으로 지지된 요법
관찰하는 자기
근전도 검사(EMG)
대사 저하 상태
두 대뇌반구 사이의 뛰어난 균형
라자 요가
레이노 현상(RP)
리듬 이론
마음챙김 명상
마음챙김에 기반한 스트레스 감소(MBSR)
마음챙김에 기반한 인지 치료(MBCT)
마음챙김 접근
만트라
만트라 명상
메타 인지
바이오피드백
바이오피드백-조력 이완 훈련
변증법적 행동 치료(DBT)
비집중 명상
삼매
선불교 명상
세속 명상
손 보온
수용 전념 치료(ACT)
스트레스 관리 훈련
시간 왜곡
심리적 유연성
아사나
요가
위빠사나 명상
유도된 명상
융합
이완 반응
이완 반응 명상
임상적으로 표준화된 명상(CSM)
자기 초월성
자애 명상 요법
전반적인 이완
정신생리학
지각적 왜곡
직접 표적 접근
집중 명상
짧은 명상
차단 이론
초월 명상(TM)
탈감각 이론
탈중심화
프라나야마
하타 요가
향상된 수용성
현재 중심성
혈액-볼륨-펄스 피드백
형언할 수 없음
호흡 자각

PART 7

스트레스 관리와
웰빙 증진을 위한 지침

제 15 장

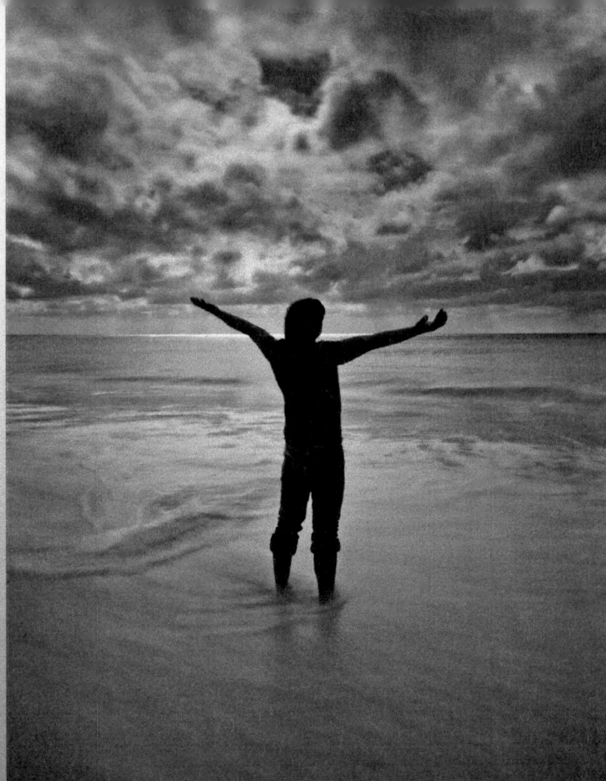

ⓒ Istockphoto.com/Maria Pavlova

언젠가 당신의 인생이 눈앞에서 쏜살같이 사라질 것이다.
그것을 지켜볼 가치가 있게 만들어라.

~ANONYMOUS

스트레스 관리와 웰빙 증진을 위한 지침

건강한 생활양식으로 살기

효과적인 대처와 자기 조절 전략

긍정적 관계의 촉진

행복감과 웰빙 증진

▣ **스트레스 관리 연습 15.1**
Seligman(2011)의
What-Went-Well 연습

상상하라, 당신이 90살이라고 상상해 보라. 어떻게 생각되는가? 당신이 활기차고 정력적이고 생기가 넘친다고 생각되는가? 만약 그렇다면, 당신의 비결은 무엇인가? 높은 삶의 질을 유지하며 이러한 이정표에 도달하기 위해서 어떠한 삶을 살아왔는가? 당신은 건강을 의식하는 삶을 살아왔는가? 스트레스를 관리하기 위해서 효과적인 대처와 자기 조절 전략을 사용해 왔는가? 당신의 삶은 목적과 의미로 가득 차 있었는가? 당신은 몰입의 공유를 경험해 보았는가? 마음챙김과 향유는 어떠한가? 당신은 이러한 즐거움과 만족감의 긍정적 순간들과 그것들을 향유하기 위해 붙잡을 수 있는가? 긍정적인 관계를 촉진하였는가? 사랑을 해본 적이 있는가? 사랑을 받아 본 적이 있는가? 사회적 지지를 제공하고 주변 사람들로부터 그것을 느끼는가? 감사, 용서 그리고 연민이 당신에게 중요한가? 당신은 실수에 대해 당신 자신과 타인을 용서하는가? 당신이 휘청거릴 때 당신 자신에게 연민을 보일 수 있는가? 당신은 당신에게 이득이 있을 때 타인으로부터 도움과 충고를 구할 수 있었는가? 그리고 당신의 조언을 구하는 타인을 도울 수 있었는가? 당신의 신체와 영성을 지속적으로 돌보아 왔는가? 당신의 삶을 잘 살아왔는가?

건강한 생활양식으로 살기

당신이 건강을 의식하는 삶을 산다고 상상하였을 때, 그것은 무엇처럼 보이는가? 당신 자신이 무슨 일을 하는 것으로 보이는가? 당신이 더 이상 일을 하지 않는다면 과거에는 무슨 일을 하였는가? **건강을 의식하는 삶**(health-conscious living)이란 우리가 선택하는 것과 그 선택이 우리의 건강에 어떻게 영향을 주는지를 완전히 자각하며 사는 것을 의미한다. 이것은 건강과 관련된 좋고 나쁜 모든 선택에 책임감을 가지는 것이다. 차에 관심을 가지는 것과 마찬가지로, 차량의 연비가 낮을 때는 성능이나 구조적 안정성에 부정적인 영향을 주지 않는 한 차량을 무시하거나 심지어는 학대할 수도 있다. 그러나 때가 되면 엔진 레드라이닝 기술과 오일 교환을 등한시한 것에 대한 누적된 피해가 보이기 시작한다. 차는 다소 거칠게 달리기 시작할 것이다. 어느 날 당신은 차 아래에서 반짝이는 약간의 기름방울을 확인할 수 있을 것이다. 당신이 엔진을 세게 돌릴 때 배기관 밖으로 가늘게 피어오르는 하얀 연기를 보게 된다. 우리는 차가 조금 더 거칠고 느리게 달리는 것을 경험하기 시작할 수도 있다. 당신은 기력 부족, 관절통이나 요통으로 인한 오싹한 느낌, 쉽게 피로해지는 것을 알아차렸다. 흡연을 하고 있다면, 당신은 하루 종일

건강을 의식하는 삶: 우리의 선택이 건강에 어떻게 영향을 미치는지를 완전히 자각하며 사는 것

끊이지 않는, 매일 아침 성가신 짧은 헛기침으로 인해 괴로울 수도 있다. 이것은 더 심각한 문제의 전조가 되는 조기 경고 신호이다. 우리는 타던 차를 팔고 새 차를 살 수 있지만, 닳고 닳은 신체는 어떻게 할 것인가?

다행스럽게도, 우리의 신체는 매우 관대하고 약간의 기회가 주어진다면 더 나은 건강을 회복한다. 우리의 신체는 소유자의 설명서나 권장된 유지 계획이 없다. 그러나 약간의 기본 원칙을 따른다면, 최적의 실행 상태에서 자연의 놀라운 선물인 우리의 기본 재산을 지킬 수 있다. 이러한 원리는 무엇인가? 신체는 학대나 불필요한 손상으로부터의 보호뿐만 아니라 적절한 식량, 운동과 휴식이 필요하다. 이렇게 하면 신체는 우리에게 평생을 헌신한다. 단지 우리는 자동차의 오일 교체를 한두 번 하지 않고 그것에 대해 잊어버리는 것과 같이, 신체의 유지 계획을 한두 번 수행한 후 따르지 않고 포기해 버린다.

당신은 "나쁜 습관이 있었는데도 주변의 다른 사람들보다 더 오래 살았던 Charlie 삼촌도 있으니 난 괜찮을 거야."라고 생각하고 있을 수 있다. 모든 가족에게는 아침마다 필터 없는 담배를 피우고, 매일 Jack Daniels 한 컵을 단숨에 마시며 자신이 한 행동에 대해 말할 수 있을 정도로 고령의 나이까지 생존하였던 Charlie 삼촌이 있다. 그는 역경을 이긴 운 좋은 사람이다. 대부분의 우리는 그렇지 않을 것이나. Charlie 삼촌의 예외적인 행운에 기대는 대신, 우리는 건강을 의식하는 삶을 통해서 유리한 수준으로 가능성을 높이는 선택을 할 수 있다.

이것이 의미하는 것은 건강한 생활방식에 따르는 것이다. 이것은 규범적인 삶을 완벽하게 따르라는 의미가 아니라 책임 있는 선택을 하기 위한 최선의 노력을 하면서 자기 연민을 가지고 인간적인 결함을 허용하는 것이다. 이것은 무엇이 최선인지를 파악하기 전에 많은 실수를 포함할 수도 있지만, 괜찮다. 궁극적으로, 사람은 독특하고 따라서 각 사람의 건강한 생활양식 매뉴얼도 독특하다. 우리가 독특한 매뉴얼의 청사진을 식별할 수 있다면, 우리는 그 게임에서 이기고 있다. 그런 다음 유지 관리 계획을 실행하는 것은 일상생활의 일부가 된다.

건강을 의식하는 일상생활은 비생산적인 습관을 새로운 생산적인 습관으로 대체하는 과정이다. Aristotle이 말한 바와 같이 "내가 반복적으로 행하는 것이 바로 나다. 탁월함은 행위에 있는 것이 아니라 습관에 있다." 이 과정은 시간이 걸린다. 시간과 많은 연습으로, 새로운 습관은 정체성의 일부가 된다. 인내하라, 지속하라, 그러면 그곳에 가게 될 것이다. 이는 어떤 노력과 희생이 포함될 수도 있다. 인생에서 가장 가치 있는 것들을 함으로써. 그렇지만 이 노력은 긍정적인 질과 보상을 가지고 있다. 재미, 좋은 기분 및 보상을 마음에 두면, 이것은 모두 가치가 있을 것이다.

영양

가솔린 차량에 경유를 가득 채우는가? 왜 안 되는가? 대답은 분명하다. 많은 사람들은 자신의 차를 절대 그러한 방식으로 다루지 않을 것이다. 하지만 우리는 신체를 연소시키기 위해 설계되지 않은 음식을 먹고 있다. 그렇다, 고지방 설탕 과자는 맛이 좋아 우리는 약간의 방종을 즐길 수도 있다. 그렇지만 이러한 음식들을 꾸준히 섭취한다면, 일시적으로는 좋은 기분을 가질 수 있지만 신체의 엔진은 과하게 사용된다고 느낄 것이다. 올바른 식사는 저밀도 지질 단백질(low-density lipoproteins, LDL)을 경감시키고, 고밀도 지질 단백질(high-density lipoproteins, HDL)을 증가시키며, 관상성 심장 질환과 암 위험을 줄이고, 일반적으로 노인성 질병을 예방하는 몇 가지 보호 작용을 할 수 있다. 그렇다면 우리가 건강 이득을 최대화하기 위해 따를 수 있는 일반적 식이 요법의 원칙은 무엇인가?

- **좋은 영양을 유지하라.** 의학협회의 식품영양위원회(2002)가 제공하는 가장 최근 지침을 따르라. 최상의 건강을 위해서 탄수화물로 전체 식단의 45~65%, 단백질로 10~35%, 지방으로 20~35%를 섭취해야 한다. 그리고 미량 영양소 보험 정책에서 규정하고 있는 종합 비타민/미네랄을 매일 복용해야 한다. 셀레늄, 엽산, 비타민 B12 및 비타민 D에 특별한 주의를 기울여라.
- **더 많은 기능성 식품을 섭취하라.** 섬유질, 유익한 생리 활성 물질, 항산화 물질을 증가시키기 위해 다양한 색깔의 과일과 채소 등 '무지개 식단'을 섭취하라. 곡물의 섬유질이 함유되어 있는 통 곡물과 견과류를 더 많이 먹어라. 신체의 식이 지방 욕구를 만족시키기 위해 단일 불포화 지방과 고도 불포화 지방(polyunsaturated fat; 씨앗 식물성 유지 등에 많이 들어 있는 지방, 역주)을 사용하라. 낮은 수은 함량을 가진 것을 선택하여 지방이 많은 해양 어류를 섭취하거나 생선 기름 보조제를 섭취하라. 식습관을 통해서 건강을 최대화하기를 원한다면, 해양 어류를 포함하는 **생선 채식 식단**(pescovegetarian diet: 생선, 과일, 견과류, 곡물, 채소를 먹는 식단, 역주)인 식물을 기반으로 하는 다이어트를 고려하라(Walsh, 2011). 기억하라, 경험적으로 기록된 건강한 식습관은 DASH(dietary approaches to stop hypertension: 고혈압 예방 식단), 지중해식, 그리고 엄격한 채식을 포함한다. 그것들이 가지고 있는 잠재적인 항암제 특성으로 인해 당신의 식습관에 토마토, 녹차, 마늘, 양파, 콩, 강황, 포도와 딸기,

생선 채식 식단: 생선을 포함한 식물 기반 섭식 계획

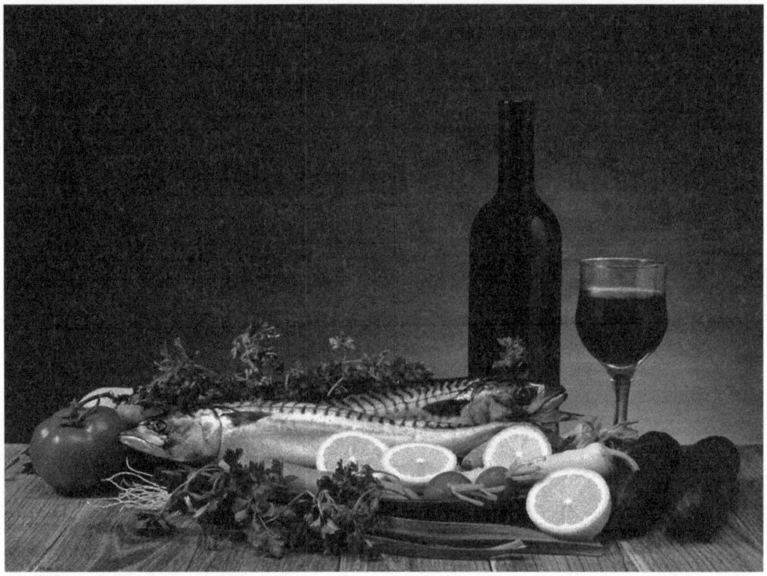

생선 채식 식단은 생선이 포함되어 있지만, 붉은 고기와 가금류의 고기를 제외하고 주로 식물에 근거한 다이어트로 구성된다.

산딸기 및 블루베리와 딸기류, 감귤, 양배추, 브로콜리, 케일 그리고 방울다다기양배추와 같은 십자화과 채소를 추가하라.

- **건강을 해칠 수 있는 음식을 적게 먹어라.** 동물(포화) 지방, 가공된 붉은 고기 그리고 설탕이 첨가되고 나트륨이 많은 음식을 줄여라. 백미, 정제된 곡물, 파스타, 빵, 감자, 설탕이 든 음료와 디저트를 제한하라. 트랜스 지방이 들어 있는 모든 음식을 피하라. 술을 마신다면, 적당한 수준으로 알코올 소비를 유지하라. 여성은 하루에 1잔, 남성은 하루에 2잔 이상은 안 된다. 기억하라, 당신이 행운을 가지고 태어났을지라도, 불행하게도 당신은 Charlie 삼촌의 강철 같은 체력과 행운을 가지고 있지 않다.
- **스트레스의 생리적 효과를 경감시키기 위한 카페인을 줄여라.** 물, 천연 과일 주스, 녹차 같은 음료를 마셔라. 녹차는 이로운 폴리페놀 함유량이 높고 카페인 함유량은 낮다는 것을 기억하라. 이것은 디카페인 형태로도 이용할 수 있다.
- **과도한 칼로리 섭취를 줄여라.** 장기적으로 누적되는 지방의 저장을 줄이기 위해 칼로리 균형을 유지해라. 과도한 지방은 친염증적이다. 많은 노화 질병들이 "신체 내부에서 연소되는 것"에 의해 유발되는데, 왜 불필요한 지방 축적을 부채질하는가? 체중 감량은 당신의 식단에서 하루에 500칼로리 줄이는 것을 의미한다. 즉, 이것은 하루에 500mL 콜라 두 잔을 포기하고 물이나 녹차로 대

신하는 것이다. 500칼로리를 줄이면 매주 450g의 감소가 발생할 것이다. 그것은 1년에 23kg이다!

- **담배를 끊어라.** 당신이 어떤 형태로든 흡연을 하고 있다면, 끊는 날을 정하고 뒤돌아보지 마라. 다시 피운다면, 금연을 다시 시도하라. 여러 번 끊을수록 더 많은 것을 얻을 것이다. 궁극적으로, 당신은 어떻게 끊는 것이 좋을지를 알아낼 것이다.

신체 운동

움직이지 않으면 잃는다. 우리 근육은 사용하기 위해 만들어졌다. 나이가 들수록, 운동을 하지 않으면 우리는 해마다 약 226g의 근육을 잃는다. 가지고 있는 근육이 적을수록 칼로리 연소 질량이 더 적다. 이것은 결국 체중을 증가시키는 방향으로 이어진다. 신체 운동에는 수많은 건강과 심리적 혜택이 있다. 이들은 모든 원인의 사망, 심혈관 질환, 유방암과 결장암, 제2형 당뇨병, 뇌졸중, 고혈압, 골다공증, 스트레스, 불안과 우울의 위험성을 줄이는 것이 포함된다. 덧붙여서, 심폐 체력은 심리적 안녕감을 향상시킨다. 적당한 유산소 운동과 가벼운 저항 운동의 조합은 해독제이다. 우리의 신체를 적절하게 유지하기 위해서는 다음과 같은 것들을 할 수 있다.

- **중등도의 유산소 운동을 하라.** 당신이 앉아서 일하는 사람이라면, 활동적인 사람이 되어라. 활동적이고 활기찬 자신을 깨워라. 가장 좋아하고 계속할 가능성이 있는 활동을 선택하라. 천천히 시작하고 중등도의 유산소 운동을 1주일에 150분까지 서서히 증가시켜라. 대안으로, 당신이 건강 요구 사항을 충족하는 경우, 1주일에 75분 격렬한 운동을 하게 되면 시간을 반으로 줄일 수 있다.
- **만보 걷기 프로그램을 시작하라.** 계획된 신체적 운동 회기를 따르기보다는 일상생활을 하는 동안 활동하는 것이 더 편안하다면 매일 만보 걷기 프로그램을 시도하라. 해야 할 첫 번째 일은 만보기나 보수계를 구입하는 것이다. 첫 주 동안 당신의 기준선을 정한 다음, 여러 주 후에는 하루에 만보에 도달할 때까지 점진적으로 증가시켜라.
- **가벼운 저항 운동에 참여하라.** 1주일에 2번 당신의 상체 근육을 강화하고 활성시키기 위해 가벼운 저항 운동에 참여한다. 이러한 근육들은 대부분의 유산소 운동을 수행하는 동안에는 잘 움직이지 않는 경향이 있어서 별도의 운동을 할 필요가 있다. 상체 근육을 사용하는 것은 노화와 관련된 근육 상실을 예방하

는 데 도움이 된다.

회복

우리의 신체는 회복과 재충전을 위한 시간이 필요하다. 이는 적절한 수면과 충분한 휴식을 통해서 이루어질 수 있다. 수면과 이완은 서로 다른 회복 기능을 가지고 있다. 예를 들어, 어떤 사람이 하루에 10시간을 잘 수 있지만, 깨어 있을 때는 여전히 스트레스로 지쳐 있을 수 있다.

정반대의 상황은 잠을 잘 수 없지만 이완되어 있는 때이다. 이러한 경우에는 깨어 있으려고 노력할 때조차도 깜빡 졸 것이다. 아무리 많은 깊은 이완도 잠을 자지 못한 시간을 대체할 수 없을 것이다. 수면 박탈은 혈압의 증가, 식욕과 체중의 증가(식욕 억제 호르몬 렙틴의 감소를 통해서), 교감신경계 활성화, 염증 및 야간 코르티솔 수준의 상승과 관련되어 있다. 역학 연구도 조기 사망, 심혈관 질환, 당뇨병과 관련되어 있을 수 있음을 지적한다(Sigurdson & Ayas, 2007). 교대 근무는 높은 심혈관 위험과 관련되어 있으며, 야간 근무는 유방암과 결장암의 위험과 관련되어 있음을 기억하라. 수면의 회복 기능 중 하나는 면역계를 조절하는 것처럼 보인다. 만성 수면 박탈은 친염증적 사이토카인 생성과 발현을 야기한다. 그렇다면 충분한 회복을 얻기 위한 좋은 생활양식은 무엇인가?

- **밤에 7~8시간의 수면을 취하라.** 역학 연구는 너무 적거나 너무 많지도 않은(goldilocks) 수면 양은 7~8시간이라고 한다(Sigurdson & Ayas, 2007). 너무 적은 수면이나 너무 많은 수면은 사망과 질병의 위험을 증가시킨다.
- **하루에 두 번 적어도 20분간 깊은 이완 운동을 실행하라.** 깊은 이완 운동을 실행하는 것은 에너지 증가뿐만 아니라 스트레스 호르몬 수준, 혈압, 피로, 두통과 불면증을 감소시킨다. 이상적인 시간은 하루에 두 번 20분이지만, 특히 이미 일상적인 신체 운동을 하고 있는 사람들은 그들의 일상적인 생활에 이것을 집어넣기가 힘들다. 만일 시간적인 압박을 받고 있다면, 먼저 시간 관리 전략을 사용할 필요가 있을 수 있다. 최소한 하루에 한 번 깊은 이완 회기가 목표이다. 그렇지만 최선의 노력에도 성공하지 못한다면, 잠을 자려고 침대에 누워 있는 밤에 실행하도록 노력하라. 실행하는 동안은 깨어 있어라. 그러나 일단 마치게 되면, 쉽게 수면에 빠지게 되는 깊은 이완의 혜택을 갖게 된다.
- **명상을 하라.** 깊은 이완 전략을 실행하기 위한 가능한 대안이 명상이다. 깊은 이완처럼, 이상적으로는 명상도 하루에 두 번 20분 하는 것이 좋다. 일상생활

에서 하는 간단한 명상도 유용할 수 있다. 깊은 이완과 유사하게, 명상은 스트레스와 불안 증상을 경감시킬 수 있다. 이것은 또한 만성 통증을 경감시키고, 면역 반응을 향상시키고, 대뇌 회백질 용적을 증가시키며, 나이와 관련된 인지 기능이 감퇴되는 속도를 늦출 수 있다.

효과적인 대처와 자기 조절 전략

우리 대부분은 스트레스에 더 효과적으로 대처하고, 고통을 덜 경험하며 유스트레스(eustress)를 더 많이 경험하고 싶어 한다. 우리는 개별적인 스트레스 관리 매뉴얼을 가지고 태어나지 않았지만 자신의 것을 만들어 낼 수 있었다. 당신이 알고 있는 바와 같이, 기질과 성격 변인을 포함하여 스트레스원에 대해 어떻게 반응할 것인지에 영향을 미치는 많은 요인들이 있다. Antonovsky(1987)가 제안한 바와 같이, 스트레스원은 본질적으로 병원균(病原菌)은 아니지만 긴장을 창출한다. 이 긴장을 어떻게 관리하는지에 따라서, 건강 연속선상의 부정적 엔트로피의 끝이거나 또는 긍정적이고 유익한 끝을 향해서 이동할 것이다. 그 다음 도전은 건강 연속선상에서 유익한 방향의 끝을 향해 갈 수 있도록 스트레스로 가득 찬 환경을 수용하고 적응하는 것이다. 이렇게 하기 위해서, 우리는 무엇이 스트레스인지에 대해서 알아차릴 수 있어야 하며, 자신 밖으로 걸음을 옮겨 자신의 반응을 관찰하고, 이러한 스트레스원을 다루기 위한 대처 기술을 개발할 필요가 있다.

스트레스원에 대처하는 방법을 학습하는 한 가지는 자기 조절 방법을 배우는 것이다. **자기 조절**(self-regulation) 과정은 기준과 목표를 정하고 자신의 내적 기준을 유지하면서 이러한 목표들을 향해서 자신을 안내하는 것이다. 만약 당신의 목표가 스트레스를 더 잘 관리하는 것이라면, 당신의 독특한 스트레스원을 알고 어떻게 작동되는지를 확인하기 위해 이 책에 설명된 도구를 적용하는 것으로 그 과정을 시작할 수 있다. 단지 지적으로 실행하기보다는 적극적으로 참여하여 접근하는 것이 어떠한 효과가 있는지를 결정하는 데 필요한 피드백을 얻을 수 있는 유일한 방법이다. 이러한 경험적 학습 과정에서 실패와 좌절은 정상적인 부분이지만 그것이 성공이다. 성공은 피드백을 통한 인내와 지속적인 학습에 달려 있다. 당신이 더 많이 성공함에 따라, 자신을 더 많은 능력과 수완이 있는 스트레스 관리자로 보게 될 것이다. 당신의 자기 효능감은 가끔씩 으르렁거리고 심지어는 배를 문지르기 위해 구르기도 하는 마음의 검치호를 잡을 수 있을 때 증가될 것이다.

자기 조절: 기준과 목표를 설정하고 자신의 내적 기준을 유지하면서 이러한 목표를 향해 자신을 안내하는 것

그렇다면 스트레스에 대처하고 자기 조절을 향상시키기 위해 적용할 수 있는 핵심 전략은 무엇인가? 핵심은 건강한 영양, 신체 운동 그리고 회복을 실행하는 생활양식으로 좋은 토대를 마련하는 것이다. 이 토대 위에 스트레스를 파괴하는 여러 가지 접근들을 구축할 수 있다. 몇 가지 핵심 요소들이 다음에 기술되어 있다.

- **자기 관찰을 하라.** 몇 주 동안 하루에 세 번(아침, 점심, 저녁) 당신의 스트레스 강도 수준을 기록하고 스트레스 일지를 작성하라. 주요 스트레스원을 확인하라. 당신이 이러한 스트레스원으로 경험할 수 있는 생리적, 정서적, 정신적, 행동적 반응을 기록하라. 예를 들어, 당신은 오후에 강연을 해야 하기 때문에 아침에 스트레스 수준이 10점 척도 중 8점이라는 것을 알았다. 당신은 속이 메스껍고 목이 뻣뻣하며, 불안과 걱정을 느끼고 안절부절못하고 있다는 것을 알아차린다.

  일단 스트레스원에 대한 당신의 반응을 확인하면, 특정한 스트레스 관리 전략을 사용하고자 할 때 그러한 정보를 단서로 사용하라. 예를 들어, 스트레스 수준이 5라면 최소한 2분 정도 복식 호흡을 할 것이라고 계획을 세울 수 있다. 대안적으로, 목의 긴장과 같은 특정한 생리적 신호를 알아차렸다면, 5분간의 간단한 이완 훈련을 해야 할 때이다(제13장 참조).
- **복식(횡격막) 호흡을 하라.** 호흡은 강력하지만 과소평가된 자기 조절 도구이다. 복식 호흡은 투쟁 또는 도피 반응과 관련된 확산된 생리학적 각성을 경감시키도록 돕는다. 그 날의 스트레스가 형성되기 시작한다고 느낄 때, 당신이 느끼는 긴장을 풀기 위해 이 전략을 사용하라.
- **부정적인 생각에 도전하라.** 왜 마음속에 있는 수많은 검치호들이 불필요하게 증가되는가? 3단 기록법으로 검치호들이 얼마나 많은지, 얼마나 큰지, 그리고 얼마나 위험한지를 파악하라. 그것들을 보다 더 현실적으로 본다면 그것은 다루기 쉬운 고양이일 수도 있다.
- **대처 전략을 사용할 때 유연해져라.** 도구상자에 들어 있는 도구 더미로 대처 전략을 생각하라. 도구상자 안에 많은 도구들을 가지고 있으면서 그것들을 언제 어떻게 사용하는지를 배워라.

  일반적으로, 대부분의 상황에서 회피 대처 도구(철회 대처)에 앞서 접근 대처 도구(참여 대처)에 손을 뻗어라. 기질적 낙관주의자들은 회피 전략 이상으로 접근 전략을 사용하는 경향이 있다는 것을 기억하라(Nes & Segerstrom, 2006). 이 경향성은 낙관주의와 관련된 많은 긍정적인 건강과 안녕감 혜택의 일부를 설명할 수 있다.

- **현실적 낙관주의가 되는 방법을 배워라.** Seligman(1990)이 주장한 바와 같이, 낙관주의는 학습될 수 있다. 낙관주의는 스트레스에 대한 대처와 주관적 · 신체적 안녕감을 촉진하기 위해서 비관주의보다 훨씬 더 많은 장점을 가지고 있다. 또한 스트레스에 대한 생물학적 염증 반응을 예방할 수도 있다. 현실적 낙관주의(Schneider, 2001)는 적절한 현실적인 검토를 사용하면서 좋은 일들이 일어날 것으로 기대한다.
- **적대감과 분노를 관리하라.** 만성적인 과도한 적대감과 분노는 대인관계를 훼손하고 관상성 심장 질환(CHD)과 조기 사망을 포함한 부정적인 건강 결과의 위험성을 증가시킨다. 책임감 갖기, 유머 사용하기, 의도 확인하기, 깊은 호흡과 이완 운동을 실시하기, 타임아웃 취하기, 분노 형성 인지에 도전하기, 공감하기, 적극적이기 그리고 용서하기 등과 같은 분노 관리 전략을 사용하라.
- **임상적 우울증을 치료하라.** 우울증은 심리적 안녕감뿐만 아니라 신체적인 건강에도 부정적으로 영향을 미친다. 이것은 친염증적 사이토카인을 촉진하는 자극이며 심혈관 질환과 심장병 사망 위험을 증가시키는 것 같다.

  우울증 증상의 원인이 될 수 있는 어떤 기저하는 의학적 상태를 먼저 배제하기 위해서는 내과 의사를 만나라. 주요 우울 장애를 위한 많은 효과적인 약물학적 및 심리적 치료가 있다. 또한 유산소 운동을 하고, 알코올을 줄이거나 끊고, 사회 활동에 참여하고, 부정적인 생각에 도전하는 것을 기억하라.
- **업무 스트레스와 탈진을 다루어라.** 업무 스트레스와 탈진이 심근경색(MI)을 포함하여 심혈관 위험의 발생에 기여한다는 상당한 증거가 있다. 야간 근무와 장시간 스케줄도 MI 위험을 증가시킨다. 야간 근무는 몇몇 유형의 암 발병 위험을 증가시키는 것과 관련되어 있다. 그러므로 되도록 과도한 작업 시간을 줄이고, 야간 근무에서 일정을 변경하는 것에 대해 신중하게 고려하고 다른 유형의 스트레스에 사용하는 도구를 활용하여 업무 스트레스를 처리하라. 그 밖의 모든 것에 실패하면, 다른 직업을 찾아라. 당신의 건강은 너무도 중요하고, 건강 없이는 직업을 가질 수 없을 것이다.

  탈진을 예방하기 위해서는 자기 자각 유지하기, 유머 사용하기, 친구 및 가족과 함께 좋은 시간 공유하기, 한계와 경계 정하기, 건강 행동에 참여하기, 휴가와 같은 여가활동 즐기기 그리고 영적 믿음 실행하기 등을 포함한 좋은 자기 보호 전략을 사용하라.
- **시간 관리를 하라.** 당신이 요구에 의해 압도될 때, 좋은 시간 관리의 기본으로

돌아가야 하는 것을 기억하라. 우선순위를 매기고, Pareto 원칙에 따르고, 경계를 정하고, 테크노스트레스를 관리하고, 그리고 가능하고 적절하다면 위임을 하라. 새로운 과제를 쌓아 놓는 것을 줄이기 위해서 더욱 자주 "아니요"라고 말하는 자기주장을 사용하라. 기억하라, 이 아이디어는 더 열심히 하는 것이 아니라 더 효율적으로 일하기 위한 것이다.

- **여가 시간을 가져라.** Walsh(2011)가 주목한 바와 같이, 여가활동은 놀이, 장난, 유머, 예술, 음악, 휴식, 운동, 자연에서의 시간 그리고 사회적 상호작용을 포함한다. 스트레스를 완화하고 긍정적 기분을 육성시키는 활동들이다. 당신이 즐겁게 할 것을 발견하고 그것을 하면서 시간을 보내라.

긍정적 관계의 촉진

사랑, 연민, 공감, 이타심, 용서 그리고 감사는 모두 우리가 더 가까워지고, 유대를 구축하고, 관계를 강화하는 역할을 한다. 이들은 긍정심리학자들에 의해 최근에 채택된 주제들로 스트레스에 더 큰 의미와 목적을 부여하며 사회적 지지의 건강한 구성 개념이다. 사회적 지지는 건강을 보호하고 안녕감을 키우는 생명 유지를 위한 핵심적인 원천이다. Charlie 삼촌 같은 강인한 남자들조차도 아마 가족의 사랑과 지지 없이 고령의 나이까지 생존하지는 못할 것이다. 『내셔널 지오그래픽』의 〈휴전 감시 구역(*Blue Zone*)〉 작가인 Dan Buettner(2008, p. 52)는 사르데냐(Sardinia: 이탈리아 서쪽에 있는 섬, 역주)에 살고 있는 수많은 100세 이상의 노인들에게 관심을 가졌는데, "내가 만난 100세 이상의 모든 노인들은 가족이 자신들의 삶에서 가장 중요한 삶의 목적"이라고 말했다고 기술하였다. Steger(2009, p. 683)도 "많은 사람들은 타인과의 관계가 자신들의 삶의 의미에 가장 중요한 원천"이라고 말했다고 언급하면서 삶의 의미에 관한 연구의 평론에서 유사하게 결론을 내렸다.

우리의 관계가 사회적 지지보다 사회적 압력을 더 불러일으킨다면 관계는 양날의 칼이 될 수 있음도 알고 있다. 그렇다면 우리는 어떻게 긍정적이고 건강한 관계를 발전시킬 수 있을까?

- **긍정적 호혜를 통해서 좋은 기분을 촉진하라.** 우리가 진심으로 얼마나 많이 서로의 긍정적인 자질과 행동을 좋아하는지를 표현하는 것은 좋은 기분을 촉진

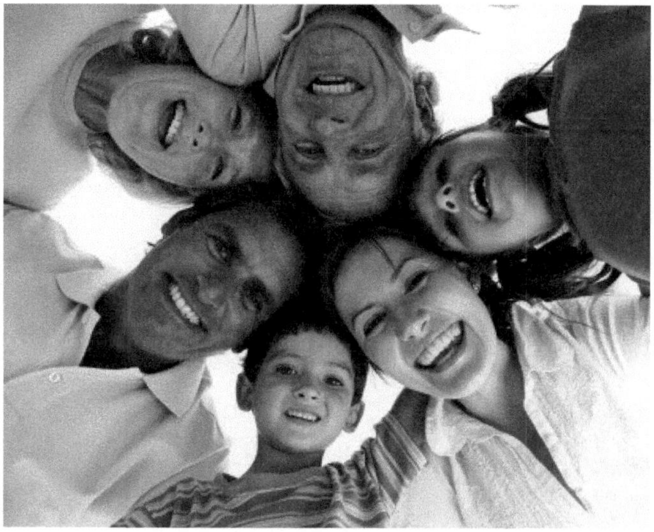

우리의 사회적 관계, 특히 가족 관계는 삶의 목적과 의미의 중요한 원천이다.

한다. 우리는 모두 긍정적인 공헌에 대해 인정받는 것을 즐긴다. 이러한 공헌을 인정받는 것은 좋은 기분을 불러일으키고, 이는 결국 친밀감을 증가시킨다.

- **공감을 전달하라.** 공감은 적극적 경청을 통해서 전달될 수 있다. 당신이 그 메시지를 얼마나 믿고 있는지를 적극적으로 피드백하는 것은 대화자가 이해받는 기분을 느끼도록 돕는다. 이는 타인이 느끼고 있는 감정을 확인하려는 시도를 포함하고 있다. 이해받는다고 느낄 때, 우리는 또한 유대감과 친밀감을 느낀다.
- **전체적인 분명한 메시지를 사용하라.** 전체적인 분명한 메시지는 숨은 의미로 인해 오염되지 않는다. 이것은 당신의 관찰, 생각, 기분, 욕구를 정중하게 전달하는 것이다. 전체적으로 분명한 메시지는 명확한 의사소통을 하며, 차이를 통해 작업하고 요구사항을 충족하도록 도움을 준다.
- **경계를 정의하고 한계를 설정하라.** 당신이 타인으로부터 동의하거나 수용하는 것이 무엇인지 그리고 그렇게 할 수 없는 것이 무엇인지를 규정하기 위해 자기주장 기술을 사용하라. 어떤 경우에 고장 난 레코드 기법은 지각된 경계 침해에 대한 적절한 반응이다. 한계 설정하기는 흔히 정중하고 외교적인 방법으로 더욱 자주 '아니요'라고 말하는 것을 의미한다.
- **최소한의 효과적인 대응을 사용하라.** 당신의 주장을 고수하고 단호하게 대화를 나눌 경우, 최소한의 효과적인 대응을 사용하라. 당신의 목적을 달성할 수 있는 최소 수준의 주장을 생각하라. 그런 다음 이것이 효과적이지 않다면, 점

진적으로 차츰 단계를 확대하라. 사건에 비례하여 반응을 유지하라. 큰 쇠망치로 못을 박을 필요는 없다. 당신이 못을 박는 데 적당한 망치가 좋은 것이고 나무가 쪼개질 가능성도 더 적다.

- **타협하라.** 비공식적인 타협은 모든 가까운 관계에서 정상적인 부분이다. 타협은 차이를 해결하고 여러 사람들이 자신들의 욕구 충족을 용이하게 하도록 돕는다. 만약 교착 상태에 도달하면, 타임아웃을 하고 이후에 쟁점을 다시 논의한다는 것을 기억하라. 타임아웃 하기는 좌절감을 가라앉히고 조망 수용을 위한 여지를 제공하도록 돕는다. 지속성은 성공의 중요한 성분이다.
- **삼각관계를 만들지 말라.** 드라마 삼각형에 들어가 있는 자신을 발견한다면, 밖으로 빠져나오라. 다른 사람의 게임에 참가자가 되지 않도록 하라. 게임 대본에 따르는 대신 참여한 다른 역할을 인식하고 당신 자신이 되어라. 제3자를 통해서가 아니라 당사자와 직접적으로 처리하라. 그들의 갈등 한가운데로 당신을 끼워 넣으려 할 때, 다른 사람이 동일한 기능을 수행할 것으로 기대하고 단호하게 자신의 입장을 고수하라.
- **감사를 표현하라.** 감사를 표현하는 것은 좋은 기분을 촉진하고, 사회적 관계를 고양시키고, 당신의 안녕감을 증가시키는 친사회적 행동이다. 이는 당신을 대신하여 다른 사람이 수행한 긍정적인 조치의 혜택을 더 충분하게 누릴 수 있게 한다. 덧붙여서, 사람들은 감사하는 사람을 좋아하는 경향이 있고 그들에게 사회적 보상을 줄 가능성이 더 크다. 따라서 감사와 고마움을 표현하는 사람들은 사회적 보상을 제공하고 그들도 동일한 것을 받을 가능성이 더 크다.

  감사 표현의 긍정적 혜택을 설명해 주는 연구(Seligman, Steen, Park, & Peterson, 2005)를 찾아볼 수 있는데, 이 연구는 제대로 감사하지 않았던 사람에게 감사 편지를 쓰고 전달한 비임상 참가자들이 위약 통제 집단보다 더 많은 행복감을 느끼고 우울감을 더 적게 느꼈다는 것을 발견하였다. 그 이득은 1개월 이상 지속되었다.
- **용서하라.** 용서는 관계 회복을 위한 친사회적 도구이다. 용서를 실천한 사람들은 더 나은 사회적 지지의 혜택을 유도할 수 있다. 그들은 또한 더 높은 수준의 안녕감을 경험할 가능성이 높다. 덧붙여서, 더 많이 용서하는 성격들은 분노, 불안 및 우울과 같은 부정적인 정서를 경험할 가능성이 더 적다. 물론 자기 용서도 실천해야 한다.
- **타인을 도와라.** 타인 돕기를 실행하는 것은 주는 사람과 도움을 받는 사람 모두에게 이득이 있다. Walsh(2011, p. 9)가 기술한 바와 같이, "이타주의는 탐

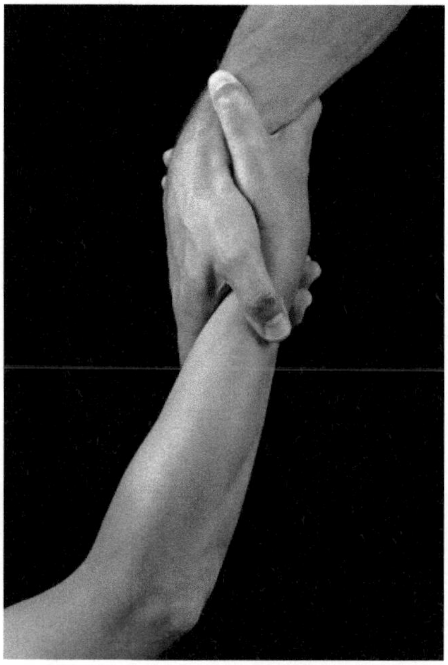

© Quayside/Dreamstime.com

타인을 돕는 것과 다른 사람이 당신을 돕도록 하는 것은 더 나은 호혜적 안녕감을 촉진한다. 당신은 친절함이나 이타적 행동의 결과로 "헬퍼스 하이"를 경험한 적이 있는지 생각할 수 있는가?

욕, 질투 및 자기중심성 같은 건강에 좋지 않은 정신적 특질은 감소시키는 반면, 사랑, 기쁨, 관용과 같은 건강한 특질들은 향상시킨다." Ebenezer Scrooge가 더 너그러워진 후 더 나은 회복력과 건강을 경험한 것처럼, 연구는 친절, 연민과 관용의 실천은 종종 더 나은 건강, 웰빙, 장수로 이어진다는 것을 보여 준다(Post, 2005). 사실, 이타주의 행위에 참여하는 것은 "헬퍼스 하이"(Helper's high: 타인을 돕는 과정에서 느끼게 되는 행복감이나 활력, 역주)로 이어질 수 있으며, 그것으로 보상을 받고 있는 것일 수 있다(Luks, 1988). 작은 친절조차도 행복감을 줄 수 있다.

이타주의에 관한 경고는, 돕는 데 노력과 시간이 너무 무리하게 소요된다면 주는 사람에 대한 이로운 효과가 상쇄될 것이라는 점이다(Post, 2005). 게다가 의무나 책무 때문에 하는 봉사는 돕는 이에게 웰빙의 향상이 발생하지 않을 수 있다(Walsh, 2011). 장기 돌봄의 어떤 형태(예, 치매에 걸린 사랑하는 사람을 위한 장기 돌봄)는 건강 손상과 안녕감의 감소를 야기할 수도 있다(제4장 참조). 예를 들면, 장기 돌봄 형태의 이타주의는 고결한 기부의 궁극적 형태이기 때문에 어떤 형태의 이타주의를 단념시켜야 하는 것이 아니라 오히려 이타적인 노력을 착수할 때 관련된 잠재적인 위험과 혜택을 강조해야 하는 것이다.

- **다른 사람이 당신을 도울 수 있도록 하라.** 사랑받는 능력은 사랑을 주는 능력만

큼이나 중요하다. 모든 사람들은 가끔 가족, 친구 또는 다른 이들로부터의 도움과 연민이 필요하다. 도움을 수용하는 능력은 긍정적 관계를 발전시키고 스트레스를 경감시키는 중요한 자질이다. 필요하다면, 다른 사람이 당신을 돕게 하는 것은 전문적인 상담을 요청하고 받는 것을 포함할 수도 있다. 전문적인 상담을 청하는 것은 나약함의 신호가 아니라, 용기와 강인한 특성을 보여 주는 것이다. 취약성을 인정하는 것이 쉽지는 않지만, 그렇게 하는 것은 인생의 어려움을 통해 당신을 도울 수 있는 전문가와 지지적인 긍정적 관계를 수립하는 첫 걸음이다.

행복감과 웰빙 증진

만약 좋은 삶을 살기 원한다면, 인생에서 스트레스의 효과를 최소화하는 것으로 충분한가? 만약 부정적 정서를 최소화한다면, 뒤이어서 반드시 행복감과 웰빙을 경험할 것인가? 당신이 알고 있는 바와 같이, 부정적 정서를 줄이는 것은 기껏해야 중립적 상태로 가는 것이다. 만약 행복감과 웰빙을 달성하기 원한다면 긍정적인 정서를 추가하고 그 좋은 느낌을 구축해야만 한다. Seligman(2011, p. 57)은 "만약 번창하기를 원하고 웰빙을 원한다면, 실제로 고통을 최소화해야만 한다. 그러나 덧붙여서 긍정적 정서, 의미, 업적, 긍정적 관계를 가지고 있어야만 한다."라고 진술하였다. 그는 더 나아가서 긍정심리학이 출현하기 전에 심리치료사로서 환자들의 슬픔, 불안 및 분노의 기분을 제거하도록 성공적으로 도왔지만, 반드시 행복한 환자들을 얻지는 못하였다고 기술하였다. 그는 다음과 같이 한탄하였다. "나는 무의미한 환자를 얻었다. 그것은 긍정적 정서를 즐기고, 당신이 관심을 가지고 있는 사람과 함께하고, 삶에서 의미를 갖고, 업무 목적을 달성하고, 좋은 관계를 유지하는 기술이므로 우울하지 않기, 불안하지 않기, 화내지 않기의 기술과는 완전히 다른 것이다"(Seligman, 2011, p. 168). 그렇다면 이러한 기술들은 무엇이고 어떻게 그것들을 발달시킬 수 있는가?

많은 이러한 기술들과 행동들은 생활양식, 대처, 자기 조절, 긍정적 관계를 다루었던 절에서 이미 설명하였던 것들이다. 좋은 기분이나 긍정적 관계를 촉진하는 데 특히 뛰어난 것은 운동, 낙관주의, 여가 활동, 긍정적 호혜성, 공감, 감사, 용서 및 이타주의이다. 이것들과 다른 유사한 기술 및 행동을 사용함으로써, 전반적인 행복감의 40%까지 영향을 줄 수 있는데, 이것은 Sonja Lyubomirsky(2007, p.

20)가 "40% 해결책"이라고 부르는 것이다. 행복의 40%는 의도적인 활동에 의해서, 10%는 삶의 환경으로부터 그리고 50%는 우리의 행복 설정값으로부터 결정된다고 제안하는 경험적 발견들을 회상 보라. 그렇다면 긍정심리 전문가들은 행복감과 웰빙을 향상시키기 위해서 무엇을 하라고 제안하는가?

개인의 행복감을 증가시키기 위해 고안된 프로그램을 개발하기 위한 첫 번째 연구자 중 한 명인, 선구자 Michael Fordyce(1977, 1981, 1983)는 이 질문에 답하고자 노력하였다. 그의 연구에 기초하여, Fordyce(1983, p. 517)는 "개인의 행복감을 위한 14가지 기본 원칙"을 실행하라고 권고하였다. "(1) 친목을 위해 더 많은 시간을 보내라. (2) 가장 가까운 관계를 강화하라. (3) 사교성이 풍부한 사회적 성격을 개발하라. (4) 더 좋은 친구가 되어라. (5) 건강한 성격이 되도록 노력하라. (6) 기대와 포부를 낮추어라. (7) 긍정적, 낙관적 생각을 발전시켜라. (8) 행복감에 가치를 두어라. (9) 더욱 활동적이 되어라. (10) 의미 있는 작업에 참여하라. (11) 더 잘 조직화하고 계획을 세워라. (12) 당신의 '현재 지향성'을 개발하라. (13) 부정적 기분을 줄여라. (14) 걱정을 멈추어라." 일련의 연구들에서 Fordyce(1977, 1983)는 위약 통제 집단과 비교해서 이 프로그램에 참여한 학생들이 행복감에서 더 큰 향상을 보였음을 발견하였다.

Sonja Lyubomirsky는 자신의 책 『**행복의 방법: 당신이 원하는 삶을 살기 위한 새로운 접근**(*The How of Happiness: A New Approach to Getting the Life You Want*)』(2007, Foreword, pp. 2-3)에서, (1) "감사 표현하기", (2) "낙관성 구축하기", (3) "과장된 생각과 사회적 비교 피하기", (4) "친절 행동 실천하기", (5) "사회적 관계 양성하기", (6) "대처를 위한 전략 개발하기", (7) "용서 배우기", (8) "몰입 경험 증가시키기", (9) "인생의 즐거움 향유하기", (10) "목표에 전념하기", (11) "종교와 영성 실천하기", (12) "자신의 몸 돌보기"를 포함하여 행복을 증진하기 위한 12가지 활동들을 자세하게 설명하였다.

긍정심리학의 창시자이며 조직자인 Martin E. P. Seligman은 첫 번째 요소의 윤곽을 통해 행복감과 안녕감을 증폭시키기 위한 아이디어에 대해 숙고하였다. 2002년에 Seligman은 '긍정 정서', '몰두', '의미'의 세 가지 요소로 구성된 **진정한 행복 이론**(authentic happiness theory)을 제안하였다. 2011년에 이르러 자신의 관심을 확대하여 **웰빙 이론**(well-being theory)이라 명명한 새로운 관점을 공식화하였다. Seligman(2011, p. 23)은 이렇게 진술하였다. "나는 긍정심리학의 주제가 행복이고, 행복을 측정하기 위한 황금 기준이 삶의 만족감이며, 긍정심리학의 목표는 삶의 만족감을 증진시키는 것이라고 생각하곤 하였다. 나는 이제 긍정심리학

진정한 행복 이론: 행복이 긍정 정서, 몰두와 의미로 구성되어 있다는 Seligman의 이론

웰빙 이론: 웰빙이 긍정 정서, 몰두, 의미, 긍정적 관계와 성취로 구성되어 있다는 Seligman의 이론

의 목표가 웰빙이고, 웰빙을 측정하기 위한 황금기준이 풍요이며, 긍정심리학의 목표가 풍요를 증진시키는 것이라고 생각한다."

Seligman(2011)의 웰빙 이론은 진정한 행복감을 정의하는 (1) 긍정 정서, (2) 몰두, (3) 의미의 세 가지 요소를 포함하지만, 웰빙에 대해 더욱 폭넓게 정의된 구성 요소를 위해서, (4) 긍정적 관계와, (5) 성취의 두 가지 추가적 요소를 더하였다. **긍정 정서**는 따로 설명이 필요 없다. **몰두**는 활동에 도전하는 중에 자신을 잃어버리는 **몰입** 경험과 관련된다. Seligman은 **삶의 의미**와 **목적**을 자기를 초월하여 어떤 것에 소속하거나 서비스를 유발하는 것으로 정의하였다. **긍정적 관계**는 다른 사람과의 결합을 말한다. 마지막으로, **성취**는 달성하는 행동을 말한다. Seligman은 사람들이 단지 달성하는 경험을 위해 성취를 추구하기보다는, 반드시 좋은 기분, 몰입, 또는 의미를 경험하기 위한 수단으로서 성취를 사용한다고 생각하였다.

풍요: 최적의 기능 상태

Seligman(2011)에 따르면, 개인은 긍정 정서, 몰두, 의미, 긍정적 관계 및 성취의 다섯 가지 요소를 가장 높은 범위에서 경험할 때 **풍요**(flourishing) 상태를 경험한다. 그렇다면 웰빙을 증진시키기 위해서는 이 다섯 가지 요소들을 향상시켜야만 한다.

대표 강점: 가치 행동 척도(Values in Action Scale)에 의해 측정되는 호기심, 청렴성, 공정성, 자기 통제, 영성, 용서, 유머와 같이 개인의 덕성을 대표하는 성격 특징

Seligman(2011)의 진정한 행복 이론과 웰빙 이론은 **대표 강점**(signature strengths)의 구성 개념에 의해 닻을 내렸다. 이러한 강점들은 호기심, 판단, 청렴성, 공정성, 자기 통제, 영성, 용서, 유머, 우리의 정체성에 중심이 되는 다른 것들과 같은 긍정적 성격 특성들이다. Seligman(2002, p. 159)은 "지혜와 지식", "용기", "자애와 사랑", "정의", "절제" 및 "초월성"의 여섯 가지 덕목에 따라 집단을 나눈 24가지 대표 강점을 나열하였다(표 15.1). 우리들 각각은 고유한 대표 강점 패턴을 가지고 있다.

Seligman은 자신의 강점을 알게 되면, 약점의 받쳐 주기 위해 너무 많은 에너지를 발휘하기보다는 인생의 도전에서 주인이 되는 방향으로 그것들을 전개해 나갈 수 있다고 제안한다. 그 과정은 먼저 대표 강점을 확인하기 그리고 두 번째, 목표에 도달하고 도전을 극복하고 강한 관계를 형성하기 위해 그것들을 적용하기 등이 포함된다. Seligman의 대표 강점 검사는 http://www.authentichappiness.sas.upenn.edu에서 받아볼 수 있다. 검사 결과는 당신의 대표 강점 순위를 보여 준다. 그렇다면, 행복감과 웰빙을 향상시킬 수 있는 주요 방법들은 무엇인가? 웰빙을 증진시키는 것 이외에, 우리는 어떻게 21세기에 융성하고 번창하는 방향으로 나아갈 수 있는가?

표 15.1 여섯 가지 덕목으로 통합 분류된 Seligman의 24가지 대표 강점

덕목과 강점	정의
1. 지혜와 지식	지식의 획득과 사용을 수반한 인지적 강점
창의성	어떤 일을 하면서 새롭고 생산적인 방식으로 생각함
호기심	지속적으로 경험하는 모든 것에 대해 관심을 가짐
개방성	모든 다양한 측면에서 철저하게 생각하고 검토함
학구열	새로운 기술과 주제, 지식을 배우고 숙달함
통찰력	다른 사람에게 현명한 조언을 제공할 수 있는 능력
2. 용기	외적 또는 내적인 반대에 직면하였을 때 목표를 성취하고자 하는 의지와 관련된 정서적 강점
진실성	진실을 말하고 자신을 진실한 방식으로 제시함
용맹	위협, 도전, 난관 또는 고통으로부터 위축되지 않음
끈기	시작한 것을 마무리하여 완성함
활력	활기와 에너지를 가지고 삶에 임함
3. 자애	다른 사람을 '보살피고 친밀해지는 것'과 관련된 대인관계적 강점
친절성	다른 사람에게 호의를 베풀고 선한 행동을 함
사랑	다른 사람과의 친밀한 관계를 소중히 여김
사회적 지능	자신과 다른 사람의 동기와 감정을 잘 파악함
4. 정의	건강한 공동체 생활에 기저하는 시민적 강점
공정성	공평함과 정의의 개념에 따라 모든 사람들을 동등하게 대우함
리더십	집단 활동을 조직화하고 그러한 활동이 진행되는 것을 파악함
팀워크	집단이나 팀의 구성원으로 일을 잘함
5. 절제	지나침으로부터 보호해 주는 강점
용서	옳지 못한 일을 한 사람을 용서함
겸손	자신의 성취에 대해 스스로 말하지 않음
신중성	선택에 대해서 신중함, 나중에 후회할 일을 말하거나 행하지 않음
자기조절	자신의 감정이나 행동을 조절함
6. 초월	더 큰 우주와의 관계를 구축하고 의미를 창출하는 것과 관련된 강점
아름다움과 탁월성에 대한 음미	인생의 모든 영역에서의 아름다움, 탁월성, 숙련된 수행을 인식하고 식별함
감사	좋은 일이 발생한 것을 잘 알아차리고 그것에 대해 감사함
희망	최선을 예상하고 그것을 성취하기 위해 노력함
유머	웃고 장난치는 것을 좋아함, 다른 사람에게 웃음을 선사함
종교	인생의 궁극적 목적과 의미에 대한 일관성 있는 신념을 가짐

출처: Seligman, M. E. P., Steen, T. A., Park, N., & Peterson, C. (2005), Positive psychology Progress: Empirical validation of interventions. *American Psychologist*, *60*, 410-421. Copyright American Psychological Association.

- **당신의 강점을 발휘하라.** 당신의 고유한 덕목과 강점을 확인하고 도전을 극복하고 자신의 목표를 달성하기 위해 그것들을 사용하라. 예를 들어, Seligman(2011)은 어려움이 있는 병사의 문제가 결혼관계에 관한 것이기 때문에 상사는 대인관계 갈등이 발생한 병사를 돕기 위해 지혜, 사랑과 감사에 대한 그의 강점을 사용할 수 있었다고 이야기하였다. 상사는 병사가 아내의 관점에서 보도록 돕고, 세 번의 배치 동안 그녀가 경험하였던 도전을 처리하는 것에 대해 감사 편지를 보내도록 그를 격려하였다.
- **마음챙김을 실천하라.** 마음챙김은 수용과 함께 현재에 대한 주의와 깨달음을 포함한다. 이것은 그 순간에 감사하며 완전하게 현재의 관점에서 삶을 사는 것을 의미한다. 연구에서 높은 마음챙김 참가자들은 낮은 마음챙김 대상들보다 우울, 불안 및 부정적 정서를 덜 드러냈으며, 더 많은 긍정 정서, 더 높은 자존감을 보였다. 마음챙김을 실천하는 것은 우리로 하여금 불안하게 하거나 스트레스적인 생각의 중심에서 벗어나도록 자기 관찰을 격려하기 때문에 정서적 영향력을 덜 행사한다. 마음챙김 명상을 실천하는 것은 건강 및 웰빙 혜택과 강하게 연관되어 있다.
- **인생의 즐거움을 향유하라.** 더 많이 향유할수록 인생의 즐거움을 수용하는 능력이 더 개발된다. 긍정적인 경험을 유지하는 것은 긍정적 정서를 기꺼이 받아들여서 그 정서들이 우리에게 더 큰 행복감과 삶의 만족을 더 오랫동안 유지하게 한다. 향유에 강한 능력을 지닌 사람들은 신경증, 우울 및 죄책감이 더 적을 뿐만 아니라 자신감과 낙관성을 가지고 있다. 향유하기는 그것이 발생한 긍정적인 순간을 감상하는 것뿐만 아니라 미리 그것들을 예상하고 그것들이 지나갔을 때는 그것들에 대해서 회상하는 것을 포함한다.
- **성취하라.** 목표를 설정하고 그것을 추구하라. Lyubomirsky(2007)는 개인적 목표를 추구하는 것에 대한 여섯 가지 혜택을 기술하였다. 목표 추구는 (1) 목적과 통제감을 제공하고, (2) 자신감 증진과 자기 효능감을 증가시키고, (3) 삶을 구조화하고 의미를 추가하며, (4) 시간 사용의 숙달 방법을 알려 주고, (5) 도전에 대처하는 능력을 개발하고, (6) 다른 사람들과 관계를 갖고 결과적으로 사회적 유대를 구축한다. 성실성에 대한 Big 5 성격 특성은 목표를 추구하고 달성하는 것에 대한 정신과 습관으로 구체화되며 더 높은 수준의 웰빙 및 장수와 관련되어 있다.
- **몰입 경험을 기꺼이 받아들여라.** 우리가 목표를 추구할 때, 특히 우리의 가장 큰 강점을 끌어내어 통달하도록 도전할 때 몰입을 경험한다. 몰두의 이 과정

스트레스 관리 연습 15.1

Seligman(2011)의 What-Went-Well(What is one thing that Went really Well yesterday?) 연습

마지막 스트레스 관리 연습은 이 단순한 연습이 웰빙의 힘을 키워 줄 것이기 때문에 가장 중요한 것 중 하나이다. Seligman(2011)은 이것을 What-Went-Well 연습이라고 하였다. 다음 주를 위해 매일 밤 몇 분을 정해 놓고 하루 동안 잘했던 세 가지를 나열하라. 각각의 옆에 왜 잘했다고 생각하는지를 기록하라.

Seligman(2011, p. 41)은 다음과 같은 예들을 제공하였다. "만약 당신의 남편이 아이스크림을 늘고 왔나고 적었다면, '나의 남편은 때때로 정말로 배려심이 있기 때문이다' 또는 '내가 직장으로 전화를 걸어 식료품 가게에 들러야 할 것을 생각나게 하였기 때문이다'라고 적어라. 또는 당신이 '여동생이 건강한 남자 아기를 출산하였다'라고 적었다면, 당신은 '신이 동생을 지켜주고 있다' 또는 '동생은 임신 기간 동안 모든 것을 잘하였다'는 것을 이유로 들 수 있다."

Seligman 등(2005)은 무선화된 위약 통제 연구에서 이러한 단순한 연습이 6개월까지 행복감을 증폭시키고 우울 증상을 경감시켰다는 것을 발견하였다. 만약 당신이 그 연습을 좋아하고 당신을 위해 그것을 수행한다면, 계속해서 그것을 당신 일상의 일부로 만들어 혜택을 얻어라.

출처: Seligman, M. E. P. (2011), *Flourish: A Visionary New Understanding of Happiness and Well-Being*. New York: Simon & Schuster.

은 사건과 우리의 의식을 융합하도록 이끈다. 몰입 경험은 본질적으로 보상이며 수행하였을 때 깊은 만족감을 제공한다.

- **의미와 목적을 육성하라.** 인생에서 의미와 목적을 발견하라. 세계관의 가장 중요한 구성 요소를 의미라고 생각한 Antonovky(1979, 1987)의 응집감(SOC) 모형을 기억하라. 강한 SOC를 개발하는 것은 탄력성과 긍정적인 정신과 신체적 건강을 촉진한다. 이는 조기 사망의 위험성을 감소시키는 것과도 관련이 있다.

  의미는 우리의 삶의 구조를 일관된 양식으로 함께 묶어 엮는다. 태피스트리를 짜고 패턴을 구성하는 방법은 당신에게 달려 있다. 영성, 종교, 가족, 정치 또는 더 큰 목적과 초월감을 주는 이유, 중요성, 인생에서의 중심 목표가 무엇이든지 간에 핵심은 당신의 의미와 목적을 육성하는 것이다.

  의미 만들기 대처를 통해 당신의 대처 목록에 의미를 적용하는 것은 인생의 불가피한 상실과 비극을 다루기 위한 가치 있는 전략이다. 우리가 외상적 스트레스원과 만나는 불행이 있었다면 삶의 의미 이슈를 재조사하는 것도 외상 후 성장을 양성하는 데 필수적인 역할을 한다.

  Victor Frankle(1992, p. 116)의 가슴 아픈 상담을 다시 검토하는 것은 가치

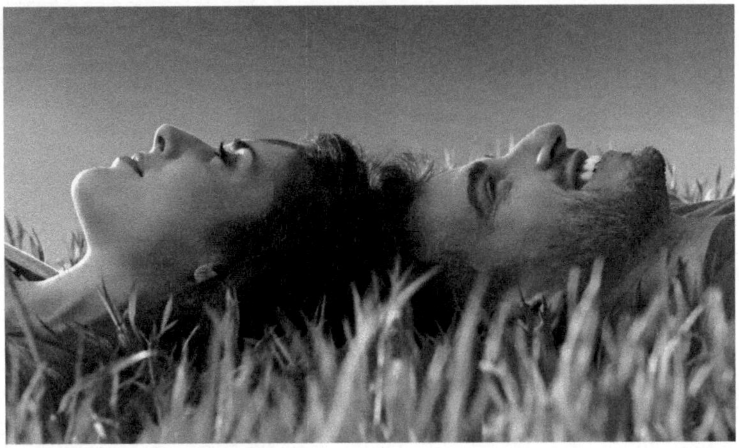

향유하기뿐만 아니라 마음챙김 실행은 우리로 하여금 인생의 즐거움을 기꺼이 받아들이도록 하고 전반적인 안녕감을 향상시킨다.

> 가 있다. "우리는 변할 수 없는 운명과 마주하였을 때, 심지어 희망이 없는 상황과 만났을 때조차도 삶에서 의미를 찾을 수 있다는 것을 절대로 잊어서는 안 된다. 왜냐하면 무엇을 하든 그것은 최상의 고유한 인간 잠재력에 대해 증거하는 것이기 때문에, 그것은 개인적 비극을 승리로 변환시키고 한 사람의 곤경을 인간 성취로 바꾸는 것이다."

한 가지 마지막 생각, 즉 당신의 삶에서 중요한 변화를 만들기에 절대로 너무 늦지는 않았다는 것을 기억하라. Dale Turner 박사(1989, p. C9)가 매우 설득력 있게 표현한 바와 같이, "꿈은 재생 가능하다. 나이나 조건에 상관없이, 우리 안에는 여전히 아직 손대지 않은 가능성이 있고 태어나기 위해 기다리는 새로운 아름다움이 있다."

당신이 뒤돌아볼 때 "그래, 나는 인생을 잘 살았어."라고 정말로 생각할 수 있도록 당신은 꿈을 추구하는 여행을 즐길 수 있다.

요약과 개념 정리

- 건강을 의식하는 삶은 자신의 선택이 어떻게 건강에 영향을 미치는지를 완전히 자각하는 것과 선택에 대한 책임을 지는 것이다.
- 건강한 생활양식으로 사는 것은 좋은 영양 유지하기, 더 기능적인 음식 먹기, 건강을 해칠 수 있는 음식 적게 먹기, 카페인 줄이기, 과도한 칼로리 섭취를 줄이기, 금연하기, 적당한 강도의 유산소 운동 또는 만보 걷기, 가

벼운 저항 운동 하기, 7～8시간 수면 취하기, 매일 깊은 이완 운동 실천하기, 명상 등이 있다.

- 자기 조절은 기준과 목표를 설정하고 자신의 내적 기준을 유지하면서 목표를 향해 자신을 이끄는 과정이다.
- 스트레스 대처와 자기 조절 향상에 관한 핵심 전략은 자기 관찰, 복식 호흡 사용하기, 부정적 생각에 도전하기, 대처 전략을 유연하게 사용하기, 현실적 낙관주의자가 되도록 배우기, 적대감과 분노 관리하기, 우울증 치료받기, 업무 스트레스와 탈진 다루기, 시간 관리 사용하기 그리고 여가활동을 위한 시간을 갖기 등이 있다.
- 긍정적 관계를 양성하기 위한 전략은 긍정적 호혜성 사용하기, 공감 전달하기, 전체적으로 분명한 메시지 사용하기, 경계를 정의하고 한계 설정하기, 최소한의 효과적인 대응 사용하기, 삼각관계 만들지 않기, 감사 표현하기, 용서하기, 다른 사람 돕기 그리고 다른 사람이 자신을 돕도록 하기 등이 있다.
- Michael Fordyce와 Sonja Lyubomirsky는 개인적 행복을 증진시키는 방법에 관한 여러 가지 전략들을 제공하였다.
- Martin E. P. Seligman의 진정한 행복 이론에는 세 가지 요소가 있으며 웰빙 이론에는 다섯 가지 요소가 있다. 그는 긍정 정서, 몰두, 의미, 긍정적 관계, 성취의 다섯 가지 요소의 높은 수준에 도달하는 것이 풍요의 상태로 이어진다고 제안한다.
- Seligman은 또한 대표 강점을 확인하고 사용하는 것에 대한 중요성을 강조한다.
- 행복감과 웰빙을 향상시키기 위한 전략들은 당신의 강점 발휘하기, 마음챙김 실시하기, 삶의 즐거움 향유하기, 성취하기, 몰입 경험 수용하기 및 의미감과 목적 육성하기 등이 있다.

비평적 사고 질문

1. 당신은 어떤 생활양식 전략이 최고의 혜택을 도출할 수 있다고 믿는가? 어떻게? 당신이 이 전략을 이행하는 데 필요한 첫 번째 단계가 무엇인가?
2. 당신이 스트레스에 대처하고 자기 조절을 향상하도록 할 수 있는 가장 중요한 긍정적 변화는 무엇인가? 어떻게 이 변화를 이행해 나갈 수 있는가?
3. 긍정적 관계를 촉진하기 위한 상이한 방법들 중에서 당신이 최근에 가장 많이 실행한 것은 무엇인가? 가장 적게 한 것은 무엇인가? 긍정적 관계를 양성하는 데 있어서 어떤 추가적인 기술을 개발하기 원하는가? 어떻게 이 기술을 최고로 개발할 수 있는가?
4. 당신은 긍정 정서, 몰두, 의미, 긍정적 관계 및 성취 등 웰빙의 다섯 가지 요소가 있다고 기술한 Seligman의 이론에 동의하는가? 추가하거나 제거하고 싶은 요소가 있는가? 왜 그러한가? 설명해 보라. 풍요가 증가하도록 해야 한다는 긍정심리학의 목표에 동의하는가? 만약 그렇다면, 왜 그러한가? 그렇지 않다면, 왜 그렇지 않은가?

5. 당신이 번창하기와 번영하기에 관한 당신의 개인적 규칙을 적는다면, 상위 다섯 가지의 권고사항은 무엇인가? 왜 이 다섯 가지를 선택하였는지 설명해 보라.

주요 용어와 개념

건강을 의식하는 삶	생선 채식 식단	웰빙 이론	진정한 행복
대표 강점	식습관	자기 조절	풍요

용어 해설

1차 평가 잠재적 혜택 또는 피해-손실에 대한 사건의 상대적 중요성에 대한 Lazarus 모형에서의 판단

24시간 주기 리듬 개인의 내적인 생리적 과정을 조절하는 명-암 주기와 연관된 24시간 생체 리듬

2차 평가 개인이 주어진 스트레스 상황을 얼마나 잘 다루거나 대처할 수 있는지에 대한 Lazarus 모형에서의 판단

3단 기록법 자동적인 부정적 사고를 확인, 도전 및 대체하기 위해 고안된 인지 재구조화를 위해 사용하는 매일의 실습

5 요인 모형(FFM) Big 5라고도 알려짐. 신경증, 외향성, 개방성, 성실성, 동조성 등 5가지의 비교적 독립적인 요인

ACTH 글루코코르티코이드를 방출하기 위해 부신수질을 자극하며 뇌하수체 전엽에 의해 방출되는 부신피질 자극 호르몬

A유형 Friedman과 Rosenman이 관상성 심장 장애의 예측 인자라고 제안한 과장된 시간 긴박감, 경쟁심, 적개심, 과도한 추동으로 특징지어지는 행동 패턴

B세포 항원을 생성하는 적응적 면역계의 림프구 세포(골수 세포의 'B')

D유형 높은 부정적 정서성과 사회적 회피를 가진 고통 성격 유형. 이 구성 개념은 심장 질환 환자에게 있어서 빈약한 예후 지표로 제안됨

eudaimonia 도덕적인 삶의 부산물인 진정한 안녕감을 소유한 행복에 대한 Aristotle의 개념

Eysenck의 PEN 모형 개인의 성격으로 정의되는 정신병 성향, 외향성, 신경증 성향에 대한 Eysenck의 세 가지 초월 특성

FITT 원리 체력은 신체활동의 빈도, 강도, 시간 및 유형의 산물이라는 원리

GABA 신경 홍분을 감소시키는 억제성 신경 전달물질

Pareto 원리 목표의 20%에 총 가치의 80%가 포함되어 있다는 원리. 그러므로 훌륭한 시간 관리는 목표의 가장 중요한 20%에 자신의 시간 대부분을 소비하는 것이다.

T세포 적응적 면역계의 일부로, 흉선에서 발달한 림프구 세포

감각 투사 체계 감각 기관에서부터 시상을 지나 감각 경험에 책임이 있는 신피질의 특정 영역으로 이동하는 회로

강건성 통제, 도전, 전념의 세 가지 인지적 요소의 시너지를 통해 실존적 용기를 나타내는 스트레스 저항 성격으로 기술되는 구성 개념

개방성 경험에 대한 개방성으로도 알려짐. 창조적이고 상상력이 풍부하고 다양한 것을 즐기는 것과 관련된 Big 5 특성의 하나

건강 생성 모형 건강은 엔트로피의 끝에서 건강에 이득이 되는 끝까지 연속선상에 있는 것이라고 제안하는 건강에 대한 Antonovsky의 모형. 개인이 스트레스를 어떻게 관리하느냐에 따라 연속체의 양끝 중 어

느 하나를 향해 이동할 수 있다.

건강 안녕에 대한 긍정적인 신체적 · 정신적 · 사회적 상태

건강심리학 질병을 치료하는 것뿐만 아니라 건강을 향상시키고 유지하기 위해 심리학의 원리에 관한 과학적이고 전문적인 지식을 사용하는 심리학의 전문 영역

건강을 의식하는 삶 우리의 선택이 건강에 어떻게 영향을 미치는지를 완전히 자각하며 사는 것

격렬한 활동 개인의 최대 역량의 적어도 70%의 심박률을 지속적으로 유지하는 달리기와 같은 신체적 움직임

경계 개인의 물리적 및 심리적 공간

고양 긍정적인 만남이나 경험

고혈당 지수 음식이 혈당 수준을 높이는 지수

골다공증 골밀도의 손실이 포함된 근골격계 질환

과민성 대장 증후군(IBS) 설사와 변비의 형태로 나타나는 장의 요동과 함께 통증이나 압통으로 특징지어지는 기능성 장애

관상성 심장 질환(CHD) 관상성 동맥 질환으로도 알려짐. 심장 동맥의 죽상동맥경화증을 포함하는 점진적인 퇴행성 염증 질환

관여 대처 스트레스원과 그것이 일으키는 정서를 직접적으로 다룸

관찰하는 자기 생각을 주시하는 마음챙김 수행에서 자기의 구성 요소

교감-부신-수질(SAM) 축 카테콜아민, 에피네프린과 노르에피네프린을 분비하는 부신수질을 자극하도록 교감신경계를 지휘하는 시상하부를 포함한 투쟁 또는 도피 반응의 주요 체계

교감신경 투쟁 또는 도피 반응과 에너지 동원 및 소비 상태를 관장하는 자율신경계의 분절

교대 근무 정상적인 낮 시간 이외에 오랜 기간의 작업을 포함하는 작업 계획 유형

귀인 재훈련(AR) 학습된 낙관성을 기르거나 성공에 대한 개인의 통제감을 확대하도록 귀인 설명 양식을 바꾸기 위해 고안된 프로그램

귀인 사람이 왜 특정한 방식으로 행동하는지를 설명하기 위해 사용하는 인식

근위 스트레스원 보다 가까운 과거에 일어난 스트레스원

근육 감각 자각 긴장된 근육과 이완된 근육을 구별하는 능력

근전도 검사(electromyography, EMG) 골격근의 전기 활동에 대한 측정

글리코겐 동물성 녹말로도 알려짐. 신체의 간과 근육에 저장된 길게 연결된 포도당 분자

긍정심리학 안녕감과 최적의 인간 기능을 촉진하고 평가하는 데 초점을 맞춘 심리학 연구의 분야

긍정적 감정 기쁨, 사랑 및 즐거움과 같은 유쾌한 정서

기능성 장애 기질적 장애가 알려지지 않은 진단할 수 있는 양상을 가진 건강 상태

기능적 음식 영양적인 가치 이외에 건강상의 이득을 추가하는 음식

기질적 낙관성 긍정적인 성과에 대한 포괄적 기대를 가지는 지속적인 경향성

긴장성 두통(TTH) 가장 일반적인 유형의 두통으로, 목, 등 또는 다른 관련된 근육 영역에서 만성적으로 통증을 경험하는 두통이 특징

깊은 이완 전략 확산된 생리적 각성을 경감시키기 위해 사용할 수 있는 점진적 이완, 자생 훈련, 유도된 심상 이완과 같은 전략

낮은 직무 재량 할당된 작업 과제를 독자적으로 수행하기 위해서 직무를 통제하는 권한이나 기술이 불충분하다는 작업자의 경험

내수용성 민감도 자신의 심박 활동과 같은 내적인 생리적 활동에 대해 높은 의식적 자각을 가짐

내장 지방 간과 복부 장기를 채우고 있는 내부 지방

노력-보상 불균형(ERI) 모형 고비용, 저이득 업무 노력이 스트레스적이라고 진술하는 조직 스트레스의 한 모형

노르에피네프린 노르아드레날린으로도 알려져 있으며, 투쟁 또는 도피 반응을 도출하는 카테콜아민 호르몬과 신경 전달 물질

노출 치료 안전하고 통제된 환경에서 두려운 사상이나 자극에 체계적으로 직면하는 형태의 치료

다중 불포화 지방 실온에서 액체이며, 하나 이상의 이중 탄소 결합을 갖고 있는 식물계 음식과 생선에서 발견된 지방산

단순 탄수화물 단당이나 이당 단위로 구성된 다량 영양소 당분

단일 불포화 지방 실온에서 액체이며, 하나의 이중 탄

소결합을 갖고 있는 식물계 지방산

대사 저하 상태 신체적으로 신진대사율이 낮음으로써 산소 소비가 감소된 상태

대식세포 혈류를 떠나 신체 조직에 들어가 확대되는 선천적 면역계의 단핵구

대처 잠정적으로 해롭거나 스트레스적인 내적 또는 외적 요구를 처리하는 데 있어서 효과적으로 자원과 전략을 사용하는 것

대표 강점 가치 행동 척도(Values in Action Scale)에 의해 측정되는 호기심, 청렴성, 공정성, 자기 통제, 영성, 용서, 유머와 같이 개인의 덕성을 대표하는 성격 특징

동조성 온화하고 신뢰할 만하고 마음이 따뜻한 특성을 가진 Big 5 특성의 하나

뒤셴 미소(Duchenne smile) 눈가 주변에 주름이 잡히는 진짜 미소

드라마 삼각형 박해자, 희생자, 구원자가 포함된 게임

레이노 현상(RP) 동맥 및 손가락이나 발가락 동맥의 혈관 수축을 포함하여 추위에 노출되거나 정서적 스트레스에 의해 유발된 고통스러운 상태

림프구 자연 살생 세포, T세포와 B세포를 포괄하는 면역계 세포의 범주

마음챙김 명상 비집중 명상의 한 형태로, 현재 순간에 있는 자각의 대상을 수용하면서 수행자는 분리된 관찰자 양식을 채택한다.

만트라 집중 명상 동안 반복하는 단어, 소리 또는 구절

망상체(reticular formation, RF) 시상하부가 투쟁 또는 도피 반응을 활성화하기 위해 뇌간과 내장에 하향 신호를 보내는 신경망. 또한 말초에서 시상까지 감각 정보의 상향 통로

메타 분석 연구 메타 분석 평론으로도 알려짐. 여러 연구의 평균 효과 크기를 결정하기 위해 통계적 절차를 사용한 연구

메타 인지 자신의 생각에 대해 생각하는 것

멜라토닌 체온을 낮추고 졸림을 야기하는 송과선에서 방출하는 호르몬

면역 글로불린 항체로도 알려짐. 혈류에서 순환하고 그들을 무력화하기 위해 다른 항원과 바이러스를 결박시키는 B세포에 의해 생성된 수용성 단백질

면역 조절 장애 항원에 대해 과잉 반응하거나 과소 반응하는 손상된 면역계

몰두 높은 에너지, 관여 및 효능감으로 특징지어지는, 탈진에 대한 Maslach의 모형에서 세 가지 차원의 긍정적 극으로 묘사됨

몰입 현재 순간에 일어나는 사건들과 자신의 의식이 융합되는 경험

무선화된 통제 참가자가 무선으로 집단에 할당되고 시험 중인 중재를 받는 집단이 하나 이상의 통제 집단과 비교되는 의학의 최상의 실험 연구

무의미한 열량 열량은 있지만 영양학적 가치가 거의 없는 음식 소비

문제 중심적 대처 고통의 지각된 원인을 처리

민족 정체성 문화, 언어 또는 국가적 기원을 통해 한 개인을 정의하기

바이오피드백 인체의 특정한 내부 생리적 반응을 조절하는 방법을 추적할 수 있도록 참가자에게 시각적 · 청각적 추적 정보를 제공하는 생리적 기록 장치를 사용하는 것

바이오피드백-조력 이완 훈련 전반적인 이완 상태를 촉진하기 위해 바이오피드백을 사용

반응 방지 두려운 사건이나 자극에 노출될 때 강박 행동을 억제하는 계획된 실행을 의미

배려와 친교 Taylor의 이론으로, 여성이 스트레스 상황에 있을 때 친교적 행동을 하도록 영향을 끼치는 옥시토신에 의해 영향을 받는 행동적 기제

변연계 해마, 시상, 시사하부의 일부, 편도체, 전전두피질 및 대상회와 다른 구조들을 포함하는 성서에 관한 뇌의 신경 회로

보수계 도보로 이동한 거리와 걸음을 계수하기 위해 허리에 착용할 수 있는 측정 도구

복식 호흡 횡격막 호흡으로도 알려짐. 호흡의 첫 번째 부분은 폐의 더 낮은 부분으로 내려간다. 그 결과 복부가 팽창되며, 남은 호흡은 폐의 부분을 위쪽으로 끌어당겨지고, 그 결과 가슴이 확장되는 호흡

복합 탄수화물 녹말로도 알려짐. 길게 연결된 포도당 분자로, 다량 영양소로 구성

본태성 고혈압(HTN) 고혈압으로도 알려짐. 수축기 혈압이 140mmHg 이상이거나 이완기 혈압이 90mmHg 이상으로 특징지어지는, 기질적 원인이 알려져 있지 않은 만성적인 상태

부교감신경 투쟁 또는 도피 반응을 사라지게 하고, 신체의 기초 에너지 절감 및 복원 상태를 관장하는 자

율신경계의 분절

부신수질 카테콜아민, 에피네프린과 노르에피네프린을 분비하는 부신선의 내부 핵

부신피질 신피질 호르몬을 분비하는 부신선을 싸고 있는 외부 층

부정적 감정 슬픔, 분노, 두려움 및 불안과 같은 불쾌한 정서

부정적 인지 삼제 부정적인 시각으로 자신, 세상 및 미래를 바라보게 하는 우울증의 Beck 모형에서 나타나는 우울한 사람들의 경향

부정적 호혜성 한 사람이 다른 사람에게 분노, 적대감, 고발적 발언을 직접 하고, 이는 표적이 된 사람으로부터 결국 부정적인 반응을 촉발하여 지속적인 언어적 공격과 역공격을 야기한다.

불안 장애 범불안 장애, 공황 장애, 공포증, 강박사고-강박행동 장애, 외상후 스트레스 장애와 같은 심리적 장애로, 불안이 과도하고 무능력해지는 것

비만 30 이상의 체질량 지수를 가지고 있음

비집중 명상 마음챙김 명상과 같은 명상의 한 형태로, 연속되는 자극에 따라 집중을 유지한다.

사이토카인 때로 면역 반응을 자극하는 면역계의 호르몬이라고 생각되는 화학적 전달 분자

사회적 압력 스트레스의 원천이 되는 사회적 관계 내에서의 사회적 상호작용을 말하는 것으로, 그들은 도움이 되지 않는 방식으로 지원을 제공하거나 자원을 소모한다.

사회적 지지 어떤 사람이 보살피는 것으로 지각되는 타인으로부터의 실제적 또는 지각된 자원에 접근이 가능하거나 이를 받을 수 있는 사회적 관계의 네트워크 내에서 이루어지는 사회적 상호작용

산화 스트레스 세포에 미치는 활성산소의 부정적 영향

삶의 만족감 어떤 것이 좋은 삶인지에 대한 전반적인 판단

삶의 의미 자신의 삶에서 더 큰 이해, 유의미성 및 목적을 보는 것

삼각망 분쟁하는 두 사람이 세 번째 사람을 끌어들이는 과정

생물심리사회 모형 건강을 생물학적 · 심리적 · 사회적 영향의 산물로 간주하는 건강에 대한 새로운 모형

생선 채식 식단 생선을 포함한 식물 기반 섭식 계획

생의학적 모형 건강을 주로 생물학적 요인의 산물로 가정하는 건강에 대한 전통적 모형

선천적 면역계 자연 면역계로도 알려짐. 염증 과정에 관여하는 식세포, 자연 살생 세포, 다양한 효소 및 혈청 단백질로 구성된 원시적이지만 빠른 체계

선택적 세로토닌 재흡수 억제제(SSRIs) 뇌의 세로토닌 수준을 증가시키기 위해 고안된 새로운 부류의 항우울제

성실성 야망 있고 책임감이 있으며 열심히 일하는 것과 같은 특성을 가진 Big 5 특성의 하나

성희롱 성에 근거한 모욕이나 적대적인 행동, 성적 강압. 또는 한 근무자가 다른 근무자에게 행하는 직무 성과와 연관이 없는 원치 않는 성적 집중이나 압력

세포 중재 면역 자연 살생 세포, 과립구, 대식세포, T 세포를 포함하며, 식세포 작용과 독소 물질을 방출하는 인간 면역계에 의해 사용된 방어 전략

소화성 궤양 식도, 위, 십이지장 내벽의 짓무름

수동 공격 행동 행동을 수행하는 사람이 그나 그녀가 행동한 것 혹은 행동하지 않는 것에 대해 책임을 지지 않고 꾸물거림, 변명하기, 의사방해 또는 빈약하거나 파괴적으로 과제를 수행함으로써 다른 사람에게 저항하는 형태

스트레스 접종 훈련(SIT) 앞으로 만날 스트레스를 위해 준비하고 현재의 과도한 스트레스를 다루기 위해 고안된 Meichenbaum의 인지 행동 수정 훈련 프로그램

스트레스 지각된 위협과 도전을 처리할 때 유기체가 경험하는 인지적 · 정서적 · 생리적 · 행동적 반응의 집합체

시상하부 투쟁 또는 도피 행동, 두려움과 분노 상태 및 많은 다른 기능을 통제하는 간뇌의 영역

시상하부-뇌하수체-부신(HPA) 축 시상하부가 뇌하수체를 자극하여 ACTH를 분비하도록 하고, 이는 차례로 부신피질을 자극하여 글루코코르티코이드를 방출하도록 하는 투쟁 또는 도피 반응의 주요 체계

식세포 그들을 공격하는 항원을 잡아먹는 면역계의 세포

신경증 성향 정서적 불안정, 일반적으로 상처받기 쉬운 및 부정적 정서를 경험하는 성향으로 특징지어지는 Big 3와 Big 5 특성의 하나

신체 운동 건강이나 체력에서의 이점을 얻기 위해 신체적 노력을 하도록 설계된 계획적인 신체활동

신체활동 건강을 향상시키는 신체적 움직임

실행 통제 과제 작업기억, 계획하기, 스케줄 짜기와 같은 기억과 상위 대뇌피질 기능과 연관된 인지적 과제

심근경색 심장발작으로도 알려짐. 흔히 관상동맥의 폐색으로 인해 심장이 충분한 혈액을 공급받지 못할 때 심근 조직이 사망하는 결과를 초래함

심리적 안녕감 안녕감은 자기 수용, 타인과의 긍정적 관계, 자율성, 환경적 통제, 삶의 목적의식, 개인적 성장의 여섯 가지 차원으로 산출될 수 있다는 Ryff의 모형

심상 노출 내담자를 실제 공포 대상이나 상황이 아니라 공포를 심상화한 이미지에 직면시키는 체계적 둔감화와 같은 노출 치료의 한 형태

심장돌연사(SCD) 증상 발병 후 매우 빠르게 일어나는 심정지로 죽음에 이르게 됨

심폐 체력 유산소 체력으로도 알려짐. 지속적인 신체 활동 중에 근육에 산소가 풍부한 혈액을 제공하기 위한 심장, 혈관 및 폐의 능력을 의미

아사나 요가 수행자들이 사용하는 다양한 체위

아토피 장애 천식, 알레르기성 비염, 아토피 피부염, 결막염과 같은 생물학적 과민성과 염증으로 특징지어지는 건강 장애

알레르기성 비염(AR) 고초열로도 알려짐. 특정한 꽃가루, 먼지 입자나 공기 중에 떠 있는 화학물질에 대한 알레르기성 반응

알로스터 부하 만성적 스트레스원에 노출될 때 유기체가 지불하는 비용

암 내인성 비정상 세포가 만들어지고, 세포 분열에 의해 증식되어 그 후 신체의 건강 조직들을 침범하는 200여 가지의 질환에 대한 통칭

양적 과부하 요구되는 시간 내에 할당된 업무를 수행하는 데 있어서 불충분한 자원을 가지고 있는 것을 나타내는 것으로, 조직 역할 스트레스 모형에서 사용되는 용어

에피네프린 아드레날린으로도 알려져 있으며, 부신수질에서 분비되는 카테콜아민 호르몬으로 심혈관계에 영향을 미치고, 혈류에 포도당을 방출하도록 자극하고, 신체의 대사율을 증가시킨다.

염증 부기, 통증, 발열 그리고/또는 발적을 특징으로 나타내는 손상된 조직이나 감염에 대한 신체의 면역 반응

영성 더 큰 힘, 신적 존재나 궁극적인 실재와의 연결을 형성하기 위한 탐색 또는 자기 초월에 대한 탐색

오메가 3 지방산 심혈관계와 항염증에 이득이 있는 것으로 알려져 있으며, 주로 해양 어류와 몇몇 식물에서 발견되는 긴 사슬 다중 불포화 필수 지방산

옥시토신 엄마-유아 유대를 촉진하는 것으로 믿어지며, 아이를 양육하는 여성에게서 높은 농도로 발견되는 호르몬

완전 단백질 모든 필수 아미노산을 포함하는 단백질

외상후 성장 더 긍정적인 자기와 세계관을 발전시키고 일반적으로 대인관계를 강화시키는 것으로 묘사되는 외상에 대한 긍정적 반응

외상후 스트레스 장애 외상적 사건의 지속적 재경험, 사건과 관련된 자극 회피, 전반적인 반응 마비 경험 및 지속적으로 증가된 각성 등이 특징인, 외상적 스트레스원에 대한 반응으로 발생하는 심리적 장애

외향성 Big 3와 Big 5 특성의 하나. 따뜻함, 온화함, 사교적, 활동적, 열정적 등을 포함하는 태도

요구-철회 양식 Gottman과 Gottman에 의해 확인된 파괴적 상호작용 양식으로, 한쪽의 요구는 궁극적으로 다른 쪽으로부터의 철회와 의사 방해를 초래한다.

우울에 대한 소인-스트레스 모형 스트레스가 취약한 개인을 우울증으로 이끈다는 개념의 모형

원위 스트레스원 먼 과거에 일어난 스트레스원

웰빙 이론 안녕감이 긍정 정서, 몰두, 의미, 긍정적 관례와 성취로 구성되어 있다는 Seligman의 이론

위빠사나 명상 불교의 수행에 근거한 마음챙김 명상의 한 형태

유도된 심상 이완 상상 속의 새로운 세계로 참가자들을 이끌 수 있는 감각이 가득 찬 이미지와 시나리오로 이완을 생성하기 위한 언어를 사용하는 깊은 이완 전략

유머 대처 스트레스에 대처하기 위해 유머 사용하기

유산소 공기/산소가 있는

유스트레스(eustress) 긍정적 스트레스를 일컫는 Selye의 용어

응집감 포괄성, 처리가능성, 의미성의 세 가지 통합 요인으로 구성되어 있는 Antonovsky에 따른 개인의 세계관

의미 만들기 대처 문제 중심적 대처를 사용하는 것이 일반적으로 도움이 되지 않는 스트레스적인 상황에

서 의미를 형성하기 위해서 개인의 가치, 신념 그리고 목표를 사용하는 것

의사 방해 요구-철회 양식의 네 번째 단계, 요구하는 사람을 처벌하는 방법의 일환으로 철회하는 사람이 관심을 보류하고 의사소통과 협력을 차단하는 벽을 쌓는 것

이갈이 치아의 마모, 두통 및/또는 측두하악통증 기능이상 증후군으로 이어질 수 있는 과도한 치아 악물기와 이갈이의 불수의적 습관

이중 문화 두 문화에 속함

인간-환경(P-E) 적합 모형 작업자와 작업환경이 잘 맞지 않을 때 일어나는 스트레스로 언급되는 조직 스트레스의 한 모형

인지 우선순위 인지가 스트레스에 어떻게 반응할 것인지에 영향을 미친다는 개념

인지 재구조화 역기능적 자동적 사고, 가정 및 신념에 도전하고 이를 건강한 현실적 사고 패턴으로 대체하는 인지 행동적 치료를 사용하는 기법

인지 행동 치료 특정 장애를 유지시키는 역기능적 자동적 사고, 가정 및 신념에 도전하고 그것들을 건강한 현실적 사고 패턴으로 대체하도록 고안된 행동적 전략을 사용하는 단기적인 인지적으로 지향된 치료적 접근

일반 적응 증후군(general adaptation syndrome, GAS) 만성적인 스트레스의 영향에 대한 Selye의 세 단계 모형

일상의 사소한 골칫거리 일상생활에서 경험하는 사소한 자극과 압력

자기 결정 이론 선택한 현실적인 목표를 향해 움직이도록 본질적으로 동기화되었을 때, 안녕감 경험의 더 나은 기회를 가진다.

자기 조절 기준과 목표를 설정하고 자신의 내적 기준을 유지하면서 이러한 목표를 향해 자신을 안내하는 것

자기 최면 상태 자체 생성 최면 상태

자기 효능감 주어진 상황에서 성공적인 결과를 가져오는 개인의 능력과 기술에 대한 믿음

자동적 부정적 사고 거의 반사적으로, 때로는 자각 없이 일어나는 왜곡된 인지

자생 훈련 자율신경계에 집중하기 위해 자기 최면/수동적 집중을 사용하는, Schultz가 개발한 깊은 이완 전략

자연 살생 세포 종양 세포와 바이러스에 감염된 세포처럼 자신이 아닌 다른 세포를 인식하기 위해, 그리고 이 세포들을 용해하는 세포 독성 화학물질을 방출하기 위해 프로그램된 선천적 면역계의 림프구 세포

적극적 경청 의사 전달자에 의해 전달된 메시지를 살피고 그 후 메시지에 대한 이해를 다시 묻는 협력적 과정

적대감 다른 사람을 향한 냉소, 의심, 원망에 대한 태도적 성향

적응적 면역계 획득된 면역계 또는 특정 면역계로 알려짐. 항원에 대한 방어의 느리지만 보다 향상된 라인으로 과거 침입자를 기억하고, 면역 글로불린뿐만 아니라 세포 독성 T세포, 지원 T세포 및 B 림프구로 구성되어 있다.

전신성 자가면역 장애 면역계가 광범위하게 자신의 세포나 조직을 공격하는 것으로 특징지어지는 장애

절제 위반 효과 이전 습관이나 생활양식으로 돌아가는 일시적 재발을 경험한 사람이 새롭게 채택된 생활양식의 포기를 정당화하기 위해 흑백논리적 사고를 사용하는 과정

점진적 근육 이완(PMR) 상이한 근육들을 긴장시키고 이완하는 것으로 구성된, Jacobson이 개발한 깊은 이완 기법

접근 대처 스트레스원이나 그 효과를 경감시키거나 제거하기 위한 전략을 사용

정서 중심적 대처 문제로 야기된 고통을 관리

정신내분비학 심리학적 과정과 내분비 기능 간의 관계에 대한 연구

정신생리학 인지적 과정과 생리적 과정 간의 상호작용에 대한 연구

제한적 섭식자 보통은 체중을 유지하거나 감량하기 위해 자신의 음식 섭취를 제한하는 사람

조절 모형 성격이나 다른 변인이 스트레스와 건강을 중재하는 변인이며 스트레스원의 영향을 경감시키는 완충제로써 또는 스트레스의 증폭제로서 작용할 수 있고 가정

종교에 근거한 대처 스트레스를 경감시키기 위해 기도와 같은 종교적 방법을 사용

종단적 설계 시간에 걸쳐 코호트를 추적한 연구

주관적 고통 단위(SUDS) 공포 이미지를 이끌어 내어 두려움과 고통의 양을 표시하는 체계적 둔감화를 사

용한 자기 보고 측정

주관적 안녕감 행복은 삶의 만족과 긍정적 느낌에 대한 개인의 평가에 의해 결정된다는 개념

주요 우울 장애 적어도 2주 동안 거의 매일 하루 종일 지속되는 우울한 기분이나 즐거움의 상실로 특징지어지는 기분 장애

죽상동맥경화증 동맥 섬유 플라크 층의 형성에 의해 영향을 받는 동맥으로 인해 혈액의 흐름이 좁아지는 점진적인 퇴행성 동맥 질환

중등도 활동 개인의 최대 역량의 적어도 60%의 심박률을 지속적으로 유지하는 활발한 보행과 같은 신체적 움직임

지각된 인종주의 개인이 편견과 차별의 표적이 되었다고 주관적으로 경험하는 것

직무 압박 직무 스트레스에 대한 노출로 야기되는 해로운 결과

직무 요구-통제 모형 작업자가 최소한의 통제를 가지고 있으면서 높은 심리적 요구를 경험하고 그 후 직무 압박이 일어날 때를 언급하는 조직 스트레스의 한 모형

직장 내 차별 표적이 된 개인의 정체성 집단 특성으로 인해 다른 종업원이 작업자에게 향해진 적대적 행동

진정한 행복 이론 행복이 긍정 정서, 몰두와 의미로 구성되어 있다는 Seligman의 이론

질적 과부하 피고용인이 직무를 수행하기 위해 요구되는 능력을 가지고 있지 못하는 것을 가리키는 것으로, 조직 역할 스트레스 모형에서 사용되는 용어

집중 명상 한 가지 자극에 초점을 맞추거나 집중하는 전략을 사용하는 만트라 명상에 포함된 명상의 형태

차별 사회적인 배척으로부터 공격에 이르기까지 편견에 의해 동기화된 행동

체계적 둔감화 위협적인 공포를 다루는 기법으로 가장 약한 두려움에서 시작하여 점진적으로 가장 심한 두려움까지 상상의 연속선을 따라 심상화된 공포 이미지를 이완과 성공적으로 짝짓는 것이다.

체액성 면역 항체 생성을 자극하기 위해 B세포와 협력하는 Type 2 T-지원세포를 포함하는 세포 면역 후 인간 면역계에 의해 사용된 두 번째 전략

체중 부하 운동 근육이 중력의 전체 효과에 대항하여 작용하는, 걷기와 하중 들어올리기 같은 형태의 운동

체질량 지수(BMI) 신장과 체중을 사용하는 공식에 근거한 신체 지방의 추정

체질-스트레스 모형 개인의 가장 취약한 생물학적 체계에 부정적인 영향을 미치는 환경적 스트레스원으로부터 야기된 질병

초월 명상(Transcentental Meditation, TM) 요가의 비본질적인 요소로 간주된 것들을 제거한 것으로, Maharishi Mahesh Yogi가 창시한 만다라 명상의 수정된 과도기적 형태

최면 상태 수면과 같은 특성을 지니면서 깨어 있는 의식의 변경된 상태로, 피암시성의 증가에 의해 구별된다.

최소한의 효과적인 대응 목적을 달성할 수 있는 최소한의 위협적인 주장적 대응

측두하악통증 기능이상 증후군(TMPDS) 특히 측두하악 관절과 저작에 포함된 근육에서 일어나는 근막통증으로 특징지어지는 증후군

카타르시스 이론 분노를 감소시키기 위해 주기적으로 환기시켜야 한다는 개념에 기반한 분노 관리에 대한 신뢰롭지 못한 이론

칼로리 불균형 소비하는 것보다 더 많은 칼로리를 섭취하는 것

코르티솔 카테콜아민 시냅스를 증가시키고, 면역력을 감소시키며, 혈류 내 포도당 수준을 상승시키는 투쟁 또는 도피 반응 동안 부신수질에 의해 분비되는 신체의 주요 글루코코르티코이드

쾌감 적응 환경에 기인한 행복은 일시적인 경향이 있기 때문에 우리가 일반적으로 새로운 환경에 비교적 빨리 적응할 수 있다는 개념

탄력성 부정적 사건에 대해 긍정적으로 반응하거나 회복하는 능력

탈융합 불안을 일으키거나 스트레스적인 생각을 가지고 있는 자기에 대한 융합이나 병합을 예방하는 마음챙김 과정

탈중심화 마음의 활동은 관찰되고 사고는 자신의 중심을 벗어나서 보여지는 게 되어 자신의 내적 경험에 대해 덜 반응적이 되어가는 마음챙김 수행

탈진 신체적·정신적 피로의 필연적 결과로 지속적인 스트레스로 야기된 정서적 소진과 고갈

테크노스트레스 새로운 기술에 의해 구동된 직무 역할에서의 심각하고 근본적인 변화에 적응하도록 하

는 압력. 새로운 기술에 적응하는 데 어려움을 갖는 것과 관련될 수도 있다.

통제 소재 개인의 행동과 그에 따르는 성과 및 강화 간의 관련성에 대한 일반적인 기대

투사 자신의 성격에서 인정하지 못하는 요소를 타인에게서 보는 방어 기제

투쟁 또는 도피 위협에 투쟁하거나 위협으로부터 도피하기 위해 준비하는 신체의 생물학적 행동 반응에 대한 Cannon의 용어

트랜스 지방 일반적으로 부분 수소화라 불리는 과정을 통해 그것을 고체로 만들기 위해 화학적으로 변경된 식물성 기름

특성 소인으로도 알려짐. 개인이 특정한 방식으로 반응하도록 하는 성향을 가지고 있는 성격의 특정 특성이나 구조적 요소

파국화 사건에 대한 지각된 부정적 결과를 인지적으로 최대화

편도체 특히 두려움과 불안 같은 정서 반응을 중재하는 변연계의 일부이며 대뇌반구의 영역

편두통 근원이 신경 혈관에 있다고 믿어지는 두통으로, 전형적으로 머리의 한쪽 면에서 더 심하게 느껴지며, 비정상적인 빛이나 냄새와 같은 이상한 분위기와 오심을 동반할 수 있다.

포화 지방 실온에서 고체이며 고기나 유제품 같은 동물성 재료에서 주로 발견되는 지방

폴리페놀 최근에 확인된 4,000가지가 넘는 구성 요소를 포함하고 있는 항산화 피토케미컬

표현적 글쓰기 참가자들이 자신들의 가장 당황스러웠거나 외상적인 경험에 대한 생각과 느낌을 쓰도록 요청받는 치료적 글쓰기 연습

풍요 최적의 기능 상태

풍요로움 풍요와 활발한 성장을 보임

프라나야마 요가와 명상에서 사용되는 통제된 호흡 전략

피토케미컬 생명을 유지하는 데 필수적인 영양소가 아닌, 식물에서 발견된 생리 활성 요소

필수 아미노산 몸이 합성할 수 없기 때문에 식사로 얻어야만 하는, 신체에 필요한 아미노산

하타 요가(Hatha yoga) 프라나야마와 다른 아사나 사용을 통해 신체적 훈련을 강조하는 요가의 한 형태

학습된 낙관성 일반적으로 긍정적인 성과를 기대하는 것에 대한 획득된 능력

학습된 무기력 자신의 노력이 결과에 영향을 미치지 않는 것으로 지각하는, 우울한 상태와 유사한 수동적 상태

합리적-정서적 행동 치료(REBT) 비합리적 신념에 대한 적극적인 논쟁을 포함하는, Ellis에 의해 개발된 인지 치료

항산화제 산화 스트레스를 감소시키는 특정 비타민, 미네랄 및 피토케미컬에서 발견된 화학물질

항상성 생활의 요구에 적응하기 위해 유기체가 할 수 있는 생리적 자기 조절 과정

해마 서술 기억의 부호화와 관련된 대뇌반구 영역

행동 억제 체계(BIS) 뇌의 노르에피네프린 체계에 의해 추동되며, 처벌 또는 보상이 없는 것에 민감한 Gray의 강화 민감성 이론의 체계

행동 접근 체계(BAS) 뇌의 순환과 도파민 영역을 부채질하고 보상에 민감한 Gray의 강화 민감성 이론의 체계

행복 설정점 행복 수준이 고정되어 있고, 시간에 걸쳐 안정적이며 통제가 통하지 않는다는 생각

향유하기 즐거운 경험에 대한 의식적 자각 적용하기

헬리코박터 파일로리 박테리아 주로 양성이지만, 때때로 위나 십이지장의 점막 층을 악화시켜서 궤양으로 발전될 수 있는 박테리아 미생물

혈액-볼륨-펄스 피드백 피부 혈액 볼륨에서의 변화를 광전자 체적 변동 기록계라 불리는 비침습적 기기를 사용하여 측정하는 바이오피드백

협심증 심장에 충분한 산소가 도달하지 못함으로써 일어나는 극심한 가슴 통증

혼잣말 자신과 조용히 나누는 내적 대화

확장 및 축적 모형 긍정 정서에 대한 적응적이고 진화론적인 가치를 설명하는 Fredrickson의 모형

활력 정서적·신체적·인지적 원기로 특징지어지는, 탈진에 대한 Shirom의 모형에서 탈진 연속선상에서 긍정적 역할을 나타냄

회피 대처 스트레스원이나 그 효과로부터 철수하기

횡단적 설계 동시에 한 지점에서 코호트를 관찰한 연구

효과 크기 종속 변인에 미치는 독립 변인의 관계에 대한 크기 지표

찾아보기

옮긴이

손정락은 성균관대학교 심리학과를 졸업하고, 동 대학원에서 임상심리학 전공으로 석사학위와 박사학위를 받았다. 현재는 전북대학교 심리학과에서 임상심리학, 건강심리학, 성격심리학 분야의 강의와 연구를 하고 있다. 그동안에 미국 Duke대학교 심리학과에 Visiting Professor로도 다녀왔다.

전문분야에서는 임상심리전문가, 정신보건임상심리사 1급(보건복지부), 건강심리전문가, 중독심리전문가, 명상심리전문가 등으로 활동하고 있다. 또한 한국건강심리학회장(2001~2005)과 한국건강심리학회의 명상심리연구회장(2008~2010), 한국심리학회 회장(2010~2011), 한국건강심리학회 고문, 전북대학교 심리코칭 연구소 소장 등을 역임하였고, 현재 한국임상심리학회의 행동의학연구회장, 강원랜드 중독관리센터 자문위원 등으로 활동하고 있다.

주요 저서 및 역서로는『인간의 마음과 행동』,『현대 임상심리학』,『건강심리 학』,『성격심리학』,『바이오피드백』,『스트레스 과학의 이해』,『자기에게로 가는 여행: 성격심리 이론에 따른 체험 워크북』,『긴장이완과 스트레스 감소 워크북』,『우울증 치유를 위한 마음챙김과 수용 워크북』,『뇌기반 학습: 새로운 패러다임의 교수법』,『성격심리학 이론 워크북』,『아동과 청소년을 위한 수용과 마음챙김 치료』,『수용전념치료(ACT)로 코칭 효과성을 극대화하라』,『직장에서의 마음챙김: MBSR로 회복 탄력적인 개인과 공명하는 조직 만들기』,『수용 전념 치료: 실무 지침서』등이 있다.

이메일: jrson@jbnu.ac.kr

최명심은 전북대학교 심리학과를 졸업하고, 동 대학원에서 임상심리학 전공으로 석사학위와 박사학위를 받았다. 마음사랑 정신병원에서 임상심리사로 근무하였으며, 현재는 전북대학교, 전주교대, 전주대학교에서 임상심리학, 이상심리학, 정신병리학 분야의 강의와 정신건강 의학에서 심리평가 및 상담을 하고 있다.

전문분야에서는 임상심리전문가, 정신보건임상심리사 1급(보건복지부), 건강심리전문가, 중독심리전문가 등으로 활동하고 있으며, 범죄심리전문가를 수료하였다.

이메일: genes225@hanmail.net

스트레스 · 건강 · 웰빙: 21세기의 번영

Stress, Health, and Well-Being: Thriving in the 21st Century

발 행 일 | 2015년 8월 20일 초판 1쇄 발행
저 자 | Rick Harrington
역 자 | 손정락 · 최명심
발 행 인 | 구본하
발 행 처 | 도서출판 **박학사**
주 소 | 서울시 마포구 월드컵북로5길 33 동아빌딩 2층
전 화 | (02)3142-3764~5
팩 스 | (02)3142-3766
웹사이트 | www.pakhaksa.co.kr
등록번호 | 제10-2230호

정가 23,000원 ISBN 978-89-98521-27-1